PRÉCIS

DE

MÉDECINE LÉGALE

DU MÊME AUTEUR

Études sur la phthisie pulmonaire; thèse pour le doctorat. Paris, 1877 (récompensée par la Faculté de médecine).

Études sur la Submersion (en collaboration avec M. le professeur Brouardel). *Annales d'hygiène publique et de médecine légale*, 3e série, t. IV.

De la possibilité de distinguer le sang de l'homme de celui des mammifères (travail du laboratoire d'anatomie générale du Collège de France). *Archives de physiologie*, 2e série, t. IV.

Articles Sang, Sperme, Syphilis, Taches, Viol (au point de vue médico-légal) du *Nouveau Dictionnaire de médecine et de chirurgie pratiques.*

De la présence de l'albumine dans l'urine des cadavres (en collaboration avec M. Ogier). *Ann. d'hyg. publ. et de méd. lég.*, 3e série, t. XIV.

LYON. — IMPRIMERIE PITRAT AINÉ, RUE GENTIL, 4

PRÉCIS

DE

MÉDECINE LÉGALE

PAR

LE Dr CH. VIBERT

EXPERT PRÈS LE TRIBUNAL DE LA SEINE
CHEF DES TRAVAUX D'ANATOMIE PATHOLOGIQUE
AU LABORATOIRE DE MÉDECINE LÉGALE DE LA FACULTÉ DE MÉDECINE

PRÉCÉDÉ D'UNE INTRODUCTION

PAR

LE PROFESSEUR P. BROUARDEL

Avec 79 figures intercalées dans le texte et 3 planches
dessinées d'après nature
reproduites en chromotypographie

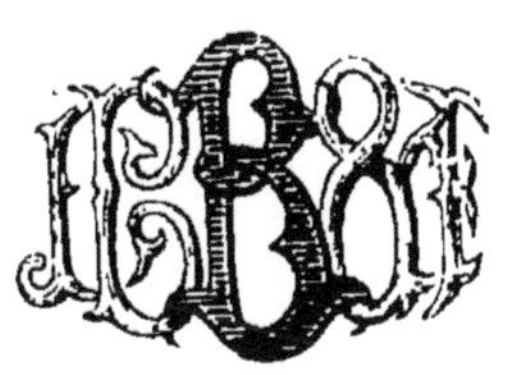

PARIS

LIBRAIRIE J.-B. BAILLIÈRE ET FILS

19, RUE HAUTEFEUILLE, PRÈS DU BOULEVARD SAINT-GERMAIN

1886

PLACEMENT DES PLANCHES

INTRODUCTION

Il y a soixante ans, Chaussier écrivait en tête de la préface de son *Recueil de mémoires sur la médecine légale* : « Chargé dès les premiers temps de mon établissement et de ma pratique médicale, de faire les visites et rapports juridiques à Dijon et dans toute l'étendue de son arrondissement, consulté de temps en temps sur des accusations d'infanticide, de meurtres au autres cas de blessures et de violences, qui étaient soumis aux tribunaux, je reconnus bientôt que, malgré toutes mes études, mon assiduité à suivre le cours des professeurs les plus célèbres, et les visites cliniques des plus grands maîtres, il mé restait encore beaucoup à apprendre pour bien remplir les nouvelles fonctions qui m'étaient confiées [1]. »

Chaussier est un des maîtres qui ont illustré la médecine légale française. Il se plaît dans ses ouvrages à rappeler qu'élève, il s'est livré avec ardeur aux recherches anatomiques et physiologiques, ses travaux

[1] Chaussier. *Recueil de mémoires, consultations et rapports sur divers objets de médecine légale.* Paris, Th. Barrois, 1824. Préf., p. IX.

ultérieurs prouvent qu'il n'a jamais abandonné ces premières études, il était donc dès le début de sa carrière en possession d'une méthode scientifique rigoureuse, et cependant avec une bonne foi admirable il a confessé publiquement l'insuffisance de ses connaissances, quand jeune médecin, la justice a fait appel à son concours.

J'espère que cet aveu, écrit par un tel maître, aidera plus d'un de nos jeunes docteurs à imiter sa modestie. Je voudrais les convaincre que la première vertu d'un médecin-légiste est de connaître les lacunes de son éducation spéciale et d'oser les confesser ; c'est là une première qualité, mais ce n'est pas la seule.

L'érudition scientifique la plus étendue ne suffit pas pour être un bon expert, il faut encore savoir appliquer ses connaissances médicales générales à cette forme toute spéciale de la médecine, il faut faire usage d'une méthode propre, différente des procédés habituels de la médecine clinique ordinaire.

Voyons d'abord quelles qualités scientifiques doit posséder un expert pour répondre aux questions presque illimitées que peuvent lui poser les magistrats, nous nous efforcerons ensuite de préciser quelle méthode lui permettra de faire application de ses connaissances médicales.

Pour être médecin-légiste, il faut avoir des connaissances complètes en médecine, chirurgie et accouchements, savoir faire une autopsie, reconnaître les lésions spontanées des lésions provoquées ; être exercé aux recherches microscopiques nécessaires pour distinguer les taches de sang, de sperme, de méconium, etc., avoir étudié les symptômes, les lésions déterminées par les diverses intoxications. Si le chimiste est seul compétent pour déceler la présence d'une substance toxique dans les viscères, le médecin seul peut établir qu'entre les symptômes, les lésions, les expériences physiologiques et les résultats fournis par le chimiste, il existe une concordance, ou une discordance, permettant d'affirmer qu'il y a ou qu'il n'y a pas intoxication. Le médecin doit également rechercher les accidents causés par les falsifications alimentaires, si fréquentes et si variées par suite des incessants progrès de la chimie.

Enfin, l'expert doit avoir étudié l'aliénation mentale. C'est à lui qu'incombe la lourde responsabilité de décider si un inculpé était conscient ou inconscient, au moment où il a accompli l'acte qui lui est reproché.

Ces diverses connaissances sont indispensables. Il ne s'agit pas de trouver un médecin encyclopédiste. Aucun de nous ne peut, dans l'état des connaissances scientifiques actuelles, aspirer à ce titre. Il faut que l'instruction des experts soit assez complète pour répondre aux exigences énumérées plus haut. Il faut que cette instruction soit assez complète, j'insiste sur ce point, pour qu'ils aient une notion précise des lacunes de leur éducation, de sorte qu'ils n'hésitent pas, par fausse honte, à demander, dans des cas particuliers, l'adjonction d'un expert plus compétent dans des questions spéciales, pas plus que dans la pratique journalière un médecin, même des plus instruits, n'hésite à appeler un médecin consultant spécial pour des maladies spéciales.

Il est évident que cette érudition si variée, ne peut se concevoir réunie que par un médecin ayant voué sa vie à l'étude de la médecine légale, il est non moins clair que le traité de médecine légale qui contiendrait les documents nécessaires pour exposer tous les problèmes médico-légaux constituerait une véritable encyclopédie. Ce traité n'existe pas actuellement en France, en Allemagne, J. Maschka a tenté de l'écrire, il serait facile malgré les mérites réels de cet ouvrage d'en signaler les trop nombreuses lacunes.

Mais à côté de cet expert idéal et de ce compendium médico-légal, il y a le médecin pratiquant, chaque jour exposé, *volens aut nolens*, à faire fonction d'expert. Celui-là a besoin d'avoir entre les mains un traité concis, dans lequel il trouve le bilan actuel de la science, l'interprétation des signes qu'il rencontre et qui se rapportent aux cas les plus ordinaires de la criminalité. Je puis, sans exagération, dire que le *Manuel* de M. Vibert contient le *minimum* de ce que chaque médecin doit savoir. Chaque médecin peut, en effet, être inopinément commis par un magistrat, il ne lui est pas loisible pour établir la valeur de ses constatations de recourir à une bibliothèque, qui le laissera d'ailleurs trop souvent dans le plus grand embarras, car dans les livres classiques les questions médicales ne sont point envisagées au point de vue particulier de la médecine légale. Enfin le médecin ne doit pas oublier que des premières constatations dépend souvent l'avenir du procès et comme on l'a si souvent répété « une autopsie mal faite ne se répare pas ».

Se souvenant de ses débuts dans la carrière de la médecine légale, M. le docteur Ch. Vibert a voulu épargner à ses confrères une part des hésitations qui l'avaient assailli dans ses premières expertises.

Deux qualités distinguent particulièrement ce livre :

M. Vibert n'a pas un instant perdu de vue l'expert pendant l'instruction et aux assises ; chaque phrase est écrite avec cette préoccupation très apparente : ne pas dépasser ce que l'état actuel de nos connaissances scientifiques permet d'affirmer ; l'auteur n'a pas non plus cédé au désir bien naturel de développer les points de pathologie contenus dans les livres classiques, il a pris ces divers chapitres au moment où l'interrogation du juge d'instruction les fait sortir du traité de médecine ou de chirurgie, et où le médecin-légiste est obligé d'en extraire ce qui est applicable au cas particulier, judiciaire, soumis à son appréciation.

En lisant ce livre, on ne peut oublier un instant qu'il est écrit par un expert pour des experts. C'est cette idée dominante qui constitue l'unité de l'ouvrage. Il ne faut pas, en effet, demander à un traité de médecine-légale une unité tirée de la systématisation d'une doctrine. La médecine légale ne constitue pas une science par elle-même, elle ne fait acte de vie que quand on la sollicite, et elle emprunte ses solutions à toutes les autres sciences. Son domaine est très étendu, mais aucune doctrine commune ne relie ses diverses parties.

Littré la définit : « L'ensemble des connaissances « médicales appliquées aux questions de droit, quand il « faut constater l'état de santé physique ou morale d'un « individu, et reconnaître les traces médicales que tel « ou tel crime a pu laisser. »

Les questions médico-légales sont donc en nombre illimité, chaque jour il en surgit de nouvelles provoquées par les découvertes de la science et par les changements des mœurs. Nul ne saurait se flatter de posséder sur tous les points des sciences applicables à la médecine-légale des connaissances complètes. Chacun de nous peut donc sans déshonneur avouer qu'il n'est pas préparé à résoudre certains problèmes. Que le jeune docteur, appelé pour les premières fois à éclairer la justice, soit bien convaincu que la qualité de l'expert, qui doit tenir le premier rang, n'est pas l'étendue des connaissances, mais la notion exacte que possède l'expert lui-même de ce qu'il sait et de ce qu'il ignore. C'est là ce qui constitue son impartialité vraie, son honorabilité professionnelle, savoir dire à temps : « Je ne sais pas », pour ne pas être obligé de dire plus tard : « Je me suis trompé parce que je ne savais pas ».

Si cet expert pratique ainsi sans faiblesse ce γνωτι σεαυτον scientifique, il aura la légitime confiance de ne pas induire la justice en erreur, et si les conclusions de son expertise sont incomplètes, on trouvera dans les constatations faites avec rigueur les éléments suffisants pour les parfaire. Il est une autre difficulté que nous signalions plus haut : savoir appliquer ses connaissances médicales générales à cette forme toute spéciale de la médecine.

Ce qui constitue en effet le caractère propre de la médecine-légale, c'est la façon dont le médecin doit apprécier les questions qui lui sont soumises, les étudier et en tirer les conclusions. Je dirais volontiers que c'est cette méthode, différente de la méthode des autres sciences médicales, qui constitue l'essence de la médecine légale.

Les preuves abondent. Lorsque quelqu'un, client ou confrère, interroge un médecin-praticien sur tel ou tel malade, que lui demande-t-il? Son opinion sur la nature de la maladie, sur l'avenir du malade. Le médecin répond et procède par affirmations, plus ou moins tempérées par sa prudence, plutôt que par démonstration. La marche de la maladie se chargera de montrer la valeur de ces appréciations, et au jour le jour, suivant les événements, le medecin les rectifiera. Les faits sont en voie d'évolution, cette évolution est pleine d'inconnu, le médecin ne raisonne pas sur un fait accompli, définitif, mais sur des probabilités qui sont dans le futur. Il donne *une opinion*.

Est-ce là ce qui se passe en médecine légale? Non. La justice n'intervient que lorsqu'un acte délictueux ou criminel a été commis. Elle n'a pas à prévenir, mais à réprimer. Les faits sur lesquels elle interroge le médecin-légiste sont accomplis, définitifs, et elle lui demande quelles ont été les circonstances du crime ou du délit dont l'interprétation est du ressort du médecin. Celui-ci doit donc fournir non pas une opinion modifiable suivant les circonstances qui surviendront, il n'en surviendra plus de nouvelles, mais *une démonstration*. Il doit dire qu'il est évident, qu'il est prouvé que tel accident a eu pour cause directe tel acte ou tel fait, que la victime a succombé par telle lésion produite par telle arme ou tel coup, ou bien qu'il n'est pas possible de prouver que les choses se sont passées ainsi.

Pour l'expert il ne s'agit pas de dire : il est probable que tel ou tel fait a été accompli dans telles ou telles conditions, mais il est démontré ou il n'est pas démontré que tel fait a été accompli dans telles conditions.

Un exemple mettra bien en évidence cette différence des deux méthodes et la difficulté qu'éprouvent les esprits les plus distingués à se plier au mode médico-légal, quand depuis des années l'intelligence est habituée aux procédés de raisonnement ordinaire dans la pratique médicale.

La majorité des médecins et même des magistrats admettent volontiers que pour un cas particulier, le meilleur expert sera le médecin qui se sera le plus distingué dans une spécialité pathologique. Les faits ne me permettent pas de partager sans réserve cette opinion. Certes les lumières spéciales de ces médecins savants seront des plus utiles aux experts, pendant le cours de l'instruction, elles compléteront l'enquête et en rendront les résultats incontestables. Ils sauront mieux que tout autre distinguer le vrai de l'à peu près. Mais lorsqu'on lit les conclusions de leurs rapports ou qu'on entend leurs dépositions en assises, on reconnaît facilement que l'habitude des consultations médicales les entraîne au delà du cercle étroit des faits qui vise l'instruction, de ceux qu'il est nécessaire de mettre en évidence pour les membres du jury. Ce sont souvent des dissertations scientifiques des plus intéressantes, ce sont rarement des exposés dont le juge ou le juré, qui ne sont pas médecins, puissent extraire ce qui est applicable à la cause elle-même.

Il y a donc en médecine légale une méthode propre, elle ne dérive pas de la façon dont le médecin est habitué à raisonner, elle en est très éloignée, et je répète que sa conquête est une des plus grandes difficultés de la pratique médico-légale.

Il n'est guère qu'une des parties de la médecine légale où la méthode médicale ordinaire soit applicable, c'est l'aliénation mentale.

Quand le médecin est appelé à déclarer que telle personne est ou non responsable de l'acte qu'elle a commis à tel moment, il n'est plus en présence d'un fait immuable. Entre le moment où il examine le prévenu et celui où celui-ci a accompli l'acte qui lui est reproché, il s'est écoulé un certain temps. L'excitation qui pouvait résulter de la passion, de l'alcoolisme ou de toute autre influence, a disparu ; ce n'est plus l'homme tel qu'il était au moment du crime, c'en est un autre, raisonnant différemment parce qu'il est dans d'autres conditions et dans un autre milieu. Le médecin-expert est alors obligé, pour faire revivre cet homme en son passé, pour le comprendre au moment de l'acte, de l'étudier, de le voir, de le faire surveiller, de rechercher si quelques troubles passagers ne révèleront pas ceux qui ont pu ou dû exister au moment de l'acte criminel. En un mot, le médecin-aliéniste déduit de ce qu'il observe chez un homme malade ou présumé tel, ce que cet homme a été à un moment de son existence. Ici la recherche ne porte plus sur un fait définitif, mais a pour objet un homme vivant et variable, et il faut souvent conclure des constatations et parfois des variations journalières à un état mental antérieur. La méthode médicale ordinaire trouve ici une application plus fréquente que dans les autres parties de la médecine légale.

Le premier devoir du médecin-légiste est donc de comprendre la nature des questions posées, leur but, de les résoudre par la méthode propre à cette branche de la médecine, de se confiner dans le domaine spécial qui lui est réservé, de ne pas compromettre la vérité, en substituant ses convictions à ses constatations.

C'est là, je dirai, la grande difficulté : ne pas laisser influer son opinion sur l'ensemble de l'affaire, aux démonstrations scientifiques sur lesquelles on est interrogé. C'est une faute contre laquelle on ne saurait trop mettre en défiance le jeune médecin-légiste. Il n'est pas juge, n'est pas juré, peu importe ses opinions sur la culpabilité du prévenu, il est interrogé par le juge sur ce qu'il a vu, sur le *visum et repertum*, son intervention n'est légitimée que parce que le juge d'instruction n'a pas compétence scientifique, il doit fournir les renseignements nécessaires sur les questions médicales soulevées par l'enquête, mais sur elles seules, sous aucun prétexte il ne doit aller au delà, sa responsabilité est déjà assez lourde. Ainsi que le disaient nos ancêtres, il doit « fermer les oreilles et ouvrir les yeux » parce que les renseignements obligeamment fournis par les magistrats ou les témoins ne peuvent que l'exposer à faire peser son opinion d'homme sur l'interprétation de ses constatations. Celle-ci doit rester exclusivement scientifique.

Pour bien faire comprendre les limites dans lesquelles doit s'enfermer le médecin-légiste, celles dans lesquelles le législateur aurait dû le confiner, la différence qui sépare une opinion d'une preuve, rappelons comment est défini dans un langage superbe le rôle du juré (Code d'instruction criminelle, art. 342) :

« La loi ne demande pas compte aux jurés des moyens par lesquels ils se sont convaincus ; elle ne leur prescrit point de règles desquelles ils doivent faire particulièrement dépendre la plénitude et la suffisance d'une preuve ; elle leur prescrit de s'interroger eux-mêmes dans le silence et le recueillement, et de chercher, dans la sincérité de leur conscience, quelle impression ont faite sur leur raison, les preuves rapportées contre l'accusé et les moyens de sa défense. La loi ne leur dit point : vous tiendrez pour vrai tout fait attesté par tel ou tel nombre de témoins ; elle ne leur dit pas non plus : vous ne regarderez pas comme suffisamment établie toute preuve qui ne sera pas formée de tel procès-verbal, de telle pièce, de tant de témoins ou de tant d'indices ; elle ne leur fait que cette seule question, qui renferme toute la mesure de leurs devoirs : *avez-vous une intime conviction.* »

Si la loi avait formulé quelque part le rôle du médecin-légiste, elle aurait certes adopté la rédaction inverse, elle lui aurait dit :

« Vous êtes chargé de procéder à l'examen médical de telle personne ou de tel cadavre, de rechercher ou constater tous indices de crime ou délit. Les conclusions de votre rapport ne doivent être basées que sur vos constatations personnelles, elles doivent dire si tel crime ou délit est ou n'est pas démontré ; elles doivent être indépendantes de votre opinion sur l'ensemble du procès. »

Au juré la loi demande une *conviction* ressortant de l'ensemble des débats, à l'expert une *démonstration* relative à un point spécial.

Malheureusement le jeune expert a grand peine à ne pas sortir de son rôle et cela par excès de bon vouloir. Il s'informe partout des conditions dans lesquelles le crime a pu être commis, il a peur que ses constatations soient insuffisantes pour éclairer la justice, il a peur d'être taxé d'ignorance, il a peur des objections qui lui seront faites en assises par le président, l'avocat général et l'avocat. Ces craintes ont certainement une origine honorable, elles ont leur source dans un sentiment de défiance vis-à-vis de soi-même ; elles n'en sont pas moins fâcheuses, parce qu'elles enlèvent à l'expert le sang-froid qui lui permettrait d'apprécier avec exactitude dans quelle mesure il peut affirmer ou douter.

Aussi, nous ne saurions trop le répéter, il n'y a déshonneur pour aucun de nous à déclarer, dès que nous sommes commis, que nos connaissances propres sont insuffisantes pour procéder à l'une des parties de l'expertise, que nous demandons l'adjonction de tel confrère ou de tel savant désigné par ses recherches spéciales, mais cet aveu il faut le faire de suite, sans hésiter ; plus tard l'aveu est plus difficile, il est dans la nature humaine de ne pas confesser volontiers ses erreurs.

Ce n'est que par la pratique que l'expert peut prévoir les difficultés qui vont surgir au cours des recherches, qu'il connaît la mesure de sa valeur et de son insuffisance, qu'il ose dès le début dire sur quels points porte sa faiblesse, et qu'il sait en écrivant les conclusions de son rapport faire la part exacte de ce qui est et de ce qui n'est pas démontrable, qu'il se sent assez en possession de lui-même pour être sûr qu'en assises, quelles que soient les questions soulevées, il est une borne à ses affirmations, qu'il ne la franchira pas. Alors aussi instruit par l'expérience, connaissant les limites de son action, dégagé de la crainte des circonstances extérieures, du jugement qu'on portera sur lui, l'expert éprouvera dans toute sa plénitude la peur de sa conscience propre et la gravité de sa responsabilité. Plus son expérience grandira, plus haut parlera sa conscience.

Le médecin trouvera dans le livre de M. Vibert

tous les renseignements nécessaires pour résoudre les questions de la médecine légale courante, celles auxquelles il peut être appelé à répondre chaque jour de sa pratique. Les documents sur lesquels l'auteur a établi ses descriptions lui sont personnels, il les a recueillis lui-même dans une pratique qui date déjà de plusieurs années et qui lui a permis de compulser plus de deux mille expertises dont il a été chargé. Ce n'est pas un manuel né de la compilation, mais un livre dont chaque paragraphe représente le travail propre de l'auteur, à l'appui duquel il peut citer ses recherches et ses expertises. M. Vibert est depuis six ans associé à nos efforts pour augmenter la somme des connaissances médico-légales que les étudiants emportent en quittant la Faculté de médecine. Avant de prendre la forme didactique du livre, les descriptions ont été mises sous les yeux des élèves, ont été soumises à leur contrôle dans les conférences de la Morgue. C'est donc bien l'œuvre de M. Vibert que je recommande aux étudiants et surtout aux médecins qui sont appelés par la confiance des magistrats à parler en justice au nom de la science médicale.

P. BROUARDEL.

12 Décembre 1885.

PRÉFACE

Depuis six ans j'ai été chargé par le Tribunal de la Seine de plus de 2000 expertises médico-légales portant sur les sujets les plus divers. En outre, M. le professeur Brouardel, dont j'avais été d'abord le préparateur, m'a fait l'honneur de me choisir comme l'un de ses aides dans l'enseignement *pratique* de la médecine légale inauguré par lui. Je fais ainsi, depuis trois ans, des conférences qui portent les unes sur les autopsies judiciaires dont je suis chargé, les autres sur les travaux et les recherches de laboratoire. Dans ces rapports journaliers avec les étudiants on peut apprécier quels sont les points qui demandent le plus de développements, quelles objections surgissent le plus souvent, quelles difficultés, parfois imprévues de celui qui enseigne, arrêtent certains esprits.

Je me suis donc trouvé depuis longtemps, pour mon propre compte, aux prises avec les difficultés de la pratique, et j'ai été également à même d'y voir les autres, de remarquer quelles étaient les causes les plus fréquentes d'hésitations ou d'erreurs.

J'ai été amené ainsi à penser qu'à côté des Traités magistraux de médecine légale, il y avait peut-être place pour un livre élémentaire et surtout pratique traitant uniquement les questions véritablement spéciales à la médecine légale, et qui peuvent se poser à tout instant.

Les formalités à remplir par le médecin chargé d'une expertise, les points sur lesquels doivent porter surtout ses constatations, la forme à donner à la rédaction du rapport, le rôle de l'expert dans les débats publics, sont souvent une cause d'embarras et de troubles pour les débutants. Dans l'INTRODUCTION de ce livre, je me suis efforcé de fournir sur ces points des renseignements précis et d'écarter des obstacles qui parfois empêchent l'expert, encore novice, de tirer de ses connaissances médicales tout le parti qu'il aurait pu.

Le livre comprend ensuite quatre parties. La PREMIÈRE traite des *attentats à la vie et à la santé*, et comprend l'étude des phénomènes cadavériques (phénomènes qui intéressent surtout le médecin-légiste), des différents genres de mort violente, et des blessures. J'ai cherché à bien indiquer le but de l'*autopsie médico-légale*, à formuler les règles qu'elle comporte, et à dresser un tableau qui puisse aider l'expert à n'oublier aucune des constatations nécessaires. *La mort subite* fait l'objet d'un chapitre spécial qui, sans traiter d'une façon complète cette vaste question, indique du moins les causes de mort naturelle qui m'ont paru éveiller le plus souvent le soupçon d'un crime. C'est là un sujet fort important, car la tâche du médecin-légiste n'est pas seulement de rechercher les indices d'un crime et de fournir des preuves à l'accusation ;

un autre côté de son rôle, que le public méconnaît trop souvent, consiste à démontrer qu'une mort dont l'origine paraît suspecte, est le résultat de causes naturelles, et à faire éclater ainsi l'innocence d'un accusé. — L'étude des blessures, envisagées au point de vue du pronostic et des conséquences suivant les régions ou les organes atteints, n'appartient pas à la médecine légale proprement dite, mais à la pathologie chirurgicale. Il faut faire une exception pour les blessures consécutives aux *accidents de chemins de fer* ; ces blessures entraînent souvent des conséquences tardives, parfois très graves, qui n'ont été encore qu'incomplètement signalées. En attendant que cette question d'un grand intérêt fasse l'objet de travaux que déjà, je crois, préparent des maîtres, j'ai résumé en quelques pages le résultat des observations assez nombreuses que j'ai eu l'occasion de faire sur ce sujet.

La DEUXIÈME PARTIE est consacrée aux questions relatives à l'*instinct sexuel et à la génération*. Les expertises qui concernent le viol, la défloration, les attentats aux mœurs, sont peut-être celles qui prêtent le plus à l'erreur. Je me suis efforcé de signaler les écueils qui menacent dans ces cas le médecin-légiste, et de montrer au lecteur qu'en pareille matière les questions posées sont bien moins souvent que ne le croient beaucoup de personnes, susceptibles d'être résolues avec certitude. — L'*infanticide* est une des occasions les plus fréquentes d'expertise médicale ; c'est pourquoi un chapitre relativement étendu a été consacré à cette question.

La TROISIÈME PARTIE comprend les questions relatives à l'*identité* et à l'*examen des taches* de diverses natures. La technique de la recherche des taches de sang et de sperme est exposée avec des détails qui, je l'espère, ne paraîtront pas trop minutieux.

La QUATRIÈME PARTIE traite de l'*aliénation mentale* au point de vue médico-légal. L'aliénation mentale constitue à elle seule un vaste domaine de la science, et l'on ne saurait exiger sur cette question des connaissances très étendues de la part d'un médecin non spécialiste. Cependant, le médecin-légiste est souvent appelé tout au moins à commencer l'expertise, à relever le premier les symptômes de la maladie, symptômes qui parfois sont beaucoup moins accusés ensuite. C'est à lui aussi qu'incombe souvent le soin de démêler les troubles de l'état mental chez un inculpé et de signaler aux magistrats la nécessité d'une expertise spéciale. On trouvera les indications les plus essentielles pour que le médecin puisse remplir ce rôle, et j'ai eu soin d'ailleurs, sur les points importants, de citer textuellement les auteurs les plus compétents.

Dans un APPENDICE les questions de législation et de jurisprudence relatives à l'*exercice de la profession médicale* ont été traitées brièvement, mais assez complètement, je l'espère, pour répondre aux besoins de la pratique courante.

A la fin du livre se trouvent de nombreux *Rapports médico-légaux*. A côté de ceux empruntés aux maîtres les plus autorisés, MM. Brouardel, Tardieu, Blanche, Foville, Lasègue, Legrand du Saulle, Motet, Malassez, Tarnier, etc., j'en ai placé plusieurs qui me sont personnels, de façon à représenter, telles qu'elles sont traitées dans la réalité, presque toutes les questions médico-légales.

Je n'ai pas cru devoir aborder dans ce précis l'histoire des empoisonnements. Le rôle du médecin dans la première partie de ces expertises, les soins particuliers et les précautions spéciales que réclame en ces cas l'autopsie, ont été cependant indiqués. Les quelques pages qui pourraient être consacrées dans un livre, comme celui-ci, à l'analyse chimique, seraient inutiles pour les chimistes, absolument insuffisantes pour les médecins, dangereuses même si elles devaient faire croire à quelqu'un d'eux que ces courtes indications le mettent en état d'accepter et d'entreprendre une expertise de ce genre. Je renvoie donc pour tout ce qui concerne ces questions aux *Traités de toxicologie*, et notamment à celui de M. Chappuis.

Si ce livre devait trouver un bon accueil auprès de mes confrères et des étudiants, j'en attribuerais l'honneur à M. le professeur Brouardel qui a fait mon éducation médicale tout entière ; j'y verrais la preuve que j'ai réussi à profiter de l'exemple qu'il m'a montré, des conseils et des avis qu'il n'a jamais cessé de me donner depuis douze ans que je suis son élève. Les témoignages multiples de bienveillance que m'a donnés mon éminent maître m'ont inspiré pour lui une profonde reconnaissance et un entier dévouement ; je suis heureux de l'occasion qui m'est offerte de lui exprimer publiquement ces sentiments.

Ch. VIBERT.

Décembre 1885.

PRÉCIS

DE

MÉDECINE LÉGALE

INTRODUCTION

ROLE DU MÉDECIN LÉGISTE. — DES EXPERTISES EN GÉNÉRAL

« La médecine légale, dit Marc, est l'application des connaissances médicales aux cas de procédure civile et criminelle qui peuvent être éclairés par elle. » Elle forme ainsi une des parties de la *médecine politique*, l'autre branche étant relative à la salubrité publique.

Cette définition nous semble une des meilleures de celles qui ont été données de la médecine légale, telle que nous l'entendrons dans ce livre, celle qui précise le mieux son but, et limite le plus exactement son domaine.

Le rôle du médecin légiste, du *médecin expert*, est donc celui de conseiller de la justice ; c'est d'après son opinion que le juge apprécie certains faits qui échappent à sa compétence, et il lui délègue en quelque sorte une partie de son autorité, car, suivant l'expression d'Ambroise Paré, le père de la médecine légale en France, « les magistrats jugent suivant qu'on leur rapporte. »

Il serait superflu d'insister sur l'importance et la gravité de ce rôle. Le médecin expert se livre à des constatations qui généralement, en raison de leur nature même, ne peuvent être renouvelées par d'autres; il discute au nom d'une science dont les principes sont ordinairement inconnus de ceux à qui il s'adresse, de sorte que ses affirmations sont souvent sans contrôle, et doivent être acceptées telles qu'elles sont formulées. Or ses déclarations ont souvent une importance capitale dans le débat, et l'on peut dire que dans bon nombre de cas, c'est d'elles que dépend l'acquittement ou la condamnation d'un accusé.

La grandeur de ces fonctions, la responsabilité qu'elles comportent vis-à-vis de la conscience de tout honnête homme, réclament impérieusement de celui qui les remplit une compétence particulière et une préparation spéciale. C'est là un point qui n'est peut-être pas assez compris de tous les médecins, et c'est pourquoi l'on voit quelquefois des praticiens, bon cliniciens d'ailleurs, s'acquitter d'une façon un peu insuffisante de la tâche d'expert qui leur est accidentellement confiée.

C'est en effet une erreur de croire que la médecine légale n'a pas besoin d'être étudiée, qu'elle n'est que la facile application à des cas particuliers des connaissances qui constituent les diverses branches de la science médicale. La médecine légale comprend un certain nombre de questions, celles, par exemple relatives aux asphyxies, aux attentats à la pudeur[1], au viol, etc., qui lui sont propres; et d'autre part, si elle emprunte à la pathologie, à l'anatomie, à la physiologie, etc.,

1 Dans un mémoire intitulé : *De l'organisation et de la pratique de la médecine légale en France* (lu à la Société de médecine légale, séance du 14 janvier 1884), M. le professeur Brouardel, insistant sur l'insuffisance de l'enseignement de la médecine légale citait l'anecdote suivante : Un jeune médecin qui, à propos de l'examen d'une petite fille avait commis une erreur complète, que d'ailleurs il reconnut en cour d'assises, expliquait ainsi à l'audience comment il s'était trompé : « Monsieur le Président, je n'ai jamais vu de membrane hymen; dans les hôpitaux, lorsqu'on examine une femme devant les élèves, c'est qu'il y a une vaginite, une métrite, et depuis longtemps la membrane hymen n'existe plus. Si je m'étais permis de rechercher comment est faite cette membrane sur des jeunes filles non déflorées, j'aurais moi-même commis un attentat à la pudeur. »

presque tous ses éléments, son rôle est précisément d'utiliser ceux-ci d'une façon particulière, de discuter le parti qu'on en peut tirer pour le but spécial qu'elle poursuit, de signaler les difficultés et les causes d'erreur qu'on ne peut prévoir *à priori*, ni résoudre sans étude particulière.

Faute de cette étude préalable, certains médecins formulent hardiment, sans arrière-pensée, des conclusions beaucoup trop affirmatives, qui pourront égarer la justice et peut-être contribuer dans une forte mesure à la condamnation d'un accusé. D'autres, par une tendance différente, arrivent à un résultat aussi fâcheux : ils ne savent pas que dans certains cas les investigations de l'expert restent forcément sans résultat, et ils craignent qu'on attribue à leur ignorance une réserve commandée dans quelques circonstances par l'impuissance de la science. S'ils se trouvent en présence d'un attentat dont la réalité paraît certaine ou très probable, ils sont amenés, presque inconsciemment, à faire un rapport destiné surtout à permettre des conclusions arrêtées d'avance et inspirées par des considérations extra-médicales.

Le médecin familiarisé avec l'étude de la médecine légale évite ces fautes, et en outre il arrive à acquérir une habitude d'esprit qui est une des qualités principales de l'expert : savoir distinguer dans une question ce qui est nettement démontré, de ce qui n'est que probable, incertain ou douteux, et exprimer dans une formule claire et précise des conclusions qui correspondent exactement à l'opinion qui se dégage de l'examen raisonné des faits. Il n'émettra pas, comme le font quelquefois des médecins chargés accidentellement d'une mission judiciaire, des assertions si pleines de restrictions et de réticences qu'elles ne signifient plus rien, et qu'il est impossible au juge de savoir dans quel sens elles déposent.

Il est vrai que beaucoup d'étudiants et de jeunes médecins se promettent de ne jamais faire œuvre de médecin légiste. Si honorable que soit la mission d'expert, on comprend en effet qu'elle soit peu recherchée; elle nécessite souvent de longs déplacements, une perte de temps considérable qui ne sont compensés que par une indemnité pécuniaire d'une insuffisance ridicule; elle comporte des ennuis de tous genres, et expose à des critiques qui compromettent quelquefois une réputation honorablement acquise. Mais il faut savoir que bien peu de praticiens échappent dans le cours de leur carrière à la nécessité de remplir les fonctions d'expert officiel. Il est des circonstances où le médecin ne peut refuser son concours à la justice, sous peine de paraître montrer un mauvais vouloir et un égoïsme dont il supporterait les conséquences morales; et d'ailleurs dans certains cas il est tenu, de par la loi, ainsi que nous le verrons, d'accepter la mission pour laquelle il est requis. Enfin un médecin praticien ne peut pas toujours refuser de délivrer un certificat à un de ses clients, et ce certificat il est obligé quelquefois de le soutenir en justice, et de faire ainsi acte de médecin légiste.

§ I. — Organisation judiciaire en France

Avant de parler des diverses phases que comportent les expertises, il est bon de donner quelques indications très sommaires sur l'organisation judiciaire en France, principalement au point de vue de l'administration de la justice en matière criminelle.

Les infractions à la loi portent le nom de *contraventions*, de *délits* ou de *crimes*, suivant la gravité des peines qu'elles comportent. La recherche et l'instruction de ces infractions est confiée à de nombreux agents, appelés officiers de police judiciaire, et dont les principaux sont : les commissaires de police, les maires et les adjoints au maire, les juges de paix, les officiers de gendarmerie, les procureurs de la République et leurs substituts, les juges d'instruction.

Les jugements sont rendus par divers tribunaux. Dans chaque chef-lieu de canton, il y a un tribunal de police, dont le juge unique est le juge de paix, et auprès duquel le commissaire de police, ou à son défaut, le maire, remplit les fonctions de ministère public; ce tribunal s'occupe des contraventions; il peut condamner jusqu'à 15 francs d'amende et cinq jours d'emprisonnement. — Dans chaque arrondissement, il y a un tribunal qui, d'après le nombre des juges dont il est composé, forme une ou plusieurs chambres; ce tribunal appelé tribunal de première instance en matière civile, connaît, sous le titre de tribunal correctionnel, de tous les délits et de certaines contraventions. — Près de chaque tribunal, se trouve un procureur de la République, assisté ou non d'un ou plusieurs substituts, qui remplissent les fonctions du ministère public, et constituent ce qu'on appelle le *parquet*. — Viennent ensuite les Cours d'appel comprenant chacune une circonscription du territoire désignée sous le nom de *ressort ;* les cours d'appel comprennent une ou plusieurs chambres civiles, une chambre d'appels de police correctionnelle, une chambre de mise en accusation. La cour d'appel est composée d'un premier président, d'autant de présidents qu'il y a de chambres, et d'un certain nombre de conseillers; le ministère public est exercé auprès d'elle par un procureur général, des avocats généraux, et des substituts.

Quand l'instruction d'une affaire est terminée, le juge d'instruction apprécie s'il doit renvoyer l'accusé devant le tribunal correctionnel, devant la chambre des mises en accusation, ou s'il n'y a pas lieu de poursuivre; dans ce dernier cas, il rend une ordonnance de *non-lieu.* Si l'affaire est renvoyée devant la chambre des mises en accusation, celle-ci examine s'il y a lieu de renvoyer devant la cour d'assises, sinon elle rend un arrêt de non-lieu.

Les cours d'assises jugent souverainement et sans appel toutes les affaires dans lesquelles l'individu poursuivi est passible de peines afflictives ou infamantes. Elle est composée de douze jurés et de trois magistrats, dont l'un, conseiller à la cour d'appel, est président de la Cour, et dirige les débats. Les jurés répondent par oui ou par non aux questions de fait qui leur sont soumises; les magistrats acquittent ou condamnent suivant la déclaration du jury.

Au-dessus de tous les tribunaux se trouve la Cour de cassation qui annule les procédures et les jugements contenant des vices de forme ou une contravention expresse au texte de la loi.

§ II. — Autorités qui ont le droit de requérir le médecin; celui-ci peut-il refuser d'obtempérer à cette réquisition ?

Les autorités qui ont le droit de provoquer des expertises et des rapports, de réclamer le concours du médecin, sont, suivant les circonstances, le Procureur de la République, ses substituts, et les agents qui sont ses auxiliaires (commissaires de police, officiers de gendarmerie, juges de paix, maires ou leurs adjoints), le Juge d'instruction, le Président du tribunal ou de la Cour devant laquelle ont lieu les débats, et aussi les préfets dans les départements, le préfet de police à Paris. Les maréchaux des logis et brigadiers de gendarmerie, les gardiens de la paix ou sergents de ville, les gardes champêtres, n'ont pas le droit de requérir un médecin.

Le médecin peut refuser la mission qui lui est confiée, lorsqu'il n'y a point d'urgence, pas de flagrant délit, par exemple quand il est appelé au cours d'une instruction. Il déclare alors simplement au magistrat requérant qu'il ne peut accepter la mission qui lui est donnée. Dans le cas contraire, il peut s'exposer à une condamnation s'il refuse son concours ; on lui fait alors application du paragraphe 12 de l'article 475 du Code pénal, ainsi conçu :

Art. 475. — Seront punis d'amende depuis six francs jusqu'à dix francs inclusivement :

.... 12° Ceux qui, le pouvant, auront refusé ou négligé de faire les travaux, le service ou de prêter le secours dont ils auront été requis, dans les circonstances d'accidents, tumultes, naufrages, inondation, incendie ou autres calamités, ainsi que dans les cas de brigandages, pillages, flagrant délit, clameur publique ou d'exécution judiciaire.

Il est vrai que l'assimilation faite entre les contraventions énumérées dans ce paragraphe et le refus de concours du médecin, peut sembler un peu forcée ; plusieurs jurisconsultes pensent qu'elle n'est pas juste [1], et qu'en réalité la loi n'édicte aucune peine contre les médecins qui n'ac-

[1] On peut consulter sur ce point un rapport de M. Chaudé : *Droits et devoirs des médecins appelés en justice comme experts* (*Ann. d'Hyg. pub.* et de *méd. lég.*, 2e série, t. XLIV).

ceptent pas la mission que l'autorité judiciaire leur donne [1]. Mais en fait, l'article 375 a été appliqué plusieurs fois à des médecins qui n'avaient pas obtempéré à leur réquisition régulièrement faite. La Société de médecine légale a accepté cette interprétation de l'article en question [2]. Toutefois il faut reconnaître qu'il n'est pas toujours facile, même pour des magistrats, d'apprécier si tel cas particulier rentre dans la classe des flagrants délits, clameur publique, exécution judiciaire, etc., en sorte que dans certaines circonstances, le médecin ne peut savoir avec exactitude si son refus est ou non de nature à entraîner une condamnation.

§ III. — Formes de la réquisition. Prestation de serment

Le magistrat requérant avertit le médecin par lettre, ou autrement, qu'il réclame son concours; si le médecin accepte, il reçoit une *ordonnance*, dans laquelle est indiquée la mission qui lui est confiée, signe cette pièce, prend connaissance des renseignements qui se rapportent aux opérations dont il est chargé et, conformément à l'article 44 du code d'instruction criminelle, il prête serment devant le magistrat de faire son rapport et de donner son avis en honneur et conscience.

La prestation de serment est absolument indispensable; l'omission de cette formalité entraîne la nullité d'un jugement ou d'un arrêt.

Voici les formules habituellement employées pour la réquisition des médecins, et pour les ordonnances.

LETTRE DE RÉQUISITION

TRIBUNAL

DE L'ARRONDISSEMENT D — Le 188 .

Département d

M. Juge d'instruction invite M. docteur en médecine, à se rendre en son cabinet, près le tribunal de le

[1] Cette opinion est exprimée formellement dans un arrêt de la Cour de cassation de Belgique, cité par M. Chaudé.

[2] Rapport de M. Andral, séance du 6 janvier 1869.

heure de pour prêter serment en qualité d'expert par lui commis cejourd'hui aux fins des opérations dont il lui sera donné connaissance.

ORDONNANCE ÉMANANT DU PROCUREUR DE LA RÉPUBLIQUE

PARQUET
DU TRIBUNAL DE LA SEINE

Nous, Procureur de la République près le tribunal de première instance du département de la Seine, séant à Paris,

Vu les articles 32 et 43 du Code d'instruction criminelle.

Et le procès-verbal dressé le 188 par M. le commissaire de police du quartier de constatant le transport à la Morgue du cadavre du sieur *(ou tel autre fait).*

Commettons M. le docteur à l'effet de procéder à l'autopsie du cadavre, de rechercher les causes de la mort *(ou à telle autre opération)* et de constater tous indices de crime ou délit.

De tout quoi il dressera procès-verbal, qui nous sera immédiatement transmis, conformément à la loi.

Et de suite M. le docteur étant intervenu, et ayant déclaré accepter la mission à lui confiée, il a prêté entre nos mains le serment de la remplir en son honneur et conscience.

Et il a signé avec nous,

Au Parquet, le 188

L'EXPERT *(Signature)*

LE PROCUREUR DE LA RÉPUBLIQUE *(Signature).*

ORDONNANCE ÉMANANT D'UN JUGE D'INSTRUCTION

TRIBUNAL
DE PREMIÈRE INSTANCE
du département de la Seine

Nous Juge d'instruction près du Tribunal de première instance du département de la Seine,

Vu la procédure commencée contre

Inculpé d

Attendu la nécessité de constater judiciairement l'état où se trouve en ce moment le

Ordonnons qu'il y sera procédé par M. , docteur en médecine, et serment par lui préalablement prêté en nos mains.

Lequel après avoir reconnu l'état ou se trouve le

S'expliquera sur les causes de blessures, ainsi que sur les conséquences qu'elles pourront avoir.

De tout quoi il sera dressé rapport qui nous sera ensuite remis par ledit docteur, après en avoir affirmé en nos mains le contenu sincère et véritable.

Au Palais de justice à Paris, ce 188

(Signature du juge).

Avec cette ordonnance, se trouvent ordinairement sur la même feuille les deux formules de prestation de serment et de dépôt de rapport.

FORMULE DE PRESTATION DE SERMENT

L'an mil huit cent quatre-vingt le

Devant nous, Juge d'instruction soussigné, a comparu sur notre invitation M. , ci-devant qualifié.

Lecture à lui donnée de l'ordonnance qui précède, il a juré en nos mains de remplir en son honneur et conscience la mission qui lui est confiée.

Et après lecture :

(Signatures du juge, du greffier et de l'expert).

FORMULE DE L'ACTE DE DÉPÔT DU RAPPORT

L'an mil huit cent quatre-vingt , le

Devant nous, Juge d'instruction soussigné , a comparu M. ci-devant qualifié,

Lequel nous a fait le dépôt d'un rapport par lui dressé dans l'affaire qui s'instruit contre le nommé , inculpé de

Dont il affirme la sincérité en son honneur et conscience.

Sur la réquisition de taxe, nous lui avons alloué la somme de pour visite et rapport.

Et avons signé avec M.

(Signatures).

§ IV. — Opérations de l'expertise

Après avoir prêté serment, le médecin procède immédiatement ou le plus tôt possible aux opérations de l'expertise[1],

[1] En France, la loi ne s'occupe pas de la façon dont l'expertise doit être accomplie et le rapport rédigé. En Allemagne, au contraire, il existe à ce sujet des règles très précises. Le ou les médecins experts opèrent en présence des magistrats, sauf des cas spécifiés, et ils dictent à un greffier toutes leurs constatations à mesure qu'elles sont faites. Cette pièce est immédiatement signée, *ne varietur*, par l'expert ou les experts; elle est remise au

car dans certains cas tout délai peut avoir des conséquences fâcheuses. Suivant que l'expertise a pour but telle ou telle opération, il y a lieu de prendre en considération certaines règles spéciales, qui seront indiquées plus loin dans les chapitres consacrés à chacune de ces opérations.

Une règle générale qu'il est bon d'avoir toujours présente à l'esprit, c'est de faire toujours d'une manière très complète toutes les investigations qui se rapportent à l'objet de l'expertise, alors même que certaines constatations semblent au premier abord tout à fait suffisantes pour établir à elles seules des conclusions. Plus tard, il peut surgir une question nouvelle, imprévue tout d'abord, et qui nécessiterait pour être résolue telle ou telle constatation qui n'a pas été faite; or, ces omissions sont le plus souvent irréparables. Nous verrons plus loin que dans une autopsie tous les organes doivent être examinés, quand même la lésion d'un seul d'entre eux semble être évidemment l'unique cause de la mort, et présenter seul de l'intérêt. De même dans les expertises relatives au viol, à l'attentat à la pudeur, il faut examiner toutes les parties des organes génitaux, l'anus, les ganglions des aines, etc. Pour ne rien oublier, il est bon d'adopter d'avance un plan pour les recherches, un ordre d'investigation qu'on suit dans chaque cas particulier, en remplissant chaque partie du cadre qu'on s'est tracé.

Quand le médecin opère en présence d'un magistrat ou d'une autre personne, il fait sagement de ne pas communiquer les impressions que lui causent, au fur et à mesure qu'elles sont faites, les constatations auxquelles il se livre; ces impressions peuvent varier beaucoup au cours d'une expertise, et il est inutile de montrer par quelles phases, parfois opposées, l'esprit passe forcément, avant que de l'ensemble des faits se dégage une opinion définitive.

magistrat et constitue un document officiel, auquel aucune modification ne pourra être faite par la suite Quant aux conclusions, l'expert peut se réserver de ne les formuler qu'ultérieurement et de les remettre dans un rapport spécial qui comprendra en même temps la discussion des faits.

Dans notre pays, le magistrat assiste à l'expertise quand il le juge convenable, mais aucune formalité (autre que la prestation de serment) n'est prescrite, ni pour la conduite de l'expertise, ni pour la rédaction du rapport.

Il va sans dire que lorsqu'il s'agit de constatations à faire sur un vivant, l'expert doit s'abstenir de toutes manœuvres ou investigations pouvant causer un préjudice réel à la personne examinée, retarder la guérison d'une plaie, exposer un blessé à des complications, etc. Il est juge, en sa qualité de médecin, des cas où les opérations de l'expertise doivent être retardées, et de l'époque à laquelle elles pourront être faites.

§ V. — Du rapport

Les constatations faites au cours de l'expertise doivent être notées soigneusement par écrit à mesure qu'elles sont faites ; le médecin qui se fierait uniquement à sa mémoire risquerait de commettre des oublis souvent irréparables, d'autant plus qu'il arrive quelquefois que, pris par des occupations urgentes, il est obligé de laisser s'écouler plusieurs jours avant de procéder à la rédaction du rapport.

Cependant, autant que possible, il est bon d'écrire sans délai tout au moins la partie du rapport où sont relatées les constatations ; tous les détails de quelque importance qui n'ont pas été inscrits sur les notes sont alors bien présents à la mémoire, et les faits sont exposés d'une façon plus précise. Mais, quand l'affaire offre quelque difficulté, on se trouve bien de différer un peu la rédaction des conclusions ; après quelques jours, l'esprit s'assimile mieux les faits, les classe plus exactement, et attribue plus justement à chacun d'eux la signification et l'importance qui lui convient ; les objections ont le temps de naître et d'être résolues. — Dans les cas où il est nécessaire de se livrer à des recherches complémentaires, de consulter les auteurs sur certains points particuliers, etc., le dépôt du rapport est naturellement différé, et le juge ne refuse jamais dans ces circonstances un délai raisonnable à l'expert.

Tout rapport médico-légal se compose au moins de trois parties, qui sont : *le préambule*, *la description* et *les conclusions*. Dans certains cas, il comprend en outre le *commémoratif* et la *discussion*.

Préambule. — Le préambule ou *protocole* comprend 1° les nom, prénoms, qualité et domicile de l'expert ; 2° l'indication de l'autorité requérante, 3° la date de la réquisition ; 4° la mention de la prestation de serment ; 5° la date de l'opération (jour et heure), le lieu où elle a été pratiquée, la mention des personnes présentes ; 6° la nature de l'expertise : autopsie, visite, examen de taches, etc., et le but que le magistrat requérant a assigné à l'expert [1].

Description des faits. — C'est l'exposé des constatations faites ; cette description doit toujours être complète, mais elle est plus ou moins sommaire suivant les cas ; on insiste plus particulièrement, et l'on donne des détails plus circonstanciés sur les faits qui serviront à établir les conclusions. On doit éviter les assertions qui sont par elles-mêmes des conclusions ; on ne dira pas par exemple qu'une fille est déflorée, qu'il existe une inflammation des parties génitales, qu'on a trouvé un cancer de l'estomac, que l'examen microscopique d'une tache a permis d'apercevoir des globules sanguins ; mais on décrira la forme, les dimensions de la membrane hymen, et les déchirures qu'on y remarque, on indiquera que la muqueuse des parties génitales est rouge, tuméfiée, douloureuse, qu'elle présente un écoulement de telle ou telle nature ; on donnera tous les caractères de la tumeur qui constitue le cancer ; on spécifiera l'aspect, la forme, la couleur, les dimensions des globules sanguins, etc. Il ne faut pas oublier en effet que souvent les constatations faites au cours d'une expertise ne peuvent être renouvelées

1 Ces diverses parties du protocole, qu'il est d'usage d'inscrire en tête du rapport, ne sont pas toutes rigoureusement nécessaires ; mais la mention de la prestation du serment est indispensable.

Il est bon de reproduire textuellement en tête du rapport les questions posées par le magistrat requérant ; on évite ainsi de s'entendre reprocher au cours des débats, soit par l'avocat, soit par les magistrats d'avoir été au delà de la mission qui nous était confiée, ou de ne l'avoir pas remplie entièrement

A Paris, voici la formule employée par beaucoup d'experts :

Je soussigné (nom et prénoms) *docteur en médecine, commis par M. X., juge d'instruction* (ou procureur de la République) *près le tribunal de première instance du département de la Seine, en vertu d'une ordonnance en date du ainsi conçue* (reproduction de l'ordonnance).

Serment préalablement prêté, ai procédé le à (l'autopsie, visite, etc.).

et contrôlées ensuite ; il est donc indispensable que les faits soient consignés d'une façon précise, afin qu'il reste un document authentique pouvant servir de base à une discussion ultérieure.

Dans les expertises qui concernent l'examen des taches, l'analyse chimique, ou qui comportent soit des préparations histologiques, soit des manipulations ou des recherches spéciales, il faut avoir soin d'indiquer les méthodes et les procédés employés.

Il est impossible d'éviter dans cette partie du rapport les mots techniques ; on ne saurait donner une description exacte et précise sans les employer, et il s'agit d'établir ici un document qui puisse au besoin être discuté et critiqué utilement par d'autres médecins. On se bornera à donner entre parenthèses l'explication de ceux de ces mots techniques dont le sens est généralement tout à fait ignoré des personnes n'appartenant pas à la profession médicale.

Dans certains cas, il est utile de disposer les faits par groupes que l'on numérote ; on peut ainsi renvoyer facilement à ceux de ces faits qui servent de base à la discussion et aux conclusions, et le rapport gagne en clarté et en précision.

Commémoratif. — Dans certains cas, il y a lieu de faire précéder l'exposé des constatations, des circonstances qui ont précédé l'expertise et qui offrent au point de vue médical quelque intérêt. Par exemple, s'il s'agit d'une blessure, il est souvent utile de consigner les déclarations de la victime ou d'autres personnes sur la direction du coup, la nature de l'arme employée, les symptômes occasionnés par la plaie, etc., s'il s'agit d'un viol ou d'un attentat à la pudeur il peut être nécessaire de reproduire les assertions de la plaignante relativement à la date de l'attentat, aux phénomènes qui l'ont accompagné ou suivi, etc.

Le commémoratif doit être traité très sobrement ; il doit porter uniquement sur les faits qui sont en rapport étroit avec l'objet de l'expertise, ceux qui sont réellement utiles à la manifestation de la vérité, mais de cette partie seulement de la vérité dont la recherche appartient au médecin légiste.

Il arrive quelquefois qu'un accusé emprisonné, séparé de ses amis et de ses parents, interrogé depuis plusieurs jours par des magistrats auxquels il s'est efforcé de dissimuler la vérité, éprouve en présence du médecin dont l'abord est moins solennel et l'accueil moins intimidant, une sorte de détente morale, un besoin d'expansion, et qu'il se laisse aller à des confidences, à des aveux plus ou moins complets. Le fait n'est pas très rare de la part des filles accusées d'infanticide ; ces malheureuses, souvent illettrées et peu intelligentes, s'imaginent qu'elles ne pourront pas cacher la vérité au médecin, et dès qu'elles croient comprendre que l'examen va dévoiler leurs mensonges, elles déclarent en pleurant qu'elles vont dire tout ce qui s'est passé. Le médecin ne doit pas recueillir et consigner dans son rapport ces aveux ; il sortirait ainsi de son rôle d'expert pour prendre celui de magistrat instructeur ou de témoin. Cependant, quand il a été expressément chargé par une commission spéciale d'interroger l'accusé, d'entendre ses assertions et ses explications et de dire si elles sont admissibles et vraisemblables au point de vue médical, si elles concordent avec les constatations faites et les renseignements recueillis ; il est évident qu'il est de son devoir d'enregistrer tous les aveux qui lui sont faits. Mais pour éviter que ces aveux ne résultent d'une sorte d'équivoque répugnante, il est bon, croyons-nous, que l'expert, avant de commencer son interrogatoire, fasse nettement comprendre à l'inculpé que c'est comme auxiliaire de la justice qu'il agit, et que ce qui va lui être dit sera rapporté aux magistrats.

Discussion. — Quand les conclusions ne découlent pas clairement et évidemment du simple exposé des faits, il est nécessaire de faire suivre celui-ci d'une discussion, dans laquelle on fait ressortir la signification des principales constatations et des circonstances relevées dans le commémoratif, on en désigne la portée, et on en interprète la valeur.

Dans la discussion doivent intervenir quelquefois aussi les renseignements qui ont été recueillis sur l'affaire par les magistrats instructeurs, renseignements dont il est bon parfois de rappeler brièvement les parties essentielles dans le commémoratif. Souvent le juge communique de lui-même à l'expert les résultats de l'enquête ; s'il ne l'a pas fait, le médecin peut et doit souvent les demander, et nous ne croyons pas qu'ils lui soient jamais refusés. Dans bon nombre de cas en effet, par exemple dans les affaires d'empoisonnement, de mort subite, etc., ces renseignements sont absolument indispensables pour compléter les constatations, et pour permettre des conclusions utiles ; autrement, l'expert se trouverait en présence non plus d'un problème médico-légal, mais d'un rébus indéchiffrable.

Conclusions. — Les conclusions sont souvent de toutes les parties du rapport celle dont la rédaction exige le plus de soin et de temps ; ici il faut peser soigneusement les termes que l'on emploie, et prendre garde qu'on ne puisse leur prêter une signification autre, un sens plus étendu que ceux qu'on a voulu leur donner. On doit surtout éviter les formules vagues, les phrases ambiguës ; quand une question est restée indécise, il faut le déclarer nettement, à l'aide par exemple de formules comme celle-ci : « Il n'est pas démontré que..... « Les constatations médicales ne permettent pas de reconnaître si..... »

Les conclusions sont rédigées surtout pour les magistrats et pour les jurés ; par conséquent elles doivent être formulées en termes parfaitement clairs et intelligibles, et ne pas renfermer de mots techniques dont le sens puisse échapper à des personnes qui n'ont pas de connaissances médicales ; si l'un de ces mots ne peut être évité, du moins on en donnera l'explication dans un renvoi ou dans une parenthèse. Pour plus de clarté, il est bon de scinder autant que possible les conclusions, et d'exprimer en propositions bien distinctes, numérotées, l'opinion médicale qui ressort de l'expertise.

Il faut répondre successivement à toutes les questions posées par le magistrat, alors même que la réponse à l'une d'elles serait implicitement contenue dans les autres conclusions.

Les conclusions doivent contenir tout ce qui se dégage du rapport, et semble au médecin de nature à présenter de l'utilité pour la manifestation de la vérité. On ne doit pas toujours se borner à répondre uniquement aux questions posées, et l'on peut quelquefois, quand les constatations y amènent, aborder un point qui n'avait pas été indiqué dans l'ordonnance du magistrat, à la condition qu'il se rapporte directement et étroitement au but principal de l'expertise. Mais le médecin fera bien de ne pas aller au-devant de toutes les questions médicales que peut soulever l'affaire, et de ne pas exprimer une opinion conjecturale sur un point qui n'a pas été formellement soumis à son appréciation.

§ VI. — Consultation médico-légale

Sous le nom de consultations médico-légales, expression qu'on ne trouve nulle part dans la loi, mais que l'usage a consacrée, on désigne une catégorie de rapports qui peuvent être demandés au médecin dans des circonstances diverses, et qui ont pour caractère général d'exprimer une opinion motivée, soit sur des constatations dont l'interprétation peut être litigieuse, soit sur des faits dont la signification au point de vue médico-légal doit être discutée.

Quand une affaire ne comporte pas seulement les constatations matérielles du fait et les conclusions qui en découlent naturellement, mais que l'expert est en outre chargé de prendre connaissance des pièces du dossier, de recueillir lui-même certains renseignements, de faire ressortir la signification des déclarations de l'inculpé, des dépositions des témoins, de répondre, à l'aide de ces données, à un grand nombre de questions posées par le magistrat, le rapport qui comprend à la fois l'exposé des faits, la discussion approfondie de tous les éléments de l'affaire et les conclusions, est considéré comme une consultation medico-légale.

Dans d'autres cas, un magistrat ou un tribunal demande à un ou plusieurs médecins de donner leur avis sur un rapport déposé par d'autres experts, soit que ce rapport laisse quelque obscurité ou quelque doute, soit que dans une même affaire deux experts aient émis des avis différents.

Quelquefois c'est un accusé ou son avocat qui demande à

un ou plusieurs médecins, d'examiner le rapport déposé par l'expert commis par la justice, d'étudier toutes les pièces du dossier, et d'exprimer leur opinion sur le premier rapport médical, sur l'interprétation qui a été donnée aux faits, sur la légitimité des conclusions. Dans ce dernier cas, la consultation médico-légale est purement officieuse, et ne comporte pas de prestation de serment. C'est seulement si le médecin est appelé devant le tribunal ou la Cour pour soutenir pendant les débats l'opinion qu'il a exprimée par écrit, qu'il prête le serment exigé de tous les témoins.

La consultation médico-légale comprend comme les rapports ordinaires : 1° un préambule, 2° un *exposé des faits* ou *historique* dans lequel sont relatés soit les constatations, soit les points principaux des opérations faites par les premiers experts, et le résumé des renseignements, informations, documents, propres à être utilisés dans la discussion ; 3° *la discussion* qui fait ressortir la signification des matériaux recueillis, indique, s'il y a lieu, les lacunes du premier rapport, l'interprétation inexacte ou douteuse donnée à certains faits, etc., 4° *les conclusions*.

§ VII. — Déposition orale

Le médecin qui a rédigé un rapport, ou une consultation médico-légale, est ordinairement appelé quand s'ouvrent les débats de l'affaire à rendre compte verbalement des opérations auxquelles il s'est livré. Malgré la nature spéciale de sa déposition, il comparait comme témoin et est traité comme tel [1]; il prête serment suivant la même formule que les

[1] Le médecin cité comme témoin est tenu de comparaître et les articles suivants du Code d'instruction criminelle lui sont applicables comme à tout autre témoin appelé devant le juge, devant un tribunal, devant une cour d'assises :

ART. 80 — Toute personne citée pour être entendue en témoignage sera tenue de comparaître et de satisfaire à la citation ; sinon, elle pourra y être contrainte par le juge d'instruction, qui, à cet effet, sur les conclusions du procureur de la République, sans autre formalité ni délai, et sans appel, prononcera une amende qui n'excédera pas cent francs, et pourra ordonner que la personne citée sera contrainte par corps à venir donner son témoignage.

ART. 304. Les témoins qui n'auront pas comparu sur la citation du président

autres témoins, et non plus dans les termes dont il s'était servi pour accepter la mission qui lui a été confiée à titre d'expert.

S'il s'agit d'un débat en cour d'assises, voici comment les choses se passent. Après qu'il a été donné lecture de l'acte d'accusation, et avant que ne commence l'interrogatoire de l'accusé, tous les témoins sortent de la salle d'audience, et sont ensuite rappelés successivement pour faire leur déposition. Quand le tour du médecin est arrivé, il prend place à la barre, le Président lui fait lever la main droite, et lui dit : « Vous jurez de parler sans haine et sans crainte, de dire toute la vérité, rien que la vérité. » Ce à quoi l'on répond : « Je le jure. » Après les questions relatives aux noms, à l'âge, au domicile, etc., qui sont posées à tous les témoins, le Président invite le médecin à expliquer aux jurés les résultats des opérations dont il a été chargé.

Pour faire une déposition exacte, il faut naturellement que le médecin ait le souvenir très précis et très complet du rapport qu'il a rédigé ; c'est pourquoi il est indispensable de garder une copie de ce rapport, car il arrive souvent que plusieurs mois s'écoulent entre le moment où l'expertise est terminée, et celui où l'affaire vient en jugement. Avant de comparaître, on relit attentivement son rapport ; mais il faut savoir que pendant l'audience, il est interdit de se servir d'un document écrit ou de consulter des notes.

Avant toute chose, le médecin doit viser dans sa déposition à être parfaitement compris des personnes auxquelles il s'adresse ; c'est pourquoi il est bon d'éviter autant que pos-

ou du juge commis par lui, et qui n'auront pas justifié qu'ils en étaient légitimement empêchés, ou qui refuseront de faire leurs dépositions, seront jugés par la cour d'assises et punis conformément à l'art. 80.

ART. 355. Si, à raison de la non-comparution du témoin, l'affaire est renvoyée à la session suivante, tous les frais de citation, actes, voyages des témoins et autres ayant pour objet de faire juger l'affaire, sont à la charge de ce témoin, et il y sera contraint, même par corps, sur la réquisition du procureur général, par l'arrêt qui renverra les débats à la session suivante. — Le même arrêt ordonnera, de plus, que ce témoin sera amené par la force publique devant la cour pour y être entendu. Et néanmoins, dans tous les cas, le témoin qui ne comparaîtra pas, ou qui refusera soit de prêter serment, soit de faire sa déposition sera condamné à la peine portée en l'article 80.

sible l'emploi des termes techniques, ou du moins d'expliquer ceux-ci quand ils ne peuvent être laissés de côté, — de ne pas entrer dans de longs développements sur les questions qui ne se rapportent pas étroitement aux conclusions du rapport, — d'insister, au contraire, et de revenir s'il le faut à plusieurs reprises sur les points qui ne sont pas compris par les jurés; il est, du reste, en général assez facile de s'apercevoir à l'attitude des auditeurs et à l'expression des physionomies du moment où l'on devient difficilement intelligible. Il serait presque toujours très fastidieux d'exposer les faits en suivant le même ordre que dans le rapport; pour être plus aisément suivi, il est préférable de prendre une à une chaque conclusion, et de la motiver brièvement en rappelant les constatations sur lesquelles elle s'appuie. Supposons, par exemple, qu'il s'agisse du rapport relatif à un infanticide, qui est reproduit à la fin de ce livre; on pourra faire la déposition orale de la façon suivante :

Messieurs les jurés, j'ai procédé le   à l'autopsie de l'enfant de la fille X. J'ai constaté que cet enfant était né à terme; il mesurait 45 cent. de longueur, pesait 2 k. 900; et dans le cartilage de l'extrémité inférieure de l'os de la cuisse, il existait un point d'ossification : ce sont là des signes qui indiquent la maturité de l'enfant — J'ai recherché ensuite si cet enfant était né vivant, s'il avait vécu après sa naissance. C'est l'état des poumons qui permet ordinairement de résoudre cette question; quand un enfant vient au monde vivant, son premier acte est de respirer, de faire pénétrer l'air dans ses poumons; l'air une fois introduit dans ces organes ne les quitte plus même après la mort, et leur communique des propriétés toutes différentes de celles qu'ils avaient avant l'établissement de la respiration; il les rend notamment plus légers, et, en les gonflant, il fait qu'ils surnagent au milieu de l'eau dans laquelle on les plonge, ce qui n'a pas lieu quand les poumons sont vides d'air. Or les poumons de l'enfant de la fille X présentaient ces signes de l'établissement de la respiration; en les plongeant dans l'eau ils surnageaient, et si on le pressait entre les doigts au-dessous de l'eau, on en voyait sortir une foule de fines bulles d'air qu'on chassait ainsi des petites cavités dont est creusé le poumon. Il est donc bien certain que l'enfant a respiré, et par conséquent qu'il a vécu après sa naissance.

Quant à la cause de la mort, il est facile de la trouver dans les lésions qui existaient sur la tête. J'ai constaté en effet que les os du crâne étaient fracturés; ces fractures portaient sur les deux os pariétaux; du côté droit la fracture était très étendue, multiple, et l'os divisé en un grand nombre de morceaux la plupart déprimés et enfoncés vers la cavité crânienne. Au point correspondant le cerveau était recouvert d'une quantité abondante de sang coagulé, lequel entourait aussi les fragments de l'os brisé. La présence de ce sang prouve que la blessure de la tête a été produite pendant que l'enfant vivait, et qu'elle a bien été la cause de la mort. De telles fractures ne peuvent être attribuées qu'à un coup ou à un choc violents.

Un rapport relatif à des blessures (reproduit à la fin de ce livre) peut être résumé très brièvement dans la déposition orale.

J'ai fait le   l'autopsie du cadavre du sieur X. J'ai constaté que cet homme avait été atteint au-dessous du sein gauche d'une blessure produite par un instrument piquant très délié ; l'arme, dirigée de gauche à droite, de bas en haut, et un peu d'arrière en avant, a pénétré à une profondeur de 15 centimètres, en traversant le poumon de part en part. La mort a été la conséquence de l'hémorrhagie interne produite par cette blessure.

Le corps ne portait pas d'autres marques de violences, indiquant que le sieur X ait reçu des coups ou soutenu une lutte avant d'être frappé mortellement.

S'il s'agit d'un attentat à la pudeur, on pourra s'exprimer par exemple de la façon suivante (Voy. à la fin de ce livre).

J'ai examiné la demoiselle X, le   . J'ai constaté que cette jeune fille n'était pas déflorée; en effet la membrane hymen, qui ferme l'entrée du vagin, n'était pas déchirée, et l'orifice que présente toujours cette membrane était, dans le cas particulier, de trop petites dimensions pour laisser passer le membre viril en érection. Au moment de mon examen, les parties génitales de la jeune X étaient saines; elles n'étaient pas le siège d'écoulement, ne présentaient pas d'érosions, d'ecchymoses, ni de marques quelconques de violences, et je n'ai trouvé aucune trace matérielle de l'attentat dont cette jeune fille dit avoir été victime.

Quand le médecin a terminé, le président l'interroge quelquefois sur divers points, soit pour obtenir des renseignements plus complets relativement à certaines parties du rapport, soit pour connaître son opinion sur d'autres faits révélés au cours de l'instruction ou depuis l'ouverture des débats ; puis il demande successivement aux jurés, à l'avocat général et au défenseur de l'accusé s'ils ont quelques questions à poser au médecin. Toutes ces personnes ont en effet le droit d'interroger les témoins ; mais les questions se font par l'intermédiaire du président, et en général, il faut éviter de répondre directement à l'avocat ou à celui des jurés qui a pris la parole. Le médecin donne bien entendu toutes les explications et tous les éclaircissements qui lui sont demandés, et c'est ici surtout qu'il doit mesurer ses paroles, peser les conséquences de ce qu'il dit, et ne rien avancer qu'il ne soit en état de prouver au besoin. Quelquefois une longue discussion s'engage avec le défenseur, car dans certaines affaires, principalement celles qui sont relatives à l'infanticide, au viol, à l'attentat à la pudeur, les déclarations du médecin ont souvent une importance capitale, sont la base même de l'accusation, et l'avocat s'efforce d'en diminuer la valeur, d'en atténuer la portée, et de combattre les conclusions de l'expertise. Cette discussion exige de la part du médecin beaucoup de prudence ; certains avocats tâchent de le faire tomber dans des contradictions, ils s'efforcent de montrer que sur un point tout à fait secondaire, il s'est trompé ou n'a pas été à même de répondre, et ils s'appuient sur une erreur ou une omission insignifiantes pour insinuer que l'expertise toute entière ne mérite pas une grande créance ; il faut s'attendre aussi à se voir opposer des citations des traités spéciaux les plus autorisés qui ont été apportés à l'audience par l'avocat ; l'on est obligé quelquefois de reconstituer des passages tronqués, d'indiquer la véritable signification de l'opinion citée, etc. Le médecin peut entrer, en répondant, dans les développements qu'il juge convenable, en n'oubliant pas toutefois qu'il parle devant un public non médical, et en traduisant sa pensée en termes intelligibles pour tous. Certains avocats ont pour tactique de poser de nombreuses objections qui sont sans aucune valeur par elles-mêmes, mais qui, par leur multiplicité même, laissent croire aux jurés que les conclusions de l'expertise sont peu certaines et passibles de beaucoup de doutes ; c'est souvent un devoir pour le médecin d'insister alors sur le peu d'importance des objections qui lui sont faites. Mais un devoir plus impérieux est de ne pas se départir d'une impartialité absolue, de ne pas se laisser animer par la discussion, quelquefois un peu acrimonieuse, jusqu'à outrer si peu que ce soit l'opinion raisonnée que l'on a prise et que l'on conservera plus tard sur les faits en discussion. L'avocat peut attaquer toutes les interprétations que l'expert a données à ses constatations, combattre toutes les conclusions qu'il en a tirées ; il remplit sa tâche de défenseur par tous les moyens qu'il trouve convenables, et le médecin doit répondre à toutes ses objections avec calme, n'oubliant pas que son propre rôle est plus que celui d'un témoin ordinaire, et que de ses paroles va peut-être dépendre le sort de l'accusé.

Sa déposition terminée, le médecin est tenu, comme les autres témoins, de rester à l'audience jusqu'à la fin des débats, à moins qu'il n'ait obtenu du président l'autorisation de se retirer immédiatement.

§ VIII. — Honoraires des médecins requis par la Justice

Les honoraires des médecins requis par la Justice sont fixés d'après un tarif contenu dans un décret en date du 18 juin 1811. Depuis cette époque la valeur de l'argent a considérablement changé, et aujourd'hui les honoraires sont d'une modicité dérisoire. Bien des fois, on s'est élevé contre cette insuffisance du tarif[1], contre l'injustice qu'il y a à déranger un médecin pour lui allouer par exemple, en compensation de toute une journée passée hors de sa résidence, la somme de 4 francs à Paris, et 2 francs pour les villes dont la population n'atteint pas 40.000 âmes. Ces réclamations sont restées jusqu'ici sans résultat, et cela sans doute pour cette raison surtout qu'on ne saurait toucher au tarif qui concerne les médecins, sans modifier en même temps tous les autres frais de justice criminelle réglés par le même décret, et qu'il en résulterait une trop lourde charge pour le Trésor public.

[1] Voyez notamment sur ce point.
Tarif des frais judiciaire en ce qui concerne les médecins légistes (*Ann. d'Hyg. pub. et de méd. lég.*, 2e série, 1871, p. 422, t. XXXVI et 1877, t. XLVIII, p. 102).
Brouardel. *Rapport sur l'organisation de l'enseignement et de la pratique de la médecine légale en France — présenté à M. le Président du Conseil des ministres — et lu à la Société de méd. lég.*, séance du 14 janvier 1884.

DÉCRET

Contenant Règlement pour l'administration de la justice en matière criminelle de police correctionnelle et de simple police, et tarif général des frais.

(18 juin 1811)

TITRE PREMIER. — CHAPITRE II. — *Des honoraires et vacations des médecins, chirurgiens, sages-femmes, experts et interprètes,*

16. Les honoraires et vacations des médecins, chirurgiens, sages-femmes, experts et interprètes, à raison des opérations qu'ils feront, sur la réquisition de nos officiers de justice ou de police judiciaire dans les cas prévus par les articles 43, 44, 148, 332 et 333 du Code d'instruction criminelle, seront réglés ainsi qu'il suit [1] :

17. — Chaque médecin ou chirurgien recevra savoir :

1° Pour chaque visite et rapport, y compris le premier pansement, s'il y a lieu [2] :

Paris	6 fr.	»
Villes de 40.000 habitants et au-dessus. . . .	5 fr.	»
Autres villes et communes.	3 fr.	»

2 Pour les ouvertures de cadavres, et autres opérations plus difficiles que la simple visite, et en sus des droits ci-dessus :

Paris	9 fr.	»
Villes de 40.000 habitants et au-dessus. . . .	7 fr.	»
Autres villes et communes.	5 fr.	»

18. Les visites faites par les sages-femmes seront payées :

Paris	3 fr.	»
Autres villes et communes.	2 fr.	»

1 Lorsque les individus compris dans ce chapitre ne sont pas habituellement employés par les tribunaux, leurs honoraires et vacations doivent être acquittés comme frais urgents, sur simple taxe et mandat du magistrat. La taxe doit faire mention de cette circonstance, afin d'éviter un refus de paiement (*Circul. minist.*, 12 février 1819 ; 5 juin 1860).

Voici la formule de l'exécutoire, en pareil cas.

EXÉCUTOIRE

Nous, Juge d'instruction soussigné,

Attendu l'urgence, et qu'il n'y a pas de partie civile en cause, avons sur sa réquisition, taxé à M... non habituellement employé par le Tribunal, la somme de... pour... (nombre des vacations, nature et nombre des opérations) dans l'affaire qui s'instruit contre le nommé... inculpé de...

Ordonnons que, conformément aux articles... du décret du 18 juin 1811, la dite somme de... sera payée à M. par M. le receveur de l'enregistrment au bureau de. . sur les frais généraux de justice criminelle.

A le 183 .

2 On ne peut allouer sous aucun prétexte, de plus fortes taxes que celles fixées par cet article ; on ne peut les augmenter en vertu de l'article 136 du règlement *(Instruct. génér. du 30 septembre 1826).*

19. Outre les droits ci-dessus, le prix des fournitures nécessaires pour les opérations sera remboursé.

20. Pour les frais d'exhumation de cadavre, on suivra les tarifs locaux.

21. Il ne sera rien alloué pour soins et traitements administrés, soit après le premier pansement, soit après les visites ordonnées d'office.

22. Chaque expert ou interprète recevra, pour chaque vacation de rapport lorsqu'il sera fait par écrit, savoir :

Paris . . . . 5 fr. »
Villes de 40.000 habitants et au-dessus . . . 4 fr »
Autres villes et communes. . . . . 3 fr. »

Les vacations de nuit seront payées moitié en sus.

Il ne pourra être alloué, pour chaque journée, que deux vacations de jour et une de nuit.

24. Dans les cas de transport à plus de deux kilomètres de leur résidence, les médecins, chirurgiens, sages-femmes, experts et interprètes, outre la taxe ci-dessus fixée pour leurs vacations, seront indemnisés de leurs frais de voyage et de séjour, de la manière déterminée dans le chapitre VIII ci-après.

25. Dans tous les cas où les médecins, chirurgiens, sages-femmes, experts et interprètes seront appelés, soit devant le juge d'instruction, soit aux débats, à raison de leurs déclarations, visites ou rapports les indemnités dues pour cette comparution leur seront payées comme à des témoins, s'ils requièrent taxe [1].

Chapitre VIII. — *Des frais de voyage et de séjour auxquels l'instruction des procédures peut donner lieu.*

90. Il est accordé des indemnités aux médecins, chirurgiens, sages-femmes, experts, interprètes, témoins, jurés, huissiers, gardes-champêtres et forestiers, lorsqu'à raison des fonctions qu'ils doivent remplir et notamment dans les cas prévus par les articles 20, 43 et 44 du Code d'instruction criminelle, ils sont obligés de se transporter à plus de deux kilomètres de leur résidence, soit dans le canton, soit au delà.

91. Cette indemnité est fixée par chaque myriamètre parcouru en allant et en revenant savoir :

1° Pour les médecins, chirurgiens, experts, interprètes et jurés à . . . . 2 fr. 50.

2° Pour les sages-femmes, témoins, huissiers, gardes-champêtres et forestiers à . . . . 1 fr. 50.

92. L'indemnité sera réglée par myriamètre et demi-myriamètre.

Les fractions de huit ou neuf kilomètres seront comptées pour un

1 Les médecins et experts qui sont appelés devant les Cours et Tribunaux pour donner des explications sur les travaux qui leur ont été confiés dans l'instruction doivent être taxés non comme de simples témoins mais conformément aux dispositions de l'article 22 du décret du 18 juin 1811 *(Circul. g. des sc., 7 décembre 1861).*

myriamétre, et celles de trois à sept kilomètres pour un demi-myriamètre [1].

93. Pour faciliter le règlement de cette indemnité, les préfets feront dresser un tableau des distances, en myriamètres et kilométres, de chaque commune au chef-lieu de canton, au chef-lieu d'arrondissement, et au chef-lieu de département.

Ce tableau sera déposé aux greffes des cours d'appels, des tribunaux de première instance et des justices de paix et il sera transmis à notre grand juge, ministre de la justice [2].

95. Lorsque les individus dénommés ci-dessus seront arrêtés dans le cours du voyage, par force majeure, ils recevront en indemnité, pour chaque jour de séjour forcé, savoir :

Ceux de la première classe	2 fr. »
Ceux de la seconde	1 fr. 50

Ils seront tenus de faire constater par le juge de paix ou ses suppléants, ou par le maire, ou à son défaut par les adjoints, la cause du séjour forcé en route, et d'en représenter le certificat à l'appui de leur demande en taxe.

96. Si les mêmes individus, autres que les jurés, huissiers, gardes-champêtres et forestiers, sont obligés de prolonger leur séjour dans la ville où se fera l'instruction de la procédure, et qui ne sera point celle de leur résidence, il leur sera alloué, pour chaque jour de séjour, une indemnité fixée ainsi qu'il suit [3] :

1° Pour les médecins, chirurgiens, experts et interprètes :

Paris	4 fr. »
Villes de 40.000 habitants et au-dessus . . .	2 fr. 50
Autres villes et communes.	2 fr. »

2° Pour les sages-femmes et témoins :

Paris	3 fr. »
Villes de 40.000 habitants et au-dessus . . .	2 fr. »
Autres villes et communes	1 fr. 50

[1] Le droit de voyage est dû au delà d'un myriamètre, lors même que la distance n'excéderait que d'un kilomètre *(Art. 2, déc. 7 avril 1813. Inst. gén. 30 sep. 1826)*.

La réduction des kilomètres en myriamètres ne doit pas se faire isolément d'abord sur les kilomètres parcourus en allant, puis sur les kilomètres parcourus en revenant, mais sur les kilomètres réunis tant de l'allée que du retour *(Décis. minist., 14 déc. 1842)*.

[2] Les indemnités de transport doivent se régler sur le tableau légal et non sur des relevés de distance différents *(Décis. g. des lc. 6 février 1862)*.

[3] S'il arrive que l'audition du témoin ne soit terminée que très tard et après la clôture du bureau d'enregistrement, comme il est forcé d'attendre au lendemain il peut lui être accordé un jour de séjour mais il faut énoncer cette circonstance dans la taxe *(Ins. g. des lc. 2 novembre 1816. (Instr génér. 30 sept. 1826)*.

Le Tableau ci-dessous résume le tarif applicable aux diverses opérations des médecins requis par la justice [1].

LOIS DÉCRETS OU ORDONNANCES portant fixation des droits, indemnités, taxes qui peuvent être accordés.			DÉSIGNATION DES PARTIES PRENANTES ET DES ACTES, DILIGENCES OU OPÉRATIONS qui donnent droit à un salaire, à une indemnité ou à des honoraires.	MONTANT DES ALLOCATIONS		
DATES	ARTICLES	NUMÉROS OU PARAGRAPHES		A PARIS	DANS LES VILLES DE 40.000 AMES ET AU DESSUS	DANS LES VILLES ET COMMUNES AU DESSOUS DE 40.000 AMES
			MÉDECINS ET CHIRURGIENS			
			LORSQU'ILS SONT APPELÉS POUR FAIRE DES OPÉRATIONS QUELCONQUES			
18 juin 1811	17	1	Pour chaque visite, y compris le premier pansement. . , ...	6 00	5 00	3 00
—	17	2	Pour les ouvertures de cadavres et autres opérations plus difficiles que la simple visite, et en sus des droits ci-dessus.)	9 00	7 00	5 00
			FRAIS DE TRANSPORT HORS DE LEUR RÉSIDENCE			
—	91	1	Pour chaque myriamètre parcouru en allant et en revenant.	2 50	2 50	2 50
—	95	1	Pour chaque jour de séjour forcé en route.	2 00	2 00	2 00
—	96	1	Pour chaque jour de séjour dans la ville où se fait l'instruction de la procédure, et qui n'est point celle de leur résidence.	4 00	2 50	2 00
			EXPERTS ET INTERPRÈTES			
			LORSQU'ILS SONT APPELÉS POUR PROCÉDER A DES OPÉRATIONS DE LEUR MINISTÈRE.			
—	22		Pour chaque vacation *de jour* et pour chaque rapport lorsqu'il sera fait par écrit.	5 00	4 00	3 00
—	22		Pour chaque vacation *de nuit*. .	7 50	6 00	4 50

1 Extrait de l'*Instruction générale sur les frais de justice en matière criminelle, correctionnelle et de simple police*. Paris. De l'imprimerie royale, 1826.

Titre III. — *Du paiement et recouvrement des frais de justice criminelle.*

Chapitre I. — *Du mode de paiement.*

133. Les frais urgents seront acquittés sur simple taxe et mandat du juge, mis au bas des réquisitions, copies de convocations ou de citations, états ou mémoires des parties.

134. Sont réputés frais urgents :

1o Les indemnités des témoins et des jurés;

2o Toutes dépenses relatives à des fournitures ou opérations pour lesquelles les parties prenantes ne sont pas habituellement employées[1] ;

3o etc ..

Art. 137, 138, 139, etc., *abrogés par une ordonnance en date du 28 novembre 1838, dont voici les principales dispositions.*

Art: 2. Il ne sera plus fait que deux expéditions de chaque état ou mémoire de frais de justice, non réputés urgents, l'une sur papier timbré, l'autre sur papier libre.

Chacune de ces expéditions sera revêtue de la taxe et de l'exécutoire du juge.

La première sera remise au receveur de l'enregistrement avec les pièces au soutien des articles susceptibles d'être ainsi justifiés.

La seconde sera transmise à notre ministre de la justice avec le bordereau mensuel dont il sera parlé ci-après.

Le prix du timbre, tant du mémoire que des pièces à l'appui, est à la charge de la partie prenante.

3. Les frais non réputés urgents continueront à être payés sur les états ou mémoires des parties prenantes; ils seront taxés article par article, soit par les présidents et juges des cours et tribunaux, soit par les juges de paix, et ils seront payables aussitôt qu'ils auront été revêtus de l'ordonnance du magistrat taxateur.

Cette ordonnance sera toujours décernée sur le réquisitoire de l'officier du ministère public, qui devra préalablement procéder à la vérification des mémoires.

La taxe de chaque article rappellera la disposition législative ou réglementaire sur laquelle elle sera fondée.

5. Les mémoires qui n'auront pas été présentés à la taxe du juge dans le délai d'une année à partir de l'époque à laquelle les frais auront été faits, ou dont le paiement n'aura pas été réclamé dans les six mois de leur date, ne pourront conformément à l'article 149 du décret du 18 juin 1811, être acquittés qu'autant qu'il sera justifié que les retards ne sont point imputables à la partie dénommée dans l'exécutoire.

Cette justification ne pourra être admise que par notre ministre de la justice, après avoir pris l'avis de nos procureurs généraux, s'il y a lieu.

[1] Les honoraires attribués aux médecins et experts habituellement employés par la justice, ne peuvent être payés comme frais urgents. Ils doivent fournir un mémoire qui doit être timbré, lorsqu'il s'élève au-dessus de 10 francs *(Circ. g. des lc. 5 juin 1860).*

Voici les modèles de mémoire à fournir. Le premier est extrait du document officiel déjà cité : *Instruction générale sur les frais de Justice*, etc.

FRAIS DE **Justice Criminelle** MOIS DE DE L'AN N° *(sa qualité)*	MÉMOIRE DES HONORAIRES DUS A M. (Médecin ou chirurgien à canton de arrondissement de pendant le	Art.16-17 du règlem. du 18 juin 1811 MODÈLE N° 8

NUMÉROS D'ORDRE	DATES DES OPÉRATIONS	ESPÈCE DES CRIMES OU DÉLITS	AUTORITÉS QUI ONT REQUIS LES VISITES ET OPÉRATIONS	NATURE DES OPÉRATIONS	NOMBRE DE			
					VISITES	OPÉRATIONS PLUS DIFFICILES QUE LA SIMPLE VISITE	MYRIAMÈTRES PARCOURUS	JOURS DE SÉJOUR

RÉCAPITULATION	NOMBRE	PRIX	MONTANT	ARTICLES DE RÈGLEMENT	TAXE DU JUGE	RÈGLEMENT DE PRÉFET	OBSERVATIONS
Visites.							Les juges et le préfet ne doivent jamais omettre de remplir par leurs taxe et règlement les deux dernières colonnes, même lorsqu'il n'y a aucune réduction à faire. Ils ne doivent pas non plus oublier d'indiquer ici les articles du mémoire sur lesquels portent les réductions et les motifs des réductions.
Opérations plus difficiles							
Myriamètres parcourus. .							
Jours de séjour.							
Médicaments fournis suivant la note ci-jointe sous le n°.							
TOTAUX.							

Je soussigné, chirurgien, certifie véritable le présent mémoire pour la somme de

A le 188.

Joindre à l'appui de chaque opération la réquisition qui y a donné lieu.

Lorsqu'il s'agit de rembourser au chirurgien des fournitures qu'il a achetées d'un tiers, le chirurgien doit joindre à son mémoire un état détaillé des fournitures dûment quittancé par le vendeur.

Le modèle suivant est employé à Paris.

FRAIS DE JUSTICE CRIMINELLE

MODÈLE N° 11
Art. 22 du règlement du 18 juin 1881

Mémoire des *vacations, visites, autopsies, fractures* [1] dues à M X.,

Expert près le tribunal de 1re instance de la Seine, pendant les mois de *janvier, février, mars, avril 1885.*

NUMÉROS D'ORDRE	DANS UNE INSTRUCTION CONTRE	NATURE DU CRIME OU DÉLIT	AUTORITÉ QUI A REQUIS LA VÉRIFICATION	NATURE DES OPÉRATIONS	DATE DES OPÉRATIONS OU DES VACATIONS		VACATIONS JOUR	VACATIONS NUIT	VISITES	AUTOPSIES	FRAIS, PORT DE PIÈCES A CONVICTION fr.	TRANSPORTS fr.
				VACATIONS								
1	X	Meurtre	M.X. juge d'inst.	Autopsie 1er janvier						1		
				Analyse de tache de sang.	janvier	2	2	1				
						3	2	1				
				Port de pièces à conviction et frais.		4	2	1			10	
2	X	Attentat à la pudeur	M.X. juge d'inst.	1 Visite (1er avril)					1			
				Analyse de taches se trouvant sur les vêtements de la victime et sur ceux de l'inculpé.	avril	2	2	1				
						3	2	1				
						4	2	1				
						5	2	1				
				VISITES SIMPLES								
1	X	Coups et bles.	M X. juge d'inst.	Visite à Saint-Denis	janvier	29			1			5
2	X	— —	M.X. juge d'inst.	3 Visites.	février	23			[illegible]			
3	X	Viol	M. X. procureur de la République	2 Visites.	février	1			1			
					mars	5			1			

1 En pratique, on ne comprend guère sous le nom d'opérations plus difficiles que la simple visite, que les autopsies et les examens qui ont nécessité l'enlèvement et la réapplication d'un appareil. Ces derniers peuvent figurer dans le tableau à la colonne des autopsies.

NUMÉROS D'ORDRE	DANS UNE INSTRUCTION CONTRE	NATURE DU CRIME OU DÉLIT	AUTORITÉ QUI A REQUIS LA VÉRIFICATION	NATURE DES OPÉRATIONS	DATE DES OPÉRATIONS OU DES VACATIONS	VACATIONS JOUR	VACATIONS NUIT	VISITES	AUTOPSIES	FRAIS PORT DE PIÈCES A CONVICTION fr.	TRANSPORTS fr.
				AUTOPSIES							
1	X	Meurtre	M. X. procureur de la République	1 Autopsie	février 18				1		
2	X	Homicide inv.	— —	— —	mars 9				1		
				VISITES A FRACTURES							
1	X	Blessures par imprudence	M. X. juge d'instruction.	1 Visite simple. 1 Visite à fracture				1	1		
						14	7	8	4	10	5

Récapitulations.		fr.	c.
	14 Vacations de jour à 5 fr.	70	
	7 Vacations de nuit à 7 fr. 50.	52	50
	8 Visites à 6 fr.	48	
	3 Autopsies à 15 fr.	45	
	1 Visite, Fracture, Opération, Appareil à 15 fr.	15	
	Port de pièces à conviction et frais. . . .	10	
	Transport.	5	
	TOTAL.	245	50

Je soussigné, Expert, certifie le présent mémoire montant à la somme de *deux cent quarante-cinq francs, cinquante centimes.*

Paris, le *5 mai 1885.*

(Signature de l'expert).

Vu sans opposition

Le Receveur

RÉQUISITOIRE

Nous, procureur de la République près le tribunal de 1re instance du département de la Seine.

Vu les articles 16, 22 et 24 du règlement du 18 juin 1811, et l'ordonnance du 28 novembre 1838, ensemble les pièces jointes au présent Mémoire.

Requérons, conformément à l'article 140 du même règlement qu'il soit délivré exécutoire par M. le Président du tribunal sur la Caisse de l'enregistrement et des domaines pour la somme de *deux cent quarante-cinq francs, cinquante centimes.*

Paris, le 188

POUR LE PROCUREUR DE LA RÉPUBLIQUE,
Le substitut délégué.

EXÉCUTOIRE

Nous, Président du tribunal de 1re instance du département de la Seine.

Vu le réquisitoire ci-dessus, et les pièces jointes au Mémoire, avons arrêté et rendu exécutoire ledit Mémoire pour la somme de *deux cent quarante-cinq francs, cinquante centimes*, montant de la taxe que nous en avons faite, et attendu qu'il n'y a pas de partie civile en cause.

Ordonnons que cette somme sera payée au sieur , par le Receveur de l'enregistrement au bureau du Palais de justice, sur les frais de la justice criminelle.

Paris, le 188

LE PRÉSIDENT DU TRIBUNAL,

(Signature de l'expert).

§ IX. — Des expertises en matière civile

Les médecins peuvent être appelés à remplir les fonctions d'expert non seulement devant la justice répressive, mais aussi dans les affaires civiles; par exemple quand une personne, victime d'un accident, réclame des dommages intérêts en raison de blessures reçues.

Les règles s'appliquant aux formalités de ces expertises sont contenues dans le Code de procédure civile (1e partie, livre II, titre XIV, articles 302 à 328,)

Les experts chargés d'une affaire doivent être au nombre de trois, à moins que les parties ne consentent à ce qu'il n'y ait qu'un seul expert. Ils doivent prêter serment, à moins qu'ils n'en soient dispensés du consentement des parties.

Dans les affaires de ce genre, les deux parties et leurs avoués ont le droit d'être présentes aux opérations de l'expertise, et de faire entendre les déclarations et les observations, de produire les documents qui leur semblent utiles.

L'expertise se fait au lieu, au jour et à l'heure fixés par le médecin.

Celui-ci examine la personne dont l'état est soumis à son appréciation autant de fois qu'il le juge nécessaire ; il prend connaissance des pièces qui lui ont été remises, entend les déclarations et explications des deux parties, est souvent autorisé par le tribunal, à prendre des renseignements auprès de toutes les personnes qu'il croit utile de consulter, et rédige son rapport d'après ces éléments.

Quand il y a trois experts ils rédigent en commun le rapport signé par eux tous ; ils ne forment qu'un avis à la pluralité des voix ; toutefois en cas de divergences, ils indiquent les motifs des divers avis, mais sans faire connaître quel a été l'avis personnel de chacun d'eux.

Le rapport est écrit sur papier timbré, soumis ensuite aux formalités et aux droits de l'enregistrement, et du dépôt au greffe du tribunal.

Les honoraires sont taxés d'après le nombre des vacations, par le Président du tribunal ; toutefois, en pratique, il est rare que cette taxation ait lieu ; le plus souvent les honoraires sont payés directement par la partie qui a requis l'expertise, et par l'intermédiaire de l'avoué.

Le rapport en matière civile est disposé généralement suivant le même plan que les rapports dont il a été parlé déjà. Il comprend le *préambule*, le *commémoratif* dans lequel est exposé tout ce qui est relatif à l'histoire médicale de l'accident, et sont relatés les renseignements recueillis et les assertions entendues ; l'*exposé des faits* : description de l'état actuel de la personne examinée, relation des constatations faites ; la *discussion*, les *conclusions*. Ces conclusions, qui doivent quelquefois répondre à des questions très précises posées par le jugement, ont pour but en général d'apprécier les conséquences qu'ont entraîné, qu'entraînent encore et qu'entraineront dans l'avenir, des blessures reçues. Il faut s'efforcer de formuler l'opinion médicale en termes assez clairs et assez précis pour qu'elle puisse servir de base aux juges dans l'appréciation du dommage éprouvé par le plaignant ; mais il est évident que, surtout en ce qui concerne le pronostic, le médecin doit souvent se prononcer avec beaucoup de réserve, et quand il conserve quelques doutes, ne pas hésiter à déclarer qu'on ne peut prévoir avec certitude l'avenir réservé au blessé.

§ X. — Des Certificats

Le certificat est un acte officieux rédigé sur la demande d'un particulier, et destiné à constater un fait d'ordre médical, quelquefois à interpréter aussi ce fait.

Les certificats sont demandés au médecin dans une foule de circonstances ; tantôt une personne qui va porter plainte en justice désire faire constater immédiatement les blessures qu'elle a reçues, l'attentat à la pudeur, le viol dont a été victime son enfant, etc. ; tantôt il s'agit d'attester l'existence d'une maladie, d'une infirmité qui exempteront de tel ou tel service, de telles ou telles fonctions, tantôt, au contraire, d'affirmer le bon état de santé pour permettre l'admission de certaines carrières, etc., etc.

Le certificat ne comporte pas de prestation de serment [1];

[1] Malgré cela, la loi édicte des peines sévères contre les faux certificats.

Code pénal. — Art. 160. Tout médecin, chirurgien ou autre officier de santé qui pour favoriser quelqu'un, certifiera faussement des maladies ou infirmités propres à dispenser d'un service public sera puni d'un emprisonnement d'une année au moins et de trois ans au plus.

S'il y a été mû par dons ou promesses, la peine de l'emprisonnement sera d'une année au moins et de quatre ans au plus.

Dans les deux cas, le coupable pourra en outre être privé des droits mentionnés en l'article 42 du présent code (civils et civiques) pendant cinq ans au moins et dix ans au plus, à dater du jour où il aura subi sa peine.

Dans le deuxième cas, les corrupteurs seront punis des mêmes peines que le médecin-chirurgien ou officier de santé qui aura délivré le faux certificat.

Code d'instruction criminelle, article 86. Si le témoin auprès duquel le juge se sera transporté dans le cas prévu par les trois articles précédents, n'était pas dans l'impossibilité de comparaître sur la citation qui lui avait été donnée, le juge décernera un mandat de dépôt contre le témoin et l'officier de santé qui aura délivré le certificat ci-dessus mentionné.

La peine portée en pareil cas sera prononcée par le juge d'instruction du même lieu, et sur la réquisition du procureur de la République, en la forme prescrite par l'article 80.

Code pénal, art. 126. Les faux certificats de toute autre nature et d'où il pourrait résulter soit lésion envers des tiers, soit préjudice envers le Trésor public, seront punis, selon qu'il y aura lieu, d'après les dispositions des paragraphes 3 et 4 de la présente section.

il se compose de trois parties : 1° Un préambule qui comprend les noms, prénoms, qualités et domicile du médecin et du demandeur, la date, le lieu, le but et l'opération ; 2° la constatation du fait médical ; 3° les conclusions. — Le certificat doit être en général rédigé brièvement, et se borner à la constatation des faits matériels ; suivant le but qu'on se propose, il est cependant quelquefois nécessaire d'insister sur la signification et l'interprétation des constatations auxquelles on a procédé.

La plupart des certificats doivent être délivrés sur papier timbré ; d'après la loi, en effet, sont assujetis à cette formalité tous actes, écritures, extraits, copies et expéditions, soit publics, soit privés, devant ou pouvant faire titre ou être produits pour obligation, décharge, justification, demande ou défense. Cependant dans la pratique, il peut être difficile de reconnaître si ces dispositions s'appliquent à tel ou tel cas particulier. C'est pourquoi, la *Société locale de prévoyance et de secours mutuels de Melun* a pris des informations précises auprès de l'administration du Timbre et de l'Enregistrement ; elle a pu dresser ainsi une liste de tous les certificats soumis ou non au timbre, liste que nous reproduisons d'après M. Lutaud.

1° Certificat aux nourrices pour obtenir un nourrisson. Cette pièce ne paraît être exempte du timbre qu'autant qu'elle est délivrée à des nourrices destinées à des enfants assistés (*déc. fin du 25 février 1841, Journal de l'enregistrement, n° 12687-2)* ;

2° Certificat de vaccine. *Exempt.*

3° Certificat de naissance ou de décès. *Exempt.*

4° Certificat ou rapport médical pour coups, blessures ou meurtre, sur réquisition du maire, du juge de paix, du juge d'instruction, du procureur de la République, du commissaire de police. *Exempt.*

5° Certificat sur réquisition du maire pour constater le décès d'une personne trouvée sur la voie publique par suite de maladie, d'accident, de meurtre ou de suicide. Les certificats et rapports donnés par les médecins sur la réquisition de l'autorité judiciaire ou de la force armée sont *exempts* du timbre comme rentrant dans la catégorie des actes de police générale et de vindicte publique. Il importe peu que ces certificats soient provoqués par un particulier, si le particulier s'est muni au préalable d'une réquisition de l'une des autorités chargées de concourir à la répression des crimes et délits (déc. fin. du 10 mars 1874).

6o Certificats pour les aliénés. — Il y a une distinction à établir. Le certificat délivré par le médecin d'une maison d'aliénés au sujet de l'état d'un malade est *exempt du timbre*, s'il a un caractère purement administratif, et ne doit servir que dans l'intérieur de l'asile.

Il est au contraire *sujet au timbre* dès qu'il est délivré à des particuliers ou qu'il est employé dans un intérêt privé (sol. 17 novembre 1884).

7o Certificat de santé pour les Compagnies d'assurance sur la vie. *Soumis au timbre.*

9o Certificat de maladie ou d'infirmités à l'époque de la révision. *Soumis au timbre.*

10o Certificat de maladie dans le cas d'impossibilité de se présenter lors du tirage au sort ou de la révision. *Soumis au timbre.*

11o Certificat pour obtenir une prolongation de congé de convalescenée (militaire ou civil) *soumis au timbre.*

12o Certificat de maladie délivré à un militaire ou à un ecclésiastique pour obtenir une saison aux eaux thermales. *Soumis au timbre.*

13o Certificat d'infirmités pour obtenir une retraite avant l'âge voulu (prêtres, instituteurs, employés des postes, des ponts et chaussées, etc). *Soumis au timbre.*

14o Certificat d'aptitude pour obtenir l'admission dans certaines écoles ou administrations de l'État. *Soumis au timbre.*

15o Certificat de maladie pour obtenir une indemnité pour traitement médical, des administrations ou des sociétés de secours mutuels (instituteurs, ponts et chaussées, sociétés de patronages, etc.). — *Exempt, si le certificat du médecin est rédigé à la suite d'un certificat d'indigence.*

16o Certificat de maladie ou d'infirmité pour admission dans les hôpitaux ou hospices de vieillesse. *Exempt.*

17o Certificat d'infirmités pour secours annuels du département en cas d'indigence. *Exempt.*

18o Certificat de maladie pour être dispensé de faire acte de présence en cas d'arbitrage, de juré, ou de témoignage devant les tribunaux. *Soumis au timbre.*

19o Certificat demandé par une veuve d'employé à l'effet d'obtenir une pension de l'administration. *Soumis au timbre.*

Remarque importante. Un médecin n'est pas passible d'amende quand un certificat non timbré, délivré administrativement et avec mention de la destination est plus tard produit en justice.

Les médecins feront donc prudemment d'indiquer la destination de tout certificat délivré sur papier non timbré.

Un grand nombre de certificats sont soumis à la formalité de la légalisation de la signature du médecin. Cette légalisation est faite en matière civile par le maire, et par le président du tribunal si le certificat doit être produit au delà du ressort, par le préfet ou le sous-préfet en matière administrative, par l'intendant militaire en ce qui concerne l'armée, par le commissaire de police en matière criminelle.

§ XI. — Responsabilité des experts

Les experts sont-ils légalement responsables des fautes et des erreurs graves qu'ils commettraient dans l'accomplissement de leur mission ? Nous ne connaissons pas un seul cas où le principe de cette responsibilité ait été consacré par un jugement. On peut citer à ce sujet les termes d'un jugement rendu par le tribunal civil de Marseille (30 novembre 1862) dans une affaire où une femme poursuivait deux médecins pour avoir rédigé un certificat où ils attestaient qu'elle était aliénée, certificat qui avait entraîné une séquestration temporaire : « Attendu que si le diplôme n'est pas pour le médecin un brevet d'irresponsabilité absolue, et que si ses actes peuvent être soumis aux tribunaux comme le sont les actions de tous les autres citoyens, il faut reconnaître que les tribunaux ne peuvent se rendre juge des théories, des opinions et des systèmes ; que cette région est réservée à la science ; que l'action des tribunaux ne commence que là où il y a eu faute lourde, maladresse visible, négligence inexcusable ou mauvaise foi, dol ou pensée criminelle ; attendu que les certificats, comme documents scientifiques échappent complètement à l'appréciation du tribunal, que les juges ne peuvent s'ériger, en effet, en conseil médical supérieur..... »

En 1856, deux officiers de santé, chargés de procéder à une autopsie judiciaire, déclarèrent, entre autres choses, que le cerveau était engorgé ; or, il fut établi plus tard que le crâne n'avait pas été ouvert. Ils furent traduits en cour d'assises, pour *avoir constaté comme vrai un fait faux*, dans un procès-verbal qu'ils rédigeaient en qualité d'officiers publics. Ils furent acquittés, parce que l'on admit que des gens de l'art n'étaient point des officiers publics, mais de simples arbitres, et qu'on ne pouvait leur appliquer l'article 146 du code pénal.

Si l'expert a commis non plus une erreur ou une négligence involontaires, mais une faute contre l'honnêteté, en agréant des dons ou promesses pour prendre une décision ou formuler une opinion, il tombe alors sous le coup des articles 177 et suivants du code pénal.

Code Pénal. Article 177 (modifié par la loi du 13 mai 1863). Tout fonctionnaire public de l'ordre administratif ou judiciaire, tout agent ou préposé d'une administration publique, qui aura agréé des offres ou promesses, ou reçu des dons ou présents pour faire un acte de sa fonction ou de son emploi même juste, mais non sujet à salaire, sera puni de la dégradation civique et condamné à une amende double de la valeur des promesses agréées ou des choses reçues, sans que ladite amende puisse être inférieure à deux cents francs.

La présente disposition est applicable à tout fonctionnaire, agent ou préposé de la qualité ci-dessus exprimée, qui par offres ou promesses agréées, dons ou présents reçus, se sera abstenu de faire un acte qui entrait dans l'ordre de ses devoirs.

Sera puni de la même peine tout arbitre en expert nommé soit par le tribunal, soit par les parties, qui aura agréé des offres ou promesses, ou reçu des dons ou présents pour rendre une décision ou donner une opinion favorable à l'une des parties.

178. Dans le cas où la corruption aurait pour objet un fait criminel emportant une peine plus forte que celle de la dégradation civique, cette peine plus forte sera appliquée au coupable.

Les rapports argués de faux sont assimilés aux faux témoignages, et la peine varie suivant que l'acte a été commis en matière criminelle, correctionnelle ou de police.

Code Pénal. Art. 361. (Modifié par la loi du 13 mai 1863). Quiconque sera coupable de faux témoignage en matière criminelle, soit contre l'accusé, soit en sa faveur, sera puni de la peine de la réclusion.

Si néanmoins l'accusé a été condamné à une peine plus forte que celle de la réclusion, le faux témoin qui a déposé contre lui subira la même peine.

Art. 362. Quiconque sera coupable de faux témoignage en matière correctionnelle, soit contre le prévenu, soit en sa faveur, sera puni d'un emprisonnement de deux ans au moins et de cinq ans au plus, et d'une amende de cinquante francs à deux mille francs.

Si néanmoins le prévenu a été condamné à plus de cinq années d'emprisonnement, le faux témoin qui a déposé contre lui subira la même peine.

Quiconque sera coupable de faux témoignage en matière de police soit contre le prévenu, soit en sa faveur, sera puni d'un emprisonnement d'un an au moins et de trois ans au plus, et d'une amende de seize francs à cinq cents francs.

Dans ces deux cas, les coupables pourront en outre être privés des droits mentionnés en l'article 42 du présent code, pendant cinq ans au moins et dix ans au plus, à compter du jour où ils auront subi leur peine, et être placés sous la surveillance de la haute police pendant le même nombre d'années.

Art. 363. Le coupable de faux témoignage en matière civile sera puni d'un emprisonnement de deux à cinq ans, et d'une amende de cinquante francs à deux mille francs. Il pourra l'être aussi des peines accessoires mentionnées dans l'article précédent.

Art. 364. Le faux témoin, en matière criminelle, qui aura reçu de l'argent, une récompense quelconque ou des promesses, sera puni des travaux forcés à temps, sans préjudice de l'application du deuxième paragraphe de l'article 361.

Le faux témoin, en matière correctionnelle ou civile, qui aura reçu de l'argent, une récompense quelconque ou des promesses, sera puni de la réclusion.

Le faux témoin, en matière de police, qui aura reçu de l'argent, une récompense quelconque ou des promesses, sera puni d'un emprisonnement de deux à cinq ans, et d'une amende de cinquante francs à deux mille francs.

Il pourra l'être aussi des peines accessoires mentionnées en l'article 362.

Dans tous les cas, ce que le faux témoin aura reçu sera confisqué.

PREMIÈRE SECTION

ATTENTATS A LA VIE OU A LA SANTÉ

CHAPITRE PREMIER

SIGNES ET CONSTATATION DE LA MORT. — PHÉNOMÈNES CADAVÉRIQUES

ARTICLE PREMIER. — SIGNES DE LA MORT

Les signes de la mort peuvent être divisés, suivant le moment de leur apparition, en signes immédiats et signes tardifs.

§ I. — Signes immédiats de la Mort

Cessation des battements du cœur. Le cœur est l'*ultimum moriens;* il continue souvent à battre après que les autres grandes fonctions ont cessé, et son arrêt est une des meilleures preuves de la mort. Il est fort douteux, sauf peut-être en ce qui concerne les nouveau-nés, que pendant la syncope ou les états de mort apparente, le cœur puisse s'arrêter d'une façon complète pendant un temps prolongé, pour reprendre ensuite ses fonctions, et l'on doit admettre avec M. Bouchut [1] que quand les battements ont cessé pen-

[1] Bouchut. *Traité des signes de la mort*. Paris, J.-B. Baillière, 1883.

dant vingt minutes la mort est toujours certaine; encore ce délai est il évalué aussi largement pour écarter toute chance d'erreur, et pour tenir compte d'observations relatées par certains auteurs, observations dont la valeur pourrait être contestée. Mais pendant la syncope et la mort apparente, les battements peuvent rester pendant longtemps faibles, ralentis et irréguliers; ils sont alors difficiles ou impossibles à apprécier par la palpation, et il faut avoir recours à l'auscultation pratiquée sur les divers points de la région précordiale, et spécialement au niveau des orifices [1].

Dilatation de la pupille. Déjà pendant l'agonie, la cornée et la conjonctive sont souvent insensibles; et la pupille est ordinairement contractée. Au moment de la mort elle se dilate et son diamètre atteint 5 et 6 millimètres. Quelques heures après la mort, elle se rétrécit de nouveau, et après deux ou trois jours, son contour est souvent devenu irrégulier.

Toile glaireuse sur la cornée. Au moment de la mort, et quelquefois dès l'agonie, les yeux perdent leur éclat, leur aspect brillant, cela résulte de la formation sur la cornée d'une couche que l'on a appelée *la toile glaireuse*, et qui est constituée surtout par l'épithélium ramolli et désagrégé.

L'affaissement et la mollesse du globe oculaire sont encore des phénomènes qui se produisent au moment de la mort ou très peu d'instants après.

1 Une longue et fine aiguille d'acier ou de platine enfoncée dans le cœur à travers la paroi thoracique traduit fidèlement par les oscillations de la portion restée en dehors, les mouvements de l'organe, même quand ils sont très faibles. Ce procédé, connu sous le nom de *cardiopuncture*, pourrait être employé sur l'homme dans les cas où la mort resterait douteuse et où il y aurait intérêt à s'assurer immédiatement de sa réalité; en cas de survie, cette manœuvre n'entraîne pas, paraît-il, de conséquences graves.

L'interruption de la circulation peut être mise en évidence par la *ligature de la dernière phalange d'un doigt;* si la mort est réelle, la phalange reste blanche; dans le cas contraire, elle devient d'un rouge de plus en plus intense.

On a proposé aussi d'ouvrir une artère superficielle, comme la temporale, pour s'assurer que la circulation était bien complètement arrêtée.

M. Bouchut a décrit les modifications que l'arrêt de la circulation entraîne dans le fond de l'œil et que l'on peut constater par l'examen ophtalmoscopique; ce sont: la vacuité de l'artère de la rétine, la disparition de la papille du nerf optique et la décoloration grisâtre de la choroïde.

§ II. — Signes non immédiats de la Mort. Phénomènes cadavériques

Il s'agit là de phénomènes qui non seulement peuvent servir à établir la réalité de la mort, mais qui, en outre, peuvent à divers points de vue présenter de l'importance pour le médecin légiste.

Refroidissement cadavérique. Après la mort, le cadavre se refroidit graduellement jusqu'à ce que sa température se trouve en équilibre avec celle du milieu ambiant; elle peut même descendre un peu plus bas, en raison de l'évaporation qui se fait à la surface des téguments.

Dans certains cas la température ne s'abaisse pas immédiatement après la mort; elle peut même s'élever un certain temps encore après que la vie a cessé. On observe notamment ce fait chez des individus qui ont succombé au tétanos, à des maladies aiguës des centres nerveux, à des maladies infectieuses, variole, scarlatine, typhus, choléra; à l'insolation, etc.

La rapidité du refroidissement dépend évidemment de la température du milieu ambiant, de la nature des vêtements ou des couvertures qui recouvrent le corps. Elle dépend aussi de conditions individuelles; les petits enfants se refroidissent vite, les individus maigres plus rapidement que ceux qui sont gras ou obèses. Les gens affaiblis, les vieillards se refroidissent aussi plus promptement que ceux qui ont succombé à la suite d'une maladie aiguë, ou qui sont morts subitement.

M. Bouchut [1] déclare qu'une température de 20° centigrades, constatée dans le rectum est un signe certain de la mort.

Cessation de la contractilité musculaire. La contractilité des divers muscles ne cesse pas immédiatement après la mort [2]. Une excitation mécanique, le simple contact de l'air

[1] Bouchut, Ouvrage cité.

[2] Après la mort de l'individu, la vie continue à se manifester pendant un certain temps non seulement sur les muscles, mais encore sur d'autres

quand ils sont dénudés, détermine des mouvements sur les muscles d'un corps que la vie vient de quitter. C'est aux contractions de l'utérus que l'on attribue certains accouchements effectués *post mortem*.

Le défaut de contraction des muscles sous l'influence de l'électricité peut fournir un signe de mort réelle. Pour s'assurer si la contractilité existe ou non, on dénude un muscle sur une petite étendue, et on le met en contact avec l'un des pôles de la pile, l'autre pôle étant porté sur une partie voisine du même muscle ou sur la colonne vertébrale. Il est plus simple d'enfoncer dans le muscle deux aiguilles mises en communication avec les fils d'un appareil à induction; les mouvements de l'aiguille traduisent ceux du muscle.

Le ventricule gauche perd sa contractilité peu de temps après la mort, et avant tous les autres muscles; viennent ensuite les intestins, l'estomac et la vessie au bout de 3/4 d'heure à 1 heure, puis le ventricule droit du cœur. Les muscles du tronc, puis ceux des membres perdent plus tard leur contractilité, ces derniers après sept ou huit heures. Les oreillettes du cœur, et spécialement l'oreillette droite, sont les parties où la contractilité s'éteint en dernier lieu.

Si cet ordre est à peu près constant, les délais qui viennent d'être indiqués sont très variables suivant les individus et suivant le genre de mort. La contractilité s'éteint très rapidement chez les sujets intoxiqués par l'hydrogène sulfuré, les vapeurs de charbon, le gaz ammoniac, etc.

§ III. — Rigidité cadavérique

On désigne sous le nom de *rigidité cadavérique* la raideur que présente constamment le cadavre à une certaine période, et qui est due à un état particulier des muscles [1].

tissus. Les cils de l'épithélium vibratile, les spermatozoïdes peuvent continuer à se mouvoir pendant 48 heures et plus chez certains sujets, notamment chez ceux qui ont succombé rapidement à une mort violente.

1 Cet état résulte de la coagulation de la synthonine ou myosine, substance qui remplit la fibre musculaire.

Tous les muscles, striés ou lisses, sont envahis par la rigidité, et cela chez tous les sujets.

Quand la rigidité est bien développée, le cadavre est tout entier raide et inflexible, en sorte qu'il peut être remué et soulevé tout d'une pièce, et que les membres et les segments de membre n'obéissent plus aux lois de la pesanteur. Sur les sujets bien musclés, il faut un effort considérable auquel suffit à peine la force d'un homme, pour faire mouvoir les articulations ; mais une fois que la rigidité a été vaincue par cet effort, le membre reste souple et mobile, du moins pendant un certain temps, car si l'on se trouve encore dans la période de développement du phénomène, la rigidité peut réapparaître après qu'elle a été surmontée.

La rigidité n'envahit pas en même temps tous les muscles ; elle commence à la mâchoire inférieure et au cou pour gagner les autres parties du corps suivant un ordre qui n'est pas constant; elle abandonne successivement ces mêmes parties. Elle persiste en général le plus longtemps aux mains, aux orteils et à la mâchoire inférieure.

La rigidité apparaît en général de deux à six heurs après la mort; au bout de dix-huit à vingt-quatre heures elle est généralisée; elle cesse après trente-six à quarante-huit heures. Diverses circonstances, qui ne sont pas encore exactement connues, font varier l'intensité de la rigidité, sa durée, l'époque de son apparition. On a remarqué que chez les animaux forcés à la course, elle apparaissait très rapidement, que chez les vieillards et les sujets affaiblis elle était précoce et de peu de durée; chez les individus vigoureux, morts rapidement, elle est également précoce, et dure longtemps. Elle est faible et de peu de durée sur les membres œdématiés. En général, elle n'existe plus quand la putréfaction se manifeste par des signes extérieurs ; mais il y a des exceptions à cette règle.

Dans certains cas, la rigidité cadavérique s'empare du corps à l'instant même de la mort, en sorte que l'individu conserve la position qu'il avait au moment où il a succombé, les muscles n'ayant pas subi de relâchement et ayant été immédiatement immobilisés dans la situation qu'ils occupaient pour effectuer un mouvement [1]. Cela peut s'observer dans deux ordres de cas : quand le sujet a succombé dans un état de violente contraction musculaire, dans le tétanos, l'empoisonnement par la strychnine par exemple; et d'autre part quand un individu sain meurt rapidement à la suite de certains traumatismes. C'est surtout sur les champs de bataille et quelquefois aussi chez les mineurs qui ont succombé à une explosion, que l'on a remarqué ce phénomène. Les médecins militaires [2] ont vu souvent les cadavres des soldats conserver l'attitude qu'ils avaient au moment où ils ont été frappés : dans la position d'un homme qui fait usage de ses armes, qui monte à l'assaut, qui se dispose à enfourcher un cheval, qui tient son bras levé pour porter son gobelet à ses lèvres, etc. Le même phénomène se produit sur les muscles de la face, en sorte que le visage conserve l'expression qu'il avait pendant la vie, et dénote la gaieté, l'enthousiasme, la terreur, etc. Il semble que ce soit surtout à la suite des blessures de la tête et du cœur que cette immobilisation instantanée du corps se remarque.

Dans les circonstances ordinaires, la rigidité envahit les muscles dans la situation qu'ils occupent au moment où ils sont relâchés ; mais comme le relâchement porte également sur les divers muscles ayant entre eux une action antagoniste, le cadavre peut conserver certaines positions qui retracent un mouvement, pourvu que ces positions ne soient pas contraires aux lois de la pesanteur. C'est ainsi que le poing peut rester presque complètement fermé ; pas assez toute-

1 Il ne s'agit pas alors de véritable rigidité cadavérique, mais d'une contraction musculaire qui persiste après la mort et peut durer jusqu'au moment où la rigidité apparait. Ce qui le prouve, c'est qu'on voit quelquefois (tétanos, empoisonnement par la strychnine) les muscles rester raides après la mort, puis se relâcher complètement et n'être envahis qu'ultérieurement par la rigidité cadavérique. M. Brown-Sequard a montré qu'on pourrait faire disparaître les contractures qui persistent après la mort en détruisant la moelle. Il est plus singulier d'apprendre que l'excitation des racines antérieures les fait disparaitre également ; M. Brown-Sequard explique le fait en admettant que c'est par ces racines que se transmettent à la périphérie les influences inhibitoires des centres nerveux (*Société de Biologie*, séance du 19 novembre 1881).

2 Voir notamment : Chenu, *de la Mortalité dans l'armée, et des moyens d'économiser la vie humaine.*

fois pour maintenir solidement une arme qui aurait été placée dans la main après la mort ; c'est seulement dans les cas où l'arme a été serrée fortement pendant la vie qu'elle peut quelquefois rester fixée ainsi, la rigidité cadavérique immobilisant les muscles dans la position que leur avait donnée la contraction.

La rigidité peut imprimer quelques déplacements à certains groupes de muscles ; M. Tourdes[1] a vu le pouce et l'index écartés d'un centimètre au moment de la mort, se toucher cinq heures après, et les mâchoires se rapprocher d'un centimètre. La capacité des organes musculaires creux peut se trouver ainsi diminuée ; c'est ce qui résulte d'une expérience ancienne de Valentin, et d'une autre faite par nous sur le cœur d'un chien[2].

§ IV. — Lividités cadavériques, Hypostase

Après la mort, et quelquefois même dès l'agonie, le sang, n'étant plus soumis à l'action des forces circulatoires, obéit aux lois de la pesanteur et s'accumule dans les parties déclives. Il en résulte la formation de taches d'un rouge plus ou moins violacé, d'une étendue variable, mais ordinairement très larges, souvent confluentes de manière à occuper toute la face postérieure du corps, et qui sont connues sous le nom de *lividités cadavériques*. Ces taches ne se forment pas sur les points où la peau se trouvant comprimée soit par le poids du corps, soit par un lien, ne peut recevoir le sang ; c'est ainsi que sur le cadavre qui est resté dans le décubitus dorsal, les fesses, la région des omo-

[1] Tourdes. Mort *Art. du Dict. Encycl. des Sc. méd.*

[2] Il s'agissait d'un jeune chien (environ 1 an) de petite taille, tué par section des carotides. Le cœur est immédiatement enlevé, tous ses orifices sont liés, excepté celui de l'aorte à travers lequel on introduit un tube. Par ce tube on verse de l'huile. Une fois la replétion accomplie, le niveau de l'huile baisse d'environ 1 centimètre cube pendant 1/2 heure. Il est alors midi ; à 1 h. 3/4 le niveau a monté, et l'ascension continue régulièrement jusqu'à 5 heures du soir et comprend environ 4 cent. cubes ; la descente s'effectue après une certaine période de repos et était terminée le surlendemain matin.

Comme l'expérience était faite dans un autre but, la capacité du cœur et la quantité exacte de liquide chassé n'ont pas été notées.

plates tranchent ordinairement par leur pâleur sur les parties avoisinantes. Cette pâleur s'observe aussi au niveau de la ceinture, des jarretières, de la cravate, etc., et quelquefois aussi entre les plis que forme la peau quand celle-ci est doublée d'un pannicule adipeux abondant; c'est ce qu'on voit notamment sur le cou des petits enfants. Quand une partie du corps a reposé sur un objet présentant des plis ou des aspérités, celles-ci laissent des traces blanches sous formes de stries ou de points irréguliers au milieu de la tache livide qui prend dans ce cas particulier le nom de *vergeture*.

Les lividités cadavériques sont d'autant plus nombreuses et accentuées que le cadavre renferme plus de sang, que celui-ci est plus liquide, et que la mort date de plus longtemps. Elles se produisent, à un dégré variable, chez tous les sujets; cependant Devergie et Hofmann ont noté qu'elles pouvaient manquer quand la mort avait été produite par hémorrhagie.

Comme les lividités occupent toujours les régions les plus déclives, leur disposition permet de reconnaitre dans quelle attitude est resté le corps ou une partie du corps, après la mort. Cependant il faut savoir que, pendant une certaine période, un changement de position du cadavre fait disparaître les lividités déjà formées, et qu'il s'en produit de nouvelles sur les régions devenues déclives. M. Tourdes a noté que 4 heures 1/2 après le décès, les lividités pouvaient disparaître ainsi complètement Dans un autre cas, 30 heures après la mort le changement d'attitude du cadavre a atténué les lividités, mais il ne s'en est pas formé de nouvelles.

Ce fait démontre que le sang est d'abord accumulé uniquement dans les vaisseaux et c'est ce qu'indique aussi l'expérience d'Engel qui fait disparaître les lividités en les incisant et en les comprimant. Mais la matière colorante du sang ne tarde pas à transsuder à travers les parois du vaisseau, de façon à teindre en rouge plus ou moins foncé le tissu cellulaire et les autres tissus.

Il ne faut pas confondre avec les lividités cadavériques les taches rouges ou rosées, plus ou moins larges, qui se forment souvent dans les parties non déclives du corps chez les noyés et les autres asphyxiés, chez les intoxiqués par l'oxyde de carbone, et chez d'autres sujets.

Le sang s'accumule également dans les parties les plus basses des organes internes, pour former ce qu'on appelle les *hypostases*. Il est important de ne pas confondre ces hyperhémies *post mortem*, avec celles qui résultent d'une congestion effectuée pendant la vie. L'hypostase est surtout marquée sur les poumons ; les parties postérieures de ces organes renferment toujours plus de sang que les parties antérieures, et quelquefois elles en sont gorgées au point que leur consistance et leur poids sont notablement augmentés ; des fragments du tissu pris en ces points et plongés dans l'eau, peuvent ne surnager qu'incomplètement de façon à ce que leur surface dépasse à peine celle du liquide. A la partie postérieure du cuir chevelu, l'hypostase est ordinairement très marquée aussi ; elle occasionne également la réplétion des sinus de la dure-mère et l'injection des petits vaisseaux de la pie-mère dans les parties déclives. Il en est de même pour les vaisseaux des méninges de la moelle épinière.

Le tissu cellulaire sous-cutané et les muscles de la région lombaire présentent quelquefois aussi un haut degré d'hypostase, et il ne faudrait pas attribuer l'aspect qui en résulte à des violences exercées pendant la vie sur ces parties.

L'hypostase exerce encore ses effets sur la paroi postérieure de l'estomac, sur les anses intestinales les plus déclives, sur les reins, etc.

Chez les pendus, surtout quand la suspension a été prolongée longtemps, les lividités cadavériques occupent les membres inférieurs, et l'hypostase manifeste ses effets sur les organes contenus dans le petit bassin.

§ V. — Parcheminement de la peau

Quand une partie de la peau a été excoriée, c'est à-dire dépouillée de son épiderme avant ou après la mort, il se produit en ce point, quand la vie a cessé, un *état parche-*

miné du derme, qui devient sec, dur, difficile à sectionner et présente une coloration d'un jaune brunâtre plus ou moins foncé. Sur ce fond se détachent quelquefois des petits vaisseaux sanguins injectés, aspect qui n'indique pas toujours une réaction vitale, mais qui se manifeste quand la peau se parchemine en un point où elle était déjà hyperhémiée avant ou après la mort.

Le parcheminement se produit non seulement sur les points où l'épiderme a été enlevé par des excoriations, des brûlures, l'action d'un vésicatoire, etc., mais encore sur les parties qui ont été le siège d'une compression ou d'un frottement, avant ou après la mort [1]; c'est ainsi qu'on le voit sur le trajet du lien qui serre le cou des pendus et des étranglés, qu'on l'observe sur les parties qui ont été soumises à une friction énergique, par exemple chez les noyés qu'on a tenté de ranimer par ce moyen, au niveau du point d'application de vésicatoires et de sinapismes, etc. Le parcheminement peut se produire aussi sans que ces causes aient agi, et d'une façon spontanée sur les parties où l'épiderme est mince et délicat, comme au scrotum et aux lèvres de la bouche.

L'état parcheminé de la peau est un signe certain de la mort. D'après M. Molland, il se produit au bout de trois heures au moins, de douze heures au plus après le décès, sur les points qui restent à nu. Il se produit moins rapidement sur les parties déclives ou recouvertes de vêtements.

Un phénomène cadavérique du même ordre est la formation de la *tache sclérotica le de l'œil*. Cette tache se produit sur les parties de la sclérotique que l'ouverture des paupières laisse à découvert. Elle apparaît d'abord sur le côté externe de la cornée. Elle est grise ou brunâtre, et elle résulte du dessèchement de la sclérotique qui laisse apercevoir par transparence le pigment choroïdien.

[1] Le parcheminement est le résultat du dessèchement de la peau, soit que les liquides qu'elle contient s'évaporent en raison de l'absence de l'épiderme, soit qu'ils aient été refoulés par la compression ou le frottement.

§ VI. — Relâchement des sphincters. — Tache verte de l'abdomen

Au moment de la mort, tous les sphincters se relâchent. Ce relâchement est surtout manifeste à l'anus, dont l'orifice est souvent largement béant, au point que l'on peut quelquefois y introduire sans effort deux ou trois doigts. Quand la putréfaction est un peu avancée, l'anus présente souvent, outre cette dilatation, une hernie de la muqueuse qui forme au dehors un bourrelet volumineux.

Le premier signe qui traduit extérieurement d'une façon manifeste l'établissement de la putréfaction, est, dans la grande majorité des cas, la coloration verte ou vert bleuâtre de la paroi antérieure de l'abdomen. Cette coloration commence le plus souvent au niveau de la fosse iliaque droite pour s'étendre ensuite sur le reste de la paroi abdominale. Elle constitue un signe certain de la réalité de la mort, puisqu'elle marque le début de la putréfaction dont les autres phénomènes vont se développer ultérieurement.

§ VII. — Putréfaction

Première période. — L'apparition de la tache verte de l'abdomen marque en général le début des phénomènes de putréfaction. Toutefois la coloration verte de la peau ne se manifeste pas constamment sur l'abdomen en premier lieu; chez les noyés dont la tête est restée plus basse que le reste du corps; chez les sujets qui ont eu une forte congestion céphalique, c'est sur la face que l'on remarque les premiers changements de coloration des téguments. Il en est ordinairement de même chez les enfants nouveau-nés, dont le tube digestif est vide ou du moins ne contient pas, comme chez les autres sujets, les matières qui favorisent l'établissement de la putréfaction.

En même temps que se produisent ces premières taches vertes, il apparaît sur les parties non déclives du corps des lividités disposées les unes en formes de taches plus ou moins larges ou irrégulières, les autres sous forme de traînées le long des veines superficielles qui se trouvent ainsi dessinées en larges traits et forment quelquefois un réseau très serré. Ces lividités s'élargissent, prennent elles-mêmes une coloration verte qui envahit peu à peu toute la surface des téguments. Souvent la teinte de ceux-ci est non pas verte, mais partout, ou en certains points, d'un rouge brun sale.

Avant que ces changements de coloration du derme ne se soient produits sur une grande étendue, l'épiderme perd de son adhérence; il s'enlève d'abord sous l'influence d'un frottement un peu énergique, puis il se détache sous l'action du plus léger contact, et tombe spontanément. Souvent, avant de disparaître, il forme des phlyctènes ou des bulles plus ou moins larges, remplies d'un liquide d'un rouge sale ou violacé. Les cheveux et les poils perdent naturellement leur adhérence en même temps que l'épiderme; ils s'arrachent à la moindre traction et tombent bientôt spontanément. Les ongles se détachent également, mais un peu plus tard.

Des gaz ne tardent pas à se développer dans le tissu cellulaire sous-cutané, et leur accumulation très considérable en certaines régions, à la face, au cou, à la partie supérieure et antérieure du thorax, à l'abdomen, au scrotum et à la verge, produit une tuméfaction souvent énorme de ces parties, et contribue à rendre le visage méconnaissable. Ces gaz, qui sont constitués en grande partie par des carbures d'hydrogène, sont combustibles; si l'on pratique une incision en un point où ils sont accumulés, au scrotum par exemple, ils s'échappent en un jet qu'il est facile d'enflammer; la flamme a une coloration bleuâtre, et est peu éclairante.

A une période plus avancée la peau distendue crève, généralement au niveau de la paroi antérieure de l'abdomen, et les parties s'affaissent.

Les phénomènes qui se passent dans les organes internes consistent principalement en imbibition, transsudation, formation de gaz, ramollissement. Le sang, avec sa matière colorante dissoute, sort des vaisseaux, s'infiltre dans le tissu cellulaire, dans les muscles et dans le parenchyme des divers organes et leur communique une teinte rose ou rouge sale. Les caillots sanguins se liquéfient, le liquide qui en résulte s'infiltre à travers les parties voisines en sorte que parfois, quand la putréfaction est assez avancée, on ne retrouve pas les traces d'une hémorrhagie au foyer.

Du liquide plus ou moins teinté de rouge s'accumule aussi dans les cavités séreuses, et notamment dans les plèvres; il provient du sang que contenaient les poumons, ainsi que de l'écume renfermée souvent dans les bronches et les vésicules pulmonaires chez les sujets qui ont succombé après des troubles prolongés de la respiration ou chez les noyés; dans ces cas la quantité de liquide collecté dans chaque plèvre dépasse souvent un litre.

Les gaz commencent ordinairement à se former d'abord dans le sang: ce liquide présente rapidement de fines bulles de gaz et devient spumeux; c'est même là une des premières manifestations de la putréfaction. Les gaz se développent rapidement aussi dans l'abdomen, et généralement en grande quantité; ils occupent non seulement le tube digestif, mais aussi la cavité péritonéale. La pression qu'ils exercent a pour effet de faire refluer vers les extrémités le sang contenu dans les gros vaisseaux du tronc, et aussi dans le cœur qui se trouve également comprimé. C'est pourquoi, dès que la putréfaction est un peu avancée, on trouve toujours le cœur et les gros vaisseaux vides de sang liquide, et contenant quelquefois seulement des caillots. Le sang ainsi chassé stationne un certain temps dans les vaisseaux périphériques; c'est pourquoi l'on voit sur le cadavre les plaies et les solutions de continuité donner lieu à l'écoulement d'une certaine quantité de sang *bouillonnant* quand la putréfaction est établie. Le sang diffuse ensuite à travers les parois vasculaires, qu'il a d'abord imbibées et colorées en rouge foncé, et sa présence au milieu des tissus contribue sans doute à hâter leur décomposition.

La pression des gaz développés dans l'abdomen fait souvent aussi refluer en dehors les matières contenues dans l'estomac, ainsi que l'écume que renferment souvent les voies aériennes chez les noyés.

Des gaz se produisent également dans l'intérieur des divers organes : sous la muqueuse de l'estomac et des intestins où ils forment de larges bulles, dans le foie, dans les poumons, etc. Le développement de ces gaz se fait par points isolés, résultant sans doute du groupement en colonies des microbes de la putréfaction ; on voit souvent par exemple le foie parsemé de petites cavités isolées, et rendu ainsi assez léger pour pouvoir surnager dans l'eau. Les gaz que renferment les poumons, gonflent ces organes, leur donnent un aspect emphysémateux, et contribuent à chasser le sang et les liquides qu'ils renferment. En même temps, presque tous les organes, et notamment la rate, le foie, les reins, le cerveau se ramollissent considérablement.

La graisse que renferment les tissus et les organes, principalement celle qui se trouve accumulée dans le mésentère et dans l'épiploon, se liquéfie souvent, s'échappe des vésicules adipeuses qui se rompent, et forme une huile qui surnage les liquides épanchés dans l'abdomen.

Les altérations produites dans cette première période de la putréfaction, et qui souvent en été sont accomplies au bout de huit ou dix jours et même moins encore sur les cadavres abandonnés à l'air libre, rendent très difficile ou impossible la constatation de certaines lésions produites pendant la vie.

Le tissu cellulaire sous-cutané étant teint par la matière colorante du sang, et très fortement au voisinage des gros troncs vasculaires, il est souvent impossible de reconnaître les ecchymoses, d'autant plus que le sang épanché au niveau de celles-ci diffuse également au loin comme celui contenu dans les vaisseaux, et que de la sorte l'épanchement cesse d'être circonscrit par des limites nettes. Les muqueuses s'altèrent très rapidement ; leur épithélium tombe en très peu de temps et le chorion se ramollit, si bien qu'il est impossible de reconnaître les productions diphtéritiques, les suppurations superficielles et les inflammations de ces membranes ; il se forme en effet de larges plaques rouges mal limitées, à la surface des muqueuses, et les fines injections vasculaires, les points hémorrhagiques, se transforment également par transsudation en lividités cadavériques. Beaucoup d'altérations pathologiques des divers organes, et notamment celles du foie et des reins, si importantes à reconnaître pour élucider le mécanisme de la mort, cessent rapidement d'être appréciables ; les éléments anatomiques subissent en très peu de temps des modifications histologiques profondes dont les premiers degrés sont la dégénérescence granuleuse et graisseuse, et qui rendent infructueux l'examen microscopique.

Certaines lésions peuvent être reconnues au bout d'un temps plus long ; par exemple les hémorrhagies en foyer un peu volumineux, parce que la liquéfaction et la diffusion du sang coagulé n'ont lieu qu'assez tardivement, les collections de pus, les lésions des séreuses, les néoplasmes volumineux, les tubercules pulmonaires, et toutes les lésions scléreuses. car le tissu fibreux est un de ceux qui résistent le mieux à la putréfaction, et d'autant plus qu'il est plus dense et plus serré.

Deuxième période. — Après cette première période, le cadavre présente des altérations de plus en plus profondes, dont les principales sont les suivantes[1]. La peau ayant crevé, les parois abdominales sont affaissées, très rapprochées de la colonne vertébrale, et commencent à se dessécher, tandis que sur la partie postérieure du corps, les téguments imbibés par les liquides qui transsudent encore, conservent leur humidité. Sur le reste de son étendue, la peau devient friable et est souvent recouverte de granulations arrondies ou coniques constituées par du phosphate de chaux. Les côtes se détachent de leurs cartilages ; le thorax s'affaisse, les poumons diminuent de volume. Les intestins s'aplatissent, leur calibre s'efface, leurs parois commencent à se dessécher. Le foie présente souvent à sa surface, et quelquefois dans l'intérieur de ses vaisseaux, de petits grains sphé-

1 On trouvera dans le *Traité de médecine légale* d'Orfila et dans celui de Devergie une étude très complète des diverses périodes de la putréfaction.

riques ou ovoïdes, de la grosseur du millet, et fortement adhérents au tissu. Le cerveau diminue de volume, se ramollit et devient vert grisâtre.

Troisième période. — Plus tard, les parties molles de la face se détruisent; les muscles des membres et du tronc sont réduits à un très petit volume. Les poumons ne forment plus que deux minces plaques desséchées, appliquées le long de la colonne vertébrale. Les intestins se dessèchent et se réduisent de plus en plus de volume. Le foie, très aplati, est converti en une substance noirâtre, poisseuse, souvent feuilletée. Le scrotum est desséché, la verge très aplatie, très diminuée de volume ainsi que les testicules.

Quatrième période. — Dans une quatrième période, la peau a disparu presque partout; les muscles sont transformés en masses aréolaires sèches, ou en feuillets membraneux, au milieu desquels on ne distingue plus les fibres. Le tissu adipeux se saponifie souvent, et il se forme du gras de cadavre. Les ligaments disparaissent. Le cerveau, réduit à un très petit volume, est converti en une substance gris verdâtre, ayant la consistance de l'argile. — Les testicules et la verge ont disparu; le sexe peut souvent encore être reconnu grâce à la présence de l'utérus qui résiste très longtemps à la putréfaction.

Enfin, les parties molles disparaissent presque partout; les organes de l'abdomen et du thorax ont laissé comme résidu une matière grasse, humide et noire, ayant l'apparence du cambouis. Le cerveau est un des organes dont il reste le plus longtemps des traces. Les os sont mis à nu et sont devenus libres par suite de la disparition des ligaments et des autres parties servant de moyen d'union. Les os se conservent presque indéfiniment; il faut des centaines d'années pour que, exposés à l'air ou à l'humidité, ils disparaissent en se convertissant en poussière; dans certaines conditions, ils résistent beaucoup plus longtemps encore, puisqu'on en retrouve provenant de périodes géologiques antérieures à la nôtre. Dans quelques cas cependant, ils se ramollissent et peuvent être coupés avec un couteau (voir plus bas: gras de cadavre). Les dents, grâce à la couche d'émail qui les recouvre, échappent complètement à la putréfaction.

Putréfaction dans divers milieux. — La description précédente s'applique à la majorité des cadavres inhumés dans la terre ; mais la marche de la putréfaction, la transformation des divers tissus et organes varient très notablement suivant les cas. Quand le corps a été inhumé de bonne heure, et renfermé dans un cercueil hermétiquement clos, la production des gaz est ordinairement tardive et peu abondante, la peau, souvent recouverte de nombreuses moisissures, résiste plus longtemps avant de s'ouvrir. Dans ces cas aussi, le cadavre reste souvent à l'abri des vers qui, lorsqu'ils existent en grande quantité, trouent la peau, de sorte que les gaz sortent facilement et que le ballonnement du corps existe à peine ; les vers, en dévorant les parties molles, hâtent aussi la décomposition et contribuent à faire passer plus directement le cadavre à l'état de squelette.

Quand le corps reste exposé dans un air chaud, sec et fréquemment renouvelé, il ne subit plus la putréfaction ordinaire, mais une sorte de momification qui a pour effet de rendre la peau sèche, brune, dure comme du carton, de dessécher et d'amincir les divers organes, de sorte que les viscères comme les poumons, le cœur, le foie, la rate, etc., sont convertis en de très minces plaques plus ou moins feuilletées. On a assez souvent occasion d'observer cet aspect sur des cadavres de nouveau-nés qui ont été conservés longtemps dans un endroit chaud, par exemple au voisinage d'un fourneau de cuisine ; le corps ne pèse plus quelquefois que 200 ou 300 grammes ; il est sec, dur et rigide ; les poumons ont l'épaisseur d'une feuille de papier ; la masse intestinale offre à peine le volume d'une noix, et tous les autres organes sont réduits dans la même proportion. — La momification se produit aussi sur les cadavres enterrés dans un sol très sec et très poreux qui absorbe les liquides provenant du corps, à mesure qu'ils transsudent au dehors.

Sur les cadavres qui restent dans l'eau ou dans un sol très humide, il se produit une substance particulière connue sous le nom de *gras de cadavre*, ou d'*adipocire*. Cette substance, constituée par un savon ammoniacal, se présente sous l'aspect d'une masse blanche ou légèrement grisâtre, molle et ductile, onctueuse comme le savon humecté d'eau, quelquefois sèche ; légère, parsemée de cavités, mais sans trace de la structure des parties qui la constituaient primitivement ; friable, fondant sous l'action de la chaleur. Elle se développe d'abord à la partie profonde du tissu cellulo-adipeux sous cutané qu'elle envahit peu à peu, puis la transformation s'étend aux masses musculaires qu'elle gagne dans toute leur étendue, de façon que les membres sont convertis en adipocire dans toute leur longueur et dans toute leur profondeur en conservant à peu près leur forme et leurs dimensions. Toutefois, au milieu de la masse grasse, il subsiste toujours des couches, quelquefois très minces, de tissu musculaire qui tranchent par leur couleur d'un rose clair sur la teinte blanchâtre des parties voisines, de sorte que la coupe donne un aspect analogue à celui du lard non cuit. La transformation en gras de cadavre envahit aussi la moelle contenue dans les aréoles et dans les canalicules des os, et dans certaines circonstances, le tissu osseux lui-même est assez ramolli pour qu'on puisse le sectionner avec un couteau.

Les organes internes, et notamment les viscères abdominaux, peuvent être convertis également en adipocire. La saponification des muscles de l'orbite est un fait très fréquent sur les cadavres placés dans les conditions les plus diverses.

La formation du gras de cadavre commence quelquefois au bout de peu de temps ; Taylor a vu sur un cadavre d'homme ayant séjourné au plus trente-neuf jours dans l'eau, une transformation en adipocire des fessiers et des muscles de l'abdomen. C'est là un cas exceptionnel, et en général la production du gras de cadavre ne commence guère qu'à la fin du deuxième mois et est bornée alors au tissu cellulo-adipeux sous-cutané. Ce n'est qu'après le troisième mois que les muscles sont envahis. La transformation d'un membre dans toute son épaisseur ne s'observe pas habituellement avant une année.

Circonstances qui exercent une influence sur la durée

de la putréfaction. — Il est impossible d'assigner des limites aux diverses périodes de la putréfaction. Cette détermination n'a pu être faite avec quelque exactitude que pour les corps qui sont restés immergés dans l'eau, et qui, par conséquent, ont séjourné dans un milieu dont la composition est toujours la même [1]. Dans les autres cas, la rapidité de la putréfaction varie non seulement suivant la nature et les propriétés du milieu ambiant, mais aussi suivant divers circonstances dépendant du cadavre.

La putréfaction se fait rapidement dans un air chaud et humide; l'électricité atmosphérique hâte aussi sa marche; ce sont là des faits d'observation vulgaire. Une atmosphère sèche et très chaude retarde, au contraire, la putréfaction, ou du moins imprime une autre marche à la décomposition cadavérique, et favorise la momification. Le froid retarde très notablement la putréfaction ; si le corps est congelé, celle-ci ne commence pas, ou s'arrête si elle était déjà établie. Mais dès que la décongélation a lieu, la putréfaction marche ensuite rapidement avec une forme un peu spéciale, caractérisée par le peu d'abondance des gaz, la précocité et l'étendue des lividités et des transsudations, la rapidité du ramollissement des divers organes. Nous avons eu très souvent occasion de faire ces remarques sur les cadavres conservés à la Morgue de Paris à l'aide de la congélation produite par une température qui peut atteindre —20. Les corps ont alors la dureté du marbre et résonnent comme de la pierre sous le choc du marteau ; ils se conservent intacts pendant des mois, mais cependant la peau finit en général par présenter une teinte jaune bronzée qui se développe très lentement Les corps conservés dans une autre salle dont la température oscille de 2 ou 3 degrés autour de zéro, se conservent aussi très longtemps, mais présentent assez vite des lividités et exhalent une odeur nauséabonde particulière.

L'accès de l'air, ou du moins de l'oxygène, est une des conditions qui favorisent le plus les progrès de la putréfaction ; c'est pourquoi celle-ci est moins rapide dans l'eau

[1] Voy. l'article consacré à la submersion.

que dans l'air, plus lente encore dans les matières qui remplissent les fosses d'aisances et qui constituent un milieu sans doute plus dépourvu d'oxygène que l'eau ordinaire. Les cadavres enterrés se putréfient en général d'autant plus rapidement, toutes choses égales d'ailleurs, qu'ils sont moins hermétiquement renfermés dans des cercueils, placés plus près de la surface du sol, et que celui-ci est plus poreux.

Les cadavres des petits enfants se putréfient en général un peu plus rapidement que ceux des adultes. Chez les nouveau-nés, l'absence de matières facilement putrescibles dans le tube digestif retarde cependant la putréfaction et fait qu'elle commence souvent par la tête et non par l'abdomen. Les enfants qui n'ont pas respiré se putréfient moins vite que ceux dont les poumons contiennent de l'air.

Le genre de mort exerce une grande influence sur la rapidité de la putréfaction, ou du moins sur celle de ses premières phases. Les sujets qui ont succombé à des affections septiques se putréfient très rapidement ; il en est souvent de même pour les asphyxiés, et aussi chez les personnes mortes par insolation ou par fulguration. La putréfaction est au contraire notablement retardée chez les sujets qui ont succombé à une intoxication par l'arsenic, le sublimé, l'alcool et en général par les substances douées d'une action antiseptique. Sur ces cadavres c'est souvent la momification et non la putréfaction ordinaire qui se produit. Cependant nous avons vu la putréfaction marcher rapidement et avec sa forme ordinaire chez un soldat qui avait succombé à une intoxication par l'acide phénique ; deux jours après la mort le sang de cet homme était rempli de bactéries sous forme de longs bâtonnets. On pourrait d'ailleurs citer de nombreuses exceptions aux règles que nous venons d'indiquer, l'influence du genre de mort étant souvent contrebalancée par d'autres circonstances qu'on ne peut déterminer. C'est ainsi par exemple, que le Dr Perrin a communiqué récemment[1] l'observation d'un homme qui présentait une putréfaction gazeuse

[1] Société de médecine publique et d'hygiène professionnelle. Séance du 28 octobre 1884. *(Annales d'hygiène publique).*

extrêmement prononcée, quarante-huit heures après la mort résultant d'une intoxication par l'oxyde de carbone, quoique cette intoxication soit regardée généralement comme retardant la putréfaction.

Du reste, il faut reconnaître que les circonstances qui influent sur la marche de la décomposition cadavérique sont en partie inconnues, et que l'on observe quelquefois à cet égard des différences considérables sur des corps placés dans des conditions en apparence analogues. Un exemple frappant de ces différences est rappelé par Briand et Chaudé. Les corps d'individus qui avaient été tués pendant l'insurrection de 1830 à Paris furent inhumés côte à côte dans le même terrain, et exhumés dix ans après; on observa alors sur ces divers individus tous les degrés de décomposition, depuis la dessication complète des ossements, jusqu'à une conservation si parfaite des parties musculaires que les traits étaient reconnaissables.

Casper a remarqué que les cadavres fortement contusionnés ou atteints de plaies très étendues se putréfient plus rapidement, et cette remarque nous a paru confirmée par plusieurs de nos observations. Un fait bien établi, c'est que les membres séparés du corps se putréfient moins rapidement que s'ils étaient encore reliés au tronc, ce qui est dû sans doute à ce qu'ils ne reçoivent pas le sang altéré que les gaz qui se développent dans l'abdomen chassent à un certain moment dans les vaisseaux périphériques. Dans l'affaire Barré et Lebiez, la victime avait été mutilée, et l'on trouva d'abord seulement les membres; comme il y avait grand intérêt à connaître approximativement la date du meurtre, le juge d'instruction consulta séparément sur ce point non seulement divers médecins légistes, mais aussi des garçons d'amphithéâtre. Tous, d'après l'aspect des membres, assignèrent à la mort à peu près la même date, qui se trouva être notablement postérieure à celle à laquelle le meurtre avait été réellement commis.

ARTICLE II. — CONSTATATION DE LA MORT

Dans les premiers instants qui suivent la mort, c'est surtout l'absence des battements du cœur, constatée soigneusement et à plusieurs reprises, qui permet de déclarer que la vie a bien réellement cessé. Dans certains cas, il est assez difficile de préciser exactement le moment où la vie s'éteint et l'on peut hésiter quelques minutes avant de formuler une affirmation. Nous avons dit que la cessation des battements du cœur pendant vingt minutes était un signe certain de la mort; il est des circonstances où il peut être nécessaire d'attendre pendant tout ce temps avant de se prononcer, afin d'éviter une erreur qui peut être trèsgrave par elle-même, et qui est en tous cas préjudiciable à la réputation du médecin. Récemment un médecin autrichien a affirmé à deux reprises la mort d'un pendu par justice, lequel vécut ensuite plusieurs heures, et sembla même donner quelques signe de connaissance. Un fait plus grave encore se serait passé à Boston en 1858 : un supplicié fut pendu pendant 25 minutes; les mouvements du cœur avaient cessé, paraît il ; bien qu'on les ait constatés ensuite de nouveau, on ouvrit le thorax : l'oreillette droite battait encore 40 fois par minute, et ne s'arrêta qu'au bout de 2 heures 1/2.

En France, c'est à un médecin qu'est confié dans les villes la constatation officielle de tous les décès [1]. Cette constata-

[1] L'inhumation ne peut avoir lieu que 24 heures après le décès. Les points principaux de la législation sur cette question sont contenus dans les articles suivants.

Code civil, art. 77. Aucune inhumation ne sera faite sans une autorisation sur papier libre et sans frais de l'officier de l'état civil qui ne pourra la délivrer qu'après s'être transporté auprès de la personne décédée, pour s'assurer du décès, et que vingt quatre heures après le décès, sauf les cas prévus par les règlements de police.

« *Art. 78.* L'acte sera dressé par l'officier de l'état civil sur la déclaration de deux témoins; ces témoins seront, s'il est possible, les deux plus proches parents ou voisins (*) et lorqu'une personne sera décédée hors de son domi-

(*) Dans les villes, c'est un médecin délégué par l'autorité municipale qui constate à domicile le décès. Acte de la déclaration des témoins n'est donné qu'après la visite du médecin. A Paris, il existe, outre les médecins vérificateurs des décès, des médecins inspecteurs chargés de contrôler le service.

tion se fait facilement à l'aide de signes énumérés plus haut, et dont les principaux sont la cessation prolongée des battements du cœur, le refroidissement, la rigidité cadavérique, et le commencement de la putréfaction. Ces deux derniers signes, qu'il est aisé d'apprécier rapidement, donnent une certitude complète au diagnostic.

On peut dire qu'aujourd'hui il est impossible qu'un médecin suffisamment instruit et attentif commette une erreur sur la réalité de la mort, surtout quand son examen se fait, comme cela a lieu ordinairement, quelques heures au moins après que la vie a semblé éteinte. En fait, il y a bien longtemps qu'on n'a observé dans les localités où fonctionne le service de la vérification médicale des décès, un seul cas authentique d'inhumation prématurée. Quant aux exemples cités anciennement de cette erreur terrible, si quelques-uns de ces faits rapportés paraissent malheureusement certains, un très grand nombre ont été inventés de toutes pièces ainsi que l'a démontré M. Bouchut [1].

Le médecin chargé de la vérification des décès a aussi le devoir d'avertir l'autorité quand il lui paraît que la mort peut être le résultat d'un crime.

§ I. — A quelle époque remonte la mort

Les éléments qui peuvent servir à résoudre cette question ont été exposés dans les chapitres relatifs aux signes de la mort, aux phénomènes cadavériques, et à la putréfaction. La manifestation, l'époque d'apparition, la durée des divers signes sur lesquels on doit s'appuyer varient suivant des circonstances qui ont été indiquées, et qu'il faut s'efforcer de déterminer autant que possible dans chaque cas particulier. Dans les conditions ordinaires, et si la température n'est

cile, la personne chez laquelle elle sera décédée et un parent ou autre.

Les articles 358 et suivants du *Code pénal* sont relatifs à l'infraction aux lois sur les inhumations. C'est en vertu de ces articles que l'on peut poursuivre correctionnellement une femme qui a fait disparaître le corps de son enfant nouveau-né, quand le crime d'infanticide n'est pas établi.

Des règlements de police concernent les formalités à accomplir avant de procéder à l'autopsie, au moulage, à l'embaumement des cadavres.

[1] Ouvrage cité.

pas élevée, l'époque de la mort peut être fixée de la façon suivante.

Le corps est encore chaud et souple : la mort ne remonte pas à plus de 24 heures.

Le corps a la même température que le milieu ambiant ; la rigidité cadavérique n'existe nulle part : la mort ne remonte pas à plus de 36 heures.

La rigidité cadavérique est bien développée, quelques hypostases existent : la mort date de 12 heures à trois ou quatre jours.

La rigidité a disparu complètement ou en partie, le cadavre présente des hypostases très prononcées : la mort date de quatre ou cinq jours.

Il existe une teinte verte de l'abdomen, les veines superficielles sont dessinées par des traînées livides ; des gaz commencent à se développer sous la peau : la mort date de quatre à huit jours.

Au delà de cette période, la date de la mort ne peut être évaluée qu'avec une très large approximation, et à la condition que l'on connaisse aussi bien que possible les influences auxquelles a été exposé le cadavre. Même en tenant compte de ces conditions, des médecins instruits ont commis des erreurs énormes, ce que l'on comprend du reste après ce qui a été dit sur la marche de la putréfaction. Aussi convient-il d'apporter une grande réserve dans les déclarations que l'on est appelé à faire sur ce sujet.

Quand le cadavre est momifié et a séjourné dans un endroit sec et clos, il renferme souvent un grand nombre d'insectes dont la présence a été utilisée très ingénieusement d'abord par Bergeret[1], puis à diverses reprises par M. Mégnin[2] pour

1 Bergeret (d'Arbois). Détermination de l'époque de la naissance d'un enfant nouveau-né par la présence de nymphes et de larves d'insectes dans le cadavre et par l'étude de leurs métamorphoses (*Ann. d'hyg. pub. et de méd. lég.*, 2ᵉ série, t. IV).

2 Brouardel et Mégnin. Détermination de l'époque de la naissance et de la mort d'un nouveau-né, faite à l'aide de la présence des acares et des chenilles d'aglosses dans un cadavre momifié (Même recueil, 3ᵉ série, t. II et à la fin de ce précis). Voir aussi *Bulletin de la Société de médecine légale*, séance du 20 novembre 1881.

déterminer l'époque de la mort, ou tout au moins celle à laquelle le cadavre a été déposé dans l'endroit où il est trouvé. Les métamorphoses subies par ces insectes, les dépouilles laissées par leurs générations successives indiquent en effet à l'entomologiste depuis quel moment ces animaux se sont emparés du cadavre.

CHAPITRE DEUXIÈME

EXAMEN MÉDICO-LÉGAL DES CADAVRES

Toutes les fois qu'un individu a succombé à une mort violente ou qu'on soupçonne être telle, un médecin est chargé d'examiner le cadavre et de remettre à l'autorité un rapport où il consigne les observations qu'il a faites. L'intervention du médecin en pareils cas est prescrite par le Code civil, et par le Code d'instruction criminelle.

Code civil. Art. 81. — Lorsqu'il y aura des signes ou indices de mort violente ou d'autres circonstances qui donneront lieu de la soupçonner, on ne pourra faire l'inhumation qu'après qu'un officier de police, *assisté d'un docteur en médecine ou en chirurgie*, aura dressé procès-verbal de l'état du cadavre et des circonstances y relatives, ainsi que des renseignements qu'il aura pu recueillir sur les prénoms, nom, âge, profession, lieu de naissance et domicile de la personne décédée.

Code d'instruction criminelle. Art. 43. — Le Procureur de la République se fera accompagner, au besoin, d'une ou de deux personnes présumées par leur art ou profession capables d'apprécier la nature et les circonstances du crime ou délit.

Art. 44. — S'il s'agit d'une mort violente ou d'une mort dont la cause soit inconnue et suspecte, le procureur de la République se fera assister d'un ou de deux officiers de santé qui feront leur rapport sur les causes de la mort et sur l'état du cadavre.

Les personnes appelées dans le cas du présent article et de l'article précédent prêteront devant le Procureur de la République le serment de faire leur rapport et de donner leur avis en leur honneur et conscience.

L'examen du cadavre par le médecin porte habituellement le nom de *levée de corps*. Cet examen, sur lequel nous allons revenir, consiste en une simple inspection du cadavre, sur lequel on ne doit pratiquer ni incisions, ni autres opérations.

Quand les magistrats ont lieu de croire ou de soupçonner que la mort est le résultat d'un crime, ils chargent ordinairement un médecin de pratiquer l'autopsie du cadavre. Cette autopsie est quelquefois ordonnée d'après les conclusions du premier rapport médical, du rapport de *levée de corps*, ou sur les indications du médecin chargé de la vérification des décès.

§ I. — De la levée de corps

La tâche du médecin chargé de pratiquer la levée de corps consiste 1° à s'assurer que la mort est réelle ; 2° à déterminer approximativement à combien de temps elle remonte ; 3° à rechercher s'il existe des indices d'une mort violente.

Tout ce qui est relatif aux deux premiers points a déjà été exposé (pages 39 et suivantes). Quant à la recherche des traces d'une mort violente, qui est l'objet principal de la mission confiée au médecin, elle doit être faite avec le plus grand soin, et sur *le corps dépouillé de ses vêtements*. On évite ainsi des erreurs grossières dont il serait possible de citer d'assez nombreux exemples; dans un cas rapporté par M. Bouchut[1], un médecin déclare que rien ne peut donner le plus petit soupçon d'une mort violente, alors qu'il s'agissait en réalité d'un assassinat, et que la victime portait au cou cinq plaies par instrument tranchant, dont une avait sectionné la carotide. A la Morgue, nous avons vu une fois une plaie par arme à feu, et une autre fois une blessure par instrument tranchant, causes réelles de la mort, ne pas être mentionnées par le médecin chargé de la levée du corps. L'examen du cuir chevelu, de l'intérieur de la bouche ne doit pas être omis; celui du cou et de la face doit être très minutieux ; en ces régions peuvent exister des ecchymoses ou des érosions peu appa-

1 Bouchut, *Traité des signes de la mort.*

rentes et qui résultent cependant de la strangulation ou de la suffocation. La palpation du crâne, du thorax et des membres est indispensable pour reconnaître l'existence de fractures. Certaines blessures peuvent rester cachées en raison de leur siège : au dessous du sein chez la femme, dans l'aisselle, et surtout sur le cuir chevelu. — L'examen des parties génitales de la femme peut mettre sur la trace d'un accouchement, d'un avortement, ou d'un viol récents.

Certains médecins croient qu'ils sont tenus de toujours assigner une cause au décès, et comme cela est très souvent impossible d'après le seul examen extérieur du cadavre, ils sont obligés de choisir à peu près au hasard parmi les causes de la mort subite, et ils invoquent tantôt une congestion cérébrale ou pulmonaire, tantôt la rupture d'un anévrisme, etc. Une telle conduite a de graves inconvénients ; elle compromet la réputation du médecin, car son diagnostic est presque constamment démenti par les constatations de l'autopsie quand celle-ci est pratiquée, et surtout elle risque d'égarer la justice, ou tout au moins de lui faire perdre un temps précieux pour la recherche du coupable. Dans un cas que nous avons déjà cité, un médecin n'avait pas aperçu une blessure par arme à feu ; l'erreur était assez excusable parce que la plaie était petite et cachée par les cheveux ; mais le médecin eut le tort d'attribuer la mort à une congestion cérébrale, suite d'ivresse. En présence de cette déclaration, la Justice, qui avait lieu de soupçonner un crime, abandonna momentanément les poursuites ; l'autopsie fut cependant ordonnée quelque temps après parce que les parents protestèrent énergiquement et affirmèrent que la victime était incapable de se griser. On trouva une balle dans le cerveau ; mais à ce moment l'assassin avait eu le temps de quitter Paris et de gagner à pied une province éloignée, où il ne fut retrouvé que plus tard et grâce à des circonstances particulières.

On ne saurait trop répéter que le médecin n'est nullement tenu de dire à quelle cause a succombé un individu dont il examine le corps. Son rôle consiste surtout à rechercher s'il existe des indices d'une mort violente ; quand il n'y en a pas, il doit se borner à mentionner le fait, en ajoutant que la cause réelle du décès ne peut être reconnue, et ne pourrait être déterminée que par l'autopsie. Dans quelques cas cependant, l'examen extérieur suffit à montrer que la mort a été très probablement naturelle; il en est ainsi par exemple quand il existe les traces d'une hémoptysie ou d'une hématémèse très abondantes, un œdème très prononcé des membres inférieurs, de l'ascite, un épanchement pleural nettement reconnu à la percussion, ou quand le corps est extrêmement amaigri et cachectisé. Le médecin doit s'enquérir aussi des conditions dans lesquelles est survenue la mort, car il peut arriver à la suite d'un écrasement, d'une chute de haut, etc., qu'on ne constate que des traces extérieures de violences très légères ou nulles, bien que la cause de la mort soit à peu près évidente.

Chaque fois que le médecin le juge utile, et spécialement quand il soupçonne qu'il s'agit d'un crime, il doit décrire la position qu'occupe le corps, l'arrangement des vêtements, la disposition des lieux et toutes les circonstances (telles que présence de taches de sang sur les objets voisins, situation d'une arme trouvée près du corps, etc.) qui se rapportent à l'expertise médicale; mais il doit laisser soigneusement de côté tout ce qui relève uniquement de l'enquête policière. Comme ces premières constatations ne peuvent plus être renouvelées, et qu'elles servent souvent de base à la discussion ultérieure, elles doivent être faites avec grand soin, et relatées minutieusement dans le rapport.

Enfin quand le cadavre est celui d'un inconnu, le médecin doit rechercher et mentionner tous les signes propres à établir l'identité (voy. ce chapitre). (Exemples de rapports de *levée de corps* à la fin du livre).

§ II. — De l'autopsie médico-légale

Toute autopsie médico-légale doit être faite d'une façon complète, c'est-à-dire que tous les organes doivent être successivement examinés, et leur état mentionné dans le rapport. Cette règle est absolue[1], et s'applique même aux cas où la cause de la mort est indiquée avec évidence par la lésion d'un organe particulier. Il peut en effet surgir ultérieurement telle ou telle question qu'on ne saurait résoudre si l'on n'a pas noté exactement l'état des divers organes. Par exemple, au cours de l'instruction ou des débats, longtemps après que le cadavre autopsié a été inhumé, on demande quelquefois au médecin si la victime avait mangé depuis longtemps, quels aliments, si elle était en état d'ivresse, si elle a succombé très peu de temps après avoir uriné ou déféqué ; si un homme avait la blennorragie, si une femme portait les traces d'accouchement ancien, s'il existait les signes de telle ou telle affection chronique, etc.

Il convient de faire les constatations d'une façon aussi précise que possible ; par exemple on mesure et on pèse les organes dont le volume est anormal, surtout quand cette circonstance peut jouer un rôle dans l'explication de la mort. On mesure également ou on apprécie le mieux possible la quantité des épanchements pathologiques, etc.

Quand on rencontre une lésion de quelque importance, il ne faut pas se borner à la mentionner, à dire par exemple qu'il existe un cancer de l'estomac, un kyste hydatique du foie, etc,; mais il faut décrire avec détails l'altération que l'on a sous les yeux afin qu'on puisse ultérieurement discuter, s'il y a lieu, sur sa véritable nature. Quand celle-ci peut sembler douteuse, il est bon de recueillir les pièces, et de les soumettre dans certains cas à l'examen microscopique. Si l'expert ne possède pas pour cela les connaissances nécessaires, et si en même temps cet examen semble d'une très grande utilité, et encore praticable, il faut demander aux magistrats de commettre une autre personne.

Nous indiquons ici la façon de pratiquer une autopsie médico-légale. En même temps que nous décrivons les procédés d'ouverture des cavités et d'examen des divers

1 On peut cependant se dispenser d'ouvrir le rachis, sauf dans les cas où la cause de la mort ne peut être déterminée, et dans ceux où l'on soupçonne une lésion de la moelle épinière.

organes, nous signalons brièvement les points sur lesquels il est bon de porter son attention. Nous avons dressé ainsi une sorte de cadre, dont presque toutes les parties doivent être remplies dans un rapport; toutefois pour ne pas donner une longueur démesurée à celui-ci, on se borne à mentionner simplement l'intégrité des organes trouvés tels en s'étendant seulement sur la description des blessures ou des lésions.

L'autopsie médico-légale comprend deux parties : a) l'examen extérieur du cadavre; b) l'ouverture du corps.

A. — EXAMEN EXTÉRIEUR

On note successivement :

1) L'état de vigueur ou de marasme du corps, l'embonpoint ou l'amaigrissement, les vices de conformation, s'il en existe. Quand le cadavre est celui d'un inconnu, on relate les signes pouvant servir à établir l'identité.

2) La coloration des téguments : lividités cadavériques; cyanose ou congestion de la face, ecchymoses ponctuées des conjonctives ou de la peau; cyanose des extrémités; les traces de sangsues, ventouses, vésicatoires, etc., récemment appliqués; la présence de corps étrangers dans la bouche ou dans les narines, de matières fécales autour de l'anus; on examine les parties génitales (sang, sperme, état de la vulve et de l'hymen).

3) Le degré de la putréfaction, en indiquant les principaux signes qui peuvent le faire reconnaître.

4) Les traces de violences qui existent sur le corps. Les blessures ou lésions qui ont une origine évidemment accidentelle, les érosions causées par des frottements, les morsures de rats, etc., sont indiquées brièvement. On décrit au contraire avec détails le siège, la forme, les dimensions, la couleur des ecchymoses, on incise la peau au niveau de celles-ci pour constater leur étendue et leur profondeur.

On décrit également le siège, la forme, la direction et les dimensions des blessures, l'état de leurs bords. Leur trajet est examiné au moment de l'ouverture du corps; ce n'est que dans des circonstances exceptionnelles que l'on introduit à ce moment la sonde dans les plaies.

B. — OUVERTURE DU CORPS

5) S'il existe des blessures, on dissèque la région où elles se trouvent, et si elles pénètrent dans le crâne, le thorax ou l'abdomen, on ouvre en premier lieu celle de ces cavités qui est intéressée.

Après que l'on a décrit la direction du trajet de la blessure, les parties qu'elle a successivement traversées, l'abondance de l'épanchement sanguin, on remet momentanément les parties en place, et l'on mesure la profondeur de la plaie, soit à l'aide de la sonde, soit à l'aide du compas, si l'on craint que la sonde ne retrouve pas le trajet ou risque de l'agrandir.

6) On incise les téguments suivant une ligne qui part du menton, descend à la partie supérieure du sternum, gagne la partie externe du sein, descend verticalement sur le thorax et l'abdomen, s'incurve pour atteindre le pubis et remonte symétriquement de l'autre côté. On complète avec des ciseaux ou un scalpel l'incision des parois de l'abdomen y compris le péritoine, en évitant de léser les organes sous-jacents. On sectionne les côtes au niveau de l'incision avec de fortes cisailles, on désarticule les clavicules en évitant de blesser les vaisseaux sous-claviers. Relevant alors d'une main la paroi détachée de l'abdomen, on sectionne de l'autre le diaphragme à ses insertions antérieures et latérales, et l'on enlève toute la paroi antérieure du tronc. On pratique quelques incisions profondes sur cette paroi si l'on soupçonne qu'elle a pu être contusionnée.

On a alors sous les yeux les cavités thoracique et abdominale, on note s'il y a quelque anomalie dans la position des viscères, s'il existe des fractures de côtes, des épanchements dans les cavités. Dans les cas où il y a un épanchement abondant dans les plèvres ou le péritoine, le liquide s'écoule dès que ces cavités sont ouvertes et il faut toujours avoir à proximité un vase pour recueillir immédiatement ce liquide et en évaluer, au moins approximativement, la quantité.

7) *Cavité thoracique.* – Les organes étant encore en place ; on ouvre le péricarde, on note l'état du cœur et des gros vaisseaux, on ouvre successivement les ventricules et les oreillettes, on recherche si ces cavités contiennent du sang liquide, des caillots rouges ou blancs. On enlève ensuite le cœur, on examine l'état des valvules, de l'endocarde, des parois musculaires (hypertrophie, amincissement, surcharge et dégénérescence graisseuses). On examine l'état de l'aorte, notamment au niveau de sa crosse (dilatation, athérome).

8) Les poumons sont enlevés; s'il existe des adhérences solides et étendues, il est bon de détacher la plèvre costale, pour faire l'extraction. L'examen de la surface pulmonaire (coloration, ecchymoses sous-pleurales, emphysème, fausses membranes récentes), déjà commencé au moment où les organes étaient en place, est terminé à ce moment. S'il y a quelques motifs de soupçonner une embolie pulmonaire, on ouvre l'artère et ses ramifications[1]. On incise les poumons, on examine la quantité du sang qu'ils renferment, s'ils sont congestionnés uniquement dans les parties déclives ; on s'assure par des sections multipliées s'il existe des tubercules, des foyers d'hémorragie ou d'inflammation, etc. On recherche si les bronches contiennent du pus ou d'autres corps étrangers.

[1] Il est préférable de faire cette recherche sur les poumons encore en place.

9) *Cou.* — Le larynx et la trachée sont ouverts par une incision médiane et verticale, et on examine leur contenu ainsi que leurs parois. Chez les noyés, il est bon de pratiquer cet examen avant l'extraction des poumons parce que, en comprimant ces organes, on peut faire refluer dans la trachée de l'écume ou du liquide qui ne s'y trouvaient pas auparavant. Dans certains cas, et notamment quand on soupçonne un empoisonnement, il est bon de détacher les insertions de la langue en rasant avec un couteau la face interne du maxillaire inférieur et d'enlever d'un seul bloc la langue, le pharynx, le larynx, la trachée et l'œsophage ; l'examen de ces diverses parties se fait plus commodément alors.

10) Si l'on suppose que le sujet a été étranglé ou a subi des violences sur le cou, on examine les parties molles de cette région, et notamment les carotides, afin de rechercher s'il existe des ecchymoses, des épanchements sanguins ou des déchirures.

11) A ce moment, ou avant l'ouverture du tronc, on examine la cavité de la bouche, son contenu, l'état des parois.

12) *Cavité abdominale.* — Les viscères de la cavité abdominale sont enlevés suivant l'ordre qui paraît le plus utile dans chaque cas particulier. Il est bon de commencer par l'examen sur place du duodenum et des voies biliaires, et de rechercher si celles-ci renferment un calcul ; on peut ensuite enlever le foie. On note l'état de cet organe et de la vésicule biliaire.

13) La rate est examinée sous le rapport de son volume et de sa consistance.

Pour les reins, l'examen porte sur leur volume, leur consistance, l'état de la surface (lisse ou granuleuse) ; on recherche si la capsule peut être détachée, sans entraîner de fragments de la substance corticale. On divise ensuite l'organe en deux moitiés par une coupe passant par le bord convexe, sur la surface de la coupe on examine les deux substances corticale et médullaire, les lésions qu'elles peuvent présenter [1], l'état des vaisseaux.

14) Après avoir posé une ligature sur la partie terminale ou initiale du duodenum, on enlève l'estomac ; on examine son contenu et l'état des parois. Au moment où on l'ouvre, on s'assure s'il n'existe pas une odeur spéciale : acide cyanhydrique (odeur d'amandes amères), alcool, éther, etc.

15) Si les intestins paraissent sains extérieurement, et qu'on n'ait aucun motif de les examiner particulièrement, on peut ne pas les

[1] Signalons notamment la dégénérescence amyloïde que l'on peut soupçonner quand il existe sur la coupe du rein des zônes d'une couleur de vieille cire et d'une consistance homogène. En déposant sur une coupe du rein de l'eau iodée, les parties en dégénérescence amyloïde se teignent en rouge acajou, et l'addition d'acide sulfurique fait ensuite passer cette teinte au bleu, au vert ou au violet ; les parties dégénérées sont surtout les vaisseaux qui apparaissent après l'emploi des réactifs sous forme de stries et de points au niveau des glomérules.

détacher, se borner à les ouvrir en plusieurs points, notamment au voisinage de la valvule iléo-cœcale, et noter l'état de la muqueuse et du contenu.

Dans les autres cas, on détache le paquet intestinal en incisant le mésentère juste à son insertion aux intestins ; on déroule ceux-ci et on les ouvre sur toute leur étendue.

Dans tous les cas, on examine les ganglions mésentériques.

16) Avant d'ouvrir la vessie, il est bon d'évacuer l'urine qu'elle peut contenir à l'aide de la sonde ; on peut apprécier ainsi s'il existe en un point quelconque un rétrécissement du canal de l'urèthre. On note l'aspect de l'urine [1], et l'état des parois vésicales.

17) Chez l'homme, on incise le canal de l'urèthre, on ouvre le scrotum, et on examine les testicules en les incisant.

Chez la femme, on examine les ovaires, l'utérus (parois, cavités du corps et du col). Quand cet examen doit être fait d'une façon particulièrement minutieuse, par exemple dans le cas où il y a lieu de soupçonner un avortement, on désarticule la symphise pubienne, et on enlève d'un seul coup l'utérus, les ovaires, la vessie, le vagin et l'extrémité inférieure du rectum, en détachant avec un scalpel les insertions de ces organes sur les parois du bassin. On examine ensuite à loisir et successivement ces diverses parties.

18) *Cavité crânienne.* — L'incision du cuir chevelu se fait suivant une ligne qui va transversalement d'une apophyse mastoïde à l'autre ; on peut faire en outre une seconde incision perpendiculaire à la première, allant du milieu du front à l'occipital. S'il existe des plaies, l'incision doit les respecter.

Les lambeaux du cuir chevelu étant décollés, on examine s'il existe des épanchements sanguins, on note leur siège (au-dessus ou au-dessous du périoste). On recherche s'il existe des fractures de la voûte du crâne.

Si ces fractures existent ou s'il y a lieu de les soupçonner, il faut toujours ouvrir le crâne à l'aide de la scie ; dans les autres cas on peut se servir du marteau, mais il est encore préférable d'employer la scie. On détache d'abord les muscles temporaux, puis on scie le crâne suivant une ligne qui passe au-dessus du pavillon des oreilles. Il est sans inconvénient, et beaucoup plus commode, de scier en même temps le cerveau de façon à enlever sa partie supérieure avec la calotte crânienne. Sur la surface de coupe, on peut apprécier immédiatement s'il existe des hémorrhagies intra ou extra-cérébrales, et quelle est leur disposition.

19) On extrait la partie supérieure du cerveau de la voûte crânienne ; on examine le sinus longitudinal, on détache la dure-mère, et on recherche si les parois osseuses sont fracturées, si elles présentent

1 Sur les cadavres en putréfaction, l'urine est toujours trouble et donne un précipité par la chaleur et par l'acide nitrique (voir le paragraphe consacré à la mort subite).

d'autres lésions, si elles sont d'une minceur ou d'une épaisseur exceptionnelles (en cas de fractures ou de lésions traumatiques). — On examine la pie-mère, son état de congestion, si elle se détache bien des circonvolutions cérébrales, puis on pratique une série de coupes verticales sur les hémisphères cérébraux afin d'apprécier l'état de de leurs diverses parties.

20) On opère de la même façon sur la partie inférieure du crâne et du cerveau. Pour enlever celui-ci, avec le cervelet et le bulbe, on incise la tente du cerveau à ses insertions périphériques ; on sectionne les divers troncs nerveux qui partent du cerveau, et la moelle, en plongeant le scalpel aussi loin que possible dans le trou occipital. Il faut examiner particulièrement la pie-mère au niveau de la base du cerveau (tubercules) les artères sylviennes et toutes celles de la base (embolies, thromboses, athérome).

21) *Rachis et moelle.* — Cet examen, ainsi que nous l'avons dit, n'est fait que dans certains cas. Il est réservé pour la fin de l'autopsie, après que tous les organes ont été extraits du thorax et de l'abdomen.

L'ouverture peut être faite par la partie postérieure ou par la partie antérieure du corps ; on place un billot sous le tronc et on le déplace successivement de façon à rendre saillantes les parties sur lesquelles on opère.

Si l'on ouvre le rachis par derrière, on place le cadavre sur le ventre, on fait une incision verticale et médiane qui s'étend de l occipital au sacrum ; on dissèque largement les lambeaux de l'incision, en y comprenant les muscles, puis à l'aide du rachitome ou d'une gouge ordinaire sur laquelle on frappe avec un marteau, on divise de chaque côté les lames vertébrales, et on enlève les fragments qu'elles forment avec les apophyses épineuses.

Il est un peu plus rapide d'ouvrir le rachis par-devant. Le cadavre étant couché sur le dos, on coupe avec de fortes cisailles toutes les côtes à 5 ou 10 centim. du rachis ; on fait saillir fortement celui-ci à l'aide d'un billot placé sous le dos, et on sectionne avec la scie le corps antérieur des vertèbres, parallèlement à l'axe du corps ; on enlève successivement les fragments, au niveau des disques invertébraux, et on voit ainsi si la section est bien dirigée, si elle ne peut intéresser les méninges.

22) Le rachis étant ouvert, on examine s'il contient du sang ou d'autres matières, on incise la dure-mère, on inspecte la moelle pendant qu'elle est encore en place, puis on l'enlève de haut en bas en coupant les racines antérieures et postérieures. On divise ensuite la moelle par une série de coupes horizontales très rapprochées afin d'apprécier exactement l'état de ses diverses parties.

23) En terminant l'autopsie, il est bon, toutes les fois qu'il y a lieu de croire que le corps a subi un traumatisme (coups, chute, etc.), de pratiquer sur les membres et sur le tronc de longues et profondes incisions qui permettent de reconnaître s'il existe des épanchements

sanguins dans les muscles et dans le pannicule adipeux sous-cutané, ou des fractures des divers os.

CHAPITRE TROISIÈME

MORT SUBITE

On comprend en médecine légale sous le nom de *mort subite* les cas où la mort survient plus ou moins rapidement, en quelques secondes, quelques heures ou même quelques jours, *mais d'une façon imprévue*, frappant sans cause apparente un sujet jusque-là bien portant ou n'ayant présenté que des troubles de la santé très légers ou du moins paraissant tels aux personnes de son entourage.

Quand un individu succombe dans de telles conditions, il arrive souvent qu'on soupçonne que la mort a été le résultat d'un crime, qu'elle a été causée soit par un empoisonnement, soit par des violences n'ayant pas laissé de traces extérieures graves, et l'autopsie du cadavre est alors ordonnée.

Dans un grand nombre de cas, on trouve des lésions bien nettes, dont la signification et l'interprétation ne prêtent à aucun doute, et qui démontrent avec évidence que la mort a été naturelle; il existe par exemple une hémorrhagie cérébrale, une rupture d'un anévrysme aortique, des embolies, etc.

Mais dans d'autres cas, l'autopsie ne donne pas des résultats aussi probants. Tantôt elle révèle des lésions qui, bien que capables de tuer subitement ou très rapidement, ne constituent cependant pas une explication absolument évidente de la mort (insuffisance aortique, affections rénales, etc.), et laissent supposer à la rigueur qu'une autre cause est intervenue[1]. Tantôt on ne trouve que des lésions en quelque sorte banales, comme la congestion pulmonaire, la con-

[1] C'est ainsi que nous avons fait l'autopsie d'un homme décédé après vingt-quatre heures de maladie, qui était atteint d'une néphrite interstitielle ; nous

gestion cérébrale, etc., qui peuvent survenir sous l'influence des causes les plus diverses, causes dont la détermination est seule importante pour la Justice.

Dans tous ces cas, les renseignements sur les circonstances dans lesquelles la mort s'est produite, sur les phénomènes qui l'ont précédée, viennent très souvent compléter les constatations de l'autopsie, et la comparaison de ces deux éléments de preuve permet d'établir avec certitude la véritable cause de la mort.

Enfin il arrive quelquefois qu'on ne trouve ni dans l'état anatomique des divers organes, ni dans les renseignements sur ce qui s'est passé dans les derniers moments de la vie, rien qui puisse expliquer la mort, et le médecin reste impuissant à reconnaître quelle a été la cause de celle-ci.

Dans chacun de ces groupes de cas, la mort subite peut survenir sous l'influence de causes diverses, dont les principales vont être signalées. Auparavant, il est bon d'indiquer que, en dehors de la cause particulière de la mort, certains sujets sont spécialement exposés à périr subitement ; ce sont les alcooliques, les vieillards et les très jeunes enfants.

§ I. — Mort subite chez les alcooliques, les vieillards et les très jeunes enfants

C'est un fait connu que chez les alcooliques les affections aiguës peuvent suivre une marche insidieuse, des lésions graves et étendues d'un organe ne retentissant pas sur l'économie à la manière ordinaire, de sorte que la maladie évolue d'une façon bénigne en apparence, et passe à peu près inaperçue des personnes non compétentes, quoiqu'elle conserve toute sa gravité. C'est ainsi qu'on amène souvent à la Morgue des individus atteints d'une affection aiguë, et qui ont succombé subitement dans la rue, au moment où ils

avions conclu que la mort avait pu être la conséquence de cette affection ; ultérieurement il s'éleva des soupçons très sérieux d'empoisonnement, qui aurait pu en effet passer inaperçu d'après les constatations de l'autopsie. Les soupçons ne furent cependant pas confirmés.

vaquaient à leurs occupations ou à leurs plaisirs. Nous avons eu fréquemment occasion de montrer des faits de ce genre aux élèves ; en voici deux exemples. Un homme d'une quarantaine d'années passe la journée à boire ; il se querelle avec les cabaretiers, donne et reçoit des coups à plusieurs reprises, et le soir est conduit au poste pour ivresse ; le lendemain on le trouve mort et on pense qu'il a succombé par suite des violences qu'il a subies. A l'autopsie, on trouve seulement des ecchymoses superficielles, mais une pneumonie suppurée occupant presque toute l'étendue d'un poumon. — Dans un autre cas, un gardien de chantier est trouvé mort un matin par ses camarades avec lesquels la veille encore il avait bu ; quoique un peu souffrant il avait continué son travail ; il était atteint d'une cirrhose atrophique du foie, et d'une péritonite aiguë généralisée, paraissant bien remonter à deux ou trois jours. L'enquête établit que ces deux hommes avaient depuis longtemps des habitudes d'ivrognerie.

Chez les vieillards, les affections aiguës peuvent, comme chez les alcooliques, passer à peu près inaperçues, n'occasionner que des troubles généraux peu apparents ; les désordres fonctionnels et les symptômes qui sont l'expression directe de la lésion organique peuvent être eux-mêmes très atténués. Il en est ainsi par exemple pour la pneumonie qui ne détermine souvent ni point de côté violent, ni grande dyspnée, ni toux très fréquente. Il faut ajouter que les vieillards, en raison même de leur âge et de la décrépitude de leurs organes, résistent mal à des influences que d'autres supporteraient impunément : à la congestion des poumons ou du cerveau, aux troubles circulatoires [1]. Tous les auteurs signalent du reste la fréquence de la mort subite chez les vieillards ; dans une statistique de Devergie, sur 35 cas, il s'agit 10 fois de sujets ayant dépassé soixante ans.

Les très jeunes enfants peuvent aussi mourir d'une façon

[1] On a signalé la mort subite pendant les rapports sexuels ; très souvent il s'agit alors d'hommes ayant dépassé l'âge moyen de la vie. Dans plusieurs cas la mort a eu lieu dans une maison de débauche ou chez une fille publique, circonstance qui inspire toujours des soupçons et motive ordinairement l'autopsie judiciaire.

inopinée, et en quelques heures, à la suite de congestions pulmonaires, de bronchite aiguë ou de catarrhe suffocant qu'il n'est pas très rare d'observer chez eux, et qui atteignent en très peu de temps un degré d'intensité incompatible avec la vie. La mort peut survenir aussi par introduction dans les voies aériennes de matières vomies. Dans certains cas, indiqués par Huttenbrenner [1], elle peut être le résultat d'un spasme du larynx.

§ II. — Causes de la mort subite

Oblitération des voies aériennes. — Cette oblitération peut être produite par un bol alimentaire qui s'est introduit dans le larynx ou dans la trachée, ou s'est arrêté dans l'œsophage et par son volume trop considérable, comprime la trachée. M. Tourdes a trouvé à l'autopsie d'un homme mort subitement, un morceau de gras-double long de 10 centimètres et large de 3, bouchant le pharynx ; sur 93 cas, il a vu 9 fois la mort subite causée par un mécanisme analogue. Nous-même avons vu plusieurs faits de ce genre, notamment chez un enfant de trois ans qui avait la bouche et le pharynx absolument remplis par une masse de pain incomplètement mastiqué.

Quelquefois, les matières alimentaires ont pénétré dans les voies aériennes à la suite de vomissements, et la mort a lieu par suffocation. Toutefois quand on trouve à l'autopsie une partie du contenu stomacal dans la trachée et les bronches, il y a lieu de se demander si la pénétration de ces substances n'a pas eu lieu après la mort. Des expériences du professeur Engel (de Vienne) [2], ont montré en effet qu'une pression ou un choc brusque exercés sur l'abdomen d'un cadavre font refluer très facilement dans la bouche les matières liquides ou demi-liquides contenues dans l'estomac ; en même temps une certaine quantité de l'air contenu

1 Huttenbrenner (Oester. Jahrbericht) Pädiatrik t. VIII, p. 34, 1877.

2 Wochenbl. d. Zeitschr. d. Gesellsch, der Aerzte, Wien 1868 n° 3, *Analyse in Ann. d'hyg. pub. et de méd. lég.* 2e série, t. XXIX.

dans les poumons est expulsé et peut être remplacé par les matières stomacales qui arrivent quelquefois ainsi jusque dans les plus fines branches. Pour éliminer cette cause d'erreur il faut connaître les circonstances dans lesquelles la mort s'est produite, s'assurer que le cadavre n'a pas été manié brutalement ; les signes de l'asphyxie montrent quelquefois aussi s'il s'agit réellement d'une mort par suffocation. — Quand la putréfaction est avancée le développement des gaz favorise le reflux des matières stomacales et leur arrivée dans les voies aériennes.

On cite des cas aussi où la mort est survenue à la suite de l'ouverture d'un abcès dans les bronches ou la trachée ; l'abcès n'avait pas été remarqué pendant la vie, et l'on avait soupçonné que la mort résultait d'un crime.

Congestion pulmonaire. — C'est le genre de mort qui figure le plus fréquemment dans les statistiques de la mort subite. Mais, à moins qu'il n'existe des tubercules des poumons ou une lésion cardiaque, la congestion pulmonaire n'apparaît pas d'une façon assez intense pour expliquer par elle seule une mort rapide, si elle n'a pas été amenée par une cause puissante dont la détermination est seule utile, et constitue le vrai diagnostic médico-légal. En déclarant qu'un individu a succombé à la congestion pulmonaire, l'expert laisse croire que la mort a été naturelle, alors qu'elle peut avoir été le résultat de suffocation ou d'un autre genre d'asphyxie, d'un empoisonnement par l'acide cyanhydrique, etc., etc. Quand on ne peut élucider d'une façon plus complète le mécanisme de la mort, il est sage d'exprimer dans ses conclusions que le sujet a succombé à la congestion pulmonaire, mais que la cause de celle-ci n'est pas connue.

Dans beaucoup de cas, le diagnostic peut être rendu plus précis par l'examen des autres organes, par l'appréciation des circonstances au milieu desquelles s'est produite la mort, et par la recherche minutieuse des traces de violences. Nous renvoyons ici aux paragraphes relatifs à l'asphyxie, à la mort par le froid, par l'ivresse, par l'insolation ; il est impossible de mentionner les conditions nombreuses et diverses au milieu desquelles apparait la congestion pulmonaire, et où elle constitue la seule ou la principale altération anatomique appréciable à l'autopsie.

La congestion des poumons est facile à constater ; ces organes sont volumineux, font saillie à l'ouverture du thorax ; ils sont d'un rouge foncé, leur surface est couverte d'arborisations vasculaires, les vaisseaux sont gorgés de sang. Cet aspect est ordinairement moins accentué à la partie antérieure des poumons, parce que les phénomènes d'hypostase sont très prononcés dans ces organes. La présence d'une quantité assez abondante de sang uniquement dans les parties déclives ne constitue pas un signe de congestion pulmonaire; c'est un phénomène cadavérique à peu près constant.

Quand on incise des poumons congestionnés on voit sortir du parenchyme, outre une grande quantité de sang, de l'écume à fines bulles qui peut occuper également les bronches. La quantité de cette écume dépend en général moins de l'intensité de la congestion que du temps qu'elle a duré.

Hémorrhagie pulmonaire. — Les mêmes causes qui amènent la congestion peuvent produire l'hémorrhagie. Il faut signaler spécialement l'hémorrhagie qui se produit dans les premières périodes de la tuberculose, et qui est quelquefois assez abondante pour amener la mort ; celle qui résulte de la rupture d'un des vaisseaux qui rampent sur la paroi des cavernes, et qui apparaît quelquefois chez un sujet encore assez valide pour vaquer à ses occupations.

Embolie de l'artère pulmonaire. — Cette embolie apparaît le plus souvent comme conséquence d'une inflammation des veines, soit des varices des membres inférieurs, soit des sinus utérins, le thrombus formé dans ces veines se détachant spontanément sous l'influence d'un mouvement brusque.

Le professeur Brouardel a vu une jeune fille succomber à une embolie pulmonaire, dont le point de départ était une thrombose des veines du petit bassin et de la veine iliaque gauche consécutive à une inflammation blennorrhagique des parties génitales [1].

[1] Brouardel. Des causes d'erreur dans les expertises relatives aux attentats à la pudeur. — *Mémoire lu à la Société de méd. lég.* dans les séances des 11 juin et 9 juillet 1883. *Ann. d'hyg. publ. et de médecine légale*, t. X).

Dans tous ces cas on trouve à l'autopsie l'embolus dans un des rameaux de l'artère pulmonaire ; il existe une forte congestion du poumon, à l'exception du territoire correspondant au vaisseau embolisé qui peut être dans un état de collapsus très marqué.

L'embolie capillaire des poumons, sanguine ou graisseuse, est une cause peu fréquente de la mort subite, dans le sens médico-légal du mot.

Catarrhe suffocant. — Il consiste en la production d'une quantité abondante de mucus liquide, écumeux, qui remplit toutes les voies aériennes. On l'observe assez fréquemment chez les très jeunes enfants, et quelquefois aussi chez les vieillards.

Rupture du diaphragme. — On cite plusieurs exemples où elle s'est produite sous l'influence d'efforts violents. La mort survient alors très rapidement en général, et elle s'explique par la pénétration brusque d'une partie des viscères abdominaux dans le thorax.

Mort par syncope. — C'est là un genre de mort très difficile à constater à l'autopsie, et les signes indiqués par Devergie sont peu caractéristiques et peu probants. Ces signes seraient l'absence de toute congestion d'organe, et l'existence du sang en quantité à peu près égale dans les cavités droites et gauches du cœur. Sur ces constatations purement négatives, on ne pourrait guère faire qu'un diagnostic par exclusion, et qui risquerait bien souvent, croyons-nous, d'être erroné.

D'ailleurs il est douteux qu'une syncope mortelle puisse se produire chez un individu parfaitement sain. On ne peut guère admettre cette cause de mort que lorsqu'il existe un état pathologique antérieur, et spécialement des lésions du système vasculaire. Peut-être dans ces cas le mécanisme de la mort n'est-il pas toujours et uniquement constitué par une syncope ; mais il suffit de savoir que les lésions du cœur et des gros vaisseaux déterminent assez fréquemment une mort subite et très rapide. Parmi ces lésions il faut citer *l'anévrysme de l'aorte, la dégénérescence athéromateuse étendue des parois de ce vaisseau, la dégénérescence graisseuse du cœur;* rappelons qu'il ne faut pas confondre la surcharge avec la dégénérescence graisseuses du cœur, ces deux états peuvent être indépendants, et le second a des conséquences beaucoup plus graves; c'est donc surtout le muscle cardiaque qui doit être examiné ; à l'œil nu, il paraît décoloré, jaunâtre, mou et flasque ; l'examen microscopique, s'il est pratiqué à temps, établit le diagnostic avec certitude. — La *péricardite ancienne* avec symphyse du cœur, adhérence des deux feuillets du péricarde, est aussi une cause de mort subite. Nous avons fait récemment l'autopsie d'une femme d'une cinquantaine d'années, morte subitement dans la nuit à la suite d'une altercation avec son mari; comme les voisins l'avaient entendue crier : « J'étouffe » ou « Tu m'étouffes », on crut qu'elle avait été étranglée ou suffoquée. Or le corps ne portait aucune trace de violences ou de lutte, et il existait une adhérence totale des deux feuillets du péricarde ; on apprit du reste que cette femme avait depuis longtemps des accès de dyspnée. D'un autre côté, il n'y avait aucune charge sérieuse contre le mari qui fut relâché.

L'insuffisance aortique est, comme on le sait, une cause fréquente de mort subite; celle-ci peut être occasionnée également par *d'autres lésions valvulaires.*

La rupture d'un anévrysme de l'aorte peut amener une mort subite, mais cette mort est rarement tout à fait imprévue; nous avons fait cependant l'autopsie d'un sujet ayant succombé à cette cause, et qui n'avait présenté pendant la vie que des troubles légers. Plus rare encore est la mort subite et imprévue par *rupture non traumatique du cœur ;* on en a signalé quelques exemples.

Certains auteurs ont admis que la mort pouvait être le résultat du *développement spontané de gaz dans le sang*, s'effectuant sous des influences inconnues. Morgagni, Bichat, Devergie, Ollivier d'Angers, en ont cité des exemples ; dans presque tous ces cas il y a lieu de croire que les bulles de gaz trouvées dans le sang résultaient d'un commencement de putréfaction; cependant dans un fait cité par Durand-Fardel une saignée faite au moment même de la mort laissa écouler du sang spumeux, et douze heures après, on trouva des gaz dans le cœur.

Mort par lésions cérébrales. — Il est bien difficile de reconnaître à l'autopsie que l'*anémie cérébrale* a été par elle-seule assez prononcée pour amener la mort; la pâleur du cerveau, la vacuité des petits vaisseaux, la présence d'une quantité notable de liquide dans les ventricules sont des constatations que l'on a occasion de faire dans un grand nombre de cas où la mort a été produite par d'autres causes.

Il est d'ailleurs fort peu probable que l'anémie cérébrale puisse entraîner par elle seule la mort, par exemple quand elle est causée par une forte émotion, comme on l'a prétendu [1]. Elle n'est que l'une des manifestations ou l'un des effets d'un autre état pathologique, ordinairement plus facile à mettre en évidence.

Les troubles de la circulation de l'encéphale, occasionnés par des thromboses et un état de dégénérescence athéromateuse très étendue des vaisseaux, peuvent entraîner rapidement la mort, et sans que celle-ci ait été précédée longtemps à l'avance de symptômes alarmants. Nous avons vu deux exemples très nets de cette cause de mort chez des vieillards; l'un d'eux, bien qu'ayant des thromboses multiples, avait semblé peu malade jusqu'aux six ou huit dernières heures de sa vie.

La *congestion cérébrale* est signalée comme une cause fréquente de mort subite. Cette congestion pour être admise, doit se manifester à l'autopsie par des signes bien tranchés,

[1] Cependant on trouve dans les *Ann. d'hyg. pub. et de méd. lég.* (3e série, t. X, p. 277), l'analyse du cas suivant emprunté à un médecin italien, le docteur Lupponi. Un jeune homme a une légère dispute avec son frère aîné; celui-ci lui donne une tape sur la paroi thoracique; puis ils se prennent à bras-le-corps, et au bout de deux ou trois minutes, sont séparés par un ami. Le jeune homme se mit aussitôt à tousser, tomba à terre, vomit et mourut. Pas de traces de violence extérieure; l'autopsie minutieuse ne montra qu'un épaississement des méninges très accentué et une anémie cérébrale des plus nettes. Le docteur Lupponi attribua la mort à cette anémie, dont la production, favorisée par une méningite ancienne, avait été amenée non par le léger coup reçu, mais par la colère ressentie par la victime, et qui s'était traduite au dire des assistants, par une grande pâleur subite du visage.

la réplétion et l'injection des plus fins rameaux vasculaires des méninges, le piqueté rouge abondant de la substance cérébrale. Il ne faut pas oublier que sous des influences très diverses, pendant l'agonie, après la mort, et quand la putréfaction est déjà commencée, il peut s'accumuler dans les gros et les moyens vaisseaux des méninges une grande quantité de sang, sans qu'il y ait cependant une véritable congestion de l'encéphale.

Il y a lieu de répéter à propos de la congestion cérébrale ce qui a été dit de la congestion pulmonaire. Les causes les plus diverses peuvent amener l'hyperhémie de l'encéphale, et c'est surtout la détermination de ces causes qui a de l'intérêt dans une expertise, qui constitue le véritable diagnostic médico-légal. Dans les cas où la congestion cérébrale existe seule, la tâche du médecin consiste à rechercher dans quelles circonstances l'individu a succombé, et à apprécier si ces circonstances peuvent expliquer la mort sans autres lésions anatomiques. Il en est notamment ainsi pour l'épilepsie et d'autres affections convulsives [1], pour les congestions qui surviennent quelquefois dès le début de la paralysie générale, avant qu'il n'existe d'autres lésions, etc.

Hémorrhagie cérébrale. — Il est facile de reconnaître à l'autopsie cette cause de mort subite ; l'interprétation de la lésion n'est pas douteuse : il s'agit toujours d'une mort naturelle. Mais il peut arriver, même quand le sujet a été observé longtemps avant la mort par un médecin, que l'hémorrhagie cérébrale soit méconnue, et qu'un crime soit soupçonné. En voici un exemple intéressant. Une fille de brasserie, âgée de vingt-deux ans, souffrait depuis longtemps de maux de tête, d'accès de dyspnée et de crises de

[1] Nous avons eu occasion de faire l'autopsie d'une jeune domestique ramassée sans connaissance sur la voie publique et qui mourut pendant le transport à l'hôpital. Il existait seulement une forte congestion du cerveau et de la moelle, et nous ne savions à quelle cause attribuer cette congestion, quand l'enquête nous apprit que cette jeune fille avait eu plusieurs fois des accès d'épilepsie, et un peu avant d'être ramassée dans la rue par les agents, elle avait eu un violent accès décrit par les dépositions de plusieurs témoins.

vomissements; elle avait quitté son amant pendant deux ou trois jours et revint ensuite, paraissant plus malade, mais ne voulant pas s'expliquer sur l'emploi de son temps. Elle est admise à l'hôpital dans un service de clinique; elle présentait seulement de la somnolence, dont elle pouvait d'ailleurs être tirée aisément, et qui lui permettait de répondre à toutes les questions; elle n'avait pas d'hémiplégie, ni de paralysie. On crut qu'elle était atteinte de commotion cérébrale. Elle mourut au bout de huit jours, et le chef de service réclama l'autopsie judiciaire. Nous trouvâmes une sclérose très avancée des deux reins, et dans l'hémisphère droit un gros foyer hémorrhagique, ayant détruit toute la couche optique, et les deux tiers antérieurs des deux noyaux du corps strié et de la capsule interne; les caractères du caillot indiquaient que l'hémorrhagie remontait à au moins six ou huit jours .

Hémorrhagie méningée. — Elle constitue une terminaison fréquente de la pachyméningite et amène assez souvent la mort subite chez les alcooliques. On trouve à l'autopsie une quantité plus ı moins abondante de sang récemment épanché entre les n -membranes ou à la surface de celles-ci. L'hémorrhagie peut se faire soit spontanément, soit à la suite d'une chute ou de coups portés sur la tête, et dans ce dernier cas l'expert doit faire ressortir que les violences n'ont été que la cause occasionnelle de la mort. En l'absence de pachyméningite antérieure, l'hémorrhagie méningée peut se produire pendant une intoxication alcoolique aiguë.

[1] Le foyer mesurait 8 centim. dans le sens antéro-postérieur, 2 1/2 dans le sens transversal, et 1 1/2 à 2 dans le sens vertical. En avant il dépassait la limite antérieure des noyaux gris centraux et se prolongeait jusqu'au bas du corps calleux du côté interne, jusqu'à l'extrémité du lobule de l'insula du côté externe. En dehors il s'étendait jusqu'a l'avant-mur sans atteindre les circonvolutions de l'insula. En dedans, le foyer faisait bomber la paroi interne de la corne frontale du ventricule; il n'y avait pas eu d'épanchement ventriculaire.

Il faut ajouter que la fille en question avait eu avant de mourir une hémorrhagie très abondante par les parties génitales, cette hémorrhagie s'était faite exclusivement par le vagin sur les parois duquel nous avons trouvé seulement quatre érosions superficielles, très régulièrement arrondies, et du diamètre d'une pièce de 50 centimes.

Il n'est pas rare de trouver cette lésion chez les individus morts d'ivresse.

Chez un individu dont les vaisseaux sont sains, ou du moins paraissent tels, des violences exercées sur le crâne peuvent amener des hémorrhagies méningées, et un épanchement qui occupe divers points de la surface de l'encéphale. Nous en avons vu un exemple chez un homme qui, à la suite d'une chute sur la tête, était mort presque immédiatement; il avait une rupture de l'artère méningée moyenne avec un épanchement de sang abondant, comme celui qu'on observe quand l'artère a été déchirée à la suite d'une fracture du crâne; mais chez le sujet en question le crâne était intact. Il est à remarquer qu'en pareil cas, il peut ne pas exister de traces extérieures de violences, ou seulement des ecchymoses et des érosions peu étendues attribuables à la chute consécutive de l'individu, s'il a été frappé étant debout.

Taylor croit que ces hémorrhagies peuvent se produire par ce qu'il appelle l'*excitation cérébrale*, et notamment à l'occasion d'une violente colère, en sorte que quand un individu succombe dans une rixe après avoir reçu des coups sur la tête, il cherche à distinguer si l'hémorrhagie méningée que l'on trouve à l'autopsie est due au traumatisme ou à l'excitation causée par la colère. Cette opinion paraît bien peu soutenable, et Taylor ne l'appuie d'ailleurs pas sur des faits démonstratifs. Tout au plus peut-on admettre que chez un individu en état d'ivresse, une violente colère est peut-être de nature à hâter ou à favoriser la production d'une hémorrhagie méningée imminente.

Tumeurs et abcès du cerveau. — Les tumeurs et les abcès du cerveau peuvent n'entraîner que des troubles de la santé relativement légers ou à peu près nuls, et tuer subitement. Il en est de même de la carie du rocher consécutive aux affections de l'oreille moyenne, qui peut entraîner une méningite et la suppuration du cerveau avec des accidents éclatant brusquement et entraînant la mort en peu de temps. Sous l'influence de la carie des parois de la caisse du tympan, on a vu quelquefois se produire aussi l'ulcération de la veine jugulaire entraînant la mort par hémorrhagie.

Méningite. — Il peut sembler singulier de voir figurer la méningite sur la liste des causes de la mort subite. Voici cependant un exemple qui montre que cette maladie peut tuer dans des circonstances, qui, à bon droit, semblent à la Justice des plus suspectes.

Une femme d'une trentaine d'années raccole un homme dans le milieu de la nuit, et s'en va louer avec lui une chambre garnie. Le lendemain matin, l'homme part, et dans l'après-midi du même jour, le garçon d'hôtel en venant mettre la chambre en ordre trouva la femme couchée dans le lit et ne donnant pas signe de connaissance. Le commissaire de police arrive avec un médecin, et celui-ci déclare que la femme a dû être empoisonnée par un narcotique ; il constate en même temps qu'il existe des ecchymoses sur un des bras. La femme est transportée à l'hôpital, où elle meurt au bout de trente-six heures sans avoir repris connaissance. Nous sommes chargé de faire l'autopsie, et nous trouvons une méningite intéressant presque également toute la surface de l'encéphale, et ayant donné lieu à la production d'une grande quantité de pus ; nous n'avons pu trouver de tubercules dans les méninges ni dans les autres organes. Il n'existait aucune trace de violences à la tête ; quant aux contusions de l'un des bras elles étaient très légères, et avaient probablement une origine accidentelle. — Que la méningite ait subi son évolution complète en quarante-huit heures, ou ce qui nous semble plus probable, qu'elle ait débuté antérieurement, laissant la femme en état d'exercer son métier de prostituée, le fait n'est pas moins intéressant à connaître, surtout au point de vue de la médecine légale.

Lésions traumatiques du cerveau. — Ces lésions amènent quelquefois une mort réellement subite et imprévue, parce qu'elles peuvent être supportées à peu près impunément pendant plusieurs jours ou même plusieurs semaines, avant que n'éclatent des symptômes graves et très rapidement mortels, dont la véritable cause est oubliée ou méconnue.

Les exemples de faits de ce genre ne sont pas rares ; nous en avons observé plusieurs, et voici quelques-uns de ceux qui nous sont personnels. — Un garçon de douze ans et demi tombe sur la tête, et se fait une plaie qu'on panse simplement avec un peu de diachylon ; il retourne dès le lendemain à l'école qu'il continue à fréquenter pendant *seize jours ;* il se plaint alors de violents maux de tête, et meurt huit jours après. On trouve à l'autopsie au-dessous de la plaie du cuir chevelu, et à la partie inféro-postérieure du pariétal gauche, une fracture du crâne de 1 cent 1/2 de diamètre ; la substance corticale du cerveau était légèrement entamée à ce niveau ; il existait une méningo-encéphalite suppurée. — Dans une rixe, un conducteur de bestiaux, âgé d'environ 40 ans, et très vigoureux, est frappé entre les deux yeux avec un coup de poing en fer ; il continue quelque temps la lutte, puis reprend son travail auquel il se livre toute la journée ; le lendemain, au moment où il faisait entrer des bœufs dans un wagon, il tombe subitement et meurt en quelques instants. Il existait une petite plaie cutanée, et au-dessous, entre les deux bosses frontales, se trouvait le point de départ de plusieurs traits de fracture. Le cerveau était intact, ainsi que la dure-mère, mais il existait une méningite suppurée. — Un jeune homme est frappé d'un coup de couteau ou d'un autre instrument au niveau du pariétal gauche ; le lendemain il est assez bien pour qu'un médecin déclare dans un rapport que la blessure n'entraînera qu'une incapacité de travail d'une dizaine de jours. Cependant cinq jours après, il entre à l'hôpital, ayant, paraît-il, de l'aphasie et une hémiplégie droite, et meurt au bout de trois jours ; la plaie avait pénétré profondément dans le cerveau, un peu en arrière de la circonvolution pariétale ascendante, et au-dessus du pli courbe.

Lésions de l'appareil digestif. — L'ulcère de l'estomac peut amener une hématémèse mortelle ou une péritonite par perforation, sans avoir déterminé auparavant de troubles de la santé. La lésion absolument latente, ne se révèle qu'au moment où elle frappe mortellement. M. Grasset a pu rassembler une vingtaine de cas de ce genre [1].

[1] Grasset. Observations d'un ulcère latent de l'estomac pouvant simuler un empoisonnement *(Ann. d'hyg. pub. et de méd. lég.* 2e série, XLVIII).

La perforation de l'intestin a été observée dans quelques cas dans le cours d'une fièvre typhoïde ambulatoire ou peu de temps après la guérison de cette maladie. Nous avons vu aussi un cas où la rupture s'était faite au niveau de la cicatrice encore récente d'une plaie de l'intestin par coup de couteau (la guérison remontait à environ un mois et demi ou deux mois, croyons-nous).

Chez de très jeunes enfants nous avons cru pouvoir attribuer la mort dans deux cas au moins, à une *fièvre typhoïde* qui n'avait pas paru troubler gravement la santé. Mais il importe de savoir que chez les jeunes enfants, à partir des deux ou trois semaines qui suivent la naissance, on trouve très fréquemment, et même d'une façon presque constante, les plaques de Peyer volumineuses, blanches, saillantes et très apparentes. Une telle constatation ne peut suffire pour établir le diagnostic de fièvre typhoïde ; il faut que les plaques soient ulcérées ou du moins très congestionnées, que les ganglions mésentériques soient tuméfiés et hyperhémiés.

L'étranglement intestinal peut être aussi une cause de mort survenant très rapidement, et dans des circonstances qui appellent l'attention de la Justice. Il est bon de mentionner à ce sujet que chez les jeunes enfants, et aussi chez les adultes, l'invagination de l'intestin se produit quelquefois pendant l'agonie qui termine une maladie quelconque. On reconnaît facilement que la mort n'a pas été produite par cette cause ; le bout supérieur de l'intestin n'est pas distendu par des gaz ; au niveau de l'invagination, la tunique séreuse a un aspect tout à fait identique à celui qu'elle présente sur d'autres points ; enfin il n'existait aucun symptôme d'étranglement pendant la vie.

Tardieu [1], cite des cas où la mort serait survenue très rapidement à la suite d'*entérite* ou de *gastro-entérite* sans qu'on ait pu trouver de poison dans les viscères. Il est permis de supposer qu'il s'agissait dans ces cas d'empoisonne-

1 Tardieu. Cas de mort naturelle attribuée à un empoisonnement (*Ann. d'hyg. pub. et de méd. lég.* 2e série, t. II).

ment alimentaire ou autre, et que l'analyse chimique a été impuissante à retrouver la substance toxique. — Dans quatre autres observations, l'analyse chimique ne donna également que des résultats négatifs, et la mort fut attribuée à une indigestion.

Le même auteur rapporte un cas de mort subite, chez une femme qui venait d'être surprise en flagrant délit d'adultère ; il s'agissait de la *rupture d'un kyste hydatique du foie.*

Le professeur Brouardel a fait l'autopsie d'une jeune femme morte subitement pendant le cours *de coliques hépatiques*, et qui avait un calcul dans le canal cholédoque. Il a pu recueillir dans divers auteurs quelques faits analogues [1].

Enfin nous-même avons été chargé de chercher les causes de la mort d'un jeune homme fortement musclé, non amaigri, et paraissant très vigoureux, qu'on avait trouvé mort dans la rue quelque temps après qu'il avait quitté un individu qu'on supposait animé de mauvaises intentions contre lui. A l'autopsie, nous trouvâmes une *péritonite tuberculeuse* dont l'évolution était très avancée ; il existait aussi quelques tubercules dans les poumons. Il est vrai que dans ce cas la mort n'était pas tout à fait imprévue, car malgré ses apparences vigoureuses, l'homme était très souffrant depuis longtemps, et avait dû renoncer à son travail.

Lésions des reins. — Les néphrites entraînent assez rarement une mort tout à fait inopinée ; cependant dans certaines formes de néphrite interstitielle, les symptômes peuvent rester assez légers en apparence, jusqu'au moment où éclatent brusquement des accidents qui tuent quelquefois très rapidement. Ces accidents peuvent être dus à une lésion nouvelle, complication de la maladie primitive, par exemple à une hémorrhagie cérébrale, ainsi que nous en avons observé deux cas dont l'un a été cité page 83, ou bien ils peuvent apparaître sous l'influence d'excès alcooliques. Nous avons fait l'autopsie d'un homme qui depuis quelque temps souffrait d'accès de dyspnée, était

1 *Soc. de méd. lég.*, séance du 12 décembre 1881.

sujet à des vomissements, mais qui cependant continuait d'exercer son métier et de vivre de la vie ordinaire ; un soir, à l'occasion d'une fête de famille, il se livra à des libations exagérées ; il se coucha en état d'ivresse, non pas très profonde au rapport de sa femme, et le lendemain matin il fut trouvé mort dans son lit ; à l'autopsie on trouva une sclérose rénale très avancée, sans lésions des autres organes, et notamment sans la forte congestion des poumons et de l'encéphale que l'on rencontre ordinairement chez les gens morts uniquement d'ivresse.

Dans les cas où les lésions rénales sont peu avancées, où elles peuvent sembler douteuses en raison d'un commencement de putréfaction, et où cependant on soupçonne, faute de lésions d'autres organes, qu'elles ont pu jouer un rôle dans le mécanisme de la mort, on peut avoir recours à l'analyse de l'urine pour tâcher d'éclairer le diagnostic. Mais il faut savoir que l'urine prise sur le cadavre renferme presque constamment de l'albumine, et en proportion d'autant plus considérable que la putréfaction est plus avancée, et que la quantité d'urine contenue dans la vessie est moindre. Cette albumine, ou cette substance albuminoïde, qui se coagule par la chaleur et par l'acide azotique, provient très vraisemblablement de la décomposition et de la désagrégation des parois vésicales [1].

Diabète. Leucémie. — L'attention a été appelée dans ces dernières années sur la mort subite dans le *diabète*. Nous ne connaissons pas de cas où cette cause de mort subite ait donné lieu à une enquête judiciaire ; mais les détails de certaines observations publiées montrent qu'il pourrait en être ainsi. Dans les cas où l'autopsie reste négative, il faut donc recueillir de l'urine, ou s'il n'en existe pas, du sang, et soumettre ces liquides à l'analyse.

Dans deux cas publiés par Maschka, la mort subite ayant nécessité une autopsie judiciaire, avait été causée par une *leucémie* ; chez l'un des sujets il y avait une

[1] Voir sur ce point un mémoire de Vibert et Ogier : De la présence de l'albumine dans l'urine des cadavres, lu à la *Société de méd. lég.* séance du 11 mai, 1885. *Ann. d'hyg. publ. et de méd. lég.*, 3e série, t. XIV.

hémorrhagie cérébrale, chez l'autre une congestion avec œdème des poumons [1].

Ivresse. — On trouve constamment à l'autopsie des individus qui ont succombé à l'alcoolisme aigu, une forte congestion des poumons et du cerveau. Cette congestion peut être portée au point d'entraîner une apoplexie pulmonaire ou une hémorrhagie méningée.

L'estomac peut contenir du liquide alcoolique, mais cela arrive assez rarement, car ce liquide est en général rapidement absorbé ; souvent, suivant la remarque de Devergie, le vin a abandonné sa substance colorante aux matières alimentaires restées dans l'estomac. La muqueuse stomacale est quelquefois rouge, injectée et ecchymosée.

Un signe important est tiré de l'odeur d'alcool ou plus exactement d'aldéhyde (odeur de l'haleine des gens ivres) qui s'exhale de divers organes, notamment du cerveau et du foie, et qu'il est facile de percevoir quand on ouvre les cavités de l'abdomen et du crâne.

La mort par ivresse occasionne assez souvent des autopsies judiciaires. Il n'est pas rare en effet qu'avant de tomber ivres-morts des individus aient pris part à des rixes dans lesquelles ils ont reçu des coups, et l'on soupçonne alors que ce sont ces violences qui ont entraîné la mort. En hiver, il arrive aussi que des individus quittent le cabaret après avoir trop bu, et que sous l'influence du froid les symptômes de l'ivresse s'aggravent rapidement, et entraînent une perte de connaissance; l'ivrogne succombe alors sous l'action du refroidissement et sous celle de l'alcool ; mais cette mort frappant un individu qui, quelques heures auparavant, n'avait pas paru très fortement pris par la boisson, éveille quelquefois des soupçons.

Intoxication par l'oxyde de carbone. — Bien que l'histoire des empoisonnements ne soit pas traitée dans ce volume, il convient de faire une exception pour l'intoxication par l'oxyde de carbone qui est une cause fréquente de mort en

1 Maschka. Plusieurs cas de mort subite et naturelle où il y a eu soupçon de crime. (Analyse in *Ann. d'hyg. pub. et de méd. lég.* 3e série, t. IV.)

apparence subite, et qui occasionne souvent une expertise médico-légale. Cette expertise peut être faite toute entière par le médecin et ne nécessite pas d'analyse chimique.

L'empoisonnement accidentel a lieu ordinairement la nuit; la victime ne s'est pas réveillée, ou a été incapable de demander du secours ou d'ouvrir sa fenêtre. Il n'est pas nécessaire qu'il y ait un foyer dans la chambre ; souvent les produits de combustion refluent par la cheminée et viennent des étages voisins. Quelquefois il n'y a même pas de cheminée ni de poèle dans la pièce; les gaz sortent par le trou mal bouché qui donnait passage au tuyau d'un poêle que l'on a supprimé, ou bien ils s'échappent à travers des fissures à peine visibles des gros tuyaux de fumée qui longent les parois de la chambre. Dans un cas que nous avons observé, un homme avait été trouvé un matin mort dans sa mansarde, et nous constatâmes qu'il était intoxiqué par l'oxyde de carbone ; la fenêtre de cette mansarde était tout près de l'extrémité libre de plusieurs tuyaux, et les gaz qui en sortaient s'étaient répandus dans la chambre, d'ailleurs très exiguë, par la fenêtre laissée ouverte; en rentrant le soir, l'homme avant de se coucher avait fermé la fenêtre, et emprisonné ainsi les gaz toxiques.

Il arrive fréquemment aussi que des vagabonds qui vont coucher au-dessus des fours à chaux sont empoisonnés par l'oxide de carbone qui se dégage à travers les fissures du sol. Tous les hivers, on voit à la Morgue des faits de ce genre.

Le gaz d'éclairage doit sa toxicité, en très grande partie au moins, à l'oxyde de carbone qu'il contient. L'empoisonnement par le gaz d'éclairage peut avoir lieu dans une chambre où il n'y a pas de conduite; par exemple lorsqu'un tuyau se rompt dans la rue, il arrive quelquefois, surtout en hiver, que le gaz traverse le sol sur une grande étendue pour venir se répandre dans les appartements situés au rez-de-chaussée [1]. En filtrant ainsi à travers le sol, le gaz peut perdre son odeur caractéristique.

[1] Cela s'observe surtout quand le terrain est gelé ; le gaz ne peut s'échapper directement à travers la chaussée, et la température plus élevée des habitations favorise sans doute son entrée dans celles-ci.

Le signe pathognomonique de l'empoisonnement, c'est l'état du sang dont l'oxygène a été remplacé en tout ou en partie par l'oxyde de carbone. Le sang a une couleur spéciale ; il est d'un rouge vif et clair ; il paraît rose sous une faible épaisseur, par exemple dans les petits vaisseaux du péritoine et des meninges; tous les organes vasculaires ont ainsi une coloration rouge clair ou rouge cerise. L'examen extérieur du corps suffit souvent à faire présumer l'empoisonnement, parce que les parties où s'est accumulé le sang par hypostase ont cette teinte claire ; souvent aussi il existe de larges plaques roses en divers points de la surface cutanée, notamment à la face interne des cuisses. Toutefois dans certains cas, la couleur du sang est moins caractéristique et ne diffère qu'assez peu de la teinte habituellement observée.

La preuve de l'empoisonnement est fournie par l'examen spectroscopique du sang. On verra plus loin comment cet examen est pratiqué. Le spectre du sang qui renferme de l'oxide de carbone ne diffère pas de celui du sang oxygéné normal [1], mais le caractère distinctif est celui-ci : tandis que l'addition d'un corps réducteur à du sang normal fait disparaître les deux bandes d'absorption du spectre qui sont remplacées par une seule, le sang qui renferme de l'oxide de carbone ne subit pas de modifications sous l'influence des mêmes réactifs, et les deux bandes du spectre persistent définitivement. Toutefois, comme le sang renferme souvent, en même temps que l'oxyde de carbone, une quantité très appréciable d'oxygène, il peut arriver qu'il se réduise partiellement sous l'influence du sulfhydrate d'ammoniaque ou des agents analogues; on voit alors les deux bandes s'atténuer sans disparaître complètement, en même temps qu'apparait la troisième bande qui est moins foncée et moins nette que quand il s'agit de sang oxygéné.

Bien que l'oxyde de carbone forme avec l'hémoglobine une combinaison stable, il arrive quelquefois qu'on n'en

1 Sauf cependant que les deux bandes d'absorption sont légèrement reportées vers la droite.

trouve plus dans le sang examiné au spectroscope, quand la victime n'est morte que plusieurs heures après avoir été retirée de l'atmosphère toxique.

§ III. — Mort subite dont la cause ne peut être reconnue

Il est des cas où malgré l'examen le plus attentif et le plus minutieux de tous les organes, on ne trouve aucune explication anatomique des causes de la mort. Cela arrive non-seulement quand le corps a subi un degré plus ou moins avancé de putréfaction, qui a pour effet de masquer certaines lésions, mais quelquefois ainsi quand le cadavre n'est nullement décomposé. En même temps les circonstances du fait peuvent ne fournir aucun éclaircissement, soit que des renseignements précis fassent défaut sur ce qui s'est passé dans les derniers temps de la vie, soit que l'individu ait succombé sans avoir présenté de symptômes dont l'interprétation mette sur la voie de la vérité. Chez une femme enceinte de quatre mois, trouvée morte dans sa chambre alors qu'elle avait paru en très bonne santé deux heures auparavant, et qu'il n'avait existé chez elle aucun trouble morbide antérieur, nous n'avons trouvé absolument aucune lésion à l'autopsie. Bien qu'il n'y eût pas de soupçons sérieux d'empoisonnement l'analyse chimique fut pratiquée et ne donna que des résultats négatifs. — Nous pourrions citer plusieurs autres exemples concernant des hommes et des femmes adultes ; ni l'autopsie faite par les médecins les plus compétents, et complétée par l'examen histologique, ni l'enquête sur les troubles de la santé ayant pu se manifester pendant la vie, ni l'analyse chimique n'ont réussi dans ces cas à expliquer la mort.

En pareils cas l'expert doit se garder d'attribuer trop de valeur à des lésions peu prononcées et peu significatives, et de chercher à trouver quand même une cause de mort. Il est de son devoir strict, ainsi que de l'intérêt réel de sa réputation, d'avouer son impuissance, et de déclarer formellement que l'autopsie n'a pas révélé de lésions ou de traces de maladies capable d'expliquer la mort.

Il faut toujours penser aussi à la possibilité d'une intoxication, car certains poisons peuvent tuer sans laisser sur les divers organes de traces matérielles de leur action. Il est bon d'appeler l'attention de la justice sur ce point, et de réclamer une analyse chimique chaque fois que les circonstances dans lesquelles s'est produite la mort laissent place à un soupçon d'empoisonnement.

CHAPITRE QUATRIÈME

EMPOISONNEMENT[1]

Il s'en faut de beaucoup que tous les empoisonnements laissent sur le cadavre des traces caractéristiques ; un très grand nombre de substances toxiques d'origine végétale tuent sans produire de lésions appréciables des divers organes, ou en occasionnant seulement des altérations d'une signification peu précise, telles que la congestion cérébrale ou pulmonaire, les signes de l'asphyxie, etc. C'est pourquoi en matière d'empoisonnement, les constatations anatomiques ne constituent qu'une des parties de l'expertise ; elles doivent être complétées par l'analyse chimique des viscères, et par l'examen et la discussion des symptômes qu'a présentés la victime dans les derniers temps de la vie. Ce dernier élément est toujours important ; il acquiert souvent une valeur prépondérante et décisive ; aussi faut-il s'efforcer d'obtenir des renseignements aussi détaillés et aussi complets que possible sur les phénomènes qui ont précédé la mort, et demander aux magistrats d'interroger spécialement les témoins sur ce point.

1 L'histoire des empoisonnements, pour être traitée d'une façon complète et réellement utile, réclame de longs développements que ne comporte pas ce Précis. Nous nous bornons ici à indiquer d'une façon générale la marche à suivre par le médecin dans une expertise relative à un empoisonnement, renvoyant aux traités spéciaux de toxicologie pour tout ce qui concerne la symptomatologie et l'analyse chimique. Voir notamment le *Précis de toxicologie* de Chapuis.

§ 1. — Signes de l'empoisonnement qui peuvent être constatés à l'autopsie

Lorsque la substance toxique a déterminé des lésions organiques, en général ces lésions occupent surtout le tube digestif, et c'est là qu'elles doivent tout d'abord être recherchées. On examine la langue, les parois de la bouche et du pharynx ; certaines substances corrosives déterminent par leur simple passage sur ces parties une destruction plus ou moins complète de la muqueuse ou laissent d'autres marques de leur contact. Ces organes peuvent au contraire conserver leur intégrité après l'ingestion de substances irritantes, qui agissent cependant sur les parois de l'estomac avec lesquelles elles restent plus longtemps en contact. Les lésions de l'estomac consistent en l'injection vasculaire de la muqueuse, en hémorrhagies intra ou sous-muqueuses, en l'effusion d'une certaine quantité de sang mélangé au contenu stomacal, en érosions ou ulcérations, en eschares plus ou moins profondes, plus rarement en perforation de l'organe. Les lésions de l'intestin sont de même nature, mais souvent moins accentuées parce que la substance toxique séjourne plus longtemps dans l'estomac, et qu'à mesure qu'elle chemine dans l'intestin, elle se trouve diluée par les liquides qu'elle rencontre.

Le contenu du tube digestif doit être examiné avec soin. Un renseignement très important est quelquefois fourni par l'odeur ; il en est ainsi dans l'empoisonnement par le cyanure de potassium ou l'acide cyanhydrique (odeur analogue à celle des amandes amères) par le chloroforme, le phosphore, l'opium, etc. L'odeur apparait au moment où l'on ouvre l'estomac ; elle s'affaiblit ou disparaît ensuite, mais si le contenu stomacal est conservé dans un flacon bouché, en agitant le flacon quelques instants après, et en le débouchant ensuite, l'odeur apparaît de nouveau, et cela à plusieurs reprises. Ces odeurs peuvent être perçues non seulement dans l'estomac et l'intestin, mais aussi, et quelquefois mieux encore, dans d'autres organes, et notamment dans les poumons, le foie, le cerveau.

La coloration du contenu de l'estomac et de l'intestin ou de la muqueuse de ces organes met quelquefois sur la voie du diagnostic ; on peut reconnaître ou soupçonner ainsi le laudanum, l'acide azotique, l'acide chromique (couleur jaune), le sulfate de cuivre (bleu), le vert de Schweinfurth, etc.

Dans le contenu stomacal et intestinal, il faut rechercher minutieusement les débris de plantes, quelquefois très petits, qu'on aura à caractériser ensuite, et qui dans certains cas sont le seul élément de diagnostic certain et précis ; — les fragments de cantharides ; — les cristaux ou les parcelles solides de diverses substances chimiques peu ou pas solubles. Ces parcelles, quand elles sont très minimes, sont plus faciles à trouver par le toucher que par la vue.

Les lésions des autres organes ne se produisent guère que dans les empoisonnements qui n'ont pas été suivis très rapidement de la mort. Ces lésions consistent surtout en une dégénérescence granuleuse ou graisseuse, et elles intéressent principalement le foie et les reins ; des fragments de ces organes doivent être réservés pour l'examen microscopique.

§ II. — Précautions à prendre en prévision de l'analyse chimique

Il est indispensable que les viscères ou les liquides destinés à l'analyse soient remis aux chimistes *tels qu'ils ont été retirés du corps et sans addition d'aucune substance étrangère ;* il faut se garder de placer les organes dans l'alcool, d'y ajouter des matières antiseptiques, comme le font encore quelques médecins dans le but d'arrêter la putréfaction. Il est nécessaire également de recueillir séparément les divers viscères, car certains poisons se localisent spécialement dans tel ou tel organe, et d'autre part il peut y avoir intérêt à déterminer en quels points la substance toxique existait en plus grande quantité.

Pour recueillir les viscères destinés à l'analyse chimique, on procède de la façon suivante. On se munit de plusieurs bocaux en verre, à large orifice, d'une contenance d'au moins deux litres, et fermés par un bouchon s'adaptant exactement au col. Ces bocaux doivent autant que possible être neufs ; s'ils ont déjà servi, il faut qu'ils soient parfaitement propres, et avant de les employer on les lave avec de l'eau aiguisée d'acide chlorhydrique, ou de l'eau alcoolisée.

Après avoir ouvert le thorax et l'abdomen, et fait les premières constatations sur les organes encore en place, on pose une ligature au niveau du cardia et une double ligature au niveau du pylore ; on enlève alors l'estomac et on ne l'ouvre qu'après l'avoir placé dans un bocal qui reçoit ainsi directement toutes les matières contenues ; l'estomac, dont on examine ensuite les parois, est laissé lui-même dans le bocal. On pose une ligature sur le rectum, on détache l'intestin grêle et le gros intestin, et après les avoir enlevés, on les ouvre et on fait écouler leur contenu dans un second bocal qui reçoit aussi les intestins après que l'on a examiné à loisir leurs parois.

Dans d'autres bocaux on place séparément le foie, — le cœur et les poumons (ou une partie de ceux-ci) les reins, — l'encéphale — des fragments de muscles (2 à 300 grammes). Il est très important de recueillir toute l'urine qui peut se trouver dans la vessie ; bon nombre de poisons s'éliminent par l'urine, et c'est quelquefois dans ce liquide qu'ils peuvent être le mieux caractérisés. Du sang doit aussi être mis à part ; il faut éviter qu'il soit mélangé d'autres substances, et pour cela on le prend par exemple dans le cœur ou dans les gros vaisseaux de la poitrine et de l'abdomen.

Pour fermer les bocaux, on entoure le goulot avec une ficelle double que l'on passe ensuite sur le bouchon suivant un de ses diamètres, et qu'on noue sur la portion de cette même ficelle qui entoure déjà le goulot. La ficelle est en outre fixée sur le bocal et sur le bouchon avec la cire à cacheter sur laquelle on imprime un sceau. Il ne faut pas recouvrir toute la surface du bouchon de cire parce qu'une portion de celle-ci tomberait dans le flacon au moment où on l'ouvrirait, et sa présence pourrait gêner l'analyse chimique [1]. A l'extrémité libre de la ficelle on fixe une étiquette

[1] Les cires à cacheter sont à bases métalliques très souvent arsenicales.

qu'on scelle également, et sur laquelle on inscrit le nom de la victime ou de l'inculpé, la désignation des organes que contient le flacon, la date de l'autopsie, et on appose ensuite sa signature.

Dès que l'opération est terminée, il faut informer le magistrat des résultats obtenus, indiquer, s'il y a lieu, la nécessité de l'analyse chimique et faire ressortir l'intérêt qu'il y a à ce que les viscères soient transmis le plus tôt possible à l'expert chimiste, afin d'éviter les inconvénients qui résultent de la putréfaction. — Le médecin doit toujours chercher à se procurer les déjections et les matières vomies dans les derniers temps de la vie. Ces matières peuvent s'être desséchées sur un parquet, sur des vêtements; ceux-ci seront saisis et les dalles ou les lames du parquet seront enlevées et remises au chimiste.

Quand il s'agit de l'autopsie d'un cadavre inhumé depuis un certain temps, d'autres précautions sont nécessaires. Une partie de la substance toxique peut se trouver dans les liquides qui se sont écoulés du corps et ont imbibé le fond du cercueil. Il faut enlever avec la scie et placer sous scellé les parties les plus tachées de la bière; on recueille aussi le drap ou les vêtements qui enveloppent le corps. Il est bon également de prendre un échantillon de la terre au milieu de laquelle le cadavre était placé, car on peut soupçonner que certaines substances minérales contenues dans le sol ont été dissoutes et entraînées jusque dans l'intérieur du cercueil. Enfin pour peu que l'on puisse supposer que l'empoisonnement a été produit par l'arsenic, et surtout si la putréfaction est très avancée, il est utile de joindre aux organes recueillis des os, car l'arsenic se localise en partie dans le tissu osseux, et peut y être retrouvé.

Le rôle du médecin dans l'expertise n'est pas terminé après l'autopsie et la mise sous scellé des organes. Souvent l'autopsie lui a fourni des indices qui lui font présumer la nature de la substance toxique; il peut ainsi montrer au chimiste dans quelle direction doit être faite d'abord l'analyse et lui éviter des recherches nombreuses qui perdent inutilement une grande partie des substances sur lesquelles on opère. Une fois l'analyse terminée, c'est au médecin que très souvent incombe le soin d'en interpréter certains résultats. C'est lui qui en cour d'assises supporte la plus grande partie de la discussion et sur qui pèse la plus grande responsabilité. Si l'analyse a permis de retrouver une substance toxique, on demande au médecin à quelle dose cette substance peut entraîner la mort, en combien de temps elle tue, comment elle a pu être administrée, si la présence du poison dans les organes ne peut pas résulter de l'emploi de certains médicaments, etc. Les poisons végétaux et animaux sont souvent très difficiles à caractériser nettement par l'analyse, et les réactions chimiques doivent être complétées par des expériences physiologiques sur les animaux, expériences qui sont de la compétence médicale [1]. Si les résultats de l'analyse ont été négatifs, il appartient souvent au médecin de montrer que cela peut tenir à l'élimination du poison avant la mort, à la difficulté des recherches chimiques et dans certains cas il peut encore établir la réalité de l'empoisonnement uniquement à l'aide des symptômes observés pendant la vie et des constatations faites à l'autopsie. Enfin c'est au médecin qu'il appartient de coordonner les divers éléments de l'expertise et de formuler les conclusions générales du rapport.

[1] Bien que nous ne puissions qu'indiquer sommairement toutes ces questions, nous devons mentionner la découverte récente de substances présentant une très grande analogie avec les alcaloïdes végétaux, substances qui se développent spontanément dans le corps, et que l'on désigne sous le nom de *ptomaïnes*. Plusieurs de ces ptomaïnes ont une action toxique puissante et l'on conçoit combien la possibilité de leur présence doit rendre réservé dans l'interprétation des résultats de l'analyse chimique et des expériences physiologiques.

CHAPITRE CINQUIÈME

ASPHYXIE

Il est difficile de donner une définition scientifiquement satisfaisante du mot *asphyxie*, pris dans le sens général qu'on lui donne ordinairement. Au point de vue médico-légal, nous comprendrons sous le nom d'*asphyxie* tous les cas où l'entrée de l'air dans la poitrine est empêché par un obstacle mécanique : la suffocation par obturation des orifices respiratoires, la strangulation, la pendaison, la submersion, l'enfouissement, la compression du thorax. Outre leur caractère étiologique commun, ces divers genres de mort présentent quelques traits analogues par rapport aux troubles fonctionnels qu'ils occasionnent, et aux modifications, plus ou moins facilement appréciables sur le cadavre, qu'ils impriment au sang et à divers organes.

§ I. — Symptômes de l'asphyxie

Quand, expérimentant sur un animal, on apporte un obstacle mécanique à l'entrée de l'air dans les poumons, voici d'une façon générale ce que l'on observe. L'animal cherche d'abord à se débarrasser de l'entrave qui empêche l'accès de l'air, et souvent à ce moment il suspend volontairement ses mouvements respiratoires ; c'est ce qu'on voit quand on noie un animal, souvent aussi quand on l'étrangle, quelquefois quand on le pend. Le temps pendant lequel les mouvements respiratoires peuvent être ainsi arrêtés peut atteindre et quelquefois même dépasser une minute ; chez l'homme la respiration peut d'ailleurs rester suspendue à peu près pendant le même temps, surtout quand on a eu soin d'exécuter au préalable plusieurs larges inspirations, et d'emmagasiner ainsi dans le sang une plus grande quantité d'oxygène[1]. Après cette interruption volontaire du jeu du thorax, ou bien d'emblée, l'animal se livre à des mouvements respiratoires violents et désordonnés, dans lesquels l'expiration est ordinairement plus prolongée et plus énergique. Au bout d'une minute environ ces efforts cessent complètement pendant quelques instants, ordinairement très courts. Alors surviennent les mouvements respiratoires terminaux, qui consistent en des inspirations brusques, brèves, très profondes et très énergiques, suivies d'expirations qui ordinairement paraissent purement passives. Les inspirations se font par séries qui deviennent de moins en moins nombreuses, et sont séparées par des intervalles de plus en plus longs ; elles cessent définitivement au bout d'un temps qui varie beaucoup suivant les circonstances.

Les mouvements du cœur continuent toujours après que la respiration a cessé, et ils persistent même quelquefois très longtemps. D'abord un peu ralentis, ils deviennent ensuite irréguliers, en même temps qu'ils perdent graduellement de leur intensité ; dans la période terminale ils subissent des arrêts fréquents et assez prolongés ; ce sont les oreillettes qui cessent de battre en dernier lieu.

La perte de connaissance survient en général un peu après la première minute ; elle coïncide avec la période des mouvements respiratoires violents, et précède celle des profondes inspirations ultimes. Suivant le mode d'asphyxie, elle apparaît plus ou moins tardivement ; elle est beaucoup plus prompte par exemple dans la pendaison, où non seulement l'accès de l'air est empêché, mais encore le cours du sang qui se rend à l'encéphale, ou qui en revient.

[1] Le besoin impérieux et irrésistible d'exécuter des mouvements respiratoires, alors même que le sujet a conscience que ces mouvements seront inutiles ou dangereux (submersion) résulte de l'action spéciale qu'exerce sur le centre nerveux de la respiration (situé dans le bulbe) le sang auquel un commencement d'asphyxie a communiqué des propriétés nouvelles. — Cette action du sang peut être due soit à la diminution de l'oxygène, soit à l'augmentation de l'acide carbonique et sans doute aussi à un produit nouveau qui se forme rapidement (voir la note de la page 111).

La sensibilité et les mouvements réflexes commencent à disparaître vers le même temps, d'abord sur les membres inférieurs, puis sur le thorax, et enfin sur la cornée où ils persistent en dernier lieu.

L'asphyxie occasionne des mouvements convulsifs cloniques, généralisés et revenant par séries. La contraction de certains groupes de muscles entraîne l'issue des matières fécales, de l'urine, du sperme ; quelquefois même quand il s'agit d'une femelle pleine, l'expulsion du fœtus. L'iris, d'abord très contracté, se relâche ensuite. Ces mouvements convulsifs commencent après la perte de connaissance. Ils ne sont pas sous la dépendance du besoin de respirer, car M. Brown-Sequard a montré qu'ils apparaissent dans le train postérieur d'un animal dont on a préalablement sectionné la moelle lombaire.

On constate souvent à la fin de l'asphyxie une élévation notable de la température. Ce fait est attribué à la dilatation des petits vaisseaux, occasionnée par la paralysie du sympathique.

L'ordre chronologique suivant lequel les grandes fonctions sont atteintes est ainsi résumé par M. Paul Bert[1] : fonctions cérébrales (intelligence, instinct) ; fonctions médullaires (actions réflexes) mouvements respiratoires, mouvements cardiaques.

§ II. — Durée de l'asphyxie

Il est impossible de préciser d'une façon générale au bout de combien de temps survient la mort dans l'asphyxie. Il est évident que ce temps varie considérablement suivant le mode de l'asphyxie, suivant que l'accès de l'air est plus ou moins complètement interdit, suivant qu'il se joint ou non d'autres causes à la simple privation de l'air. Quand on a recours au même procédé, et qu'on espère sur une même espèce animale, on observe encore des différences individuelles assez sensibles. Chez l'homme, il intervient, en

1 Article Asphyxie du *Nouv. Dict. de méd. et de chirurg. pratiques.*

outre, des influences morales (émotion, terreur) qui peuvent accélérer notablement la mort [1].

Quelques données intéressantes sont cependant fournies sur ce sujet par l'expérience, et notamment par les travaux de la Société médico-chirurgicale de Londres [2]. Voici des chiffres relatifs aux cas où la mort est amenée uniquement par la privation brusque et complète de l'air.

Quand on bouche hermétiquement la trachée d'un chien adulte, les mouvements respiratoires s'arrêtent en moyenne au bout de 4 minutes 5 secondes (minimum 3 minutes 30 secondes; maximum 4 minutes 40 secondes). Le cœur s'arrête en moyenne au bout de 7 minutes 11 secondes (6 minutes 40 secondes minimum; 7 minutes 45 secondes maximum).

La mort survient quand la privation d'air a été prolongée pendant un temps qui varie de 3 minutes 50 secondes à 4 minutes 10 secondes (dans les cas où l'on ne fait pas de tentatives pour ranimer l'animal; le cœur continue d'ailleurs à battre un certain temps après la mort).

§ III. — Signes cadavériques

État extérieur du cadavre. — La face offre le plus souvent son aspect habituel; il est assez exceptionnel de noter la cyanose, la saillie des yeux et l'injection des conjonctives; mais ces caractères sont quelquefois extrêmement accusés. Il nous a paru qu'il en était surtout ainsi chez les sujets vigoureux ayant succombé à la suffocation ou à

[1] Les nouveau-nés présentent une résistance toute spéciale à l'asphyxie comme on le verra plus loin. Chez l'adulte, bon nombre de faits semblent montrer que suivant la formule de M. Bert, la résistance à l'asphyxie est d'autant plus grande, que moindre est la consommation habituelle d'oxygène que fait l'individu au moment où le surprennent les modifications qui tendent à l'asphyxier. Ainsi les individus ayant déjà subi l'action de causes déprimantes supporteraient plus longtemps la privation d'air. Cependant Hoffmann a vu que les animaux vieux et affaiblis, ou débilités par un traumatisme antérieur, résistaient moins longtemps.

[2] Tardieu. Expériences de la Société médico-chirurgicale de Londres sur la mort apparente. (*Ann. d'hyg. pub. et de méd. lég.*, 2e série, t. XIX p. 312 et suivantes).

la strangulation. Quelquefois aussi, il existe *des ecchymoses sous-conjonctivales*, ou même un véritable chemosis sanglant, et plus rarement des ecchymoses ponctuées, ne dépassant guère la dimension d'une tête d'épingle, et siégeant sur les paupières, la face et la partie supérieure du tronc. Ce pointillé hémorrhagique s'observe plus spécialement dans les cas de suffocation par compression du thorax et de l'abdomen [1].

Les *pupilles*, très dilatées dans les derniers moments de la vie, sont ordinairement revenues à des dimensions moyennes après la mort.

Les *lividités cadavériques* apparaissent en général rapidement et occupent une grande étendue, sur les cadavres des asphyxiés. Ce fait s'applique par l'état du sang qui, ainsi que nous allons le voir, reste liquide après la mort.

État du sang. — Deux propriétés du sang des asphyxiés ont été signalées depuis longtemps par tous les observateurs : sa liquidité et sa coloration foncée.

La *liquidité du sang* s'observe, en effet, chez tous les asphyxiés ; on voit, à l'autopsie, le sang s'écouler de tous les vaisseaux, petits ou gros, des divers organes que l'on incise, des parais osseuses du crâne que sectionne la scie, etc. Toutefois dans le cœur, on rencontre souvent des caillots, mais ces caillots sont ordinairement peu abondants, et surtout peu résistants, mous et presque diffluents. Le sang épanché hors des vaisseaux se coagule à peu près comme le sang ordinaire, et les ecchymoses, les foyers hémorrhagiques présentent leurs caractères habituels. La liquidité du sang explique la précocité et l'étendue des lividités cadavériques, l'intensité souvent remarquable de l'hypostase dans les divers organes, la rapidité des imbibitions et des

[1] On comprend que la congestion de la tête et les hémorrhagies ponctuées se produisent plus facilement dans les cas où l'obstacle à l'entrée de l'air, s'oppose aussi dans une mesure plus ou moins considérable au retour du sang des parties supérieures du corps : dans la strangulation et dans la pendaison. On observe quelquefois aussi une forte congestion de la face dans des cas où cette explication ne peut être invoquée ; il est possible qu'alors la respiration ait été arrêtée immédiatement après une inspiration et que le retour du sang, veineux soit resté ainsi entravé.

transsudations vasculaires et la marche souvent hâtive de la putréfaction.

Mais la liquidité du sang ne s'observe pas chez les seuls asphyxiés; elle se remarque aussi, avec les mêmes caractères et les mêmes conséquences, chez d'autres sujets, et notamment chez ceux qui ont succombé à une mort violente ou extrêmement rapide, et qui ont été frappés brusquement en pleine santé.

La *couleur foncée du sang* a été signalée aussi depuis très longtemps; mais ce caractère n'a certainement pas l'importance qu'on voulait lui attribuer. Casper-Liman font remarquer que sur tous les cadavres, qu'il s'agisse d'asphyxiés ou d'individus ayant succombé à un autre genre de mort, le sang a toujours une coloration d'un rouge foncé noirâtre, analogue à celle que présente le sang veineux chez le vivant. Après la mort en effet, tout le sang est dépourvu d'oxygène et présente par conséquent la coloration veineuse, sombre et noirâtre. A l'appui de leur observation, Casper-Liman citent les expériences de Kotelewski, desquelles il résulte que du sang pris sur le cadavre ne contient jamais que de l'hémoglobine réduite. — Hoffmann partage la même opinion, et il s'est assuré, en recueillant le sang sur le cadavre avec les précautions convenables (pour éviter l'action de l'air extérieur) que ce sang était dépourvu d'oxygène[1].

La plus simple observation suffit, en effet, à montrer que le sang de tous les cadavres est d'un rouge foncé et noirâtre. Cependant chez quelques asphyxiés, cette coloration paraît encore plus sombre, et le sang dont sont souvent gorgés les gros vaisseaux de la poitrine, par exemple, semble parfois presque complètement noir. Il est possible que, suivant l'explication d'Hoffmann, cette apparence soit due à la liquidité du sang qui peut former une couche épaisse tandis que, sur les caillots, la coloration sombre est

[1] Quel que soit le genre de mort, la quantité d'oxygène absorbé devient de plus en plus faible pendant l'agonie et ce qui en reste dans le sang est consommé non seulement à ce moment, mais encore dans les premiers instants qui suivent la mort, les oxydations continuant pendant un certain temps.

moins frappante, les couches de fibrine l'atténuant un peu.

Etat des poumons. — La congestion pulmonaire est fréquente chez les asphyxiés, mais elle est loin d'être constante dans chaque genre d'asphyxie, ni pour un même genre, dans les divers cas particuliers. On trouve même quelquefois les poumons remarquablement pauvres en sang. Toutefois la congestion s'observe le plus souvent et elle peut être portée à un haut degré ; elle peut s'accompagner d'hémorrhagies formant des noyaux plus ou moins volumineux. Il semble même qu'il se produit très souvent dans le parenchyme pulmonaire de très petites hémorrhagies, sous forme de foyers ne dépassant guère le volume d'une tête d'épingle, et que l'examen microscopique met en évidence ; nous avons vu ces hémorrhagies dans les poumons des animaux que nous avons noyés ; M. Patenko en a retrouvé de semblables chez des animaux asphyxiés par pendaison[1].

Quand les poumons sont congestionnés, ils renferment souvent aussi de l'écume en quantité variable, qui occupe les alvéoles, les petites ramifications bronchiques, quelquefois les grosses bronches, le larynx et la trachée. Il n'y a là rien de spécial à l'asphyxie : l'écume se trouve très

1 Donders a donné une explication des différences qui existent, suivant les divers cas, dans le degré de congestion pulmonaire des asphyxiés. La dilatation du thorax non suivie de l'arrivée de l'air dans les poumons, détermine l'afflux d'une grande quantité de sang dans ces organes, en raison du vide virtuel qui tend alors à se produire. Le degré de la congestion dépendrait non seulement de l'énergie et de la fréquence de ces mouvements respiratoires, mais aussi du moment où a lieu l'occlusion des voies qui donnent accès à l'air : si ce moment coïncide avec la fin d'une expiration, la dilatation du thorax sera plus considérable et par suite l'afflux du sang plus abondant.

M. Patenko, dans un mémoire récent (*Étude sur l'asphyxie de cause mécanique. Ann. d'hyg. pub. et de méd. lég.*, (3e série, t. XIII), rend compte d'expériences qu'il a entreprises et qui viennent à l'appui de la manière de voir de Donders. Il a pendu un certain nombre de chiens, les uns immédiatement après une expiration, les autres après une inspiration : les premiers avaient une forte congestion pulmonaire que ne présentaient pas les seconds ; (dans les deux cas, il a trouvé des foyers d'extravasation sanguine dans les poumons).

Toutefois la théorie de Donders ne rend pas compte de tous les faits ; par exemple elle n'explique pas la congestion pulmonaire qu'on observe presque constamment, et souvent à un très haut degré, chez les individus asphyxiés par compression du thorax (pris dans des éboulements de terre, écrasés dans la foule, etc.)

fréquemment sur les poumons congestionnés, quelle qu'ait été la cause de la congestion, et la quantité de cette écume est ordinairement en proportion moins de l'intensité de la congestion, que du temps que celle-ci a duré pendant la vie.

Casper-Liman attachent une certaine importance à la congestion de la muqueuse du larynx de la trachée, et des grosses ramifications bronchiques, congestion se manifestant par la réplétion des fins vaisseaux, et s'accompagnant quelquefois d'ecchymoses. Cet état fait fréquemment défaut, et il est inutile de dire qu'il peut être observé chez d'autres sujets que chez les asphyxiés.

On observe quelquefois à la surface des poumons des *plaques d'emphysème interstitiel* plus ou moins étendues, résultant de la déchirure d'un certain nombre d'alvéoles. Ces plaques, qui témoignent d'efforts respiratoires violents et d'un obstacle à la sortie de l'air, ont dans certains cas une réelle valeur diagnostique [1].

Ecchymoses sous-pleurales, sous-péricardiques, etc. — Les ecchymoses sous-pleurales sont encore appelées *taches de Tardieu*, parce que cet auteur les a décrites très minutieusement, a signalé leur rapport avec l'asphyxie, et a voulu leur attribuer une importance considérable.

Elles se présentent ordinairement sous forme de taches arrondies, très petites et ne dépassant guère le diamètre d'une lentille; quelquefois elles sont linéaires ou en coup d'ongle. Leurs bords sont nettement limités, leur couleur rouge cerise, ou rouge foncé, brunâtre. Elles apparaissent au premier coup d'œil, à moins que les poumons ne soient extrêmement congestionnés parce qu'alors elles se détachent moins bien sur le fond sombre de la plèvre; même dans ce cas il est facile de les apercevoir en regardant attentivement;

[1] Dans une série d'expériences faites sur des chiens dans la trachée desquels on avait introduit un robinet, M. Legroux a constaté qu'il existait toujours un emphysème pulmonaire énorme quand la fermeture du robinet avait été faite après une inspiration. Dans les cas de fermeture après expiration, l'emphysème était infiniment moindre. Des ecchymoses sous-pleurales et de leur valeur en médecine légale. Rapport à la *Soc. de méd. lég.*, 1878.

l'insufflation des poumons, en étalant la surface pleurale, les rend plus apparentes.

Elles sont constituées par de petits épanchement sanguins qui se font exactement à la surface du parenchyme pulmonaire, au-dessous de la surface interne de la plèvre qui se trouve ainsi décollée en ce point. Elles résistent très longtemps à la putréfaction et peuvent être retrouvées plusieurs mois après la mort, surtout si l'on a soin d'insuffler les poumons.

Leur nombre est très variable : quelquefois on n'en rencontre qu'une dizaine, ou moins encore, sur chaque poumon, et alors elles siègent surtout à la base ou à la partie postérieure de l'organe, ainsi que dans l'intervalle des lobes. Ordinairement elles sont plus abondantes, et quelquefois en quantité tellement considérable qu'elles criblent toute la surface pulmonaire, et en certains point se touchent et se confondent les unes avec les autres. On en rencontre souvent aussi sur les plèvres pariétale et diaphragmatique.

Il est inutile de rechercher les ecchymoses sous pleurales sur des poumons qui sont reliés au thorax par des adhérences ; pendant l'extraction de ces organes, la plèvre est déchirée plus ou moins complètement et les ecchymoses n'apparaissent plus, ou bien la déchirure de la plèvre se fait sur des points très petits au niveau desquels le parenchyme est à nu et peut être pris pour une ecchymose. Il y a là une double cause d'erreur, qui fait que le signe ne doit pas être recherché en pareils cas

Des ecchymoses ponctuées, tout à fait analogues par leur forme et leurs dimensions aux ecchymoses sous-pleurales, se rencontrent aussi sur le cœur, au-dessous du péricarde ; elles occupent surtout le voisinage des vaisseaux coronaires et leurs ramifications. On en trouve aussi sur la muqueuse du larynx et de la trachée, sur le thymus, sous le cuir chevelu ; quelquefois, mais moins fréquemment, sur la muqueuse stomacale, et encore sur les méninges.

Toutes ces ecchymoses ponctuées, sous-pleurales, ou autres, se produisent toujours beaucoup plus facilement et en bien plus grande abondance chez l'enfant nouveau-né que chez l'adulte.

Tardieu attribuait aux ecchymoses sous-pleurales une importance énorme; il avait voulu en faire la caractéristique d'un seul genre d'asphyxie, la suffocation, et il a avancé à ce sujet la proposition suivante : « Sous certaines réserves, la seule présence des ecchymoses sous-pleurales, à quelque degré et en si petit nombre que ce soit, suffit pour démontrer d'une manière positive que la suffocation est bien en réalité la cause de la mort; ces signes permettent de distinguer sûrement la mort par suffocation de la submersion, de la pendaison, et fournissent ainsi, dans plus d'un cas, un moyen précieux de ne pas confondre l'homicide avec le suicide [1] » — Ainsi formulée, cette proposition a soulevé de la part des médecins légistes les protestations les plus vives et les mieux justifiées [2]. Si les ecchymoses sous-pleurales sont, en effet, surtout fréquentes et abondantes dans les genres d'asphyxie rangés par Tardieu sous le nom commun de suffocation (terme qui comprend d'ailleurs des faits assez disparates) on les rencontre aussi dans les cas où l'asphyxie s'est produite suivant un autre mode. Il y a plus, les ecchymoses sous-pleurales ont été rencontrées bien des fois chez des sujets qui n'avaient pas succombé à l'asphyxie, ou du moins à l'asphyxie telle qu'on l'entend en médecine légale. On les a notées chez des enfants morts dans le sein de leur mère; elles sont très fréquentes chez le nouveau-né, quelle qu'ait été la cause de la mort, mais spécialement quand l'accouchement a été difficile, et a occasionné une compression forte ou prolongée de la tête. Chez les adultes, il n'est pas rare de les rencontrer quand la mort a été le résultat d'un grand traumatisme (chute, écrasement) ou bien d'une attaque d'épilepsie, d'éclampsie, de tétanos, de l'apoplexie consécutive à une hémorrhagie cérébrale, et d'une façon générale, quand la mort est survenue rapide-

[1] Étude médico-légale sur la pendaison, pages 301 et 302.
[2] On peut consulter pour l'historique de cette question le rapport déjà cité de M. Legroux.

ment, à la suite d'une cause agissant brusquement. Elles peuvent se manifester aussi dans le scorbut, le purpura, la variole hémorrhagique, l'hémophilie. On les a encore observées chez les sujets empoisonnés par l'oxyde de carbone, le phosphore, l'arsenic, le mercure, le plomb. — Enfin les ecchymoses sous-pleurales peuvent faire complètement défaut dans chaque genre d'asphyxie, même dans la suffocation et même chez les nouveau-nés, de sorte que ce signe de l'asphyxie n'étant ni constant, ni caractéristique, est loin d'avoir une valeur absolue.

Toutefois, sous les réserves qui viennent d'être indiquées, la présence des ecchymoses sous-pleurales peut servir à compléter très utilement d'autres signes de l'asphyxie, et fournir un élément important de jugement. Il en est des questions de médecine légale, comme des questions de diagnostic clinique : presque jamais elles ne peuvent être résolues à l'aide d'un signe unique, ayant à lui seul une valeur absolument démonstrative, mais en se basant sur un ensemble de signes qui se corroborent, chacun tirant une importance plus grande du fait même de la coexistence des autres.

Etat du cœur et des gros vaisseaux de la poitrine. — Presque toujours les cavités droites du cœur sont remplies de sang, tandis que les cavités gauches en renferment beaucoup moins, ou sont quelquefois vides. Pour constater le contenu du cœur, il faut avoir soin d'ouvrir cet organe sur place, les autres viscères n'ayant pas encore été déplacés; sinon, le sang passe du cœur dans les gros vaisseaux ou réciproquement, et cela d'autant plus facilement qu'il est resté en grande partie liquide.

L'artère pulmonaire, les veines caves et leurs branches d'origine sont ordinairement gorgées de sang. Cette réplétion des gros vaisseaux et des cavités droites du cœur est la conséquence du trouble des mouvements respiratoires, et de la gêne considérable apportée à la petite circulation, gêne dont les effets se font d'autant p us sentir que généralement le cœur continue à battre un certain temps après que la respiration est définitivement arrêtée.

Etat de l'encéphale. — On trouve quelquefois une congestion très marquée des parois du crâne, et des méninges ; cette hyperémie semble être surtout passive et due à la stase veineuse par gêne de la circulation, car on remarque le plus souvent que les grosses veines sont gorgées de sang, que les petites veines sont également très remplies, tandis que les fins vaisseaux ne sont pas distendus ou injectés [1]. Dans des cas qui ne sont pas rares, la congestion fait complètement défaut, et l'on trouve une anémie très marquée des méninges et des diverses parties de l'encéphale. Cette anémie est due sans doute à la contracture des vaisseaux sous l'action des nerfs vaso-moteurs excités par le sang asphyxique ; plusieurs expérimentateurs ont vu en effet le resserrement des vaisseaux se produire d'une façon très manifeste pendant l'asphyxie, non seulement sur les méninges, mais aussi sur les divers organes de l'abdomen; la rate notamment subit une contraction et une diminution de volume considérables [2].

[1] M. Patenko (mémoire cité) dit avoir constaté que même dans les cas où le reste de l'encéphale est anémié, il existe dans le bulbe, au voisinage du calamus scriptorius, une hyperémie capillaire manifeste, avec de petits foyers hémorrhagiques. Il ajoute que les cellules nerveuses de cette région sont troubles, souvent ridées, et que des granulations ont pris la place de leur noyau.

[2] Dans un mémoire publié dans les *Archives russes de médecine légale et d'hygiène publique, 1865*, et traduit dans *Vierteljahrsch. für gerichtl. und öff. Med.*, M. Ssabinski rend compte d'expériences intéressantes sur les modifications que subit la rate chez les animaux asphyxiés par divers procédés. Dans tous les cas, cet organe devenait exsangue, ridé à la surface et considérablement diminué de volume, au point que les diamètres perdaient un tiers de leur longueur. Ces phénomènes cessent quand l'asphyxie est interrompue et la rate revient à son aspect normal pour diminuer de nouveau de volume quand l'asphyxie recommence. M. Ssabinski a démontré que ces phénomènes étaient dus uniquement aux propriétés spéciales du sang asphyxique; il les a fait apparaître en effet en injectant dans l'artère splénique d'un animal du sang provenant d'un autre animal asphyxié ; il s'est assuré en outre que ce sang asphyxique produit les mêmes effets alors même qu'avant de l'employer on lui a donné de l'oxygène, et d'autre part que du sang saturé d'acide carbonique, mais ne provenant pas d'un animal asphyxié, n'a pas la même action. M. Ssabinski tire de ces faits la conclusion légitime que le sang des asphyxiés contient une substance spéciale, ou a subi une modification inconnue dans sa nature ne se révélant que par les effets qu'elle produit (Le mémoire de M. Ssabinski a été analysé dans les *Ann. d'hyg. pub. et de méd lég.*, 2e série, 1868, t. XXIX, p. 453).

Au point de vue pratique, on ne peut tirer grand parti de ces expériences. Il n'est pas certain en effet que chez l'homme la rate subisse la même influence

§ IV. — Valeur des signes de l'asphyxie

Aucun des signes qui viennent d'être énumérés n'a par lui-même une valeur absolue. La réunion de plusieurs d'entre eux n'est même pas toujours démonstrative. C'est qu'en effet, dans bon nombre de circonstances, la mort est produite par un mécanisme qui, en dernière analyse, se rapproche beaucoup de celui de l'asphyxie, telle que nous l'entendons en médecine légale, c'est-à-dire par un trouble brusque et rapide de la respiration et de l'hématose. L'expert n'a donc rempli sa tâche que d'une façon insuffisante quand il a déclaré que la mort a été produite par asphyxie. Pris dans son sens large, dans celui qui résulte des constatations anatomiques, ce mot a une telle extension qu'il peut supposer les causes premières les plus diverses. Néanmoins les signes étudiés plus haut servent toujours à circonscrire le problème de diagnostic médico-légal, ils peuvent compléter très utilement des constatations d'autre nature, et ils doivent être recherchés dans chaque cas particulier.

ARTICLE PREMIER. — SUBMERSION

La mort est dite par *submersion* quand elle succède à l'immersion du corps dans l'eau ou dans un autre liquide, l'accès de l'air dans les voies aériennes étant empêché par ce liquide. On comprend qu'il n'est pas nécessaire, pour que la mort se produise, que le corps soit immergé en entier; il suffit que la tête, ou même seulement la bouche et le nez restent plongés un certain temps dans le liquide. On a vu des gens se noyer dans un ruisseau peu profond, dans une flaque

pendant l'asphyxie, et d'ailleurs cet organe présente à l'autopsie de telles différences quant à son volume, l'état de sa surface, son contenu sanguin, qu'on aurait toujours à se demander si les modifications que l'on constate ne sont pas le fait d'une cause autre que l'asphyxie.

d'eau, dans une ornière, etc. ; dans ces cas la victime tombe la face dans l'eau, et pour une cause quelconque (ivresse, commotion cérébrale, etc.) ne peut se relever [1].

§ I. — État extérieur du cadavre

Le cadavre des noyés présente un aspect en général très caractéristique, et qui résulte de l'action de l'eau.

Froideur de la peau. — Par le fait de son séjour dans l'eau, le cadavre perd beaucoup plus rapidement sa chaleur propre que s'il restait exposé à l'air ; de plus la peau du noyé

[1] La mort par submersion occupe au point de vue de la fréquence, un des premiers rangs parmi les divers genres de mort violente. Elle représente environ 30 0/0 des morts accidentelles, et à peu près la même proportion des suicides.

Voici quel est, pour toute la France, le nombre absolu des morts par submersion (d'après le *Compte rendu de la justice criminelle en France.*)

Années	ACCIDENTS			SUICIDES		
	HOMMES	FEMMES	TOTAL	HOMMES	FEMMES	TOTAL
1875	2423	843	3266	1162	448	1610
1876	4507	1182	5689	1149	539	1688
1877	3342	788	4130	1236	533	1769
1878	3395	958	4353	1295	572	1867
1879	3335	736	4071	1342	539	1881
1880	3090	691	3781	1302	635	1937
1881	3263	679	3942	1295	639	1934

Le nombre des noyés reçus à la Morgue de Paris pendant les cinq dernières années, a été :

Années	MASCULINS	FÉMININS	TOTAL
1880	262	61	323
1881	286	81	367
1882	271	50	321
1883	321	70	391
1884	308	67	375

étant imbibée par l'eau, qui est bonne conductrice de la chaleur, paraît plus froide au toucher qu'elle ne l'est réellement.

Pâleur de la peau. — Cette pâleur, bien que fréquente, n'existe pas dans tous les cas. On remarque souvent en divers points une teinte rosée disposée par larges plaques, et ressemblant un peu à celle que l'on observe chez les individus ayant succombé à une intoxication par l'oxyde de carbone. Cette nuance a été attribuée à l'oxygénation du sang des vaisseaux cutanés par l'eau qui imbibe les téguments.

Chair de poule ; rétraction du pénis, du scrotum, du mamelon. — L'aspect de la peau connu sous le nom de *chair de poule (cutis enserina)* est dû à l'érection des bulbes pileux sous l'influence de la contraction des muscles lisses annexés à ces bulbes. La chair de poule s'observe très fréquemment chez les noyés, mais aussi chez d'autres sujets morts rapidement ; elle disparaît quand la putréfaction est commencée.

La rétraction du pénis, du scrotum, du mamelon est due aussi à la contraction des fibres musculaires de la peau, qui sont très nombreuses en ces régions. Chez les noyés retirés de l'eau au bout de peu de temps, on observe presque toujours ce signe, mais à des degrés diversement accentués.

Macération de l'épiderme. — Quand un cadavre a séjourné quelque temps dans l'eau, l'épiderme présente aux points où il est le plus épais, c'est-à-dire à la paume des mains et à la plante des pieds, un aspect spécial : en s'imbibant d'eau, il est devenu épais, ridé et blanchâtre. Cet aspect est ordinairement plus marqué et plus précoce aux mains qu'aux pieds, mais quand ceux-ci sont nus, c'est le contraire qui a lieu, l'épiderme étant plus épais à la plante des pieds.

Ce signe a une valeur particulière parce qu'il permet de déterminer avec une certaine approximation la durée du séjour du cadavre dans l'eau. C'est ainsi que par une température un peu chaude, au bout de cinq à six heures l'épiderme des doigts est déjà plissé et blanchâtre ; au bout de trois ou quatre jours, l'épiderme de toute la face palmaire présente le même aspect ; enfin après six à huit jours il est devenu beaucoup plus épais et d'un blanc mat comme la craie ; au bout d'une quinzaine de jours, il commence à se détacher du derme. En hiver, ces altérations se produisent beaucoup moins rapidement.

Écume au-devant de la bouche et du nez. — Cette écume se présente au-devant de la bouche ou des fosses nasales sous forme d'une petite masse blanche, à bulles très fines égales entre elles, analogue à de la mousse légère d'eau de savon; quelquefois elle est teintée en rose. On peut la faire sortir en plus grande abondance en comprimant fortement le thorax; elle augmente aussi de quantité quand la putréfaction commence. Souvent celle qui sort en premier lieu est parfaitement blanche, et celle qui lui succède offre la teinte rose mentionnée plus haut.

Ce signe n'est pas constant; mais quand il existe chez un sujet retiré de l'eau, il constitue une forte présomption que la submersion a eu lieu pendant la vie. Nous verrons plus loin pourquoi.

§ II. — Signes internes

Augmentation de volume des poumons. — Cette augmentation de volume est quelquefois extrêmement prononcée. Les poumons semblent comme insufflés; leurs bords sont mousses et arrondis et recouvrent presque complètement le cœur; ils conservent l'empreinte du doigt comme un tissu œdématié. Ils font saillie à l'ouverture du thorax, et souvent ils gardent l'empreinte des côtes entre lesquelles ils faisaient en quelque sorte hernie avant que la poitrine ne fût ouverte. On remarque quelquefois aussi à la surface des poumons des plaques plus ou moins larges d'emphysème [1].

1 L'augmentation de volume des poumons des noyés peut être expliquée, en partie au moins, de la façon suivante : Quand on ouvre le thorax d'un cadavre, les poumons se rétractent immédiatement parce que l'élasticité du tissu pulmonaire n'étant plus contre-balancée par le vide virtuel des cavités pleurales, entre en jeu et chasse une partie de l'air contenu dans les alvéoles. Chez les noyés, l'écume et le mucus qui remplissent les petites bronches s'opposent à la sortie de l'air renfermé dans les alvéoles et l'élasticité pulmonaire trouve ainsi un obstacle insurmontable. Les poumons restent volumineux, parce qu'ils ne peuvent s'affaisser comme dans les circonstances

Cet état des poumons est fréquent, mais non pas constant. Il manque quand les poumons sont intimement reliés à la paroi thoracique par des adhérences anciennes, et quelquefois on voit un des poumons, resté libre, être très volumineux, tandis que l'autre, adhérent au thorax, a des dimensions beaucoup moindres. Il fait aussi défaut dans un certain nombre d'autres cas sur des cadavres frais. On ne l'observe jamais chez les noyés dont la putréfaction est avancée.

Écume, eau, corps étrangers dans les voies respiratoires. — Une écume à bulles très fines, égales entre elles, tenaces, remplit les ramifications bronchiques et s'étend jusque dans les alvéoles pulmonaires; on la voit sourdre de tous les points de la surface d'une coupe du poumon, spontanément, ou sous l'influence d'une pression légère. Elle remplit quelquefois aussi la trachée, le larynx, le pharynx et les fosses nasales.

Cette écume est formée par l'eau introduite dans les canaux bronchiques, agitée par les mouvements respiratoires avec l'air renfermé dans ces conduits et avec le mucus qui est secrété sous l'influence de l'action de l'eau. On comprend qu'elle doit être d'autant plus abondante, à bulles d'autant plus nombreuses, fines et régulières, que les mouvements respiratoires ont continué plus longtemps après l'introduction de l'eau et la sécrétion du mucus[1]. Une écume iden-

normales D'ailleurs, il est probable que pendant les derniers instants de la vie, l'expiration ne peut se faire complètement l'air étant déja emprisonné dans les alvéoles, et les fortes inspirations terminales donnant accès tout au moins à de l'eau, on comprend que le volume des poumons se trouve augmenté.

1 Les expériences instituées par la Société médico-chirurgicale de Londres ont montré que tandis qu'après simple privation d'air (en bouchant la trachée) prolongée pendant 3 minutes 50 secondes, un chien peut être ramené à la vie, la submersion prolongée pendant une minute et demie suffit à amener la mort En variant les expériences, par exemple en plongeant dans l'eau deux chiens dont l'un a la trachée fermée, on s'est assuré que la rapidité de la mort par submersion était due uniquement à la pénétration de l'eau dans les poumons. On comprend, en effet, que l'écume encombrant les bronches et les alvéoles pulmonaires apporte un très grand obstacle à l'entrée de l'air. Quelquefois on parvient à ranimer plus ou moins complètement un noyé et il succombe seulement au bout de quelques heures ou de plus d'un jour. Dans ces cas, la mort tardive est peut-être due, en partie au moins, aux

tique s'observe constamment chez les animaux noyés, chez ceux auxquels on injecte de l'eau dans les bronches.

Chez l'homme, on ne trouve pas toujours les poumons et les conduits bronchiques aussi remplis d'écume ; il est très rare que cette écume fasse complètement défaut, mais assez fréquemment elle n'existe qu'en quantité médiocre ou tout à fait minime, et cela, même quand les poumons sont très volumineux. Sur les cadavres putréfiés, on ne trouve jamais d'écume ; s'il en existait primitivement, une partie est chassée au dehors sous l'influence de la pression que les gaz qui se développent alors exercent sur les poumons, et elle vient former au-devant de la bouche et du nez le champignon de mousse dont nous avons parlé plus haut ; l'autre partie revient à l'état liquide, et passe par transsudation dans les cavités pleurales. C'est ainsi qu'à l'autopsie des noyés putréfiés on trouve souvent les poumons affaissés, réduits de volume, et les plèvres remplies d'une quantité abondante de liquide teinté par la matière colorante du sang.

Quand l'écume n'existe pas en très grande proportion dans les poumons et les voies aériennes, elle n'est pas à elle seule caractéristique de la submersion. On peut trouver en effet de l'écume dans un grand nombre d'autres cas : chez les pendus, les étranglés, et d'une manière générale toutes les fois qu'il existe de la congestion pulmonaire, surtout quand celle-ci a duré un certain temps. Or cette écume ne saurait être distinguée avec certitude par ses caractères propres de celle qui se produit pendant la submersion.

On trouve quelquefois aussi dans la trachée et les grosses bronches une quantité plus ou moins grande d'eau liquide, non écumeuse. La pénétration de cette eau peut, ainsi que nous le verrons, se produire après la mort du sujet immergé.

lésions de l'épithélium pulmonaire que nous avons signalées, M. Brouardel et moi (*Ann. d'hyg. pub. et de méd. lég.*, 3e série, t. IV).

Ajoutons que certains faits montrent que chez l'homme la submersion prolongée pendant plus d'une minute et demie n'est pas toujours suivie de mort. M. Aug. Voisin déclare que sur 87 noyés rappelés à la vie, 8 avaient séjourné sous l'eau pendant cinq minutes, 13 pendant plus longtemps, dont l'un jusqu'à 20 minutes. (*Note sur l'organisation du service des secours publics dans le département de la Seine.* Paris 1878, chez Pougin.)

Les corps étrangers que tient en suspension l'eau ou le liquide dans lequel a lieu la submersion sont aspirés par le noyé, et pénètrent ainsi non seulement dans les grosses bronches, mais encore dans les plus petites ramifications de ces conduits, et jusque dans les alvéoles pulmonaires. Les dernières inspirations exécutées par un noyé sont en effet extrêmement énergiques, et elles peuvent attirer la vase, de petits grains de sable, des débris d'herbe, etc., jusque sous la plèvre [1]. La présence de ces corps étrangers constitue même, sous certaines réserves qui seront indiquées plus loin, un des meilleurs signes de la submersion effectuée pendant la vie, signe d'autant plus précieux qu'il peut-être constaté longtemps après la mort, sur des cadavres très putréfiés. Malheureusement il manque très souvent parce que la submersion a lieu, dans la plupart des cas, dans une eau relativement limpide ou du moins ne contenant en suspension que des particules très tenues, presque microscopiques, et qu'on ne peut retrouver à l'autopsie.

On trouve plus souvent dans les bronches des débris alimentaires provenant de l'estomac. Pendant la submersion des vomissements se produisent en effet quelquefois, et le contenu stomacal, au lieu d'être rejeté au dehors, peut-être attiré dans les voies respiratoires par une inspiration convulsive. Ces débris alimentaires, en oblitérant plus ou moins complètement la trachée ou les bronches, contribuent dans une certaine mesure à amener la mort. — Sur les cadavres putréfiés la masse alimentaire peut être chassée de l'estomac après la mort sous l'influence du développement des gaz, et

1 Chez un homme qui se trouvant dans un égout, avait respiré des gaz toxiques et était tombé sans connaissance la face dans le radier de l'égoût, nous avons vu à l'autopsie pratiquée par notre collègue le docteur Descoust, les petites bronches absolument remplies de graviers et de grains de sable, tassés les uns sur les autres

Chez les nouveau-nés jetés vivants dans les fosses d'aisances, on trouve souvent les petites bronches totalement remplies de matières fécales.

Des expériences instituées par la Société médico-chirurgicale de Londres ont montré que lorsqu'on plonge un animal, la tête en bas, dans du mercure, ce liquide est aspiré jusque dans les alvéoles pulmonaires (*Mémoire de Tardieu*, cité dans la note de la page 103.

pénétrer en partie dans les voies aériennes. Le fait s'observe d'ailleurs non seulement chez les noyés, mais encore sur les cadavres d'individus ayant succombé à d'autres genres de mort. Nous avons vu que les déplacements brusques ou certaines pressions exercées sur un cadavre non putréfié, pouvaient avoir ce même résultat (page 76).

Congestion pulmonaire; ecchymoses sous-pleurales. — La congestion pulmonaire n'est pas constante dans la mort par submersion ; il est même assez rare qu'elle soit très accentuée.

Les ecchymoses sous-pleurales bien limitées, petites et nettes, telles qu'elles ont été décrites plus haut, sont rares chez les noyés. Elles peuvent cependant se rencontrer [1], surtout quand la submersion a été très rapide, le corps restant constamment au-dessous de l'eau, et aussi quand il s'agit de nouveau-nés ou de très jeunes enfants.

Mais il est fréquent de voir à la surface du poumon de larges plaques rouges ou roses, plus ou moins nettement limitées et dessinant des sortes de marbrures. Nous nous sommes assuré que ces plaques, ou du moins un certain nombre d'entre elles, sont constituées, comme les ecchymoses ponctuées, par un épanchement sanguin sous-pleural; il s'agit d'une véritable hémorrhagie, en nappe extrêmement mince.

Eau dans l'estomac. — On trouve fréquemment de l'eau dans l'estomac des noyés; sa quantité peut atteindre et dépasser un litre ; ordinairement elle est beaucoup moindre, et peut être d'ailleurs assez difficile à apprécier exactement

[1] Dans un cas rapporté par le professeur Brouardel *(Commentaires de la traduction française du Traité d'Hoffmann)* on trouva des ecchymoses sous-pleurales chez une vieille femme retirée du fond d'un puits, et cette circonstance avait fait accuser le mari d'avoir asphyxié sa femme par suffocation et de n'avoir jeté le cadavre dans le puits que pour simuler le suicide Le Dr Girard, de Grenoble, pour vérifier la valeur de ce signe, noya des lapins dans un grand vase en ayant soin de ne pas les laisser revenir à la surface; or, à l'autopsie de ces animaux il a trouvé des ecchymoses sous-pleurales

Casper-Liman rapportent aussi le cas d'une jeune fille de quatorze ans, noyée, qui présentait des ecchymoses ponctuées sur les plèvres, sur la muqueuse bronchique et sur le péricarde (Berlin 1882, t. II, p. 794).

quand elle est mélangée à des aliments. Quelquefois on trouve l'estomac complètement vide.

La présence d'une certaine quantité d'eau dans l'estomac est, sous certaines réserves qui seront indiquées plus loin, une des meilleures preuves que la submersion a eu lieu pendant la vie, car, ainsi que nous le verrons, l'eau ne pénètre pas après la mort dans les voies digestives.

Eau et corps étrangers dans l'oreille moyenne. — Par suite des efforts d'inspiration ou de mouvements de déglutition, le liquide submergeant peut pénétrer dans la trompe d'Eustache et arriver jusque dans l'oreille moyenne en entraînant avec lui quelques uns des corpuscules qu'il tient en suspension. Cette pénétration ne peut se faire après la mort, à moins qu'il n'y ait une perforation du tympan, et que le liquide n'arrive par cette voie dans la caisse, de sorte qu'on trouve là un bon signe de submersion effectuée pendant la vie.

Pour constater la présence de l'eau ou de corps étrangers, on peut ouvrir l'oreille moyenne [1], ou plus simplement, essuyer soigneusement le conduit auditif externe, placer un spéculum *auris*, s'assurer que le tympan est intact, et perforer ensuite cette membrane à l'aide d'un trocart qui sert en même temps à aspirer le contenu de la caisse.

Etat du sang. — En général le sang des noyés est non seulement liquide, comme celui de tous les asphyxiés, mais encore d'une très grande fluidité, comparable à celle de l'eau ; en même temps il est d'une coloration moins intense. Cet aspect est souvent très remarquable, notamment sur le foie ; cet organe laisse écouler du sang qui semble dilué par l'addition d'une certaine quantité d'eau. Nous avons constaté en effet, M. le professeur Brouardel et moi, [2] que lorsqu'on noie

[1] Le manuel opératoire est indiqué plus loin, à l'occasion de l'infanticide.

[2] Brouardel et Vibert. Étude sur la submersion. (*Ann, d'hyg. pub. et de méd. lég.*, 3e série, t. IV).

Nous avons opéré sur des animaux dont nous avons compté les globules sanguins avant et après la submersion. La proportion d'eau qui passe dans le sang est en raison de la durée de la submersion ; quand celle-ci est effectuée en moins de 5 minutes, l'absorption est presque nulle ; elle peut atteindre

un animal, en le laissant de temps en temps respirer à la surface de façon que la submersion ne soit pas très rapide, il pouvait absorber une quantité d'eau qui dans certains cas égale le tiers de la masse sanguine[1]. Cette fluidité du sang explique la facilité avec laquelle saignent les plaies sur le cadavre des noyés, la rapidité avec laquelle se font la transsudation et l'imbibition, etc.

C'est sans doute pour la même raison que, chez l'homme du moins, on trouve très rarement des caillots dans les cavités cardiaques. Chez les animaux, le docteur Faure[2] a vu souvent après la submersion des caillots dans le cœur et dans les gros vaisseaux, mais il pense que ces caillots se fluidifient quelque temps après la mort.

§ III. — La mort a-t-elle été le résultat de la submersion ?

En d'autres termes, la victime est-elle tombée vivante à l'eau, ou y a-t-elle été jetée après la mort ? C'est là, on le comprend, la question capitale dans la pratique. Il peut arriver en effet qu'un individu soit tué par suffocation, strangulation ou d'une autre façon qui ne laisse pas de traces caractéristiques, ou seulement des lésions d'une interprétation douteuse, surtout si la putréfaction est déjà commencée, et que son cadavre ait été ensuite jeté à l'eau pour faire croire à un suicide ou à un accident.

Le diagnostic de la mort par submersion ne peut être fait avec certitude d'après l'examen extérieur du cadavre. La plupart des signes externes qui ont été énumérés plus haut n'indiquant qu'une chose : le séjour du cadavre dans l'eau.

un tiers de la masse sanguine totale quand la mort ne survient qu'après 20 minutes ou plus. Malgré la pénétration d'une aussi grande proportion d'eau, les globules sanguins ne présentent que de très légères altérations.

[1] Au cours de ces recherches, nous avons constaté également qu'il se fait souvent dans le parenchyme pulmonaire de petites hémorragies capillaires, et d'un autre côté qu'un certain nombre de cellules de l'épithélium pulmonaire subissent, après avoir été traversées par l'eau absorbée, une dégénérescence granulo-graisseuse très prononcée.

[2] Faure. De l'asphyxie et de son traitement. *Arch. génér. de méd.* 1856.

La chair de poule, la rétraction du pénis, du scrotum, du mamelon se produiraient sans doute également sur un cadavre jeté à l'eau très peu de temps après la mort; d'ailleurs ces signes s'observent sur d'autres sujets que les noyés, et ils disparaissent quand la putréfaction est commencée. D'après quelques observateurs, la macération de l'épiderme des pieds et des mains présenterait des caractères un peu différents quand le corps a été plongé dans l'eau après la mort: au lieu d'être ridé longitudinalement et de former une sorte de gant qui se détache presque d'une seule pièce, l'épiderme serait crevassé, fendillé et s'enlèverait par petits lambeaux.

Aux signes externes précédemment indiqués, les auteurs en joignent deux autres, auxquels on a attribué une importance un peu exagérée. Ce sont les *excoriations sur les doigts*, et la présence de *gravier ou de vase sous le bord libre des ongles*, résultant des efforts faits par le noyé pour saisir les objets qu'il rencontre, et des mouvements exécutés en grattant le fond de l'eau Ces signes ne s'observent pas très fréquemment, si nous nous en rapportons à nos observations personnelles; de plus ils n'ont pas une signification absolument probante, car les excoriations peuvent être antérieures à la submersion, ou avoir été produites accidentellement après celle-ci, et la présence de la vase est presque constante sous les ongles, comme sur le reste du corps, chez les cadavres qui ont séjourné longtemps dans l'eau.

Un seul signe, parmi ceux que fournit l'examen extérieur, indique que très probablement la mort a eu lieu par submersion : c'est la présence d'un champignon de mousse au-devant de la bouche et du nez ; quand ce champignon est volumineux, il est presque certain que l'individu a respiré dans l'eau, qu'il y est tombé vivant.

Mais ce signe fait souvent défaut, et ordinairement ce n'est qu'à l'aide des constatations de l'autopsie qu'on peut espérer trouver la solution du problème. Quelle valeur convient-il d'accorder à ces constatations? Pour certains auteurs leur signification est très grande, et Devergie par exemple déclare que le diagnostic est possible dans les neuf dixièmes des cas ;

d'autres au contraire, et notamment Lesser[1] (de Berlin), déniant à presque tous les signes internes une valeur caractéristique, affirment qu'il n'est que très rarement possible de reconnaître à l'autopsie si la submersion a eu lieu pendant la vie. L'opinion de la majorité des médecins légistes semble être à égale distance de ces deux propositions, et en effet, il est assez souvent permis de formuler une conclusion, quand on a soin d'interpréter les constatations de l'autopsie d'après les circonstances de chaque cas en particulier. La valeur de chacun des signes qui ont été indiqués plus haut doit être discutée à ce point de vue

La présence d'une certaine quantité d'eau dans l'estomac est un très bon signe de submersion effectuée pendant la vie M. le docteur Bougier[2] qui a fait à ce sujet de nombreuses expériences sur des cadavres qu'il a immergés, n'a jamais vu le liquide pénétrer dans l'estomac, quelle que soit la position donnée au corps. Il est très probable en effet que l'eau n'arrive pas dans l'estomac après la mort, sauf peut-être, ainsi que l'admettent certains auteurs, quand la putréfaction est déjà avancée; elle serait alors en minime quantité; cependant Lesser déclare qu'il peut pénétrer après la mort plusieurs centaines de centimètres cubes du liquide submergeant. Malgré cette assertion de l'auteur allemand, nous croyons que quand il existe de l'eau dans l'estomac, il y a une forte présomption que cette eau a pénétré pendant la vie, et que cette présomption devient presque une certitude quand l'eau est en grande quantité, qu'il y en a par exemple plus de 500 grammes. Il est vrai qu'on peut se demander si ce liquide n'a pas été avalé quelque temps avant que l'individu ne soit tombé à l'eau. L'enquête judiciaire peut fournir des renseignements sur ce point; en outre il est quelquefois possible de

[1] Lesser. Ueber die wichtigsten Sections befunde bei dem Tode durch Ertrinken (*Vierteljahrschrift für gericht. Medic.* Neue Folge, XL. Band 1. Heft, 1884).

[2] Henri Bougier, *Peut-on diagnostiquer la mort par submersion?* Thèse de doctorat, Paris, 1884. La question a été traitée très complètement par l'auteur qui non seulement s'est livré à de nombreuses recherches et expériences personnelles, mais encore a recueilli et consigné dans sa thèse l'opinion des principaux médecins légistes de l'Europe.

reconnaître que le liquide trouvé dans l'estomac est analogue au liquide submergeant (eau salée, eau vaseuse, ou contenant en suspension certains corps étrangers, etc.).

Nous avons dit déjà que chez une foule de sujets morts autrement que par submersion on pouvait rencontrer de l'écume dans les poumons et dans les voies aériennes. Mais il n'y a guère que chez les noyés qu'on trouve une quantité extrêmement abondante de cette écume remplissant complètement non seulement les alvéoles pulmonaires, mais toutes les bronches, la trachée et le larynx. Malheureusement ce signe fait souvent défaut, et il est assez fréquent de ne trouver à l'autopsie d'individus morts de submersion qu'une quantité moyenne ou même tout à fait minime d'écume. — Après la mort il ne se forme pas d'écume dans les poumons, mais l'eau peut pénétrer dans les bronches, et arriver même jusque dans les alvéoles pulmonaires, en restant à l'état liquide, c'est-à-dire non mélangée de bulles de gaz [1].

Les corps étrangers contenus en suspension dans l'eau peuvent pénétrer après la mort dans les voies aériennes; mais M. le docteur Bougier s'est assuré qu'ils n'arrivaient pas au delà des cinquièmes divisions bronchiques. La présence de ces corps étrangers : débris d'herbes, vase, grains de sable, etc., en un point plus éloigné, témoigne d'une inspiration énergique, et montre que l'individu a respiré sous l'eau.

La tuméfaction des poumons peut s'observer, en dehors de la submersion, chez des sujets atteints d'emphysème, de broncho-pneumonie ou de bronchite capillaire qui ont également pour effet d'obstruer l'accès des vésicules pulmonaires. Mais ces causes étant écartées, l'augmentation de volume et l'aspect gonflé des poumons restent un signe d'une grande valeur.

Enfin, malgré l'assertion de Lesser, il parait très difficile d'admettre que l'eau puisse pénétrer dans l'oreille moyenne

[1] Le docteur Bougier, en faisant congeler des cadavres qu'il avait préalablement immergés, a constaté qu'il existait des glaçons jusque dans l[es] bronches moyennes, mais en général pas au delà.

après la mort, à moins que le tympan ne soit crevé ; l'orifice des trompes dans le pharynx est en effet très étroit, et il faut qu'il soit dilaté par un acte vital pour donner passage à un liquide. M. le docteur Bougier a d'ailleurs constaté que sur tous les cadavres qu'il a immergés l'eau n'a jamais pénétré dans la caisse du tympan.

Quand un certain nombre des signes précédents sont réunis et bien accentués ; quand on trouve par exemple les poumons très volumineux, remplis jusqu'au larynx d'écume à fines bulles ténaces; qu'il existe en même temps une grande quantité d'eau dans l'estomac, on peut affirmer que la mort a eu lieu par submersion. Mais il arrive assez souvent que ces signes ou les plus importants d'entre eux font défaut. Sur les sujets très putréfiés, il en est toujours ainsi, et l'on ne peut guère compter alors que sur la présence des corps étrangers dans les fines ramifications bronchiques pour établir le diagnostic. Nous avons vu qu'à l'autopsie des noyés putréfiés, on trouvait souvent une grande quantité de liquide teintée de rouge dans les cavités pleurales, tandis que les poumons étaient réduits de volume ; mais ce fait n'est nullement caractéristique de la submersion, et l'on peut trouver aussi beaucoup de liquide transsudé dans les plèvres, quand les poumons étaient primitivement très congestionnés [1].

Même sur des cadavres frais, il arrive que l'autopsie ne donne que des résultats complètement négatifs, que tous les signes manquent, ou du moins sont très peu prononcés ; c'est un fait, qu'après la plupart des auteurs, nous avons constaté fréquemment. On conçoit d'ailleurs qu'il en soit ainsi ; les signes que nous avons étudiés ne correspondent en effet qu'à l'un des modes de la mort par submersion, celui où l'introduction du liquide dans les voies respiratoires, et la privation d'air sont seules en cause; aussi ne font-il jamais défaut chez les animaux que l'on noie expérimentalement. Il s'agit dans ces cas d'une véritable *asphyxie par submersion.* Mais chez l'homme, d'autres phénomènes peuvent survenir, et jouer un rôle important ou même prépon-

[1] Voir la note de la page 128.

dérant dans le mécanisme de la mort. — La frayeur, la sensation brusque du froid peuvent amener une syncope; il peut arriver que par le fait du choc de la tête contre un objet résistant (fond ou paroi d'un cours d'eau, bateau, etc.) il se produise une commotion cérébrale sans lésions matérielles. L'interruption prolongée de la respiration peut amener de la congestion cérébrale. Sans doute il est presque toujours impossible de trouver à l'autopsie des indices certains de ces genres de mort ; mais il est rationnel de les admettre, et l'on s'explique aussi comment les résultats de l'autopsie sont si peu constants chez les individus tombés vivants à l'eau. On comprend en effet que les constatations faites à l'ouverture du corps seront très différentes suivant que la victime se sera débattue un certain temps, aura pu venir respirer plusieurs fois de l'air en sortant la tête de l'eau, ou au contraire suivant qu'elle n'aura pas été capable de soutenir la lutte, et que l'arrêt définitif de la respiration aura été plus prompt.

Du reste, quelle que soit l'explication, un fait reste certain, sur lequel il importe d'insister : fréquemment, on ne trouve pas à l'autopsie des noyés de signes permettant d'affirmer que la submersion a été produite pendant la vie. Quand un cas de ce genre se présente, il convient de faire ressortir le véritable sens de ces constatations négatives, et l'on peut par exemple formuler les conclusions de la façon suivante : 1° *Le corps ne porte pas de traces de violences auxquelles on puisse attribuer la mort.* 2° *Les constatations de l'autopsie ne permettent pas d'affirmer que l'individu a succombé à la submersion; mais ce genre de mort peut ne pas laisser sur le cadavre de signes caractéristiques.*

§ IV. — La submersion a-t-elle été le résultat d'un suicide, d'un accident ou d'un crime?

La submersion suicide ne peut évidemment être distinguée de la submersion accidentelle par les constatations de l'autopsie.

Le meurtre par submersion est rare, du moins chez les adultes, et ne pourrait être soupçonné que si la victime portait des blessures ou des traces de lutte[1]. Mais un individu peut être jeté à l'eau par surprise, ou alors que pour une cause quelconque, il est hors d'état de se défendre, de sorte que l'absence de marques de violences ne permet pas d'écarter absolument l'idée d'un crime.

Dans le cas où le cadavre porte des blessures, il reste à interpréter la cause de celles-ci. Les fractures du crâne, plaies, ecchymoses, etc., constatées sur un noyé peuvent être le fait du choc du corps, au moment de la chute, contre un obstable résistant rencontré dans l'eau. Des blessures peuvent aussi résulter d'une tentative de suicide immédiatement antérieure à la submersion. Le médecin doit rechercher dans chaque cas particulier, si la nature des blessures concorde mieux avec l'hypothèse d'un accident ou d'un suicide qu'avec celle d'un crime, et il peut être aidé dans sa tâche par certains renseignements de l'enquête judiciaire, que lui seul est quelquefois à même d'interpréter utilement; mais il n'y a pas de règles spéciales à formuler à cet égard.

On observe assez souvent aussi sur les noyés des blessures ou des mutilations produites après la mort, soit au moment où le cadavre est repêché (coups de croc), soit par des heurts accidentels, par l'action de la roue ou de l'hélice des bateaux à vapeur, de la chaîne de touage, etc[2]. Le diagnostic différentiel des blessures faites pendant la vie ou après la mort est souvent assez difficile à établir dans ces cas, parce que le séjour dans l'eau a pour effet de laver les plaies, de faire disparaître plus ou moins complètement l'infiltration sanguine de leurs bords. D'un autre côté, sur un noyé mort récemment, le sang étant plus liquide s'écoule facilement et

1 Il n'est pas rare de voir des individus qui, avant de se jeter à l'eau, se lient les jambes et les bras, s'attachent une pierre ou un autre corps pesant. Une telle circonstance, surtout quand il n'existe pas de trace de violences sur le corps, indique presque toujours un suicide, et non pas un meurtre comme le croient certaines personnes.

2 Voir sur ce point le travail de M. Delens : *Fractures et lésions osseuses que l'on rencontre sur les cadavres retirés de la Seine* (*Ann. d'hyg. pub. et de méd. lég.*, 1878, 2e série, t. L).

est en assez grande abondance d'une plaie faite après la mort, de sorte qu'on croit quelquefois la lésion beaucoup plus récente qu'elle ne l'est réellement. La nature et la disposition de ces blessures *post mortem*, le siège, la profondeur et l'étendue des lésions, mettant en général le médecin à même de reconnaître leur origine[1].

§ V. — Combien de temps le corps a-t-il séjourné dans l'eau

La putréfaction des corps immergés dans l'eau présente certaines particularités, et se fait suivant une forme et une marche spéciales sous quelques rapports.

La tête, le cou et la partie supérieure du tronc sont ordinairement les régions où les altérations sont le plus marquées, et c'est par là que débute souvent la putréfaction. Celle-ci est remarquable par l'abondance des gaz qui se développent dans le tissu cellulaire sous-cutané de toutes les régions du corps ; à la face notamment, ces gaz se produisent en grande quantité et d'une façon précoce, de sorte que de bonne heure les traits sont méconnaissables : les paupières sont renversées

1 Dans certains cas cependant, il peut être difficile de reconnaître la cause des mutilations que l'on constate. En voici un exemple : On retira de la Seine en deux points très éloignés et à des dates différentes, les deux tronçons d'un même cadavre humain déjà très putréfié. La division avait porté sur la partie médiane du tronc, suivant une ligne assez régulièrement circulaire et passait entre la deuxième et la troisième vertèbre lombaire ; au voisinage de la section, les téguments portaient une série d'érosions égales entre elles, régulièrement disposées et que nous avions d'abord cru produites par une chaîne de touage. En outre, les deux jambes étaient fracturées un peu au-dessus des malléoles, et ces fractures étant très irrégulières, nous les avions attribuées aussi à une cause accidentelle ; mais après une dissection plus attentive, il fut facile d'apercevoir sur les tibias et les péronés la trace parfaitement nette de traits de scie qui avaient entamé superficiellement les os, la fracture ayant été achevée à l'aide de coups. Le corps ne portait pas de marques de violences, sauf une contusion sur l'une des hanches. Chaque cavité pleurale renfermait au moins un litre de liquide rougeâtre. L'instruction judiciaire et les débats montrèrent que ce cadavre était celui d'un homme qui avait été assassiné (sans doute par suffocation ou strangulation à la main); le corps avait été ensuite divisé en deux, et chaque tronçon porté à la Seine dans une malle; les jambes avaient été fracturées afin que le tronçon inférieur pût tenir dans cette malle qui était trop courte. L'accusé, nommé Mielle, a été condamné à mort.

au dehors, les yeux saillants, les parties latérales du nez presqu'au même niveau que les joues, les lèvres extrêmement tuméfiées forment des bourrelets saillants et laissent la bouche entr'ouverte.

Nous avons vu que la putréfaction se faisait moins rapidement dans l'eau qu'à l'air libre; mais une fois que le cadavre est retiré de l'eau, la putréfaction marche ensuite très rapidement, et en été surtout, elle fait en quelques heures des progrès considérables. Bien des fois nous avons eu l'occasion de voir à la Morgue, le cadavre d'hommes qui s'étaient noyés en se baignant, et qui n'étaient vêtus que de leur caleçon; à leur arrivée, la putréfaction paraissait à peine commencée ; au bout de trois ou quatre heures les parties génitales avaient doublé ou triplé de volume par le fait de l'accumulation des gaz, et il aurait été absolument impossible de remettre le caleçon ; les autres parties du corps présentaient des altérations aussi rapides. Il est très important de ne pas perdre ce fait de vue et de n'évaluer la durée approximative du séjour du corps dans l'eau qu'après avoir eu soin de demander depuis combien de temps il est retiré.

A une époque plus avancée, rarement avant le deuxième mois, la peau subit une modification particulière ; elle devient jaunâtre comme du parchemin, légèrement rugueuse, en même temps que friable, offrant une consistance qui rappelle un peu celle du carton imbibé d'eau. Il n'est pas rare de voir sur les téguments de petites taches à contours très nets et d'une coloration rouge extrêmement vive, ou bien rose, ou encore bleue.

A partir du quatrième mois on aperçoit quelquefois sur la peau de petits tubercules arrondis ou cylindro-coniques, atteignant à peine les dimensions d'un pois, serrés les uns contre les autres, et formés par des sels calcaires.

Devergie, qui a étudié avec un soin tout particulier la marche de la putréfaction chez les noyés, a résumé dans le tableau suivant [1], les points de repère qui peuvent servir à établir l'époque de la mort pour les noyés qui ont séjourné

[1] Devergie. *Médecine légale*, 3e édition, t. II, page 520.

dans l'eau *pendant l'hiver*. Il convient de faire remarquer que les observations de Devergie ont été prises pendant un hiver très rigoureux, et que les laps de temps qu'il indique devraient être un peu réduits d'une manière générale.

1° *De trois à cinq jours*. — Rigidité cadavérique, refroidissement du corps ; l'épiderme commence à blanchir.

2° *De quatre à huit jours*. — Souplesse de toutes les parties, couleur naturelle de la peau ; épiderme de la paume des mains très blanc.

3° *De huit à douze jours*. — Flaccidité de toutes les parties ; épiderme de la face dorsale des mains commençant à blanchir ; face ramollie et présentant une teinte blafarde, différente de celle de la peau du reste du corps.

4° *Quinze jours environ*. — Face légèrement bouffie, rouge par place ; teinte verdâtre de la partie moyenne du sternum ; épiderme des mains et des pieds totalement blanc, et commençant à se plisser.

5° *Un mois environ*. — Face rouge brûnatre, paupières et lèvres vertes ; plaque rouge brune, environnée d'une teinte verdâtre à la partie antérieure de la poitrine ; épiderme des mains et des pieds blanc, développé et plissé comme par des cataplasmes.

6° *Deux mois environ*. — Face généralement brûnâtre, tuméfiée, cheveux peu adhérents ; épiderme des mains et des pieds en grande partie détaché ; ongles encore adhérents.

7° *Deux mois et demi*. — Épiderme et ongles des mains détachés ; épiderme des pieds détachés ; ongles encore adhérents.

Chez la femme, coloration en rouge du tissu cellulaire sous-cutané du cou et de celui qui environne la trachée et les organes contenus dans la cavité de la poitrine ; saponification partielle des joues, du menton ; saponification superficielle des mamelles, des aines et de la partie antérieure des cuisses.

8° *Trois mois et demi*. — Destruction d'une partie du cuir chevelu, des paupières, du nez ; saponification partielle de la face, de la partie supérieure du cou et des aines ;

corrosions et destructions de peau sur diverses parties du corps; épiderme des mains et des pieds complètement enlevé; ongles tombés.

9° *Quatre mois et demi.* — Saponification presque totale de la graisse de la face, du cou, des aines et de la partie antérieure des cuisses; commencement d'incrustation calcaire sur les cuisses; commencement de saponification sur la partie antérieure du cerveau : état opalin de la plus grande partie de la peau; décollement et destruction de la plus grande partie du cuir chevelu; calotte osseuse dénudée, commençant à être très friable.

Pour l'été, où les phénomènes sont infiniment plus rapides, Devergie fait remarquer que cinq à huit heures de séjour dans l'eau correspondent à la période numéro 1 en hiver; vingt-quatre heures à la période numéro 2; quarante-huit heures à la période numéro 3; quatre jours à la période numéro 4. Mais il faut ajouter que, même en tenant compte de cette équivalence, le développement des gaz est encore plus prompt et plus abondant en été qu'en hiver. — Au printemps et en automne, la putréfaction suit naturellement une marche intermédiaire aux deux extrêmes qui viennent d'être indiqués, et dont la rapidité est en raison de la température.

Quand on a occasion d'observer de très nombreux cadavres de noyés, on arrive à préciser assez exactement la durée du séjour du corps dans l'eau; c'est ainsi que les évaluations faites par les garçons de service à la Morgue de Paris sont toujours très rapprochées de la vérité. Mais il faut reconnaître que les descriptions, si détaillées soient-elles, que l'on trouve dans les livres, ne peuvent suppléer complètement aux notions que donnent des observations très répétées; aussi le médecin qui n'a pas sur ce point une expérience personnelle, fera bien de n'évaluer la durée du séjour dans l'eau qu'avec une large approximation. Il faut se rappeler aussi que plus la mort est ancienne, moins l'évaluation peut être précise.

ARTICLE II. — PENDAISON

La mort par pendaison est celle qui succède à la suspension du corps par un lien passé autour du cou[1].

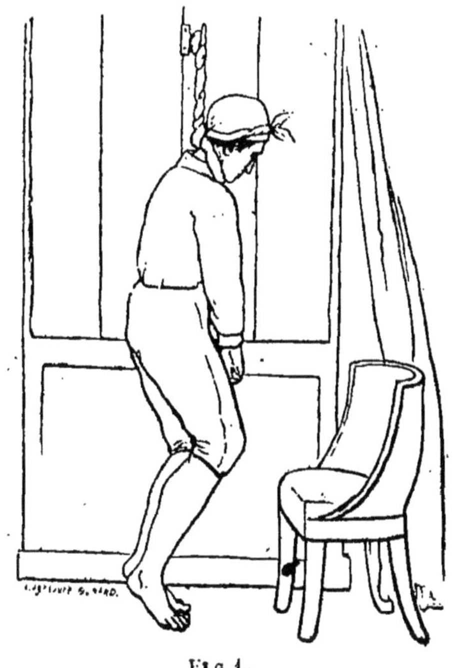

Fig. 1.

Il n'est nullement nécessaire pour que le sujet succombe, que la suspension soit complète, c'est-à-dire que le corps n'ait aucun point d'appui et que les pieds restent à une certaine distance du sol; il est parfaitement établi aujourd'hui par de très nombreux exemples que la mort survient alors que le corps repose sur le sol par les pieds, les genoux, les fesses, une partie du tronc, ou même qu'il est couché dans la position horizontale, la tête et le cou étant seuls soulevés par le lien suspenseur. (Figures 1, 2, 3.)

1 La pendaison est un genre de mort auquel ont recours assez souvent les individus qui veulent se suicider. Voici le nombre des pendus amenés à la Morgue de Paris dans l'espace de cinq années.

Années	MASCULINS	FÉMININS	TOTAL
1880	36	»	33
1881	27	»	27
1882	43	1	44
1883	32	1	33
1884	38	1	39

On peut se demander comment dans ces cas le suicidé n'a pas exécuté le faible mouvement qui suffirait à le mettre debout et à faire cesser la constriction du cou, tandis que dans d'autres genres de mort, la submersion par exemple, l'homme le plus fermement décidé à périr exécute presque

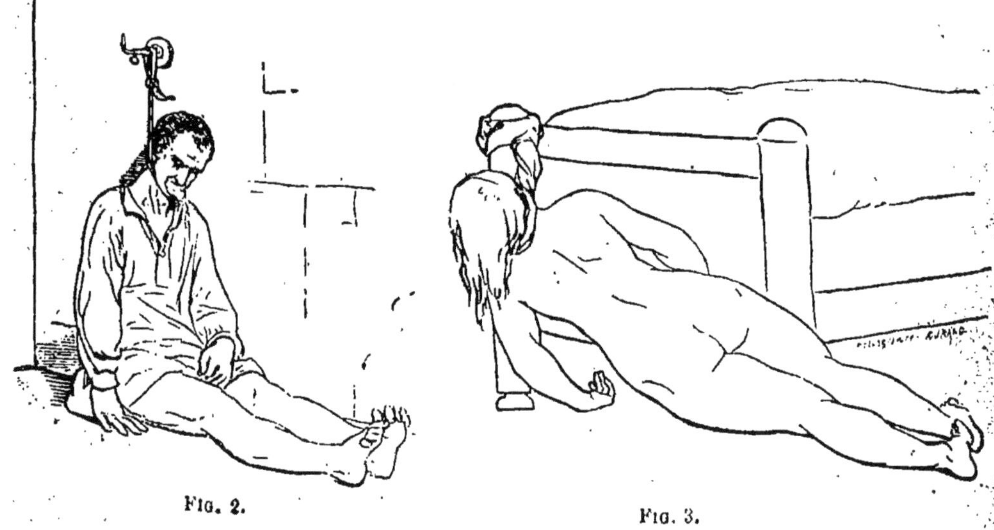

FIG. 2. FIG. 3.

toujours, d'une façon en quelque sorte instinctive, des mouvements tendant à le sauver. C'est que dans la pendaison, la perte de connaissance survient très rapidement et rend le patient incapable d'efforts coordonnés ; on cite plusieurs exemples d'individus qui ayant voulu observer sur eux-mêmes les effets de la suspension, n'ont pu reprendre un point d'appui et se dépendre, et n'ont dû leur salut qu'à l'intervention d'une autre personne ; des saltimbanques qui se pendaient en public pour amuser les badauds n'ont pu cesser leur jeu à temps, et ont succombé devant la foule qui croyait à une prolongation du spectacle [1]. Les pendus

[1] Plusieurs de ces exemples sont relatés par Fodéré ; il a vu notamment un de ses compagnons d'études qui, après une conversation sur les effets de la pendaison, avait voulu se rendre compte sur lui-même de ce qui venait d'être discuté ; il perdit promptement connaissance, et ne dut la vie qu'à l'intervention fortuite d'un ami. (*Traité de médecine légale et d'hygiène publique*, Paris 1813, t. III, page 135).

Un procès retentissant a eu lieu en 1831 à l'occasion du suicide du prince de Condé qui s'était pendu à l'espagnolette de sa fenêtre, à l'aide d'un mouchoir attaché à celle-ci, et d'un autre mouchoir passé dans le premier et fai-

rappelés à la vie déclarent aussi qu'ils ont perdu connaissance au bout d'un temps extrêmement court.

La rapidité de cette perte de connaissance s'explique par la compression que le lien exerce sur les gros vaisseaux du cou, c'est-à-dire sur les carotides et les jugulaires. Il est facile de s'assurer expérimentalement que la suspension, même très incomplète, rend les carotides absolument imperméables [1]. Les veines jugulaires en raison de leur situation superficielle sont encore plus facilement comprimées, de sorte que la circulation cérébrale se trouve interrompue brusquement et d'une façon presque complète, car les artères cérébrales ne donnent passage qu'à une quantité relativement minime de sang. Or on sait avec quelle rapidité les troubles de la circulation du cerveau retentissent sur les fonctions de cet organe, et il n'est pas surprenant de voir dans ces conditions la perte de connaissance survenir presque immédiatement.

Les nerfs pneumo-gastriques, qui sont accolés aux carotides, doivent subir aussi une forte compression, et il est probable que cette compression joue, comme l'arrêt de la circulation cérébrale, un rôle important dans le mécanisme de la mort. Toutefois la cause principale de celle ci est l'interruption de la respiration, que le lien suspenseur amène rapidement par la compression des voies aériennes, ainsi qu'on peut s'en convaincre expérimentalement [2].

sant le tour du cou. Dans ce procès, où d'ailleurs les assertions médico-légales les plus singulières furent émises de part et d'autre, l'un des arguments invoqués pour appuyer le soupçon d'un crime, était que le cadavre du prince avait été trouvé les pieds touchant le sol; les avocats de la défense attribuaient le fait au relâchement graduel des mouchoirs, mais ils ont paru ignorer tout à fait que la mort pouvait se produire après une suspension incomplète. (Voir *Causes célèbres* par A. Fouquier. Paris, Lebrun éditeur, t. III, cahier 15).

1 Nous avons bien souvent, après d'autres médecins, répété cette expérience : On enlève le cerveau de façon à mettre à nu l'extrémité terminale des carotides, on pousse une injection par le bout inférieur de ces vaisseaux. Si l'on passe alors une corde autour du cou, et que l'on soulève graduellement le corps en tirant sur cette corde, on constate que quand les épaules et une partie du tronc ont quitté la table, il est impossible, quelque force que l'on emploie, de faire pénétrer l'injection dans le crâne.

2 De nombreuses expériences instituées par divers auteurs montrent que les animaux pendus survivent beaucoup plus longtemps, quand on s'arrange

§ I. — Aspect extérieur du cadavre

Sillon du cou. — Le lien à l'aide duquel la pendaison a été effectuée laisse autour du cou une empreinte, un ***sillon***, dont l'aspect varie suivant diverses circonstances. Quand il s'agit d'une corde, d'une ficelle, d'une courroie ou d'un autre lien dur ou rugueux, le sillon se présente sous forme d'une dépression régulière, d'une sorte de petite rigole, d'autant plus profonde que le lien était plus mince, que la constriction qu'il exerçait était plus forte et que la suspension a été prolongée plus longtemps. Au niveau de ce sillon, la peau est parcheminée, c'est-à-dire brune, sèche et dure. Ce parcheminement est un phénomène cadavérique, consécutif à l'enlèvement d'une partie de l'épiderme, ou à son froissement violent, ainsi qu'à la compression de la peau; on comprend par conséquent que le sillon sera parcheminé sur une plus ou moins grande étendue et d'une façon plus ou moins complète, suivant que le lien aura été plus dur, plus rugueux, et qu'il aura comprimé une plus grande partie du cou. Le lien exerçant presque toujours une pression plus énergique à la surface antérieure du cou, c'est là que le sillon est en général plus profond et plus parcheminé.

Quand la pendaison a été effectuée avec un foulard, une serviette, une pièce d'étoffe ou un autre lien analogue, le sillon est en général plus large, moins profond, à bords souvent mal indiqués; il n'est pas parcheminé et se distingue

de façon à laisser l'air arriver dans les poumons malgré la constriction que le lien exerce sur le cou. Il est possible toutefois que chez l'homme, pour des raisons anatomiques et physiologiques, la compression des vaisseaux et des nerfs entraîne des conséquences plus graves et plus rapides que chez les animaux. Voir notamment sur ce point : Tamassia (de Pavie) *Della parte che a il pneumogastrico nella morte per appicamento. In Rivista sperimentale di Freniatrica et di medicina legale*, 1881.

Sur le cadavre, après avoir introduit par la partie inférieure de la trachée un tube de caoutchouc qu'on fait ressortir par la bouche, et dans lequel on injecte de l'eau, on voit que si l'on place un lien au-dessus du larynx, et que l'on soulève le corps par ce lien, l'eau cesse de passer un peu après que la circulation est interrompue dans les carotides, mais alors que les membres inférieurs et le bassin reposent encore sur la table, et que le tronc seul est soulevé.

surtout par sa teinte pâle. Un pareil sillon est souvent très peu accusé, et peut même passer inaperçu, surtout quand le cadavre est dépendu depuis quelque temps. En effet, les vaisseaux cutanés, vidés par l'action du lien, peuvent se remplir de nouveau quand ce lien est enlevé, et le sillon peut aussi perdre sa teinte pâle quand la putréfaction se manifeste. Le sillon mou cesse fréquemment d'être appréciable après quelques jours, tandis que le sillon parcheminé persiste longtemps, et peut être reconnu quelquefois sur un cadavre après plusieurs mois.

Il arrive souvent que le sillon participe des deux états qui viennent d'être indiqués; cela s'observe notamment quand par exemple il est constitué par un linge tordu sur lui-même, etc.; en pareils cas les parties saillantes du lien laissent des empreintes parcheminées entre lesquelles la peau reste molle et blanche.

Le trajet décrit par le sillon varie peu; presque toujours il passe transversalement à la partie antérieure et supérieure du cou; puis, à partir de l'angle des mâchoires, remonte obliquement en passant derrière les oreilles; il vient se terminer à la nuque où l'on aperçoit quelquefois l'empreinte du nœud, ou bien sa trace se perd en arrière sur le cuir chevelu, soit que le lien ait cessé alors d'être en contact avec la peau, soit que les cheveux l'aient empêché de laisser une marque. Quand le lien est placé d'une autre façon, quand le nœud se trouve par exemple sur le côté ou en avant, la direction du sillon reproduit naturellement cette disposition, le nœud du lien correspondant toujours au point le plus élevé du sillon.

Le plus souvent, le lien se trouve appliqué au-dessous du larynx. On trouve, il est vrai, assez fréquemment le sillon en un point correspondant à la partie supérieure du larynx; mais il faut remarquer que la peau est ordinairement tirée en haut par le lien, et que par conséquent celui-ci peut occuper pendant la suspension une situation plus élevée que celle indiquée par le sillon quand le cadavre est dépendu. L'oblitération des voies aériennes résulte donc presque toujours non pas de l'aplatissement du larynx ou de la trachée, mais du refoulement de la base de la langue contre la paroi postérieure du pharynx.

Quand on dissèque la peau du sillon, et surtout du sillon parcheminé, on reconnait qu'elle est amincie et plus transparente; le tissu cellulaire sous-jacent est également aminci, exsangue, et comme desséché.

Il est très rare de rencontrer des ecchymoses au niveau du sillon; les auteurs contemporains qui les ont notées, les signalent comme tout à fait exceptionnelles; nous ne les avons jamais rencontrées. Les auteurs anciens enseignaient au contraire que le sillon était presque toujours ecchymosé; ils prenaient sans doute pour une ecchymose une mince zone violacée qui souvent borde la lèvre supérieure du sillon. Il ne s'agit là que d'une accumulation mécanique du sang, arrêté dans sa descente par la constriction du lien; cependant une autre cause intervient sans doute dans la formation de cette zone, car elle s'observe quelquefois aussi au-dessous du bord inférieur du sillon [1].

Aspect de la face. — La face n'offre le plus souvent rien de particulier chez les pendus. Il est rare qu'elle soit congestionnée, que les yeux proéminents, présentent une injection vasculaire ou des ecchymoses ponctuées des conjonctives. Quelquefois le nœud du lien étant placé latéralement, c'est seulement du côté où la contriction du cou a été moins forte que la face est congestionnée, la circulation en retour étant seule interrompue de ce côté.

La langue est quelquefois projetée, ou serrée entre les arcades dentaires; quelquefois aussi les lèvres sont recouvertes d'une petite quantité d'écume. Cet aspect ne s'observe pas exclusivement chez les pendus, et il est loin d'être constant chez eux.

Congestion des membres inférieurs; état des organes génitaux. — Le sang s'accumule d'autant plus abondamment dans les membres inférieurs que la suspension a duré plus

[1] Un auteur allemand, Neyding, a trouvé dans la peau du sillon de petites extravasions sanguines microscopiques, Ces extravasions ont été constatées depuis par d'autres observateurs; mais elles se produiraient aussi quand la suspension a été effectuée après la mort.

longtemps. Quelquefois cette congestion occasionne la rupture des capillaires de la peau, et donne ainsi naissance à de petites hémorrhagies ponctuées.

La turgescence du pénis que l'on remarque quelquefois chez les pendus est due très probablement aussi à l'accumulation du sang par le fait de la déclivité. Cette turgescence ne va jamais jusqu'à une véritable érection.

On trouve fréquemment du sperme dans le canal de l'urèthre et sur le gland, quelquefois aussi sur la chemise. Cette issue du sperme ne s'observe pas seulement chez les pendus, mais aussi chez beaucoup d'autres sujets, et notamment chez ceux qui ont succombé à une mort violente.

§ II. — Signes internes

Lésions du cou. — Nous avons signalé la très grande rareté des ecchymoses dans la peau et le tissu cellulaire sous-cutané au niveau du sillon. Des extravasations peuvent exister dans le tissu cellulaire qui sépare les muscles, et dans celui qui se trouve à la partie antérieure de la colonne vertébrale; il est vrai qu'en ce dernier point les extravasations sanguines ne sont pas très caractéristiques, car nous les avons rencontrées chez des sujets qui n'avaient pas subi de violences directes sur le cou.

On peut trouver sur les carotides, un peu au-dessous de leur bifurcation, c'est-à-dire précisément au niveau du point d'application le plus ordinaire du lien, deux sortes de lésions: une ecchymose de la tunique externe, et une rupture de la tunique interne. Cette rupture est dirigée transversalement et peut occuper toute la circonférence du vaisseau; la tunique est alors détachée sur une certaine étendue et enroulée sur elle-même; on note quelquefois au niveau de cette rupture de légères sugillations.

Il n'est pas très rare de rencontrer des fractures de l'os hyoïde. La fracture du larynx, la déchirure des muscles de la partie antérieure du cou ont été vues par plusieurs médecins; ces lésions sont même signalées comme assez fréquentes par Lesser et par Hoffmann[1]. Une particularité importante à noter, c'est qu'elles ne sont presque jamais accompagnées d'épanchements sanguins.

On croyait autrefois que la luxation ou la fracture des premières vertèbres cervicales, et la compression de la moelle qui devait en être la conséquence, étaient la principale cause de la mort par pendaison. Peut-être en était-il ainsi chez les pendus par autorité de justice, que le bourreau tirait fortement par les pieds ; cependant les exemples de luxation de l'axis constatée à l'autopsie, qui ont été publiés autrefois, sont en très petit nombre, et laissent même place au doute. Les auteurs contemporains n'ont pas trouvé de lésions de la colonne vertébrale, et l'on peut dire que dans l'immense majorité des cas elles ne jouent aucun rôle dans le mécanisme de la mort.

État des divers viscères. — On trouve quelquefois de l'écume dans la trachée, le larynx et les bronches. Cette écume est ordinairement en très petite quantité, à bulles plus volumineuses que celles des noyés, et formée par un liquide plus visqueux et plus résistant. Les poumons renferment une quantité de sang très variable suivant les cas ; ils ne présentent que rarement des ecchymoses sous-pleurales. On remarque quelquefois à leur surface un petit nombre de bulles d'emphysème.

On a noté souvent la congestion des parois intestinales chez les pendus ; cette congestion occupe inégalement les diverses anses de l'intestin ; elle est due probablement, en partie

[1] Sur 50 pendus, Lesser a constaté 36 fois des lésions du cou autres que le sillon cutané ; dans 11 cas, il existait des ruptures musculaires, intéressant surtout le sterno-mastoïdien ; cette rupture n'a jamais été complète.

Hoffmann confirme la fréquence des lésions profondes du cou. Il a constaté, comme Lesser, que presque jamais il n'existait d'épanchement sanguin au niveau de ces lésions, et il attribue ce fait à la compression des carotides qui ne permet pas l'afflux du sang. Hoffmann pense qu'il n'est pas nécessaire que le lien soit appliqué au niveau du larynx pour que cet organe soit fracturé, la tension que le lien exerce sur la membrane thyro-hyoïdienne serait suffisante dans certains cas pour amener la rupture des cartilages.

Lesser. *Ueber die localen Befunde beim Selbstmord durch Erhangen* (Vierteljahrsschrift für gerichtl. Medic. 1881. N. F. XXXV B. p, 201).

Hoffmann. *Zur Kenntniss der Befunde am Halse von Erhangten* (Wiener Medic. Presse 1881).

au moins, à l'hypostase. La congestion de la muqueuse stomacale, qui s'accompagne quelquefois d'ecchymoses ponctuées, paraît due au contraire à un phénomène vital. Nous avons vu plus haut que ces ecchymoses ponctuées de l'estomac pouvaient se rencontrer aussi dans les autres genres de mort dits par asphyxie.

La congestion des méninges et du cerveau manque souvent tout à fait ; quand elle existe, elle est rarement très accentuée. Théoriquement du reste, on peut s'expliquer qu'il en soit ainsi, car il est exceptionnel que les voies de retour du sang soient seules complètement fermées.

§ III. — La mort est-elle bien le résultat de la pendaison

Il est en général facile de reconnaître, grâce au sillon du cou, qu'un corps a été pendu. Cependant nous avons vu que certains sillons mous sont très peu apparents. Dans quelques cas même le sillon peut manquer complètement ; il en est ainsi notamment quand le lien n'a pas été appliqué directement sur la peau, et qu'il s'en trouve séparé par la barbe, par une pièce d'étoffe dont le cou a été d'abord entouré, etc.

Il est arrivé quelquefois que des criminels après avoir tué un individu par un procédé quelconque ont pendu son cadavre pour dissimuler le meurtre et faire croire à un suicide [1]. — Les signes qui peuvent indiquer qu'un individu a été pendu sont en petit nombre et ils ne sont pas constants. Il n'y a pas dans la mort par pendaison de lésions spéciales, caractéristiques, des poumons ou des autres organes, et c'est seulement l'état du cou qui peut fournir des renseignements utiles. Malheureusement parmi les lésions qu'on observe sur le cou, plusieurs sont les mêmes, que la pendaison ait été effectuée pendant la vie ou après la mort. Il en est ainsi du sillon dont les caractères dépendent uniquement de la nature du lien, de sa disposition, du temps

[1] On en trouve notamment des exemples intéressants dans le *Traité de Médecine légale*, de Fodéré, 1813, t. III, pages 154 et suivantes.

pendant lequel la suspension a été prolongée mais restent les mêmes, que le sujet ait été pendu vivant ou mort. Les fractures de l'os hyoïde, du larynx, les ruptures musculaires, les déchirures des carotides ne sont souvent accompagnées d'aucun épanchement sanguin, et les ecchymoses soit au niveau de ces lésions, soit dans les diverses parties du cou, et en particulier dans la tunique externe des carotides indiquent seules une violence subie pendant la vie; encore faut-il rappeler, relativement aux ecchymoses prévertébrales, la réserve formulée plus haut.

Il arrive assez souvent que l'on ne peut constater ces signes caractéristiques. Quand ils font défaut, il n'y a aucune conclusion à en tirer, et l'expert ne peut que rechercher s'il existe des indices d'un autre genre de mort violente. Ces indices peuvent être peu caractéristiques, et le diagnostic serait notamment difficile dans le cas où la victime aurait été étranglée avant d'être pendue. On verra plus loin quels signes distinctifs peuvent alors être invoqués.

§ IV. — La pendaison résulte-t-elle d'un suicide ou d'un homicide ?

La pendaison homicide est extrêmement rare, du moins chez les adultes ; cependant dans quelques cas, on a pu tout au moins supposer qu'elle était le résultat d'un crime, et les médecins ont été appelés à donner leur opinion sur ces soupçons.

En dehors des circonstances spéciales à chaque cas particulier, et dont l'expert peut tirer parti sans qu'il y ait de règles générales à formuler à cet égard, c'est surtout l'existence de traces de violences que l'on doit rechercher pour reconnaître si la pendaison a été le fait d'un homicide. On comprend en effet que la victime avant d'être pendue a toujours le temps d'engager une lutte qui doit laisser des traces sur son corps, à moins toutefois qu'elle ait été sur-surprise par ruse, ou qu'elle ait déjà perdu connaissance au moment où le crime a été accompli. Mais l'interprétation de ces traces de violences quand elles existent, peut être délicate[1]. Nous signalerons seulement ici une cause d'erreur assez facile à éviter : les pendus exécutent pendant leur agonie des mouvements convulsifs violents qui peuvent produire, par le choc contre les objets voisins, des érosions ou

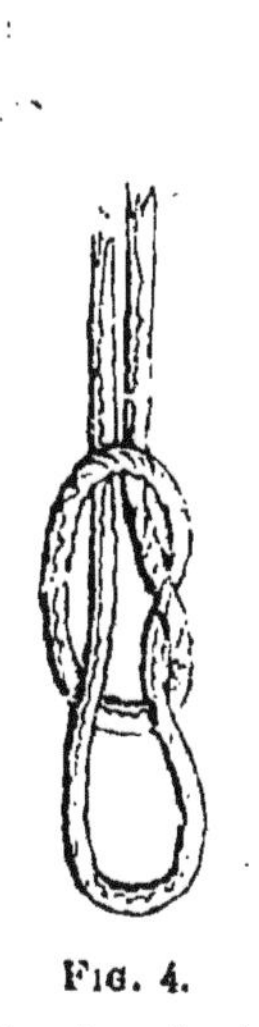

Fig. 4.
Nœud coulant.

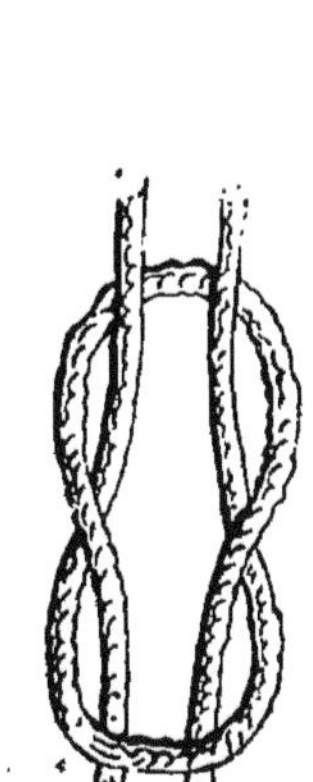

Fig. 5.
Nœud droit ou plat.

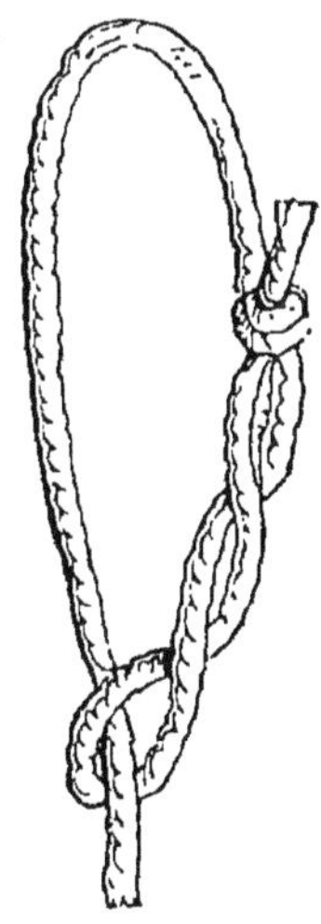

Fig. 6.
Nœud coulant.

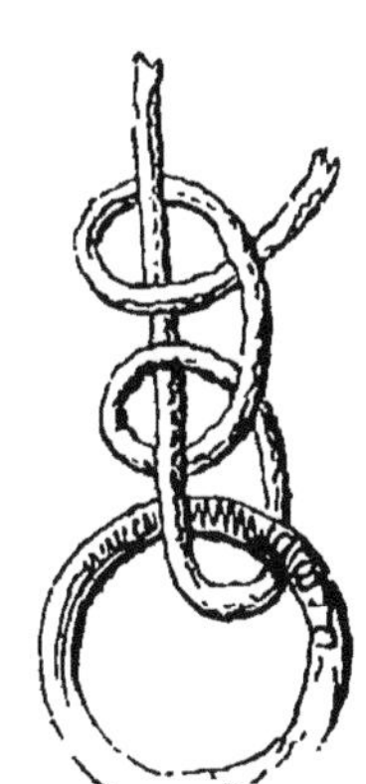

Fig. 7.
Nœud de marine.

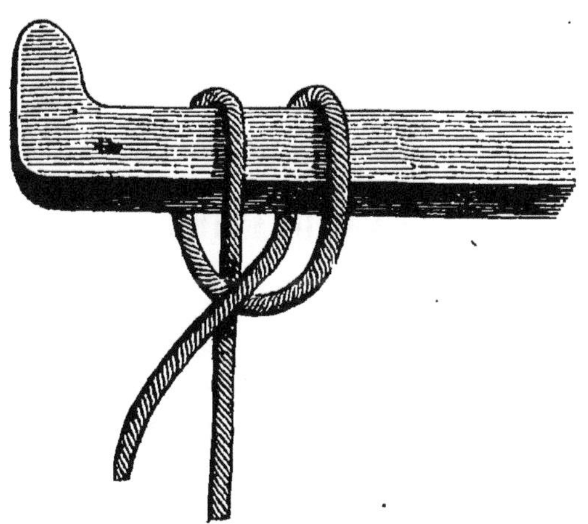

Fig. 8. — Nœud de batelier.

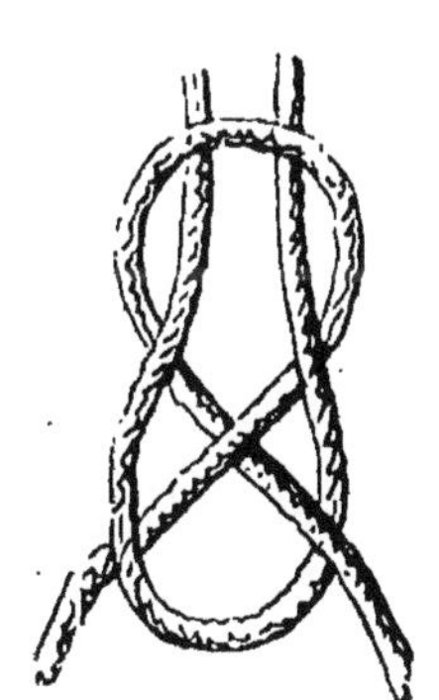

Fig. 9. — Nœud de tisserand.

1 Sur une femme pendue, on trouva au dessous du sillon du cou huit ecchymoses arrondies, disposées régulièrement sur deux rangs. Tardieu fut d'avis que la victime avait dû chercher à écarter le lien avec la main (?) et que les ecchymoses avaient été produites par les parties saillante des métacarpiens et des phalanges. Il conclut au suicide. *(Ann. d'hyg. publ. et de méd. lég.* 2e série, t. XXIII, p. 340.)

des ecchymoses ; ces lésions se distinguent par leur siège, leur irrégularité, leur peu de profondeur, des violences résultant d'une lutte.

Il faut savoir aussi que certains individus avant de se pendre ont soin de s'attacher les bras et les jambes, ou de se mettre un baillon dans la bouche, etc., de sorte que de tels indices considérés isolément, sont tout à fait insuffisants pour établir que la pendaison résulte d'un crime. Du reste le problème est souvent d'une très grande difficulté, et c'est ainsi que dans une même affaire [1] deux médecins légistes éminents, Tardieu et Devergie, sont arrivés à des conclusions diamétralement opposées, sans que leurs arguments entraînent dans un sens ou dans un autre la conviction complète.

Pour la solution de cette question il est utile d'examiner de quelle façon le lien a été noué. Il y a en effet, plusieurs procédés pour faire des nœuds, et certains de ces procédés sont employés presque exclusivement par les gens de telle ou de telle profession; on conçoit le parti que l'on peut quelquefois tirer de cette indication. Les figures 4 à 9 montrent quelques-uns des nœuds dont l'usage est le plus répandu.

ARTICLE III. — STRANGULATION

La strangulation peut être définie, à l'exemple de la plupart des auteurs : « Un acte de violence consistant en une « constriction exercée directement soit autour, soit au-« devant du cou, et ayant pour effet, en s'opposant au pas-« sage de l'air, de suspendre brusquement la respiration et « la vie. »

La strangulation est opérée soit à l'aide des mains, soit à l'aide d'un lien : cravate, mouchoir, corde, etc.

[1] Affaire Duroulle, Voir *Annales d'hyg. et de méd. lég.*, 2e série, t. III, p. 445 et IV, p. 133.

§ 1. — Aspect extérieur du cadavre

État de la face. — Fréquemment la face des étranglés est tuméfiée, d'un rouge intense ou violacé. Cet aspect, qui d'ailleurs peut manquer totalement, est quelquefois extrêmement prononcé, et alors on trouve en même temps des ecchymoses ponctuées des conjonctives, des paupières, de la face, du cou et de la partie supérieure du tronc; les yeux paraissent saillants; la langue est tuméfiée et projetée entre les arcades dentaires. Les ecchymoses des conjonctives doivent être signalées d'une façon spéciale; on peut observer non seulement des hémorrhagies ponctuées, mais des suffusions sanguines étendues et un véritable chemosis sanglant. Ces lésions ont été notees par tous les auteurs, et nous-même avons vu chez une femme morte de strangulation opérée avec les mains, une ecchymose occupant toute la conjonctive bulbaire d'un œil; chez une autre femme, étranglée avec un mouchoir, et qui a survécu, nous avons vu également des ecchymoses sous-conjonctivales très étendues sur les deux yeux[1].

On a noté aussi un écoulement de sang par l'oreille; dans deux cas cités par Taylor, il y aurait eu en même temps rupture du tympan.

Aspect du cou. — L'aspect du cou varie naturellement suivant que la strangulation a été opérée avec les mains ou à l'aide d'un lien.

Quand il s'agit d'un lien, on trouve un sillon qui offre à peu près les mêmes caractères que celui des pendus; cependant il est en général moins profond, moins accentué et

[1] Il va sans dire que ces ecchymoses peuvent se produire en dehors de la strangulation. Sans parler des cas où elles résultent de violences exercées directement sur les yeux, de fractures du crâne, etc., elles peuvent apparaître dans tous les cas où il y a une congestion violente ou répétée de la tête. Chez un malade de notre clientèle, homme très vigoureux, atteint d'une toux spasmodique revenant par crises intenses, nous avons vu d'abord des ecchymoses ponctuées des conjonctives et des paupières et au bout de quelques jours un chemosis sanglant des deux yeux, formant une tumeur qui faisait une saillie relativement considérable tout autour de la cornée.

moins souvent parcheminé [1]. Mais le caractère différentiel le plus important est tiré de la direction du sillon qui, chez les étranglés, fait le plus souvent le tour complet du cou, en suivant un trajet horizontal ou presque horizontal. Nous reviendrons sur ce point.

Quand la strangulation a été opérée avec les mains, on retrouve sur la partie antérieure du cou, et principalement au niveau ou autour du larynx, des traces de la violence exercée. Ces traces consistent soit en des ecchymoses, correspondant plus ou moins exactement par leur forme et leurs dimensions à l'extrémité de la pulpe des doigts, — soit en des érosions produites par les ongles. L'érosion unguéale type est linéaire, légèrement curviligne, et reproduit exactement l'empreinte de l'extrémité libre de l'ongle, de sorte qu'on peut reconnaître dans quelle direction a été appliqué le doigt qui l'a produite. Très souvent l'empreinte n'a pas cette netteté; par suite des mouvements soit de la victime, soit de la main du meurtrier, l'ongle glisse et produit une écorchure plus ou moins longue, plus ou moins élargie, à l'extrémité de laquelle on retrouve quelquefois le petit fragment d'épiderme détaché par le grattement. — Dans quelques cas, les empreintes unguéales sont nettes, peu nombreuses, et l'on peut déterminer ainsi dans quelle position la main a agi : généralement on trouve alors une empreinte unique sur le côté droit du cou, et trois ou quatre empreintes sur le côté gauche. On enseigne dans les traités classiques qu'une telle disposition indique que la strangulation a été opérée avec la main droite, et qu'une disposition inverse prouve que c'est la main gauche qui a agi, que par conséquent le meurtrier était sans doute gaucher. Cette conclusion ne nous semble pas toujours légitime, car on conçoit qu'une main droite, portée sur le cou en pronation forcée, produise une empreinte analogue à celle de la main gauche placée dans la

[1] Cela tient à ce que le lien se relâche facilement après la mort, si même il n'a pas été enlevé immédiatement, tandis que chez les pendus la constriction s'exerce en général plus longtemps et avec la même intensité, sous l'influence du poids du corps.

situation ordinaire, intermédiaire entre la pronation et la supination.

Le plus souvent les empreintes sont nombreuses parce que la victime se débat et que le meurtrier réitère ses efforts. Chez une vieille femme, nous avons trouvé quinze érosions : trois à droite, douze à gauche ; chez une autre femme il existait dix érosions irrégulières au-devant du larynx, et quatre égratignures, longues de 0m,02 à 0m,04 sur le côté droit du cou. — Très souvent aussi, ces lésions existent également sur la face, autour de la bouche et du nez, car il arrive fréquemment que le meurtrier, en même temps qu'il étrangle sa victime s'efforce de l'étouffer, en lui fermant les orifices de la bouche et du nez.

Du reste, il est presque de règle de trouver sur le corps d'autres violences que celles qui sont le fait de la strangulation ; c'est ainsi que l'on constate des contusions ou des plaies contuses, des marques de coups portés à la tête, souvent dans le but d'étourdir d'abord la victime, ou bien de vastes ecchymoses sur la partie antérieure de la poitrine, indiquant que le thorax a été fortement comprimé par le genou ou par le pied, etc.

§ II. — Signes internes

Lésions des parties profondes du cou. — Ces lésions sont très fréquentes ; il est rare de ne pas rencontrer au moins quelques-unes d'entre elles.

Il faut citer en première ligne les ecchymoses sous-cutanées, qui sont presque constantes dans la strangulation effectuée avec les mains. Ces ecchymoses sont souvent très étendues, et correspondent soit aux érosions unguéales de la peau, soit à la pression exercée par les doigts ; dans ce dernier cas, elles ne sont pas toujours appréciables à l'extérieur, surtout chez les sujets gras, parce qu'elles peuvent siéger uniquement à la face profonde du pannicule adipeux. — On trouve fréquemment aussi des ecchymoses dans les interstices des muscles ou dans la gaine de ceux-ci, dans le tissu cellulaire prévertébral. et quelquefois sur la muqueuse du pharynx ou de l'œsophage. Friedberg a appelé l'attention sur la fréquence des ecchymoses de la gaine des carotides[1]; nous les avons en effet notées deux fois sur trois étranglés adultes dont nous avons fait l'autopsie. La rupture de la tunique interne de ces vaisseaux appartient plutôt à la strangulation par un lien; nous en avons rencontré un bel exemple chez un nouveau-né[2].

Il est plus rare de trouver des fractures de l'os hyoïde; celles-ci atteignent surtout les grandes cornes de l'os; nous avons vu cette fracture sur une vieille femme étranglée avec les mains.

Les fractures du larynx sont signalées comme plus fréquentes que celles de l'os hyoïde; elles peuvent résulter de l'application soit de la main, soit d'un lien. On a vu aussi le larynx déformé, aplati transversalement, sans être fracturé. — Enfin on a noté encore des fractures de la trachée.

État des organes respiratoires. — La muqueuse du larynx, de la trachée et des bronches est souvent très congestionnée; nous avons vu une fois de nombreuses ecchymoses ponctuées sur le larynx.

Les ecchymoses sous-pleurales et sous-péricardiques sans être constantes, surtout chez les adultes, sont cependant plus fréquentes et plus nombreuses que dans la pendaison. Sur trois cas, concernant des adultes nous avons trouvé une fois ces ecchymoses en grand nombre.

Les poumons contiennent une proportion très variable de sang; la congestion peut être nulle, ou au contraire très prononcée, et s'accompagner de la production de noyaux hémorrhagiques. — On trouve assez souvent dans le larynx et la trachée de l'écume blanche, rosée ou rouge, en quantité variable, mais généralement assez minime. On peut trouver aussi dans le poumon et dans les petites bronches cette écume à fines bulles qui accompagne presque toujours

1. Friedberg. *Gerichtsärtzliche Praxis mit einem Anhange über die Verletzung der Kopfschlagader bei Erhängten und Erdrosselten, und uber ein neues Zeichen des Erwürgung-Versuches.* Vienne et Leipzig, 1881.

2. Voir l'observation à la fin du livre.

la congestion pulmonaire quand elle est portée à un certain degré.

L'emphysème pulmonaire est signalé comme fréquent dans la mort par strangulation; nous l'avons rencontré plusieurs fois chez des nouveau-nés. Il se présente sous forme de plaques assez bien limitées, et quelquefois très étendues.

État de l'encéphale. — L'encéphale et les méninges ne sont pas constamment congestionnés; mais la congestion peut être très prononcée, et l'on a observé quelquefois des hémorrhagies des centres nerveux ou des méninges.

§ III. — La mort est-elle bien le résultat de la strangulation

Il arrive quelquefois que la strangulation ne laisse pas de marques extérieures sur le cou; le fait est rare quand la strangulation a été opérée avec les mains; il l'est moins sur les sujets étranglés avec un lien mou, dont l'action n'a pas été prolongée longtemps.

Dans ces cas, le diagnostic peut souvent encore être fait grâce à la réunion des signes que nous avons indiqués ou de quelques-uns d'entre eux : congestion de la face avec pointillé hémorrhagique, suffusions sanguines des conjonctives, ecchymoses et autres lésions des parties profondes du cou, congestion et emphysème des poumons, ecchymoses sous-pleurales.

Des expériences faites sur des animaux montrent qu'un choc brusque sur le larynx peut amener un arrêt subit de la respiration, quelquefois suivi de mort[1]. Il n'existe pas à notre connaissance d'exemple authentique de mort survenue

[1] Claude Bernard (*Leçons sur la physiologie et la pathologie du système nerveux*) a montré qu'une excitation traumatique du nerf laryngé supérieur pouvait déterminer un arrêt subit de la respiration. P. Bert (*Leçons sur la physiologie comparée de la respiration*) a déterminé la mort immédiate en resserrant brusquement la trachée d'un canard, et il attribue aussi ce fait à l'excitation des terminaisons nerveuses. Falk et Hoffmann ont aussi amené

dans ces conditions chez l'homme, à la suite d'une violence exercée sur le larynx en un temps très court, et assez peu intense pour ne laisser aucune trace matérielle. Casper déclare que, bien que cela soit peu vraisemblable, il n'est cependant pas impossible que la mort se produise par ce mécanisme[1].

Nous avons vu qu'il pouvait arriver que le cadavre d'un individu étranglé soit ensuite pendu pour faire croire à un suicide. Si la strangulation a été faite avec les mains, un examen minutieux permet le plus souvent de retrouver sur le cou les traces des ongles ou des doigts; mais l'interprétation des ecchymoses, érosions ou petites plaies que l'on constate, peut prêter quelquefois à l'erreur. Hoffmann cite le cas d'un pendu qui présentait à la partie antérieure du

l'arrêt subit de la respiration, en comprimant le larynx de chiens trachéotomisés.

Si l'interruption de la respiration par phénomènes nerveux réflexes peut jouer un certain rôle dans le mécanisme de la mort par strangulation, en général il y a sans doute aussi occlusion des voies aériennes. M. Tourdes (article Strangulation *du Dict. Encycl. des sciences médicales*) a montré que sur le cadavre une faible pression exercée sur le larynx suffit à empêcher l'accès de l'air; il a vu aussi qu'en plaçant un nœud coulant au-dessous du larynx, l'air insufflé cessait de passer dans les poumons quand la corde était tirée par un poids de 3 à 4 kilog.; l'interception est plus facilement produite par une corde mince qu'avec un lien large. D'ailleurs, il n'est pas nécessaire que l'interruption de l'accès de l'air soit complète pour que l'asphyxie se produise; M. Faure (mémoire cité), en introduisant dans la trachée d'un chien un tube dont le calibre était successivement diminué, a vu l'animal mourir subitement alors qu'une certaine quantité d'air passait encore.

1 Hoffmann cite le cas suivant: Une femme fut surprise dans son magasin par un individu qui la saisit brusquement au cou, la renversa immédiatement à terre, prit l'argent dans la caisse et s'enfuit. Quelques instants après la femme fut trouvée sans connaissance et fut ranimée aussitôt; elle se rappela tous les détails de son aventure, jusqu'au moment où elle avait été saisie au cou, et déclara qu'à partir de ce moment elle avait perdu connaissance, sans avoir ressenti ni anxiété, ni douleur. On ne trouva aucune trace de compression prolongée, de sorte que dans ce cas c'est évidemment le resserrement brusque du larynx, et non l'asphyxie, qui avait déterminé la perte de connaissance et la chute. (*Traité de Médecine légale*, traduction française, p. 304).

La perte de connaissance produite par le traumatisme du larynx peut expliquer pourquoi dans certains cas la mort survient sans que la victime ait poussé un cri, ni opposé de résistance. Taylor cite le cas d'une femme âgée qui fut étranglée dans son magasin par un apprenti dans un temps si court et si silencieusement, que son mari, qui n'était séparé d'elle que par une mince cloison, n'entendit ni bruit ni désordre pendant que le meurtre se commettait. (*Traité de Médecine légale*, traduction Coutagne, page 484.)

cou plusieurs érosions qui furent attribuées d'abord à l'action des ongles, en réalité elles avaient été produites par la compression des boutons de la chemise. Si la strangulation a été faite avec un lien, on peut souvent la distinguer de la pendaison, grâce à la direction du sillon ; oblique et souvent incomplet chez les pendus, le sillon est en général horizontal et fait tout le tour du cou chez les étranglés. Il est vrai que ce caractère différentiel n'est pas absolument décisif, car le sillon des étranglés peut être incomplet, ou oblique en haut, surtout si la victime a été surprise par derrière. Mais, comme il est à peu près impossible que le sillon de la strangulation coïncide exactement avec celui de la pendaison, même quand tous deux résultent de l'application d'un même lien, l'examen de ces deux sillons comparés à la disposition de l'anse qui suspendait le corps, met sur la voie de la vérité. — Il arrive quelquefois que le col de la chemise ou la cravate ajustés d'une façon un peu étroite, laissent une trace analogue au sillon de la pendaison, ce sillon d'abord très superficiel et très peu marqué, peut devenir plus profond quand les parties se tuméfient par le fait de la putréfaction. L'origine de ce sillon peut être reconnue par la situation qu'il occupe, et qui correspond exactement à la partie resserrée des vêtements.

En outre, l'autopsie peut fournir des éléments de diagnostic importants, car certains signes internes fréquents dans la strangulation, sont très rares dans la pendaison; ce sont surtout la congestion de la face avec pointillé hémorrhagique, les suffusions sanguines des conjonctives, l'emphysème pulmonaire.

§ IV. — La strangulation résulte-t-elle d'un homicide, d'un suicide ou d'un accident ?

Il est impossible qu'un individu parvienne à s'étrangler en s'appliquant les mains autour du cou ; la constriction cesserait au moment où surviendrait la perte de connaissance, et la respiration se rétablirait bientôt. Du reste, bien que des aliénés aient souvent essayé de se suicider par ce moyen on n'a jamais vu qu'une de ces tentatives ait réussi. La strangulation effectuée avec les mains est toujours le résultat d'un homicide.

Il n'en est pas de même de la strangulation opérée par un lien. C'est même un genre de suicide très répandu dans certains pays [1], il est fréquemment employé aussi par les aliénés. Le sujet a le temps d'assujettir solidement le lien autour du cou, soit par des nœuds, soit à l'aide d'un objet quelconque faisant office de garrot, de façon que la constriction continue après que la perte de connaissance est survenue [2]. C'est même là une condition indispensable pour le suicide, et qui peut fournir un élément important pour le diagnostic. Ainsi que le fait judicieusement remarquer M. Tourdes, un lien lâche, mal assujetti, suppose un homicide ; au contraire des tours nombreux et serrés du lien, des nœuds compliqués, la présence d'un garrot, n'excluent nullement l'idée d'un suicide, et la confirment plutôt.

Plusieurs observations montrent que la strangulation suicide peut s'accompagner de lésions nombreuses et graves des parties profondes du cou ; mais les lésions extérieures, ecchymoses, érosions, se rencontrent plutôt dans la strangulation homicide où l'action des doigts vient souvent aider celle du lien.

On trouve dans les auteurs quelques exemples de strangulation opérée accidentellement par un lien. Dans deux cas cités par Taylor, il s'agissait d'individus qui portaient un fardeau à l'aide d'une ficelle ou d'une courroie passée au-devant du cou ; le fardeau ayant glissé, pesa de tout son poids, par l'intermédiaire du lien, sur le cou, et les individus furent trouvés morts dans une position qui indiquait com-

[1] En Espagne notamment, et en Italie, où, dans une statistique officielle des prisons (citée par Tourdes) on voit figurer 51 suicides par strangulation, contre 5 par pendaison.

[2] La perte de connaissance doit survenir très rapidement quand le lien est serré fortement autour du cou, car les expériences montrent qu'ici encore la circulation dans les carotides peut être facilement interrompue d'une façon complète. Toutefois le suicidé a le temps d'accomplir tous les actes nécessaires avant que la constriction ne soit assez forte pour amener cette perte de connaissance.

ment l'accident s'était produit. Ce n'est guère, en effet, qu'à l'aide de données semblables qu'on peut reconnaître si l'accident est admissible.

§ V. — Strangulation incomplète

Quand la strangulation n'amène pas la mort immédiatement ou dans un délai très court, l'expert est appelé à constater la nature des violences, leur gravité et les conséquences qu'elles pourront avoir.

La strangulation, surtout quand elle a été opérée à l'aide d'un lien mou, tel qu'un mouchoir, une cravate, etc., peut ne laisser aucune trace extérieure. Mais le plus souvent, on trouve à la place qu'occupait le lien, un sillon excorié et rougeâtre qui, naturellement, n'est jamais parcheminé, ou bien il existe les érosions unguéales et les ecchymoses produites par les doigts. Les ecchymoses ponctuées de la face, les suffusions sanguines des conjonctives signalées plus haut, se retrouvent sur les individus qui ont survécu, et aident le diagnostic, dans les cas où l'on pourrait soupçonner une simulation.

Les symptômes que l'on observe presque constamment sont la douleur dans les mouvements du cou, la gêne et la difficulté de la déglutition, l'altération du timbre de la voix. Ces troubles sont naturellement beaucoup plus marqués et plus persistants quand il y a eu fracture de l'os hyoïde ou du larynx. La mort peut être la conséquence plus ou moins tardive de cette dernière lésion.

Il se produit quelquefois des troubles cérébraux graves. On a observé dans certains cas une perte de connaissance prolongée pendant plus d'un jour, une diminution ou une abolition de la mémoire en ce qui concerne les faits accomplis pendant l'acte de la strangulation et la période qui l'a précédée. Petrina[1] cite un cas où la victime fut atteinte d'une paralysie croisée de la face et des membres qu'il attribue à une hémorragie de la protubérance.

[1] *Schmidts Jahrbüch*, *Bd. 189*. n° 1 (Analyse in *Ann. d'hyg. publ. et de méd. lég.*, 3e série, t. VI).

Ces faits sont exceptionnels, et quand il n'y a pas de lésions graves du cou, la guérison survient en général rapidement. Il en a été ainsi pour six étranglés que nous avons examinés, bien que chez quelques-uns la constriction du cou ait été très vigoureuse et ait produit un semis d'ecchymoses ponctuées sur la face, ainsi que des suffusions sanguines très étendues des conjonctives.

Strangulation simulée. — La strangulation a été quelquefois simulée. La tentative ne peut guère être portée assez loin pour produire les ecchymoses ponctuées de la face et des yeux, les suffusions sanguines des conjonctives, ni un sillon bien profond. Tout se borne en général à des érosions assez légères sur le devant du cou, et à des assertions relatives à la gêne de la déglutition et aux troubles de la parole; ces symptômes sont quelquefois grossièrement exagérés, comme par cette jeune fille observée par Tardieu, qui prétendait être devenue muette, et dont le mutisme cessa dès que le médecin eut dit qu'il ne pouvait persister au delà du premier moment. Tardieu a déclaré aussi qu'il s'agissait d'une simulation de strangulation dans une affaire retentissante (Maurice Roux) dont on lira avec intérêt la relation médico-légale [1].

ARTICLE IV. — SUFFOCATION

Sous le nom de *suffocation*, on peut pour la commodité de la description, comprendre à l'exemple de Tardieu et de quelques autres auteurs, « tous les cas dans lesquels un obstacle mécanique, autre que la strangulation, la pendaison ou la submersion, est apporté violemment à l'entrée de l'air dans les poumons » (Tardieu [2]). Les divers modes

[1] Tardieu. Simulation de tentative d'homicide par commotion cérébrale et strangulation (*Annales d'hyg. pub. et de méd. lég.*, 2e série, t. XXI).

[2] Mémoire sur la mort par suffocation (*Annales d'hyg. pub. et de méd. lég.*, 2e série, t. IV).

de suffocation peuvent être rangés sous les quatre chefs suivants : 1° occlusion directe des narines et de la bouche; 2° introduction de corps étrangers dans les voies aériennes; 3° compression des parois de la poitrine et du ventre; 4° enfouissement dans la terre ou dans un milieu pulvérulent.

Cette classification comprend des faits disparates que Tardieu avait réunis parce qu'il avait cru leur trouver un signe anatomique commun, auquel il attribuait une valeur tout à fait démonstrative, à savoir la présence d'ecchymoses sous-pleurales, sous-péricardiques et péricrâniennes. Mais nous avons vu plus haut que, bien qu'en effet ces ecchymoses soient ordinairement très abondantes dans les divers genres de suffocation, elles ne constituent pas cependant un signe caractéristique, ni même absolument constant de ce genre de mort. Il est d'ailleurs impossible de trouver dans l'état des divers organes les éléments d'une description d'ensemble pouvant être utile au médecin [1] et il est préférable de passer immédiatement à l'étude de chaque groupe particulier.

§ I. — Suffocation par occlusion de la bouche et du nez

C'est là un genre de mort dont sont surtout victimes les nouveau-nés et les très jeunes enfants. Il constitue un procédé assez fréquent de l'infanticide; la bouche et le nez sont oblitérés par la main, ou bien par un morceau d'étoffe ou quelque autre objet mou. Dans le premier cas on trouve presque toujours les marques des ongles ou des doigts, dans le second cas, toute trace extérieure de violences manque généralement.

[1] La croyance du public (dit Christison) qu'un médecin bien instruit doit toujours être capable de découvrir la mort par suffocation, par le simple examen du corps, et sans la connaissance des circonstances d'une autre nature, est erronée, et peut avoir le mauvais effet de faire sortir les experts de leurs gardes en les poussant à attendre des lésions très marquées dans tous les cas de mort par suffocation. Il faut que tout médecin appelé à examiner un corps, et à donner une opinion de la cause de la mort comprenne bien que de tels signes sont bien loin de se rencontrer toujours. (in *Traité de médecine légale de Taylor*, traduction française de Coutagne, page 5?8.)

L'occlusion de la bouche et du nez entraîne fréquemment la mort d'une façon accidentelle chez les très jeunes enfants. Pendant son sommeil, l'enfant se trouve recouvert par les draps, les couvertures ou les oreillers qui se sont dérangés, ou bien encore, couchant dans le même lit que la mère ou la nourrice, il a la face recouverte par le bras ou une autre partie du corps de celle-ci ; il arrive aussi que pendant la tetée, la mère et l'enfant s'endorment et que le nourrisson est étouffé par le sein qui lui comprime la face[1]. Il est à peu près impossible au médecin expert de reconnaître si la mort amenée de cette façon est réellement accidentelle ou si les circonstances qui ont produit la suffocation n'ont pas été combinées à dessein.

L'accident est presque toujours admissible parce que la mort survient dans ces cas insidieusement, silencieusement sans que l'enfant fasse de grands efforts, sans qu'ordinairement il ait eu de mouvements convulsifs avant de succomber. Un très jeune enfant qui se trouve couché sur le ventre, la face enfoncée dans un oreiller peut périr de cette façon, sans pouvoir arriver à se retourner de côté pour échapper à l'asphyxie.

Chez l'adulte, le meurtre par obturation des orifices respiratoires est presque toujours accompagné d'autres violences : strangulation, compression du thorax ou de l'abdomen, etc. Cependant en Angleterre un procédé très usité par les criminels consistait à appliquer un masque de poix au devant de la bouche et du nez de leurs victimes. — Ce mode de suffocation peut aussi se produire accidentellement chez l'adulte ; un individu profondément ivre ou privé de connaissance pour une autre cause, peut être hors d'état d'écarter l'obstacle qui empêche l'entrée de l'air dans la bouche et les narines.

[1] En l'espace de quatre ans, nous avons eu l'occasion de faire l'autopsie de 22 enfants au-dessous d'un an, morts dans ces conditions. Taylor signale aussi la fréquence de ces décès qui seraient en Angleterre au nombre de plus de 410 par an, et qui s'observeraient surtout entre le samedi et le lundi de chaque semaine, sans doute à cause de l'ivresse des mères ou nourrices. (*Traité de médecine légale*, page 506).

Quand l'occlusion de la bouche et du nez a été faite violemment on retrouve presque toujours des ecchymoses, des érosions, des petites plaies contuses qui mettent sur la voie de la vérité. — Les signes internes sont tirés surtout de l'état des poumons. Ces organes sont ordinairement congestionnés, mais cette congestion est quelquefois peu accentuée et il n'est pas très rare de la voir manquer complètement. Il est de règle de rencontrer des ecchymoses sous-pleurales, souvent très abondantes, même quand la congestion pulmonaire n'existe pas; les exceptions à cette règle sont peu fréquentes, mais cependant incontestables. L'emphysème pulmonaire, l'existence d'une quantité plus ou moins abondante d'écume dans les voies aériennes sont beaucoup moins constants.

Il faut savoir que ces signes internes peuvent faire complètement défaut dans les cas où la suffocation n'est cependant pas douteuse; tous les auteurs en ont signalé des exemples. Il nous a semblé que ces signes manquent surtout dans les cas où la suffocation survient accidentellement, insidieusement, sans que la victime se soit débattue. Nous avons vu plusieurs fois chez les jeunes enfants étouffés accidentellement pendant la nuit, les poumons non congestionnés, quelquefois sans ecchymoses ponctuées, renfermant seulement une quantité variable d'écume, les gros vaisseaux de la poitrine et le cœur droit n'étaient pas gorgés de sang; il n'existait pas d'ecchymoses sous-péricardiques. Les résultats de l'autopsie restaient complètement négatifs, et au point de vue médical, c'était seulement l'absence de toute autre cause appréciable de mort, qui permettait d'accepter, ou du moins de ne pas repousser les explications données par les parents de ces enfants.

§ II. — Suffocation par introduction de corps étrangers dans les voies aériennes

Une partie des faits de ce genre appartiennent à l'histoire de l'infanticide; le nouveau-né est tué en effet quelquefois par l'introduction dans le pharynx d'un tampon de linge, de chiffons, de papiers, etc.

Chez l'adulte, il est bien rare que de telles manœuvres soient exercées ; elles compliquent cependant quelquefois d'autres violences. Taylor cite un cas où l'on trouva à l'autopsie d'une femme, qui avait d'ailleurs plusieurs fractures de côtes, un bouchon de bouteille fixé solidement à la partie supérieure du larynx. Il paraît que ce bouchon avait été introduit de force par une autre personne, pendant que la femme était dans un état d'ivresse et incapable de se défendre.

Le même auteur[1] rapporte aussi un cas de suicide accompli de cette façon par une prisonnière ; cette femme s'était enfoncé dans le pharynx un fort tampon de coton.

Mais le plus souvent les corps étrangers qui obstruent les voies aériennes y ont été introduits d'une façon accidentelle ; il s'agit presque toujours d'aliments qui par suite d'un trouble dans les mouvements de la déglutition, ont pénétré dans le larynx, la trachée ou les bronches, ou bien qui ont été aspirés dans ces conduits, après des vomissements, au lieu d'être rejetés au dehors. Quelquefois même la suffocation est produite par une masse alimentaire qui n'atteint pas le pharynx, mais qui est assez volumineuse pour boucher complètement le pharynx ; c'est ce que nous avons vu sur le cadavre d'un jeune enfant dont la bouche et le pharynx étaient hermétiquement remplis par du pain incomplètement mastiqué.

Les exemples de mort par obstruction accidentelle des voies aériennes sont nombreux[2], et nous avons déjà abordé ce sujet au chapitre de la mort subite (p. 76). Il faut indiquer ici que, dans ces cas, la mort peut ne pas être très rapide quand l'accès de l'air n'est pas complètement empêché ; fait qu'il est important de connaître pour se rendre compte de la survie de la victime et des actes qu'elle a encore quelquefois le temps d'accomplir.

[1] Taylor, *Traité de Médecine légale*, p. 194 et 195.

[2] D'après Taylor (p. 403) il y a eu en une année 81 morts par cette cause dans l'Angleterre et le pays de Galles.

Les signes internes dans ce genre de mort sont les mêmes que ceux indiqués dans le paragraphe précédent, et ils peuvent également être peu accentués ou faire complètement défaut. — L'examen des voies aériennes montre la présence de corps étrangers; s'il s'agit d'introduction violente d'un tampon ou d'un autre objet dans le pharynx, on trouve souvent sur la muqueuse des déchirures ou des ecchymoses qui peuvent faire soupçonner la vérité, alors même que le corps étranger aurait été retiré.

§ III. — Suffocation par compression des parois de la poitrine et du ventre

Ce mode de suffocation s'observe dans des circonstances diverses. Quelquefois le tronc est comprimé sur toute son étendue, par exemple chez les individus pris dans un éboulement ou pressés au milieu de la foule [1]. En laissant de côté les cas où il existe en même temps des blessures assez graves pour entraîner la mort par elles-mêmes, on est frappé de l'aspect des victimes de ce genre d'accident. Elles présentent en effet des ecchymoses ponctuées de la face, du cou, de la partie supérieure du tronc, ordinairement extrêmement abondantes, et qui souvent se détachent sur un fond violacé et noirâtre, témoignant d'une congestion excessive de la peau. En même temps, on note des ecchymoses sous-conjonctivales ou un véritable chemosis sanglant. A l'autopsie, on trouve ordinairement les poumons très congestionnés, souvent avec des noyaux hémorrhagiques plus ou moins volumineux, et très souvent aussi recouverts, ainsi que le péricarde, de nombreuses ecchymoses ponctuées. Dans un certain nombre de cas, on a noté également de l'emphysème pulmonaire.

Chez les enfants, la suffocation résulte quelquefois de la constriction trop forte des langes, ou bien de ce que, couchant avec leur mère ou leur nourrice, celle-ci a étendu

[1] Voir notamment sur ce point : *Relation médicale des événements survenus au Champ de Mars*, note lue par Ollivier d'Angers à l'Académie de médecine, séance du 20 juin 1837.

nconsciemment son bras sur leur poitrine ou sur leur ventre. Il est extrêmement rare qu'on puisse retrouver des traces directes (ecchymoses ou suffusions sanguines) de la pression exercée ; les signes internes peuvent être eux-mêmes beaucoup moins accusés que dans le cas précédent, de sorte que les constatations de l'autopsie ne permettent pas alors de retrouver avec certitude la cause de la mort

Chez l'adulte la suffocation peut être amenée aussi par une pression limitée, exercée avec le genou par exemple, sur la poitrine ou le ventre d'une personne terrassée. Presque toujours la victime a subi en même temps d'autres violences au milieu desquelles il est souvent impossible de discerner quelle part revient à la suffocation. Il est d'ailleurs probable que dans certains de ces cas, la cause principale de la mort n'est pas l'interruption de la respiration. Tardieu, en expérimentant sur des animaux, a noté qu'une pression brusque sur le ventre amenait la mort plus facilement qu'une compression, même énergique, exercée méthodiquement avec des bandages. Nous verrons plus loin qu'en effet un choc sur l'abdomen peut amener la mort presque immédiatement; mais dans ce cas il ne s'agit plus à proprement parler de suffocation.

§ IV. — Suffocation par enfouissement

L'enfouissement a lieu dans la terre ou dans un milieu plus ou moins pulvérulent qui recouvre tout le corps ou seulement la tête. Les exemples de meurtre par enfouissement concernent presque tous des nouveau-nés.

Tardieu a noté sur des enfants et sur des animaux morts de cette façon, de la congestion pulmonaire, des ecchymoses sous-pleurales et sous-péricardiques, un emphysème pulmonaire très accentué, et la présence d'écume sanguinolente dans les bronches.

De nombreuses expériences instituées par Mathysen [1],

[1] Mathysen, *Annal. d'hyg. publ.* 1re série, t. XXX.

Béringuier [1], Tardieu, ont montré que lorsqu'on enfouit le cadavre d'un animal dans la terre, des cendres, etc., la substance étrangère peut pénétrer dans la bouche, le pharynx, quelquefois le larynx, mais jamais au delà. Si au contraire l'animal a été enfoui vivant, la substance étrangère peut être retrouvée dans l'œsophage, l'estomac, l'intestin et quelquefois aussi dans la trachée. Toutefois il n'y a là rien de constant, et quelquefois la pénétration ne dépasse pas le pharynx ; ces différences s'expliquent en grande partie par la nature du milieu dans lequel a eu lieu l'enfouissement. La conclusion pratique à tirer de ces expériences c'est que la présence de la substance étrangère dans l'estomac, l'œsophage ou la trachée indique que l'enfouissement a eu lieu pendant la vie, mais que lorsque cette même substance n'a pas pénétré au delà du pharynx ou du larynx, cela ne suffit pas à démontrer que l'enfouissement a eu lieu seulement après la mort.

Il est à noter que la mort ne survient quelquefois que très longtemps après que le corps a été enfoui. Le Dr Béringuier a vu de petits chiens enterrés dans la cendre trois heures après leur naissance, survivre quinze heures. Divers médecins ont vu aussi des enfants enterrés immédiatement après leur naissance survivre plusieurs heures. Dans un cas rapporté par le Dr Bardinet [2], un enfant enterré à 25 cent. sous terre fut retiré au bout de huit heures, et survécut quatre jours.[5]

1 Béringuier, *Journal de médecine de Toulouse*, 1851.

2 Bardinet. De la vie sans respiration chez les enfants nouveau-nés. (*Bulletin de l'Acad. de médecine*, 2 novembre 1864).

Il est probable que le milieu plus ou moins pulvérulent dans lequel a lieu l'enfouissement permet, à travers ses interstices, l'arrivée d'une certaine quantité d'air, et l'on peut s'expliquer ainsi la longue durée de la survie; mais d'un autre côté tous les faits relatés concernent des enfants ou des animaux nouveau-nés, et l'on sait que dans ce cas la privation complète d'air peut être supportée très longtemps (Voir le § *Vie sans respiration* du chapitre Infanticide, en note).

CHAPITRE SIXIÈME

MORT PAR L'ACTION D'UNE TEMPÉRATURE TROP BASSE OU TROP ÉLEVÉE, PAR FULGURATION, PAR INANITION

ARTICLE PREMIER, — MORT PAR L'ACTION DU FROID

La mort par l'action du froid n'est pas souvent le résultat d'un crime. Cependant l'exposition au froid constitue un procédé d'infanticide, qui n'est sans doute pas très rare. M. Tourdes cite aussi plusieurs exemples concernant de jeunes enfants que leurs parents ont plongés dans de l'eau glacée, ou séquestrés dans un endroit froid en même temps qu'ils les privaient de nourriture. Il paraît qu'en Russie, il est arrivé plusieurs fois que l'on a hâté dans un but criminel la mort de personnes déjà malades, en tenant ouvertes les fenêtres de la chambre qu'elles habitaient, et en les soumettant ainsi à une température très basse, M. Tourdes cite aussi un cas de suicide probable par le froid; il s'agit d'un homme qui fut trouvé étendu sans vêtements dans sa chambre, dont les fenêtres étaient ouvertes, alors que la température était très basse [1].

Mais c'est plus souvent à un autre point de vue que la mort par le froid intéresse la médecine légale. L'action du froid permet d'expliquer, dans bon nombre de cas, des décès qui avaient semblé d'abord suspects : par exemple quand il s'agit de vagabonds, d'ivrognes qui ont péri sur la voie publique ou dans un endroit désert, faute de pouvoir trouver un asile suffisant, de voituriers qui se sont endormis la nuit dans leur charrette et que le froid a tués, etc. Il arrive aussi quelquefois que le refroidissement joue un rôle important dans le mécanisme de la mort des individus

[1] Article Froid du *Dict. Encycl. des sciences médicales.*

blessés et abandonnés en plein air, qu'elle se combine aux sévices et à la privation de nourriture dont sont victimes des enfants, etc.

Pour être en mesure de répondre aux questions qui se posent à l'occasion d'expertises de ce genre, il est nécessaire de posséder quelques notions sur l'action du froid, et sur les circonstances capables d'influencer la résistance à cette cause de mort.

§ I. — Résistance au froid

Il est impossible de fixer, même approximativement, le degré d'abaissement de la température du milieu ambiant qui détermine la mort ou des accidents graves. Il y a à cet égard des différences considérables non seulement suivant les sujets, mais aussi suivant des circonstances non individuelles, qui dépendent de ce que l'on peut appeler la *qualité* du froid.

Ainsi des navigateurs ont pu supporter presque impunément des températures de 40 et même de 50°, les Jakutes dorment tranquillement à l'air libre par un froid de 25 ; plusieurs fois des personnes ont été rétirées vivantes de la neige après y être restées ensevelies longtemps (jusqu'à douze jours ?) ; tous les ans dans les contrées septentrionales, et en France pendant l'hiver 1879-1880, l'immense majorité des habitants supportent parfaitement un froid qui atteint et dépasse 20°. — D'un autre côté, une température qui n'atteint pas — 2° peut tuer des adultes vigoureux ; c'est ce que l'on a vu notamment en Algérie lors de la retraite de Bou-Thaleb (2-4 janvier 1845) où 229 soldats, sur une colonne de 2.800 hommes, périrent de froid, et aussi dans le même pays le 28 mars 1879, où en l'espace de quelques heures, pendant une étape ordinaire, dans un simple changement de garnison, 19 hommes sur 350 succombèrent [1].

De pareils contrastes s'expliquent, en dehors de la diffé-

[1] Epidémie de congélation par le docteur Lébastardier. (In *Recueil de Médecine militaire*, *analysé dans Ann. d'hyg. pub. et de médec. lég.*, 3e série, t. VI.)

rence du vêtement, par les conditions météorologiques qui accompagnent l'action du froid, et dont les principales sont le vent et l'humidité. Le vent rend le froid non seulement plus pénible, ce qui est d'observation vulgaire, mais aussi plus dangereux. Le navigateur Parry a remarqué qu'une température de — 46 avec un temps calme n'était pas plus incommode que — 17 avec la bise : lors de la catastrophe de Bou-Thaleb, et dans d'autres cas analogues, le vent soufflait très violemment. — Le froid humide est moins bien supporté que le froid sec ; l'air humide, meilleur conducteur, soustrait une plus grande quantité de chaleur au corps, les vêtements mouillés par l'eau, la pluie ou la neige refroidissent le corps non seulement en raison de leur conductibilité, mais aussi en raison de l'évaporation qui se fait à leur surface. — La neige fondante refroidit et par sa conductibilité, et par la quantité de chaleur dont elle s'empare pour opérer son changement d'état. C'est à ces circonstances, à l'imprégnation des vêtements par la neige fondue, par l'eau des rivières qu'il avait fallu traverser un grand nombre de fois, à l'intensité du vent qui soufflait alors, qu'on doit surtout attribuer la catastrophe survenue au mois de mars 1879, en Algérie.

Les différences qui tiennent à l'individu sont aussi très marquées. Les enfants se refroidissent très rapidement ; un nouveau-né succombe après quelques heures d'exposition à une température qui ne descend pas jusqu'à 0, s'il n'est pas bien protégé par des vêtements. Les gens débilités par une cause quelconque, les vieillards résistent moins que les adultes vigoureux. Une alimentation abondante permet de beaucoup mieux supporter le froid ; au contraire l'inanition même peu prolongée, la privation d'aliments pendant un jour, la suppression d'un seul repas, sont des causes puissamment adjuvantes de l'action du froid ; c'est ainsi que les soldats qui succombèrent dans la retraite de Bou-Thaleb n'avaient pas pris de nourriture. — L'alcoolisme aigu diminue aussi considérablement la résistance au froid ; l'alcool abaisse par lui-même la température, et en outre le froid exagère ou fait apparaître brusquement les effets de l'ivresse. C'est ainsi qu'il arrive que des buveurs, en quittant le cabaret chauffé, sont pris rapidement, à l'air froid extérieur, d'une ivresse profonde, et tombent pour ne plus se relever. — Le sommeil non alcoolique, auquel sont souvent portés presque irrésistiblement les gens exposés au froid, augmente encore le danger de celui-ci.

La température des parties profondes du corps peut être fortement abaissée avant que la mort survienne. M. Peter a vu une femme dont la température vaginale était descendue à — 26, et qui guérit[1]; dans un cas cité par Bourneville, le thermomètre introduit dans le rectum marquait 27 1/2; le sujet mourut.

§ II. — Mécanisme de la mort

Cette question est loin d'être élucidée malgré les nombreux travaux dont elle a été l'objet. Il est d'ailleurs très probable que le mécanisme de la mort n'est pas le même dans tous les cas, qu'il varie suivant que le froid agit plus ou moins brusquement, avec plus ou moins d'intensité et que son action a été favorisée par telle ou telle influence.

La mort a été attribuée à la congestion des organes internes, et notamment des poumons et du cerveau, produite par le reflux du sang contenu dans les vaisseaux périphériques qui se contractent et se vident sous l'influence du froid. Il est certain qu'on trouve souvent une forte congestion des poumons, une réplétion sanguine du cœur et des gros vaisseaux de la poitrine, de la congestion cérébrale, et même des hémorrhagies méningées chez les individus qui ont succombé sous l'action du froid. Mais il faut remarquer que ces constatations ont été faites surtout sur des sujets qui étaient en même temps en état d'ivresse, — circonstance qui suffit à expliquer la congestion pulmonaire et celle de l'encéphale, — et chez des nouveau-nés, qui présentent très souvent aussi, sous des influences diverses, une forte hyperhémie des poumons et du cerveau. Sur d'autres sujets,

[1] Peter, *Gaz. hebdomaire de méd. et de chirurg.* 1872.

on a vu fréquemment la congestion pulmonaire manquer, et Ogston a même noté que les poumons étaient exsangues; quant à la congestion cérébrale, elle fait si souvent défaut que certains auteurs font jouer à l'anémie de l'encéphale un rôle prépondérant dans la mort par le froid. Il est donc certain que celle-ci ne peut être toujours expliquée par la congestion des organes internes, et on le comprend bien d'ailleurs, puisqu'il arrive souvent que la contraction des vaisseaux cutanés amenée par le froid ne persiste pas longtemps, et est au contraire remplacée par la dilatation de ces vaisseaux et la congestion des téguments.

Le froid exerce incontestablement une action puissante sur le système nerveux, ainsi que le prouvent la difficulté des mouvements, le trouble des fonctions musculaires, l'anesthésie, l'engourdissement de l'intelligence, la tendance au sommeil et quelquefois le délire et les convulsions qui se manifestent dans les derniers moments de la vie. Il est probable que dans tous les cas, les troubles du système nerveux jouent un rôle important dans le mécanisme de la mort, et ces troubles peuvent être attribués à une sorte de paralysie causée par l'excitation trop violente des nerfs cutanés.

La mort a été aussi expliquée par la congélation du sang (Pouchet) [1]. Il est vrai que la congélation détruit les globules rouges, ou du moins les dépouille de leur hémoglobine qui se dissout dans le plasma; c'est un fait qu'il est facile de vérifier. Mais, chez l'homme du moins, la mort ne saurait être expliquée de cette façon, car les sujets succombent toujours avant qu'une quantité notable du sang ait été congelée, et même il arrive très souvent dans nos climats que la congélation manque complètement.

§ III. — État des cadavres, congélation

La *pâleur de la peau* est un phénomène cadavérique trop

[1] Pouchet. Recherches expérimentales sur la congélation des animaux, (in *Journal de l'anatomie de Robin*, 1866).

fréquent pour avoir une valeur diagnostique chez les individus morts de froid ; d'ailleurs si cette pâleur est souvent très accentuée chez ces sujets, elle est quelquefois remplacée par une teinte rouge ou violacée disposée uniformément ou par plaques, ou bien par traînées le long des vaisseaux.

La *chair de poule*, la *rétraction du scrotum et du pénis* se remarquent aussi sur des cadavres d'individus ayant succombé à d'autres causes qu'au froid.

Sur tous les cadavres qui ont été exposés au froid pendant un temps suffisant, le *tissu adipeux devient plus dur* et prend une consistance analogue à celle du suif; ce phénomène est d'autant plus marqué que la couche du tissu cellulo-adipeux est plus épaisse; il est ordinairement très frappant chez les petits enfants. Mais cette modification de consistance de la graisse est un phénomène physique, qui se produit après la mort, et qui ne constitue nullement une preuve que l'individu a subi l'action du froid, pendant qu'il vivait, comme le croient quelques médecins [1].

Nous avons déjà dit que la congestion pulmonaire, la réplétion sanguine du cœur et des gros vaisseaux de la poitrine, la congestion cérébrale étaient très accusées dans certains cas, mais faisaient souvent défaut. On ne peut citer d'autres altérations des divers organes qui aient été assez fréquemment rencontrées pour qu'on puisse leur attribuer une valeur diagnostique réelle [2].

Le froid peut amener la *congélation*, pendant la vie, de certaines parties du corps, notamment des oreilles, du nez, des pieds et des mains; ces parties sont d'abord érythémateuses, puis apparait une phlyctène d'un volume moyen,

1 Vibert. Sur un cas d'homicide par imprudence (action du froid) (rapport présenté à la Société de médecine légale, séance du 9 mars 1885, au nom de la commission permanente). *Annales d'hygiène publique et de médecine légale.*

2 L'inflammation gastro-intestinale et des ulcérations de l'iléon et du côlon ont été notées par le Dr Shrimpton chez les soldats de l'expédition de Bou-Thaleb qui n'avaient pas succombé immédiatement; le même médecin a vu aussi deux cas de gangrène pulmonaire consécutive à la congélation. (Relation de la retraite de Bou-Thaleb, in *Recueil des mémoires de médecine et de chirurgie militaires*, 2e série, t. I, page 154).

remplie de sérosité rougeâtre qui devient bientôt purulente; il se forme ensuite une escharre molle, livide ou noirâtre. Ces caractères constatés sur le cadavre pourraient servir à reconnaître qu'un individu a supporté *vivant*, et pendant un certain temps, l'action du froid.

La congélation du corps entier se produit assez vite par des froids très rigoureux; il est évident que l'individu est mort bien avant qu'elle ne soit complète. A la Morgue de Paris, les cadavres déposés dans une caisse dont la température varie environ de — 8° pendant la nuit à — 18° pendant le jour, sont en général entièrement congelés en vingt-quatre heures. Le corps offre alors la dureté et la résistance de la pierre, tous les organes sont également congelés. Nous n'avons jamais vu se produire dans ces cas la disjonction des sutures des os du crâne, ainsi que l'a noté Krajewski, ni remarqué que les os fussent plus fragiles, ainsi qu'on l'a dit. Nous n'avons pas vu non plus se produire d'opacité du cristallin, opacité qui se manifeste constamment et rapidement chez les grenouilles congelées [1], — Dès que le dégel commence, il se forme des traînées rouges le long des vaisseaux, phénomène qui s'explique bien par la transsudation du plasma sanguin auquel les hématies ont abandonné leur matière colorante.

§ IV. — Diagnostic médico-légal

Il résulte de ce qui précède qu'il n'existe pas de lésions absolument caractéristiques par elles-mêmes de la mort par le froid. Mais à l'aide des renseignements que l'on possède ordinairement sur les circonstances au milieu desquelles l'individu a succombé, sur les conditions dans lesquelles son corps a été trouvé, on peut interpréter les signes que l'on aura trouvés à l'autopsie. D'ailleurs l'absence de toute trace ma-

[1] Nous avons vérifié bien des fois ce fait signalé par plusieurs observateurs; le cristallin devient blanc comme de la craie, et reprend ensuite sa transparence quand il est dégelé. D'après de Crecchio, si l'animal survit, il recouvre souvent l'intégrité de la vue. (De Crecchio, *della morte per freddo*. Analyse *in Ann. d'hyg. publ. et de méd. lég.*, 2e série, t. XXIX.

térielle de maladie ou d'une autre cause de mort contribue aussi à établir le diagnostic médico-légal.

Il est important de rechercher à l'autopsie si l'estomac est vide, s'il existe des signes d'ivresse, et de relever dans la discussion les circonstances qui, dans chaque cas particulier, peuvent avoir favorisé l'action du froid. — L'existence de congélations partielles a une importance sur laquelle il n'est pas besoin d'insister ; nous avons indiqué les caractères de ces congélations produites pendant la vie.

ARTICLE II. — MORT PAR L'ACTION D'UNE TEMPÉRATURE TROP ÉLEVÉE

Ce genre de mort s'observe quelquefois dans nos climats. Les individus atteints sont tantôt frappés par les rayons du soleil, ou par la chaleur trop vive de l'atmosphère, alors qu'ils sont cependant à l'air libre et à l'ombre ; tantôt ils succombent parce qu'ils séjournent dans un espace confiné dont la température a été élevée artificiellement. La résistance aux effets de la chaleur varie considérablement suivant les sujets, et au milieu d'un grand nombre de personnes exposées exactement aux mêmes influences extérieures, quelques-unes seulement sont frappées. Les sujets fatigués, débilités antérieurement, ou qui se trouvent en état d'ivresse sont plus particulièrement atteints.

Les circonstances au milieu desquelles s'est produite la mort suffisent ordinairement pour établir la cause de celle-ci, sans qu'il soit besoin d'une enquête médico-légale. On trouve cependant dans un recueil allemand [1] une expertise relative à un cas de mort par la chaleur ; il s'agit d'une jeune fille qu'un charlatan avait fait envelopper d'une peau de mouton fraiche, et recouvrir avec dix miches de pain sortant du four ; cette femme mourut au bout de trois heures.

Les individus atteints présentent des symptômes variables

[1] *Vierteljahrschrift für gericht. Med.* neue Folge, t. XXI, n° 2.

suivant les cas, et dont la description ne peut trouver place ici. Un phénomène à peu près constant est l'élévation considérable de la température du corps, qui aurait atteint dans certains cas 42 et même 45°. On observe aussi, le plus souvent, dans les derniers instants de la vie, des mouvements convulsifs ou le coma. La mort survient au bout d'un temps qui varie de quelques heures à plusieurs jours.

Le cadavre conserve longtemps une température très élevée; la rigidité cadavérique est remarquable par sa précocité et son intensité; les membres sont souvent immobilisés au bout de deux heures; le cœur et spécialement le ventricule gauche, présente aussi une forte rigidité. Divers observateurs ont insisté sur la fréquence de la congestion pulmonaire qui serait poussée au plus haut degré. On a noté encore la congestion cérébrale, des hémorrhagies méningées, et aussi de larges ecchymoses cutanées, des ecchymoses ponctuées du péricarde et des plèvres [1].

ARTICLE III. — MORT PAR FULGURATION

On peut concevoir que dans certaines circonstances la mort d'un individu foudroyé soit prise pour le résultat d'un meurtre; mais il n'existe pas, à notre connaissance, de cas où cette confusion ait nécessité une expertise médico-légale, proprement dite. Néanmoins, il est utile que le médecin connaisse les caractères à l'aide desquels on peut reconnaître la fulguration, parce qu'il peut être appelé à dresser le rapport de levée de corps exigé dans tous les cas de mort violente.

Ces caractères sont tirés des commémoratifs qui montrent qu'un orage a éclaté à l'endroit où le cadavre est trouvé, et à une époque qui coïncide avec la date approximative

[1] Parmi les nombreux travaux sur ce sujet, nous citerons seulement : Vallin. Du Mécanisme de la mort par la chaleur extérieure (*Archives génér. de médecine*, février 1870, décembre 1871, janvier 1872).

de la mort, de l'inspection des localités, et de l'examen du corps[1].

Inspection des localités. — La foudre laisse souvent des traces de son action sur les points où elle est tombée. Sur les arbres, les feuilles sont flétries et desséchées, les branches cassées; sur le tronc se trouvent des empreintes carbonisées ; quelquefois celui-ci est fendu sans marques de brûlures. Sur le sol, on peut trouver des trous, d'étroits canaux, la fonte du sable, des sillons sur des rochers. Mais toutes ces traces peuvent manquer, et il faut se rappeler d'ailleurs qu'il n'est pas impossible qu'un individu soit frappé à une grande distance du point où la foudre est tombée, par un effet de ce que l'on a appelé *le choc en retour*[2]. Dans les habitations, les murs sont troués, les meubles brisés, carbonisés; quelquefois un incendie est allumé; les corps métalliques sont fondus, les objets en fer ou en acier sont aimantés. Dans les cas récents, on note l'odeur d'ozone. Un phénomène beaucoup plus rare, mais qui a été observé, parait-il, plusieurs fois, est la formation d'images (photo-électriques) reproduisant certains dessins soit sur le cadavre, soit beaucoup plus rarement sur les objets voisins de l'endroit où la foudre est tombée.

Examen du corps. — Il semble bien établi par quelques observations que le corps d'un individu foudroyé peut être transporté à une certaine distance du point où il a été frappé.

On a noté quelquefois également que le cadavre conservait l'attitude qu'avait le corps au moment où la vie s'en est retirée : c'est ce qu'on a vu par exemple chez une femme frappée au moment où elle cueillait une fleur, chez un

[1] Voir Tourdes, art. Fulguration du *Dic. Encycl. des sciences médic.* — et Boudin : Histoire physique et médicale de la foudre et de ses effets (*Ann. d'hyg. pub. et de méd. l g.* 2e série, t. II, III, et IV).

[2] Quand un nuage se décharge, il peut arriver que l'électricité qu'il avait attirée à la surface du sol, ne participe pas en un certain point à la formation de la foudre; le sol que n'influence plus le nuage, revient, ainsi que tous les objets qu'il supporte, à un état neutre; cette modification subite de l'état électrique serait la cause du *choc en retour*, qui, parait-il, aurait déterminé quelquefois des accidents mortels.

homme foudroyé pendant qu'il était à cheval, et que sa monture ramena au domicile, etc [1].

Les vêtements peuvent rester intacts; mais le plus souvent ils présentent des déchirures et des brûlures. Ces brûlures consistent en une carbonisation sous forme de sillons irréguliers, ou en un simple roussi superficiel ; les endroits brûlés sont séparés par des espaces intacts. Quand plusieurs vêtements sont superposés, un seul peut être brûlé et c'est quelquefois le plus profond; on a vu souvent aussi que les brûlures de la peau ne coïncidaient pas avec celles des habits.

Avec ou sans brûlures, les vêtements peuvent être déchirés, arrachés, projetés au loin. C'est surtout sur la coiffure et sur les chaussures, points d'entrée et de sortie de l'étincelle, que portent ces désordres ; on a remarqué souvent que les clous des semelles étaient arrachés, le cuir roussi et déchiré. Les objets métalliques que porte la victime peuvent être fondus, les lames de couteau et autres objets en fer ou en acier sont quelquefois aimantés.

Sur le corps les lésions les plus communes sont les brûlures. Les cheveux et les poils de toute la surface du corps sont souvent roussis ou brûlés complètement ; on a cité des cas d'épilation totale produite par la foudre. Les brûlures de la peau sont en forme de sillons, ou de points, ou de larges plaques; elles sont dans ce dernier cas souvent étendues mais presque toujours superficielles ; il est rare qu'elles s'accompagnent de phlyctènes.

Outre les brûlures, on observe quelquefois des ecchymoses, et plus rarement des plaies au niveau du point de pénétration de la foudre ; dans un cas le crâne était brisé comminutivement. On a noté plusieurs fois la rupture du tympan, qui peut être attribuée au bruit de la foudre et au refoulement violent de l'air.

Toutes ces lésions ne sont pas constantes, et le cadavre

[1] Il s'établit sans doute dans ces cas une contraction tétanique des muscles, qui persiste après la mort, et à laquelle succède directement la rigidité cadavérique.

des foudroyés ne présente quelquefois aucune trace extérieure de violences.

Autopsie. — Dans certains cas rares on a rencontré des lésions traumatiques des parties internes, l'ouverture de vaisseaux, la déchirure de la substance cérébrale. Le plus souvent on observe seulement les caractères anatomiques qu'on note ordinairement sur les cadavres des asphyxiés : liquidité du sang, réplétion du cœur droit et des gros troncs veineux, congestion pulmonaire, ecchymoses sous-pleurales et sous-péricardiques, quelquefois aussi congestion cérébrale. Ces divers signes, et surtout l'hyperhémie des poumons et les ecchymoses ponctuées, sont d'autant plus accentués en général, que la mort a été moins prompte.

Survie. — Quand un individu ne meurt pas immédiatement après avoir été foudroyé, ou très peu d'instants après, il échappe en général définitivement à la mort ; cependant dans certains cas le décès est survenu après des semaines et des mois. Dans les cas légers, l'individu atteint éprouve seulement, après la secousse, un engourdissement passager ; dans les autres cas, la fulguration détermine une perte de connaissance plus ou moins prolongée, puis le sujet conserve de la céphalalgie, une grande excitabilité du système nerveux, de l'insomnie ; il a des rêves où figure la vive impression lumineuse de l'éclair. Immédiatement après le choc surviennent souvent du tremblement musculaire, des crampes douloureuses, des convulsions tétaniques, de la paralysie avec insensibilité aux excitations électriques ; cette paralysie d'abord généralisée se transforme en hémiplégie, paraplégie, ou se localise à un seul groupe musculaire. Sous cette forme, la paralysie peut persister longtemps, ainsi que les névralgies qui surviennent quelquefois aussi après la fulguration.

Accidents produits par l'emploi industriel de l'électricité.—A côté des cas de fulguration, il faut placer les accidents produits par l'electricité développée industriellement. Aujourd'hui que l'emploi de l'électricité est très répandu, et que des sources puissantes sont mises en œuvre, ces accidents ne sont pas extrêmement rares, et récemment, en 1884, à

Paris, un homme a été tué ainsi par le contact d'un conducteur non isolé. — Les lésions produites dans ces cas sont, sinon tout à fait identiques, du moins très analogues à celles qui résultent de la fulguration [1].

ARTICLE IV. — MORT PAR INANITION

La mort par inanition s'observe assez rarement dans la pratique médico-légale. Cependant elle est quelquefois le résultat d'un crime ou d'une négligence coupable dont sont victimes des infirmes, des individus séquestrés et surtout des enfants, notamment ceux confiés à des nourrices mercenairees qui les laissent périr en les privant de nourriture, ou en ne leur en donnant qu'une quantité insuffisante. Quelquefois aussi l'expert est chargé de rechercher si un malheureux dénué de ressources, trouvé mort sur la voie publique, a succombé à la faim ou à une autre cause.

Il y a lieu de distinguer l'*inanition d'emblée* dans laquelle le sujet est privé complètement de nourriture, et l'*inanition progressive*, atteignant les individus qui reçoivent encore des aliments, mais en qualité très insuffisante.

§ I. — Inanition d'emblée

Le temps pendant lequel peut être supportée la privation d'aliments varie suivant diverses circonstances. Il est d'observation vulgaire que les individus atteints de fièvre peuvent supporter longtemps l'abstinence; il en est de même de certaines hystériques et de certains aliénés. — D'un autre côté, tous les auteurs ont remarqué que la vie persistait plus longtemps quand de l'eau ou d'autres boissons étaient ingérées; d'autres admettent, sans preuves suffi-

[1] On peut consulter sur ce point : Grange. Des Accidents produits par l'électricité dans son emploi industriel. *Ann. d'hyg. pub. et de méd. lég.* 3e série, t. XIII), et aussi *Compte rendu de la Société de Biologie*, séance du 29 novembre 1884.

santes, qu'un milieu froid et humide favorise aussi la prolongation de la vie.

D'après les observations qui méritent le plus de créance, un adulte bien portant peut supporter l'inanition complète pendant une dizaine de jours. Casper a vu un homme de 36 ans, sain et vigoureux, supporter la privation totale d'aliments pendant onze jours et se rétablir ensuite. Taylor cite un cas d'abstinence complète prolongée également pendant onze jours, et suivie de guérison ; il s'agissait d'un jeune homme de 20 ans ; dans un autre cas cité par le même auteur, un homme de 26 ans mourut le douzième jour. Des mineurs enfermés dans une galerie par suite d'accident ont pu être retirés vivants après sept jours, huit jours et neuf jours et demi. Scheifer a vu un prisonnier supporter le jeûne pendant dix-sept jours, mais en avalant des liquides.

D'autres cas semblent tellement extraordinaires, qu'on ne peut s'empêcher de croire que la bonne foi des observations a été surprise. Il en est ainsi par exemple pour ces deux hommes dont les observations ont été publiées par des médecins français [1], et qui ne moururent qu'au bout de 60 jours pour l'un et 63 jours pour l'autre, d'une abstinence complète d'aliments solides, mais en prenant quelques boissons.

Il est probable que l'inanition entraîne plus rapidement la mort chez les jeunes enfants. Hoffmann cite une série de cas d'atrésie congénitale du duodenum où la survie fut en général de 3 à 5 jours ; elle atteignit une fois 12 jours. Dans un cas d'atrésie complète et congénitale de l'œsophage l'enfant ne mourut que le 7e jour.

Chez l'adulte, la sensation de la faim disparaît vite, et les troubles des diverses fonctions ne deviennent prononcés qu'assez tardivement (après le 5e jour dans l'observation de Casper). L'haleine est fétide, et la peau exhale aussi une odeur infecte. La bouche se sèche, la langue se recouvre d'un enduit épais ; les fèces deviennent de plus en plus rares, dans les derniers jours il peut y avoir de la diarrhée. Les

[1] Desbarreaux-Bernard et Serrurier (1831) cités dans le *Précis de médecine judiciaire* de Lacassagne.

urines ne se suppriment pas, mais sont peu abondantes. La faiblesse augmente graduellement et la station debout devient souvent impossible; les patients ont de la céphalalgie, des vertiges, des bourdonnements d'oreille, de l'insomnie, et quelquefois, mais non constamment, des hallucinations, de l'agitation, du délire et des convulsions [1].

§ II. — Inanition progressive

Cette forme d'inanition n'a été que trop souvent observée à l'occasion des famines qui, à diverses époques, ont ravagé certains pays. Le tableau symptomatique qu'en ont tracé différents auteurs varie sur quelques points, mais certains traits sont constants. Les affamés arrivent à un degré d'émaciation extraordinaire; la peau se ride, devient sèche, terreuse; souvent elle est recouverte d'un enduit sale qui n'est pas explicable seulement par la malpropreté; elle exhale une odeur fétide. L'haleine est également fétide et repoussante. Sauf dans des cas exceptionnels notés par Périer, où des affamés conservaient toute leur intelligence et la faculté de se mouvoir, et mouraient subitement, les forces s'affaiblissent graduellement; le travail musculaire devient de plus en plus difficile, la voix est faible, à peine perceptible ; l'intelligence s'engourdit, ou bien il survient de l'agitation, un délire loquace ou furieux. Les évacuations alvines sont rares, sèches et foncées; les urines peu abondantes, troubles et très colorées.

Il arrive souvent que les sujets souffrant de cette inanition lente, contractent d'autres affections qui viennent hâter la mort. Plusieurs succombent notamment à la tuberculose, ou du moins sont atteints de tubercules.

Signes cadavériques. — L'amaigrissement est quelquefois poussé à un degré extraordinaire, et dépasse celui que l'on observe dans n'importe quelle maladie chronique. On

[1] M. Folet: De quelques troubles intellectuels imputables à la faim. (*Ann. d'hyg. publ. et de médec. lég.* 2e série, t. XLVIII), cite deux cas où une impulsion homicide a paru être le résultat, non pas d'une inanition complète, mais de la sensation de la faim longtemps prolongée.

constate alors à l'autopsie que la graisse a disparu à peu près partout; l'épiploon et le mésentère en sont totalement dépourvus, ainsi que le tissu cellulaire sous-cutané, inter-musculaire, etc. En même temps les muscles sont atrophiés, et le volume du cœur est quelquefois considérablement réduit. Dans certains cas, on a noté la même réduction de volume sur le foie et les reins.

Une telle émaciation ne s'observe guère que chez les sujets qui ont survécu longtemps, en prenant de temps en temps quelques aliments. Quand la mort est le fait d'une abstinence absolue, elle peut survenir avant que toute la graisse du corps n'ait été résorbée; c'est ce qu'avait déjà fait remarquer Antoine Petit dans une consultation médico-légale, et c'est ce que montrent plusieurs observations, notamment celle de Haller, qui à l'autopsie d'un homme mort de faim, trouva près d'un pouce de graisse dans l'épiploon [1].

L'estomac et les intestins présentent souvent un très grand amincissement, de sorte qu'à travers leurs parois on distingue facilement les aliments ou les matières qui peuvent s'y trouver. Cet état de tube digestif constitue un signe important sur lequel plusieurs auteurs ont insisté. Les intestins sont souvent aussi affaissés, leur calibre paraît très diminué; quelquefois au contraire ils sont remplis de gaz. Ordinairement ils sont vides, ne renferment qu'un peu de bile et une quantité minime ou nulle de matières fécales; on peut y rencontrer les substances les plus bizarres ingérées par l'affamé. La congestion de la muqueuse stomacale ou intestinale a été notée quelquefois, mais n'offre rien de caractéristique. Le ramollissement, les ulcérations de la muqueuse digestive ne doivent pas être considérés, d'après la plupart des auteurs, comme des lésions appartenant en propre à l'inanition, mais comme le résultat d'une entérite que développe quelquefois chez les affamés l'ingestion de substances impropres à l'alimentation. — Presque toujours on trouve la vésicule biliaire remplie d'une bile épaisse et foncée.

[1] Voir Foderé, *Traité de médec. légale*, t. III.

Dans les cas où la mort a été causée uniquement par l'inanition, il n'existe pas d'autres lésions des divers organes. Cette intégrité même, jointe aux signes cadavériques qui viennent d'être énumérés et aux circonstances relevées par l'enquête, permet de reconnaître que l'individu est réellement mort de faim. Quand on trouve à l'autopsie les traces d'une affection organique, il y a lieu de se demander si c'est cette affection qui a entraîné la mort et déterminé seule l'état de marasme et de consomption que l'on remarque sur le cadavre, ou si l'affection primitive n'a pas été aggravée par la privation d'aliments refusés au malade, ou enfin si les lésions que l'on constate ne doivent pas être attribuées au fait même de l'inanition. Ces questions méritent d'autant plus d'attention dans la pratique médico-légale, que souvent les sujets que l'on soupçonne morts d'inanition ont été en même temps séquestrés dans un endroit malsain, et ont subi des sévices et des mauvais traitements. La discussion des résultats fournis par l'autopsie, et des renseignements recueillis par l'enquête judiciaire permet souvent de motiver un jugement précis. Dans un cas cité par Taylor, il s'agissait d'une jeune fille qui avait été sequestrée, et qui était morte dans un état d'amaigrissement extrême; la graisse manquait totalement dans toutes les parties du corps; l'estomac et les intestins étaient vides, rétrécis, et leurs parois extrêmement amincies. On trouva en outre un petit dépôt tuberculeux au sommet du poumon gauche, et un dépôt tuberculeux miliaire récent sous l'arachnoïde à la face supérieure d'un hémisphère cérébral; il n'y avait pas de tubercules ailleurs, et les méninges étaient intactes ainsi que le cerveau. Les médecins qui firent l'autopsie, déclarèrent que la mort était due uniquement à l'inanition, et cette opinion fut partagée par Virchow (de Berlin) qui déclara qu'un dépôt tuberculeux semblable à celui décrit, et siégeant à la convexité du cerveau ne lui paraissait pas capable d'expliquer la mort.

Taylor rapporte encore l'observation d'une enfant de treize ans que ses parents exhibaient comme un être miraculeux, prétendant qu'elle n'avait pas mangé depuis deux ans. On fit surveiller rigoureusement l'enfant pendant huit jours; elle ne prit rien en effet, mais mourut le neuvième jour. A l'autopsie on trouva tous les organes sains; les tuniques intestinales n'étaient pas amincies, et il y avait une couche de graisse de 1/2 pouce à 1 pouce d'épaisseur sous la peau de la poitrine et de l'abdomen. La mort fut néanmoins attribuée à l'inanition qui avait été complète pendant les huit derniers jours de la vie.

En pratique, c'est surtout à l'occasion d'enfants placés chez des nourrices mercenaires et qui ont succombé dans un état d'amaigrissement extrême, que le médecin légiste est chargé de rechercher si la mort est le résultat de l'inanition. Cette question est très difficile à résoudre; ces enfants meurent en présentant les symptômes et les lésions anatomo-pathologiques de cet état qui a été décrit sous le nom d'*athrepsie* [1]; mais si l'athrepsie est quelquefois le résultat du manque de nourriture, elle s'observe souvent aussi chez des enfants qui reçoivent une alimentation suffisante en quantité et en qualité.

CHAPITRE SEPTIÈME

BLESSURES

ARTICLE PREMIER. — BLESSURES FAITES PENDANT LA VIE OU APRÈS LA MORT

Il est souvent nécessaire de reconnaître si des blessures ont été faites pendant la vie ou après la mort. Dans certains cas des lésions sont produites accidentellement après le décès, par exemple par suite des chocs ou des heurts que subit le cadavre

[1] Voir le livre du professeur Parrot *l'Athrepsie*, Paris, 1877.

d'un noyé, d'un nouveau-né, etc. ; par les morsures de rats, de chiens ou d'autres animaux. Dans d'autres cas, des blessures ont été produites intentionnellement pour faire croire qu'un individu assassiné a succombé d'une façon accidentelle. On cite par exemple des cas où un meurtrier, après avoir étranglé ou assommé sa victime, a disposé le cadavre de façon à ce qu'il fût écrasé par une voiture. Quelquefois un corps a été dépecé, divisé en plusieurs morceaux, et l'on demande au médecin si parmi ces lésions il existe des blessures faites avant la mort [1].

Les signes principaux qui peuvent servir à reconnaître que des blessures ont été faites pendant la vie sont : l'hémorrhagie, la coagulation du sang, l'écartement des lèvres de la plaie.

Hémorrhagie. — Quand une blessure est faite sur le vivant, elle s'accompagne d'une effusion de sang qui s'écoule au dehors si les téguments sont divisés, ou qui s'épanche dans les parties plus ou moins profondes, si la peau est demeurée intacte. Sur une plaie, le sang s'infiltre dans les bords, dans le tissu cellulaire, dans les muscles, dans la gaine des vaisseaux, et s'incorpore en quelque sorte avec les parties superficielles des tissus divisés, de façon qu'il ne disparaît pas par le lavage de la blessure.

Dans les plaies par arrachement, même très considérables, l'hémorrhagie peut être très minime, mais elle ne fait à peu près jamais complètement défaut. Il arrive aussi que dans les plaies par arme à feu, il n'y ait pas ou à peine d'écoule-

1 Plusieurs observateurs ont remarqué que les contusions, les heurts, les chutes, l'écrasement, etc., produisent beaucoup moins facilement des lésions mécaniques des divers tissus sur le cadavre que sur le vivant. Il en serait ainsi notamment pour les fractures et les luxations. Casper-Liman déclarent même que les fractures du larynx et de l'os hyoïde ne peuvent se produire que pendant la vie ; cette dernière opinion est certainement exagérée; bien que Liman ait pu faire passer une voiture à deux chevaux sur le cou du cadavre d'une fille de 25 ans sans produire de lésions du larynx, ni des autres parties du cou, d'autres observateurs et en particulier Keiller (*Edinburgh méd. Journ.* 1885) ont pu fracturer le larynx par une simple pression exercée avec les doigts.

Il est à noter aussi que les muscles en état de rigidité cadavérique se rompent plus facilement que pendant la vie.

ment sanguin au dehors; mais on retrouve toujours sur le trajet du projectile les traces d'une hémorrhagie plus ou moins abondante. Il en est de même dans les plaies produites par un instrument piquant très délié. Quand, dans une blessure quelconque, un gros vaisseau est ouvert et communique largement avec l'extérieur, tout le sang peut s'écouler au dehors, sans imbiber la surface de la plaie : c'est ce que nous avons vu deux fois chez des enfants tués par section du cou. Les fractures faites pendant la vie peuvent dans quelques cas ne pas s'accompagner d'épanchement sanguin autour des fragments, quand la mort survient très rapidement.

Sur le cadavre, une plaie peut occasionner un écoulement de sang, surtout quand elle a été produite peu de temps après la mort, dans la première heure par exemple. Une hémorrhagie se produit quelquefois aussi quand la blessure est faite beaucoup plus tard ; cette hémorrhagie est d'autant plus facile et plus abondante que le sang est resté plus liquide, et que la blessure intéresse une région plus hyperhémiée. C'est ainsi qu'on voit souvent saigner les blessures *post mortem* des noyés, des asphyxiés, celles qui ont divisé la partie postérieure du cuir chevelu, ou qui intéressent les régions du corps restées déclives après la mort. Un commencement de putréfaction favorise aussi l'hémorrhagie, parce que les gaz qui se développent dans l'abdomen et le thorax repoussent le sang vers les parties périphériques ; il arrive même souvent qu'au moment où le cadavre commence à se putréfier les plaies ayant déjà saigné redonnent du sang, qui est alors mélangé de bulles de gaz.

Dans tous ces cas, à moins que la plaie n'ait intéressé une grosse veine, l'écoulement de sang est peu abondant, bien moindre que celui qui se serait produit, eu égard à la nature de la blessure, chez un vivant. En outre, le sang ne s'est pas mélangé intimement aux parties avec lesquelles il est resté en contact, et un lavage peut le faire disparaître presque complètement.

Des contusions faites après la mort peuvent amener un épanchement de sang dans le tissu cellulaire sous-cutané ou dans des parties plus profondes. Dans les deux heures qui suivent la mort, ou même après un délai plus long, des coups portés sur un cadavre produisent quelquefois une coloration de la peau tout à fait analogue à celle des ecchymoses faites pendant la vie. Ces ecchymoses *post mortem* ne se produisent pas constamment: d'après Devergie, elles n'apparaissent pas quand les coups sont portés sur les points où la peau recouvre directement un os; elles se forment rarement sur les parties doublées d'une couche abondante de graisse, et qui n'ont pas de point d'appui solide; et c'est seulement sur les parties modérément pourvues de graisse, et reposant sur un plan osseux, qu'on peut facilement les produire.

Dans ces cas d'épanchement sanguin succédant à des contusions faites sur le cadavre, le sang reste ordinairement liquide, en imbibant les parties voisines sur une plus ou moins grande étendue. Quand au contraire la contusion a été faite pendant la vie, le sang, qui est animé d'un mouvement d'impulsion, pénètre plus profondément dans le tissu cellulo-adipeux, se mélange intimement à lui, en lui communiquant partout sa couleur d'un rouge foncé, fort différente ordinairement de la teinte moins franche qui résulte de la simple imbibition. On peut trouver en outre dans le foyer de l'ecchymose de petits caillots distincts; c'est aussi la coagulation du sang qui fait que celui-ci paraît incorporé et en quelque sorte confondu avec les tissus où siège l'ecchymose. — Quand la putréfaction est commencée, il se produit, outre les lividités cadavériques, une transsudation de la matière colorante du sang à travers les parois veineuses. Il en résulte, ainsi que nous l'avons dit déjà, une imbibition et une coloration rougeâtre des tissus, qu'il est souvent difficile et même impossible de distinguer d'une véritable ecchymose.

Coagulation du sang. — Le sang qui s'écoule d'une blessure faite sur le vivant, et qui se répand au dehors, se coagule toujours, sauf dans des circonstances tout à fait exceptionnelles, et chez les sujets qui se trouvent dans un état pathologique grave [1] (scorbut par exemple). Le sang

[1] Il faut excepter aussi le sang des règles qui, dans les circonstances ordinaires, ne se coagule pas.

épanché à travers les tissus ou dans les cavités se coagule également; dans celles-ci le caillot se sépare quelquefois de la façon la plus complète du sérum qui surnage, et c'est ainsi que lorsqu'il existe du sang dans la plèvre on voit quelquefois à l'ouverture du thorax s'écouler un liquide tellement incolore qu'on se croit d'abord en présence d'un épanchement séreux. Dans la cavité abdominale, il semble que la coagulation se fait en général d'une façon moins complète; nous avons vu plusieurs fois le sang rester presque tout entier liquide; les sujets avaient survécu quelque temps et le péritoine était déjà enflammé; il s'agissait d'épanchements abondants.

La coagulation du sang contribue à donner aux ecchymoses faites pendant la vie leur aspect spécial; le sang se solidifie après s'être infiltré dans les tissus, et se trouve ainsi adhérer fortement à ceux-ci, et non pas les imbiber simplement.

Le sang qui s'écoule d'une plaie ne se coagule pas instantanément; en général ce n'est guère qu'au bout de cinq minutes que la coagulation est complète. Une plaie qui serait faite dans les cinq premières minutes qui suivent la mort ou même dans un délai plus long pourrait donner du sang qui se coagulerait; mais ce caillot serait peu volumineux, en raison de l'abondance moindre de l'hémorrhagie; il serait plus mou, moins adhérent que si la blessure avait été faite pendant la vie [1].

Ecartement des lèvres de la plaie, rétraction des tissus divisés. — Quand une plaie est produite sur le vivant, les tissus divisés se rétractent, s'écartent et rendent la blessure béante. Cette rétraction se produit sur la peau, sur les artères dont les extrémités s'enfoncent dans la gaine cellulaire, et surtout sur les muscles. Tous les médecins connaissent cette rétraction musculaire qui nécessite cer-

[1] La coagulation et même l'écoulement de sang peuvent faire défaut sur des plaies faites pendant la vie, quand l'individu a été atteint en même temps d'une blessure par laquelle s'écoule une énorme quantité de sang. M. Félizet a constaté ainsi que des plaies profondes, faites sur les membres des bestiaux au moment où le boucher les égorge, ont les caractères des blessures *post mortem*.

taines règles dans le manuel opératoire des amputations, et qui est d'autant plus considérable que les muscles atteints sont plus longs.

Sur le cadavre, rien de semblable ne se produit, ou du moins les tissus divisés ne s'écartent que d'une faible quantité, en vertu de leur élasticité. Toutefois, comme la contractilité musculaire ne disparait pas immédiatement après la mort, on conçoit que des blessures faites peu de temps après que la vie vient de s'éteindre puissent présenter un écartement encore très considérable de leurs bords. Sans pouvoir fixer exactement la durée de la période pendant laquelle les muscles se rétractent encore d'une façon très notable après la section, il est permis de dire qu'en général cette période ne s'étend guère au delà de 1 heure 1/2 ou 2 heures.

C'est surtout quand un corps a été divisé en plusieurs fragments qu'il est utile d'examiner le degré de rétraction des muscles pour reconnaître si la mutilation a été faite avant ou après la mort. Si un membre a été sectionné sur un cadavre, on trouve une surface presque uniforme : la peau, le tissu cellulaire, les muscles, les vaisseaux sont sur un même plan, ou du moins sur une surface qui représente à peu près le trajet parcouru par le couteau. Quand la section a été faite pendant la vie ou très peu de temps après la mort, la peau est fortement rétractée, les muscles inégalement rétractés suivant leur longueur, les vaisseaux enfoncés dans leur gaine. Les caractères tirés de l'écoulement du sang, de la présence des caillots peuvent ainsi aider le diagnostic, bien qu'ils fassent quelquefois défaut, en raison de la rapidité et de la facilité avec lesquelles presque tout le sang s'écoule au dehors.

C'est en tenant compte de tous ces signes, et surtout de la rétraction des muscles et de la peau, que l'on a pu dans l'affaire Ramus [1] reconnaître, paraît-il, dans quel ordre le corps avait été mutilé : les assassins avaient d'abord coupé le cou, puis la jambe droite, et enfin la jambe gauche. M. Tourdes a pu aussi reconnaître de la même façon que des

[1] *Ann. d'hyg. pub. et de méd. lég.*, 1re sér., t. IX.

tronçons de cadavre provenaient d'une femme tuée par section du cou, et dont les membres avaient été ensuite désarticulés.

Autres caractères des blessures produites pendant la vie. — La coloration violacée ou jaune des ecchymoses, la tuméfaction inflammatoire des lèvres de la plaie, la présence du pus au niveau de celle-ci, un commencement de cal sur les fractures, indiquent avec évidence que des lésions ont été produites pendant la vie, et permettent de déterminer avec une certaine approximation combien de temps le sujet a survécu.

Résumé. — En pratique, il est le plus souvent très facile de reconnaître qu'une blessure a été produite pendant la vie : la présence de sang coagulé sur les lèvres ou sur le trajet de la plaie, l'existence de caillots en forme de lames entre les muscles ou les aponévroses, un épanchement abondant de sang coagulé sont des signes qui ne laissent aucun doute.

Quand les caractères sont peu accentués, qu'on ne trouve qu'une petite quantité de sang avec de minimes caillots mous, que ce sang est assez intimement mélangé à la blessure, que les lèvres de la plaie ont un écartement modéré, on peut encore dire que la blessure a été produite pendant la vie ou dans les premiers instants qui ont suivi la mort, tout au plus deux ou trois heures après celle-ci, et cette approximation est souvent suffisante pour l'instruction judiciaire.

Mais il faut savoir que dans quelques cas rares, il est à peu près impossible de reconnaître si certaines lésions ont été produites avant la mort, ou peu de temps après celle-ci ; c'est surtout à propos des contusions que la difficulté du diagnostic peut être grande. Sans revenir sur ce qui a été dit à ce sujet, il est à rappeler seulement que c'est surtout la liquidité du sang épanché permettant à ce liquide de s'écouler après une incision, qui indique qu'il s'agit probablement d'une lésion *post mortem ;* mais ce signe peut faire défaut.

La putréfaction, quand elle est parvenue à un certain

degré, modifie tellement les plaies qu'il est souvent impossible de reconnaître si elles ont été faites pendant la vie; mais même dans ce cas le diagnostic peut souvent être encore établi grâce à la présence des épanchements sanguins profonds.

ARTICLE II. — CONTUSIONS, PLAIES CONTUSES, COMMOTION

Ces lésions sont produites soit par un coup porté avec un instrument ou un corps contondant, c'est-à-dire agissant par une surface plus ou moins large, soit par une chute, un écrasement, la compression d'une partie du corps, etc.

Quand la contusion est légère, elle n'occasionne qu'un peu de douleur, de la rougeur et un léger gonflement de la peau, qui se dissipent au bout de quelques minutes ou de quelques heures au plus, sans laisser de traces. Quand elle est plus forte, elle détermine en général soit des ecchymoses, soit des excoriations ou des solutions de continuité de la peau, soit d'autres phénomènes qui seront décrits plus loin.

§ I. — Ecchymoses

On désigne sous le nom d'ecchymose l'infiltration de sang dans les tissus, et plus spécialement dans le tissu cellulaire, produite par la rupture des vaisseaux sanguins.

L'infiltration est naturellement d'autant plus abondante que les parties atteintes sont plus vasculaires, et que les vaisseaux divisés sont plus nombreux et plus volumineux. Le sang extravasé s'étend d'autant plus loin que le tissu cellulaire est plus lâche, et c'est ainsi qu'aux paupières, au scrotum, les ecchymoses ne sont presque jamais limitées à un point nettement circonscrit.

Quand l'ecchymose est située superficiellement, on l'aperçoit sous forme d'une tache brunâtre ou noirâtre, si elle siège en un point où la peau est mince. Au bout d'un temps qu'on ne peut préciser, car il varie notablement suivant les sujets, suivant la quantité de sang épanché, cette teinte change ; elle devient successivement violacée, bleuâtre, verdâtre, jaune clair (nuance de l'acide picrique), puis cette dernière coloration pâlit de plus en plus et s'efface sans laisser de traces. Ces changements de coloration sont en général plus précoces et plus accentués à la périphérie de la tache ecchymotique que sur sa partie centrale. Les ecchymoses qui siègent sous la conjonctive restent pendant toute leur durée d'un rouge vif ; ce fait est attribué à ce que la conjonctive, en raison de sa faible épaisseur, laisse passer l'air qui oxide constamment la matière colorante du sang.

A la suite d'une contusion, l'ecchymose peut se produire non pas sur la portion de la peau qui a été atteinte, mais dans l'épaisseur ou à la face profonde du tissu cellulo-adipeux sous-cutané. Il en résulte que l'ecchymose n'est pas appréciable à l'extérieur, ou qu'elle ne devient apparente qu'au bout d'un ou plusieurs jours, après que le sang épanché a imbibé tout le tissu cellulo-adipeux et une partie de l'épaisseur de la peau. Ce fait explique les divergences qui existent quelquefois dans les rapports de deux médecins chargés d'examiner une même personne à des époques un peu différentes. Quelquefois l'extravasation sanguine se fait uniquement dans des parties plus profondes encore : entre les muscles fessiers et pectoraux, par exemple, et il n'y a pas d'ecchymose sur la partie de la peau qui a été contusionnée. Quand on pratique une autopsie, il faut avoir soin de faire de nombreuses incisions sur les diverses parties du corps pour ne pas laisser inaperçues ces ecchymoses non apparentes à l'extérieur.

La forme de l'ecchymose reproduit en général assez bien celle de l'instrument ou de l'objet qui l'a produite ; on reconnait facilement les ecchymoses allongées produites par un bâton, celles minces et rectilignes produites par un coup de fouet, celles arrondies produites par l'extrémité des doigts d'une main fortement appliquée, celles résultant de morsures où la série des dents se trouve indiquée, celles qui ont succédé à une succion, à un pincement, etc. — Cependant quand le corps contondant a d'assez grandes dimensions, comme par exemple la semelle d'une chaussure, il ne s'applique pas en général suivant toute son étendue sur la région qu'il frappe, et l'ecchymose reproduit assez rarement sa forme. En outre, l'ecchymose s'élargit rapidement et ses contours perdent leur netteté, d'autant plus vite que le tissu cellulaire de la région est plus lâche, de sorte qu'au bout de quelques jours la forme primitive de l'ecchymose est souvent tout à fait changée. Dans certains cas la disposition du tissu cellulaire permet la migration du sang, suivant les lois de la pesanteur, dans une étendue très considérable; si le sang rencontre un obstacle dans sa marche, il s'accumule au-dessus de lui en abandonnant peu à peu son foyer primitif, et en laissant seulement sur son passage une trainée jaune qui disparaît bientôt, si bien qu'à un certain moment l'ecchymose n'existe plus qu'en un point souvent fort éloigné de l'endroit sur lequel a porté la contusion. Lafaurie, qui a bien indiqué ce phénomène, a montré que, par exemple, une contusion de la face interne de la cuisse pouvait laisser une ecchymose au genou, qu'une ecchymose ayant siégé primitivement dans l'épaisseur des parois abdominales se trouvait transportée au pli de l'aine.

L'abondance de l'épanchement sanguin qui constitue l'ecchymose est en général proportionnelle à l'intensité du traumatisme; mais elle dépend aussi de la vascularité des parties atteintes, et de la situation de ces parties; l'extravasation sanguine est plus considérable quand les tissus intéressés recouvrent immédiatement un os ou un autre plan résistant; elle peut être très minime ou manquer complètement dans les circonstances opposées; c'est ainsi que des coups même très violents, portés sur le ventre ne déterminent souvent aucune ecchymose des parois de l'abdomen, ni des organes sous-jacents. Il y a encore de nombreuses différences individuelles sous ce rapport; des ecchymoses se produisent beaucoup plus facilement chez les enfants, les femmes et les vieillards que chez les hommes adultes.

Certains états pathologiques favorisent singulièrement la formation des ecchymoses ou les font même apparaître spontanément ; il en est ainsi chez les sujets atteints de scorbut, de purpura, d'hémophilie. Cette circonstance ne doit pas être perdue de vue par l'expert, car elle peut être la cause d'erreurs graves. Le docteur Descoust [1] a cité le cas d'un garçon de 11 ans, atteint de la maladie de Werlhof, présentant sur les diverses parties du corps de nombreuses ecchymoses que plusieurs médecins avaient attribuées à des violences ; l'enfant mourut quelques jours après, et l'on trouva à l'autopsie des hémorrhagies nasales, bronchiques, stomacales et intestinales.

En pareils cas, l'erreur peut presque toujours être évitée grâce au nombre et à la forme irrégulière des ecchymoses, à leur siège en des points ordinairement peu exposés aux violences, à la présence fréquente d'un pointillé hémorrhagique, à l'écoulement de sang qui se fait par les muqueuses, et aussi aux symptômes généraux qui font rarement tout à fait défaut.

§ II. — Bosses sanguines, dépôts sanguins.

Quelquefois au lieu de s'infiltrer dans les tissus, le sang épanché les écarte, et forme aussi une cavité qu'il remplit. Les bosses sanguines se voient fréquemment sur le cuir chevelu, en raison de la disposition anatomique de la région [2] ; elles s'observent quelquefois aussi en d'autres points. — A la suite de grandes violences, il peut se produire des collections de sang formant des poches ou des dépôts d'un volume considérable ; nous avons vu quelques-unes de ces poches qui atteignaient presque la grosseur d'une tête d'enfant à terme ; il s'agissait presque toujours dans ces cas d'écrasement par les pieds des chevaux ou par les roues d'une voiture. Le sang qui constitue ces tumeurs est quelquefois résorbé très rapidement ; dans d'autres cas il persiste

[1] *Société de méd. lég.* (séance du 10 mars 1884).

[2] Le tissu cellulo-adipeux du cuir chevelu est traversé par de nombreuses brides fibreuses reliant le derme à l'aponévrose épicrânienne, et qui ne permettent pas au sang extravasé de s'étendre au loin.

pendant des mois et des années, et peut rester tout ce temps à l'état liquide.

§ III. — Épanchements traumatiques de sérosité.

Quelquefois les contusions déterminent un épanchement de sérosité qui existe soit seul, soit mélangé à une quantité plus ou moins considérable de sang. Morel-Lavallée a décrit ces épanchements dans un mémoire devenu classique [1]. D'après lui, ils se produisent surtout quand la peau se trouve décollée, dans une grande étendue, des tissus sous-jacents; dans 8 des 11 cas qu'il a observés, la contusion avait été produite par le passage d'une roue de voiture sur le corps. Dans un travail récent, Lesser [2] a étudié de nouveau cette question; il déclare que les épanchements de sérosité sont plus fréquents qu'on ne le pense généralement, et qu'ils passent souvent inaperçus parce qu'ils sont masqués par le sang extravasé en même temps; dans ce cas la sérosité peut être appréciée sur les bords de l'épanchement sanguin où elle forme une zone d'œdème plus ou moins étendue. Le liquide est limpide, tout à fait fluide, jamais coagulé ; il est complètement incolore ou légèrement teinté de rose par quelques globules sanguins. Lesser publie 16 observations concernant des sujets morts par chute de haut, par écrasement, par choc d'une locomotive, par coups de feu ; le mort est survenue dans presque tous ces cas immédiatement ou en quelques minutes. L'épanchement a été rencontré dans le tissu cellulaire de la face, du cou, de la région lombaire, des parois thoraciques, dans le médiastin, etc., etc. Chez un homme tombé de haut, un épanchement de sérosité pure occupait la région lombaire, et mesurait 0m,20 de largeur, 0m,10 de hauteur et 0m025, d'épaisseur. — Lesser considère ce liquide comme fourni par les vaisseaux lymphatiques divisés.

[1] Morel Lavallée. Épanchements traumatiques de sérosité, (*Archives de médecine*, 1853).

[2] Adolf Lesser. Ueber lymphorrhagien in der Umgebung unmittelbar oder kurze Zeit vor dem Tode erlittner Verletzungen (*Vierteljahrsschrift für gerichtt. Médicin.*, juillet 1883).

§ IV. — Erosions, excoriations, plaques parcheminées.

Les érosions et les excoriations sont des plaies très superficielles dans lesquelles l'épiderme est enlevé ou le derme très légèrement atteint. La forme de ces petites plaies reproduit souvent les aspérités de la surface de l'instrument vulnérant, ou bien elle indique l'action des ongles, etc.

Après la mort, les excoriations se transforment en plaques parcheminées, c'est-à-dire qu'à leur niveau la peau devient brun jaunâtre, sèche et dure. Mais, ainsi que cela a été dit déjà (page 48), le parcheminement se produit aussi bien au niveau des érosions ou excoriations faites quand la vie a déjà cessé ; il peut se produire également en des points qui, sans être dépouillés de leur épiderme, ont été fortement comprimés, frottés ou froissés, avant ou après la mort. C'est donc seulement dans les cas où la plaque parcheminée est doublée d'une ecchymose qu'on peut affirmer qu'il s'agit d'une lésion faite pendant la vie.

§ V. — Plaies contuses.

Les plaies produites par les instruments contondants sont souvent de forme irrégulière; même quand elles sont rectilignes, leurs bords sont en général déchiquetés, amincis, décollés, et ordinairement entourés d'une zone ecchymotique assez large; leurs angles sont irréguliers et peu nets, en sorte que leur aspect est tout à fait caractéristique.

Mais il n'en est pas toujours ainsi, et les plaies contuses revêtent quelquefois un aspect assez analogue à celui des plaies par instrument tranchant. C'est ce qui a lieu notamment quand le corps contondant présente des angles dièdres bien nets et qu'il a frappé suivant une de ces arêtes; c'est ce qu'on voit par exemple avec les marteaux, l'arme dite « coup de poing américain », etc. La plaie peut encore être à bords nets quand l'instrument agit par une surface plane, mais qu'il rencontre une région du corps de forme courbe ou anguleuse, et que la peau est tendue sur un os sous-jacent; il en est souvent ainsi pour les plaies contuses du crâne. Une contusion (coup ou chute) qui agit au niveau des bords de la cavité orbitaire détermine très souvent une plaie à bords nets et réguliers; la peau est alors en quelque sorte incisée par le bord tranchant de l'orbite.

L'examen attentif, et fait à la loupe, des bords et des angles de la plaie peut montrer cependant quelques déchiquetures caractéristiques; le décollement étendu des deux lèvres de la blessure, une ecchymose un peu large sur toute sa périphérie, l'aspect du fond de la plaie qui est quelquefois irrégulier et comme tomenteux, peuvent aussi établir le diagnostic. Mais il est des cas où l'affirmation est impossible, la blessure pouvant être attribuée aussi bien à un instrument contondant qu'à une arme tranchante. Ces difficultés existent surtout quand la plaie n'est plus récente, et à plus forte raison quand la cicatrisation est terminée.

Lorsque la contusion est très violente, elle entraîne des fractures osseuses, le broiement et l'attrition des tissus, la rupture ou la déchirure des organes internes. Ces graves lésions s'observent le plus souvent à la suite de chutes ou d'écrasement; nous reviendrons plus loin sur ce sujet. Toutefois des coups portés sur le ventre déterminent assez souvent la rupture des intestins ou de la vessie, et dans ces cas les téguments ne présentent souvent ni ecchymoses, ni aucune trace de violences.

Les coups violents portés sur la tête peuvent occasionner, alors même qu'il n'y a pas de fracture du crâne, des épanchements sanguins dans la cavité crânienne, des ecchymoses du cerveau, et des plaies contuses, celles-ci se présentent sous forme de pertes de substance intéressant les circonvolutions cérébrales sur une profondeur qui atteint quelquefois plusieurs millimètres; elles sont irrégulières, à fond tomenteux, et infiltrées de sang. Il est important de noter que ces contusions ou plaies contuses peuvent se produire sur une partie du cerveau qui ne correspond pas au point du crâne qui a été atteint par le traumatisme; elles existent quelquefois en ce point et au point diamétralement opposé; quelquefois aussi elles sont distribuées irrégulièrement, et de ce qu'elles siègent en des régions diverses et éloignées les unes des autres, il ne faudrait pas conclure que plusieurs coups ont été portés [1]. La planche I représente des contusions et des plaies contuses du cerveau; la pièce provient d'un homme de 35 ans qui s'est tué en tombant de la hauteur d'un second étage, et qui avait une fracture du côté droit de la voûte du crâne; on voit que les lésions cérébrales sont au moins aussi accentuées du côté gauche. Pareilles lésions, disposées de la même façon s'observent quelquefois à la suite de coups n'ayant pas déterminé de fractures; nous en avons vu plusieurs exemples.

Après des violences plus grandes encore, par exemple après une chute d'une hauteur considérable, il se forme quelquefois dans l'intérieur du cerveau en des autres parties de l'encéphale, des cavités anfractueuses, remplies de sang et de débris de la substance nerveuse, et pouvant atteindre la grosseur d'une noix.

1 Dans un travail très important : *Études expérimentales et cliniques sur les traumatismes cérébraux* (Thèse de Paris; 1878, chez A. Delahaye), M. Duret expose ses idées sur le mécanisme de la production des lésions de l'encéphale à la suite de traumatismes sur le crâne. Il fait jouer un rôle considérable au liquide céphalo-rachidien. En raison de son élasticité, le crâne se laisserait déprimer par le choc, sa capacité serait réduite, et le liquide céphalo-rachidien, brusquement refoulé, ne trouvant pas une issue assez large pour passer immédiatement dans le rachis, contusionnerait et déchirerait les parties de l'encéphale avec lesquelles il se trouve en contact. Les ventricules latéraux se trouvant comprimés de dehors en dedans par le choc, le liquide viendrait distendre le quatrième ventricule, et on s'expliquerait ainsi les lésions fréquentes du bulbe, et par suite les troubles très graves qui sont souvent la conséquence immédiate du traumatisme. Comme le liquide céphalo-rachidien remplit la gaine des vaisseaux qui pénètrent dans l'encéphale, ce serait lui qui produirait aussi les lésions interstitielles que l'on constate quelquefois. Pour expliquer la production des lésions de la périphérie du cerveau, en un point diamétralement opposé à celui qui a supporté le choc, M. Duret admet que la paroi crânienne se soulève sur ce point opposé, forme ainsi un vide virtuel, qui est comblé par l'afflux violent de tous les liquides, en particulier du sang; les parois vasculaires seraient rompues par cette augmentation brusque de la quantité de sang qu'elles contiennent.

Il faut remarquer toutefois que la théorie de M. Duret ne rend pas compte des cas où la mort ayant été produite par un traumatisme crânien, on ne trouve aucune lésion de l'encéphale, ou du moins aucune lésion macroscopique. Ces cas ont été observés par de nombreux observateurs, nous en avons vu nous-mêmes deux exemples ; ce sont eux qui ont donné cette conception de la commotion cérébrale, caractérisée précisément par des troubles fonctionnels plus ou moins graves, sans lésions matérielles appréciables.

Fig. 1.

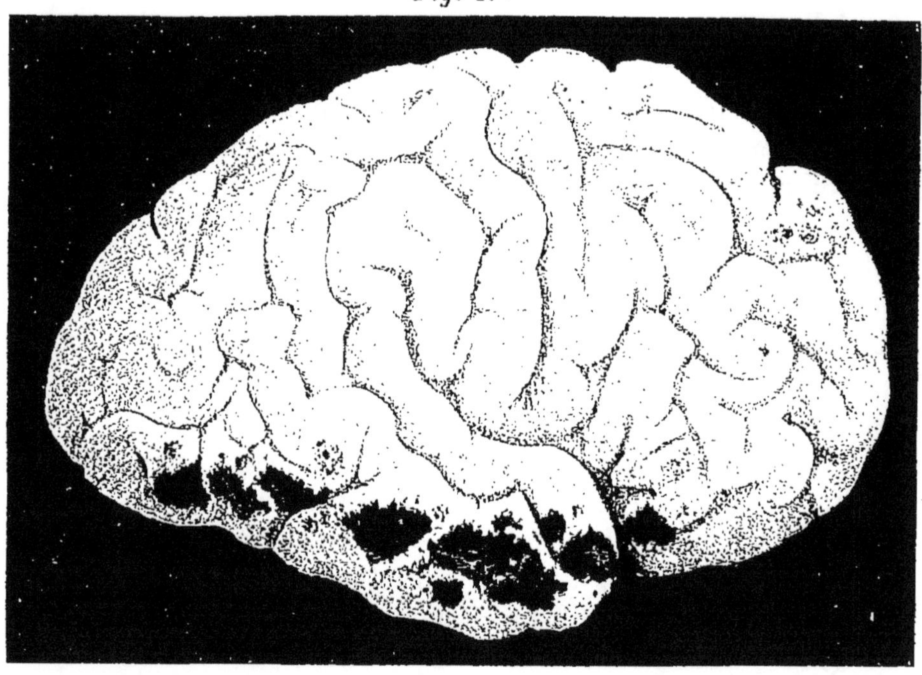

Fig. 2.

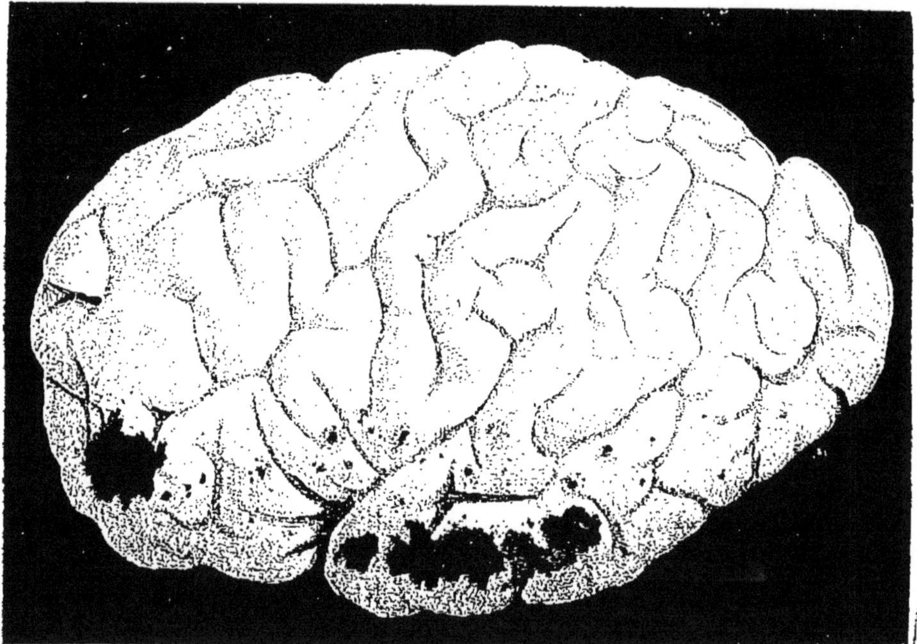

J.-B. Baillière et fils. Imp. Crété.

Contusions et ecchymoses du cerveau produites par un traumatisme ayant porté sur un seul côté du crâne.

§ VI. — Commotion.

A la suite d'un coup, d'un choc ou d'une chute, il peut se produire dans certains organes un ébranlement qui ne détermine pas de lésions matérielles appréciables, mais qui occasionne des troubles fonctionnels quelquefois extrêmement graves.

Cet effet, que l'on désigne sous le nom de *commotion*, s'observe surtout sur le cerveau. La commotion cérébrale se traduit par la perte de connaissance immédiate, puis l'hébétude, l'obnubilation intellectuelle, auxquels succèdent quelquefois divers troubles des centres nerveux sur lesquels nous reviendrons plus loin (voy. *Accidents de chemin de fer*); dans certains cas elle entraîne très rapidement la mort. A l'autopsie, on ne trouve aucune lésion de l'encéphale et des méninges, ou bien seulement des lésions légères, incapables d'expliquer par elles-mêmes la mort.

Malgré l'absence de lésions intracrâniennes, la mort par commotion cérébrale peut-être reconnue, ou tout au moins soupçonnée, grâce aux circonstances du fait (perte immédiate de connaissance après le traumatisme, mort survenant dans le coma) et à l'existence d'ecchymoses ou d'autres traces de la contusion sur les enveloppes du crâne. Cependant, ces marques de violences peuvent elles-mêmes manquer ou être très légères. C'est ainsi que nous avons fait l'autopsie d'un homme qui avait été frappé d'un coup de fourche; l'une des dents de l'instrument l'avait atteint derrière l'oreille, les deux autres à la face, et toutes trois n'avaient produit que des plaies assez légères n'intéressant que la peau; l'homme avait immédiatement perdu connaissance, et était mort deux jours après dans le coma; nous ne trouvâmes d'autres lésions que les trois petites plaies indiquées. Dans d'autres cas, la violence ne porte pas directement sur la tête, et l'on admet que la commotion cérébrale s'est produite par contre-coup, l'ébranlement s'étant transmis au cerveau à travers des parties plus ou moins éloignées. Les exemples de ce genre ne sont pas extrêmement rares; nous-même avons vu un homme qui était tombé sur les pieds dans une excavation de 3 à 4 mètres de profondeur, et qui était mort en très peu de temps ; à l'autopsie on ne trouva que des érosions sur diverses parties du corps, et aucune lésion extra ou intra-crânienne. Nous connaissons aussi un officier qui a eu une commotion cérébrale très grave dans les circonstances suivantes : il se trouvait sur un cheval lancé au grand trot, quand l'animal s'arrêta brusquement ; l'officier, qui était habile cavalier, fit un effort énergique pour se maintenir en selle ; il y réussit, mais perdit immédiatement connaissance ; toutefois il ne tomba pas de suite, et sa chute fut amortie par des personnes qui lui portèrent secours, de sorte que la commotion ne devait pas être attribuée à cette chute, mais ne pouvait s'expliquer que par l'ébranlement que l'arrêt brusque du corps avait communiqué au cerveau.

Les coups, les chocs brusques et violents qui portent sur l'abdomen, peuvent entraîner rapidement la mort, sans produire aucune lésion matérielle ou seulement des lésions insignifiantes des organes [1]. Nous avons observé deux cas de ce genre parfaitement nets. Dans l'un il s'agissait d'un jeune homme de 20 ans qui, dans un bal public, reçut un coup de pied dans le bas ventre ; les nombreux témoins qui assistaient à cette scène, déclarèrent qu'il n'avait reçu que cet unique coup ; le jeune homme s'affaissa immédiatement et mourut en quelques minutes ; à l'autopsie on trouva seulement deux petites ecchymoses sur la séreuse intestinale, la plus grosse n'atteignait pas les dimensions d'un haricot ; l'individu était en pleine digestion, les chylifères de l'intestin étaient gorgés et très apparents. Dans l'autre cas, il s'agit d'un homme qui mourut également presque aussitôt après avoir reçu un coup de pied sur le ventre ; on ne trouva absolument aucune lésion de l'intestin ni des autres organes ; cet homme était aussi en pleine digestion.

[1] Il est permis de supposer que dans ces cas, l'ébranlement communiqué aux nerfs splanchniques joue le principal rôle dans le mécanisme de la mort et que celle-ci a lieu par arrêt réflexe du cœur et de la respiration. On sait qu'en portant un coup brusque sur l'abdomen d'une grenouille, on détermine une syncope.

ARTICLE III. — PLAIES PAR INSTRUMENTS PIQUANTS ET PAR INSTRUMENTS A LA FOIS PIQUANTS ET TRANCHANTS

Les plaies par instruments piquants sont caractérisées par l'étroitesse de leur orifice relativement à la profondeur de leur trajet; cependant il peut arriver que l'instrument ne pénètre que sur une faible étendue.

Quand l'instrument piquant est extrêmement délié, comme une fine aiguille par exemple, on admet qu'il pénètre dans les tissus en écartant simplement leurs éléments anatomiques, sans produire de déchirures. Il est certain que les blessures faites avec ces fines aiguilles sont souvent tout à fait inoffensives, même lorsqu'elles pénètrent très profondément; c'est ainsi que l'on peut traverser impunément avec une aiguille ou une épingle, la main ou la joue d'un sujet atteint d'anesthésie, qu'on peut introduire une aiguille dans les parois du cœur d'un animal sans qu'il en résulte d'accidents ultérieurs, etc. De semblables blessures ne font à la peau qu'une blessure extrêmement minime, difficilement appréciable, et il serait sans doute presque toujours impossible de retrouver leur trajet sur le cadavre.

Avec des instruments d'un calibre un peu plus considérable : poinçons, fleurets, etc., la blessure s'accompagne d'un épanchement sanguin qui dessine le trajet et indique le chemin parcouru par l'arme; mais le canal creusé par celle-ci est souvent très difficile à suivre sur toute son étendue. C'est surtout sur les parties résistantes, aponévroses, tendons, cartilages, sur la plèvre et sur le péritoine, que l'instrument laisse une trace nette de son passage. Sur les organes mous et vasculaires, comme le poumon, le trajet est presque toujours impossible à suivre, et l'on aperçoit seulement l'orifice d'entrée ou de sortie à la surface de l'organe.

§ I. — Formes des blessures.

La forme des blessures n'est pas toujours en rapport avec celle de l'instrument. Les *instruments cylindriques ou coniques*, tels que les poinçons, les clous, les dents de fourche, etc., produisent sur la peau des plaies qui en général ne sont pas arrondies, mais le plus souvent linéaires et rectilignes. Il en est ainsi même quand la tige est volumineuse, de sorte qu'on pourrait croire que la plaie a été faite par un couteau ou un autre instrument analogue. On voit par exemple sur la figure 10[1], avec ses dimensions réelles, une plaie produite par une tige conique de $0^m,025$ de diamètre. La direction de ces plaies varie suivant les points du corps qui ont été atteints. En effet, l'instrument piquant pénètre en écartant les fibres de la peau, comme il écarterait celles plus grossières d'un morceau de bois, et le sens de l'orifice est le même que celui des fibres. Or les fibres de la peau sont orientées dans une direction qui varie suivant les régions, C'est ainsi que sur les membres les plaies sont verticales, c'est-à-dire parallèles au grand axe de ceux-ci ; sur le tronc et sur la tête, leur direction est différente pour chaque région, ainsi que le montre la figure 11. Quand l'instrument rencontre un

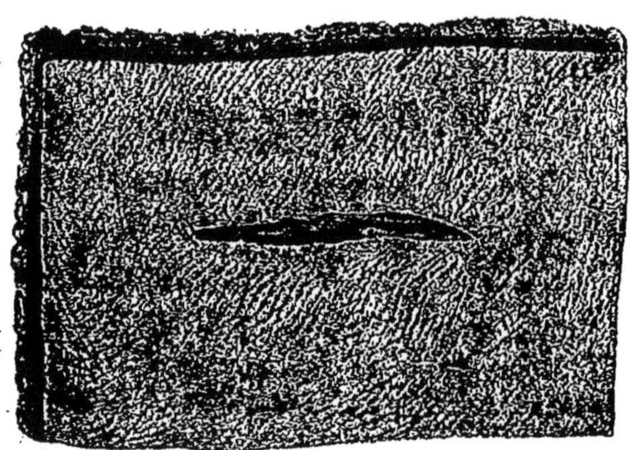

Fig. 10. — Plaie rectiligne produite par une tige conique de $0^m,025$ de diamètre, grandeur naturelle.

[1] Les figures 10, 11, 12, 13 sont tirées d'un mémoire du professeur Hoffmann de Vienne, mémoire auquel nous avons fait de nombreux emprunts pour la rédaction de ce paragraphe *(Wiener Medic. Jahrbücher*, 1881, analysé par nous *in Ann. d'hyg. pub. et de méd. leg.*, 3e série, t. IX.)

point où convergent plusieurs systèmes de fibres cutanées orientées d'une façon différente, comme par exemple au voisinage de la colonne vertébrale, la plaie est irrégulièrement étoilée, et l'on pourrait croire qu'elle a été faite par un instrument à section triangulaire ou quadrangulaire.

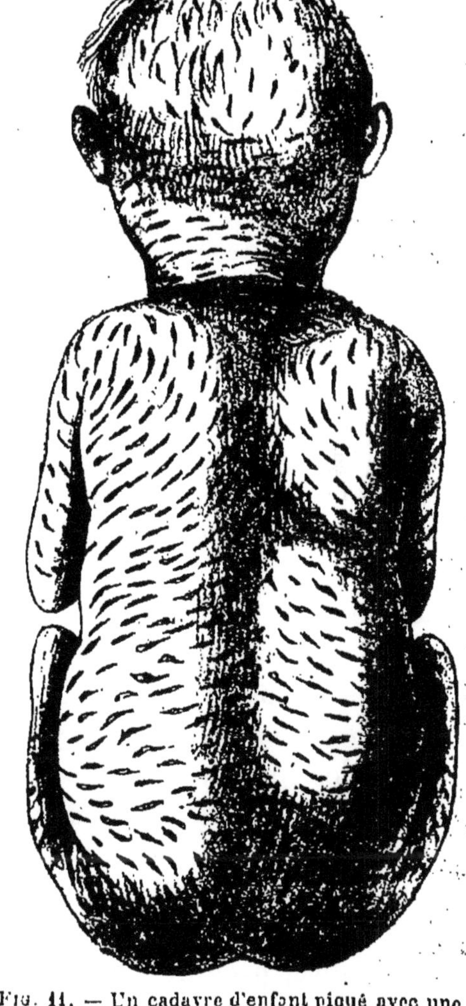

FIG. 11. — Un cadavre d'enfant piqué avec une tige conique de 0m,055 de longueur et de 0m,0035 de diamètre à la base. On voit l'orientation des plaies en systèmes réguliers, et la disposition triangulaire, ou en soufflet, de ces plaies aux points où les systèmes d'orientation des fibres de la peau changent.

Les diverses membranes : aponévroses, séreuses, muqueuses, etc., présentent aussi une orientation spéciale de leurs fibres qui souvent, sur une même région, est différente pour chacune d'elles. Il en résulte qu'un instrument pointu peut produire sur chacune des membranes qu'il traverse successivement des orifices dont les directions sont obliques ou perpendiculaires entre elles; c'est ce qu'on voit sur la figure 12 qui représente un estomac perforé par plusieurs coups de poinçon.

Les instruments à arêtes, c'est-à-dire dont la coupe est triangulaire, quadrangulaire, ou polygonale, tels que les fleurets, les limes, compas, etc., produisent des plaies dont la forme varie notablement suivant les cas. Si les arêtes sont émoussées et peu tranchantes, l'instrument agit à peu près comme s'il était conique, et il détermine des plaies analogues à celles que nous venons de décrire, dont la direction est également commandée par l'orientation des fibres de la peau; toutefois les lèvres de la plaie présentent souvent de petites déchirures correspondant aux arêtes de l'instrument. Si les arêtes sont nettes, la blessure reproduit dans beaucoup de cas la forme de l'instrument; elle est triangulaire ou quadrangulaire, en forme d'étoile à 3 ou 4 branches[1]. Mais il n'en est pas toujours ainsi, et la plaie a souvent une forme différente de l'instrument, ce qui est dû sans doute à ce que celui-ci a pénétré obliquement ou a atteint des tissus inégalement tendus; c'est ainsi qu'un fleuret peut produire une ouverture triangulaire ou irrégulière. Les orifices d'entrée et de sortie d'une blessure faite par un même instrument sont souvent aussi de formes différentes.

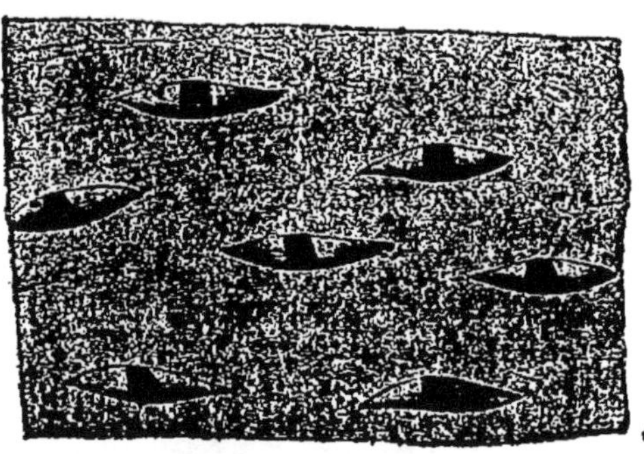

Fig. 12. — Elle montre l'orientation différente des diverses tuniques de la muqueuse stomacale. Une même tige produit en un même point des plaies dont les directions sur la tunique musculaire et sur la séreuse sont perpendiculaires entre elles.

Les *instruments à la fois piquants et tranchants*, comme les couteaux, poignards, baïonnettes, etc., peuvent, si le tranchant est émoussé, agir encore à la façon des tiges coniques et produire des plaies dont la direction dépend uniquement de l'orientation de la peau. C'est ainsi qu'une baïonnette émoussée, dans quelque sens qu'elle frappe sur un membre, produit des plaies parallèles à l'axe de ce membre; c'est ce qui est représenté sur la figure 13; les déchirures que l'on remarque sur les bords de quelques-unes de ces plaies indiquent que l'arme a pénétré perpendiculairement au sens des fibres de la peau.

Mais quand l'arme est bien tranchante, la direction de la

[1] Ces plaies, même quand elles étaient à l'origine régulièrement polygonales, laissent des cicatrices étoilées, en raison de la retraction du tissu cicatriciel.

plaie n'est plus subordonnée qu'à celle suivant laquelle le coup a été porté. La forme de la blessure reproduit quelquefois nettement celle de l'instrument, et l'on peut voir des plaies en forme de triangle très allongé, dont la base corres-

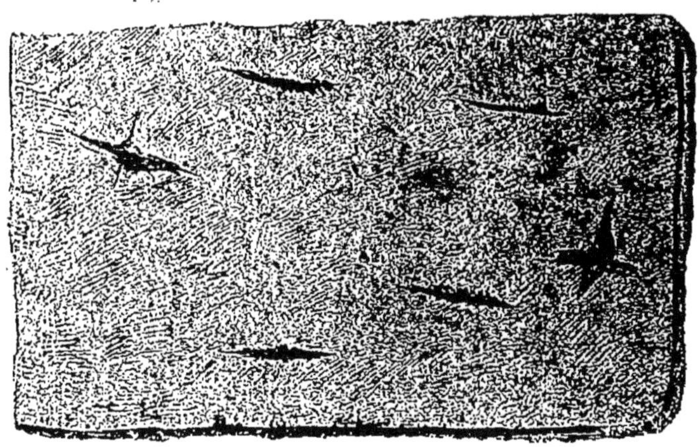

Fig. 13. — Plaies produites par une baïonnette émoussée de 0m,025 de largeur; toutes ces plaies sont parallèles, bien que l'arme ait pénétré chaque fois dans une direction différente.

pond au dos du couteau; toutefois un couteau, même à dos large produit souvent une plaie dont les deux extrémités sont effilées comme si elle avait été faite par une lame à double tranchant. La plaie offre alors la forme d'une boutonnière, ses bords représentent deux arcs de cercle à très grand rayon, se regardant par leur concavité. La netteté et la régularité des bords et des angles distingue ces plaies de celles produites par certains instruments contondants.

La forme du trajet de la blessure peut fournir des indications sur la forme de l'instrument vulnérant. La direction du trajet peut ainsi faire reconnaître que l'arme était à tige ou à lame recourbée. Sur un homme qui avait été frappé à la partie antérieure du cou, très probablement avec une serpette, la plaie, dirigée transversalement, était superficielle sur presque toute son étendue, mais elle devenait brusquement très profonde vers son extrémité et sa direction déviait alors fortement, en sorte que la colonne vertébrale était atteinte à environ 0m,015 plus en dedans que l'orifice extérieur du trajet profond. Une telle disposition s'expliquait très bien par la forme en crochet de la lame de la serpette.

§ II. — Dimensions des blessures, comparées aux dimensions de l'arme employée

Largeur des plaies. — La longueur de la plaie cutanée est quelquefois la même que la largeur de l'arme, ou du moins que sa largeur au point où elle s'est arrêtée; mais très souvent il n'en est pas ainsi. — Remarquons que pour mesurer exactement la plaie, il faut autant que possible placer la région dans la position où elle se trouvait au moment où le coup a été porté. On comprend en effet que suivant que la peau se trouvait tendue ou relâchée quand elle a été divisée, la plaie paraîtra plus petite ou plus grande que l'arme qui l'a produite, une fois que les parties seront revenues à leur situation normale. Qu'on traverse avec un couteau une plaque de caoutchouc médiocrement tendue, la grandeur de l'orifice augmentera ensuite ou diminuera suivant qu'on tendra encore ou qu'on relâchera la plaque; la même chose a lieu, d'une façon moins accentuée, pour les solutions de continuité de la peau. Il est à remarquer aussi que l'écartement des lèvres de la plaie a pour effet d'en diminuer artificiellement la longueur; or, cet écartement est souvent très notable, surtout quand la plaie est dirigée perpendiculairement aux fibres de la peau. En pareils cas, pour apprécier exactement la longueur de la plaie, il faut avoir soin de rapprocher ses bords et de les rendre rectilignes.

Dans quelques cas la plaie est un peu plus petite que l'arme qui l'a produite, parce que la peau, en raison de son élasticité, se laisse en partie distendre, et revient ensuite à ses dimensions premières; mais pour qu'il en soit ainsi, il faut que l'arme soit à bords mousses ou n'ait qu'un seul tranchant, et qu'elle ait été enfoncée perpendiculairement à la surface cutanée. Avec des couteaux dont le tranchant est tout à fait émoussé, la différence entre la longueur de la plaie et la largeur de l'arme peut être considérable; Hoffmann dit avoir vu des plaies produites par une baïonnette émoussée, et qui étaient d'un centimètre moins longues que le diamètre de l'arme.

Beaucoup plus souvent la plaie est plus longue que le diamètre de l'arme, et cela résulte, soit de ce que celle-ci a été enfoncée obliquement, soit surtout de ce que la plaie a été agrandie par les mouvements de l'arme. C'est ce qu'on voit se produire principalement avec les instruments à la fois piquants et tranchants, comme les couteaux ; en même temps que la lame s'enfonce ou se retire, son tranchant sectionne la peau sur une étendue souvent beaucoup plus grande que celle qui est nécessaire au passage de l'arme. On comprend du reste, que la façon dont est tenu le couteau exerce une grande influence sur les dimensions de la plaie ; si par exemple, l'abdomen est atteint par un coup porté d'avant en arrière et de bas en haut, la plaie pourra être très grande, si le tranchant du couteau est dirigé en haut, tandis que si celui-ci regarde en bas, la plaie ne pourra être agrandie qu'au moment où l'arme est retirée, et en général dans de faibles proportions.

On voit par ce qui précède qu'il n'est pas toujours facile de reconnaître d'après la forme et les dimensions d'une plaie si celle-ci est produite par une arme qu'on représente à l'expert. C'est là un problème souvent délicat, et qui ne permet une affirmation absolue que dans certains cas. Quelquefois, les dimensions relativement beaucoup trop petites de la plaie, sa forme incompatible avec celle de l'instrument incriminé, établissent avec évidence que celui-ci n'a pas servi à faire la blessure. Dans beaucoup de cas, on doit se borner à dire qu'une blessure *a pu* être produite avec tel instrument donné ; cette réserve est surtout nécessaire, quand il s'agit de couteaux ou d'armes analogues, car une lame un peu plus large ou un peu plus épaisse peut occasionner des blessures tout à fait semblables. — Il va sans dire que la présence de taches de sang sur l'instrument constitue une preuve d'une grande valeur qui doit toujours être recherchée soigneusement (voir la troisième section de ce livre).

Profondeur des plaies. — Il est important de savoir qu'un couteau, un poignard, etc. peuvent faire des blessures dont la profondeur est plus grande que la longueur de la lame. Cela résulte de ce que, au moment où le coup est porté, le manche de l'instrument déprime fortement les parties molles; la longueur du trajet de la blessure, mesuré sur les parties revenues en place, se trouve ainsi très notablement augmentée. Chez un homme atteint d'une blessure transversale du cou et dont nous avons fait l'autopsie, le trajet de la plaie était de 0^{m},02 plus long que la lame du couteau qui avait été employé. Il peut arriver aussi que la blessure paraisse plus profonde que la longueur de l'arme, quand elle intéresse des viscères mobiles qui, après la mort, occupent une situation plus profonde qu'au moment où ils ont été frappés, ou qui s'affaissent en partie. Enfin, il faut se rappeler que quand le thorax est ouvert, il s'élargit un peu, et une blessure pénétrante de cette cavité paraît ainsi plus profonde. A l'autopsie d'une jeune femme atteinte d'un coup de couteau qui avait traversé le cœur de part en part, nous avons constaté ainsi que la plaie, mesurée après ouverture du thorax, avait en profondeur 0^{m},035 de plus que la longueur de la lame du couteau.

Il est d'ailleurs souvent difficile de mesurer la profondeur d'une blessure, parce qu'on ne peut déterminer exactement le point où elle s'arrête. Pour faire cette mensuration, il faut remettre en place les parties disséquées ou enlevées, et se servir, soit de la sonde, soit du compas d'épaisseur.

ARTICLE III. — PLAIES PAR INSTRUMENTS TRANCHANTS

Les plaies par instruments tranchants sont caractérisées par leur longueur plus grande que leurs autres dimensions, et aussi en général par leur direction rectiligne et par la netteté et la régularité de leurs bords. Cependant la plaie peut être curviligne si elle a atteint une partie convexe du corps, ou en zigzag dans certaines circonstances; les bords sont quelquefois dentelés, ou plus ou moins contus. Malgré cela, il est en général facile de reconnaître qu'une plaie a été faite par une arme tranchante; la confusion ne peut être faite qu'avec les plaies produites par un instrument contondant à arêtes, agissant en un point où la peau repose directement sur des os, comme au crâne ou à la face. Dans ces cas, l'erreur peut souvent être évitée par l'examen attenti des bords de la plaie, qui sont en général très nets et réguliers quand il s'agit d'une arme coupante.

Il est par contre très difficile en général de reconnaître si une blessure a été faite par telle arme tranchante plutôt que par telle autre; la forme de la plaie est la même dans le plus grand nombre des cas, et il n'y a guère d'indications utiles à tirer de sa longueur, car un instrument promené sur les tissus peut faire une plaie beaucoup plus grande que la longueur de son tranchant. Cependant on peut distinguer souvent les blessures produites par les instruments purement coupants tels que les couteaux, rasoirs, etc , de celles produites par les instruments qui agissent à la fois par leur tranchant et par leur masse, comme les haches, couperets, etc. Dans le premier cas, la plaie est en général à bords nets et réguliers, elle respecte les os ou les entame légèrement; dans le second cas, les bords de la blessure sont souvent contus, les parties molles broyées sur une certaine étendue, et les os peuvent être profondément entaillés, et garder l'empreinte de l'arme. Toutefois une arme agissant simplement par son tranchant peut, quand celui-ci est ébréché, faire aussi une plaie à bords dentelés ou légèrement contus.

Quand l'arme a agi en un point où la peau formait un ou plusieurs plis, il en résulte une plaie en zizgag ou plusieurs plaies séparées, ce qui peut faire croire que plusieurs coups ont été portés.

Les blessures faites par des ciseaux présentent quelquefois aussi cette forme en zizgag ; plus souvent elles sont constituées par deux coupures symétriques représentant un triangle dont le sommet est souvent mousse.

On admet généralement que lorsque la plaie présente à l'une de ses extrémités une *queue*, c'est-à-dire une incision incomplète de la peau, l'instrument a cessé d'agir en ce point et l'on pourrait en tirer des conclusions relativement à la direction suivant laquelle le coup a été porté, à la position de l'agresseur, etc. ; mais il y a à cette règle de nombreuses exceptions.

Les éclats de vitre, les morceaux de bouteille, de verre, de pots, agissent à la façon des instruments tranchants; les plaies ainsi produites ont presque toujours une forme curviligne ou anguleuse qui indique leur origine.

ARTICLE IV. — PLAIES PAR ARMES A FEU

Les blessures par armes à feu que le médecin légiste est chargé d'examiner ont été produites ordinairement soit par des revolvers ou des pistolets, soit par des fusils chargés à balle ou à plomb.

§ I. — Caractères des blessures

Les caractères de ces blessures varient beaucoup suivant les cas. L'aspect le plus habituel est celui d'une plaie circulaire ou ovalaire, à bords assez réguliers, mais noirs et desséchés sur une zone plus ou moins large. Quelquefois, surtout quand elle a été produite par une balle cylindro-conique de petites dimensions, la plaie est linéaire, rectiligne, à bords nets, et dans quelques cas elle ne peut être différenciée, d'après son aspect extérieur, d'une blessure produite par un instrument piquant ou par un instrument à arêtes contondantes [1].

Les caractères de la blessure dépendent de la nature de

[1] Ces plaies, qui saignent en général fort peu, restent quelquefois complètement inaperçues. Il en a été ainsi notamment chez un homme qui avait été tué dans des circonstances mystérieuses, par un coup de revolver à la tête, la balle ayant traversé le cerveau. La plaie, qui siégeait sur le cuir chevelu, n'avait pas été vue par le médecin chargé d'examiner le corps ; il avait attribué la mort à une congestion pulmonaire, suite d'ivresse.

l'arme, de la forme et des dimensions du projectile, de la quantité de la charge, et, en grande partie, de la distance à laquelle le coup a été tiré.

Action des gaz de combustion. — Quand la gueule du canon de l'arme est appliqué exactement et fortement sur la peau, il peut arriver que le projectile, retenu par la colonne d'air qui se trouve devant lui, ne pénètre pas, et qu'il se produise seulement une contusion ou une excoriation de la peau. Mais si l'arme n'a pas été appuyée avec une force suffisante, elle peut être projetée au loin, en même temps que la balle pénètre dans le corps en faisant une blessure énorme ; on attribue dans ce cas la gravité et l'étendue de la lésion à l'action des gaz à combustion de la poudre, et de l'air dilaté qui se trouvent en contact immédiat avec les tissus.

Cette même action se produit quand le coup de feu est tiré dans la bouche ; l'expansion des gaz occasionne alors ordinairement des déchirures profondes et très étendues des joues et des parties molles, et même des fractures des os, indépendamment des lésions qui sont le fait du projectile seul.

C'est encore à l'action des gaz de combustion qu'il faut attribuer les grandes dimensions et l'aspect déchiqueté de certaines blessures quand le coup a été tiré à très courte distance ; ces gaz se répandent au-dessous de la peau et la font éclater d'autant plus facilement que le plan sous-jacent est plus résistant (os) et oppose un plus grand obstacle à leur expansion.

Brûlures accompagnant les plaies d'arme à feu. — Une portion de la poudre peut sortir encore enflammée de l'arme, et produire, si le coup est tiré à très courte distance, une brûlure des vêtements, des cheveux ou des poils ; quelquefois c'est la bourre qui communique le feu aux vêtements. Il peut se produire ainsi, consécutivement à l'inflammation des vêtements, des brûlures de la peau d'une plus ou moins grande étendue, accompagnées ou non de phlyctènes [1].

Mais, quand les vêtements n'ont pas pris feu, que le coup a

[1] Tardieu. Combustion du corps humain et blessures par armes à feu. (*Ann. d'hyg. pub. et méd. lég.*, 2e série, t. XIII.)

atteint une partie dénudée du corps, il ne peut se produire que des brûlures très légères et très superficielles de la peau. Le dessèchement et la coloration noire des bords de la plaie est due moins à la brûlure, qu'à la contusion de ces bords et au dépôt d'une partie des produits de combustion qui peuvent être entraînés par le projectile et s'incorporer en quelque sorte a la portion dénudée du derme. Cette zone noirâtre et desséchée s'observe souvent aussi quand le coup a été tiré à longue distance; mais elle est alors ordinairement très étroite.

Outre le noircissement et le dessèchement des bords de la plaie, on observe souvent quand le coup a été tiré à faible distance une coloration noire autour de la blessure, sous forme d'une tache plus ou moins foncée, plus ou moins large, à contours mal dessinés et peu nets. Cette tache est produite par le dépôt des produits de combustion de la poudre; elle disparaît complètement par le lavage.

Incrustation de grains de poudre dans la peau. — Lorsque le coup est tiré à petite distance, il arrive fréquemment aussi que des grains de poudre sortent de l'arme sans être brûlés, et, projetés avec violence, vont s'incruster dans la peau où ils forment un tatouage indélébile, sous forme de points ou de taches d'une couleur noire ou bleuâtre. Ces grains de poudre peuvent quelquefois traverser la chemise ou un autre vêtement mince avant de pénétrer dans la peau; mais en général ils sont arrêtés par les habits; les cheveux les retiennent souvent aussi. On comprend que ces grains sont répartis sur une zone d'autant plus large que le coup a été tiré de plus loin, puisque en sortant de l'arme ils s'écartent de façon à décrire un cône.

Dimensions de la plaie d'entrée du projectile. — Dans certains cas, la plaie est plus petite que le projectile qui l'a produite. Le fait s'explique par l'élasticité de la peau qui se laisse distendre avant d'être perforée, et revient ensuite à ses dimensions premières. Il se passe là, à un moindre degré, la même chose qu'on observe quand on tire sur des plaques en caoutchouc; la balle déprime ces plaques en entonnoir avant de les traverser, et laisse sur elles un trou beaucoup plus petit que son propre diamètre.

Sur les vêtements, le trou produit par la balle peut également être plus petit que celle-ci, surtout si ces vêtements sont lâches et d'un tissu élastique. Il arrive quelquefois aussi que les vêtements ne sont pas perforés, mais que la balle s'enveloppe dans leurs plis et pénètre ainsi dans le corps. Chez un homme nous avons vu une balle qui avait traversé le sternum en entraînant avec elle une portion d'un foulard; ce foulard était demeuré intact, et en tirant fortement sur la partie restée au dehors, on pouvait ramener la balle.

§ II. — Coups tirés à courte distance

Les signes du coup de feu tiré à très courte distance, ou comme l'on dit par un abus de langage, *à tout portant*, sont: la présence de grains de poudre, incrustés dans la peau; à une distance moindre le dépôt de produits de combustion; à une distance moindre encore la brûlure des vêtements ou des poils.

Il reste à préciser quelles sont ces courtes distances, et à quel éloignement de l'arme, exprimé en chiffres, correspondent les signes qui viennent d'être indiqués. C'est là une évaluation qui ne peut être faite d'une manière générale, et qui varie notablement dans chaque cas particulier, suivant la nature de l'arme, celle du projectile, la quantité et la qualité de la charge. Aussi, chaque fois qu'en pratique la question présente un intérêt particulier, est-il nécessaire d'avoir recours à des expériences faites, autant que possible, avec la même arme, les mêmes cartouches ou la même poudre et le même projectile que ceux qui ont produit la blessure. Ces expériences réclament une compétence particulière qui n'est pas celle du médecin; celui-ci doit donc en pareils cas demander que cette partie de l'expertise soit confiée à une autre personne (armurier, officier d'artillerie, etc., etc.), et borner son rôle à constater les lésions anatomiques et à en interpréter la signification.

Sous ces réserves, voici quelques données qui pourront

servir de points de repère. M. Tourdes [1], expérimentant avec un revolver Lefaucheux, de 0m,009 de diamètre, a noté qu'à une distance de 0m,50, quelques grains de poudre

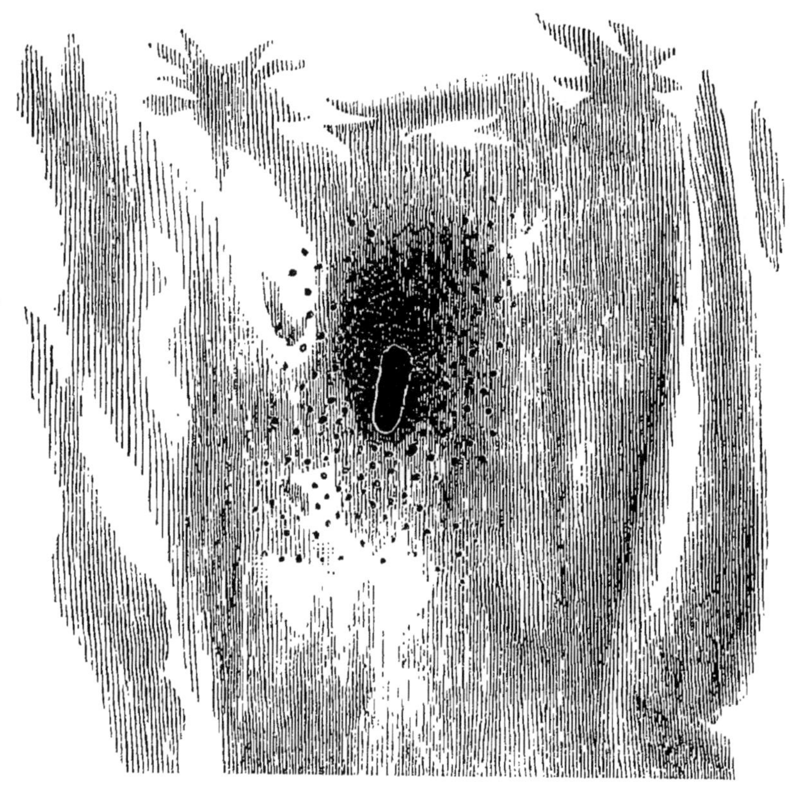

Fig. 14. — Tatouage produit par un coup de revolver tiré à 0m,05.

s'incrustaient dans la peau, mais en très petit nombre ; à partir de 0m,75 il n'y avait plus d'incrustation. La teinte noire produite par le dépôt des produits de combustion était très prononcée quand le coup était tiré à 0m,15 ; cette tache noire s'élargissait et devenait moins foncée à mesure que la distance augmentait ; à 0m,40 il n'existait plus qu'une légère apparence de cercle noir.

Avec un revolver américain, à 4 coups, et des cartouches

[1] Tourdes. Observ. de blessure mortelle faite au moyen d'un revolver, avec quelques remarques médico-légales sur ce genre de blessures (*Gaz. méd. de Strasbourg*, 1870).

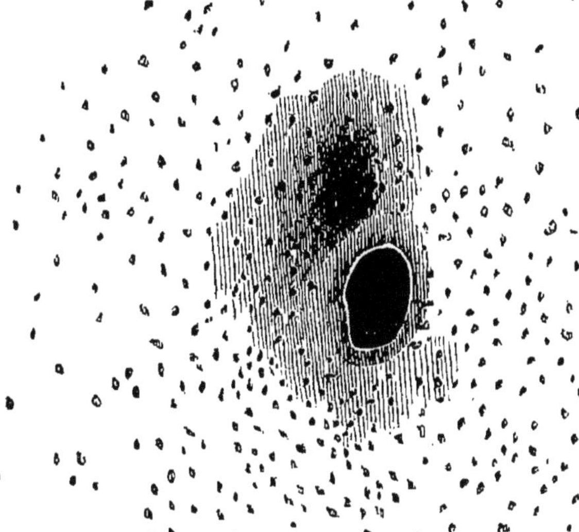

Fig. 15. — Tatouage produit par un coup de révolver tiré à $0^m,13$.

Fig. 16 — Tatouage produit par un coup de revolver tiré à $0^m,20$

chargées avec une poudre grossière, le même expérimentateur a vu qu'à une distance d'un 1 mètre, le corps était criblé de grains de poudre sur une étendue de 0m,25 ; jusqu'à une distance de 1m,50 l'incrustation de la poudre se produisait encore. A une distance de 0m,50, une feuille de papier placée sur le corps était enflammée.

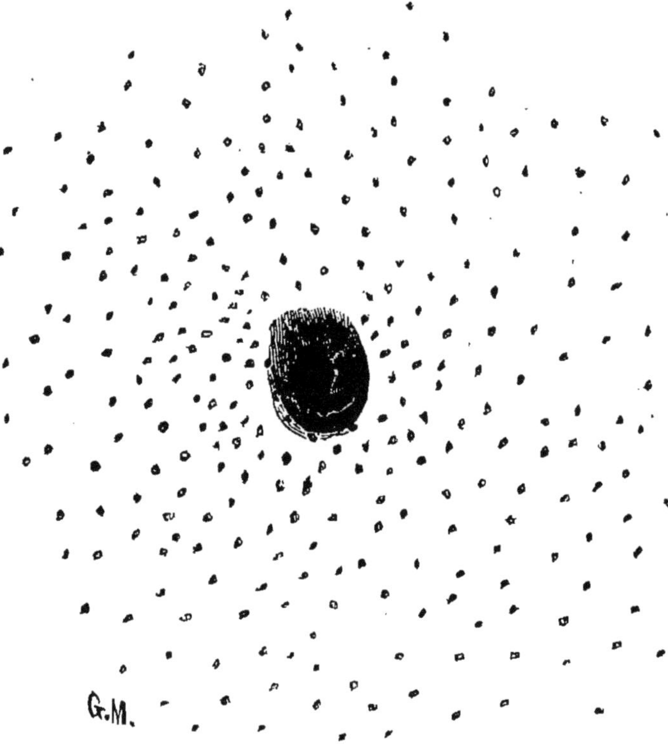

Fig. 17. — Tatouage produit par un coup de revolver à 0m,30

A l'occasion de l'affaire Godefroy [1], MM. Leroux et Gastinne-Renette, expérimentant avec un pistolet de poche à deux coups, rayé, à bascule du système Lefaucheux, se chargeant avec la cartouche à broche, à balle conique, de 0m,009 de diamètre, sont arrivés à des résultats qu'ils résument ainsi : « Il est certain qu'à 0m,13, le tatouage et même la brûlure resteront faciles à constater, même après le lavage.

[1] Du Mesnil. Relation médico-légale de l'affaire Godefroy. (*An. d'hyg. pub. et de méd. lég.*, 2e série, t. XLVII).

Il est fort probable qu'il en sera de même le plus souvent à 0m,20, à 0m,30 les traces diminuent considérablement; elles disparaissent à peu près à 0m,50 et à 0m,80 on ne constate plus que des traces presque nulles. » (fig. 14, 15, 16, 17).

A propos d'une affaire Peytel[1], un capitaine d'artillerie nommé expert (1839), constata qu'avec un pistolet d'arçon, il fallait tirer au plus à 0m,16 pour brûler les cils et les sourcils d'un cadavre. Tirant ensuite, avec le même pistolet, sur une feuille de papier à laquelle avaient été fixés des cheveux, il nota qu'à la distance d'un mètre le papier était traversé par quelques grains de poudre, les cheveux n'étaient pas brûlés ; à 0m,32, les cheveux présentaient quelquefois des traces de brûlures ; à 0m,16 les cheveux ont toujours été fortement brûlés, et souvent le papier a pris feu.

En résumé, on voit qu'avec un revolver ou un pistolet, la brûlure des vêtements et des poils peut se produire jusqu'à une distance de 0m,32, le dépôt des produits de combustion jusqu'à 0m,40, l'incrustation des grains de poudre jusqu'à 1m,50 ou même 2 mètres. Mais à une telle distance, les grains de poudre ne peuvent être que très peu nombreux, et répartis sur une large zone.

Il importe d'ajouter que les signes du *bout portant* ne sont pas constants ; l'incrustation de grains de poudre, notamment, peut manquer même quand le coup a été tiré de très près et sur la peau nue ; c'est ce que nous avons eu occasion de remarquer sur plusieurs suicidés.

§ III. — Dans quelle direction le coup a-t-il été tiré

Caractères des plaies d'entrée et de sortie. — Quand le projectile a traversé une partie du corps, il y a souvent grand intérêt à distinguer la plaie d'entrée de la plaie de sortie, afin de reconnaître dans quel sens le coup a été tiré. Cette question est facile à résoudre quand sur l'un des orifices, on constate les signes du bout portant. Dans les autres cas, on peut quelquefois reconnaître l'orifice d'entrée à ce

[1] Du Mesnil. *loc. cit.*

que ses bords sont renversés en dedans, tandis que sur l'orifice de sortie, les bords sont renversés en dehors. Mais il est loin d'en être toujours ainsi; fréquemment les bords de l'orifice d'entrée ne sont pas déprimés, et dans quelques cas même, ainsi que le font remarquer Casper-Liman, ils peuvent être renversés en dehors, par exemple chez les sujets gras, quand le tissu cellulo-adipeux fait hernie à travers la plaie, ou sous l'influence d'un commencement de putréfaction. On attachait autrefois une grande valeur à la comparaison des dimensions des deux orifices et l'on enseignait que l'orifice d'entrée était plus petit que celui de sortie. L'observation montre qu'il n'en est pas toujours ainsi, que l'inverse peut avoir lieu, ou que les deux orifices peuvent être égaux. On peut dire d'une façon générale que l'orifice d'entrée est plus grand quand le coup a été tiré d'assez près pour que les gaz produits par l'explosion agissent sur la peau, — que les deux orifices sont égaux quand la balle, tirée à une distance un peu plus grande, a conservé sa force d'impulsion pendant son trajet et a rencontré des tissus d'une résistance à peu près égale; que l'orifice de sortie est plus grand quand la balle a perdu de sa force en traversant des tissus d'une résistance de plus en plus grande. Mais ces propositions sont loin d'être applicables à tous les cas; suivant la nature de l'arme et du projectile, la quantité de la charge, les déviations ou les déformations que subit la balle dans son parcours à travers le corps, les dimensions relatives des orifices d'entrée et de sortie varient considérablement.

Les caractères de la plaie intérieure creusée par la balle dans son trajet à travers les tissus ne sont pas moins variables. Avec un projectile de petites dimensions tiré à une distance peu considérable, le trajet a souvent la forme d'un canal régulier dont le calibre est peu supérieur à celui du projectile lui-même. Avec des armes plus puissantes, et des projectiles animés d'une très forte impulsion, le trajet est ordinairement très élargi; il se produit des lésions très étendues, et les organes atteints sont dilacérés et broyés.

Déviation et déformation des balles. — D'ailleurs la direction du trajet, même quand il est net et régulier, peut être très différente de celle que suivait la balle avant d'atteindre le corps, de sorte qu'il n'est pas toujours possible de reconnaître exactement dans quelle direction le coup a été tiré. La balle dévie fréquemment dans son parcours à travers le corps, et surtout quand elle rencontre un os. Il peut arriver, il est vrai, que la balle traverse cet os en le trouant comme à l'emporte-pièce, et continue son trajet directement en poussant devant elle la rondelle osseuse enlevée ; c'est ce qu'il n'est pas rare de voir par exemple sur le crâne. Mais le plus souvent la balle produit sur l'os des fractures étendues, comminutives, et dévie ensuite fortement ; souvent aussi elle se réfléchit sur l'os, et, après l'avoir entamé ou non, prend un trajet tout différent de celui qu'elle avait primitivement. C'est ainsi que fréquemment la balle après avoir frappé les os du crâne glisse sous le cuir chevelu sur une certaine étendue, et s'arrête ou ressort à une distance plus ou moins considérable de son point d'entrée. La même chose a lieu souvent aussi sur le thorax, la balle se réfléchissant sur une côte et glissant sur la face externe de celle-ci. Quand elle est ensuite ressortie, la présence de deux plaies peut faire croire au premier abord que le thorax a été traversé de part en part. Il existe de très nombreux exemples de déviations considérables du trajet de la balle. En voici deux particulièrement remarquables : dans un duel, un homme reçoit une balle à la partie antérieure du cou, la balle frappe obliquement le larynx, glisse sur lui, fait tout le tour du cou et revient se placer du côté opposé du larynx[1]. — Un soldat, au moment où il étendait le bras pour monter à l'échelle dans un assaut, reçut une balle qui pénétra vers le milieu de la longueur de l'humérus, passa le long du membre de bas en haut, par-dessus la partie postérieure du thorax, s'ouvrit un chemin dans les muscles de l'abdomen, pénétra profondément dans les muscles fessiers, et remonta à la partie moyenne et antérieure de la cuisse opposée[2].

[1] Cité dans le *Traité de méd. lég.* de Briand et Chaudé d'après le docteur Malle.

[2] Cité dans le *Traité de méd. lég.* de Devergie, tome II, p. 84, d'après le docteur Hennen.

Il faut ajouter que de telles déviations ne se produisent pas, ou du moins sont beaucoup plus rares et beaucoup moins étendues, avec les balles oblongues animées d'une très forte impulsion.

La balle est souvent aplatie ou déformée par les parties qu'elle a traversées ; dans quelques cas elle se divise en plusieurs fragments qui peuvent ressortir isolément en formant autant de plaies distinctes. Dupuytren a vu une même balle produire cinq plaies : ayant frappé la crête du tibia, elle s'était divisée en deux portions qui avaient traversé le mollet, l'une à gauche l'autre à droite et avaient ensuite blessé chacune le mollet de l'autre jambe [1].

Direction des blessures non mortelles. — Sur le vivant, quand la balle n'est pas ressortie, il est souvent très difficile de reconnaître dans quelle direction elle a pénétré, et en quel point elle s'est arrêtée. Une balle logée, même assez superficiellement, dans les masses musculaires du cou, des lombes, du dos, etc., échappe fréquemment à l'exploration la plus attentive, et c'est seulement l'absence de troubles fonctionnels qui indique que les organes internes n'ont pas été atteints. Encore cette déduction n'est-elle pas toujours juste, car les projectiles de petites dimensions, lancés par ces revolvers à bon marché qui sont aujourd'hui en la possession d'un grand nombre de personnes, produisent des blessures qui sont quelquefois d'une innocuité extraordinaire. Dans une discussion à la Société de chirurgie[2], on a cité plusieurs faits

[1] Il est toujours indispensable quand on fait l'autopsie d'un sujet tué par un coup de feu, de rechercher le projectile, et de le remettre au magistrat. Mais il faut savoir que cette recherche est souvent très difficile, demande beaucoup d'attention et de temps. On doit dire même, quelque singulier que cela puisse paraître aux personnes non habituées aux autopsies médico-légales, que quelquefois, malgré les recherches les plus minutieuses, la balle ne peut être retrouvée. Cela arrive surtout dans les plaies de la poitrine ou de l'abdomen alors que le trajet est très large, mal limité, qu'une partie des organes est dilacérée et qu'il existe un abondant épanchement de sang ; même dans les plaies du cerveau, la balle est quelquefois très difficile aussi à trouver. Dans certains cas, on rencontre seulement des fragments de vêtements ou d'autres corps étrangers entraînés par le projectile. Celui-ci peut rester dans un caillot, enclavé dans un os (notamment dans le corps des vertèbres), être tombé au moment de l'extraction des organes, etc.

[2] Séance du 7 décembre 1881.

de ce genre : une balle de $0^m,007$ reste logée entre l'estomac et le côlon transverse, guérison en quinze jours ; un jeune homme a la poitrine traversée de part en part par une balle, guérison en quelques jours. Dans d'autres cas, les plaies extérieures se sont cicatrisées par première intention, bien que la balle ait traversé tantôt l'humérus, tantôt la clavicule, tantôt un métacarpien. Nous avons vu nous-même plusieurs faits analogues : chez deux blessés la balle est restée logée dans la cavité thoracique après avoir déterminé uniquement quelques crachements de sang peu abondants ; un homme fut atteint un peu au-dessus de l'ombilic d'une balle de revolver qui pénétra très probablement dans la cavité péritonéale, car la paroi de l'abdomen était peu épaisse ; la plaie se cicatrisa sans suppuration, et au bout de sept jours l'homme reprit son métier de manœuvre ; il ne présenta aucun trouble fonctionnel, et ressentit seulement dans les quatre ou cinq premiers jours des douleurs de ventre[1].

Dans quelques cas, il est difficile de reconnaître si la balle est réellement restée dans la blessure, où si elle n'est pas retombée après avoir entamé la peau. Quand la plaie a une certaine profondeur, et que l'on peut constater l'existence d'un trajet plus ou moins oblique, il est évident que la balle est restée dans les tissus. Mais si l'examen est pratiqué au moment où la plaie est déjà cicatrisée, ou presque cicatrisée, on ne peut quelquefois dire si le projectile est ou non resté dans la partie atteinte.

Ces plaies sans pénétration du projectile s'observent quand celui-ci n'a qu'une faible force d'impulsion, quand par exemple il a rencontré déjà un obstacle dans son trajet, ou a dévié avant d'arriver sur le corps. Il s'agit alors de *blessures par ricochet*, et il est rare, du moins avec des projectiles qui ne sont pas très gros, qu'il se produise dans ces cas autre chose qu'une contusion ou une plaie de la peau et du tissu cellulaire sous-cutané.

[1] Cependant avec des armes qui paraissent peu redoutables, comme les carabines de salon, le projectile a quelquefois assez de force pour atteindre des organes profonds, et produire des blessures mortelles.

§ IV. — Armes chargées de grains de plomb.

Quand un coup de fusil chargé à plomb est tiré à faible distance, le coup fait balle, c'est-à-dire que les grains de plomb sont encore très rapprochés les uns des autres au moment où ils atteignent le corps, et ils produisent une plaie unique à bords nets, plus ou moins régulièrement découpés. Il en résulte des blessures très graves, parce qu'en outre de l'action de la masse principale des grains de plomb, beaucoup de ces grains divergent après avoir traversé les téguments, et dilacèrent les organes dans tous les sens. Quand le coup est tiré de plus loin, chacun des projectiles pénètre isolément en produisant de petites plaies qui sont d'autant plus écartées les unes des autres, et réparties sur une zone d'autant plus étendue, que le coup a été tiré de plus loin.

La distance la plus grande à laquelle les plombs peuvent faire balle paraît devoir être évaluée à $0^{m},65$. Mais cette distance maxima varie dans chaque cas suivant la grosseur des grains de plomb, la charge de poudre, et l'arme employée. Des expériences du docteur Lachèse[1], bien que très anciennes, fournissent à cet égard, des renseignements intéressants. Elles sont résumées dans le tableau ci-contre.

On voit aussi dans ce tableau qu'à une distance de 14 ou 15 mètres, les plombs peuvent encore pénétrer assez profondément pour atteindre un rein, le corps étant dépouillé de vêtements. Olivier d'Angers cite le cas d'un homme tué sur le coup par une charge de plombs tiré à quinze pas environ; deux des grains avaient atteint l'aorte.

§ V. — Armes chargées seulement à poudre

Quand le coup est tiré de très près, la bourre peut-être animée d'une vitesse suffisante pour pénétrer dans le corps et produire des blessures mortelles. Mais il faut pour cela

1 Lachèse. Observations et expériences sur les plaies produites par des coups de fusil chargés à poudre ou à plomb et tirés à petites distances (*Ann. d'hyg. pub. et méd. lég*, 1re série, t. XV).

DISTANCE	GROSSEUR DU PLOMB	PARTIE DU CORPS DÉPOUILLÉE DE SES VÊTEMENTS	CARACTÈRES DE LA BLESSURE
1° 16 à 17 cent.	Cendrée Plomb n° 1	Poitrine	Plaie arrondie, faite comme avec un emporte-pièce, n'ayant que 13 à 14 millim. de diamètre.
2° idem.	Plomb n° 8	Ibid.	Plaie semblable, mais de 20 à 25 millim. de diamètre.
3° idem.	8 chevrotines	Ibid.	Six ouvertures rapprochées, se réunissant plus loin en trois, et n'en faisant ensuite qu'une seule après avoir fracturé une côte et enfoncé ses fragments dans une étendue de 13 à 20 millim.
4° 32 à 33 cent.	Cendrée	Abdomen	Plaie comme celles des nos 1 et 2 ci-dessus, mais moins régulière : beaucoup de plombs se sont un peu écartés et ont fait route isolément.
5° idem.	Plomb n° 10	Ibid.	Plaie ronde, de 22 à 27 millim. de diamètre.
6° idem.	Plomb n° 8	Ibid.	De même; seulement quelques grains s'écartent et filent un trajet isolé.
7° idem.	Idem.	Partie infér. de la jambe.	Plaie oblongue, à bords déchirés par les grains de plomb qui se sont écartés.
8° idem.	8 chevrotines	Ibid.	Six ouvertures à la peau (comme au n° 3 ci-dessus), se réunissant en quatre dans l'épaisseur des parties molles, et n'en formant plus qu'une dans les parties solides.
9° 50 cent.	Plomb n° 8	Base de la poitrine.	Plaie tout à fait irrégulière, résultant d'un grand nombre de petites ouvertures faites par les grains de plomb écartés.
10° 65 centim.	Plomb n° 10	Ibid.	Plaie de 40 millimètres de diamètre à bords dentelés par l'action des grains qui se sont écartés, mais qui n'ont pas encore tout à fait abandonné la direction du reste de la charge.
11° 1 mètre	Cendrée	Ibid.	Point d'ouverture centrale : les grains de plomb sont disséminés (sans avoir pénétré dans la poitrine) dans une étendue de 55 millim.
12° idem.	Plomb n° 8	Ibid.	Même effet, seulement les grains sont disséminés dans une étendue d'environ 80 millim.
13° 2 mètres	Idem.	Cuisse	Les plombs se logent plus ou moins profondément dans l'épaisseur de la peau sur toute la surface du membre exposé aux coups
14° 3 à 4 mèt.	Idem.	Ibid.	Tous les grains sont disséminés dans une étendue de 16 à 18 centimètres de hauteur sur 16 centimètres de largeur.
15° 14 à 15 m.	Idem.	Le dos	Tout le dos est criblé; mais quelques grains seulement pénètrent profondément dans l'épaisseur des muscles; quelques-uns atteignent le rein gauche; aucun ne traverse les os.
16° 16 centim.	Idem,	Poitrine recouverte de trois doubles de grosse toile.	Plaie unique, arrondie, faite comme avec un emporte-pièce et ayant 17 à 18 millim. de diamètre. A cette distance, la plaie faite à la poitrine était semblable à celle faite à distance de 20 à 30 centimètres sur la poitrine nue.

que l'arme soit de gros calibre, la charge de poudre très abondante, et que la distance entre l'extrémité du canon de l'arme et l'individu blessé n'excède pas environ $0^m,15$ [1]. Avec une arme plus grosse qu'un fusil, la bourre peut pénétrer quand le coup est tiré à une distance plus considérable. Briand et Chaudé citent le cas d'un jeune homme atteint par la bourre en papier d'un petit canon, qui pénétra profondément dans l'orbite; le coup avait été tiré à une vingtaine de mètres. Cependant, même dans ces cas, la bourre perd rapidement sa force d'impulsion. C'est ce que montrent des expériences entreprises par Tardieu à l'occasion d'une plainte portée par un homme qui disait avoir eu le bras cassé par la bourre d'un canon tiré à 45 mètres de lui. Ce canon avait une longueur de $1^m,25$ et un diamètre antérieur de $0^m,10$; avec une charge de 130 grammes de poudre, une bourre formée de papier fortement tassé, atteignait au plus une distance de 40 mètres; sa vitesse diminuait très rapidement et elle était dépourvue de toute force au moment où elle tombait. La fracture du plaignant fut attribuée à un mouvement violent et inconscient déterminé par le bruit de l'explosion, et ayant eu pour effet de heurter le bras contre une balustrade [2].

L'examen de la bourre peut, dans certaines circonstances, aider à établir l'identité du meurtrier. Cet examen nécessite quelquefois des manipulations chimiques [3].

[1] Ce chiffre est fixé d'après des expériences faites par le docteur Lachèse (*loc. cit.*) avec des armes anciennes (1836). Voir aussi sur ce sujet le *Traité de méd. lég.* de Taylor. — Nous devons dire que nous avons vu un enfant de 9 ans blessé par une bourre qui avait pénétré verticalement dans la cuisse à $0^m,15$ de profondeur, le coup avait été tiré, paraît-il, *à une distance d'environ* $2^m,50$ avec un instrument fabriqué à l'aide d'un fragment du canon de fusil Chassepot; la bourre était en papier très serré, et mesurait $0^m,02$ de longueur.

[2] Tardieu. Effets d'un coup de canon chargé à poudre *(Ann. d'hyg. publ. et de méd. lég.*, 2e série, t. XI).

[3] Voy. Lassaigne. Examen d'une bourre de fusil. *(Ann. d'hyg. pub. et de méd. lég.*, 2e série 1875, t. XLIV). L'examen des projectiles peut être également très utile pour reconnaître s'ils sont ou non identiques à ceux trouvés en la possession d'un inculpé. Sur les armes, la présence de la *crasse* constituée par les produits de combustion peut indiquer si un coup de feu a été récemment tiré. Toutes ces recherches ne sont pas de la compétence du médecin; elles doivent être confiées à un armurier ou à un chimiste suivant les cas. Voir Roussin. Assassinat par une arme à feu, intervention utile de l'analyse chimique (*Ann. d'hyg. pub. et de méd. lég.*, 2e série, t. XLIV).

ARTICLE V. — BRULURES

Les brûlures sont produites par la flamme, par le rayonnement ou le contact d'un corps en ignition, d'un corps chaud, solide, liquide, ou à l'état de vapeur.

On divise les brûlures, suivant leur profondeur, en six degrés ; dans le premier degré il existe seulement de l'érythème de la peau ; dans le second, l'épiderme est détaché et quelquefois il se forme des phlyctènes ; dans le troisième une partie du derme est atteinte ; dans le quatrième le derme est détruit dans toute son épaisseur ; dans le cinquième et le sixième il existe une carbonisation complète et profonde des parties atteintes.

Après la mort, l'erythème des brûlures du premier degré disparaît sans laisser de traces, ou seulement une desquamation furfuracée de l'épiderme, qui est souvent difficile à apprécier. Mais il est bien rare qu'il n'y ait pas en même temps sur quelques points des brûlures plus profondes qui permettent tout au moins de présumer par l'inspection du cadavre quelle a été la cause de la mort. Au niveau des brûlures du second et du troisième degré, l'épiderme est détaché, et le derme sous-jacent présente les modifications qu'il subit toujours sur le cadavre quand il a été dénudé, c'est-à-dire qu'il est sec, dur, jaune brunâtre, ou rougeâtre, *parcheminé* en un mot.

§ I. — Mécanisme de la mort, lésions internes.

Quand les sujets ont succombé très rapidement, on ne trouve pas à l'autopsie de lésions des organes internes, ou du moins de lésions caractéristiques. Le mécanisme de la mort dans ces cas n'est pas exactement connu ; les uns l'attribuent à l'excitation considérable des rameaux sensitifs de la peau, les autres à la paralysie et à la dilatation d'un grand nombre de vaisseaux cutanés, amenant l'arrêt du cœur ; d'autres encore aux altérations des globules sanguins qui en effet, hors du corps, se détruisent à une température de 45°. Dans les 48 heures qui suivent la blessure, le blessé meurt quelquefois au milieu d'un état de collapsus ou de dépression très marquée du système nerveux, ou bien à la suite de congestions des organes internes, et notamment du cerveau. Il surviendrait quelquefois aussi très rapidement un œdème de la glotte entraînant l'asphyxie.

Quand la mort est moins prompte, elle est souvent le fait de complications qui tiennent au développement de lésions matérielles de divers organes : ulcérations du duodénum, inflammation parenchymateuse (dégénérescence granulo-graisseuse) du muscle cardiaque, du foie et des reins ; la néphrite et l'hématurie ou l'hémoglobinurie sont même fréquentes dans les brûlures à marche aiguë. Les inflammations des poumons, de la plèvre, des méninges, s'observent également, ainsi que les embolies. Enfin la mort peut être attribuée aussi à la dénudation de la peau sur une large étendue, dénudation qui entraîne une perte considérable de sérum et par suite l'épaississement du sang, ou qui entrave les fonctions éliminatrices du tégument. Il est d'ailleurs un fait certain, c'est que les brûlurés, même superficielles, de la peau entraînent toujours la mort quand elles s'étendent à la moitié du corps, et très souvent encore quand elles ne comprennent que le tiers ou même moins de la surface des téguments[1].

La mort peut encore survenir tardivement par le fait de l'épuisement qui succède à une suppuration prolongée.

Chez les personnes qui succombent dans un incendie, ou bien à la suite de l'explosion de substances détonantes, de chaudières à vapeur, etc, il peut se produire des brûlures des muqueuses de la bouche, du pharynx, du larynx et des premières divisions bronchiques ; quand ces brûlures s'étendent loin, elles entraînent rapidement la mort. La victime peut succomber aussi dans ces cas à l'absorption de gaz toxiques, particulièrement de l'oxyde de carbone qui a été

[1] Les animaux dont on recouvre une grande partie des téguments avec un vernis imperméable succombent rapidement. Ce fait est de nature à appuyer la théorie qui attribue la mort dans les brûlures étendues à la suppression des fonctions de la peau.

retrouvé plusieurs fois dans le sang des personnes ayant péri dans un incendie.

§ II. — Brûlures produites pendant la vie ou après la mort.

Pour reconnaître si une brûlure a été produite pendant la vie, on se base sur les caractères suivants.

Au niveau de la brûlure, il existe souvent de la rougeur et une vive injection vasculaire de la peau et du tissu cellulaire sous-jacent. A l'œil nu en aperçoit un réseau de vaisseaux injectés, et l'examen microscopique montre que tous les capillaires sont remplis de globules rouges adhérents entre eux et comme soudés. Cet aspect de la peau indique, en effet généralement que la brûlure a été faite pendant la vie; il pourrait cependant se produire également après la mort si la brûlure portait sur une partie déjà hyperhémiée du cadavre, dans les points déclives où existe l'hypostase, par exemple.

La présence d'un liseré rouge plus ou moins large autour de la brûlure prouve nettement que celle-ci a été faite pendant la vie. Malheureusement cette rougeur disparaît très souvent après la mort, et d'autant plus facilement que le sujet a survécu moins longtemps[1].

Les brûlures produisent dans certains cas (surtout quand elles résultent de l'action de la flamme et de liquides chauds) des ampoules ou phlyctènes de dimensions variables et contenant du sérum plus ou moins sanguinolent.

[1] Christison a résumé ainsi ce qui est relatif à la congestion de la peau produite par les brûlures : « 1° Toute brûlure superficielle est immédiatement suivie d'une rougeur qui s'étend à une grande distance du point brûlé ; elle disparait par une pression légère, se dissipe en peu de temps, et ne persiste pas après la mort ; 2° si la brûlure est plus profonde, comme celle qui résulte de l'application d'un cautère actuel, il se manifeste, outre la rougeur dont je viens de parler, et autour du point brûlé, un cercle rouge ne disparaissant pas par la pression du doigt, en sorte qu'il semble que le sang soit incorporé avec le tissu de la peau ; cette ligne rouge est séparée de l'eschare par une ligne d'un blanc mat. »

M. Bouchut a montré que chez les individus très affaiblis, dans l'agonie qui termine certaines maladies, la brûlure pouvait ne produire aucune rougeur de la peau.

La présence de ces phlyctènes constitue une bonne preuve que la brûlure a été faite pendant la vie. La valeur du signe n'est cependant pas absolue, car il peut se rencontrer aussi dans les cas suivants.

En premier lieu, il est probable que les phlyctènes peuvent encore se produire dans les premiers instants qui suivent la mort. C'est ainsi qu'Hofmann cite (d'après Duvernay) le cas d'un homme qui s'était tiré un coup de feu dans la poitrine, ayant occasionné la déchirure du cœur et de l'aorte, un broiement de la 12e vertébrale dorsale, et par conséquent une mort immédiate, et qui cependant avait sur le cou de grosses phlyctènes produites par la combustion des habits qui avaient pris feu. Taylor a vu aussi ces phlyctènes chez un noyé qu'on avait placé, dans un bain trop chaud, pour le ranimer, alors qu'il était déjà mort. Wright a obtenu des phlyctènes sur un membre amputé, quatre minutes après la séparation du tronc.

D'un autre côté, ainsi que l'ont montré d'abord Leuret et Champouillon, la chaleur agissant sur des cadavres infiltrés, et au niveau des parties œdématiées, peut amener aussi la formation de phlyctènes, même très longtemps après la mort, et quand la putréfaction est commencée [1]. D'après certains auteurs, le même phénomène se produit quelquefois également sur des cadavres non infiltrés; mais le fait doit être rare car d'autres médecins, notamment Casper-Liman et Hofmann n'ont jamais pu le reproduire. Certains caractères permettent d'ailleurs ordinairement de reconnaître si les phlyctènes ont été produites pendant la vie ou après la mort. Dans le second cas, il n'existe pas de liseré rouge autour de l'ampoule, ni de vive injection de son fond, tandis que cet aspect peut se rencontrer, non constamment il est vrai, quand la brûlure a été faite pendant la vie. La présence de nombreux globules blancs dans le liquide de la phlyctène indique aussi une réaction vitale. Enfin, d'après Chambert [2], le liquide

[1] Sur le cadavre les phlyctènes exigent une chaleur plus grande pour se produire que sur le vivant. L'eau bouillante n'en fait jamais apparaître sur le cadavre.

[2] Chambert. Recherches médico-légales sur les différences des brûlures produites pendant la vie ou après la mort (*Ann. d'hyg. pub. et de méd. lég.*, 2e série, t. XI).

contiendrait toujours une grande quantité d'albumine et se prendrait en masse sous l'action de la chaleur ou de l'acide nitrique s'il a été sécrété pendant la vie, tandis que s'il s'est exhalé après la mort, il ne contient que peu d'albumine et les agents coagulants ne déterminent la formation que de quelques flocons.

Les mêmes caractères peuvent servir aussi à distinguer les phlyctènes des brûlés de celles qui se produisent spontanément pendant la putréfaction.

Cadavres plus ou moins complètement carbonisés. — Il arrive quelquefois qu'un individu est tué par un procédé quelconque, et que le criminel allume ensuite un incendie pour brûler le corps et faire disparaître les traces du crime.

Quand les brûlures sont très profondes, qu'elles ont carbonisé plus ou moins complètement le corps entier ou quelques unes de ses parties, il est impossible de reconnaître, d'après les caractères qu'elles présentent, si elles ont été faites pendant la vie ou après la mort ; d'ailleurs le sujet a toujours succombé au moment où la chaleur agit avec une telle intensité.

Dans ces cas, on peut encore acquérir quelquefois la preuve que la victime vivait au moment où le feu l'a atteint, ou quand l'incendie l'a surprise, grâce à deux signes sur lesquels le professeur Brouardel a appelé l'attention [1]. Le premier résulte de la présence de l'oxyde de carbone dans le sang ; mais ce signe manque souvent, soit que la mort ait été extrêmement rapide, par exemple quand l'incendie a succédé à une explosion de matières détonantes, soit que le gaz oxyde de carbone ne se soit formé qu'en minime quantité ou ait été entraîné dans une direction différente de celle où se trouvait la victime. Un second signe serait constitué par la coloration rouge uniforme des divers tissus, notamment de celui des poumons. Des coupes de ces organes, examinées au microscope, montreraient les divers éléments colorés éga-

[1] Brouardel. Combustion du corps humain (*Ann. d'hyg. publ. et de méd. lég.*, 2e série, t. L).

lement en rouge, comme s'ils avaient été teints tous ensemble. M. Brouardel attribue le fait à la destruction des globules sanguins, et à la diffusion de l'hémoglobine qu'ils contenaient [1].

M. le docteur Falk [2] a indiqué encore un autre signe. Dans un cas qu'il a observé, un enfant, après avoir été atteint d'une plaie profonde du cou, fut brûlé vivant, la carotide du côté correspondant, dénudée par la plaie, était remplie par du sang solidifié ; cela indiquait que ce vaisseau renfermait du sang au moment où la chaleur avait agi, et que par conséquent l'enfant vivait, car après la mort la carotide est vide ou ne contient qu'une quantité minime de sang.

L'examen des cadavres carbonisés doit être pratiqué avec soin, car il peut fournir des résultats importants, tant au point de vue de la recherche des traces de violences qu'à celui de l'identité du sujet.

Quand le corps est soumis à l'action de la flamme ou d'un foyer, les téguments se dessèchent, se carbonisent et forment ainsi une couche mauvaise conductrice de la chaleur qui protège pendant longtemps les organes internes, en sorte que ceux-ci sont restés quelquefois presque intacts, et qu'on peut reconnaître s'ils étaient atteints d'altérations pathologiques ou de blessures. Mais l'action de la chaleur peut produire certains effets qu'il ne faudrait pas attribuer à des

1 Le sang recueilli sur les cadavres carbonisés est ordinairement d'un rouge vif. Hofmann explique le fait de la façon suivante : dans les circonstances ordinaires les tissus continuent à vivre un certain temps après la mort de l'individu, et enlèvent au sang tout l'oxygène qu'il contenait encore ; c'est pourquoi ce liquide prend la coloration sombre, veineuse. Si les tissus ont été plus ou moins complètement carbonisés, ils n'exercent plus cette action réductrice, le sang conserve une partie de son oxygène et garde une coloration claire. — Falk repousse cette explication ; il a constaté, par l'examen spectroscopique, que du sang conservé au contact de tissus préalablement soumis à l'action de la chaleur, perd aussi son oxygène, bien que plus lentement. Il déclare que le sang devient rouge en raison d'une modification spéciale que lui fait subir la chaleur ; si l'on chauffe doucement ce liquide, on voit sa couleur devenir plus claire et plus vive tant que la température n'a pas atteint le point de coagulation de l'albumine. Cette action de la chaleur se produit aussi bien sur le sang des cadavres, et il en résulte que la couleur rouge vif du sang n'indique pas que l'individu ait été brûlé vivant. (Dr Falk, de Berlin, Kürzere Mittheilungen *in Vierteljahrschr. für gerichtl. Medicin*. Neue Folge, XLII Band, 2 Heft, avril 1885).

2 Ibidem.

lésions antérieures. C'est ainsi que la peau éclate quelquefois, notamment au niveau des grandes articulations, en formant des fentes qui simulent des plaies ; mais ces fentes sont à bords rigides, non renversés, d'une épaisseur analogue à celle du reste de la peau; on voit quelquefois au-dessous, des vaisseaux et des nerfs qui sont restés non divisés. La chaleur produit fréquemment aussi, quand elle a été suffisamment intense, des félures et des éclatements des os, et en particulier de ceux du crâne; mais, évidemment, jamais il ne se produit en pareils cas de fractures comminutives avec enfoncement des fragments.

D'un autre côté, il est à noter que l'action prolongée de la chaleur amène une rétraction extrêmement prononcée des masses musculaires des membres, et des divers organes internes, notamment du cerveau, du cœur, de sorte que chez l'adulte ce dernier organe peut être réduit au volume qu'il a chez un enfant de 10 ou 12 ans [1]. Il y a là, surtout quand on ne possède que des fragments de cadavre, une cause possible d'erreur au point de vue de la recherche de l'identité, erreur contre la quelle il importe de se tenir en garde.

Des traces de violences, non attribuables à l'action de la chaleur, peuvent être retrouvées sur le cadavre carbonisé : fractures du crâne, etc. Il y a lieu souvent de rechercher si ces violences ne peuvent pas résulter d'une circonstance accidentelle, de la chute d'une poutre, de l'écroulement d'un mur dans un incendie, etc.

Dans un cas, on a pu reconnaître sur un cadavre carbonisé un sillon de strangulation, sous forme d'une rigole déprimée, à surface lisse, tandis que la peau avoisinante, également carbonisée, avait un aspect rugueux, inégal et poreux. Il s'agissait en effet d'un meurtre dissimulé par un incendie. A cette occasion Schüppel [2] s'est livré à des expériences dont les résultats sont les suivants : Quand le lien est enlevé avant que la chaleur n'agisse, le sillon disparaît complètement. Si

1 Tardieu, Des effets de la combustion sur les différentes parties du corps humain (*Ann. d'hyg. pub. et de méd. lég.*, 2e série, t. I.

2 *Vierteljahrschrift f. gerichtl. Med.* nouv. série, t. XIII.

le lien n'est pas enlevé, il protège très longtemps la peau sous-jacente, et le sillon peut être retrouvé intact. Enfin si le lien finit par brûler, le sillon se carbonise, mais il reste lisse ; sa surface longtemps comprimée, est unie, tandis que tout autour la peau est rugueuse, friable et poreuse par suite de l'éclatement des petites vésicules qui se forment pendant la carbonisation.

§ III. — Avec quel agent les brûlures ont-elles été produites

La flamme produit de larges brûlures à surface irrégulière et mal limitée ; elle roussit et carbonise les petits poils de la peau. C'est également le contact de la flamme ou d'un corps en ignition qui produit les carbonisations profondes des tissus.

Les brûlures occasionnées par l'air ou les gaz chauds atteignent presque exclusivement les parties dépourvues de vêtements. Les brûlures produites par les liquides respectent ordinairement les points qui se trouvent serrés par les pièces de l'habillement : ceinture, jarretières, etc., ces mêmes objets protègent quelquefois aussi les parties sous-jacentes contre l'action de la flamme. Les brûlures par des liquides produisent souvent des plaies en forme de sillons ou de rigoles résultant de l'écoulement des gouttes sur la peau, ou des plaies irrégulièrement rayonnées par suite d'éclaboussures. — Les brûlures consécutives à un coup d'arme à feu, ou produites par la poudre, laissent presque toujours des grains incrustés dans la peau.

L'examen des vêtements fournit des renseignements importants sur la nature de l'agent qui a occasionné les brûlures.

Brûlures produites par des substances corrosives. — On désigne généralement sous le nom de brûlures les lésions produites par des substances caustiques ou corrosives. Ces brûlures se produisent accidentellement ou sont le résultat d'un acte volontaire. La projection d'acides sur le visage est un moyen de vengeance souvent employé maintenant, à Paris

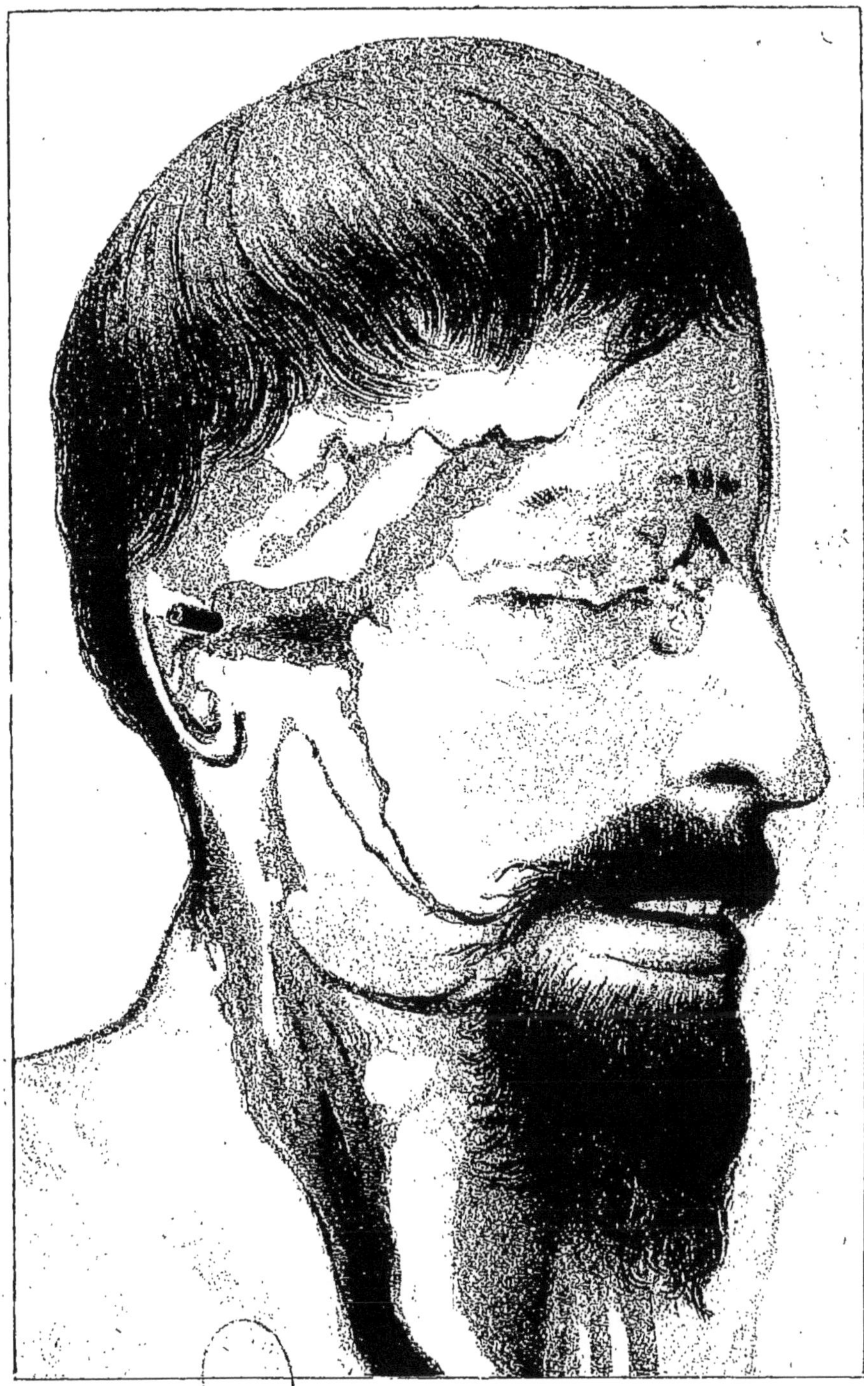

J.-B. Baillière et fils. Imp. Crété.

Brûlures par projection d'acide sulfurique à la face. La cicatrice des plaies est presque complètement terminée.

du moins[1]. L'acide sulfurique produit les brûlures les plus graves et les plus profondes ; viennent ensuite l'acide azotique, puis l'acide chlorhydrique.

Les brûlures produites par les substances chimiques ont partout le même aspect, tandis que celles faites par la flamme ou par un corps chaud déterminent en général des lésions un peu différentes sur les divers points atteints. Quand il s'agit d'acides projetés à la face, on observe très souvent les plaies en sillons provenant de l'écoulement de gouttes (planche II).

L'acide nitrique colore la peau en jaune, l'acide chlorhydrique également, mais à un moindre degré ; l'acide sulfurique forme des eschares noirâtres.

L'examen des vêtements fournit des données précieuses pour reconnaître quelle substance chimique a produit les blessures. Il est souvent nécessaire de soumettre ces vêtements à l'analyse chimique.

§ IV. — Brûlures non mortelles

Tant que la cicatrisation de brûlures étendues n'est pas terminée, le blessé reste exposé aux complications énumérées plus haut et l'expert doit mentionner cette éventualité dans son rapport.

Les brûlures qui ont détruit une partie de l'épaisseur de la peau entraînent après leur guérison des conséquences graves par suite de la rétraction des cicatrices. Presque toujours les plaies ont une certaine étendue, et par suite la rétraction fait rarement défaut. Il peut en résulter des troubles fonctionnels considérables ; nous avons vu un jeune homme atteint par du plomb fondu, sur le cou et la poitrine et, qui, consécutivement, avait la tête très fortement inclinée sur le cou, conservait une gêne très prononcée des mouvements du thorax, et de la respiration, et était incapable de se livrer à tout travail actif. Les brûlures des mains laissent souvent aussi, par soudure des doigts, flexion ou extension forcée de ceux-ci, une

[1] La loi anglaise punit de mort l'action de défigurer ou de produire une lésion quelconque au moyen d'un caustique.

incapacité fonctionnelle définitive. Au visage, il se produit des déformations hideuses, de l'entropion ou de l'ectropion cicatriciels, occasionnant des troubles graves de la vision, alors même que le globe de l'œil n'a pas été directement atteint, etc.

§ V. — Combustion spontanée du corps humain

On croyait autrefois que dans certaines circonstances le corps d'une personne vivante pouvait prendre feu et se consumer, soit d'une façon tout à fait spontanée, sans cause occasionnelle, soit au contact d'un corps en ignition ou d'une quantité très minime de combustible. Cette opinion reposait sur des faits assez nombreux dont une cinquantaine ont été publiés [1]; on pensait que le corps devenait combustible, par suite d'un usage prolongé de l'alcool qui finissait par imprégner tous les tissus, ou bien l'on admettait qu'il se développait pendant la vie des gaz inflammables. On citait même des cas où la combustion spontanée s'était limitée à une portion très restreinte du corps, à un doigt par exemple.

Cette théorie fut ruinée en 1850 par des expériences et des travaux véritablement scientifiques, entrepris à l'occasion d'un procès célèbre. La comtesse de Gœrlitz avait été trouvée dans sa chambre le corps à moitié brûlé; en réalité, ainsi que cela résulta plus tard des aveux du coupable, elle avait été étranglée par son domestique, qui avait ensuite mis le feu pour cacher son crime. Mais les premiers médecins consultés admirent qu'il était possible que la mort ait été le résultat de la combustion spontanée. Cette opinion fut repoussée par d'autres experts, auxquels on adjoignit ensuite Bischoff et Liebig. Ces derniers ne se contentèrent pas d'établir que dans le cas particulier le corps de la victime avait été brûlé par le combustible provenant du parquet et d'un meuble enflammés, mais ils démontrèrent que d'une façon générale, la proportion d'eau que contient le corps humain (75 à 80 pour 100) ne lui

[1] Voir Tourdes. Article Combustion humaine spontanée, *in Dict. encyc. des sc. méd.*

permet pas de s'enflammer spontanément, ni de brûler sans combustible [1]. Tous les savants se rallièrent à cette opinion, et aujourd'hui, sauf un très petit nombre de médecins qui font quelques réserves, personne ne croit plus à la combustion spontanée.

Les faits anciens sur lesquels reposait la théorie de la combustion spontanée peuvent d'ailleurs s'expliquer souvent d'une façon naturelle. Il est à remarquer que dans aucun cas la combustion n'a eu lieu en présence de témoins, ou du moins de témoins dignes de foi. Presque toujours il s'agissait de femmes, le plus souvent alcooliques, qu'on trouvait mortes et plus ou moins complètement carbonisées ; la proportion restreinte de l'incendie allumé autour d'elles ne semblait pas permettre d'expliquer les brûlures profondes que l'on constatait, et l'on admettait même que c'était le corps qui s'était enflammé primitivement et avait communiqué le feu aux objets voisins. Mais on sait maintenant qu'il suffit d'une quantité assez minime de combustible pour brûler jusqu'à la carbonisation des parties étendues du corps. C'est ainsi par exemple que la combustion de quelques copeaux et d'un bout de la table sur laquelle reposait un cadavre, a produit la carbonisation presque complète de la tête ; la combustion des vêtements d'une femme suffit aussi pour produire des brûlures profondes. Dans la plupart de celles des observations anciennes qui ont été soigneusement recueillies et relatées exactement, on voit que très probablement le feu a été communiqué accidentellement aux vêtements et à d'autres objets, et que la victime, souvent en état d'ivresse profonde, n'a pu s'échapper. Beaucoup des exemples cités ne peuvent être considérés, en raison même de la nature des détails donnés, que comme des fables inventées de toutes pièces ou comme des faits dénaturés par l'exagération.

[1] Tardieu et Rota. Relation médico-légale de l'assassinat de la comtesse de Goerlitz, accompagnée de notes et de réflexions pour servir à l'histoire de la combustion spontanée (*Ann. d'hyg. pub. et de méd. lég.*, 1re série, 1850, t. XLIV et 1851, t. XLV, p. 191 et 363).

CHAPITRE HUITIÈME

QUESTIONS RELATIVES A L'HOMICIDE

LÉGISLATION

Code pénal. Art. 295. — L'homicide commis volontairement est qualifié meurtre.

Art. 296. — Tout meurtre commis avec préméditation ou guet-apens est qualifié assassinat.

Art. 301. — Est qualifié empoisonnemsnt tout attentat à la vie d'une personne par l'effet de substances qui peuvent donner la mort plus ou moins promptement, de quelque manière que ces substances aient été employées ou administrées, et quelles qu'en aient été les suites.

Art. 302. — Tout coupable d'assassinat, de parricide, d'infanticide ou d'empoisonnement, sera puni de mort sans préjudice de la disposition particulière contenue en l'article 13 relativement au parricide.

Art. 303. — Seront punis comme coupables d'assassinat tous malfaiteurs, quelle que soit leur dénomination, qui pour l'exécution de leurs crimes, emploient des tortures ou commettent des actes de barbarie.

Art. 304. — Le meurtre emportera la peine de mort lorsqu'il aura précédé, accompagné ou suivi un autre crime.

Le meurtre emportera également la peine de mort lorsqu'il aura eu pour objet soit de préparer, faciliter ou exécuter un délit, soit de favoriser la fuite ou d'assurer l'impunité des auteurs ou complices de ce délit.

En tout autre cas le coupable de meurtre sera puni des travaux forcés à perpétuité.

Art. 309. — Si les coups portés ou les blessures faites volontairement, mais sans intention de donner la mort, l'ont pourtant occasionnée, le coupable sera puni de la peine des travaux forcés à temps.

(D'autres articles sont relatifs aux circonstances qui peuvent excuser le meurtre).

L'expert est souvent chargé non seulement de déterminer les causes de la mort, mais aussi, de rechercher si celle-ci résulte d'un homicide, d'un suicide ou d'un accident. Cette question a déjà été traitée à propos des divers modes de l'asphyxie. En ce qui concerne la mort occasionnée par des blessures, la situation des plaies, leur direction, la disposition des vêtements, etc, fournissent souvent des indices précieux ; nous reviendrons sur ce point dans les paragraphes suivants.

Dans les cas où l'homicide est démontré ou semble probable, on demande souvent encore à l'expert si, à l'aide des constatations médicales et des indices dont la recherche est de sa compétence, il peut fournir des renseignements sur les circonstances dans lesquelles l'homicide a été commis. Il y a dans cet ordre d'idées toute une série de questions qui peuvent être posées, que souvent même il est du devoir du médecin de soulever de lui-même, ce à quoi du reste l'invite la formule fréquente des ordonnances : « faire toutes constatations utiles à la manifestation de la vérité. »

Mais on ne saurait trop recommander au médecin de ne pas aller trop loin dans cette voie ; de ne pas chercher à *reconstituer la scène du crime*. Il va ainsi de son plein gré audevant d'une responsabilité énorme, et en échafaudant un système sur des hypothèses mélangées de constatations techniques qui donnent un air de rigueur à ses affirmations, il risque, même s'il n'est pas démenti par les faits, de concevoir plus tard sur le bien fondé de ses propres déclarations des doutes pleins de remords.

Le médecin doit s'abstenir absolument d'invoquer des considérations qui ne sont pas directement du domaine de son art. Il doit distinguer soigneusement dans son rapport et dans sa déposition, d'une part ce qui est bien établi, démontré avec certitude par ses constatations, et d'autre part ce qui est seulement probable, en indiquant clairement les raisons qui militent pour ou contre l'hypothèse qu'il soutient, afin que les magistrats et les jurés puissent, autant que possible, partager avec lui la responsabilité des conclusions.

Il est impossible d'indiquer ni même de prévoir toutes les questions qui peuvent être posées à l'expert ; nous allons seulement en examiner quelques-unes.

§ I. — Avec quelle arme les blessures ont-elle été faites

En cas de mort par blessures, la détermination de la nature de l'arme avec laquelle la victime a été frappée est toujours une des parties essentielles de la tâche du médecin; souvent la question est plus précise et on lui demande si les plaies ont été faites avec telle arme particulière que l'on soumet à son examen. Nous avons déjà vu (page 196 et suivantes) sur quelles données on pouvait s'appuyer pour résoudre cette question, et sous quelles réserves la comparaison des blessures et de l'arme suspectée pouvait permettre des conclusions. Ajoutons qu'on doit aussi rechercher avec le plus grand soin sur les armes toutes les traces de l'usage auquel on suppose qu'elle a servi, à savoir les taches de sang, la présence de cheveux ou de poils, de fragments du tissu cellulo-adipeux ou de toute autre substance pouvant provenir du corps humain. Cette recherche exige souvent un soin très minutieux; l'exploration doit porter sur toutes les anfractuosités et les parties cachées de l'arme qui échappent aux nettoyages; sur les haches, les marteaux, on examine la partie du fer qui entre dans le manche; sur les couteaux on trouve quelquefois du sang dans la rainure du manche, et sur la lame, dans l'encoche qui reçoit l'ongle pour ouvrir l'instrument, dans le creux des lettres qui forment le nom du fabricant, etc. [1]. Il faut décrire avec détails la situation, la forme, les dimensions et l'aspect des taches, surtout de celles qu'on enlève pour les analyser. — Il est bon de noter aussi les ébréchures du tranchant, les épointures, les cassures, les traces d'aiguisage qui paraissent récentes et qui auraient perdu en partie cet aspect au moment où les débats publics commenceront.

[1] Dans certains cas exceptionnels l'arme qui a produit une blessure, même mortelle, n'est pas tachée de sang, soit qu'elle se soit trouvée essuyée par les vêtements au moment où elle a été retirée de la plaie, soit que l'hémorrhagie ne se soit pas produite instantanément (?). Les instruments contondants peuvent plus souvent ne pas être tachés de sang, bien qu'ayant produit des blessures mortelles, ayant donné lieu à un écoulement extérieur de sang.

§ II. — Dans quelle attitude se trouvait la victime au moment où elle a été frappée?

Si le sang qui tache les vêtements ou la peau se trouve uniquement au-dessous de la blessure et a coulé verticalement sur une grande étendue, on peut en conclure que la victime a été frappée debout; d'autres dispositions des taches, qu'il est facile de concevoir, indiquent que des blessures ont été reçues par une personne couchée sur le dos ou latéralement. Au cou, aux membres, le trajet de la blessure peut indiquer si les parties frappées se trouvaient dans l'extension ou dans la flexion; la forme de la plaie montre quelquefois aussi que la peau présentait des plis au moment où elle a été divisée.

L'examen des vêtements fournit souvent des renseignements importants; on peut reconnaître quelquefois s'ils étaient ou non dans une disposition régulière, d'après la correspondance entre les trous que l'arme a faite sur eux, et la situation des blessures.

Les positions respectives de la victime et de l'agresseur sont indiquées quelquefois par la direction du trajet de la plaie. Il faut se rappeler toutefois que l'arme peut dévier en frappant; la déviation est surtout à prendre en considération dans les blessures par arme à feu; elle peut se produire avant que le projectile n'ait atteint le corps. — Les blessures de la partie postérieure du corps peuvent être produites par un individu placé en avant de la victime, et frappant avec le bras porté en arrière de celle-ci, ou bien encore pendant que la victime était baissée en avant.

Le siège exclusif des blessures sur un côté du corps confirme quelquefois les témoignages qui représentent la victime comme appuyée le long d'un mur ou protégée en partie par un autre obstacle au moment où elle a été frappée.

§ III. — Dans quel ordre les coups ont-ils été portés?

C'est là une question qu'il est bien rarement possible de résoudre avec certitude. On ne peut admettre d'une façon générale que les blessures les plus graves soient les dernières, ainsi que le disent certains auteurs ; le meurtrier peut avoir frappé encore après avoir fait une ou plusieurs plaies mortelles. — Dans un cas d'homicide par section d'une grosse artère, le cœur avait été en outre traversé sans qu'il y eût d'épanchement notable de sang dans le péricarde ; Tardieu conclut que cette blessure avait été faite la dernière. — M. Tourdes [1] mentionne les circonstances suivantes comme indiquant l'ordre des coups. « L'arme tranchante et affilée, tordue, faussée, émoussée à la fin, produit des blessures de différents caractères, correspondant aux phases de la lutte. La pointe de l'instrument arrêtée dans un os peut signaler la dernière blessure. Une arme ensanglantée par une première blessure peut s'essuyer sur les vêtements qu'elle traverse en en faisant une seconde. Un coup de couteau avait percé les poumons et le cœur ; il existait sur le dos une blessure superficielle qui avait à peine saigné. La face externe des vêtements au-dessus de cette blessure était ensanglantée ; le médecin en conclut que le sang déposé provenait de la lésion du cœur, et que par conséquent la plaie du dos avait été faite la dernière. »

§ IV. — La victime a-t-elle été blessée en se précipitant elle-même sur l'arme?

Il arrive souvent, surtout à l'occasion des homicides commis pendant une rixe, que l'inculpé allègue qu'il avait saisi un couteau ou une autre arme pour tenir en respect son adversaire, et que celui-ci s'est enferré lui-même en se précipitant aveuglément sur l'arme. Quand la blessure est profonde, il est en général bien difficile d'admettre qu'elle ait pu être produite de cette façon, sans que l'inculpé ait donné une certaine impulsion à l'arme, ou du moins ait resisté avec celle-ci au choc du corps de son adversaire. On comprend, en effet, que si un homme se jette au-devant d'un couteau, son corps repoussera l'arme, et pour que celle-ci puisse traverser les vête-

[1] Art. Blessures du *Dict. encyclop. des sciences médic.*

ments et faire ensuite une plaie profonde, il faut qu'elle ait été tout au moins maintenue vigoureusement.

Certaines circonstances peuvent démontrer la fausseté des explications de l'inculpé. Ainsi un coup dont la direction est nettement oblique de haut en bas exclut, dans la plupart des cas, la possibilité de l'enferrement. Il en est de même si avec une plaie unique, on trouve deux trajets distincts ; une telle disposition, qu'il n'est pas très rare de rencontrer, indique que l'arme, après avoir été retirée incomplètement, a été enfoncée une seconde fois dans la plaie. — Quand les positions respectives des deux adversaires sont bien indiquées par les déclarations des témoins ou de l'inculpé lui-même, on peut quelquefois aussi reconnaître d'après le siège et la direction de la blessure, si l'enferrement est ou non possible[1].

§ V. — La victime a-t-elle pu accomplir certains actes après avoir été frappée?

C'est là une question qui peut présenter de l'intérêt à divers titres, et surtout parce que l'on suppose qu'en raison de la gravité des blessures, la victime a été frappée immédiatement avant sa mort, et non pas au moment antérieur où il est établi qu'elle s'est trouvée en présence de l'inculpé.

Il convient d'apporter une grande réserve dans la réponse aux questions de cette nature, car de nombreux exemples montrent que des blessures très graves n'entraînent pas toujours la mort immédiate et permettent l'accomplissement d'actes exigeant des efforts prolongés. Les blessures du cerveau sont surtout remarquables à cet égard ; elles peuvent

[1] Un cas où ces deux circonstances se trouvaient réunies est rapporté par Fodéré (d'après Elvers). Un meunier est tué par un boucher et celui-ci prétend qu'il tenait son couteau à la main, et que son adversaire en se précipitant sur lui a fait un faux pas et est tombé sur ce couteau. La plaie, simple extérieurement, conduisait à deux plaies du ventricule gauche, séparées l'une de l'autre par un intervalle de deux lignes ; le meurtrier avait dirigé l'arme à la façon des bouchers de son pays qui plongent le couteau dans le cœur de l'animal, et sans le retirer complètement, font une seconde blessure. De plus comme le coup avait été porté obliquement de haut en bas, que le meunier était beaucoup plus grand que le boucher, cela indiquait que le meunier avait été frappé non pas debout, mais probablement alors qu'il était encore assis.

laisser une survie de plusieurs jours et même de plusieurs semaines, et pendant ce temps le blessé continue quelquefois à vaquer à ses occupations; nous en avons cité plusieurs exemples à propos de la mort subite (page 86); en voici un autre très frappant. Un homme reçoit en arrière de la tête une balle qui traverse entièrement le lobe gauche du cerveau suivant son grand axe, en intéressant les corps opto-striés; il est vu ensuite par plusieurs personnes gravissant un escalier très péniblement, parce qu'il avait une hémiplégie droite bien remarquée par les témoins; il est trouvé sans connaissance à un endroit qu'on a lieu de croire distant de près d'un kilomètre du point où il a été frappé; il ne meurt qu'au bout de 6 ou 8 heures. — Des lésions très graves des organes les plus importants laissent quelquefois aussi une survie inattendue. On trouve dans le *Traité de médecine légale* de Devergie les deux observations suivantes. Un homme atteint de fractures nombreuses et étendues (mais non comminutives) du crâne avec épanchement sanguin abondant sous la dure-mère, de rupture du diaphragme, et de déchirure de la portion herniée de l'estomac avec issue de près d'un litre de matières alimentaires dans la plèvre gauche, put marcher pendant deux heures, séjourner en outre pendant une heure dans une ville, répondant aux questions qui lui étaient posées, et ne mourut que plusieurs heures après — Un homme, écrasé par sa voiture, et atteint d'une large rupture du diaphragme, d'une déchirure complète du jéjunum, de broiement de la rate, put encore faire deux lieues presque toujours à pied, et ne mourut que le lendemain.

Dans des cas rares, la blessure des gros vaisseaux n'est pas très rapidement mortelle. M. Tourdes cite les cas d'un homme qui, après section de la carotide, put descendre un escalier et faire quelques pas — d'un autre qui avait eu la veine cave inférieure traversée par une balle de revolver et qui ne mourut qu'au bout de dix minutes. Les plaies du cœur permettent souvent une survie qui peut être très longue; sur 452 cas de plaies du cœur, Fischer [1] a noté seulement 104 morts immé-

1 Cité dans le *Traité de pathologie externe* de Follin et Duplay.

diates (26 p. 100); la guérison est survenue 50 fois sur 401 cas. Nous avons fait l'autopsie d'un homme qui avait eu le ventricule gauche perforé par une balle de revolver que nous trouvâmes dans le péricarde; après avoir reçu cette blessure dans une chambre au rez-de-chaussée, cet homme lança à la tête de son adversaire une lampe qui alluma un commencement d'incendie; il alla puiser de l'eau dans la cour, rapporta le seau, en jeta le contenu sur le feu qu'il éteignit, et se plaça ensuite sur son lit où il mourut. Il est probable que la balle était restée une certain temps dans la plaie du cœur, empêchant l'hémorrhagie, et était retombée ensuite dans le péricarde. — Dans un autre cas, une femme atteinte d'un coup de couteau qui avait perforé complètement le ventricule droit sur une largeur de 0m,01, ne mourut qu'au bout de douze jours; nous trouvâmes à l'autopsie un énorme épanchement de sang dans la plèvre gauche, et dans le péricarde des néo-membranes extrêmement épaises.

§ VI. — Combien de temps avant la mort la victime avait-elle accompli certains actes physiologiques?

On demande souvent au médecin combien de temps après son dernier repas une personne a succombé ; on espère déterminer ainsi le moment où l'homicide a été commis. Malheureusement il est très difficile de répondre avec précision à cette question, parce que l'on est loin de savoir exactement quel temps est nécessaire pour la digestion des divers aliments, que ce temps du reste varie notablement suivant les individus, et qu'il est probable qu'une fois la digestion commencée, elle continue, jusqu'à un certain point, après la mort. Cependant on peut reconnaître que la digestion est à peine commencée, ou au contraire qu'elle est très avancée ou tout à fait terminée, et ces indications approximatives peuvent être encore très utiles.

On demande quelquefois aussi quels ont été les aliments pris au dernier repas. Il est en général facile de faire cette reconnaissance par le simple examen à l'œil nu ; on distingue ainsi les diverses espèces de viande et de légumes ; quelquefois l'examen microscopique est nécessaire, et il donne entre les mains des experts compétents, dont on doit réclamer alors le concours, des résultats très précis (voir le rapport de M. Pennetier transcrit à la fin de ce livre). — Le vin, ainsi que l'avait remarqué Devergie, disparaît rapidement de l'estomac; mais il laisse sa matière colorante qui imprègne les aliments avec lesquels il est resté en contact.

L'ingestion de certaines liqueurs est souvent reconnue par leur odeur spéciale qu'on retrouve soit dans l'estomac, soit dans les poumons, le foie ou le cerveau.

Dans deux cas, on nous a demandé si la victime avait été tuée au moment où elle venait d'uriner, car on supposait, qu'elle avait été surprise à ce moment. La vessie renfermait un litre d'urine chez l'une des victimes; elle était complètement vide chez l'autre. Dans un autre cas, on supposait qu'un soldat avait été tué au moment où il finissait de se rhabiller après avoir déféqué. Cette hypothèse n'était pas fondée, car il existait de l'urine dans la vessie, et des matières fécales demi-molles dans le rectum. Il faut se rappeler à cet égard que la défécation n'expulse pas toujours la totalité des matières contenues dans le rectum.

§ VII. — En quel endroit la victime a-t-elle été frappée?

Cette question est quelquefois résolue par l'examen des lieux, examen qui sous certains rapports, et notamment au point de vue de la recherche des taches de sang, est de la compétence médicale. Le médecin est en effet plus apte qu'un magistrat ou qu'un agent de police à reconnaître certaines taches de sang, et surtout à en interpréter la disposition.

Beaucoup de taches sanguines échappent à une investigation superficielle; il en est ainsi de celles qui siègent sur les étoffes ou d'autres objets de nuance sombre, et qui souvent apparaissent mieux à la lumière artificielle qu'à celle du jour. On trouve quelquefois du sang en des endroits inattendus: au plafond d'une chambre par exemple. Taylor en a reconnu sur les poils d'un chien qui était dans la chambre au moment du crime. — L'examen exige surtout beaucoup de soin quand il est fait tardivement, et que des lavages ont été pratiqués. Dans ces circonstances on retrouve souvent encore du sang, notamment dans les fentes du parquet ou du carrelage, au-dessous du plancher où l'eau de lavage a pénétré sans laisser de traces à la superficie.

Quand la victime succombe à l'endroit même où elle a été frappée, le sang se trouve uniquement au voisinage immédiat du corps, sauf les éclaboussures, et les gouttelettes qui peuvent résulter d'un jet artériel. Ces gouttelettes sont arrondies et entourées dans tous les sens de fines éclaboussures si le jet a rencontré perpendiculairement l'endroit qu'il a taché; s'il est arrivé obliquement, les gouttelettes ont la forme d'un ovoïde allongé ou d'une poire, la grosse extrémité se trouvant à leur partie initiale; les éclaboussures accompagnant chacune d'elles à leur partie terminale ; les gouttes sont disposées en série régulière. On peut ainsi déduire, de la situation et de la forme de ces gouttelettes artérielles, des conclusions relatives à la position du corps au moment où l'hémorrhagie a eu lieu. Le jet artériel peut atteindre à une distance de plus de 2 mètres.

Dans d'autres cas, on trouve de nombreuses taches de sang dans des endroits divers d'une chambre, d'une maison, ou dans un plus grand espace, et il y a quelquefois grand intérêt à savoir en quel endroit la victime a été frappée, où elle a succombé, si elle a parcouru une certaine distance après avoir été blessée, ou si le corps a été transporté après la mort. Ces questions sont loin d'être toujours solubles ; mais dans quelques cas particuliers, certaines circonstances permettent une réponse précise. Ainsi une personne atteinte de fractures des membres inférieurs [1], d'une section de la moelle, sera incapable de marcher. Certaines blessures entraînent une mort immédiate et excluent naturellement la possibilité de la marche [2].

[1] Devergie fait remarquer qu'après une fracture du tibia, les fragments n'étant pas déplacés, et le péroné les maintenant en place, la marche est possible pendant quelques pas. Il en est de même après les fractures du col du fémur.

[2] Cependant des blessures très graves permettent quelquefois certaine survie, ainsi que nous l'avons vu page 236.

Une blessure qui a ouvert et fait communiquer avec l'extérieur un gros tronc artériel, a été faite à l'endroit où se trouve la trace d'une grande hémorrhagie ; au contraire, si la blessure en raison des parties atteintes, n'a saigné que relativement peu à la fois, la victime aura pu tomber à quelque distance de l'endroit où elle a été frappée, et venir mourir là où se remarque la plus grande quantité de sang. On peut trouver en plusieurs endroits les traces du jet artériel, et prouver ainsi que la victime s'est déplacée après avoir été blessée. — On reconnait facilement les traces produites en traînant un corps ensanglanté.

§ VIII. — Empreintes laissées par les mains, par la trace des pas.

On trouve quelquefois sur des objets divers l'empreinte d'une main ou de doigts ensanglantés, et l'expert doit rechercher alors si cette empreinte s'adapte ou non à la main de la victime. Les empreintes de pas ensanglantés, si l'on s'est assuré qu'elles n'ont pas été faites par la victime elle-même ou par les personnes qui ont approché le cadavre après la découverte du crime, peuvent servir à établir ultérieurement l'identité du meurtrier.

Il appartient aux magistrats de faire enlever les portions du plancher où se trouvent ces empreintes, afin qu'elles puissent servir de pièces à conviction, et qu'on soit en mesure de vérifier si elles sont conformes aux traces que laissent les chaussures de l'inculpé ; cette comparaison est d'autant plus démonstrative qu'on retrouve non seulement les dimensions exactes de la chaussure, mais aussi la disposition spéciale des clous et d'autres particularités probantes. Quand l'empreinte a été laissée par un pied nu, ce qui n'est pas excessivement rare à en juger par les observations publiées, la comparaison avec les traces laissées par les pieds des inculpés n'est démonstrative que si elle est faite à l'aide de certaines précautions qui réclament l'intervention du médecin. Des pieds de formes très différentes peuvent avoir la même longueur et la même largeur, et l'on se tromperait souvent si l'on s'en tenait à la mensuration de ces deux dimensions. Le docteur Caussé (d'Albi) a indiqué un procédé avec lequel on obtient des résultats précis [1]. Sur l'empreinte incriminée, on tire une ligne AB (figure 18) tangente à la partie interne de la courbe formée par le talon et à la partie saillante en dedans de l'articulation métatarso-phalangienne. On divise cette ligne en autant de parties égales que l'on veut, suivant le degré d'approximation que l'on désire, et sur chacune des divisions, on élève des perpendiculaires faisant fonction d'ordonnées. On procède ensuite exactement de la même façon en élevant le même nombre d'ordonnées, sur l'empreinte que l'on obtient en faisant poser sur le sol le pied de l'inculpé qu'on a d'abord fait marcher dans du sang ou dans un autre liquide coloré. En mesurant les distances entre les traces de chaque doigt ou les divers points de la courbe externe jusqu'à la tangente, on apprécie facilement les différences qui échapperaient par la simple inspection. Il faut remarquer cependant que certaines parties de l'empreinte peuvent être plus ou moins larges suivant que le pied était plus ou moins chargé de sang, et aussi suivant que le sol était plus ou moins régulièrement plan.

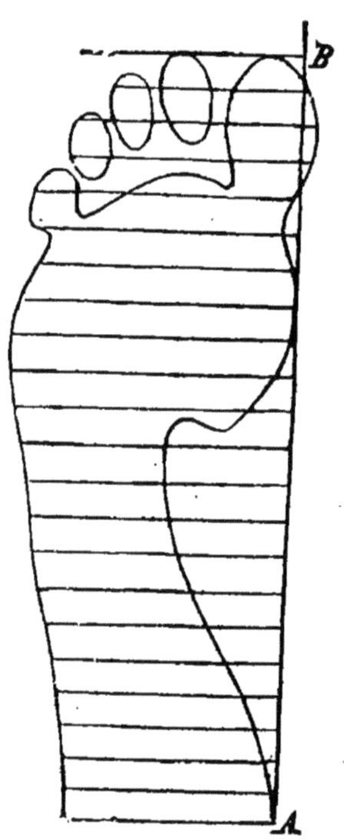

Fig. 18. — Procédé pour relever l'empreinte des pieds (Caussé).

La simple inspection des empreintes peut donner immédiatement des indices sur l'identité du meurtrier ; on voit par les figures 19, 20, 21, qu'il est facile de reconnaître certaines particularités individuelles de conformation.

Les empreintes, sanglantes ou non, qui sont laissées en creux sur la terre, la boue, le sable, peuvent être conservées

[1] Séverin Caussé. Des empreintes sanglantes des pieds et de leur mode de mensuration (*Ann. d'hyg. publ. et de méd. lég.*, 2e série, t. I, 1854).

à l'aide de divers procédés. Hugoulin[1] conseille de chauffer l'empreinte en tenant au-dessus d'elle une plaque de tôle recouverte de charbons, et de la recouvrir ensuite avec de l'acide stéarique réduit en poudre impalpable; celui-ci fond

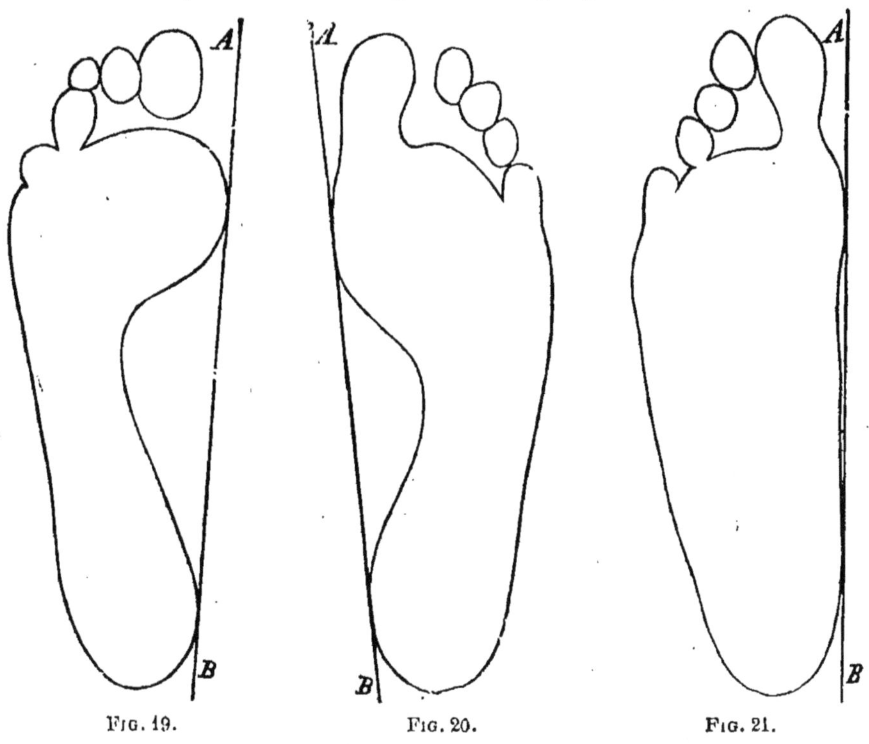

Fig. 19. Fig. 20. Fig. 21.

Formes différentes des empreintes laissées par les pieds de divers individus. (Caussé)

d'abord puis se solidifie en moulant exactement l'empreinte. On peut aussi se servir d'un mélange à parties égales de ciment et de sable fin qu'on étend à l'aide d'un tamis sur les traces préalablement desséchées avec du papier buvard; quand ces substances dépassent légèrement le niveau de l'empreinte, on dessèche un peu leur surface, on étend un morceau de toile par-dessus, et on y répand doucement, à l'aide de la pomme d'arrosoir, une quantité d'eau suffisante pour imprégner toute la masse. On laisse à cette masse le temps nécessaire pour durcir, et on l'enlève avec précaution (Hofmann).

[1] *Ann. d'hyg. publ. et de méd. lég.*, 1re série, 1850, t. XLIV et 2e série, 1855, t. III.

Lorsque les empreintes se trouvent sur la neige, Hugoulin recommande le procédé suivant. Si une partie de l'empreinte repose non pas directement sur la neige, mais sur un sol dur et pierreux mis à nu, on enduit ces points d'une légère couche d'huile ; puis on prend de la gélatine de bonne qualité qu'on trempe à plusieurs reprises dans l'eau de façon à la faire gonfler, on la fait fondre doucement à la chaleur, et quand elle est refroidie, mais encore fluide, on la coule doucement sur l'empreinte où on la laisse se solidifier. — En saupoudrant d'abord la neige de sel marin, on la refroidit assez pour qu'on puisse prendre l'empreinte par un autre procédé.

Une fois l'empreinte moulée d'une façon quelconque, on peut reproduire la trace primitive en tirant, avec le plâtre des mouleurs, des épreuves du relief obtenu. Si l'on a opéré avec la gélatine, comme celle-ci, une fois solidifiée, se dessèche et se raccornit assez vite, il faut faire le moulage au plâtre dans un délai qui ne dépasse pas quelques heures.

Les empreintes laissées sur le sol par les roues de voiture, de brouette, les pas d'un cheval ou d'un autre animal, une canne ou un bâton, peuvent fournir aussi des indications utiles ; mais ces constatations ne sont pas en général du domaine médical.

§ IX. — Recherches relatives à l'inculpé

L'inculpé peut porter des marques de lutte sur sa personne, ou des taches de sang sur ses vêtements. La recherche et l'interprétation de ces indices de culpabilité appartiennent au médecin.

Les traces de lutte consistent surtout en griffures et coups d'ongle qui se trouvent principalement sur la face, sur le cou, sur la partie antérieure de la poitrine, sur les mains et les avant-bras ; l'examen doit toujours porter spécialement sur ces régions. Beaucoup des érosions ou des petites plaies que l'on constate peuvent avoir une origine accidentelle ; les mains des artisans en présentent presque constamment. Les caractères des égratignures et des coups d'ongle ont été indiqués déjà ; les premières forment des plaies en sillon, d'une largeur à peu près uniforme, intéressant quelquefois la partie superficielle du derme, de sorte qu'elles laissent des cicatrices persistant plusieurs semaines et même plusieurs mois. Les coups d'ongle produisent des plaies quelquefois irrégulières, mais le plus souvent linéaires sur une partie au moins de leur étendue; elles peuvent intéresser aussi une partie du derme et laisser des cicatrices persistantes. — Il convient du reste d'interroger l'inculpé sur la provenance des lésions qu'on lui fait remarquer, et de vérifier si ses explications sont admissibles. Il en est de même pour les contusions, morsures, ou blessures produites par une arme quelconque, que le meurtrier a quelquefois reçues dans la lutte.

Il est important de déterminer à quelle époque approximativement ont été faites les blessures dont on constate l'existence. Cette détermination ne peut presque jamais être faite avec une exactitude rigoureuse, de façon à préciser le jour même de la production des blessures ; mais on peut très souvent, d'après le degré de la cicatrisation, reconnaître s'il est admissible que les blessures aient été faites le jour du crime, ou si elles sont notablement plus anciennes ou plus récentes. On peut également contrôler ainsi les assertions de l'inculpé relativement à l'origine accidentelle et à la date qu'il assigne à ses blessures. Récemment nous avons examiné un homme accusé d'avoir tué un vieillard en lui coupant la gorge et en le jetant ensuite dans un puits ; l'examen eut lieu un peu moins d'un mois après le crime ; il existait sur une joue une griffure et un coup d'ongle très nets, formant de petites plaies qui avaient laissé des cicatrices superficielles d'un rose foncé. L'inculpé reconnaissait que ces lésions avaient été produites par des ongles, mais il déclarait qu'elles avaient été faites au cours d'une rixe à laquelle il avait pris part six mois auparavant. La teinte rose foncé des cicatrices nous fit déclarer que cette explication était très invraisemblable, et que les blessures devaient remonter à une époque beaucoup plus récente.

L'examen des ongles de l'inculpé peut aussi donner des résultats utiles. Il est bon de noter leur longueur et leur résistance, qui varie notablement suivant les divers sujets, afin d'apprécier s'ils ont pu produire telle ou telle lésion. Les ongles coupés ras peuvent encore faire des blessures assez profondes. Les cassures récentes et les plaies des ongles fournissent quelquefois aussi des renseignements. Dans une expertise qu'il a publiée [1] M. Coutagne a interprété avec beaucoup de sagacité une blessure qu'il avait constatée sur l'ongle d'un homme soupçonné d'avoir pris part à un vol avec effraction. On avait trouvé près de la porte forcée quelques taches de sang et un petit papier ensanglanté paraissant avoir essuyé un doigt. L'examen de l'inculpé eut lieu deux mois après ; il présentait au doigt médius de la main droite une plaie cicatrisée de l'ongle et de sa matrice, plaie transversalement dirigée et située à égale distance du bord libre et de la lunule. L'inculpé attribuait cette plaie à un accident survenu six mois auparavant ; or en étudiant, à l'aide de plusieurs examens, la rapidité de la croissance de l'ongle chez lui, il fut démontré que la blessure, en admettant même qu'elle ait été faite immédiatement au-dessus de la lunule, ne pouvait dater de plus de deux mois.

On comprend toute l'importance des taches de sang sur les vêtements de l'inculpé [2]. Cette recherche exige ordinairement beaucoup d'attention, parce que presque toujours, du moins dans les cas où l'intervention du médecin est requise, les vêtements saisis ont été lavés ou n'ont été conservés que parce qu'ils ne semblaient pas tachés à l'inculpé. Sur les vêtements de couleur sombre le lavage paraît souvent avoir enlevé tout le sang, alors qu'on peut en retrouver des traces avec le gaïac ; dans ces cas, il convient d'imbiber successivement toutes les parties du vêtement avec un peu d'eau et d'en prendre l'empreinte avec du papier blanc non collé. On peut retrouver aussi sur les doublures un peu de la matière colorante sanguine entraînée par l'eau de lavage.

Le siège et la forme des taches doivent être bien notés, et il

1 Des blessures des ongles au point de vue des données chronologiques qu'elles peuvent fournir en médecine légale, par le Dr H. Coutagne (*Lyon médical*, juillet 1881).

2 Tout ce qui concerne la démonstration de la nature sanguine des taches est exposé dans un chapitre spécial de la troisième section de ce livre.

est utile dans certains cas, après en avoir pris l'empreinte, d'en garder le calque. On peut reconnaître quelquefois ainsi les gouttelettes résultant d'un jet artériel, les taches produites par des éclaboussures, par le contact d'un objet sanglant, etc. Il est important de noter si le sang se trouve sur la face interne ou sur la face externe de l'étoffe.

L'inculpé fournit presque toujours sur l'origine de ces taches des explications que le médecin est chargé de contrôler. Dans un cas où des taches sanguines se trouvaient à la partie inférieure et antérieure des jambes d'un pantalon, l'inculpé les attribuait à une blessure qu'il aurait reçue à la cuisse. Or il n'existait pas de traces de cette blessure, et nous fîmes remarquer que celle-ci aurait dû tacher la partie interne du pantalon en même temps que sa face extérieure. — Dans un autre cas où un pantalon présentait plusieurs petites taches sanguines au-devant de chaque jambe, l'inculpé expliquait leur présence par des hématuries dont il aurait été atteint; les voies urinaires paraissaient parfaitement saines, et il aurait été étrange que le sang sortant de la verge ait souillé uniquement la face externe du pantalon.

On demande quelquefois si un homicide par blessures peut avoir été accompli sans que le meurtrier soit atteint par le sang. D'une façon générale cela n'est pas impossible; mais dans chaque cas particulier cela dépend de la nature de la blessure, et des positions respectives du meurtrier et de la victime.

CHAPITRE NEUVIÈME

SUICIDE

Reconnaître si une personne s'est tuée volontairement ou si elle a été victime d'un meurtre, est un problème qui se pose souvent dans la pratique de la médecine légale. Déjà cette question a été examinée à propos des divers modes de l'asphyxie ; il reste à parler du suicide par blessures [1].

[1] La statistique montre qu'en France le nombre des suicides s'est accru constamment depuis cinquante ans, ainsi qu'on peut le voir par le tableau suivant, qui indique le chiffre annuel moyen pour chaque période quinquennale.

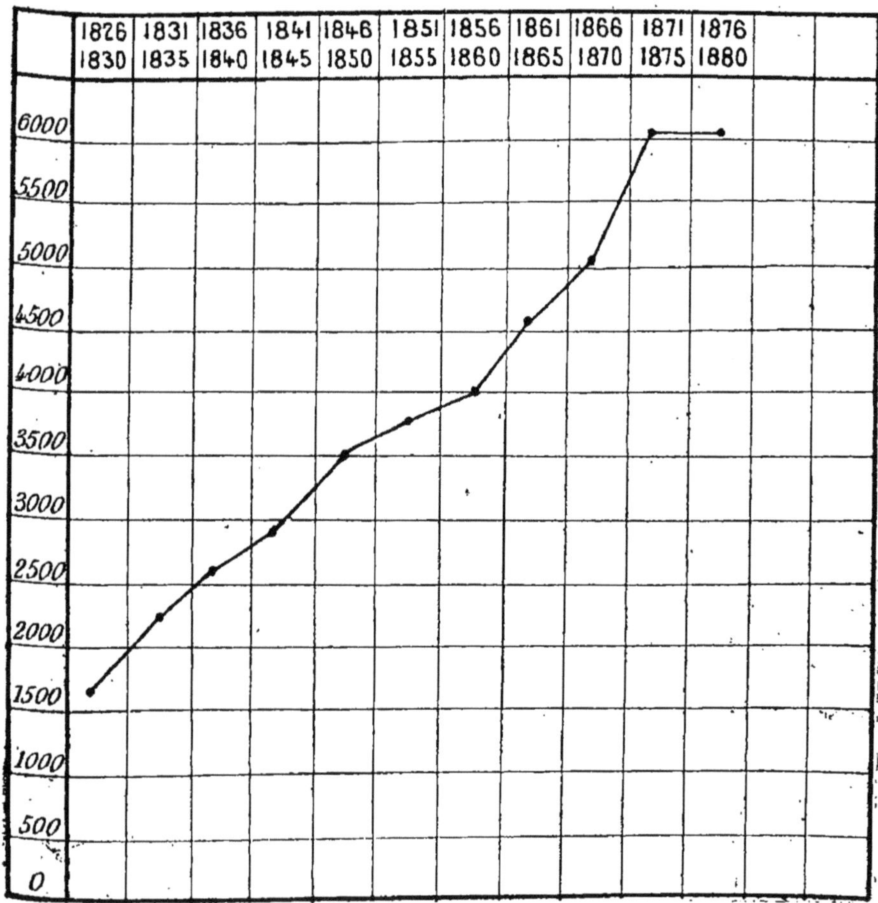

Fig 22. — Tableau indiquant le nombre des suicides en France (1826 à 1880)

Dans ce nombre de suicides, plus des trois quarts concernent des hommes. La proportion exacte est celle-ci :

De 1836 à 1875, on compte :

Pour les hommes.	125.766 suicides
Pour les femmes.	36.870 —

Soit une proportion de 1 femme pour 3, 4 hommes.

Le suicide est réparti très inégalement suivant les saisons. Les statistiques

Souvent les individus qui se suicident ont soin de faire connaître, par une lettre ou autrement, qu'ils se sont tués eux-mêmes. L'examen médical du cadavre, qui a lieu même dans ces cas, ne doit pas être considéré comme une simple formalité; l'inspection des blessures et leur description exacte sont le contrôle des déclarations du défunt, déclarations qui peuvent n'avoir pas la signification qu'on leur avait attribuée tout d'abord. Dans d'autres cas les circonstances relevées par l'enquête judiciaire sont insuffisantes pour établir s'il s'agit d'un suicide ou d'un homicide, et la question ne peut être résolue qu'en se basant sur le siège, la direction, la nature des blessures, et sur d'autres considérations d'ordre médical. A l'aide de ces données l'expert réussit souvent à fournir une réponse précise à la justice, ou tout au moins à montrer de quel côté se trouvent les plus grandes probabilités.

Quelques considérations générales sur cette question peuvent être indiquées ici; mais le médecin trouve dans chaque cas des éléments particuliers d'appréciation qu'on ne saurait énumérer, ni prévoir tous.

de tous les pays montrent qu'il est beaucoup plus fréquent en été, et que c'est en hiver qu'il est le plus rare; la différence est presque de moitié.

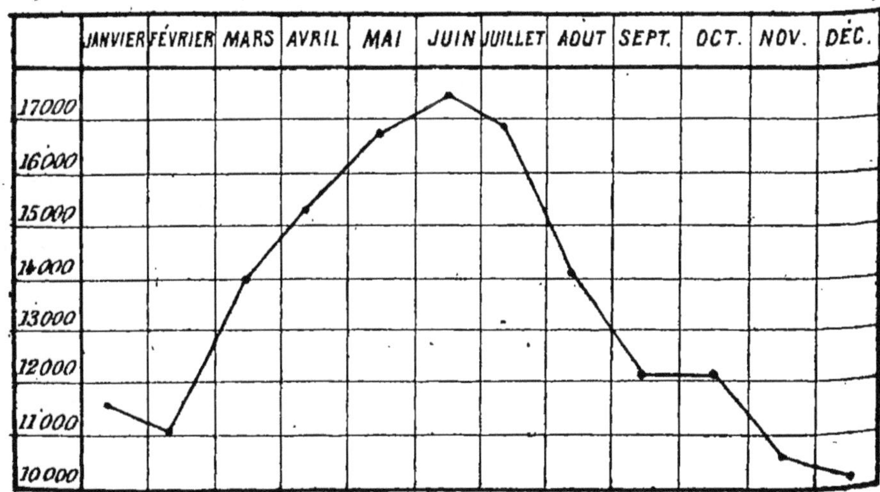

FIG. 23. — Courbe de la fréquence des suicides d'après les saisons

Enfin le tableau ci-contre indique la fréquence relative des divers procédés

§ I. — Nature, siège, nombre des blessures

La nature des blessures fournit déjà quelques présomptions en faveur du suicide ou de l'homicide. Presque tous les suicides par blessures sont accomplis avec des armes à feu ou des instruments tranchants et piquants. Les blessures par instruments hachants ou contondants supposent en général un meurtre ; cependant on peut citer quelques cas où le suicide, grâce à une force de volonté exceptionnelle, a été commis de cette façon : Taylor, Hofmann et Casper–Liman rapportent des exemples de suicides par coups de hache ou de marteau sur la tête ; dans

de suicide, et montre en même temps que certains procédés sont mis en usage surtout par les hommes, et d'autres surtout par les femmes *.

TABLEAU INDIQUANT LE NOMBRE DES MOYENS DE SUICIDE EMPLOYÉS, ET LEUR PROPORTIONNALITÉ RELATIVE, SUIVANT LE SEXE, ET CALCULÉE POUR 1000 SUICIDES.

MODES DU SUICIDE	NOMBRE DE CHACUN DES PROCÉDÉS EMPLOYÉS Statistique de 1861 à 1875			PROPORTION DE CHACUN DES PROCÉDÉS POUR 1000 SUICIDÉS		
	Deux sexes	Hommes	Femmes	Deux sexes	Hommes	Femmes
Strangulation et pendaison. .	35127	29894	5233	441	473	320
Submersion.	22422	15454	6968	282	244	426
Armes à feu.	8616	8503	113	108	134	7
Asphyxie par le charbon. . .	5343	3348	1995	67	58	122
Instruments tranchants et aigus	3102	2661	441	39	42	27
Chute d'un lieu élevé. . . .	2562	1709	853	32	27	52
Poison.	1646	995	651	21	16	40
Moyens divers.	759	672	87	10	10	5
TOTAUX.	79577	63236	16341	1000	999	999

* Ce tableau est emprunté, ainsi que les deux courbes précédentes aux *Commentaires* du professeur Brouardel à la traduction française du *Traité de médecine légale* d'Hofmann.
Pour tout ce qui concerne la statistique du suicide, on trouve de nombreux documents dans l'article Suicide du *Dict. encycl. des sc. médec.* par A. Legoyt.

un cas il s'agit d'une femme qui, après s'être donné un coup de couteau dans le foie, se fractura le crâne en se portant des coups de hachette sur le front et sur le sommet de la tête.

Quand le suicidé est un aliéné, on peut rencontrer les blessures les plus bizarres et les genres de mort les plus inattendus. Baillarger cite le cas d'un aliéné qui s'est tué en s'introduisant la tête dans un poèle allumé; un autre avale une éponge servant à nettoyer les latrines ; d'autres se noient volontairement dans une baignoire ou en se maintenant la tête dans un seau d'eau. Casper cite le cas d'un individu qui s'était rempli la bouche avec de la poudre, et y avait mis le feu.

Il est évident que le suicide n'est admissible qu'à la condition que le *siège et la direction* des blessures indiquent qu'elles ont pu être faites par l'individu lui-même. Les blessures du suicidé siègent non seulement en un point accessible à sa propre main, mais le plus souvent en des régions spéciales qui, à la connaissance de tout le monde, correspondent aux organes dont les lésions sont le plus rapidement mortelles : cœur, cerveau, gros vaisseaux du cou ; tandis que le meurtrier ne peut pas toujours atteindre ces régions, et l'arme qu'il dirige manque quelquefois son but pour venir frapper presque au hasard.

La multiplicité des blessures n'exclut nullement la possibilité d'un suicide ; il y a de très nombreux exemples d'individus qui se sont tués non seulement en se faisant plusieurs plaies, mais encore en employant successivement diverses armes, ou en se pendant, se noyant, après s'être d'abord blessés plus ou moins grièvement.

Quand on trouve deux ou plusieurs blessures dont chacune est extrêmement grave, on peut être tenté d'éliminer le suicide parce qu'on suppose que l'individu a dû succomber immédiatement à l'une de ces blessures, et a été incapable de se faire les autres. Une telle conclusion ne doit être formulée qu'avec beaucoup de réserve, parce que les blessures ne tuent pas toujours sur le coup, et permettent encore l'accomplissement de certaines actions. Le professeur Brouardel cite le cas d'un militaire qui se suicida devant de nombreux témoins, en se tirant trois coups d'un revolver d'ordonnance dans la tête ;

une balle s'était aplatie sur la table interne du frontal, une autre avait pénétré dans les sinus sphénoïdes, la troisième avait traversé l'apophyse basilaire et s'était logée dans le lobe occipital gauche. Nous avons insisté ailleurs (page 236) sur la longue survie que permettent quelquefois les blessures les plus graves du cerveau, du cœur et d'autres organes.

Le suicide par instrument tranchant (rasoir, couteau) a lieu ordinairement par section de la partie antérieure du cou. L'arme est quelquefois arrêtée par le larynx surtout quand celui-ci est ossifié ; souvent elle passe entre le larynx et l'os hyoïde, et alors si elle est bien affilée et vigoureusement maniée, elle peut diviser toutes les parties molles, y compris les jugulaires et les carotides, et venir entamer plus ou moins profondément la face antérieure des vertèbres. Il est rare toutefois que les blessures par suicide soient aussi profondes, surtout des deux côtés à la fois ; du côté où elle a commencé, la section pénètre en général beaucoup plus loin, et elle se termine superficiellement sur le côté opposé. A moins que le suicidé ne soit gaucher, il tient l'arme dans la main droite et la conduit de gauche à droite, et généralement un peu de haut en bas. Une telle direction, bien que concordant parfaitement avec l'idée d'un suicide, peut cependant s'observer en cas d'homicide, soit que le meurtrier ait surpris sa victime par derrière, soit même qu'il l'ait frappée par devant.

Quelques individus se tuent en se sectionnant les vaisseaux au niveau des articulations du pli du coude et du poignet. De pareilles blessures, qui sont d'ailleurs fort rares, excluent presque complètement l'hypothèse d'un homicide. Cependant Hofmann cite le cas d'un homme qui tua ses enfants en leur sectionnant le pli du coude et le creux poplité.

Quand il s'agit de blessures par instrument à la fois piquant et tranchant (couteaux, poignards), on ne peut admettre le suicide que si la direction de la plaie n'est pas incompatible avec l'une des positions que peut prendre une arme maniée par la victime elle-même. Certaines blessures excluent ainsi par leur siège ou par leur direction la possibilité d'un suicide ; mais la réciproque n'est pas vraie : de ce que le siège et le trajet d'une blessure, s'expliquent dans l'hypothèse d'un suicide, il n'en résulte évidemment pas qu'elles n'ont pu être faites par un meurtrier.

Les mêmes réflexions s'appliquent au suicide *par armes à feu*. Mais il ne faut pas oublier ici que le trajet de la blessure est souvent profondément modifié par les déviations qu'éprouve le projectile. Dans le suicide en effet, l'arme à feu est dirigée soit vers la région précordiale, soit à la tête, au front, à la tempe, dans la bouche ou sous le menton, et dans tous ces cas la balle rencontre fréquemment des os [1]. Tous ces points peuvent d'ailleurs être atteints également par un meurtrier, qui pourrait même, ainsi que le fait remarquer Taylor, introduire son arme dans la bouche de la victime, s'il la surprenait endormie.

Un élément important d'appréciation dans les blessures par armes à feu est fourni par les signes du bout portant, et notamment par l'incrustation de grains de poudre dans la peau. Toutefois dans beaucoup de cas, on peut admettre qu'un meurtrier a tiré de très près sur la victime, et d'autre part les coups à courte distance ne donnent pas toujours de tatouage, soit que la partie atteinte ait été protégée par des vêtements ou par les cheveux, soit que l'arme et la poudre employés ne permettent pas facilement la production de ce tatouage. C'est dans les cas de ce genre qu'il importe surtout de procéder avec un armurier à des expériences comparatives faites, si cela est possible, avec l'arme et les cartouches qui ont produit les blessures.

[1] Sur 358 cas de suicide par armes à feu, les blessures siégeaient aux points suivants.

Tête. . . .	287	Front.	14
		Œil.	9
		Tempes.	26
		Menton.	13
		Oreille.	1
		Bouche.	224
Poitrine. . .	68	Cœur.	45
		Poumons.	23
Abdomen. . .	3		

§ II. — Autres indices à rechercher dans les cas de présomption de suicide par blessures

On peut trouver sur la main du suicidé des traces de l'emploi d'une arme à feu : taches noirâtres provenant de la fumée de la poudre, et même incrustation, ou dépôt sur la peau, de grains non brûlés de la poudre; il arrive en effet quelquefois avec certaines armes ayant tiré de très près, que quelques-uns de ces grains sautent en arrière, circonstance qu'il peut y avoir encore lieu de vérifier directement avec l'arme qui a servi. La fumée et les grains de poudre peuvent aussi se rencontrer sur la main, parce que celle-ci se trouvait au voisinage immédiat de la partie blessée, au moment où le coup a été tiré. — On peut trouver encore sur la main, et notamment sur le pouce et sur l'index, des contusions ou des érosions produites par le recul de l'arme, par le choc de la gâchette, etc.

La présence dans la main du cadavre de l'instrument (arme à feu ou autre) qui a produit les blessures peut être considérée en général comme une preuve de suicide. Il est vrai qu'on peut supposer que l'arme a été placée dans la main après la mort, et s'y trouve maintenue quand la rigidité cadavérique raidit les doigts dans la flexion; Casper s'est assuré par l'expérience qu'il n'en était pas ainsi; une arme maintenue dans la main d'un cadavre à l'aide d'un lien qui entourait celle-ci est tombée quand ce lien a été enlevé, la main étant en rigidité. Au contraire on trouve quelquefois sur le cadavre d'individus dont le suicide n'est pas douteux l'arme assez solidement tenue pour qu'il faille un certain effort pour l'enlever. Il semble que la forte contraction qui a eu lieu pendant la vie, s'est maintenue, en partie au moins, jusqu'à l'établissement de la rigidité. — Il ne faut pas oublier que l'arme qu'on trouve dans la main du cadavre peut dans certains cas avoir servi non à commettre le suicide, mais à se défendre contre un meurtrier, fait dont on cherche à s'assurer par la comparaison de l'arme et des blessures. — Dans tous les cas de suicide, il est du reste toujours utile non seulement de faire cette comparaison, mais de noter, s'il en est temps encore, l'endroit où l'arme a été trouvée.

Dans les suicides par coups de couteau ou d'un instrument analogue, il est rare que la main qui a tenu l'instrument ne soit pas tachée de sang, et le cas doit même être considéré comme suspect si ce signe n'existe pas. Toutefois, quand les plaies ont été faites par un meurtrier, les mains sont souvent aussi ensanglantées parce qu'avant de mourir la victime les a portées à sa blessure.

Les traces de lutte constituent un signe d'une grande valeur, et elles doivent être recherchées avec grand soin. Quelquefois la victime d'un meurtre s'est efforcée de détourner l'arme tranchante en la saisissant à pleines mains, et l'on trouve alors sur la face palmaire des doigts des coupures dont la disposition est caractéristique. Dans d'autres cas, on trouve des contusions ou des ecchymoses qui reproduisent quelquefois la forme du pied ou du poing, la pression des doigts ; si une lutte corps à corps a eu lieu, on peut apercevoir des égratignures ou des coups d'ongle sur la face, le cou, la partie antérieure de la poitrine, les mains et les avant-bras. — Quelquefois on a trouvé des cheveux du meurtrier dans la main de la victime. L'empreinte d'une main sanglante sur les vêtements ou le corps du cadavre est encore un indice grave de meurtre, à moins que la victime n'ait elle-même les mains ensanglantées ; on a fait remarquer que même dans ce cas la disposition de l'empreinte peut indiquer qu'elle n'a pas été faite par la victime, par exemple si une main gauche était dessinée sur le bras gauche.

L'examen des vêtements a aussi une grande importance ; le suicidé a généralement soin de les écarter s'ils recouvrent la partie qu'il frappe ; un meurtrier ne peut prendre cette précaution que dans des cas exceptionnels. Les déchirures et le désordre des vêtements indiquent une lutte ; la situation des taches de sang, la comparaison du siège des blessures avec la disposition des trous faits sur les vêtements par l'arme, peut indiquer l'attitude du corps au moment où le coup a été porté.

Quand la réalité du suicide reste mal établie, le médecin peut relever l'existence soit d'une maladie incurable et douloureuse, soit de troubles cérébraux, comme des indices qui, dans les cas douteux, peuvent apporter un certain appui à l'hypothèse du suicide. L'aliénation mentale et certaines maladies sont en effet une cause fréquente de suicide.

§ III. — Suicide ou accident

Il n'est pas très rare qu'un individu se blesse mortellement en maniant maladroitement une arme à feu ; on cite aussi, mais à titre tout à fait exceptionnel, des exemples de blessures produites accidentellement par des couteaux ou instruments analogues tenus à la main, et qu'une chute, le choc d'une porte brusquement ouverte, ou une autre circonstance fortuite, ont fait enfoncer dans le corps.

En pratique, la distinction entre le suicide et l'accident a de l'importance quand le décédé était assuré sur la vie, parce qu'il est ordinairement convenu dans ces sortes de contrats que la prime n'est pas payée par la Compagnie quand la mort de l'assuré est le résultat d'un suicide. La Compagnie pour résilier le contrat, est tenue de faire la preuve du suicide, et elle a quelquefois recours pour cela à un médecin légiste; mais la démonstration ne peut que bien rarement être obtenue en pareil cas, et cela se comprend parce que l'assuré a soin de prendre toutes les précautions pour faire croire à une mort accidentelle. Une expertise de ce genre a donné lieu à une discussion intéressante, mais peu concluante, de la part de Tardieu et Brierre de Boismont [1].

[1] Recherches médico-légales à l'occasion d'un cas douteux de mort accidentelle (*Ann. d'hyg. publ. et de méd. lég.*, 2e série, t. XII et XIII)

CHAPITRE DIXIÈME

MORTS ET BLESSURES ACCIDENTELLES

§ I. — Diagnostic médico-légal de la mort accidentelle par blessures

La mort accidentelle par blessures résulte ordinairement d'une chute ou d'un écrasement, et alors le fait de l'accident est en général clairement établi par les circonstances de l'événement. Cependant dans certains cas on soupçonne que les blessures ont été faites par un meurtrier plutôt que produites accidentellement, et l'expert est appelé à donner son avis sur ce point.

Les blessures résultant d'écrasement par une voiture, un wagon, par chute d'un corps pesant, celles produites par la précipitation d'un lieu élevé, par tamponnement ou autres accidents de chemin de fer présentent, ainsi qu'on le verra plus loin (page 259 et suivantes) des caractères qui permettent de les rapporter à leur véritable origine. Mais il peut arriver qu'une personne tuée par un meurtrier soit ensuite, pendant qu'elle vit encore ou très peu de temps après qu'elle a succombé, précipitée d'un lieu élevé, ou que son corps soit disposé de telle sorte qu'il soit écrasé par une voiture ou par un train de chemin de fer. Si l'homicide a été commis à l'aide d'une arme à feu ou d'un instrument piquant et tranchant, le crime est en général facile à reconnaître ; mais il n'en est pas de même si la victime a été étranglée ou tuée par un coup d'un corps contondant. La blessure primitive échappe alors ou est attribuée à la même cause (chute ou écrasement) qui a produit les autres blessures. Cependant un examen attentif des lésions et de la disposition des lieux peut encore mettre sur la voie de la vérité. Dans un cas cité par Hofmann (d'après Taylor), on trouva une femme morte au pied de l'escalier d'une cave, et l'autopsie prouva qu'elle avait succombé à une fracture du crâne et de la colonne vertébrale produite par la chute ; cependant on trouva sur le mur, à une hauteur de 4 ou 5 pieds au-dessus de la marche supérieure, des taches récentes de sang qui, d'après leurs caractères, provenaient d'un jet artériel. Il existait en effet sur la région temporale droite une plaie qui avait ouvert l'artère. On en conclut que la plaie avait été faite au haut de l'escalier et que la femme avait été ensuite précipitée, ce qui fut en effet démontré par l'enquête ultérieure. Dans un autre cas, rapporté par M. Tourdes, un homme avait été assommé d'un coup de hache qui avait broyé le crâne et fait sortir une partie du cerveau ; le corps avait été étendu sur une route fréquentée la nuit par des voitures pesamment chargées, la tête dans les ornières du chemin ; mais le sang et la matière cérébrale formaient une mare non étalée par les roues, et il n'existait pas de sillon sanglant produit par le passage de celles-ci. Nous avons vu une femme étranglée avec les mains, puis jetée dans le fossé des fortifications de Paris ; les marques de strangulation étaient très nettes, et les coupables avouèrent leur crime.

Dans quelques cas, certaines circonstances peuvent faire reconnaître que bien que la mort ait été le fait par exemple d'une chute d'un lieu élevé, la chute ne résulte pas d'un accident. C'est ce qui eut lieu dans le procès de l'avocat de Tourville, qui avait jeté sa femme dans un précipice, et qui prétendait que celle-ci s'était suicidée. Or, la route où s'était passé le fait n'était pas taillée à pic, mais se continuait par une pente encombrée de troncs d'arbre et d'autres obstacles, qui n'aboutissait qu'assez loin à un précipice. L'endroit rendait peu possible l'accomplissement d'un suicide. En outre il existait depuis la route jusqu'au précipice un large sillon sanglant non interrompu, et qui paraissait bien avoir été produit en traînant le corps.

C'est surtout à l'occasion des fractures du crâne que se pose la question de distinguer s'il s'agit de coups ou de chute. Certaines fractures avec enfoncement des os représentent exactement la forme de l'instrument qui les a produites et dans ces cas le diagnostic est facile. Quand les fractures sont comminutives, cela suppose une grande violence, plus considérable que celle pouvant résulter d'une chute d'un lieu peu élevé. Quant aux fractures consistant en un simple trait plus ou moins étendu et irrégulier, elles peuvent résulter aussi bien d'un coup porté avec un corps contondant que d'une chute faite même d'un endroit peu élevé ; elles se produisent souvent chez les gens qui tombent de leur propre hauteur sur un sol dur. Il est souvent très difficile dans ces cas de reconnaître s'il s'agit de coups ou de chute ; c'est moins dans la disposition de la fracture elle-même que dans la forme et le siège des ecchymoses et des lésions du cuir chevelu, s'il en existe, dans la disposition des lieux, la position qu'occupait le corps au moment où il a été trouvé, qu'on peut trouver des éléments de jugement.

Il va sans dire que la recherche des traces de lutte ou des autres blessures que peut porter le corps a dans ces cas une grande importance. Un homme fut trouvé mort un matin au pied du mur sur lequel donnaient les fenêtres de son escalier ; certaines circonstances morales faisaient soupçonner qu'il avait été frappé par un meurtrier et traîné jusqu'à l'endroit où il avait été trouvé. A l'autopsie, nous trouvâmes une fracture du crâne, des contusions et des plaies contuses très nombreuses du cerveau, et une rupture énorme du diaphragme avec hernie d'une grande partie de l'estomac et d'une portion du foie dans la poitrine ; nous déclarâmes que de telles lésions n'avaient pu être produites que par une violence considérable telle qu'une chute de haut, et qu'elles ne résultaient pas de coups portés avec un corps contondant. La situation du corps, la disposition des vêtements, et d'autres indices, montraient aussi qu'il s'agissait d'une chute.

§ II. — Chute d'un lieu élevé

Les chutes faites d'une hauteur de 6 ou 8 mètres produisent en général des lésions nombreuses et indiquant un traumatisme tellement considérable que le médecin est mis par cela même sur la voie du diagnostic et peut exclure la possibilité de blessures résultant de coups.

Toutefois la gravité des lésions n'est pas toujours en rapport avec la hauteur de la chute, et dans des cas tout à fait exceptionnels des individus tombés d'une hauteur considérable n'ont été atteints que de lésions relativement très légères. Un jeune homme fut précipité du toit d'une maison à six étages, et cela fut attesté non seulement par ses déclarations, mais par celles de plusieurs assistants. Chargé de l'examiner, nous nous transportâmes sept jours après à son domicile ; il était absent, ayant été faire une promenade ; trois jours après il se rendit à notre cabinet et nous ne pûmes constater que de nombreuses et larges ecchymoses avec des érosions insignifiantes à la peau, sans troubles fonctionnels indiquant une lésion grave des divers organes ; la chute avait eu lieu sur une terre battue. — Il y a quelques années, à Paris, un homme se précipite du haut de la colonne de la Bastille (50 mètres) ; il rebondit sur une toile qui était tendue au pied du monument à 4 ou 5 mètres du sol, tomba sur le trottoir, et put continuer son chemin. Cet homme fut employé ensuite pendant plusieurs années à l'Ecole de médecine [1]. Il se tua plus tard en sautant du haut de l'impériale d'un omnibus en marche.

Il est à remarquer qu'alors même qu'il existe les lésions les plus graves des parties profondes et des organes internes, la peau est souvent restée intacte, ou ne présente que quelques érosions ou quelques ecchymoses. Ces dernières font souvent défaut parce que le sang épanché occupe uniquement les parties profondes.

Les lésions produites consistent, outre les épanchements sanguins qui peuvent siéger en des points où n'existent pas d'autres blessures, en fracture des os, et en déchirures des organes internes.

Les fractures occupent souvent un grand nombre d'os et l'on peut quelquefois reconnaître ainsi quelles sont les parties du corps qui ont touché le sol en premier. Ces fractures sont très souvent comminutives, et quand la chute a eu lieu d'un

[1] Ce cas est rapporté par le professeur Brouardel (Commentaires de la traduction française du *Traité de méd. légale* d'Hofmann).

endroit très élevé, on trouve les os, et principalement ceux du crâne et du bassin, broyés et divisés en une quantité innombrable de fragments. Les déchirures musculaires accompagnent souvent les fractures.

Les ruptures d'organes ne sont pas rares; d'après Hofmann, c'est le foie qui est le plus souvent le siège de ces ruptures; viennent ensuite, par ordre de fréquence décroissante : la rate, les reins, les poumons, le cœur; plus rarement l'estomac, les intestins, la vessie et en dernier lieu le cerveau.

Nous avons observé plusieurs fois la rupture du foie qui, d'après ce que nous avons vu, occupe surtout les faces inférieure et antérieure, et détermine un épanchement de sang assez abondant.

La rate ne se rompt, quand elle est saine, que sous l'influence d'un traumatisme considérable; dans les pays chauds, à fièvres palustres, la rate hypertrophiée se rompt, paraît-il, à la suite d'un choc relativement très léger, et même spontanément. M. Pellereau[1], sur 54 cas de mort subite observés à l'île Maurice, a noté 13 cas de rupture de la rate, dont 4 spontanées.

Deux fois nous avons observé la formation dans l'intérieur des poumons d'une cavité anfractueuse remplie de sang, en partie liquide, en partie coagulé. Dans un cas, il s'agissait d'un adulte tombé d'une hauteur de deux étages, et atteint de fractures du crâne; le poumon gauche présentait une cavité contenant plus de 50 grammes de sang. L'autre cas concerne un nouveau-né précipité d'un premier étage sur le pavé de la rue; bien qu'atteint de fracture du crâne, il survécut quelques semaines, et l'on trouva à l'autopsie une cavité remplie de sang liquide occupant la plus grande partie du lobe supérieur du poumon droit.

Les déchirures étendues du cerveau, sans fracture du crâne, sont sans doute fort rares; plusieurs auteurs, et notamment Casper-Liman, en ont observé des cas.

On note quelquefois aussi la rupture de l'aorte, celle du diaphragme, du mésentère, etc.

[1] Pellereau. Considérations médico-légales sur les ruptures de la rate (*Ann. d'hyg. publ. et de méd. lég.*, 3e série, t. VII).

Il est à remarquer que la rupture de la vessie, des intestins, du foie, peuvent être produites par des coups portés avec un corps contondant, et en l'absence de tous renseignements, on ne peut attribuer ces lésions à une chute que s'il existe en même temps d'autres blessures indiquant l'action d'un traumatisme très considérable.

§ III. — Écrasement

Les lésions résultant de l'écrasement par une voiture pesamment chargée consistent en général, comme celles produites par la chute d'un lieu élevé, en fractures des divers os, et en déchirures des organes internes. On note plus souvent des épanchements sanguins sous-cutanés et sous-musculaires, des décollements de la peau sur une grande étendue, des épanchements de sérosité, lésions attribuables au mouvement de rotation de la roue. Les blessures sont en général localisées à la région sur laquelle la roue a passé, et il est assez rare que celle-ci ne laisse pas une trace sur la peau, tout au moins sous forme d'érosions et de plaques parcheminées. Quelquefois aussi on retrouve sur la peau la marque plus ou moins régulière du fer du cheval, sous forme d'ecchymoses ou de parcheminement.

L'écrasement par un train de chemin de fer produit naturellement des lésions encore plus graves; nous avons vu plusieurs fois la tête ou les membres complètement séparés du tronc.

L'écrasement par chute d'un objet pesant sur le corps produit en général des blessures limitées à une seule région. La compression de la poitrine et du tronc par le genou d'un meurtrier, le trépignement peuvent aussi occasionner des ruptures des organes internes. L'écrasement par compression dans la foule détermine surtout des fractures de côtes et des lésions des poumons; la mort paraît avoir lieu dans ces cas, surtout par asphyxie (voy. page 158).

§ IV. — Des accidents de chemin de fer

Les accidents de chemins de fer peuvent être divisés en *accidents de marche*, dans lesquels un certain nombre des personnes qui se trouvent dans les trains sont simultanément blessées, et en *accidents individuels* qui atteignent soit des voyageurs ayant commis quelque imprudence pendant la marche des trains, soit les ouvriers occupés à la formation des convois, à la manœuvre des wagons et des locomotives, etc.

Accidents de marche. — Ces accidents résultent de la rencontre de deux trains marchant en sens opposé, d'un tamponnement imprimant une impulsion brusque et rapide à un convoi, d'un déraillement qui fait rouler les wagons avec une vitesse plus ou moins grande sur un sol inégal, de la précipitation d'un wagon du haut d'un remblai, etc.

Les conséquences de ces accidents sont quelquefois terribles au point de vue du nombre des victimes et de la gravité des blessures. Les résultats de quelques-unes des expertises médico-légales ordonnées à ce sujet ont été publiées [1]. Nous-même avons été chargé d'examiner les 104 victimes de l'accident survenu le 5 septembre 1881 à Charenton près Paris. Un convoi, arrêté en gare, avait été tamponné, par un train arrivant à toute vitesse; 18 personnes furent tuées sur le coup; 86 furent blessées, dont 26 furent atteintes de lésions très graves ayant entraîné ultérieurement la mort ou laissé des infirmités définitives.

Les blessures sont produites suivant un mécanisme qui varie selon les cas. Tantôt les voyageurs sont projetés contre les parois des wagons, ou les uns contre les autres; on observe souvent alors, outre des blessures de tous genres, des fractures compliquées de plaies des membres inférieurs, qui sont venus heurter contre les banquettes. Tantôt le wagon est brisé et les personnes qu'il contient sont écrasées par ses débris ou atteintes par ceux-ci lancés avec force; on observe

[1] Tardieu. Étude médico-légale sur les blessures par imprudence, l'homicide et les coups involontaires. (*Ann. d'hyg. publ. et de méd. lég.*, 2e série, 1871, t. XXXV et XXXVI) et Étude médico-légale sur les blessures, Paris, 1879, p. 214.

ordinairement dans ces cas des violences énormes, des broiements de la tête ou des membres, l'ouverture du tronc, des déchirures multiples et étendues du foie, du cœur et des autres organes internes. Quelquefois aussi on n'aperçoit sur les cadavres aucune plaie extérieure, ni contusion grave [1].

Il arrive quelquefois aussi que la locomotive, dont la chaudière est crevée, laisse échapper des jets de vapeur qui occasionnent des brûlures très graves.

Il est à remarquer que les diverses personnes qui se trouvent dans un même compartiment peuvent être très inégalement atteintes. Lors de l'accident de Charenton, une famille occupait un compartiment d'un même wagon : un enfant et une domestique furent tués sur le coup ; le père eut une forte contusion du genou ; un autre enfant n'eut aucune blessure ; un troisième enfant fut atteint de contusions légères, ainsi que la mère qui était enceinte de plusieurs mois, et dont la grossesse continua.

Celles de ces blessures qui ne sont pas mortelles, ou qui n'entraînent la mort qu'après un certain temps, présentent dans quelques cas une évolution et des complications particulières, des troubles fonctionnels spéciaux, qui paraissent être le résultat du violent ébranlement subi par un organe ou par le corps tout entier. C'est là un fait qui offre au point de vue médico-légal une très grande importance, parce que l'expert est chargé d'examiner ces blessés, et qu'on lui demande de formuler un pronostic assez précis pour que les magistrats puissent apprécier le préjudice porté au plaignant, et évaluer la réparation qui lui est due. Cette tâche est souvent fort difficile parce que certains blessés, dans le but d'obtenir une indemnité plus forte, exagèrent beaucoup ceux de leurs

[1] Peut-être dans quelques-uns de ces cas la mort est-elle causée surtout par étouffement à la suite de la compression du thorax et du tronc ; c'est du moins ce que nous avons supposé en examinant le cadavre de deux individus morts dans ces conditions, qui ne présentaient aucune trace extérieure de violences, mais seulement un pointillé hémorrhagique extrêmement abondant de la face et de la partie supérieure du tronc comme chez certains asphyxiés (p. 158) : l'une de ces deux victimes était un enfant et les parents, qui avaient survécu, nous ont raconté qu'il avait été pris entre le plancher du wagon et la banquette qui s'était affaissée, et qu'il n'était pas mort immédiatement.

symptômes qui sont d'ordre subjectif et ne peuvent être contrôlés, et surtout parce que l'on n'a pas encore étudié d'une façon suffisante les conséquences tardives de ces lésions, en suivant les malades pendant longtemps, et en observant ce qu'ils deviennent au bout de plusieurs années [1].

Nous avons eu occasion de voir un grand nombre de ces blessés, et nous avons acquis ainsi la conviction que souvent les conséquences tardives de l'accident sont plus graves et plus prolongées que l'on n'aurait pu le croire tout d'abord, et que l'expert doit apporter une grande réserve dans le pronostic, pronostic qui ne doit être porté, autant que possible, qu'après un long délai.

A part les premiers phénomènes de la commotion, l'énormité de la violence ne paraît pas en général exercer une influence sur l'évolution des plaies et des fractures. Dans la catastrophe de Charenton par exemple, la plupart des blessures des membres guérirent dans les délais normaux ; chez un homme dont on dut amputer la cuisse à la partie supérieure, la cicatrisation fut même remarquablement rapide et exempte de toute complication. Trois blessés seulement (sur 86) succombèrent dans le premier mois qui suivit l'accident : un vieillard atteint de fractures et de contusions multiples, une femme brûlée sur une grande partie du corps par la vapeur de la locomotive, un enfant atteint de tétanos à la suite d'une profonde plaie contuse du mollet.

Mais des troubles fonctionnels graves peuvent être la conséquence de la contusion ou de la commotion des organes internes. C'est ainsi qu'on voit chez des individus atteints de contusion du thorax, avec ou sans fracture de côtes, survenir des hémoptysies persistantes, de l'oppression, de la dyspnée, de la toux. Il est à noter d'une part que ces troubles n'apparaissent pas toujours immédiatement, du moins avec la

[1] Si les compagnies de chemins de fer voulaient faire procéder par leurs médecins à une enquête sérieuse et impartiale à ce sujet, se renseigner exactement et pendant plusieurs années sur l'état de santé des personnes auxquelles elles ont été condamnées à payer une indemnité, on obtiendrait ainsi des données qui, convenablement discutées, permettraient de bien connaître l'évolution de ces traumatismes.

gravité qu'ils auront ensuite (c'est ainsi par exemple que dans un cas la première hémoptysie s'est produite deux semaines après l'accident) et d'autre part que ces symptômes, alors même que leur réalité est indiscutable, ne trouvent pas constamment leur explication dans des lésions des poumons ou du cœur appréciables à l'auscultation et à la percussion.

Quelquefois on observe des entérorrhagies, des gastrorrhagies persistantes, avec des troubles digestifs graves : vomissements, violente gastralgie, dyspepsie. Ici encore, il arrive parfois que les symptômes d'abord assez légers, augmentent graduellement et n'atteignent tout leur développement qu'après plusieurs semaines.

Ces faits sont importants à connaître parce qu'ils montrent que si l'expert doit toujours se tenir en garde contre la simulation et les exagérations des blessés, il ne faut pas non plus qu'il méconnaisse la réalité de certains troubles fonctionnels, ou qu'il les attribue, sans preuves convaincantes, à une autre cause qu'à l'accident.

Mais ce qui doit être signalé surtout à l'attention du médecin c'est le développement, souvent tardif, de troubles du système nerveux qui acquièrent fréquemment une extrême gravité. Erichsen[1] a étudié plus particulièrement les affections de la moelle qui se produisent à la suite des traumatismes résultant des accidents de chemin de fer ; il a montré que ces affections se terminaient souvent par la mort, qui n'est rapide que dans des cas exceptionnels, et survient ordinairement au bout de trois à cinq ans ; il a indiqué que le pronostic était d'autant plus grave que les manifestations primitives avaient été plus légères ou plus lentes à apparaître (quelques semaines). — Quant aux traumatismes portant sur la tête, la plupart des aliénistes ont signalé leur influence sur le développement des diverses formes d'aliénation mentale ; mais il n'a pas encore été fait, à notre connaissance, une étude d'ensemble sur les désordres cérébraux qu'on observe dans ces cas, et qui

1. John Eric Erichsen. Des lésions des parties centrales du système nerveux produites surtout par les accidents de chemin de fer, 1868, (en anglais). Analyse *in Ann. d'hyg. publ. et de méd. lég.*, 2e série, 1871, t. XXXV.

revêtent souvent un caractère particulier. Cette étude mériterait pourtant, en raison de son grand intérêt théorique et pratique, d'être abordée par un médecin aliéniste. Les troubles cérébraux ont été cependant signalés, d'une façon très sommaire, il est vrai, par Tardieu ; on les trouve notés dans plusieurs observations éparses dans les journaux médicaux allemands, dans le traité de Casper–Liman, etc. Nous avons eu l'occasion d'en observer, tant à la suite de l'accident de Charenton que dans d'autres circonstances, onze exemples où les symptômes étaient très graves et très accusés; et nous avons été frappé de la concordance de ces symptômes dont l'ensemble constitue un état vraiment spécial[1]. Voici, si nous nous en rapportons à nos observations personnelles, les principaux traits de cet état.

Le traumatisme consiste presque toujours en un choc de la tête contre la paroi du wagon ou contre un autre obstacle; mais dans d'autres cas il est permis de supposer qu'il s'est produit seulement une très violente secousse de la masse encéphalique, sans heurt de la tête, dont le mouvement de projection serait arrêté brusquement par le reste du corps qui a subi une impulsion moins vive. D'ailleurs, la gravité des symptômes ultérieurs n'est pas toujours en rapport avec celle des lésions externes ; chez des sujets atteints ensuite de troubles profonds, l'accident primitif n'a occasionné quelquefois qu'une plaie peu étendue du cuir chevelu, ou une bosse sanguine ; dans les cas auxquels nous faisions allusion plus haut, il n'existe aucune trace de violence et le blessé assure que la tête n'a pas heurté.

Il est important de noter qu'il ne se produit pas toujours au moment de l'accident les symptômes classiques de la commotion cérébrale. Il est même rare, dans nos observations personnelles, que le blessé ait eu une perte de connaissance absolue, prolongée pendant plusieurs heures. Souvent, après avoir ou non perdu connaissance pendant quelques instants, il reste dans un état de stupeur, de paresse intellectuelle, qui

[1] Cet état peut s'observer également après tout ébranlement violent de la masse encéphalique, ébranlement qui, bien entendu, peut se produire dans des circonstances autres que l'accident de chemin de fer.

lui permet cependant d'accomplir d'une façon en quelque sorte automatique les divers actes nécessaires pour assurer son salut, pour continuer son voyage et regagner son domicile. Quelquefois la stupeur est bien moins marquée encore, et à peine appréciable pour les personnes qui entourent le blessé.

Quel qu'ait été le degré de ces premiers troubles cérébraux, ils se dissipent en général rapidement et d'une façon qui semble à peu près complète. Ce n'est qu'au bout de plusieurs semaines, et même de plusieurs mois, que commencent à apparaître quelques désordres de l'intelligence, caractérisés principalement par des bizarreries d'humeur, des troubles de la mémoire, et des défauts d'attention. Ces désordres sont d'abord peu marqués et ne reviennent qu'à des intervalles assez longs; mais ils augmentent graduellement et ils finissent par faire du blessé un homme incapable de vaquer non seulement à ses affaires, mais encore aux occupations ordinaires de la vie.

Deux traits nous ont paru dominer parmi les changements du caractère : la tristesse et l'irascibilité. La tristesse revient par accès en général peu prolongés, pendant lesquels le malade pleure et sanglote, sans pouvoir donner la raison du désespoir insurmontable dont il est saisi ; il reconnait souvent que son chagrin n'est pas causé par la conscience de son état de maladie, ni par aucun motif qu'il puisse expliquer. — L'irascibilité se manifeste par des accès de colère à l'occasion des motifs les plus futiles et les plus imprévus ; ces accès cessent aussi brusquement qu'ils ont éclaté.

Dans quelques cas le blessé a perdu complètement le souvenir des faits immédiatement antérieurs à l'accident. Mais le plus souvent ce n'est que quelque temps après celui-ci que la mémoire commence à se troubler, et c'est principalement sur les faits récents qu'elle est en défaut. Ce n'est pas seulement des hésitations et des défaillances, mais des oublis complets et absolus qu'on observe alors. Le malade ne se souvient plus qu'il a donné des rendez-vous; il oublie les conditions auxquelles il a traité une affaire, les commandes qu'il a faites, etc.

L'attention est la faculté qui finit par être le plus profondément atteinte. Les troubles sont d'abord assez légers ; le malade ne peut soutenir une longue conversation, il fait des erreurs fréquentes de calcul, etc. ; puis les désordres augmentent, et ils finissent par arriver au point que la lecture d'un fait divers du journal est complètement impossible, parce que le malade est incapable de suivre l'enchaînement des idées exprimées par les diverses propositions d'une même phrase. Tout effort intellectuel est d'ailleurs pénible et douloureux.

Au milieu de cet état, le jugement reste relativement assez bien conservé, le malade répond correctement aux questions qui lui sont posées, pourvu que celles-ci ne soient pas trop compliquées ; même dans ce cas, il s'arrête par fatigue, mais ordinairement ne fait pas un faux raisonnement. Sauf dans deux cas, nous n'avons vu ni délire, ni hallucinations. Nous n'avons pas noté non plus de pertes de connaissance, ni d'accès épileptoïdes.

En même temps les malades se plaignent presque toujours de maux de tête plus ou moins violents et constants, à siège variable ; d'insomnie, de cauchemars. Il existe fréquemment aussi des vertiges, de l'agoraphobie (peur des grands espaces).

La sensibilité présente des troubles variables : fourmillements dans les extrémités, hyperesthésie de la face et du cuir chevelu ; mais ces troubles ne sont pas constants. L'énergie musculaire est en général notablement amoindrie, mais sans qu'il existe de paralysies limitées. Nous avons noté plusieurs fois du tremblement musculaire, et notamment sur les muscles de la face, quand le malade est ému ou attentif.

Presque toujours, il existe simultanément des troubles des grandes fonctions de la vie organique. Les désordres digestifs sont les plus fréquents ; l'anorexie, les digestions laborieuses avec développement d'une quantité abondante de gaz dans l'estomac, les alternatives de constipation et de diarrhée s'observent souvent ; les vomissements se produisent quelquefois aussi. — Plusieurs malades ont eu des envies fréquentes d'uriner avec ou sans polyurie. Dans quelques cas il existe des palpitations ou des irrégularités du pouls, un peu de gêne de la respiration, sans lésions appréciables des poumons. Les fonctions génitales ont été toujours abolies, soit immédiatement, soit au bout d'un certain temps après l'accident.

C'est en général au bout d'un temps compris entre quelques mois et une année que les symptômes qui viennent d'être indiqués acquièrent un grand développement, et c'est alors que le malade devient incapable d'exercer une profession ou un métier quelconque, et même de vaquer aux occupations domestiques les plus simples.

Le pronostic est très grave; quand les troubles cérébraux sont bien accusés, multiples, et surtout quand ils sont survenus tardivement et graduellement, on ne peut guère espérer de guérison, ni même d'amélioration sérieuse et durable; c'est du moins ce qui nous a semblé résulter de nos observations personnelles. Chez aucun des onze blessés que nous avons examinés, nous n'avons vu survenir une amélioration persistante, bien que nous ayons observé quelques-uns d'entre eux plus de deux ans après l'accident. Sur ces onze individus, quatre à notre connaissance, sont morts au bout d'une à deux années, dont l'un en pleine démence. Quant aux autres, la persistance des troubles cérébraux, l'augmentation progressive des désordres des fonctions végétatives nous ont fait supposer que la mort avait dû être la terminaison plus ou mois lointaine des symptômes que nous avions observés pendant plusieurs mois. Il paraît cependant que la guérison n'est pas toujours impossible; nous avons appris qu'un homme, examiné par trois de nos collègues, qui avait présenté à la suite d'un accident de chemin de fer des troubles cérébraux graves, développés tardivement, aurait guéri ensuite presque complètement.

Faute d'autopsies, on ne sait pas quelles sont les lésions anatomiques des centres nerveux qui correspondent à ces troubles fonctionnels. Il est à noter seulement que les malades ne présentent ordinairement pas de symptômes qu'on puisse attribuer à une lésion étroitement localisée; la masse encéphalique semble atteinte dans son ensemble.

Accidents individuels. — L'écrasement sur les rails produit des blessures énormes; la tête est broyée, quelquefois complètement séparée du tronc, les membres sectionnés ou n'adhérant plus que par lambeaux de peau ou les gros troncs vasculaires et nerveux, etc. Le choc subi par un voyageur qui se lève sur l'impériale au moment du passage sous un tunnel, ainsi qu'on en observe quelquefois des exemples dans la banlieue de Paris, occasionne aussi des lésions extrêmement profondes, et presque toujours une mort immédiate.

Les blessures reçues par les ouvriers ou les employés ne diffèrent pas essentiellement des lésions produites dans d'autres circonstances. Il faut en excepter toutefois les tamponnements, dans lesquels l'ouvrier se trouve pris entre les tampons de deux wagons qui viennent heurter l'un contre l'autre ; il en résulte une compression limitée ordinairement au bassin et à la partie inférieure du tronc. Ces accidents peuvent ne produire que des lésions extérieures peu graves, des ecchymoses ou des contusions superficielles, sans fracture des divers os de la région ; et cependant il se produit en même temps des lésions des organes internes. Quelquefois la victime meurt sur le coup, ou en très peu de temps à la suite d'une rupture de l'estomac, de la vessie, etc. Dans d'autres cas, les lésions entraînent des troubles très prolongés de la santé et une incapacité de travail quelquefois définitive ; on voit ainsi se produire des paraplégies, des paralysies de la vessie et du rectum, des hémorrhagies vésicales et intestinales ; une hernie abdominale par éventration, etc. Dans un cas que nous avons observé, les troubles étaient plus complexes, et ont fini par intéresser toutes les grandes fonctions, sans prédominance des désordres médullaires, bien que la violence ait porté uniquement sur la partie inférieure du tronc. Ces troubles ont abouti, après deux ans, à une cachexie profonde qu'on ne pouvait attribuer qu'au traumatisme (voy. l'observation à la fin du livre).

§ V. — Questions de survi

Quand deux ou plusieurs personnes, parentes entre elles, succombent ensemble dans un accident, il est nécessaire de savoir laquelle a péri la première pour régler les questions de succession. La loi a prévu le cas où cette détermination serait impossible, et elle a fixé, en se basant sur l'âge et le sexe des personnes, dans quel ordre on admettrait qu'elles ont succombé.

Code civil. Article 720. Si plusieurs personnes respectivement appelées à la succession l'une de l'autre, périssent dans un même événement sans qu'on puisse reconnaître laquelle est décédée la première, la présomption de survie est déterminée par les circonstances du fait, et, à leur défaut, par la force de l'âge ou du sexe.

Art. 721. Si ceux qui ont péri ensemble avaient moins de quinze ans, le plus âgé sera présumé avoir survécu.

S'ils étaient tous au-dessus de soixante ans le moins âgé sera présumé avoir survécu.

Si les uns avaient moins de quinze ans et les autres plus de soixante, les premiers seront présumés avoir survécu.

Art. 722. Si ceux qui ont péri ensemble avaient quinze ans accomplis et moins de soixante, le mâle est toujours présumé avoir survécu, lorsqu'il y a égalité d'âge, ou si la différence qui existe n'excède pas une année.

S'ils étaient du même sexe, la présomption de survie qui donne ouverture à la succession dans l'ordre de la nature doit être admise : ainsi le plus jeune est présumé avoir survécu au plus âgé.

Les médecins interviennent quelquefois dans ces questions de survie, parce que les héritiers leur demandent s'il est possible d'établir par la nature des blessures, par l'examen des cadavres, et par les circonstances du fait, si telle ou telle personne a succombé la première ou la dernière. C'est là un problème qui ne comporte que rarement une solution précise et certaine, et toutes les considérations générales que les auteurs les plus renommés, comme Fodéré et Devergie, ont présentées à cet égard, ne nous paraissent pas susceptibles d'application pratique. On doit même dire que les consultations médicales qui ont été publiées sur les questions de cette nature n'ont fait, pour la plupart, qu'émettre des hypothèses plus ou moins soutenables, et dont on comprend que les juges n'aient pas toujours tenu compte[1].

Toutefois dans certains cas, dans ceux par exemple où il

[1] Cependant on lira avec intérêt une consultation de Tardieu sur ce sujet : Consultation médico-légale sur l'affaire Levainville (*Ann. d'hyg. publ. et de méd. lég.*, 2e série, 1873, t. XL).

s'agirait de mort par inanition, par l'action du froid ou d'une température trop élevée, on conçoit qu'on pourrait tirer un parti utile des indications que l'on possède sur ces sujets (voy. le chapitre VI, page 161) ; de même, quand parmi plusieurs personnes exposées à un même genre de mort, par exemple à la submersion, il en est une qui a reçu en outre, pendant qu'elle vivait encore, une blessure très grave, immédiatement mortelle.

La question de survie peut se poser aussi à l'occasion du meurtre simultané ou presque simultané de plusieurs personnes. Ici, le siège et la nature des blessures, la disposition des cadavres et des taches de sang sur le lieu du crime pourraient quelquefois fournir des indices très importants ; il faut se rappeler toutefois que des blessures très graves permettent quelquefois une survie d'une durée tout à fait inattendue.

CHAPITRE ONZIÈME

BLESSURES NON MORTELLES

L'expression *blessures* a une signification beaucoup plus étendue en médecine légale qu'en chirurgie. Foderé définit ainsi la blessure. « Toute lésion faite au corps humain par une cause violente d'où seront résultés, conjointement ou séparément, une commotion, une contusion, une piqûre, une plaie, une déchirure, une brûlure, une distorsion, une luxation, etc., soit que la cause ait été dirigée sur le corps, ou que le corps ait été dirigé sur la cause offensante. » — Un arrêt du tribunal de Lyon, en date des 8 et 15 décembre 1859, s'exprime ainsi : « Par l'expression générique de blessure, on doit entendre toute lésion, quelque légère qu'elle soit, ayant pour résultat d'intéresser le corps ou la santé d'un individu ». L'inoculation de certaines maladies virulentes a été considérée aussi cas comme une blessure.

Les principaux articles du code relatifs aux blessures sont les suivants : .

Code pénal, Article 309. Tout individu qui, volontairement, aura fait des blessures ou porté des coups, ou commis toute autre violence ou voie de fait, s'il est résulté de ces sortes de violences une maladie ou incapacité de travail personnel pendant plus de vingt jours, sera puni d'un emprisonnement de deux ans à cinq ans, et d'une amende de seize francs à deux mille francs.

Il pourra en outre être privé des droits mentionnés en l'article 42 du présent Code pendant cinq ans au moins et dix ans au plus, à compter du jour où il aura subi sa peine.

Quand les violences ci-dessus exprimées auront été suivies de mutilation, amputation ou privation de l'usage d'un membre, cécité, perte d'un œil, ou autres infirmités permanentes, le coupable sera puni de la réclusion.

Si les coups portés ou les blessures faites volontairement, mais sans intention de donner la mort l'ont pourtant occasionnée, le coupable sera puni de la peine des travaux forcés à temps [1].

Art. 310. Lorsqu'il y aura eu préméditation ou guet-apens, la peine sera, si la mort s'en est suivie, celle des travaux forcés à perpétuité ; si les violences ont été suivies de mutilation, amputation ou privation de l'usage d'un membre, cécité, perte d'un œil, ou autres infirmités permanentes, la peine sera celle des travaux forcés à temps ; dans le cas prévu par le premier paragraphe de l'article 309, la peine sera celle de la réclusion.

Art. 311. Lorsque les blessures ou les coups, ou autres violences ou voies de fait, n'auront occasionné aucune maladie ou incapacité de travail personnel de l'espèce mentionnée en l'article 309, le coupable sera puni d'un emprisonnement de six jours à deux ans, et d'une amende de seize francs à deux cents francs, ou de l'une de ces deux peines seulement.

S'il y a eu préméditation ou guet-apens, l'emprisonnement sera de deux à cinq ans, et l'amende de deux à cinq cents francs.

[1] Celui qui a porté des coups ou fait des blessures à un individu qui est ensuite décédé, dans les vingt jours, des suites d'une maladie accidentelle complètement étrangère à ces coups et blessures, n'encourt point l'aggravation de peine édictée par l'article 309, alors même que, de l'avis des hommes de l'art, ces coups et blessures eussent entraîné, s'il n'y avait pas eu décès pour une autre cause, une incapacité de travail de plus de vingt jours ; pour l'application de l'article 309, il faut s'arrêter uniquement au résultat effectif, sans pouvoir y substituer des calculs scientifiques plus ou moins certains. (*Cassation, 18 mars 1854*).

D'autres articles spécifient les cas où le meurtre ainsi que les blessures et les coups sont excusables, et ceux au contraire où ils sont aggravés par la qualité de la personne atteinte.

Les articles 319 et 320 sont relatifs aux blessures faites involontairement.

Article 319. Quiconque par maladresse, imprudence, inattention, négligence ou inobservation des règlements, aura commis *involontairement* un homicide, ou en aura été involontairement la cause, sera puni d'un emprisonnement de trois mois à deux ans, et d'une amende de cinquante francs à six cents francs.

Art. 320. S'il n'est résulté du défaut d'adresse ou de précaution que des blessures ou coups, le coupable sera puni de six jours à deux mois d'emprisonnement, et d'une amende de seize francs à cent francs, ou de l'une de ces peines seulement

Enfin, la victime de coups ou blessures peut demander une réparation pécuniaire, en vertu des articles suivants du *Code civil*.

Code civil. Article 1382. Tout fait quelconque de l'homme qui cause à autrui un dommage oblige celui par la faute duquel il est arrivé à le réparer.

Art. 1383. Chacun est responsable du dommage qu'il a causé non seulement par son fait, mais encore par sa négligence ou par son imprudence.

Art. 1384. On est responsable, non seulement du dommage que l'on cause par son propre fait, mais encore de celui qui est causé par le fait des personnes dont on doit répondre, ou des choses que l'on a sous sa garde.

Les expertises relatives aux blessures nécessitent en général la réponse aux questions suivantes : Existe-t-il une blessure, quelle est sa nature et sa cause ? La blessure entraînera-t-elle une incapacité de travail personnel d'une durée de plus ou moins de vingt jours ? Quelle sera approximativement la durée de cette incapacité de travail ? La blessure laissera-t-elle une infirmité ?

Quand une action civile est engagée, c'est-à-dire quand les dommages-intérêts sont demandés, l'expert doit s'attacher particulièrement à déterminer les conséquences de la blessure au point de vue de la durée de l'incapacité de travail, des infirmités, des désordres fonctionnels ou des troubles de la santé qu'elle peut entraîner, des soins qu'elle a nécessités et qu'elle nécessitera encore.

§ I. — Examen des blessures

Il est du devoir strict du médecin de ne procéder à l'examen d'une blessure, qu'autant que cet examen n'est pas de nature à occasionner un préjudice au blessé. Il serait évidemment coupable et absurde d'enlever l'appareil d'une fracture non consolidée, le pansement d'une blessure grave pour laquelle l'immobilisation et l'abri du contact de l'air sont des conditions essentielles de guérison, etc. On ne doit mettre une blessure à nu que lorsqu'on est certain, en raison des renseignements fournis sur la nature de cette blessure, ou en raison même de la simplicité du pansement, qu'aucun danger et aucune complication ne peuvent être le résultat de cette manœuvre. L'examen doit presque toujours être borné à une simple inspection, et sauf dans des cas tout à fait exceptionnels, il faut s'abstenir de sonder la plaie, d'y introduire des corps étrangers, etc.

Quand l'expert croit devoir différer l'examen de la blessure, il en informe le magistrat en indiquant l'époque approximative à laquelle ses constatations pourront être faites sans danger. Au point de vue de l'expertise, ce retard ne présente pas en général d'inconvénient ; presque toujours on peut aussi bien juger de la nature et des conséquences d'une blessure quand celle-ci est presque cicatrisée que quand elle est tout à fait récente. Cependant dans certains cas, il est nécessaire que le médecin traitant fournisse à l'expert des renseignements sur l'aspect primitif de la lésion, la marche qu'elle a suivie, les complications qu'elle a subies, etc.

La description des blessures doit être faite avec précision, afin de permettre de justifier des conclusions relatives d'une part à la gravité et aux conséquence des lésions, d'autre part à la nature de l'instrument vulnérant, aux conditions dans lesquelles les coups ont été portés, etc. S'il s'agit d'ecchymoses, on note leur siège, leur forme, leurs dimensions, leur coloration; s'il s'agit de plaies, on décrit leur forme, leur direction, l'aspect des bords, on mesure leurs dimensions et l'on s'efforce, tant par l'examen même de la blessure que par l'analyse des troubles fonctionnels que l'on observe, de déterminer quelles parties ont été atteintes et à quelle profondeur la lésion a pénétré.

Il est bon de recueillir toutes les déclarations du blessé relatives aux circonstances dans lesquelles il a été frappé, à la nature de l'arme ou de l'instrument qu'il dit avoir été employé, aux conséquences immédiates de la blessure; l'expert apprécie ainsi sur quels points la discussion pourra porter ultérieurement, et il est à même de diriger plus spécialement son attention sur les indices qui sont de nature à confirmer les allégations du plaignant ou au contraire à les démentir.

Il est souvent nécessaire d'examiner aussi les vêtements que portait le blessé; on peut mieux apprécier à l'aide de cet examen la direction des coups, la nature de l'instrument vulnérant, etc.

§ II. — Conséquences des blessures

La détermination de la durée de l'incapacité de travail occasionnée par la blessure a une très grande importance, puisque suivant que cette durée est supérieure ou non à vingt jours, la peine que le coupable encourt varie considérablement.

L'appréciation exacte de cette limite de vingt jours est quelquefois délicate, et entraîne de la part de l'expert certaines hésitations. On peut les éviter en partie en s'imposant comme règle de conduite, chaque fois qu'un doute subsiste, de revoir le blessé après le vingtième jour, de constater s'il n'a pas repris son travail et d'apprécier s'il est réellement incapable de le faire. — Dans certains cas, il y a lieu de se demander, avant de fixer la durée de l'incapacité de travail, ce que l'on doit entendre par l'expression : « *travail personnel* » qu'emploie la loi. D'après la jurisprudence, il semble établi qu'au point de vue de la peine à appliquer au coupable (mais non pas au point de vue de l'indemnité à allouer à la victime) on doit entendre par ces mots l'incapacité d'un travail physique, tel que celui du manœuvre, exigeant l'accomplissement régulier des fonctions de l'économie, mais ne réclamant pas l'intégrité absolue d'un organe particulier, ou d'une partie spéciale du corps. Il s'agit d'une incapacité du travail envisagé d'une façon générale, mais non pas d'un travail professionnel spécial. Ainsi des blessures aux doigts, tout en étant légères, peuvent empêcher pendant plus de vingt jours l'exercice de la profession de couturière, de pianiste, ou d'autres occupations exigeant la sensibilité complète et la liberté absolue des mouvements de la main, et cependant la durée de l'incapacité de travail, telle que l'entend la jurisprudence, sera bien inférieure à ce délai. Mais à notre sens, l'expert doit laisser absolument aux magistrats le soin d'interpréter les expressions qui se trouvent dans le Code ; seulement il est de son devoir, chaque fois qu'il aperçoit que cette interprétation est susceptible de soulever quelques difficultés, d'exposer nettement dans ses conclusions les diverses conséquences des blessures. Dans l'exemple qui vient d'être cité, l'expert dirait que la blessure était de nature à entraîner une incapacité de tout travail pendant quatre ou cinq jours (par exemple) ; mais qu'en raison de son siège particulier, elle rendra impossible l'exercice de la profession de couturière pendant plus de vingt jours.

Dans certains cas, la durée de l'incapacité de travail, prise dans le sens général qui vient d'être indiqué, est voisine de vingt jours, mais on est embarrassé pour déclarer si elle est supérieure ou non à ce chiffre. Pour faire une évaluation équitable, il est bon, à notre avis, d'oublier momentanément qu'on est en présence d'un plaignant, de supposer qu'on est consulté, non pas à titre d'expert, par un blessé, atteint accidentellement, qui est pressé de reprendre son travail, et qui demande dans combien de temps il pourra le faire sans imprudence et sans crainte de compromettre sa guérison. En partant de cette donnée, on reste, croyons-nous, dans la vérité et dans l'esprit de la loi, bien qu'en fait les conclusions du rapport soient quelquefois contestées ou reçoivent un démenti apparent. Ainsi une personne aisée attendra avant de reprendre ses occupations que tous les troubles fonctionnels aient complètement disparu, que les divers mouvements n'occasionnent plus aucune douleur, et quelquefois elle protestera contre l'évaluation de l'expert qu'elle trouve insuffisante. A cela il faut répondre qu'on a déterminé une *incapacité* de travail, et non pas le temps pendant lequel peut subsister une certaine gêne des mouvements, ou des troubles légers de la santé. Au contraire un malheureux dénué de ressources, et pressé par le besoin, reprend son travail dès qu'il n'y trouve pas d'obstacle insurmontable, avant que des plaies souvent profondes ne soient cicatrisées; il s'expose ainsi à des complications graves et retarde le moment de la guérison définitive. Quelque court qu'ait été le repos pris par lui, nous pensons que l'expert doit cependant déclarer, en se servant du criterium indiqué plus haut, que la blessure était de nature à entraîner une incapacité de travail de plus de vingt jours.

Quelquefois les blessures sont relativement légères et se cicatrisent en peu de temps, mais elles laissent un état général qui prolonge l'incapacité de travail. Il en est ainsi quand il est survenu des hémorrhagies abondantes, par exemple à la suite de plaies du cuir chevelu ou d'un vaisseau d'un certain calibre; la nature des symptômes accusés par le blessé: vertiges, tintements d'oreille, éblouissements, palpitations de cœur, etc., ainsi que la pâleur des muqueuses, montrent que les allégations sont véridiques. Dans d'autres cas les violences subies et aussi l'émotion éprouvée par le blessé laissent des troubles digestifs très accusés, une sorte d'embarras gastrique, avec nausées, vomissements, diarrhée, anorexie, langue chargée, et une diminution des forces assez grande pour reculer de plusieurs jours le moment où la reprise du travail est possible. Les violences ayant porté sur la tête, et plus spécialement, les contusions, laissent très souvent de la céphalalgie et des vertiges survenant surtout quand la tête est inclinée, et qui apportent un obstacle réel à l'exercice d'un métier.

Dans d'autres cas, la blessure était légère par elle-même, mais l'incapacité de travail est devenue supérieure à vingt jours parce qu'il est survenu une complication : lymphangite, éryispèle, etc. Cette circonstance doit être formellement indiquée dans le rapport médical.

De même quand la guérison d'une lésion peu grave est longtemps retardée par suite d'un mauvais état général existant antérieurement : diabète, cachexies de diverses natures, l'expert doit établir ce fait, indiquer que chez un sujet sain la blessure aurait guéri rapidement, et laisser aux magistrats le soin de tirer de ces données les conclusions qu'elles comportent au point de vue de l'application de la loi.

C'est aussi un devoir pour l'expert de faire ressortir que la prolongation de l'incapacité de travail est due à ce que le blessé n'a pris aucun des soins que le bon sens le plus vulgaire indique, qu'il a laissé par exemple, ainsi qu'on le voit quelquefois, des plaies plus ou moins profondes dépourvues de tout pansement, exposées à la contamination extérieure, au frottement des vêtements, etc., ou que la cicatrisation a été certainement retardée par l'application de pommades ou d'autres topiques irritants, par des manœuvres absurdes conseillées par des voisins, des herboristes, etc. A la condition que l'influence de telles pratiques soit bien certaine, il est évident qu'il serait injuste d'en laisser les conséquences incomber à l'auteur de la blessure.

Les infirmités définitives laissées par les blessures doivent être indiquées non seulement parce qu'elles servent de base à l'application de la peine (article 310 du Code pénal), mais aussi parce qu'elles peuvent motiver une demande en dommages-intérêts. Dans les cas où l'infirmité n'a pas été la conséquence directe de la blessure, mais d'une complication de celle-ci, il faut avoir soin de mentionner aussi cette circonstance dans le rapport.

DEUXIÈME SECTION

QUESTIONS RELATIVES A L'INSTINCT SEXUEL ET A LA GÉNÉRATION

CHAPITRE PREMIER

VIOL ET ATTENTATS A LA PUDEUR

LÉGISLATION

Code pénal. Article 331. Tout attentat à la pudeur, consommé ou tenté sans violence sur la personne d'un enfant de l'un ou de l'autre sexe, âgé de moins de treize ans, sera puni de la réclusion.

Sera puni de la même peine l'attentat à la pudeur commis par tout ascendant sur la personne d'un mineur, même âgé de plus de treize ans, mais non émancipé par le mariage.

Art. 332. Quiconque aura commis le crime de viol sera puni des travaux forcés à temps.

Si le crime a été commis sur la personne d'un enfant au-dessous de l'âge de quinze ans accomplis, le coupable subira le maximum de la peine des travaux forcés à temps.

Quiconque aura commis un attentat à la pudeur consommé ou tenté avec violence contre des individus de l'un ou l'autre sexe, sera puni de la réclusion.

Si le crime a été commis sur la personne d'un enfant au-dessous de l'âge de quinze ans accomplis, le coupable subira la peine des travaux forcés à temps.

Art. 333. Si les coupables sont les ascendants de la personne sur laquelle a été commis l'attentat, s'ils sont de la classe de ceux qui ont autorité sur elle [1], s'ils sont ses instituteurs ou ses serviteurs à

[1] Il s'agit d'une autorité de *fait* aussi bien que d'une autorité *de droit* ; ainsi l'article 333 pourrait être appliqué à un médecin qui aurait violé une jeune fille confiée à ses soins.

gages, ou serviteurs à gages des personnes ci-dessus désignées, s'ils sont fonctionnaires ou ministres d'un culte, ou si le coupable, quel qu'il soit, a été aidé dans son crime par une ou plusieurs personnes, la peine sera celle des travaux forcés à temps dans le cas prévu par le paragraphe 1 de l'article 331, et des travaux forcés à perpétuité dans les cas prévus par l'article précédent.

Le *viol* est l'acte par lequel un homme se livre au coït sur une femme non consentante, que cette femme soit vierge ou déflorée antérieurement. Le coït peut être accompli sans le consentement de la femme, soit que l'homme use de violences, soit qu'il ait recours à la ruse, en surprenant par exemple la femme pendant son sommeil, ou alors que pour une cause quelconque elle est incapable de résister; dans tous ces cas il y a viol.

L'*attentat à la pudeur* consiste en général en des attouchements exécutés sur les parties génitales, soit avec les mains, soit avec la verge, quand il n'est pas établi que le coït a eu lieu, ou quand il est prouvé qu'il n'a pu être exercé. Mais d'autres faits sont encore considérés comme des attentats à la pudeur ; d'une façon générale on poursuit comme tels tous les actes impudiques, autres que le viol, exercés par une personne sur une autre, non seulement dans le but de satisfaire une jouissance vénérienne, mais encore par curiosité, vengeance ou dépravation. Ainsi un mari qui exerce sur sa femme des actes contraires aux fins légitimes du mariage, soit en employant la violence, soit en lui déguisant le côté impudique de ces actes, peut être poursuivi pour attentat à la pudeur[1].

1 Les expertises relatives au viol et à l'attentat à la pudeur sont très fréquentes ; sur un total de 1050 expertises qui nous ont été confiées, 336 concernent cette question.

Voici d'un autre côté le *nombre moyen annuel*, par périodes quinquennales, des accusés de viols et d'attentats à la pudeur, pour toute la France.

VIOLS ET ATTENTATS A LA PUDEUR SUR DES ADULTES		VIOLS ET ATTENTATS A LA PUDEUR SUR DES ENFANTS	
1841-1845	207	1841-1845	359
1846-1850	217	1846-1850	431
1851-1855	234	1851-1855	608
1856-1860	224	1856-1860	702
1861-1865	214	1861-1865	766
1866-1870	153	1866-1870	755
1871-1875	145	1871-1875	748
1876-1880	122	1876-1880	809

Avant d'exposer ce qui est relatif au viol et à l'attentat à la pudeur, nous indiquerons d'abord les règles de l'expertise en pareille matière, et les particularités de la conformation des parties génitales externes de la femme qui doivent être spécialement connues du médecin légiste.

I. — Règles de l'expertise

Le médecin ne doit, autant que possible, procéder à l'examen d'une femme, d'une fille ou d'une enfant qu'en présence des parents ou d'une autre personne ; il évite ainsi les interprétations calomnieuses qu'on pourrait donner à son intervention, d'après le récit de la personne examinée.

Il est bon que le médecin demande à la plaignante ou aux parents de celles-ci tous les renseignements relatifs à la nature des attentats allégués, à leur nombre, à l'époque à laquelle ils auraient été commis, sur les conséquences qu'ils ont eues immédiatement ou ultérieurement. Mais il ne faut consigner dans le rapport que ceux de ces renseignements qui doivent être discutés pour éclairer des questions purement médicales, comme par exemple la date d'apparition d'un écoulement, les caractères qu'il aurait présentés, l'hémorrhagie qui se serait produite au moment de l'attentat, l'affirmation de la plaignante qu'elle se serait sentie mouillée par le sperme (afin de signaler l'utilité qu'il y aurait à examiner les vêtements portés à ce moment), etc. Les déclarations qui concernent la nature des actes, leur répétition, la désignation de celui qui les a commis ne doivent pas en général être enregistrées par le médecin ; en les rapportant il sort de son rôle d'expert pour prendre celui d'un témoin ordinaire, qui ne lui convient pas.

Il arrive quelquefois qu'une femme ou une fille ne consent pas à se soumettre à l'examen ordonné par un magistrat ; en pareil cas le médecin, après avoir expliqué à la femme, s'il le juge utile, la nécessité de son intervention, n'a qu'à se retirer et à informer le magistrat de ce refus. D'autres fois la femme est bien consentante, mais elle oppose une résistance en quelque sorte instinctive aux manœuvres nécessaires pour l'examen détaillé des organes ; les petites filles apportent quelquefois aussi, malgré les efforts des parents, une résistance et une indocilité complètes. Si toutes les exhortations ont échoué, il vaut mieux arrêter l'examen et ne pas faire de conclusions, plutôt que de décrire des organes qu'on n'aura pu apercevoir que très incomplètement et pendant les courts instants d'immobilité de l'enfant.

Pour procéder à l'examen, il faut faire placer la plaignante dans le décubitus dorsal sur une table, ou sur le bord d'un lit, quand on n'a pas à sa disposition le meuble spécialement destiné à ces sortes d'investigations. On fait plier les genoux, écarter les cuisses aussi fortement que possible, et avec les doigts d'une main on écarte les grandes lèvres de façon à bien apercevoir toutes les parties de la vulve, qu'on inspecte en détail. L'examen de l'hymen est la partie la plus délicate de la tâche du médecin. Chez les petites filles, il arrive très souvent que l'orifice de cette membrane n'apparaît pas d'abord, malgré l'écartement extrême des cuisses et celui des grandes lèvres; on parvient à distinguer cet orifice en déplaçant brusquement le bassin de l'enfant ou en la faisant tousser, exercer un effort, ou bien encore en opérant une traction sur la fourchette ou sur l'orifice de l'urèthre qu'on ramène en haut. Quelquefois, pour bien apprécier l'état des bords de l'hymen, il faut introduire dans le vagin une sonde de femme qu'on ramène ensuite obliquement de façon à déplisser successivement toutes les parties de la membrane. La même manœuvre est très souvent nécessaire quand il s'agit d'une fille pubère ; mais alors l'orifice est ordinairement assez large pour permettre l'introduction du doigt et le déplissement de la membrane est aussi plus facile.

Pour peu qu'il y ait lieu de soupçonner l'existence d'une blennorrhagie, il faut rechercher si l'urèthre contient du pus, et pour cela après avoir soigneusement essuyé les parties génitales, on comprime le canal à l'aide du doigt introduit dans le vagin; chez les petites filles cette recherche est beaucoup plus difficile, parce que, même quand on peut passer une sonde de femme à travers l'hymen, la compression de l'urèthre est très incomplète. — Il faut aussi avoir soin de s'informer si la miction a eu lieu depuis peu de temps.

Dans tous les cas, même quand il n'existe pas de traces d'affections vénériennes ou syphilitiques, il est bon de constater l'état des ganglions inguinaux. De même il est utile de rechercher rapidement s'il existe ailleurs que sur les organes génitaux quelques traces de syphilis ; il est évident que la recherche doit être beaucoup plus minutieuse quand il y a des raisons particulières de soupçonner l'existence de cette maladie.

Lorsque la femme a ses règles au moment de l'examen, il est presque toujours nécessaire de différer cet examen ou du moins de le recommencer quand les parties sont revenues à leur état normal. Il est aussi, comme nous le verrons plus loin, beaucoup d'autres cas où il est nécessaire d'examiner à plusieurs reprises une femme ou une enfant, pour suivre l'évolution d'une lésion, d'une affection des parties génitales, et pouvoir en interpréter exactement la signification.

§ II — Conformation de la vulve chez les femmes, les jeunes filles et les enfants

Les parties principales de la vulve qui doivent être étudiées au point de vue médico-légal sont : les grandes lèvres, les petites lèvres, le clitoris, le méat urinaire et la membrane hymen.

Les *grandes lèvres* sont deux replis cutanés qui s'étendent du *mont de Vénus* à la partie antérieure du périnée. Leur commissure postérieure forme une sorte de bride légèrement saillante, désignée sous le nom de *fourchette*. Chez les petites filles, les grandes lèvres sont généralement épaisses, saillantes, et fermes, ce qui est dû à la proportion relativement considérable du tissu cellulo-adipeux qui double la peau. Il en résulte que chez l'enfant, et souvent aussi chez la jeune fille, les deux grandes lèvres sont appliquées l'une contre l'autre par leur face interne, et ferment la vulve dont les autres parties se trouvent cachées, à moins que les cuisses ne soient fortement écartées. Mais on comprend que toutes les fois que le tissu cellulo-adipeux aura disparu ou aura diminué pour une cause quelconque (amaigrissement, maladie, etc.), cet aspect changera, et que les grandes lèvres moins volumineuses, moins fermes, resteront plus ou moins écartées. L'âge rend aussi les grandes lèvres moins résistantes, plus flasques, sans doute par suite du relâchement des fibres élastiques et musculaires de la peau; il se passe là la même chose qu'aux seins, par exemple.

Les *petites lèvres* sont deux autres replis situés en dedans des grandes lèvres, et les doublant dans leur moitié supérieure, Elles prennent naissance à peu près au niveau du diamètre transversal du vagin, augmentent graduellement de volume, puis se divisent en deux branches: l'une inférieure, très courte, passe au-dessous du clitoris et s'unit à celle du côté opposé; l'autre, supérieure, passe au-dessus du clitoris, et forme, en s'unissant à sa congénère, le *prépuce* du clitoris, Chez l'enfant, et quelquefois chez la jeune fille, les petites lèvres sont recouvertes complètement par les grandes lèvres, et ne peuvent être aperçues que lorsqu'on écarte celles-ci; elles sont alors d'une coloration rosée. Chez les femmes et parfois aussi chez les jeunes filles, les petites lêvres sont souvent allongées en forme de triangle à sommet inférieur et dépassent les grandes lèvres, quelquefois de plusieurs centimètres; la partie saillante est alors sèche comme la peau, et d'une coloration brunâtre. Sur les deux faces des petites lèvres, mais principalement sur la face interne, se trouvent des glandes sébacées qui forment souvent de petits points jaunâtres de la grosseur d'une tête d'épingle.

Le *clitoris* est un petit organe érectile terminé par une extrémité arrondie que l'on désigne sous le nom de *gland*; il est recouvert par les replis venant des petites lèvres et qui forment le *prépuce*. Il faut noter dans un examen médico-légal le volume du clitoris, son état de congestion habituelle se traduisant par la coloration violacée de la muqueuse, et son érectilité quand elle s'est manifestée pendant l'examen.

Le *méat urinaire* est situé au-devant de l'extrémité antérieure du vagin, au niveau d'une petite éminence qui est la terminaison de la colonne antérieure du vagin; ce tubercule est en général beaucoup plus saillant chez les petites filles.

La *membrane hymen* ferme plus ou moins complètement

l'entrée du vagin. Plusieurs auteurs anciens considéraient l'existence de cette membrane comme douteuse ou non constante, opinion qu'on ne peut expliquer que par la façon défectueuse dont l'examen était pratiqué. Il est certain que, sauf peut-être dans des cas extrêmement rares, on peut toujours trouver l'hymen ou du moins ses vestiges. Ainsi que la plupart des auteurs modernes, nous n'avons jamais vu cette membrane manquer. Toutefois, on doit reconnaître que dans certains cas elle est assez difficile à apercevoir, soit qu'elle ait été plus ou moins complètement détruite, soit qu'elle soit encore intacte, mais que sa situation et sa forme la rendent peu accessible à la vue. Chez les petites filles, elle semble très profondément placée, en raison de la saillie des grandes lèvres, qui forment avec les petites lèvres une sorte d'entonnoir au fond duquel se trouve l'entrée du vagin.

Diverses formes de la membrane hymen restée intacte. — La membrane hymen, alors qu'elle est intacte, présente de très nombreuses variétés relativement à sa consistance, à son épaisseur, et à la forme de l'orifice qu'elle présente.

Son épaisseur est ordidairement d'environ 0m,001 ; elle est quelquefois notablement plus grande, et dans d'autres cas beaucoup moindre ; on a même décrit des hymens en *pelure d'oignon*. Sa consistance est tantôt assez ferme, quelquefois même presque tendineuse, tantôt au contraire elle est lâche, molle, élastique ; la membrane se laisse alors déprimer facilement et profondément sans se déchirer. On peut citer comme un exemple caractéristique de cette variété, qui n'est pas très rare, le cas rapporté par le docteur Martinelli [1]. Chez une femme de 30 ans, sur le point d'accoucher, on trouvait à 0m,03 ou 0m,04 de l'entrée du vagin un cul-de-sac paraissant imperforé ; au moment de la sortie de l'enfant, la tête vint proéminer, coiffée de la membrane hymen qui présentait deux ouvertures dont la plus grande avait seulement le diamètre d'une lentille, et qu'on dut inciser. Or cette femme

[1] Union médicale du 18 avril 1872 (cité *in Rapport à la soc. de méd. lég.* Sur la valeur de l'existence de la membrane hymen comme signe de virginité. *Ann. d'hyg. publ. et de méd. lég.*, 2e série, t. XXXVIII.

était mariée depuis 10 ans, et jamais son mari ni elle n'avaient soupçonné cette presque imperforation de l'hymen ; la membrane avait été refoulée sans opposer d'obstacle au coït. — Nous reviendrons plus loin sur l'importance pratique de ces variétés de consistance.

La forme et les dimensions de l'orifice hyménéal varient beaucoup suivant les sujets. Il est même probable que chez un même sujet la forme de l'orifice varie suivant l'âge, car certaines formes s'observent beaucoup plus souvent chez les filles pubères. Ces formes peuvent être ramenées aux types suivants.

L'*hymen labié* offre un orifice en forme de fente verticale, occupant presque toute l'étendue de la membrane, cette fente

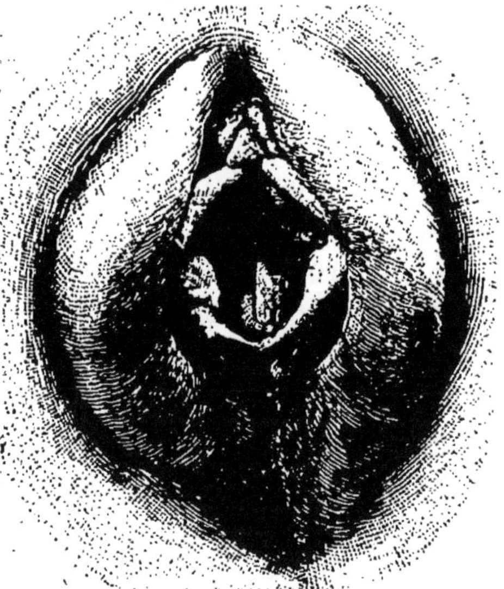

Fig. 24. — Hymen labié.

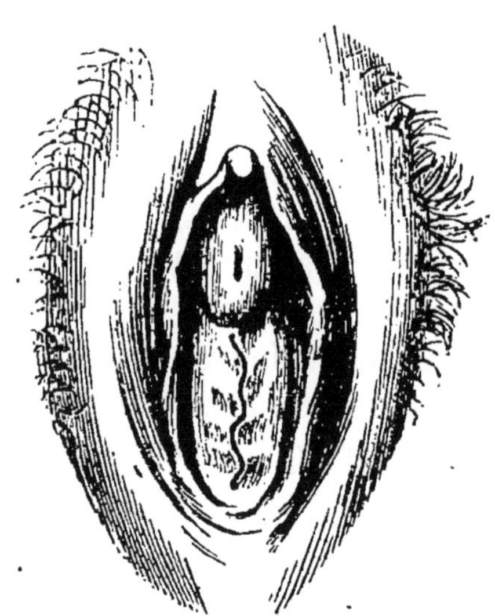

Fig. 25. — Hymen labié (Roze).

commence à l'extrémité antérieure de l'hymen et se termine à $0^m,001$ ou $0^m,002$ de son extrémité postérieure ; quelquefois elle n'est pas tout à fait rectiligne, mais un peu sinueuse, ainsi qu'on peut le voir sur les figures 24 et 25. L'hymen se trouve ainsi divisé en deux valves, en deux fragments latéraux, qui représentent en quelque sorte une troisième paire de lèvres. Ces lèvres sont assez souvent plissées et froncées, comme si elles étaient trop longues pour la place qu'elles occupent ; quelquefois aussi, mais plus rarement, chacune des valves présente sur son bord libre une, deux, ou trois encoches ou scissures, perpendiculaires ou non à ce bord, et présentant une profondeur plus ou moins grande ; elles peuvent diviser complètement l'hymen et pénétrer jusqu'à son bord périphérique. Il en résulte que chaque moitié de l'hymen est divisé en lobes secondaires, légèrement imbriqués entre eux. Ces encoches sont généralement disposées symétriquement sur chaque moitié de l'hymen. Nous avons observé plusieurs fois cette disposition chez des nouveau-nés.

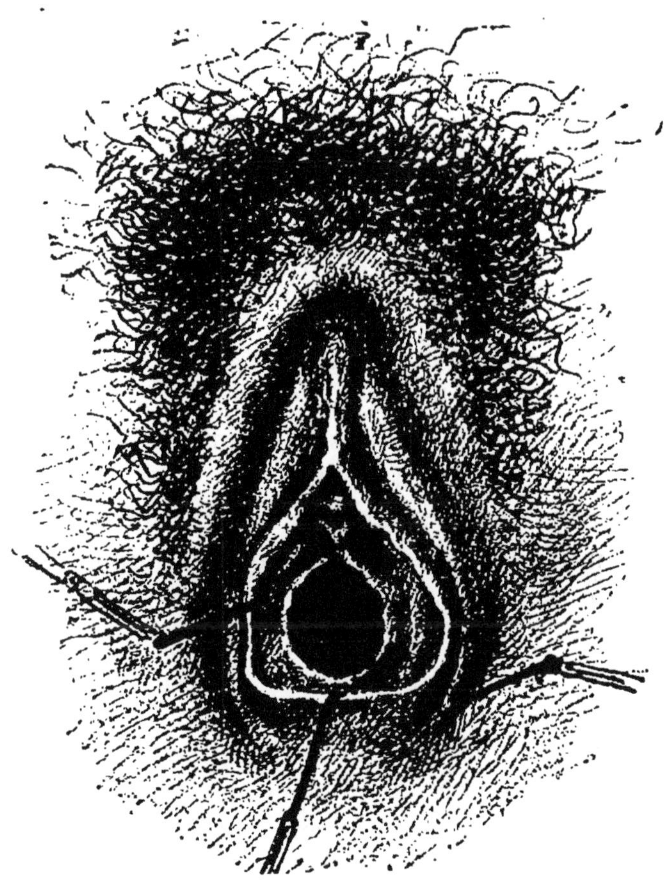

FIG. 26. — Hymen annulaire d'une jeune fille de 17 ans.

L'hymen *annulaire* présente un orifice régulièrement circulaire (figure 26).

L'orifice offre souvent aussi la forme d'un *croissant* à concavité supérieure (fig. 27) ; ou celle d'un cœur de carte à jouer dont la languette supérieure correspond à l'extrémité de la colonne antérieure du vagin.

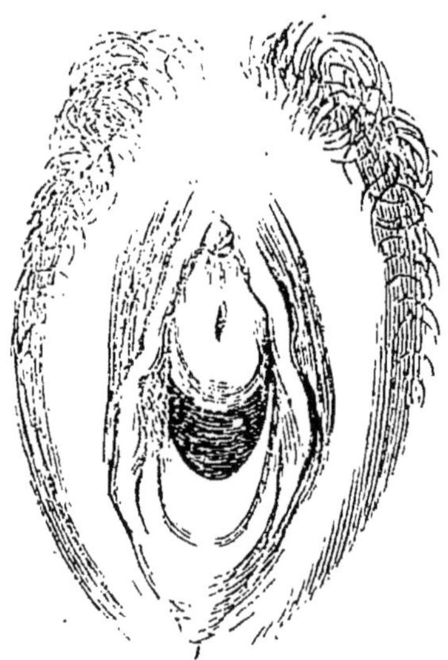

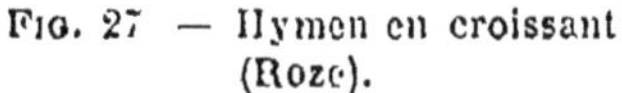

Fig. 27 — Hymen en croissant (Roze).

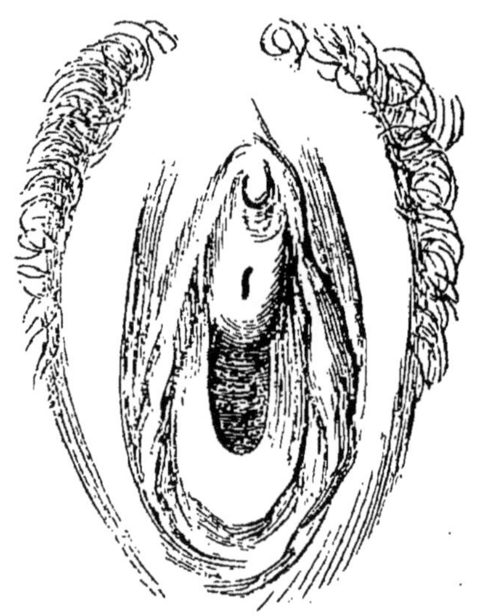

Fig. 28. — Hymen en croissant allongé, ou en fer à cheval (Roze).

Les orifices circulaires, en croissant, ou en cœur, sont presque toujours à bords parfaitement nets et réguliers ; quelquefois cependant, mais rarement, ils présentent des encoches comme l'hymen labié.

Ces quatre formes d'hymen se rencontrent surtout chez les jeunes enfants ; après la puberté, on note quelquefois encore une forme aussi nette, comme on peut le voir par exemple sur la figure 26 qui reproduit les parties génitales d'une jeune fille de 17 ans ; mais le plus souvent l'orifice n'est pas ou ne semble pas aussi bien dessiné. La membrane étant plus grande forme en général beaucoup de plis qu'il faut un certain soin pour développer, et elle ne peut être tendue complètement, en sorte que, suivant le sens que l'on donne à la traction le contour de l'orifice change ; il se rapproche ordinairement de la forme labiée ou de la forme circulaire. Ce qu'il importe de remarquer c'est que souvent, beaucoup plus fréquemment que chez l'enfant, l'orifice présente des encoches qui ne sont pas toujours disposées symétriquement de chaque côté. Il n'est pas rare de voir ces encoches très multipliées, et l'hymen divisé en une foule de lobes séparés par des scissures plus ou moins profondes. Souvent il existe, en même temps que ces découpures, de nombreuses languettes qui prennent leur insertion à la face profonde de la membrane, et dont les saillies forment une sorte de collerette autour de l'orifice ; l'hymen est dit alors *corolliforme*.

A côté de ces types habituels de l'hymen, il faut signaler quelques formes rares. Ainsi quelquefois les lobes dont nous venons de parler sont nombreux, longs, très minces et forment des sortes de franges ; l'hymen est dit en effet *frangé (fimbriatus)* (fig. 29). Dans d'autres cas l'orifice est divisé en deux par une bandelette de la membrane, dirigée dans le sens antéro-postérieur, et qui forme une sorte de pont (fig. 30) ; nous avons observé une dizaine de fois cette disposition, et nous l'avons vue notamment chez deux sœurs. — On a décrit encore l'hymen *criblé (cribriformis)*, qui présente un grand nombre de petits trous.

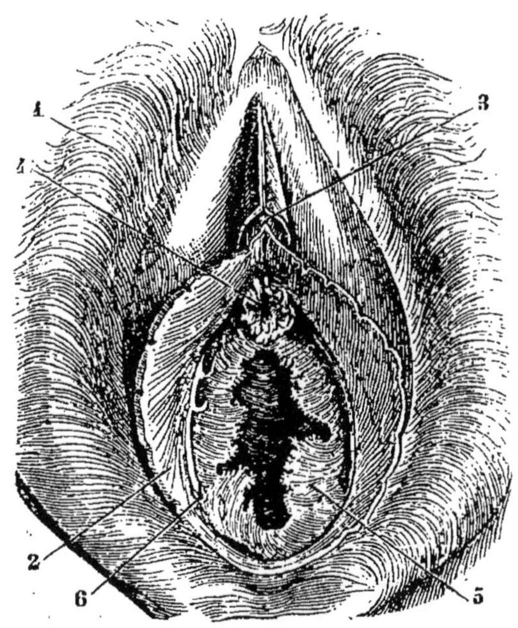

Fig. 29. — Hymen frangé [1].

Les dimensions de l'orifice hyménal présentent aussi quelques variations. Chez les petites filles au-dessous d'une dizaine d'années, il est rare qu'il puisse admettre l'extrémité du petit doigt, mais il laisse ordinairement passer avec facilité une sonde de trousse. Chez la fille adulte, l'hymen admet presque toujours l'extrémité du doigt et permettrait

[1] 1 grandes lèvres. 2 petites lèvres. 3 clitoris. 4 orifice de l'urèthre, entouré de franges analogues à celles de l'hymen. 5 hymen. 6 lacunes. (D'après Luschka, *Anatomie des Menschen*).

même assez souvent l'introduction d'un corps plus volumineux.

Quelquefois l'orifice est relativement très grand, l'hymen est réduit à une mince bandelette circulaire, et en faisant

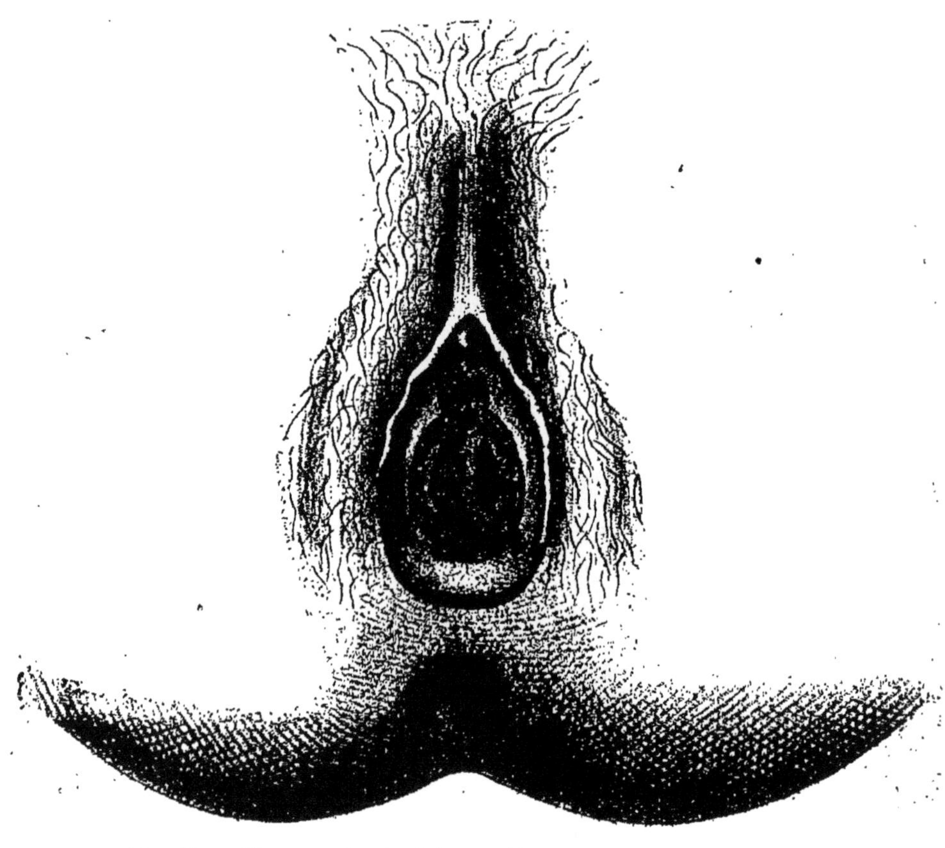

FIG. 30. — Hymen présentant deux orifices séparés par un pont. (Delens.)

écarter les cuisses on aperçoit les parois du vagin. Nous avons vu cette disposition chez une petite fille de 10 ans; l'hymen, représenté par un anneau très étroit, n'offrait pas de déchirures sur son bord libre qui était net et régulier; l'enfant disait avoir eu plusieurs fois des rapports sexuels avec de jeunes garçons, et les parents déclaraient qu'elle se livrait à la masturbation.

Dans d'autres cas, très rares du reste, l'orifice est très petit, peut avoir à peine les dimensions d'une lentille [1] (fig. 31 et 32); il y a aussi des exemples d'hymen complètement imperforé.

De la membrane hymen chez les femmes qui ont eu de nombreux rapports sexuels ou qui ont accouché. — Quand l'hymen a été largement déchiré, que la femme a eu depuis longtemps des rapports sexuels, ou qu'elle est accouchée

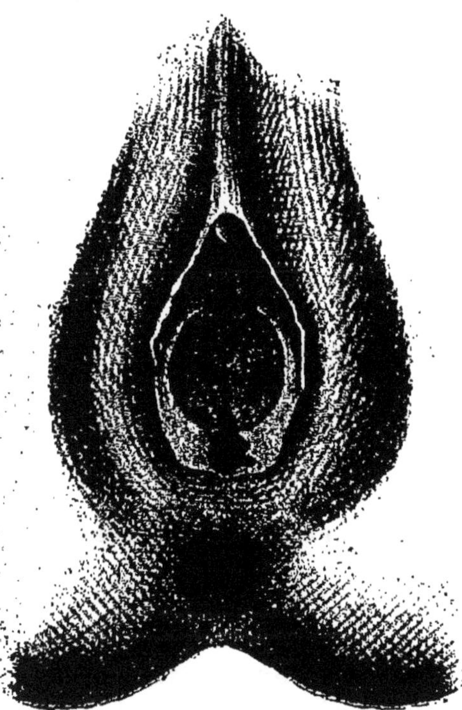

Fig. 31. — Hymen à orifice très étroit, (Delens).

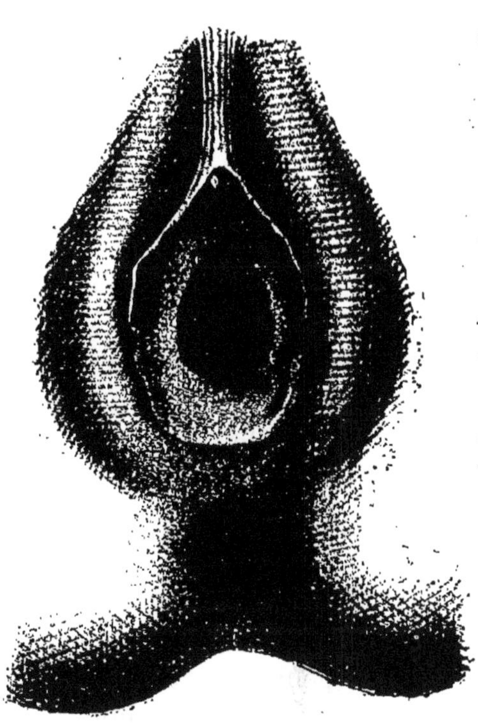

Fig. 32. — Hymen à orifice punctiforme. Il existe une ulcération de la fourchette. (Delens.)

une ou plusieurs fois, on ne trouve plus que les vestiges de l'hymen, qui sont désignés sous le nom de *caroncules myrtiformes*. Ces débris se trouvent surtout sur les parties latérales de l'orifice du vagin; ils sont de dimensions variables, souvent très petits, et sont constitués par des lambeaux affectant les formes de végétations, tubercules, crêtes de coq,

[1] Delens. De quelques vices de conformation de l'hymen (*Ann. d'hyg. publ. et de méd. lég.*, 2e série, 1877, t. XLVII), avec planches.

languettes, excroissance polypiforme, etc. Il est quelquefois assez difficile d'apercevoir au premier abord ces caroncules. S'il s'agit par exemple d'une femme qui a eu plusieurs enfants, on voit, quand les cuisses sont écartées, l'orifice du vagin largement ouvert, et qui paraît comblé par la muqueuse vaginale dont les plis se confondent avec les caroncules ; on parvient à distinguer celles-ci en les isolant avec le doigt promené à l'entrée du vagin.

ARTICLE PREMIER. — VIOL

Nous avons donné déjà la définition du viol (p. 281); pour qu'il soit consommé, il faut qu'il y ait eu introduction de la verge dans le vagin. Au point de vue de l'expertise, il y a lieu de distinguer les cas où le viol est commis sur une femme antérieurement déflorée, ou sur une fille vierge.

§ I. — Viol sur une femme antérieurement déflorée.

On comprend que lorsqu'il s'agit d'une femme qui a eu antérieurement des rapports sexuels, la preuve médicale du viol ne peut être faite que dans des circonstances exceptionnelles. Il est rare en effet que l'introduction violente et non consentie du pénis laisse dans ces cas des traces sur les parties sexuelles. Une seule fois nous avons constaté des marques de violences sur les organes génitaux d'une femme victime d'un viol, et d'ailleurs déflorée depuis longtemps. Cette femme avait été attirée dans une écurie par quatre hommes qui avaient successivement exercé le coït sur elle. Cinq jours après, on apercevait à la vulve et à l'entrée du vagin des ecchymoses et plusieurs érosions superficielles; mais ces lésions avaient pu être faites par les doigts, car le viol avait été accompagné, paraît-il, d'attouchements violents. La muqueuse de la vulve était tuméfiée, chaude, très douloureuse, mais était à peine humectée par une très minime quantité de muco-pus.

En l'absence de lésions sur les organes génitaux, les traces de lutte sur les diverses parties du corps, les marques de contusions, des ecchymoses, qui attestent les violences subies, ont une grande importance et doivent être recherchées dans tous les cas (voir p. 300).

Dans quelques cas on peut trouver du sperme sur les poils du pubis, sur la peau du ventre ou du périnée, sur les vêtements. Cette constatation, bien qu'elle prouve seulement un coït accompli ou tenté plus ou moins récemment, a dans certains cas une signification décisive au point de vue de l'accusation. *(Pour la recherche des taches de sperme, voy. la troisième section de ce livre.)*

§ II. — Viol accompli sur une fille vierge. — Signes de la virginité et de la défloration.

Signes de la virginité et de la défloration. — Ce n'est pas seulement dans les affaires de viol, mais quelquefois aussi dans les inculpations d'avortement ou d'infanticide, que le médecin légiste est chargé de rechercher si une fille est ou non déflorée. — En général, l'ensemble des parties génitales a un aspect différent chez les vierges et chez les femmes qui ont eu depuis longtemps des rapports sexuels, et à plus forte raison chez celles qui ont accouché. Chez les vierges, les grandes lèvres sont ordinairement fermes, bien appliquées l'une contre l'autre et souvent elles recouvrent complètement les petites lèvres dont la coloration est rosée; le vagin est étroit, et les plis de la muqueuse sont bien conservés. Mais cet aspect n'est ni constant, ni caractéristique; il est subordonné, ainsi que nous l'avons indiqué, à des particularités de conformation individuelle, à l'âge du sujet, à son état de nutrition, etc. Il ne se modifie pas immédiatement après un premier coït; il peut seulement faire présumer, quand il est bien accentué, que si des rapports sexuels ont eu lieu, ces rapports n'ont pas été très fréquents.

C'est l'état de l'hymen qui seul peut donner, sous certaines réserves, la preuve certaine de la défloration. L'orifice que présente cette membrane est ordinairement trop petit pour laisser passer la verge en érection, et en général le premier coït déchire cet orifice dont la forme se trouve ainsi modifiée. — La défloration produit des lésions différentes suivant qu'il s'agit d'une enfant ou d'une fille pubère.

Défloration chez les enfants. — Chez les petites filles, la défloration est très rare parce que l'introduction de la verge dans le vagin est extrêmement difficile en raison de l'étroitesse des parties. Elle a lieu cependant quelquefois. Tardieu, sur 118 observations de viol, on compte 11 concernant des filles au-dessous de 11 ans ; l'une de ces enfants avait 9 ans et une autre 6 ans. Nous-même, sur 186 enfants dont l'examen nous a été confié à l'occasion d'inculpations de viol ou d'attentat à la pudeur, avons constaté la défloration de deux petites filles, âgées l'une de 9 ans et l'autre de 11 ans.

Dans ces cas la défloration est facile à reconnaître. Elle s'accompagne presque toujours en effet de lésions profondes occasionnées par la violence qu'il a fallu employer ; non seulement l'hymen est déchiré, mais les autres parties de la vulve le sont également. Chez une enfant de 9 ans, nous avons vu une déchirure de la fourchette, longue de plus de $0^m,02$, ayant divisé toute l'épaisseur de la peau, et qui avait occasionné une hémorrhagie extrêmement abondante. Toulmouche [1] a observé plusieurs fois des déchirures des petites lèvres, de la fourchette et du périnée, et d'autres observateurs citent des cas analogues. Quelquefois on a rencontré des désordres beaucoup plus graves encore. Taylor notamment cite plusieurs cas où le viol amena la rupture du périnée, de la cloison vaginale, d'un cul-de-sac du vagin, blessures qui entraînèrent la mort.

Défloration chez les filles nubiles. — L'examen des parties génitales d'une fille pubère ne permet pas toujours de reconnaître avec certitude qu'elle est ou non déflorée. D'une part, en effet, il n'est pas toujours possible de s'assurer s'il existe ou non une ou plusieurs déchirures de l'hymen, et d'autre part, alors même que l'on est certain que

[1] Toulmouche. Des attentats à la pudeur et du viol. (*Ann. d'hyg. publ. et de méd. lég.*, 2e série, 1856, t. VI et 1864, t. XXII.)

l'hymen n'a pas été déchiré, il y a souvent lieu de se demander si le coït n'a pu cependant avoir lieu.

Il est souvent très difficile de reconnaître si une encoche, une scissure, que l'on aperçoit sur l'hymen, est d'origine congénitale, ou si elle résulte d'une déchirure de la membrane.

Tardieu, Hofmann et d'autres médecins déclarent que les déchirures peuvent se réunir en laissant une cicatrice blanche et linéaire, plus ou moins fine. Nous-même avons vu sur la petite fille de 9 ans, dont nous avons parlé et que nous avons pu examiner à diverses reprises, une déchirure de la partie postérieure de l'hymen continuant une déchirure de la fourchette, laisser une cicatrice blanche qui ne s'étendait pas tout à fait jusqu'au bord libre de l'hymen, resté échancré à ce niveau.

Mais ce n'est qu'exceptionnellement qu'on rencontre ces cicatrices, ainsi qu'on peut s'en convaincre quand on a occasion d'examiner un grand nombre de femmes ayant eu des rapports sexuels. Presque toujours la plaie de l'hymen se ferme sans que les lambeaux se réunissent, sans qu'il y ait formation de tissu cicatriciel, et l'on comprend qu'il en soit ainsi puisque ces lambeaux ne sont pas maintenus exactement en contact. — Si les déchirures ont été multiples, ont intéressé toute la largeur de l'hymen, les lambeaux qui en résultent restent libres et flottants, et quand la femme continue à avoir des rapports sexuels fréquents, ils se rétractent peu à peu et se réduisent à l'état de caroncules. On peut, dans ces cas, reconnaître facilement la défloration. — Mais si les déchirures ont été peu nombreuses, n'ont pas intéressé toute la largeur de l'hymen, elles laissent simplement une encoche dont les lèvres sont lisses, régulières, et la muqueuse offre à ce niveau un aspect tout à fait identique à celui qu'elle présente sur les parties voisines ; ce n'est que bien rarement qu'une véritable cicatrice se trouve dans le fond de l'échancrure et prouve que celle-ci est d'origine traumatique. A part ce cas exceptionnel, l'échancrure ne diffère pas par elle-même des encoches congénitales qui existent souvent sur le bord libre de l'hymen ; quand il s'agit notamment d'un hymen corolliforme, il est impossible de reconnaître si, parmi les nombreuses scissures qui séparent les divers lobes de la membrane, il en est une qui soit le résultat d'une déchirure. — Quand l'hymen a un orifice régulier, on peut, d'après certains auteurs, présumer si l'encoche ou les encoches qu'il présente sont d'origine congénitale ou traumatique, en prenant en considération le siège de ces encoches ; ainsi l'hymen labié se déchirerait à sa partie inférieure, l'hymen semi-lunaire suivant son axe transversal, l'hymen circulaire en trois ou quatre lambeaux assez réguliers. Mais ce sont là de simples présomptions, et il est en général très difficile d'affirmer que telle encoche est ou n'est pas le résultat d'une disposition naturelle.

Lorsque l'orifice de l'hymen est à bords nets, réguliers, exempts de déchirures ou d'encoches, qu'il est de petites dimensions et laisse à peine pénétrer l'extrémité du doigt, lorsqu'en même temps la membrane hymen est résistante, et se tend fortement quand les cuisses sont écartées, on peut affirmer qu'il n'y a pas eu de pénétration du membre viril dans le vagin, à moins que la femme n'ait eu des rapports avec un homme dont la verge soit d'une gracilité absolument exceptionnelle. Il est rare qu'on rencontre de tels hymens chez des filles pubères, nous en avons vu cependant plusieurs fois. Plus souvent on constate que l'orifice laisse passer facilement un et même deux doigts, que la membrane hymen est peu résistante, lâche, élastique et se laisse déprimer facilement.

Il est certain que dans ces cas, le coït peut avoir eu lieu, même très souvent, sans que la membrane hymen ait été déchirée, soit que la verge traverse cette membrane sans la déchirer, soit qu'elle la refoule plus ou moins profondément dans le vagin. Cela est prouvé non seulement par les aveux des femmes que l'on examine, mais par les observations de nombreux accoucheurs qui ont vu l'hymen encore intact au moment de l'accouchement. Parent-Duchâtelet et d'autres auteurs signalent aussi l'intégrité de l'hymen chez quelques prostituées. Tous ces cas ne sont pas très rares, et l'on peut dire que si la règle est que l'hymen se déchire au premier coït en donnant une petite effusion de sang, il y a à cette règle de nombreuses exceptions.

Il est donc souvent très difficile à l'expert de répondre d'une façon précise à la question qui lui est posée ; dans les cas auxquels nous venons de faire allusion en dernier lieu, il ne peut conclure affirmativement ni dans un sens ni dans un autre, et il est obligé de formuler sa réponse dans les termes suivants par exemple : *La fille X. n'est pas déflorée dans le sens médical du mot ; toutefois la conformation de ses parties génitales est telle, que cette fille a pu avoir des rapports sexuels, sans qu'il se produise de déchirure de la membrane hymen.*

Dans les cas, rares du reste, où l'hymen présente une consistance telle et un orifice si étroit, que la défloration était presque impossible, il est bon, ainsi que le fait remarquer Delens[1], de mentionner expressément cette circonstance, qui peut avoir de l'importance au point de vue de l'accusation.

Défloration récente. — La défloration récente est évidemment beaucoup plus facile à reconnaître ; on trouve sur l'hymen une plaie vive, dont les bords sont souvent un peu tuméfiés et enflammés et quelquefois le siège d'une légère suppuration. Devergie, Hofmann déclarent que la guérison survient ordinairement au bout de 2 à 4 jours ; Toulmouche, au bout de 8 à 12 jours ; Tardieu l'a vue retardée jusqu'au 15e et au 20e jour. Ce dernier auteur fait remarquer que la cicatrisation est plus ou moins longue suivant le degré d'inflammation des bords de la plaie et l'état de repos ou d'excitation répétée des parties. La longueur et la profondeur de la plaie ont sans doute aussi une certaine influence à cet égard.

§ III. — Déchirures et plaies de l'hymen non produites par la défloration. Ulcérations de l'hymen et de la vulve.

L'hymen peut être évidemment le siège de plaies produites par un coup d'un corps contondant, tranchant, etc., ou par une chute dans laquelle les parties génitales viennent heurter contre un obstacle. Mais il faudrait un concours de circons-

1 Delens, Mémoire cité *Annales d'hygiène publique*, 1877).

tances bien singulier pour que la plaie ainsi produite intéresse uniquement l'hymen, parte du bord libre de cette membrane, et soit en tout semblable à une déchirure produite par la défloration.

Il n'est pas possible d'admettre, comme l'ont fait certains auteurs, qu'une chute sans heurt des parties génitales, un saut, l'écartement brusque et étendu des cuisses produise une déchirure de l'hymen ; il n'y a d'ailleurs aucun exemple authentique d'un cas de ce genre [1]. Il n'est pas vraisemblable non plus que l'onanisme exercé en introduisant le doigt ou un corps étranger dans le vagin amène la déchirure de l'hymen ; on ne saurait admettre, sauf peut-être pour certaines nymphomanes, que la masturbation soit exercée avec une violence telle, que la fille qui s'y livre, brave la douleur qu'occasionneraient de telles manœuvres.

Par contre, il est très possible que l'hymen soit déchiré par l'introduction violente des doigts d'une autre personne, introduction qui est souvent accomplie ou tentée dans les attentats à la pudeur. Il n'y a guère de moyen de reconnaître si la rupture de l'hymen résulte d'une telle manœuvre ou d'un coït ; l'expert, suivant la remarque de Tardieu, peut dire seulement que *la déchirure a été produite par l'intromission d'un corps volumineux et dur, tel que le membre viril en érection.*

La membrane hymen peut présenter, ainsi que les diverses parties de la vulve, des solutions de continuité résultant de processus ulcéreux ou gangréneux, et qui ont été prises quelquefois par des médecins pour le résultat d'un viol. L'aspect des lésions, une enquête médicale sur l'état antérieur de santé de l'enfant, suffisent ordinairement pour éviter cette erreur, et montrer que l'on est en présence de la maladie désignée sous le nom de *vulvite ulcéreuse*, *diphtéroïdique*, *aphtheuse.*

1 Une jeune fille de 15 ans fut trouvée morte dans une cave; elle était atteinte d'une contusion du cuir chevelu et du cerveau et présentait en outre une déchirure saignante de l'hymen, à bords finement dentelés, allant perpendiculairement du bord libre de l'hymen à son insertion. Comme l'examen des lieux ne permettait pas d'admettre que les parties génitales eussent butté contre un obstacle à la suite d'une chute, Hofmann déclara avec raison que la déchirure ne pouvait être le résultat d'une chute.

Cette affection apparaît chez les jeunes enfants, et très rarement après 10 ou 12 ans. Le plus souvent elle est consécutive à une maladie antérieure, spécialement à la rougeole, ou à un mauvais état général. Parrot [1] donne à cet égard les chiffres suivants ; la maladie s'est montrée :

Avec la	rougeole	39 fois
—	coqueluche	4 —
—	varicelle	1 —
—	erysipèle	1 —
—	pneumonie	1 —
—	diphtérie	1 —
Indépendamment de tout autre mal		9 —

Le début de la maladie passe souvent inaperçu, parce qu'il n'existe alors aucune douleur. Les ulcérations, qui succèdent aux petites élevures aphtheuses sont arrondies et recouvertes d'une matière pulpeuse grisâtre ; elles ont ordinairement le diamètre d'une pièce de 50 centimes, mais peuvent atteindre des dimensions beaucoup plus considérables. Dans quelques cas, et presque uniquement après la rougeole, la gangrène apparaît alors, et peut s'étendre non seulement à toute la vulve, mais encore au pénil, au périnée, à l'anus. La mort est souvent la conséquence de cette complication.

La gangrène de la vulve peut d'ailleurs survenir d'emblée, surtout à la suite de la rougeole ou d'autres maladies générales, ou encore chez des enfants profondément débilitées par une cause quelconque.

IV. — Des violences qui accompagnent quelquefois le viol

La défloration peut occasionner d'autres lésions que la déchirure de l'hymen ; c'est même ce qui arrive presque constamment quand il s'agit de petites filles, ainsi que nous l'avons dit plus haut.

[1] Parrot. La vulvite aphtheuse et la gangrène de la vulve chez les enfants (*Revue de médecine*, 1881).

Chez les femmes et les filles adultes les lésions graves produites par le viol sont beaucoup plus rares. Dans quelques cas on a trouvé des blessures très profondes des organes génitaux, qui n'étaient pas le résultat du coït, mais qui avaient été produites par la main du coupable que poussait une fureur inexplicable. Pénard [1] a cité un cas de ce genre concernant une femme de 60 ans, atteinte de rupture du périnée, de déchirure du vagin et du rectum dont une portion avait été arrachée et complètement séparée du corps.

Outre les lésions des organes génitaux, la victime peut porter sur les diverses parties du corps des traces de violences. Ces traces consistent ordinairement en ecchymoses, qui quelquefois reproduisent la forme de l'extrémité des doigts, et en égratignures ou coups d'ongle. On les rencontre surtout à la face interne des cuisses, sur les seins, sur le pénil, autour de la bouche et du nez qui ont été comprimés pour empêcher les cris, sur les bras et les poignets, sur la face antérieure du cou, etc. Quelquefois les blessures sont beaucoup plus graves, et dans certains cas le viol est précédé ou suivi d'un meurtre [2]. Il ne faut pas oublier alors de rechercher le sperme qui peut exister sur la peau du ventre, du périnée, des cuisses, sur les poils du pubis, dans le vagin dont on râclera la muqueuse, et jusque dans la cavité utérine. Dans un cas rapporté par le professeur Brouardel [3], il existait une large tache de sperme sur la peau du ventre d'une jeune fille de 12 ans qui avait été violée et étranglée par son père.

Le viol soulève encore diverses questions médico-légales dont les principales sont les suivantes.

§ V. — A quelle époque remonte la défloration?

Il est évident qu'on ne saurait fixer exactement cette époque,

1 Pénard. De l'intervention du médecin légiste dans les questions d'attentats aux mœurs (*Ann. d'hyg. publ. et de méd. lég.*, 2e série, t. XIV).

2 D'après certains auteurs, le viol aurait quelquefois entraîné la mort par syncope produite par l'émotion, sans qu'il y ait eu de blessures graves des organes génitaux ou d'autres régions.

3 Brouardel. Commentaires de la traduction française du *Traité de méd. lég.* Hofmann, p. 673.

mais il est très important dans certains cas de pouvoir dire s'il est admissible qu'elle coïncide avec la date de l'attentat allégué, ou si au contraire la défloration est certainement antérieure. Posée dans ces termes, la question peut être résolue à la condition que l'examen ne soit pratiqué que quelques jours au plus après que l'acte incriminé aurait eu lieu. Nous avons vu en effet que la cicatrisation des déchirures de l'hymen s'effectue en un temps qui varie ordinairement entre 2 et 8 ou 10 jours; en prenant en considération l'étendue de ces déchirures, l'état de repos ou d'excitation dans lequel sont restées ensuite les parties, on peut reconnaître avec une approximation suffisante l'époque de la défloration. Ajoutons que dans les cas où l'on trouve à la place de l'hymen des caroncules plus ou moins saillantes, un orifice vaginal large et non résistant, un vagin dilaté, on peut dire que la défloration est ancienne, et que la femme a subi probablement de nombreux rapports sexuels.

§ VI. — Un seul homme peut-il violer une femme qui résiste ?

Cette question est assez souvent posée à l'expert, surtout par l'avocat qui s'efforce d'établir que si une femme a eu des rapports sexuels avec l'accusé, c'est qu'elle y était plus ou moins consentante.

S'il s'agit d'une jeune fille qui non seulement est vierge, mais encore n'a qu'une idée très incomplète de ce que peuvent être des rapports sexuels, on peut admettre à la rigueur que le coït ait été accompli sur elle avant qu'elle ait eu le temps de se défendre. Il y a là des considérations qui appartiennent moins au domaine médical qu'à l'appréciation des magistrats et des jurés, et qui rendent plus ou moins vraisemblable, suivant les cas, la possibilité d'une surprise.

Mais quand il s'agit d'une femme qui sait ce que sont les rapports sexuels, il est impossible de croire qu'un homme seul réussisse à accomplir sur elle un viol. En admettant en effet que l'agresseur puisse à la fois lui immobiliser les bras, et lui maintenir les cuisses écartées, la femme pourra toujours exécuter certains mouvements du bassin qui n'ont pas besoin d'être bien étendus pour empêcher l'intromission du membre viril. Le viol ne pourra être accompli dans ces cas que s'il y a une disproportion considérable entre les forces de l'accusé et celles de la plaignante, par exemple s'il s'agit d'un adulte vigoureux ayant violé une vieille femme (comme on en cite plusieurs cas, et comme nous en avons observé nous-même deux exemples) ou bien si la femme est atteinte de quelque maladie ou de quelque infirmité dont l'expert a le devoir d'apprécier dans chaque cas particulier les conséquences au point de vue de la possibilité de la résistance. Nous avons vu par exemple une fille complètement paraplégique qui disait avoir été violée, et nous dûmes déclarer qu'elle était en effet incapable de lutter efficacement contre son agresseur. Le viol peut encore être accompli quand la femme cesse la résistance parce qu'elle est épuisée par la lutte, par les blessures qu'elle a reçues, ou par quelque autre circonstance. On trouve alors, quand l'examen est pratiqué à temps, les traces des violences ou des blessures ; nous avons vu ainsi une femme qui avait le corps couvert de vastes ecchymoses produites par des coups de pied ou de poing, et qui avait subi en outre un commencement de strangulation ainsi que le prouvaient des traces d'ongles au devant du cou et un chemosis sanglant des deux yeux ; cette femme déclarait qu'elle n'avait pas perdu complètement connaissance et qu'elle avait eu conscience du coït accompli sur elle, mais qu'elle était à ce moment tout à fait épuisée, et hors d'état de résister, assertion évidemment admissible.

Quand on ne trouve que des traces de violences assez légères, comme par exemple des ecchymoses sur les seins et sur les cuisses, on ne peut affirmer que la plaignante avait réellement épuisé sa force de défense, car certaines femmes, bien que parfaitement consentantes, croient devoir, avant de se livrer à un homme, opposer quelque résistance, et d'autre part on sait qu'une pression assez légère suffit pour déterminer chez les femmes la production d'ecchymoses. — D'un autre côté, il ne faut pas oublier qu'une femme, sans avoir perdu connaissance, peut être incapable de continuer la lutte par suite de la terreur qu'elle éprouve, et de la crainte de violences plus grandes que celles qu'elle a déjà subies.

§ VII. — Le viol a-t-il été accompli sur une femme hors d'état de résister par suite d'absence de volonté produite par une cause quelconque?

Dans certains cas le coït peut être accompli sur une femme *pendant le sommeil naturel*, sans qu'elle en ait conscience, ou du moins il peut arriver qu'elle ne se réveille qu'alors que l'acte est déjà en voie d'exécution. Taylor rapporte qu'une femme mariée dormait profondément dans son lit quand elle fut réveillée en sentant un homme couché sur elle, et qui se retirait après avoir accompli le coït. Cet homme fut condamné pour viol. — Mais de tels fait ne peuvent être admis que s'ils concernent des femmes ayant eu déjà de nombreux rapports sexuels, et dont les parties génitales sont assez élargies pour admettre très facilement la verge en érection ; il est impossible de croire que dans d'autres conditions, et surtout s'il s'agit d'une défloration, la plaignante n'ait pas été réveillée au moment même où l'acte était sur le point de commencer.

L'ivresse, l'effet de médicaments narcotiques, des anesthésiques généraux, comme l'éther, le chloroforme, le protoxide d'azote, peuvent aussi permettre l'accomplissement d'un viol, la victime étant incapable de se défendre, ou même n'ayant aucune conscience de l'acte commis sur elle. Dans ces cas, le médecin légiste a à rechercher, soit d'après l'examen de la victime, soit d'après le récit qu'elle fait des symptômes qu'elle a présentés, s'il existe des traces de l'action d'un médicament ou d'une substance capable d'entraîner la perte de la volonté et de la conscience. Nous avons eu occasion d'examiner une jeune fille qui déclarait qu'on avait mélangé à sa boisson, pendant son repas, une substance narcotique qui lui avait fait perdre connaissance, et que pendant ce temps elle avait été violée ; elle disait n'avoir pas eu conscience du viol pendant qu'il était commis, mais s'en être aperçue seulement à son réveil à cause des douleurs qu'elle éprouvait dans les parties génitales ; elle avait du reste cohabité ensuite pendant plusieurs jours, et de son plein gré, avec l'homme qu'elle accusait. Comme cette jeune fille avait pu, trois heures après le repas en question, reprendre son travail chez sa patronne sans ressentir aucun trouble de la santé, nous déclarâmes que nous ne connaissions aucune substance dont l'ingestion fût capable d'entraîner une perte de connaissance aussi rapide, aussi complète, aussi peu prolongée, sans laisser ultérieurement le moindre trouble de la santé.

Il faut rappeler ici que l'anesthésie produite par certains agents et notamment par le chloroforme, s'accompagne quelquefois de sensations voluptueuses dont le souvenir persiste après le réveil, et que des femmes ont attribuées de bonne foi à des rapports sexuels ou à des manœuvres lubriques dont elles auraient été victimes, Il est arrivé plusieurs fois que des accusations fausses ont été portées dans ces circonstances contre des médecins. — Ce n'est d'ailleurs que pendant la chloroformisation pratiquée régulièrement par un médecin, ou une autre personne compétente, qu'un viol pourrait être commis ; des expériences de Dolbeau ont montré, en effet, qu'il était à peu près impossible d'administrer le chloroforme par surprise ; par exemple à quelqu'un qui dort du sommeil naturel [1].

Il arrive quelquefois qu'une femme déclare qu'elle n'a pu s'opposer au viol parce qu'elle avait perdu connaissance au moment où elle engageait la lutte, ou au cours de celle-ci, sous l'influence de l'émotion, de la terreur, etc. Il est bien difficile en général de contrôler de pareilles assertions ; mais on peut cependant montrer si elles sont plus ou moins vraisemblables, en recherchant d'une part si la femme présente dans son état de santé quelques particularités de nature à faciliter la syncope ou la perte de connaissance, d'autre part si les détails donnés par la plaignante sur les circonstances de

[1] Dolbeau. De l'emploi du chloroforme au point de vue de la perpétration des crimes et délits (*Société de méd. lég.*, séance du 10 novembre 1873).

l'acte, sur les sensations qu'elle a éprouvées, ne rendent pas inadmissibles la perte réelle de connaissance et l'impossibilité de la lutte. Dans une expertise dont a été chargé Lorain [1], une femme prétendait qu'un médecin, en lui examinant les parties génitales, l'avait touchée *en un certain endroit*, et qu'elle avait éprouvé une sensation qui lui avait fait perdre connaissance ; qu'en cet état elle avait senti parfaitement que le coït était exercé sur elle, mais qu'il lui avait été tout à fait impossible de résister à l'acte. Lorain fit remarquer qu'il était inadmissible que la sensation produite par le toucher vaginal ou par des attouchements sur une partie quelconque des organes génitaux produise l'évanouissement chez une femme en bonne santé ; qu'en outre, si la plaignante avait eu réellement une syncope, elle aurait été pendant ce temps incapable de voir, d'entendre, de sentir, d'analyser et de se souvenir. On ne pouvait admettre non plus, en raison de l'examen de la femme, la catalepsie ou un état nerveux analogue. La conclusion fut que la femme faisait un récit mensonger, ou du moins que sa volonté n'avait pas été annihilée.

Le viol peut être accompli sur une jeune fille ou sur une femme en état de *sommeil nerveux, de catalepsie, de léthargie, de somnambulisme provoqué ou spontané.* Cela semble hors de doute d'après tout ce que l'on sait sur l'insensibilité partielle ou totale qui est une des manifestations de ces états pathologiques, sur les phénomènes de suggestion, sur la docilité dont font preuve certains sujets envers les personnes qui les ont endormis. Le professeur Brouardel [2] a publié la relation d'un fait de ce genre, concernant une jeune fille de 20 ans, B..., que sa mère avait conduite à plusieurs reprises chez un dentiste nommé Lévy. Cet homme avait déclaré que le traitement du mal de dent devait commencer par un examen des parties génitales (!), et il avait obtenu le consentement des deux femmes à cet examen. Il avait ensuite

[1] Relatée dans le livre de Tardieu : *Attentats aux mœurs*, 7e édition.

[2] Brouardel. Relation médico-légale de l'affaire Lévy, dentiste à Rouen (*Ann. d'hyg. publ. et de méd. lég.*, 3e série, 1879, t. I).

exercé le coït sur la fille, ainsi qu'il l'avoua plus tard, et cela sans que la mère qui se trouvait dans la même chambre s'en fût aperçue. Lévy prétendait que ces rapports avaient eu lieu du consentement de la fille B..., celle-ci le niait énergiquement, et déclarait qu'à chaque séance elle avait perdu connaissance pendant un certain temps, et en revenant à elle, avait senti des douleurs dans les parties génitales, mais sans avoir eu nullement conscience de ce qui s'était passé; une grossesse avait été la conséquence de ces rapports. — L'enquête médicale montra que la fille n'avait pu être anesthésiée à l'aide du chloroforme ou d'un autre agent, mais qu'elle présentait diverses manifestations hystériques, et qu'il était facile de l'endormir par la simple occlusion des paupières. Il était par suite permis d'admettre que la fille B... avait pu être plongée dans un sommeil nerveux au moment où Lévy s'était livré au coït sur elle. — Une observation analogue est rapportée dans le livre de Tardieu, elle concerne une jeune fille de 18 ans, qui disait être enceinte des œuvres d'un magnétiseur, et qui assurait que cet homme avait abusé d'elle après l'avoir endormie, et sans qu'elle ait eu conscience des actes commis.

Dans de semblables affaires, le rôle de l'expert consiste à rechercher si la plaignante est réellement susceptible d'être endormie, d'entrer en catalepsie, en léthargie, etc. Une fois ce point acquis, il appartient aux magistrats et aux jurés d'en tirer la conclusion à l'aide des autres éléments fournis par l'enquête judiciaire. Mais il ne faut pas oublier que ce sont surtout les hystériques qui présentent ces singulières manifestations nerveuses, et l'expert a quelquefois le devoir de faire ressortir la tendance qu'ont beaucoup de ces femmes à faire les mensonges les plus compliqués qui n'ont souvent d'autre but que de les mettre en évidence et d'appeler l'attention sur elles.

Enfin le défaut ou la faiblesse de résistance de la part de la femme peut être la conséquence de son état mental, de l'idiotie, de l'imbécillité, de la démence. L'expert aura à apprécier dans chaque cas particulier quel degré de volonté restait à la victime.

ARTICLE II. — ATTENTATS A LA PUDEUR

Nous avons défini déjà (p. 281) ce que l'on entend par attentats à la pudeur. Dans la pratique médico-légale, ces attentats sont presque toujours constitués, en dehors des actes de pédérastie (voir plus loin), par des attouchements exercés sur les parties génitales de filles non pubères, le plus souvent sur de très jeunes enfants.

On comprend que de simples attouchements exercés avec les doigts, avec la verge, avec la langue ou la bouche ne laissent pas en général de traces appréciables sur les organes génitaux, aussi arrive-t-il souvent que, même dans les cas où les actes incriminés ont été certainement commis, les constatations médicales restent complètement négatives.

Si les attouchements ont été répétés très fréquemment sans être d'ailleurs accompagnés de violences, les organes génitaux peuvent présenter les mêmes modifications qu'occasionne quelquefois l'onanisme ; mais ces modifications sont rares, et ainsi que nous le verrons, peu probantes en général.

Des attouchements exercés avec une certaine violence peuvent occasionner des lésions plus ou moins marquées, plus ou moins caractéristiques des parties génitales, la rougeur de la muqueuse, des érosions, des excoriations, des ecchymoses, des plaies, ou une inflammation de la vulve.

A l'état physiologique, la couleur de la muqueuse vulvaire varie du rose pâle au rouge vif, et quand on constate que la muqueuse, d'ailleurs tout à fait saine, présente une rougeur même assez intense, uniformément répartie, il n'y a guère de conclusion à en tirer relativement à la réalité de l'attentat allégué. Quand la muqueuse, en même temps qu'elle est rouge, est un peu tuméfiée, douloureuse au toucher ; quand l'enfant se plaint de souffrir des parties génitales pendant la marche et pendant la miction, il existe un premier degré d'inflammation vulvaire, et pour apprécier la nature et la cause de cette inflammation, il est nécessaire d'en suivre l'évolution en examinant de nouveau l'enfant une ou plusieurs autres fois.

La rougeur limitée à une certaine partie de la vulve s'observe quelquefois sans qu'il existe d'autres traces de violences. Ces rougeurs partielles ne peuvent que rarement être attribuées avec certitude à des attouchements ; on les trouve fréquemment aux points où a séjourné de la matière sébacée, sur diverses parties de la vulve, quand il existe un écoulement même très léger, et quelquefois aussi en l'absence de ces causes, chez les petites filles proprement tenues ; elles occupent souvent alors la périphérie de l'hymen, près de l'insertion de cette membrane.

Les ecchymoses ont évidemment une signification beaucoup plus nette ; elles se présentent sous forme de taches violacées, ou d'un rouge vif, et souvent accompagnées d'autres marques de violences.

Les excoriations et les érosions sont très souvent la conséquence naturelle d'une inflammation de la vulve, surtout quand cette inflammation est accompagnée d'un écoulement assez abondant ; elles peuvent être aussi le résultat d'un herpès. Mais il est certaines érosions qui sont tout à fait caractéristiques ; ce sont celles produites par des coups d'ongle, qui se présentent sous la forme de petites plaies linéaires et curvilignes représentant l'empreinte unguéale, ou sous forme d'égratignures plus ou moins irrégulières.

Enfin les véritables plaies, qui siègent surtout sur l'hymen, près du clitoris, ou à la face interne des petites lèvres, sont faciles à distinguer, et sont toujours le résultat d'un traumatisme ; il faut éviter cependant de prendre pour des plaies les ulcérations, et les pertes de substance résultant d'un processus pathologique ; c'est là un point qui a déjà été indiqué (p. 299).

§ I. — Inflammation de la vulve

Il est incontestable que l'inflammation de la vulve peut être la conséquence d'attouchements exercés soit à plusieurs reprises, soit une seule fois avec une violence plus ou moins grande. Mais la vulvite survient fréquemment aussi sous l'influence d'autres causes; on l'observe chez un grand nombre de petites filles qui n'ont certainement pas été victimes d'attentats. Or, il est en général très difficile, souvent même tout à fait impossible de reconnaître d'après les caractères que présente l'affection, quelle a été son origine. Il en résulte que l'existence d'une vulvite est loin de pouvoir être toujours invoquée comme la preuve d'un crime.

C'est là un fait sur lequel on ne saurait trop insister parce que c'est souvent la constatation même de la vulvite qui est le point de départ d'une accusation. Les parents en s'apercevant que leur enfant est malade, soupçonnent qu'elle a été victime d'un attentat; ils la pressent de questions, la menacent de la punir si elle ne dit rien, promettent le pardon si elle veut tout avouer. La petite fille pour échapper aux punitions, pour plaire à ses parents, pour se rendre intéressante, fait un récit mensonger dont les éléments lui sont fournis par l'interrogatoire même qu'elle subit; elle désigne comme coupable une des personnes dont on lui a cité les noms, et les parents restent persuadés de la véracité de son récit qu'ils lui ont suggéré inconsciemment. L'enfant soutient ensuite le mensonge qu'elle a adopté avec une ténacité, une persévérance et une fidélité incroyables. Quand on a pratiqué quelque temps la médecine légale, on a la conviction et parfois la preuve que les choses se passent souvent ainsi, et qu'un certain nombre d'accusations n'ont pas d'autres fondements. Astley Cooper avait signalé déjà cette source d'erreurs graves[1]; d'autres auteurs, et récemment le professeur

1 « Il y a, dit Astley Cooper, une circonstance sur laquelle je tiens particulièrement à insister, je veux parler de l'écoulement chez les petites filles et j'espère qu'il n'y a personne ici ce soir qui ne sera fortement impressionné par l'importance de la question. Les enfants âgées d'un an et même moins, jusqu'à la puberté, sont fréquemment exposées à un écoulement purulent de la vulve, prenant son origine au-dessous du prépuce clitoridien. Les nymphes, l'origine du vagin et le méat urinaire sont en état d'inflammation et laissent suinter de la matière purulente. Le linge du lit en est imprégné. De temps en temps il arrive qu'une femme nerveuse s'alarme à cette découverte, et qu'elle soupçonne son enfant d'avoir mal agi : elle va trouver un médecin qui, par malheur, peut ne pas connaître la maladie dont je parle, et qui dira : Votre enfant a un écoulement. Je puis vous assurer que nombre de gens ont été

Brouardel[1] ont insisté aussi sur ce point. Il ne paraît pas cependant que les médecins soient tous pénétrés de cette notion, car quelques-uns encore n'hésitent pas à déclarer qu'une enfant a été victime d'un attentat, en se basant seulement sur l'existence d'une vulvite.

La *vulvite spontanée* s'observe surtout chez les enfants scrofuleuses ou lymphatiques, qui ont eu antèrieurement de la gourme ou de la blépharite ciliaire, des écoulements d'oreille, des adénites cervicales, etc.; elle est quelquefois la première manifestation du lymphatisme, et il n'est pas rare qu'elle survienne en dehors de cet état, chez des enfants paraissant bien portantes. Elle apparaît quelquefois au moment de la dentition ou de l'établissement de la menstruation. Elle se manifeste aussi quelquefois d'une façon épidémique dans les hôpitaux d'enfants, ainsi que le professeur Brouardel en cite un exemple; il est probable que, dans certains cas au moins, elle est contagieuse. La malpropreté favorise aussi son développement, et le docteur Pénard[2] déclare même que la plupart des petites filles qui ne sont pas soumises à des ablutions fréquentes, ont des écoulements vulvaires plus ou moins abondants.

Il est possible que dans certains cas elle soit provoquée par des attouchements que l'enfant exerce sur elle-même. Mais

pendus par suite d'un pareil malentendu. Je vais vous dire ce qui arrive en pareille circonstance. La mère retourne chez elle et dit à l'enfant : qui a joué avec vous? Qui vous a prise sur ses genoux récemment. L'enfant répond dans son innocence. Personne, mère, personne, je vous assure. La mère reprend alors : Oh ! ne me dites pas de pareils mensonges, je vous fouetterai si vous continuez. Et alors l'enfant est amenée à confesser ce qui n'est jamais arrivé, pour se sauver du châtiment ; elle dit enfin : un tel m'a prise sur ses genoux. L'individu est questionné et nie énergiquement. Mais l'enfant, croyant aux menaces de sa mère, persiste dans son dire ; l'homme est conduit en justice ; un médecin qui ne connaît pas bien l'écoulement dont je parle donne son témoignage et l'homme est puni pour un crime qu'il n'a pas commis. La mère est persuadée s'il y a une légère ulcération sur les parties génitales, que la violence a été employée et un viol accompli. »

Cette citation est empruntée à un mémoire intéressant de L. Pénard : De l'intervention du médecin légiste dans les questions d'attentats aux mœurs (*Ann. d'hyg. publ. et de méd. lég.*, 2e série, t. XIV).

1 Brouardel. Les causes d'erreur dans les expertises relatives aux attentats à la pudeur (*Société de méd. lég.*, séances des 11 juin et 9 juillet 1883).

2 Pénard. *Mémoire cité.*

souvent on ne peut découvrir aucune cause occasionnelle du développement de la maladie.

La vulvite spontanée est chronique ou aiguë; dans le premier cas elle est caractérisée par un écoulement d'abondance variable, formé par un muco-pus quelquefois liquide, quelquefois épais, tenace, visqueux, adhérent fortement aux parties; la muqueuse est d'un rouge ordinairement peu vif, quelquefois même elle est pâle; l'enfant ne souffre que peu ou pas. La vulvite aiguë peut survenir d'emblée, ou dans le cours d'une inflammation chronique. Elle se manifeste par l'écoulement d'une quantité ordinairement abondante de muco-pus ou de pus jaune ou verdâtre, bien lié; cet écoulement s'étend quelquefois au vagin; la muqueuse vulvaire est très rouge, un peu tuméfiée, souvent dépouillée par places de son épithélium de façon à présenter des excoriations et des érosions superficielles, irrégulières, plus ou moins étendues; la vulve est le siège de douleurs qui augmentent beaucoup pendant la marche et surtout pendant la miction. Les grandes lèvres sont souvent œdémateuses, la peau qui les recouvre, ainsi que celle du périnée et de la face interne des cuisses, peut être rouge et recouverte de croûtes plus ou moins adhérentes. On trouve ordinairement des ganglions tuméfiés, et un peu douloureux au toucher.

Vulvite traumatique. — Il semble, et c'est l'opinion de divers auteurs, que la vulvite traumatique n'apparaît qu'un certain temps après que les attouchements ont été exercés; la rougeur et la douleur de la vulve se manifesteraient au bout de quelques instants, mais l'écoulement ne commencerait qu'après deux ou trois jours. Toutefois cette règle est loin d'être appuyée sur des données certaines, et elle comporte peut-être de nombreuses exceptions[1].

Une fois constituée, la vulvite traumatique ne diffère en

[1] Il est très difficile d'obtenir des renseignements précis et certains sur l'intervalle qui s'est écoulé entre les attouchements et l'apparition de l'écoulement. Bien que nous ayons eu occasion d'examiner un grand nombre d'enfants atteintes d'écoulement et qu'on disait avoir été victimes d'attentats, nous n'avons pu recueillir des observations présentant sur ce point des garanties satisfaisantes d'exactitude, qu'en nombre trop restreint pour en tirer des conclusions générales.

général par aucun caractère essentiel de la vulvite spontanée aiguë ; elle peut d'ailleurs passer à l'état chronique, surtout chez les petites filles lymphatiques ou mal soignées. Cependant, l'inflammation ne se manifeste quelquefois que par la rougeur, la tuméfaction et l'endolorissement de la vulve, et elle disparaît au bout de quelques jours sans avoir occasionné d'écoulement, ou n'ayant donné lieu qu'à une sécrétion muco-purulente, extrêmement minime. Cette forme, que nous avons suivie pendant toute son évolution chez deux enfants et deux adultes qui avaient subi des violences non douteuses, nous paraît appartenir à la vulvite traumatique ; nous ne croyons pas qu'elle soit une des manifestations de la vulvite spontanée.

Mais en dehors de ces cas tout à fait exceptionnels, nous ne croyons pas qu'il existe de caractères différentiels entre la vulvite qui s'est développée spontanément et celle qui a été provoquée par des violences.

Dans la pratique, on peut quelquefois établir le diagnostic médico-légal à l'aide d'autres données. Quelquefois par exemple on trouve la trace des violences qui ont été exercées sur les organes génitaux : plaies, écorchures, ecchymoses. Dans d'autres cas en examinant la chemise portée par l'enfant, et qui souvent lui a été retirée le jour même ou le lendemain du jour où le crime aurait été commis, on la trouve couverte d'une quantité si abondante de taches qu'il est évident que l'écoulement existait auparavant, et que par conséquent il n'a pas été occasionné par les attentats allégués.

Mais ce sont là des circonstances exceptionnelles ; le plus souvent la constatation d'une vulvite ne permet par elle-même aucune conclusion précise ; pour notre compte, dans la plupart des cas de ce genre qu'il nous a été donné d'observer, nous avons été obligé de formuler notre conclusion de la façon suivante : « *L'enfant est atteinte d'une vulvite ; cette vulvite a pu être provoquée par des attouchements, mais comme elle a pu aussi se développer spontanément, on ne saurait la considérer comme la preuve certaine de la réalité des attentats allégués.* »

Lorsqu'il s'agit d'une fille ayant dépassé l'âge de la puberté, la vulvite spontanée est beaucoup plus rare. On ne prendra pas pour une vulvite traumatique la leucorrhée, qui ne s'accompagne pas des signes de l'inflammation aiguë, qui s'étend souvent au vagin et à l'utérus, non plus que les écoulements qui apparaissent assez souvent au cours de la grossesse.

§ II. — Taches de sperme

On comprend toute l'importance que présente dans les cas de viol ou d'attentat à la pudeur la constatation de taches de sperme sur les vêtements de la victime ou de l'inculpé. Tout ce qui concerne la recherche du sperme sera exposé dans un chapitre spécial de la troisième section de ce livre.

ARTICLE III. — TRANSMISSION DE LA SYPHILIS ET DE MALADIES VÉNÉRIENNES

Quand le viol ou l'attentat à la pudeur a été compliqué de la transmission d'une maladie vénérienne, cette circonstance, bien que non prévue par la loi, constitue une aggravation de l'acte, et doit être signalée aux magistrats et aux jurés. En outre l'existence de la maladie chez la plaignante peut prouver, ou tout au moins rendre extrêmement vraisemblable, la culpabilité de l'homme qu'elle accuse, si celui-ci est atteint de la même affection.

En pareille matière, l'affirmation de l'expert a toujours beaucoup d'importance et entraîne très souvent des conséquences graves. Or c'est souvent une tâche difficile, devant laquelle hésitent quelquefois les spécialistes les plus expérimentés, que de reconnaître la nature d'un écoulement ou d'une affection des parties génitales, d'affirmer que telle ou telle lésion est bien une manifestation syphilitique. Pour obtenir les éléments d'un diagnostic précis et certain, il est presque toujours indispensable que le médecin suive pendant un certain temps l'évolution de la maladie, et l'expert doit s'imposer comme règle de ne se prononcer qu'après plusieurs examens. Ce précepte formulé d'ailleurs par les maîtres les plus autorisés, est d'une importance capitale.

§ I. — Blennorrhagie

Vulvite blennorrhagique. — Nous avons vu que la vulvite traumatique et la vulvite spontanée se manifestent par des symptômes analogues. La vulvite blennorrhagique ressemble souvent aussi trait pour trait à ces deux affections. Les seuls caractères différentiels que l'on puisse indiquer sont tirés de l'époque d'apparition de l'écoulement, de son intensité, de sa persistance, de son extension au canal de l'urèthre. Mais ces caractères sont loin d'avoir une valeur absolue, et s'ils permettent dans quelques cas de déclarer qu'il s'agit très probablement d'une blennorrhagie, ils n'autorisent presque jamais une affirmation catégorique.

L'écoulement blennorrhagique n'apparaît pas immédiatement après la contagion ; d'après le professeur Fournier, dans l'immense majorité des cas c'est à la fin du quatrième jour ou au commencement du cinquième, qu'il se manifeste, et les limites extrêmes ne dépasseraient pas 2 à 8 jours [1]. Mais dans la pratique médico-légale il est rare que l'on puisse tirer parti de cette donnée, parce que l'on n'a pas ordinairement des renseignements précis et dignes de foi sur la date de l'attentat et sur celle de la première manifestation de la maladie.

L'inflammation est presque toujours très intense dans la blennorrhagie ; elle se manifeste par une très vive rougeur de la muqueuse et un écoulement franchement purulent, en général très abondant. La vulvite spontanée ou traumatique présente assez souvent, il est vrai, la même acuité ; mais ce qui appartient presque uniquement à la chaude-pisse, c'est la violence souvent excessive des douleurs qu'occa-

1 Dans les cas d'inoculation expérimentale on a vu apparaître l'écoulement au bout d'un temps qui a varié de 36 heures à 8 jours. (Rollet. Art. Blennorrhagie du *Dict. encycl. des sc. médic.*).

sionne la miction. Cette différence tient à ce que l'uréthrite est relativement fréquente quand l'inflammation est de nature blennorrhagique, tandis qu'elle s'observe très rarement dans les vulvites qui reconnaissent une autre origine. Certains auteurs (Cullerier, Rollet), dont l'opinion est peut-être un peu trop absolue, déclarent même que l'uréthrite de la femme est toujours blennorrhagique ; en réalité, elle peut se développer à la suite d'un traumatisme, mais elle semble alors limitée au voisinage du méat urinaire, et elle ne subsiste que pendant la période la plus aiguë de la maladie, tandis que dans la blennorrhagie elle persiste plus longtemps. Il n'est d'ailleurs pas toujours facile de reconnaître si l'écoulement s'étend à l'urèthre, il faut pour cela comprimer le canal à l'aide d'une sonde introduite dans le vagin, et après avoir soigneusement essuyé les parties génitales ; mais cette manœuvre ne réussit pas toujours chez les petites filles.

La turgescence extraordinaire des vaisseaux répandus à l'entrée de la vulve et du vagin, signalée par Tardieu comme un caractère propre à la blennorrhagie, la saillie des glandes folliculeuses des petites lèvres, la tuméfaction prononcée et douloureuse des ganglions inguinaux, sont des signes qui témoignent de l'intensité de l'inflammation, mais qui peuvent s'observer dans toutes les vulvites, qu'elle qu'en soit la cause.

La suppuration des glandes vulvo-vaginales n'est relativement pas rare dans la blennorrhagie ; mais elle peut être due à d'autres causes, et notamment, quand il s'agit de filles pubères, à des excès de coït, surtout lorsque ceux-ci ont coïncidé avec l'écoulement menstruel, ainsi que le fait remarquer le professeur Brouardel.

La vulvite blennorrhagique persiste ordinairement à la période d'acuité pendant une quinzaine de jours, et c'est alors seulement qu'elle commence à décroître. Au contraire, s'il s'agit d'une vulvite spontanée ou traumatique, le plus souvent elle commence déjà au bout d'une huitaine de jours à diminuer beaucoup d'intensité pour persister ensuite plus ou moins longtemps à l'état subaigu ou chronique. Mais il n'en est ainsi que si la maladie s'est développée chez une enfant dont l'état de santé générale est bon, et si elle a été traitée convenablement par le repos, des lotions fréquemment répétées ; dans les conditions inverses, la vulvite spontanée ou traumatique peut durer plusieurs semaines en conservant une grande violence.

En résumé on voit que si un diagnostic absolument certain est impossible, on est quelquefois autorisé, en se basant sur les signes qui viennent d'être indiqués, à déclarer que l'écoulement est très probablement blennorrhagique. L'expert doit indiquer les difficultés du diagnostic et son incertitude relative ; mais même formulée avec ces réserves, son opinion a encore une grande importance quand l'inculpé est lui-même atteint d'une chaude-pisse.

Il va sans dire que toutes les fois que l'on a constaté une vulvite, et qu'il y a lieu de soupçonner la blennorrhagie, il faut demander à examiner l'inculpé.

Examen de l'inculpé dans les cas de transmission supposée de la blennorrhagie. — L'existence d'un écoulement du canal de l'urèthre est facile à constater quand cet écoulement est abondant ; il suffit d'examiner la verge, ou de presser sur le canal en comprimant le pénis depuis sa racine jusqu'au gland ; on voit alors apparaître du pus ou du muco-pus à l'orifice du méat urinaire. Quand l'écoulement est très minime, il est souvent nécessaire de répéter plusieurs fois cette manœuvre, et quelquefois de revoir à diverses reprises l'inculpé, afin d'avoir chance de ne pas pratiquer l'examen peu de temps après la miction. L'inspection de la chemise montre du reste s'il existe des taches de pus ou de muco-pus, et permet d'apprécier assez exactement quelle est l'abondance de l'écoulement. En examinant aussi les chemises qui ont été quelquefois saisies au domicile de l'inculpé, on peut se convaincre que l'écoulement existait à une époque déterminée.

Quant à reconnaitre si un écoulement est réellement blennorrhagique et contagieux, c'est là une question qui soulève souvent des difficultés inextricables.

On a signalé, en dehors de la blennorrhagie, comme causes de l'inflammation et de la suppuration du canal de l'urèthre, des rapports avec des femmes atteintes de leucorrhée, ayant leurs règles ; des érections prolongées, le coït tres fréquemment répété; des injections de substances irritantes, etc. L'écoulement apparaitrait quelquefois aussi sans cause occasionnelle appréciable chez des rhumatisants. Toutes ces uréthrites non blennorrhagiques sont d'ailleurs ordinairement peu intenses, n'occasionnent pas de vives douleurs pendant la miction, et sont de peu de durée. Mais des écoulements présentant des caractères inverses, sont cependant considérés par beaucoup d'auteurs comme n'ayant pas été transmis par la contagion, et par suite comme n'étant pas transmissibles eux-mêmes [1].

D'un autre côté, quand on trouve un écoulement minime, réduit à quelques gouttes de muco-pus clair, il est souvent presque impossible de reconnaître s'il s'agit de la terminaison d'une blennorrhagie aiguë, récente, ou d'une de ces blennorrhagies intermittentes qui durent pendant des années, disparaissant pendant de longues périodes pour reparaître de temps en temps sous forme d'écoulement plus ou moins abondant. Dans le premier cas l'écoulemeut est sans doute encore contagieux ; dans le second cas il ne l'est probablement plus ; mais aucun médecin ne peut dire à quelle époque un écoulement cesse de devenir transmissible [2], et dans une expertise l'on ne peut évidemment s'appuyer

[1] Voici l'opinion du professeur Fournier à cet égard. « Pour une blennorrhagie qui résulte de la contagion, il en est trois au moins où la contagion ne joue aucun rôle. De ce que j'ai vu et observé jusqu'à ce jour il résulte pour moi que l'homme est plus souvent coupable de la blennorrhagie que la femme dont il semble la tenir ; il se donne plus souvent la chaude-pisse qu'il ne la reçoit ». Art. Blennorrhagie du *Nouv. dic. de méd. et chir. pratiques.*

[2] Voici l'opinion que formule Rollet sur ce point : Il est très difficile de tracer une ligne de démarcation bien apparente entre la blennorrhagie chronique et la blennorrhée, c'est-à-dire entre les écoulements contagieux et ceux qui ont cessé de l'être. Tout ce qu'on peut dire, et sous ce rapport ma conviction n'a fait que se fortifier avec les années, c'est que toutes les blennorrhées qui sont réduites à l'état de gouttes simplement muqueuses claires ou légèrement opalines, ne sont pas susceptibles de se transmettre. Quant aux autres écoulements, leur ancienneté n'est pas la preuve qu'ils ont perdu leurs caractères contagieux, car la blennorrhagie ne doit pas différer sous ce rapport du chancre simple, qui peut conserver pendant des années sa virulence. » Art. Blennorrhagie du *Dict. encycl. des sc. médic.*

sur des données aussi incertaines que celles que la science possède à ce sujet.

En pratique, l'on ne peut d'une façon générale que distinguer trois cas. Si l'inculpé a une blennorrhagie franche et aiguë, c'est-à-dire un écoulement abondant de pus, occasionnant de vives douleurs, et persistant assez longtemps, on doit dire qu'il est atteint d'une affection très probablement transmissible. Si l'écoulement est minime, muco-purulent, s'il n'est pas démontré qu'il soit de date relativement récente, il faut déclarer qu'on ne peut reconnaître s'il est ou non encore transmissible. Enfin si l'écoulement est franchement muqueux, constitué par quelques gouttes d'un liquide incolore, visqueux, on peut dire que très probablement il n'est plus contagieux, et qu'il n'est pas susceptible de reproduire la maladie.

§ II. — Syphilis. Chancre induré et chancre mou

La syphilis est incontestablement d'un diagnostic plus précis, plus rigoureux et plus certain que la blennorrhagie, mais à la condition qu'on puisse observer diverses manifestations de la maladie, et qu'on ne s'appuie pas seulement sur l'existence du chancre. Le diagnostic du chancre par lui-même, de sa nature et de son existence, est souvent, en effet, de l'aveu des spécialistes les plus éminents ; un problème fort délicat.

L'expert, dont l'affirmation une fois formulée, peut avoir des conséquences si graves, ne doit pas oublier qu'ici les causes d'erreur sont nombreuses, et il est bon qu'il ait toujours présent à l'esprit ce précepte du professeur Fournier : « Le diagnostic médico-légal du chancre ne doit pas être institué sur la constatation seule d'une lésion réputée chancre, mais bien sur un ensemble de signes se confirmant les uns les autres, sur une évolution totale et complète, évolution comprenant comme premier terme le chancre, accident initial de la maladie, et comme second terme, plus probant et plus essentiel, les manifestations diathésiques secondaires, survenant à point nommé, à échéance fixe et significative [1]. »

A un premier examen, alors que le chancre est à sa période de début, ou même d'état, une erreur peut en effet être facilement commise. L'induration de la base peut manquer, ou bien être constituée par une tuméfaction inflammatoire, et n'être pas de nature spécifique; elle peut être le résultat d'une cautérisation antérieure de l'ulcération. La tuméfaction spéciale des ganglions inguinaux peut être encore peu appréciable, non caractéristique. Quant à la forme et à l'aspect du chancre, on sait qu'ils varient considérablement.

Le chancre érosif peut être confondu notamment avec l'herpès vulvaire, affection fréquente, qui survient à la suite d'un mouvement fébrile, d'une vive émotion, qui est quelquefois le précurseur d'une maladie générale, ou la manifestation d'un mauvais état général, et qui apparaît notamment aux parties génitales à la suite d'un traumatisme, ou comme complication de la blennorrhagie, d'un chancre, d'une vulvite. L'évolution de la lésion permet de faire bientôt le diagnostic, puisque l'herpès disparaît rapidement, tandis que le chancre persiste pendant des semaines ou des mois, en devenant de plus en plus caractéristique. Cependant, il est certains signes qui permettent quelquefois, quand ils sont réunis et bien accentués, d'éviter l'erreur dès le premier examen; ces signes sont résumés dans le tableau suivant, emprunté au professeur Fournier [2].

DIAGNOSTIC DIFFÉRENTIEL DU CHANCRE SYPHILITIQUE ET DE L'HERPÈS

	HERPÈS	CHANCRE
Trois signes différentiels presque constants.	1° Pas de retentissement ganglionnaire ;	1° Adénopathie constante (indolente, dure, persistante, généralement polyganglionnaire) ;
	2° Base souple, sans induration ;	2° Base indurée ;
	3° Contour *polyciclique* de l'érosion, constitué par des segments réguliers de petites circonférences.	3° Contour ne présentant jamais les segments réguliers de petites circonférences propres à l'herpès.

[1] Fournier. *Leçons cliniques sur la syphilis*, 1881, p. 286.
[2] *Loc. cit.*

	HERPÈS	CHANCRE
Évolution.	1o Limitation rapide ; 2o Cicatrisation hâtive.	1o Limitation moins rapide ; 2o Cicatrisation plus lente en général.
Signes non constants, de valeur moindre.	1o Lésion prurigineuse (ardeur, feu local au début) ; 2o Érosions habituellement multiples ; 3o Érosions d'étendue minime, souvent miliaires ; 4o Érosions généralement plus superficielles que le chancre.	1o Lésion absolument indolente ; aprurigineuse ; 2o Lésion souvent unique, ou multiple à un degré moindre que l'herpès ; 3o Lésion en général plus étendue que l'herpès ; 4o Lésion en général plus profonde que l'herpès.

La vulvite aiguë et intense, quelle que soit son origine, s'accompagne assez souvent d'érosions plus ou moins étendues qu'il peut être impossible de distinguer d'un chancre au début. Dans quelques cas même, il se produit de véritables ulcérations. Le professeur Fournier [1] cite l'observation d'une petite fille de 9 ans, atteinte d'une vulvite intense, et présentant en outre sur l'une des grandes lèvres trois ulcérations entamant le derme, à base résistante ; il existait dans les aines plusieurs ganglions libres, indépendants, roulant sur le droit, gros comme de petites noisettes, à peine douloureux. On se croyait en présence d'une vulvite avec chancres syphilitiques ; la suite montra qu'il s'agissait d'une vulvite simple qui guérit rapidement, et qui ne fut pas suivie d'accidents secondaires. — De pareilles lésions peuvent être quelquefois aussi prises pour des plaques muqueuses ; le professeur Brouardel a relaté une expertise où l'erreur aurait pu être commise à un premier examen [2]. Il faut signaler encore la vulvite aphteuse ; les aphtes, d'abord analogues à ceux de la bouche, peuvent se creuser et donner lieu à des ulcérations quelquefois fort étendues, ainsi que nous l'avons indiqué.

On peut aussi prendre pour un chancre mou une de ces ulcérations non vénériennes de la vulve. Ici encore une observa-

1 *Loc cit.*, p. 203.

2 Brouardel. Des causes d'erreur dans les expertises relatives aux attentats aux mœurs, *Société de méd. lég.*, séance du 9 juillet 1883 (*Bulletin de la Soc. et Ann. d'hyg. publ. et de méd. lég.*, 3e série, 1883, t. X).

tion prolongée, montrant l'évolution de la lésion, permet d'éviter l'erreur; dans les cas douteux on pourrait d'ailleurs avoir recours à l'inoculation. Il est utile d'exposer les caractères classiques qui différencient le chancre mou du chancre syphilitique; mais il est bon de rappeler que ces caractères n'ont souvent une signification décisive, que quand leur développement a été suivi pendant un certain temps.

L'expert doit toujours avoir présentes à l'esprit ces causes d'erreur, et, on ne saurait trop le répéter, considérer comme un devoir strict de n'émettre une affirmation qu'après avoir renouvelé ses examens jusqu'à ce que le doute ne soit plus possible, et qu'il se sente en mesure de fournir, s'il le fallait, une démonstration irréfutable pour une personne compétente. Il doit demander pour cela au magistrat les délais suffisants et il pourrait au besoin s'appuyer de l'autorité des syphyliographes les plus éminents, et notamment de ces paroles du professeur Fournier : « Le médecin qui aurait l'audace de diagnostiquer le chancre par le chancre seul, sans attendre de l'évolution ultérieure prochaine la consécration de son jugement, commettrait une imprudence des plus blâmables, une témérité qui ne pourrait avoir pour excuse qu'une ignorance inconsciente des maladies syphilitiques ; ce médecin eût-il l'autorité de Ricord et de Tardieu, commettrait un abus de science, car il affirmerait ce qu'il n'a pas le droit d'affirmer [1]. »

Enfin quelle que soit la nature de la maladie constatée, il faut demander à visiter immédiatement l'inculpé, car cet examen a naturellement d'autant plus de chances d'être démonstratif, qu'il est pratiqué moins tardivement. — On ne doit pas oublier d'ailleurs que les malaladies vénériennes, et surtout la syphilis, sont quelquefois chez les enfants transmises accidentellement ; il faut penser à cette possibilité quand le chancre ne siège ni aux parties génitales, ni à la bouche. Il est bon alors, quand l'inculpé est trouvé sain, de demander à visiter les personnes de l'entourage de l'enfant. Nous avons vu une petite fille de 6 ans environ, atteinte

[1] Fournier. *Ouvage cité*, p. 218.

d'un chancre à la bouche, et de diverses manifestations secondaires (notamment de plaques muqueuses à la vulve, ce qui avait éveillé les soupçons des parents), et qui déclarait avoir été victime d'attentats. Le professeur Brouardel, que nous assistions, fut chargé d'examiner diverses personnes soupçonnées, et ne trouva chez aucune d'elles de traces de syphilis ; mais la propre mère de l'enfant, que nous-même examinâmes, présentait de très nombreuses plaques muqueuses de la bouche et de la gorge. Cette femme se savait syphilitique, et sur le conseil de son médecin s'abstenait depuis longtemps de rapports avec son mari ; mais elle ignorait que la syphilis pouvait se transmettre autrement que par le commerce sexuel, et elle n'avait pris aucune précaution à l'égard de son enfant.

Examen de l'inculpé — La recherche de la syphilis chez l'inculpé exige les mêmes précautions que chez la victime. Ici encore, il faut ne se prononcer qu'après plusieurs examens, sauf dans les cas où l'on constate un chancre parfaitement caractérisé, ou la coexistence de plusieurs accidents secondaires bien nets. Même alors il est quelquefois encore bon de revoir le malade, afin qu'aucun doute ne puisse subsister sur la nature de la maladie.

Il va sans dire que l'examen doit porter non seulement sur les organes génitaux, mais sur toutes les parties du corps. Ce qu'il faut démontrer c'est que l'inculpé est en puissance de diathèse syphilitique à manifestations encore contagieuses; la question du siège de ces manifestations ne vient qu'en seconde ligne car il a pu varier depuis l'attentat. — Il est évident que si le siège du chancre ou des plaques muqueuses chez l'inculpé se rapporte au siège du chancre chez la victime, il est important de noter cette coïncidence. Mais si l'inculpé ne présente que des plaques muqueuses dont le siège explique difficilement le développement du chancre de la victime, ou s'il n'est atteint que d'accidents secondaires non contagieux, l'on doit faire remarquer qu'il a pu parfaitement être atteint à la verge d'accidents transmissibles, au moment où l'attentat a été commis. Il va sans dire que dans le cas où l'inculpé est syphilitique, on peut encore affirmer qu'il n'est pas l'auteur de la transmission, si la syphilis est évidemment plus récente chez lui que chez la plaignante; s'il présentait par exemple un chancre au début, tandis que sur la soi-disant victime, on ne constaterait que des accidents secondaires, le chancre ayant déjà disparu. Toutefois l'expert ne peut invoquer dans une discussion médico-légale des considérations de cette nature qu'avec beaucoup de prudence. On sait en effet que les limites de l'incubation des deux premières périodes de la syphilis varient dans de larges limites, surtout si l'on tient compte des exceptions, et que l'évolution de la maladie peut se faire avec une rapidité très différente chez deux individus.

Il est également très difficile de préciser à partir de quelle époque la syphilis cesse de pouvoir se manifester par des accidents contagieux ; on voit quelquefois des sujets présenter encore des poussées de plaques muqueuses alors qu'ils ont déjà été atteints de gommes. Comme pour la blennorrhagie, il est des cas où l'expert doit déclarer qu'il est impossible de dire si la maladie était encore communicable au moment où l'attentat à été commis.

Il arrive quelquefois qu'un inculpé atteint d'une affection transmissible, blennorrhagie, chancre mou, accidents syphilitiques contagieux, invoque sa maladie même comme une preuve de son innocence, alléguant que s'il avait commis tel acte qui lui est reproché, il aurait transmis sa maladie à la plaignante [1]. Une telle excuse ne peut évidemment être admise, car il est bien certain que la transmission de la

[1] Nous avons été chargé d'examiner un sieur C. se disant syphilitique et présentant en effet du psoriasis palmaire et une éruption pustuleuse du cuir chevelu, qui était accusé d'avoir eu des relations sexuelles avec sa fille, alors enceinte d'environ sept mois, et non syphilitique. En arrêtant cet homme, on avait saisi chez lui un certain nombre de condoms. Le système de défense de l'inculpé se résumait dans ce dilemme : si j'ai eu des relations avec ma fille, je me suis ou non servi de condom ; dans le premier cas elle ne serait pas enceinte ; dans le second cas, je lui aurais communiqué la syphilis. Ce raisonnement qui, d'une façon générale, était inacceptable, était facile à réfuter dans le cas particulier, car d'une part le sieur C. ne présentait pas d'accidents contagieux au moment de l'examen, et pouvait ne pas en avoir été atteint depuis longtemps ; d'autre part, la fille, de mœurs déplorables, pouvait parfaitement être soupçonnée d'avoir eu des relations avec un autre homme que son père.

syphilis, de la blennorrhagie, du chancre mou, ne résulte pas fatalement et toujours des rapports sexuels ou des autres actes lubriques entre personnes dont l'une est saine, et dont l'autre se trouve dans les conditions convenables pour transmettre la maladie.

CHAPITRE DEUXIÈME

PÉDÉRASTIE — BESTIALITÉ — ONANISME — OUTRAGE PUBLIC A LA PUDEUR

§ I. — Pédérastie

On désigne sous le nom de pédérastie l'introduction de la verge dans l'anus; celui qui se livre à cet acte est le pédéraste *actif*, celui qui le subit est le pédéraste *passif*. La pédérastie est exercée sur des hommes, sur des enfants ou sur des femmes.

La pédérastie n'est pas par elle-même un acte punissable par le Code pénal français ; mais elle constitue souvent un attentat ou un outrage public à la pudeur, ou bien elle est compliquée de violences, de vol ou d'assassinat. Dans tous ces cas, il est nécessaire pour l'instruction judiciaire de savoir si des actes de pédérastie ont été réellement accomplis, et un médecin est chargé de rechercher s'ils ont laissé des traces sur les organes des inculpés ou des victimes. Ces expertises ne sont pas très rares [1].

[1] Tardieu (*Étude médico-légale sur les attentats aux mœurs*, J.-B. Baillière, et *Ann. d'hyg. publ. et de méd. lég.*, 2e série, t. IX) a basé son travail sur l'examen de 205 pédérastes ou présumés tels.

Sur un total de 1950 expertises, nous-même n'en comptons que 16 relatives à la pédérastie; ces 16 expertises s'appliquent à l'examen de 23 individus.

La pédérastie est très répandue, il est plus que probable qu'elle a toujours

On demande à l'expert de rechercher tantôt les signes de la pédérastie active, tantôt ceux de la pédérastie passive.

Signes de la pédérastie active. — La plupart des auteurs pensent qu'il n'existe pas de signes de la pédérastie active, que de tels actes ne produisent pas de déformations, ni d'autres modifications de la verge. Nous partageons absolument cette opinion.

Tardieu enseignait que le pénis des pédérastes actifs présente des particularités caractéristiques : « ordinairement très

existé, avec plus ou moins d'extension, dans tous les temps et dans tous les pays. Quiconque a lu les auteurs classiques de l'antiquité sait que la pédérastie existait chez les Grecs et chez les Romains, et qu'elle n'était pas considérée par eux comme un vice honteux : l'amour entre homme a même été célébré par leurs plus grands poètes*. Dans notre civilisation actuelle, elle est regardée comme une chose dégoûtante et odieuse, mais elle n'en est pas moins en usage chez un assez grand nombre de personnes qui n'appartiennent pas toutes aux basses classes de la société, ainsi que le montrent de nombreuses enquêtes judiciaires.

Certains des jeunes gens ou des hommes appartenant à la lie de la population des grandes villes exercent la pédérastie pour gagner de l'argent, en se faisant payer leurs ignobles complaisances ou en faisant *chanter* leur complice, et il semble que beaucoup d'entre eux ne sont même pas incités à ces actes par une impulsion voluptueuse, par un plaisir dépravé. Ces gens sont souvent en même temps des voleurs et quelquefois des assassins

La pédérastie est souvent exercée par les hommes qui ne peuvent satisfaire leurs instincts sexuels par des rapports avec la femme : par les prisonniers, et par les individus qui vivent en commun, mais plus ou moins complètement séparés du reste du monde, par ceux que leur profession oblige au célibat, etc.

Dans d'autres cas, c'est le contact perpétuel avec de petits enfants qui incite à la pédérastie ; c'est ainsi qu'il n'est pas très rare de voir des instituteurs se livrer à ces pratiques. Il semble que souvent ces hommes, qui continuent d'ailleurs à avoir des rapports avec leur femme ou leur maîtresse, n'ont de penchant ni pour la pédérastie passive, ni pour la pédérastie exercée sur des hommes, mais seulement pour celle exercée sur de petits enfants.

Il est aussi une catégorie d'individus dans laquelle on trouve de nombreux pédérastes ; ce sont ceux qui présentent une sorte particulière d'arrêt de développement que le professeur Lorain a décrit sous le nom d'*infantilisme* ou de *féminisme*. Ces individus, qui le plus souvent sont nés dans les grandes villes et y ont toujours vécu, cessent de se développer d'une façon normale au moment de la puberté ; ils restent petits, maigres, leur barbe est rare, leurs seins relativement gros ; la verge et les testicules sont petits, le bassin large. Ces individus ne sont pas impuissants, mais leur aptitude au coït est ordinairement moindre ; et assez souvent ils satisfont leurs appétits sexuels par la pédérastie passive. Il semble qu'en même temps que leur organisation

* Voy. notamment Dupouy, *Médecine et mœurs de l'ancienne Rome, d'après les poètes latins*, 1885.

grêle, dit-il, il va en s'amincissant depuis la base jusqu'à l'extrémité qui est très effilée (canum more); chez d'autres, la verge est au contraire très volumineuse, et le gland, étranglé à sa base, est démesurément allongé; de plus la verge est tordue sur elle-même dans le sens de la longueur, de sorte que le méat urinaire paraît dévié latéralement.

physique les rapproche par certains traits de la femme, ils ont aussi emprunté en partie à celle-ci ses instincts sexuels; ils sont en quelque sorte hermaphrodites par leurs désirs génitaux.

Dans d'autres cas rares, mais bien observés dans ces derniers temps et décrits d'abord par Westphal *, c'est une sorte de renversement de l'instinct génital que l'on observe *(instinct sexuel contraire).* Des hommes qui sont d'ailleurs parfaitement conformés au point de vue physique et dont les organes génitaux sont normalement développés, éprouvent et ont toujours éprouvé une indifférence complète à l'égard des femmes, de la répulsion à l'idée du coït pratiqué avec elles, et au contraire, ressentant à l'égard des hommes et plus spécialement pour un homme particulier, non seulement le désir brutal du coït, mais toutes les émotions qui constituent l'amour dans sa forme la plus élevée. On trouve dans le Traité de Casper-Liman une lettre d'un pédéraste qui décrit cet état en termes dénotant une intelligence cultivée. Plusieurs observations de Westphal, de Kraft-Ebing** et d'autres auteurs établissent la réalité de cette singulière déviation du sens génital.

D'ailleurs, à bien envisager les choses, il est évident que ces individus dont on considère les penchants comme d'ordre psycho-pathologique, représentent le type pédéraste dans toute sa pureté, et que la plupart des pédérastes ordinaires n'en diffèrent que parce que chez eux l'aptitude au coït avec la femme existe encore ou a existé antérieurement. Certains hommes avouent leurs habitudes de pédérastie, les uns cyniquement ***, les autres en les déplorant et en assurant qu'ils ont fait leur possible pour y résister. Il est certain qu'il faut une impulsion bien forte pour que des hommes intelligents, instruits, bien élevés, occupant dans la société une place honorable ou même très élevée, pères de famille, aillent assouvir des désirs inavouables au prix d'humiliations et de dangers de tous genres, risquent leur honneur, leur fortune, et soient quelquefois obligés de recourir au suicide pour échapper au scandale énorme qu'ils ont provoqué.

Aussi quelque odieux que soient les actes de pédérastie, n'y a-t-il pas lieu de regretter que la loi française ne les atteigne que dans certains cas; il serait trop difficile d'apprécier le degré de responsabilité de ceux qui s'y livrent.

* Westphal. Die conträre Sexualempfindung *(Archiv für Psychiatrie,* Band II 45 1).

** Krafft-Ebing. *Arch, für Psychiatrie,* 1877. Voir aussi Gock : Deux observations de perversion du sens génital (Analyse in *Ann. d'hyg. publ. et de méd. lég.*, 2e série, t. XLVIII).

*** A titre de curiosité, il faut citer ici une brochure allemande : *Der Uranismus,* par W Bernhardi, Berlin, 1882 L'auteur se donne la peine de réfuter longuement les théories d'un certain Ulrichs, pédéraste avoué, qui s'efforce de justifier et même de faire l'apologie du vice auquel il est adonné, et qui demande qu'une cérémonie consacre publiquement l'union d'un couple d'hommes pédérastes. Si c'est une mystification, ce dont on peut douter d'après le ton de la discussion, elle est singulière.

L'observation montre que ces caractères sont illusoires, que la conformation du pénis varie considérablement suivant les individus, mais qu'elle ne présente rien de spécial chez les pédérastes. On comprendrait d'ailleurs difficilement comment un organe aussi élastique et aussi vasculaire que la verge se laisserait déformer par la pression passagère que le sphincter anal lui fait subir.

Signes de la pédérastie passive. — Quand l'acte de pédérastie a été commis une seule fois ou un petit nombre de fois, et surtout s'il s'agit d'un enfant, on peut trouver, quand l'examen n'est pas trop retardé, les traces d'une distension violente de l'anus, c'est-à-dire des excoriations et des déchirures superficielles siégeant sur la muqueuse et sur les plis rayonnés de la peau, la rougeur de l'orifice, une douleur que rendent beaucoup plus vive la marche et surtout la défécation ; quelquefois l'inflammation suppurative de l'extrémité inférieure du rectum et de l'anus. Le professeur Brouardel [1] pense que ces lésions amènent souvent par voie réflexe la contracture du muscle releveur de l'anus, et qu'ainsi on peut observer après un seul acte de pédérastie, la dépression en infundibulum de l'anus, signe sur lequel nous reviendrons plus loin.

Mais il ne faut pas croire que toutes ces lésions, ou même quelques-unes d'entre elles, existent toujours à un degré plus ou moins marqué à la suite d'un acte de pédérastie. L'anus est très dilatable, et si l'acte a été consenti, si la verge a été introduite graduellement, sans violence, on peut ne trouver aucune trace de l'intromission, même quand il s'agit d'un enfant, et quand l'examen n'est pas très tardif. C'est ce que nous avons constaté plusieurs fois, alors que les deux individus qui avaient pris part à l'acte, l'avouaient. D'après les déclarations de ces individus, il arrive même assez souvent que l'intromission est à peine douloureuse pour celui qui la subit.

Quant à la pédérastie passive habituelle, on a indiqué comme pouvant la caractériser les signes suivants.

La dépression de l'orifice anal, qui occupe le fond d'un

[1] Brouardel. Valeur des signes attribués à la pédérastie. (*Société de médecine légale*, 9 février 1880).

infundibulum ou d'un cornet dont les parois sont constituées par la face interne des fesses. Le professeur Brouardel attribue cet enfoncement de l'anus à la contracture du muscle releveur, quand il existe des lésions anales. Mais ce signe est loin d'être constant, et il est même impossible de lui attribuer une très grande valeur parce que la profondeur de l'anus varie considérablement suivant les individus. Chez certains, l'anus est presque au niveau de la rainure interfessière, et apparaît dès que le tronc est un peu incliné en avant; chez d'autres, qui semblent absolument à l'abri de tout soupçon de pédérastie, l'anus est très profondément enfoncé et occupe le sommet d'un cornet très accusé. La déformation en infundibulum résulterait dans certains cas, d'après Tardieu, d'une dilatation de la portion la moins profonde du sphincter anal; nous n'avons pas observé cette disposition.

Relâchement du sphincter, et dilatation de l'orifice anal. — Le sphincter peut n'être relâché que d'une façon incomplète, et se contracter encore vigoureusement sous l'influence de la volonté. Pour apprécier ce premier degré de relâchement, il faut prolonger l'exploration un certain temps ; le doigt introduit dans l'orifice anal éprouve d'abord la résistance qu'oppose la contraction volontaire des fessiers, du sphincter et du releveur anal; au bout de quelques secondes on sent cette résistance diminuer pour reprendre aussitôt, et après quelques-unes de ces alternatives, la contractilité volontaire étant épuisée, le doigt n'éprouve plus le resserrement que la tonicité du sphincter occasionne à l'état normal.

A un degré plus avancé, le relâchement du sphincter s'accompagne d'un état béant de l'anus avec incontinence plus ou moins complète des matières fécales.

Le relâchement prononcé du sphincter, et surtout la béance de l'orifice anal, constituent un des signes les plus probants de la pédérastie passive. Il ne faut pas oublier toutefois que cet état peut être la conséquence d'opérations chirurgicales (fistules, etc.), d'hémorrhoïdes, ou d'un prolapsus volumineux de la muqueuse qui, dans certains cas, laissent en se retirant une dilatation de l'anus. En outre chez les enfants, chez les paraplégiques, l'anus peut être paralysé, se laisser distendre très facilement par les doigts, être incapable de retenir complètement les matières fécales[1].

Il ne faut pas oublier non plus que sur le cadavre le sphincter est toujours relâché, et que quelquefois l'orifice anal est largement béant. Pour peu que la putréfaction soit avancée, c'est-à-dire deux ou trois jours après la mort en été, on voit la muqueuse rectale former dans certains cas un bourrelet saillant à travers l'orifice dilaté. Il importe de ne pas attribuer cet aspect de l'anus sur le cadavre à des actes de pédérastie.

Effacement des plis radiés. — L'effacement des plis radiés de la marge de l'anus s'explique par la perte de tonicité du sphincter ; on l'observe en effet habituellement dans les cas où l'orifice est dilaté, ou très facilement dilatable.

Marisques, végétations, hémorrhoïdes, etc. — Les marisques se présentent sous forme d'excroissances de la muqueuse, flasques, à surface lisse, de dimensions variables, pouvant atteindre 0m,02 et plus de longueur. Elles s'observent, ainsi que les végétations, chez des personnes qu'on ne peut soupçonner de pédérastie, et on ne saurait par conséquent leur attribuer une valeur diagnostique.

La même remarque s'applique aux hémorrhoïdes, aux fissures, aux rhagades ; il est possible et même probable que des habitudes de pédérastie favorisent le développement de ces lésions, mais rien ne permet de reconnaître avec certitude dans un cas donné que telle a bien été leur origine.

La rougeur de la marge de l'anus, l'épaississement de la muqueuse et de la peau de l'orifice sont encore des lésions qu'on ne peut considérer comme caractéristiques ; tous les médecins ont observé chez des personnes au-dessus de tout soupçon, du prurigo, de l'érythème et de l'eczéma de l'anus.

[1] Récemment, nous avons vu un homme qui avait survécu à une fracture de la colonne vertébrale au niveau de la partie supérieure de la région lombaire. Il était resté paraplégique et, pendant les deux premiers mois, l'anus était béant au point qu'il aurait laissé passer deux doigts sans aucun effort ; il existait une incontinence complète des matières fécales.

Chancres et blennorrhagie de l'anus et du rectum. — On comprend toute l'importance qu'offre la constatation de ces affections, mais ici encore, il est nécessaire de faire quelques réserves.

Le chancre mou de l'anus peut résulter d'une auto-inoculation par le contact des vêtements, des doigts, etc., et il y a lieu par conséquent de rechercher si le sujet n'est pas atteint, en même temps que d'un chancre anal, d'un chancre d'une autre région, et si ce second chancre paraît plus ancien que l'autre. Un chancre unique, siégeant entre l'anus et la racine des bourses peut être attribué à des rapports sexuels normaux. C'est le chancre de l'orifice, ou, comme on en a cité des exemples, celui qui siège plus profondément, à la partie inférieure du rectum, qui sont caractéristiques.

De même le chancre syphilitique qui siège à l'orifice de l'anus ou dans le rectum ne peut guère être attribué qu'à la pédérastie ou à des manœuvres aussi honteuses (transmission par les lèvres ou par la langue).

Il est évident, ainsi que le fait remarquer Tardieu, que si en examinant deux individus suspectés, on trouve chez l'un un chancre anal et chez l'autre un chancre de la verge siégeant du même côté, on ne peut guère conserver de doutes sur la réalité des actes qui leur sont imputés.

La blennorrhée anale ou rectale, c'est-à-dire un écoulement peu abondant, incolore ou faiblement coloré, peut s'observer chez les individus qui ont une cause d'irritation de l'anus ou du rectum : eczéma, prurigo, oxyures, hémorrhoïdes, polypes, etc. En l'absence de ces causes, elle peut être due au traumatisme qu'occasionne la pédérastie.

La véritable blennorrhagie est caractérisée par un écoulement abondant, jaune, verdâtre, épais, avec rougeur et gonflement de la muqueuse, intertrigo des fesses. Elle ne peut être attribuée qu'à la pédérastie, à moins toutefois que la coexistence d'une blennorrhagie des organes génitaux ne puisse faire admettre la possibilité d'une inoculation accidentelle par le sujet lui-même.

Il est quelquefois difficile de distinguer la blennorrhagie d'une inflammation simple de la muqueuse anale et rectale.

Ces deux affections indiquent presque toujours la pédérastie, mais la distinction a de l'importance au point de vue de la recherche de l'inculpé [1].

Les signes de la pédérastie passive sont loin d'être constants ; on les voit souvent manquer tous chez des pédérastes qui avouent, ou dont la culpabilité est établie avec évidence par l'instruction judiciaire. Il est même bien rare que l'examen médical fournisse des éléments suffisants pour permettre une affirmation. Il faut remarquer d'ailleurs que dans certains cas, les prévenus se sont livrés à des actes incomplets, consistant en frottements exercés avec la verge dans la rainure interfessière, et l'on comprend que de pareilles manœuvres ne laissent pas de traces sur les organes.

Examen des pédérastes. — Pour pratiquer cet examen, on place l'individu dans un endroit bien éclairé, et on lui fait incliner le tronc de manière que la tête touche presque le sol ; on écarte les fesses d'une main, et on note l'aspect de l'anus ; puis on introduit un doigt dans l'orifice afin de bien apprécier la résistance du sphincter. Si l'on constate l'un des signes énumérés plus haut, on recherche s'il n'existe pas quelque circonstance permettant de l'expliquer autrement que par des actes de pédérastie. Il arrive souvent, ainsi que le fait remarquer Tardieu, qu'avant l'examen le pédéraste qui se sait atteint de déformations ou de lésions anales, en avertit d'avance le médecin en les attribuant à quelque cause invraisemblable, par exemple à une chute, à une maladie générale guérie depuis longtemps. Il est bon de consigner ces explications dans le rapport et d'en faire ressortir l'inadmissibilité.

1 Nous avons vu une petite fille de 9 ans, non scrofuleuse ni lymphatique, qui disait avoir été victime de pédérastie et d'attouchements violents sur la vulve. Cette enfant était atteinte d'une vive inflammation de la vulve avec écoulement purulent, et en même temps d'une inflammation de l'anus et du rectum ; l'anus était très rouge et très douloureux au toucher, recouvert de pus ; l'enfant avait des selles fréquentes et extrêmement douloureuses, expulsait des matières fécales entourées d'une couche de pus et quelquefois d'un peu de sang. Les deux inflammations persistèrent environ six semaines. L'homme que la petite fille accusait formellement fut examiné peu de jours après l'attentat allégué et n'était pas atteint de blennorrhagie ; comme l'enfant couchait dans la même chambre que son frère, âgé de 17 ans, nous examinâmes aussi ce jeune homme ; il ne présentait pas non plus de blennorrhagie.

Corps étrangers introduits dans l'anus. — Les exemples d'introduction de corps étrangers dans l'anus faite dans un but honteux ne sont pas extrêmement rares, ainsi qu'on peut s'en convaincre en parcourant les traités de chirurgie. On comprend que l'introduction d'un corps étranger ayant à peu près la forme et les dimensions du pénis en érection peut produire sur l'anus les mêmes déformations que des actes de pédérastie. A moins de circonstances exceptionnelles, telles qu'une dilatation énorme et des déchirures profondes qui ne peuvent être attribuées à l'intromission du pénis, ou bien quand il existe des chancres de l'anus, indiquant la pédérastie, la distinction ne peut être faite avec certitude. C'est ce que nous avons dû répondre dans une consultation qui nous était demandée à propos d'un homme sur lequel un médecin avait constaté une dilatation notable de l'anus ; cet homme prétendait que la dilatation était due non pas à des actes de pédérastie que relevait contre lui l'accusation, mais à l'introduction répétée d'un fragment de bâton dans l'anus.

§ II. — Bestialité.

Il s'agit dans ces cas que l'on désigne aussi sous le nom de *Sodomie*, du coït exercé soit par un homme sur un animal, soit par un animal sur une femme. Il est extrêmement rare que ces faits se présentent dans la pratique médico-légale ; quelques observations ont été cependant publiées.

Dans un cas publié par Kutter, il s'agissait d'un homme qui avait eu des rapports sexuels avec une jument ; on trouva sur les parties génitales de cet homme, entre le prépuce et le gland, des poils provenant de la jument, et des taches de sang sur son pantalon et sa chemise ; on constata aussi qu'il y avait un écoulement sanguin par le vagin de la jument (?)

Dans tous les cas publiés de sodomie concernant des femmes l'animal était un chien. Dans une observation de Pfaff, on trouva sur le pubis d'une jeune fille un poil noir de chien, et des spermatozoïdes accolés aux poils du pubis de la fille.

Dans quelques cas, il s'agit de rapports entre un chien et un homme, rapports dans lesquels le chien joue le rôle de pédéraste actif. La possibilité de semblables rapports n'est cependant pas démontrée. On trouve dans le livre de Tardieu [1] une expertise sur ce sujet ; les professeurs Brouardel et Bouley en ont récemment publié une autre [2]. Le professeur Bouley déclare que d'une manière générale il ne lui paraît pas possible qu'un chien exerce sur un homme l'acte de pédérastie, et que cela lui semble absolument inadmissible dans le cas particulier soumis à son appréciation. Son opinion est motivée surtout sur ce que l'animal n'était pas d'assez grande taille pour avoir pu étreindre avec ses pattes de devant le corps de l'homme, condition indispensable, paraît-il, pour que le chien exerce les mouvements du coït. Il fait remarquer en outre que si le pénis avait été introduit, le gonflement de cet organe aurait déterminé un accollement persistant quelque temps entre l'homme et le chien, à moins que le pénis n'ait été retiré brusquement et par force, ce qui aurait laissé des traces de violences sur l'anus de l'homme. — L'accusé fut condamné malgré les conclusions des experts.

§ III. — **Onanisme** [3]

Il arrive quelquefois que l'on demande à l'expert si un individu porte des traces d'habitudes de masturbation. Cette question peut être posée par exemple quand il s'agit d'enfants qu'on suppose avoir été victimes d'actes de débauche autres que le viol ou la pédérastie, ou bien quand il y a lieu de penser d'après les renseignements recueillis par l'enquête judiciaire, que des inculpés ou des plaignants, dans les affaires d'attentat ou d'outrage public à la pudeur, sont adonnés depuis longtemps à la masturbation.

Chez l'homme adulte, il n'existe aucun signe qui permette de reconnaître avec certitude et d'affirmer des habitudes de masturbation. Peut-être l'érectilité très marquée de la verge,

1 Tardieu. *Des attentats aux mœurs*, 7me édition 1878.
2 *Société de méd. lég.*, séance du 4 août 1884.
3 Voy. l'art. *Onanisme* du *Dict. de méd. et de chirurgie prat.*, par M. Mauviac; la question, en dehors du point de vue médico-légal, y est étudiée très complètement.

la turgescence du gland dont la muqueuse est violacée, la rougeur et la tuméfaction des lèvres du méat urinaire, traduisent-elles dans certains cas l'abus des fonctions génitales ; mais ces signes, alors même qu'ils seraient constants et caractéristiques, ce qui n'est pas, pourraient être aussi bien attribués à des excès de coït qu'à la masturbation. De même, s'il est possible que la masturbation entraîne chez l'homme certains troubles de la santé générale, portant sur le système nerveux, la nutrition, l'état des forces, etc., ces troubles ne sont pas absolument caractéristiques, et, le fussent-ils, qu'ils indiqueraient seulement l'abus des jouissances vénériennes, quelle qu'en soit la nature.

Chez les jeunes garçons, il est aussi presque toujours impossible à l'expert d'affirmer l'existence d'habitudes de masturbation. Cependant chez eux ces habitudes se traduisent souvent mieux que chez l'adulte par la pâleur, l'amaigrissement, la perte d'appétit, les vertiges, la gastralgie, etc., et les modifications des parties génitales sont plus caractéristiques. Il arrive ainsi quelquefois qu'un médecin examinant un enfant dans sa clientèle, ne pouvant trouver aucune autre cause aux troubles qu'il constate, les attribue à l'onanisme, et signale ces habitudes aux parents. Mais il ne s'agit là que de soupçons, souvent justifiés d'ailleurs, et qui ont d'autant plus de valeur que le médecin connaît l'enfant, ses antécédents pathologiques, ses conditions d'hygiène, depuis longtemps. L'expert n'est pas autorisé à communiquer à la justice de pareils soupçons qui risqueraient souvent, dans les conditions où il pratique son examen, de n'être pas fondés. Ce n'est que dans certains cas, fort rares du reste, où les signes sont très accentués, qu'une affirmation est permise ; c'est ainsi que nous avons examiné un enfant de 8 ans, d'un développement physique ordinaire, dont les testicules étaient dans l'état normal à cet âge, mais dont la verge entrait en demi-érection très facilement pendant les courtes manœuvres nécessitées par l'examen ; le gland était turgescent, violacé, les lèvres du méat urinaire rouges, saillantes, renversées en dehors ; nous conclûmes que très probablement cet enfant avait subi des attouchements fréquents (exercés par lui-même ou par d'autres).

Chez la femme, la masturbation ne peut être affirmée que très rarement par un médecin légiste. Il est vrai que divers auteurs, et récemment M. Martineau [1], ont décrit les modifications que les habitudes d'onanisme impriment aux parties génitales. Ces modifications consisteraient en l'augmentation de volume du clitoris, son érectilité, la turgescence du gland, l'allongement des petites lèvres, la rougeur de la muqueuse vulvaire, le relâchement de l'hymen. Il est probable que ces signes, ou du moins quelques-uns d'entre eux, qui ont été indiqués par de bons observateurs, se développent souvent en effet sous l'influence de la masturbation ; mais cependant ils ne peuvent, à notre avis, permettre une affirmation en médecine légale que dans des cas extrêmement rares, parce qu'aucun d'eux n'est absolument caractéristique. Le volume du clitoris varie beaucoup suivant les femmes, et il y a à cet égard des différences congénitales très marquées ; son érectilité peut tenir à une excitabilité plus grande de la femme, en dehors d'habitudes de masturbation ; la turgescence du gland peut résulter de rapports sexuels fréquents ou d'une inflammation plus ou moins ancienne. On trouve chez une foule de femmes les petites lèvres allongées, triangulaires, flasques, pendantes, d'une coloration brunâtre, et il serait téméraire d'affirmer que toutes ces femmes se livrent à l'onanisme. Quant à la rougeur de la muqueuse vulvaire, elle peut être due à une foule de causes, et c'est une constatation absolument banale. La laxité de la membrane hymen résulte presque toujours de sa structure et de sa conformation, ou bien de véritables rapports sexuels. — Chez les petites filles toutefois, ces signes, et surtout la rougeur et l'érectilité du clitoris sont plus probants et permettent quelquefois de déclarer que

1 *Leçons sur les déformations vulvaires et anales produites par la masturbation, le saphisme, la défloration et la sodomie*, par le docteur L. Martineau, Paris, 1884.

L'auteur déclare que la masturbation se reconnait chez la femme par des signes nets et précis, qui permettent même de distinguer si la masturbation s'accomplit avec la main ou bien par le frottement des cuisses ou enfin par la succion du clitoris. Il nous est impossible, comme médecin-légiste, d'accepter de pareilles conclusions et nous ne pouvons que regretter qu'elles aient été formulées par un médecin aussi autorisé.

très probablement ces enfants se livrent à des attouchements, ou en subissent de la part d'autres personnes.

Le *saphisme* consiste en la friction et la succion du clitoris, manœuvres que certaines femmes font exécuter, le plus souvent, par d'autres femmes. Le docteur Martineau assure que ces actes laissent sur les organes des traces tout à fait caractéristiques, qu'il décrit minutieusement ; le clitoris serait allongé, son gland volumineux et turgescent, découvert, le capuchon serait très développé et épaissi. Ces caractères sont, en somme, très peu différents de ceux qu'on décrit comme caractérisant la masturbation, et nous ne croyons pas qu'aucun médecin légiste se croie autorisé, après avoir constaté ces signes, à déclarer qu'une femme se livre au saphisme.

§ IV. — Outrage public à la pudeur

Code pénal, article 330. — Toute personne qui aura commis un outrage public à la pudeur sera punie d'un emprisonnement de trois mois à deux ans et d'une amende de seize francs à deux cents francs.

L'outrage public à la pudeur n'est pas défini dans le Code, mais il résulte de plusieurs arrêts de la Cour de cassation qu'on doit entendre par là tout acte (fait ou geste) attentatoire à la pudeur, commis par intention ou négligence coupables dans un endroit public [1]. Ainsi non seulement l'acte sexuel, mais la pédérastie, la bestialité, les attouchements réciproques ou isolés, le fait de montrer ses organes génitaux, etc., peuvent constituer l'outrage public à la pudeur. Les paroles, si gros-

1 C'est-à-dire soit dans un lieu accessible au public, soit dans un lieu non public, mais où le fait déshonnête a pu frapper les regards du public par suite d'imprudence ou d'absence de précautions. La publicité peut résulter d'une manière absolue de le nature de lieux où l'acte s'accomplit, par exemple s'il a été perpétré dans les rues, places ou autres voies publiques, fût-ce même la nuit et loin des regards de tous témoins. La publicité existe non seulement au cas où l'acte immoral a été vu, mais aussi lorsqu'il a été offert aux regards du public, et que par la nature du lieu où il a été commis, il a pu être aperçu même fortuitement. Il y a publicité lorsque le fait s'est passé dans un wagon de chemin de fer, lorsqu'il est constaté que les actes incriminés ont pu être aperçus du public sur un ou plusieurs points du trajet (Cour de cassation).

sières et obscènes qu'elles soient, ne constituent pas le délit en question.

L'intervention du médecin légiste dans les accusations d'outrage public à la pudeur peut être motivée par diverses circonstances [1]. Elle est presque toujours demandée quand l'outrage public à la pudeur est constitué par un acte de pédérastie, de bestialité, ou par un attentat à la pudeur. Dans certains cas, le prévenu allègue qu'il est impuissant, incapable de tout désir vénérien, et qu'il n'avait par conséquent aucun motif de se livrer aux actes qui lui sont reprochés ; un médecin est généralement chargé alors de rechercher si ces allégations sont admissibles (voir le paragraphe suivant).

Il arrive aussi que des individus déclarent que les manœuvres auxquelles on les a vus se livrer ont été faites non dans un but lubrique, mais pour parer à certaines infirmités. Ainsi des hommes atteints de rétrécissement du canal de l'urèthre ou d'autres affections des voies urinaires, ne pouvant pisser que lentement, goutte à goutte, aident la miction par des tractions opérées sur la verge, et font des stations d'une longueur démesurée dans les urinoirs, circonstances qui semblent souvent suspectes aux agents de police. M. Laugier qui a publié un mémoire sur ce sujet [2]; cite le cas d'un homme atteint à la fois d'une hypertrophie de la prostate et d'hémorrhoïdes extrêmement volumineuses. Pendant la miction le jet d'urine s'arrêtait fréquemment, ne reprenait qu'après un effort, et le malade était obligé de tirer sur la verge, tandis que l'autre main appliquée sur l'anus retenait les hémorrhoïdes qui avaient de la tendance à s'échapper sous l'influence des efforts. Un autre homme, atteint d'un rétrécissement très étroit, de cystite purulente et d'incontinence d'urine, avait pris l'habitude quand il se trouvait dans un endroit public et fermé, de garder sa verge à nu sous son paletot boutonné et de laisser s'écouler l'urine goutte à goutte ; il évitait ainsi les envies d'uriner qui l'auraient obligé de sortir

[1] Notre statistique personnelle comprend 13 expertises sur cette question, abstraction faite des cas où il s'agit en même temps d'un attentat à la pudeur.

[2] Laugier Du rôle de l'expertise médico-légale dans certains cas d'outrage public à la pudeur (*Ann. d'hyg. publ. et de méd. lég*, 2e série, t. I.)

à chaque instant. — Dans tous ces cas, les constatations médicales peuvent sinon excuser toujours l'inculpé d'une façon complète, du moins atténuer sa culpabilité, en montrant qu'il n'a pas obéi à des idées lubriques.

Enfin, dans certains cas les actes qui constituent l'outrage public à la pudeur sont commis par des individus atteints d'aliénation mentale ou de démence, particulièrement de démence sénile. Lasègue [1] a décrit en outre sous le nom d'*exhibitionnistes*, une classe d'aliénés dont le trouble mental se manifeste quelquefois uniquement par l'exhibition des organes génitaux, sans autres manœuvres lubriques. Ces hommes peuvent être en pleine virilité ; souvent on note chez eux, avant, pendant, ou après la période pendant laquelle ils se livrent à ces actes, d'autres troubles mentaux. Après avoir relaté plusieurs cas de cette singulière vésanie, Lasègue s'exprime ainsi : « Les faits que je viens de résumer portent l'empreinte des états pathologiques ; leur instantanéité, leur périodicité, leur non-sens reconnu par le malade, l'absence d'antécédents génésiques, l'indifférence aux conséquences qui en résulteront, la limitation de l'appétit à une exhibition qui n'est jamais le point de départ de lubriques aventures, toutes ces données imposent la croyance à la maladie. » [2]

[1] Lasègue. Les Exhibitionnistes. *Union médicale*, 1878.

[2] En dehors des aliénés proprement dits, certains des individus arrêtés pour outrage public à la pudeur présentent les aberrations les plus singulières du sens génital, dont nous citerons seulement les deux exemples suivants. Nous avons examiné un homme dans la force de l'âge, qui avait déjà subi trois condamnations pour s'être livré à la masturbation dans une église, et venait de se faire arrêter une quatrième fois pour le même motif ; cet homme déclarait que la vue des objets religieux et des cérémonies du culte excitait en lui des désirs voluptueux qu'il ne pouvait s'empêcher d'assouvir. Nous avons vu un autre homme, âgé de 45 ans, qui, lorsqu'il était excité par la vue ou le contact de femmes qu'il ne connaissait pas, sortait son membre viril et se masturbait, en plein public, en se cachant à peine; trois fois il avait été condamné pour des faits de ce genre. Cet homme déclarait que ses désirs sexuels n'étaient pas très fréquents, mais que dès qu'ils se faisaient sentir il ne pouvait les réprimer.

§ V. — Examen de l'inculpé dans les affaires de viol et d'attentat aux mœurs

Nous avons déjà parlé de l'examen de l'inculpé dans les cas de transmission de la syphilis ou de maladies vénériennes, et aussi quand il s'agit de rechercher si un individu n'est pas atteint de quelque infirmité expliquant les manœuvres qui l'ont fait arrêter comme commettant un outrage public à la pudeur.

L'examen médical de l'inculpé a encore lieu dans d'autres circonstances. Quelquefois il a pour but de rechercher les traces d'une lutte soutenue pendant un viol. Dans d'autres cas le médecin doit constater si les parties génitales présentent quelque signe spécial décrit par la plaignante. Tardieu cite un cas où l'inculpé présentait une tumeur érectile en forme de fraise, située au-dessous des bourses, et un autre où les poils du pubis étaient enroulés en boucles sur les côtés, et rasés au milieu, particularités qui avaient été indiquées par les jeunes filles qu'avaient violées ces deux individus.

Quelquefois aussi l'on demande à l'expert s'il n'y a pas disproportion entre les organes génitaux de l'homme et ceux de la plaignante. Cette constatation peut avoir une certaine importance quand la victime, ou soi-disant telle, est une jeune fille dont l'hymen ne présente pas de traces certaines de déchirures, mais est cependant susceptible d'admettre un pénis qui ne serait pas très volumineux. Toutefois il faut se rappeler que l'augmentation de volume de la verge au moment de l'érection varie notablement suivant les sujets, et que des différences très marquées pendant l'état de flaccidité peuvent s'atténuer beaucoup pendant l'érection. D'autre part, la petitesse du membre viril n'exclut pas, ainsi que le fait remarquer Tardieu, la possibilité de la production de déchirures ou de lésions peu graves sur les organes génitaux de la femme ; c'est moins le volume de l'organe que la violence de l'intromission et la résistance de la victime qui occasionnent ces lésions.

Impuissance. — Il arrive quelquefois que des individus

inculpés de viol, d'attentat ou d'outrage public à la pudeur, allèguent qu'ils sont impuissants, pour prouver qu'ils n'ont pas commis les actes qui leur sont imputés. Ces déclarations sont l'occasion d'expertises médicales qui ne sont pas très rares [1].

Il y a lieu de distinguer l'*infécondité* de l'*impuissance*, c'est-à-dire de l'inaptitude au coït par défaut d'érection. L'infécondité n'intéresse le médecin légiste que dans des cas tout à fait exceptionnels. Elle résulte du manque de sécrétion de spermatozoïdes ou d'un vice de conformation des parties génitales qui met obstacle au dépôt du sperme dans le vagin. Mais les individus chez lesquels la sécrétion spermatique n'existe pas peuvent parfaitement entrer en érection et se livrer au coït ; c'est ainsi par exemple que certains adeptes d'une secte russe, les Skopzys, qui ont subi l'ablation des testicules, conservent toute leur vigueur génitale et se livre même, paraît-il, à des excès de coït effrénés ; chez les Romains, les esclaves qui avaient subi une pareille opération étaient fort recherchés des femmes, s'il faut en croire les satiriques ; on a observé plusieurs fois l'absence de spermatozoïdes chez des individus atteints d'une orchite ou d'une épididymite doubles, alors que ces individus avaient encore des érections et des éjaculations fréquentes.

Le coït peut être rendu impossible par certains vices de conformation ou difformités des parties génitales bien que les facultés génésiques aient conservé d'ailleurs leur intégrité. Ainsi une rétraction cicatricielle de la verge, certaines indurations des corps caverneux, le raccourcissement considérable du frein qui accompagne quelquefois l'hypospadias, rendent l'érection, ou du moins l'introduction de la verge dans le vagin, mécaniquement impossible. Les tumeurs très volumineuses des bourses, et les hernies scrotales, seulement dans les cas où elles sont très grosses et très difficilement réductibles, peuvent mettre obstacle à l'intromission du pénis en érection. Au con-

[1] Nous avons été chargé huit fois d'expertises de ce genre ; dans quatre cas il s'agissait d'hernies inguinales parfaitement réductibles, dans un cas de cryptorchidie ; dans deux cas de vieillesse, dans un cas de tuberculose pulmonaire peu avancée. Nous dûmes déclarer dans tous ces cas que l'impuissance n'était nullement démontrée.

traire, l'hypospadias, l'épispadias, le phimosis, le rétrécissement du canal de l'urèthre n'entraînent pas par eux-mêmes l'impuissance. Il en est de même de la brièveté excessive de la verge, résultant d'un accident ou d'une conformation spéciale, qui permet l'érection et le plus souvent l'intromission du membre.

L'impuissance proprement dite, c'est-à-dire le défaut d'érection, peut tenir soit à l'état de l'appareil génital, soit à des maladies générales, à l'âge, etc.

La cryptorchidie est loin d'entraîner toujours l'impuissance, ou même la stérilité, ainsi qu'en témoignent de nombreuses observations [1].

L'*atrophie congénitale* des testicules et de tout l'appareil sexuel a été observée quelquefois. Briand et Chaudé parlent d'un homme de 29 ans dont les parties génitales étaient tellement atrophiées qu'on pouvait les comparer à celles d'un enfant qui vient de naître. Il est moins rare de voir *un arrêt de développement* portant soit sur l'appareil génital seulement, soit sur d'autres organes en même temps, ou coïncidant avec d'autres vices de conformation. Cet état rudimentaire des organes sexuels s'observe notamment chez certains idiots. Il forme aussi un des traits principaux d'une sorte particulière d'arrêt du développement général que Lorain a désigné sous le nom d'*infantilisme ou de féminisme* (voir page 326). L'arrêt de développement des organes génitaux n'entraîne l'impuissance que lorsqu'il est extrêmement prononcé ; dans les autres cas, le coït est ordinairement possible encore, mais seulement à intervalles éloignés.

L'*atrophie testiculaire* est amenée par diverses causes : par l'orchite blennorrhagique, ourlienne, syphilitique, traumatique, ou par une compression prolongée des testicules res-

1 Nous avons été chargé d'examiner un cryptorchide arrêté pour outrage public à la pudeur, et qui se prétendait impuissant ; on sentait un seul testicule, notablement diminué de volume, dans le canal inguinal ; la verge avait son volume normal. Sauf une certaine gracilité de la voix, l'homme présentait tous les attributs extérieurs de la virilité ; il exerçait le métier de modèle. Il était marié avec une jeune femme et venait d'avoir un enfant dont il attribuait la paternité à « quelque voisin. »

tés dans le canal inguinal, comprimés par un hydrocèle, une tumeur. L'atrophie peut être aussi le résultat de l'alcoolisme chronique, des excès vénériens; elle survient quelquefois sous l'influence des progrès de l'age. — L'atrophie *des deux testicules*, quand elle est portée très loin, paraît abolir ou diminuer considérablem.nt la puissance génitale, bien que l'ablation de ces organes, pratiquée chez un adulte sain et vigoureux, ne produise pas ordinairement cet effet, ainsi que nous l'avons vu. Mais il est souvent impossible de reconnaître dans un cas particulier si l'impuissance est complète, si toute érection est réellement impossible; quand il s'agit d'un arrêt de développement ou d'une atrophie testiculaire survenue dans l'enfance, l'impuissance se traduit souvent par l'aspect, extérieur du sujet : l'absence ou la rareté des poils de la barbe et des organes génitaux, la gracilité de la voix; ces signes n'ont cependant pas une valeur absolue.

Parmi les maladies générales qui entraînent le plus souvent l'impuissance, il faut citer surtout les affections de la moelle et le diabète. — On admet généralement aujourd'hui qu'il existe un centre nerveux de l'érection que l'on place dans la moelle épiniere, et cette proposition est fondée en partie sur les observations cliniques où l'on a vu l'impuissance être amenée par des affections médullaires. Il est certain que l'ataxie locomotrice par exemple amène presque constamment l'impuissance; celle-ci est même quelquefois un des symptômes du début de la maladie, bien que dans d'autres cas ce soit au contraire une vive excitation génitale qui se produise à cette période. — L'impuissance est presque constante chez les diabétiques qui rendent une grande quantité de sucre et sont cachectiques; elle peut exister dès le début de la maladie, alors que les urines ne contiennent qu'une minime quantité de glucose, et que le diabétique ne présente pas d'autres troubles de la santé générale. L'azoturie aurait les mêmes effets. En général, toutes les maladies chroniques accompagnées d'une cachexie profonde, occasionnent l'impuissance. Il y a cependant à cet égard des exceptions singulières, notamment en faveur des tuberculeux.

L'alcoolisme, les excès vénériens, des travaux intellectuels longtemps prolongés, et toutes les causes qui débilitent l'organisme peuvent aussi amener une impuissance plus ou moins complète. Mais toutes ces causes agissent très différemment suivant qu'elles atteignent tel ou tel individu, et il est impossible d'apprécier exactement les effets de chacune d'elles dans un cas donné. Le médecin sait, par les confidences qu'il reçoit dans sa clientèle, que quelques hommes deviennent impuissants non seulement sous l'influence des causes qui viennent d'être énumérées, encore sans qu'on puisse trouver chez eux d'autres troubles bien caractérisés de la santé ni aucune particularité dans l'état des organes génitaux. Mais quand il s'agit d'une expertise médico-légale, il n'est pas en mesure de reconnaître si de telles allégations sont véridiques.

Il est également impossible de préciser entre quelles limites d'âge s'exerce la puissance génitale. On cite plusieurs exemples, paraissant authentiques, de vieillards de 70 et 75 ans restés aptes au coït et même à un coït fécondant, et les recherches de Duplay [1], et A. Dieu [2], montrent que même après cet âge, les spermatozoïdes peuvent encore exister. D'un autre côté, les jeunes garçons ont très souvent des érections et sont capables de se livrer au coït avant que la puberté ne se manifeste par ses signes ordinaires et avant que la sécrétion spermatique ne soit établie.

Il est important de ne pas oublier que des individus absolument impuissants, incapables de tout coït, peuvent avoir conservé des appétits génésiques et se livrer à divers actes lubriques. Le fait n'est même pas très rare chez des vieillards qui, bien que tout à fait incapables d'avoir une érection, commettent toutes les obscénités imaginables, et recherchent souvent les excitations génésiques en exerçant des attouchements sur les enfants ou en s'en faisant exercer par ceux-ci. Les petits garçons se livrent souvent aussi à la masturbation dès

1 Duplay, *Archives génér. de médecine*, 1852.

2 A. Dieu, *Journal d'anatomie*, 1867. On peut supposer il est vrai dans ces cas que les spermatozoïdes ont été sécrétés depuis longtemps, et se sont conservés dans les vésicules séminales. Hofmann explique de la même façon les cas où des individus ont éjaculé des spermatozoïdes assez longtemps après l'ablation des deux testicules.

leur première enfance. Fleischmann aurait même vu des enfants de 9 et de 13 mois se livrer à l'onanisme; cette habitude se serait développée à la suite des manœuvres de la nourrice qui, pour apaiser les cris de l'enfant, lui suçait le pénis [1].

Quelquefois un accusé invoque seulement une impuissance momentanée, causée par un état pathologique transitoire dont il était atteint à l'époque où il aurait commis les actes qui lui sont reprochés. Il est évident qu'un individu atteint d'une affection fébrile intense, est incapable de se livrer au coït ; il en est de même de toutes les affections aiguës qui retentissent fortement sur l'état général. Nous avons assisté le professeur Brouardel dans une expertise où il s'agissait d'un jeune homme que des agents de police disaient avoir vu se livrer publiquement à des actes lubriques, et avoir surpris à quatre reprises différentes en état d'érection, en l'espace de trois quarts d'heure. Cet individu était atteint d'une diarrhée très intense avec vomissements, qui persistait encore 20 jours après l'arrestation, et qui était due probablement à une tuberculose intestinale; ce fait étant bien établi, la conclusion fut que les manifestations génésiques qu'on attribuait à l'inculpé étaient incompatibles avec l'affaiblissement général qu'on avait constaté chez lui, et qu'expliquaient la diarrhée et les vomissements dont il était atteint, L'accusé fut acquitté malgré les affirmations des agents de police.

Une autre expertise, extrêmement intéressante a été publiée sur ce sujet par le docteur Motet [2]. Un jeune homme nommé D... avait été arrêté par des agents qui déclaraient l'avoir vu stationner pendant une demi-heure dans un urinoir et s'y livrer à des actes obscènes ; il fut jugé et condamné pour ce fait. En appel, le docteur Motet, qui connaissait D. pour l'avoir soigné antérieurement, fit ressortir d'abord qu'il était impossible que cet homme, qui avait eu le jour même des hémoptysies énormes, et qui se trouvait dans un état d'épuisement extrême, ait pu se livrer à la masturbation, D. affir-

[1] Masturbation et onanisme chez les nourrissons par L. Fleischmann (Analyse *in. Ann. d'hyg. publ. et de méd. lég.*, 3e série t. V.)

[2] A. Motet Accès de somnambulisme spontané et provoqué, prévention d'outrage public à la pudeur (*Ann. d'hyg. publ. et de méd. lég.* 3e série, t. V.)

mait qu'il était entré dans l'urinoir pour mouiller son mouchoir au tube de lavage et enlever le sang qui souillait sa barbe, et qu'à partir de ce moment, il ne se souvenait plus de rien. Or, D. présentait depuis longtemps des accidents nerveux, des absences, des accès de somnambulisme spontané et provoqué pendant lesquels il accomplissait les actes correspondant à ses idées antérieures, et obéissait passivement aux ordres donnés par la personne qui l'avait endormi. Devant la Cour, le docteur Motet provoqua chez D. un accès de somnambulisme pendant lequel il lui ordonna de reproduire la scène de l'urinoir, ce que celui-ci fit d'une manière tout à fait conforme à ses affirmations antérieures. D. fut acquitté [1].

[1] L'impuissance, même absolue et évidente, ne peut, dans l'état actuel de la législation de notre pays, être admise comme un motif d'annulation de mariage, ou de divorce. En matière civile, l'impuissance ne peut guère devenir l'objet d'une expertise médicale que dans le cas où un mari invoquerait l'article 312 du Code civil, ainsi conçu :

Code civil. Art. 312. — L'enfant conçu pendant le mariage a pour père le mari. Néanmoins celui-ci pourra désavouer l'enfant s'il prouve que pendant le temps qui a couru depuis le trois centième jusqu'au cent quatre-vingtième jour avant la naissance de cet enfant, il était soit pour cause d'éloignement, *soit par l'effet de quelque accident*, dans l'impossibilité physique de cohabiter avec sa femme.

Art. 313. — Le mari ne pourra, *en alléguant son impuissance naturelle*, désavouer l'enfant.

L'*accident* mentionné dans l'article 312 peut être une impuissance résultant d'une maladie aiguë, d'une affection cérébrale ou autre ayant entraîné le coma, etc. Cette interprétation est cependant contestée par plusieurs jurisconsultes.

CHAPITRE TROISIÈME

GROSSESSE. ACCOUCHEMENT

ARTICLE PREMIER. — GROSSESSE

Les questions médico-légales relatives à la grossesse peuvent se poser dans les inculpations de viol ou d'infanticide; on peut avoir aussi à constater la grossesse d'une femme qui invoque son état de gestation comme excuse de crimes ou délits[1]. En matière civile, ces questions peuvent être soulevées à l'occasion des articles 185, 272, 274, 340, 725, 906, concernant le mariage, le divorce, la recherche de la paternité, la transmission d'un héritage.

§ I. — Signes de la grossesse

Les signes de la grossesse ont une importance très inégale; les uns ont une valeur certaine ou du moins *presque certaine*, les autres ont une signification douteuse.

Signes certains. — Ce sont : 1° les battements du cœur du fœtus perçus à l'auscultation; 2° les mouvements actifs du fœtus; 3° les mouvements passifs du fœtus, ou ballottement.

[1] On peut encore citer le cas suivant : Code pénal, art. 27. — Si une femme condamnée à mort se déclare, et s'il est vérifié qu'elle est enceinte, elle ne subira la peine qu'après la délivrance.

Le cas suivant montre à la fois dans quelles circonstances l'intervention de l'expert peut être nécessaire dans les questions d'infanticide, d'avortement, de suppression de part, et quelle erreur peut être commise. — Une fille B. eut une perte de sang au septième mois de la grossesse, à la suite de laquelle celle-ci semblait avoir disparu. Comme il n'existait pas trace d'enfant, on supposa un crime. Une sage-femme et un médecin, qui visitèrent la fille B., affirmèrent qu'elle avait accouché; poursuivie devant le tribunal de Vic (Lorraine) pour suppression de part, elle fut condamnée à 6 mois d'emprisonnement. C'était le 6 novembre 1871 que ce jugement fut prononcé et mis en exécution; le 24 décembre la condamnée accouchait d'une fille bien constituée et à terme. (Stoltz. Article Grossesse, du *Nouveau Dict. de méd. et d chir. pratiques*).

Battements du cœur. — A partir du cinquième mois de la grossesse, on peut entendre, en plaçant l'oreille ou le stéthoscope sur les parois de l'abdomen, les bruits du cœur du fœtus. Ces bruits se distinguent de ceux qui pourraient provenir des artères de la mère, par leur fréquence plus grande ; le cœur du fœtus bat en effet de 120 à 160 fois par minute ; les pulsations sont d'autant plus fréquentes que la grossesse est moins avancée.

La constatation des bruits du cœur du fœtus est un des meilleurs signes de la grossesse ; mais il n'est pas absolument constant. Les bruits peuvent n'être jamais perçus, ou ne l'être que pendant certaines périodes.

Mouvements actifs du fœtus. — C'est ordinairement vers la fin du cinquième mois que la mère commence à sentir les mouvements de son enfant. Ces mouvements ne peuvent guère être perçus par le médecin que vers la fin du sixième mois, quelquefois plus tard. Pour les provoquer, il faut appliquer l'une des mains sur le ventre, et avec l'autre main donner un ou plusieurs coups légers, mais brusques ; le contact de la main froide les fait naître aussi. — Les mouvements du fœtus peuvent dans certains cas n'être perçus que d'une façon confuse, ou même n'être perçus à aucune époque de la grossesse, ni par le médecin, ni par la mère, bien que l'enfant naisse ensuite vivant. La mère prend souvent pour des mouvements de l'enfant, des contractions intestinales ou des mouvements qui ont une autre origine. Des médecins expérimentés ont été quelquefois trompés par cette cause d'erreur.

On peut dans quelques cas sentir par la palpation du ventre certaines parties du corps du fœtus.

Ballottement. — Le mouvement de ballottement du fœtus devient appréciable du quatrième au sixième mois de la grossesse. Pour le percevoir, on place une main sur le ventre au niveau du fond de l'utérus, et, la femme restant debout, on introduit l'index de l'autre main dans le vagin, et on imprime une brusque secousse au col de la matrice ; la tête du fœtus fuit de bas en haut, et retombe presque aussitôt sur le doigt, avec une certaine mollesse, comme un corps déplacé au milieu d'un liquide.

Signes équivoques. — La *suppression des règles* est un signe de la grossesse ordinairement très important, mais qui, en médecine légale, n'a qu'une valeur à peu près nulle parce qu'il ne peut être constaté directement, et qu'il faudrait presque toujours s'en rapporter aux déclarations de la femme. D'ailleurs les règles ne sont pas toujours complètement supprimées pendant la grossesse ; nous reviendrons sur ce point.

Développement de l'utérus. — Le développement de l'utérus, se traduisant par l'augmentation graduelle du volume du ventre, constitue le signe auquel tout le monde reconnaît ordinairement la grossesse. Mais le ventre peut ne grossir que très peu, et son augmentation de volume peut être due à d'autres causes. C'est vers la fin du quatrième mois que l'utérus peut être senti nettement au-dessus du pubis, et c'est à partir de cette époque que les dimensions du ventre augmentent ordinairement d'une façon plus ou moins appréciable (figure 33).

Dans les deux premiers mois de la grossesse, la portion vaginale du col s'abaisse, devient plus molle et plus épaisse, et peut être sentie plus facilement par le toucher.

Bruit de souffle utérin. — Vers le quatrième mois de la grossesse, on peut commencer à entendre ce bruit que l'auscultation fait percevoir ordinairement à l'une ou aux deux régions inguinales. Le souffle est isochrone aux pulsations artérielles de la mère. On n'est pas fixé exactement sur son origine ; mais on sait que dans certains cas rares, il peut être entendu hors l'état de grossesse.

La coloration violacée de la muqueuse de la vulve et du vagin, ainsi que la présence de *varicosités* sur cette muqueuse, s'observent assez souvent pendant la grossesse.

Les seins se tuméfient et peuvent contenir un peu de lait ou de liquide lactescent dès le cinquième mois; presque toujours, entre le sixième et le septième mois, on peut faire sortir un peu de lait en pressant sur le mamelon. Celui-ci, ainsi que l'aréole, prennent une coloration de plus en plus brune, à mesure que la grossesse approche du terme. Les glandes de l'aréole se tuméfient dès le commencement de la grossesse, et forment des tubercules de plus en plus saillants.

La ligne blanche de l'abdomen prend en général une coloration brune pendant la grossesse ; mais cette colora-

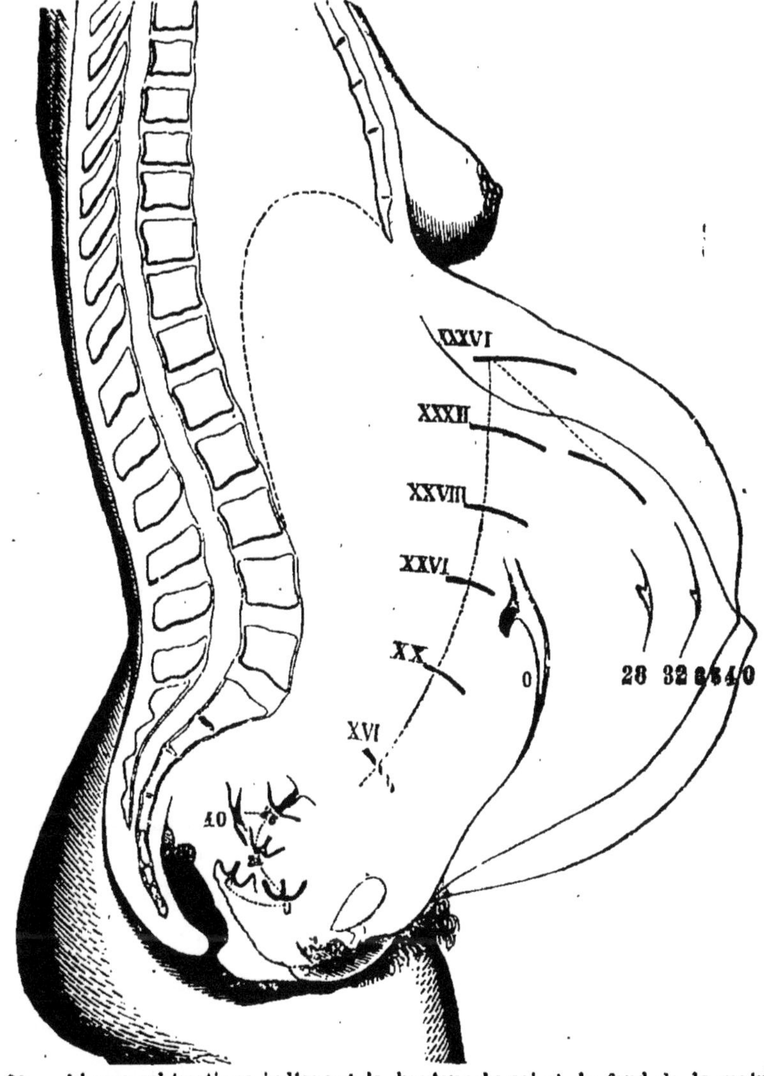

Fig. 33. — Figure schématique indiquant la hauteur du col et du fond de la matrice, et la forme de la paroi abdominale antérieure à différentes époques de la grossesse *.

tion varie beaucoup d'intensité suivant les sujets, et elle peut s'observer aussi chez des femmes qui n'ont jamais conçu.

* *a* Hauteur du col à l'état de vacuité — 8, 30, 36, 40. hauteur du col à la 8e 30e, 36e 40e semaine de la grossesse. — XVI, XX, XXVI, XXVIII, XXVII, XXXVI, fond de la matrice à la 16e, 20e, 26e, 28e, 32e, 36e semaine (la ligne non numérotée au niveau et en avant de la ligne marquée XXXII, indique la hauteur du fond de l'utérus au moment de l'accouchement). — *o* Paroi abdominale antérieure à l'état de vacuité. — 28, 32, 36, 40, la même paroi aux semaines correspondantes (Schultze, Atlas).

La *pigmentation de la face*, la formation du *masque (chloasma gravidarum)* est un signe de minime valeur ; il est loin d'être constant, et d'un autre côté peut s'observer en dehors de la grossesse.

Les *modifications de l'état général* n'ont pas d'importance pour le diagnostic médico-légal ; la plupart de ces modifications ne peuvent en effet être contrôlées.

§ II. — A quelle période est parvenue la grossesse ?

A défaut des données fournies sur la date de la dernière menstruation, données dont la sincérité peut toujours être suspectée en médecine légale, c'est surtout en constatant le degré de développement de l'utérus qu'on peut résoudre approximativement cette question. Au quatrième mois, le fond de l'utérus est senti au-dessus du pubis ; au cinquième mois à égale distance du pubis et de l'ombilic ; au sixième mois au niveau de l'ombilic ; au septième mois à deux ou trois travers de doigt au-dessus ; au huitième mois dans le milieu de l'espace qui sépare le creux épigastrique de l'ombilic ; au neuvième mois au niveau du creux épigastrique (fig. 33).

Voici, d'après Farre, (cité *in* Commentaires du prof. Brouardel à la traduction française du *Traité de méd. lég.* d'Hofmann) les dimensions de l'utérus aux diverses époques de la grossesse :

MESURES DE L'UTÉRUS	LONGUEUR	LARGEUR
Avant la grossesse	60 à 70 millim.	40 à 45 millim.
A la fin du 3e mois . . .	113 126 —	101 —
— 4e —	138 151 —	126 —
— 5e —	151 176 —	139 —
— 6e —	201 226 —	164 —
— 7e —	252 —	189 —
— 8e —	277 —	202 —
— 9e —	302 —	227 —

Les mouvements actifs, le ballottement, les bruits du cœur,

ne sont perçus en général qu'à partir des époques qui ont été indiquées déjà.

§ III. — Diagnostic médico-légal de la grossesse

Il est quelquefois très difficile dans la pratique ordinaire, alors que la femme donne sur son état les détails les plus complets et les plus sincères, de diagnostiquer la grossesse. Il y a quelques exemples de *fausses grossesses*, avec suppression des règles, développement du ventre, tuméfaction des seins, établissement de la sécrétion lactée. Des accoucheurs expérimentés ont même commis des erreurs en croyant à tort avoir constaté les signes dits certains.

A plus forte raison, le diagnostic peut-il être difficile en médecine légale, alors que la femme a très souvent intérêt à tromper et à égarer l'expert. Aussi ne doit-on se prononcer que lorsqu'on a constaté un ensemble de signes concordant bien entre eux et parmi lesquels doit s'en trouver au moins un de ceux donnés comme certains; à notre avis, l'affirmation n'est guère possible que lorsqu'on a entendu d'une façon bien nette les bruits du cœur du fœtus, signe qui prête le moins à l'erreur. Cela revient à dire que la grossesse ne peut être affirmée avant le sixième mois; et encore faut-il, chaque fois qu'il subsiste le moindre doute, réserver son jugement et demander un délai avant de se prononcer.

L'époque à laquelle est parvenue la grossesse ne doit aussi être fixée qu'avec une large approximation.

§ IV. — Une femme peut-elle ignorer qu'elle est enceinte

La grossesse peut être ignorée de la femme pendant les trois ou quatre premiers mois; c'est même là un fait commun. Mais il est extrêmement rare que la grossesse soit méconnue pendant toute sa durée; le développement graduel du ventre, les mouvements de l'enfant, suffisent, sans parler des autres signes, pour avertir la mère de son état. Cependant on a cité des cas où la femme, sans avoir aucun intérêt à dissimuler sa grossesse, n'en a eu conscience qu'au moment où commençait le travail. Ces cas sont en très petit nombre, et, d'une façon générale, il n'y a guère lieu de tenir compte de ces exceptions si peu souvent constatées. C'est seulement quand il s'agit d'une primipare qu'on pourrait admettre dans certains cas que la grossesse ait été ignorée jusqu'à la fin; encore est-ce aux magistrats ou aux jurés qu'il appartient de décider si une fille a pu être assez simple et assez ignorante pour ne pas connaître les conséquences possibles du coït auquel elle s'est livrée, et pour ne pas comprendre la signification des phénomènes qui se passaient en elle. — Nous avons vu une fille primipare, paraissant d'ailleurs fort peu intelligente, qui était entrée à deux reprises dans un hôpital de Paris où elle avait été admise comme atteinte d'un kyste de l'ovaire; pendant son second séjour à l'hôpital elle accoucha dans les latrines d'un enfant à terme qu'elle précipita immédiatement dans la fosse; elle assura qu'elle ne s'était jamais crue enceinte et qu'elle l'avait compris seulement, non pas pendant les douleurs de l'accouchement, mais au moment même où l'enfant était sorti. Cette fille, qui avait avoué son infanticide, paraissait sincère dans ses déclarations; elle avait sans doute cru elle-même à l'interprétation que les médecins avaient donnée de son état.

§ V. — La grossesse peut-elle déterminer des impulsions irrésistibles

Il arrive assez souvent qu'une femme ayant commis un crime ou un délit (ordinairement un vol) invoque comme excuse son état de grossesse qui l'aurait poussée d'une façon irrésistible, dit-elle, à commettre l'acte qui lui est reproché.

Il est certain que la grossesse détermine quelquefois des troubles psychiques nettement accentués. Nous ne parlons pas des dépravations singulières de l'appétit, des désirs d'aliments bizarres qui n'ont rien à voir avec cette question, mais des changemements de caractère, des désordres affectifs qui existent réellement, et qui font par exemple qu'une femme, sans motifs appréciables, montre une antipathie prononcée pour des personnes auxquelles elle avait témoigné de l'affection auparavant. Outre cet état, qui n'est pas extrêmement rare, il faut bien admettre que la grossesse peut déterminer aussi, dans des cas bien plus exceptionnels, de véritables impulsions irrésistibles. On a vu en effet des femmes d'une conduite jusque-là irréprochable, se trouvant au-dessus de tout besoin, commettre pendant qu'elles étaient enceintes, une série de vols ou d'autres actes répréhensibles dont elles ne tiraient aucun profit. Mais si l'irresponsabilité des femmes enceintes doit être considérée comme possible d'une façon générale, il est évident qu'elle ne peut être admise dans un cas particulier qu'après un examen approfondi. On doit rechercher avec soin les antécédents héréditaires et l'état mental antérieur de la femme, car la grossesse ne fait souvent que développer des troubles dont le germe existait auparavant; il est rare aussi que tout se borne alors à l'impulsion qui a fait commettre l'acte incriminé; on trouve au contraire ordinairement d'autres désordres des facultés intellectuelles ou des sentiments affectifs, existant simultanément. Enfin, il faut examiner l'acte lui-même, s'il a été soudain, non prémédité, accompli pour satisfaire un désir immédiat ou un appétit physique, et non pour en tirer un véritable profit, pour obtenir un gain illicite à l'aide de manœuvres longuement combinées. — Suivant que ces circonstances sont ou non réunies, sont plus ou moins évidentes, on peut exprimer l'opinion que la femme est ou bien irresponsable, ou bien dans un état qui atténue sa culpabilité et appelle l'indulgence. En pareil cas, il est quelquefois facile à l'expert d'expliquer aux juges les motifs de l'opinion qu'il soutient, et qui s'impose souvent par les circonstances dans lesquelles le délit a été commis [1].

[1] Voir sur ce point : L. V. Marcé. *Traité de la folie des femmes enceintes, des nouvelles accouchées et des nourrices* (J.-B. Baillière 1858).
Et aussi Tardieu. *Etude médico-légale sur la folie.* J. B. Baillière, 1880.

ARTICLE II. — ACCOUCHEMENT

Le médecin légiste est chargé dans divers cas de rechercher si une femme a eu ou non un accouchement. Cette question se pose dans les inculpations d'infanticide, de suppression ou de supposition de part, d'avortement, et aussi, dans quelques cas, pour établir l'identité.

§ I. — Signes de l'accouchement récent

Immédiatement après l'accouchement, quand l'enfant et le placenta ont été expulsés, on trouve les parties génitales externes souillées de sang. La vulve est béante et présente des contusions, des érosions, des déchirures plus ou moins superficielles; le vagin est dilaté, ses plis sont en partie effacés. Le col de l'utérus est mou et largement ouvert, ordinairement déchiré en un ou plusieurs points; en palpant l'abdomen, on sent facilement la matrice dont le fond se trouve un peu au-dessous de l'ombilic. Les parois du ventre sont flasques et relâchées; on y remarque des vergetures, et une pigmentation plus ou moins accentuée de la ligne blanche. Les seins sont gonflés, et en les comprimant au voisinage du mamelon, on fait sortir par celui-ci un peu de colostrum. Le mamelon et son aréole ont une coloration brune, les tubercules de l'aréole sont saillants.

Dans les jours suivants, l'écoulement qui se fait par les parties génitales, et qui est connu sous le nom de *lochies*, change graduellement de caractères. D'abord constitué par du sang pur, en partie liquide, en partie coagulé, il prend bientôt l'aspect d'un liquide muqueux, entremêlé de flocons; au microscope, on trouve dans ce liquide, outre des globules sanguins, des débris de la caduque, des plaques d'épithélium, des fibres musculaires lisses ayant subi la dégénérescence graisseuse, et provenant de la face interne de l'utérus. Au bout de quatre ou cinq jours, l'écoulement devient plus liquide et plus clair, il ressemble à de la *lavure de chairs*, il commence alors à prendre une odeur forte, désagréable, *sui generis*; vers le huitième jour, il devient plus épais, opaque, d'un blanc jaunâtre ou verdâtre. Il persiste quelque temps en cet état; on y rencontre alors de l'épithélium vaginal et utérin, puis des globules de pus et quelquefois des cristaux de cholestérine; il devient ensuite plus transparent, moins abondant, et cesse ordinairement vers la cinquième ou la sixième semaine. La durée de l'écoulement lochial est du reste extrêmement variable suivant les femmes; son abondance varie également; on a même cité des cas où les lochies auraient manqué presque complètement.

Pendant plusieurs jours, le col de l'utérus reste entr'ouvert, le canal cervical, large en bas, étroit en haut, présente la forme d'un entonnoir, et permet au doigt d'arriver facilement à l'orifice interne qui est ouvert. Peu à peu la portion vaginale commence à se reformer; après huit ou dix jours, elle est longue d'environ 0m,007 à 0m,008, et vers la cinquième ou sixième semaine, elle a repris à peu près sa longueur primitive; en même temps les lèvres de l'orifice se rapprochent et deviennent un peu plus fermes.

Nous avons dit qu'après la délivrance, on sentait le fond de l'utérus un peu au-dessous de l'ombilic; l'organe est généralement non pas dans l'axe exact du corps, mais un peu incliné latéralement. Dans les premières heures qui suivent l'expulsion du placenta, l'utérus semble augmenter de volume, et son fond se trouve à deux ou trois travers de doigt plus haut qu'auparavant. A partir de ce moment, il s'abaisse graduellement, d'environ 0m,01 0m,015 par jour. A la fin du quatrième jour, le fond est à environ 0m,06 ou 0m,07 de la symphise pubienne. Pendant chacun des jours suivants, la différence constatée oscille entre 0m,005 et 0m,01. Ce n'est que le dixième jour en général, quelquefois le onzième, qu'il a disparu derrière le pubis; mais encore en ce moment, si les parois abdominales sont minces ou éraillées sur la ligne médiane, on peut, en recourbant les doigts en crochet, sentir le fond de l'utérus qui est descendu dans l'excavation pelvienne[1].

[1] Wieland. Étude sur l'évolution de l'utérus pendant la grossesse et sur le retour de cet organe à l'état normal après l'accouchement. Thèse de Paris, 1858.

— Quand la femme a succombé, l'autopsie permet d'apprécier avec exactitude le poids et les dimensions de l'utérus, et d'en déduire avec une certaine précision l'époque de l'accouchement. On peut utiliser pour cela les données suivantes, qui représentent la moyenne des chiffres obtenus par divers observateurs[1].

Immédiatement après l'accouchement à terme la matrice pèse 1 kilog.; deux jours plus tard elle a 0m,19 à 0m,20 de longueur, 0m,11 de largeur, pèse environ 750 grammes, et ses parois ont, vers le fond de l'organe depuis 0m,02 jusqu'à 0m,04 d'épaisseur. Après la première semaine, son poids est d'un peu plus de 500 grammes, et sa longueur de 0m,13 à 0m,16. Au bout de quinze jours, la matrice ne pèse plus qu'environ 375 grammes, ses parois ont à peine 0m,01 d'épaisseur, et sa longueur varie entre 0m,10 et 0m,14. Au bout de six semaines l'organe a repris à peu près le volume et le poids qu'il avait avant la grossesse; pourtant il reste toujours un peu plus lourd et plus étendu dans tous les sens, en même temps qu'il offre une cavité plus grande que quand il n'a jamais été gravide; de plus ses formes ne recouvrent pas leur gracilité primitive[1].

Les seins, qui déjà à la fin de la grossesse sont plus volumineux et laissent échapper un peu de colostrum, secrètent ce liquide avec plus d'abondance après l'accouchement. Le colostrum est blanc jaunâtre; il montre au microscope, outre les globules ordinaires du lait, des corpuscules plus volumineux, granulés, arrondis, de coloration jaunâtre, et des cellules d'épithélium pavimenteux, remplies de granulations graisseuses. Vers le troisième ou quatrième jour qui suit l'accouchement, les mamelles sécrètent du lait proprement dit, qui présente au microscope des globules graisseux de dimensions très inégales, dont le diamètre varie de 0mm,001 et même moins 0mm,009 et 0mm,010, Chez les femmes qui ne nourrissent pas, le lait s'écoule d'abord en grande quantité

[1] Bouchacourt. Article Couches du *Dict. encycl. des sciences médicales.* Il faut se rappeler que le retrait de l'utérus est retardé ou arrêté par les maladies locales ou générales, qui surviennent comme complications d'un accouchement.

et mouille les linges, puis il disparaît en général au bout de quinze à vingt jours ; mais très souvent on peut encore longtemps après cette époque faire sourdre quelques gouttes de lait en pressant la base du mamelon.

La coloration brunâtre du mamelon et de l'aréole s'atténue un peu après l'accouchemcut, mais ne disparaît pas tout à fait, et persiste définitivement à un degré plus ou moins accentué. Cette coloration n'a pas une très grande importance parce que, même chez les femmes qui n'ont jamais eu d'enfants, elle s'observe souvent à des degrés divers ; si la femme est blonde, la pigmentation très prononcée des mamelons est cependant un signe de grossesse utile à relever.

La pigmentation de la ligne blanche de l'abdomen s'atténue aussi avec le temps, mais en général ne disparaît pas complètement.

§ II. — Signes de l'accouchement ancien

État du col de l'utérus. — Le signe le plus important de l'accouchement ancien est fourni par l'état du col de l'utérus, Chez la femme nullipare, le col est conique ; son orifice, de petites dimensions, est ordinairement circulaire, et ne mesure quelquefois que 0m,002 à 0m,003 de diamètre; mais l'orifice peut se présenter aussi sous forme de fente, dont la longueur ordinairement de 0m,005 à 0m,006, atteindrait dans certains cas, d'après Strohl [1] 0m,01 et plus. Ce qui est vraiment caractéristique, c'est la présence de cicatrices sur l'orifice ; ces cicatrices siègent souvent au niveau des commissures des lèvres; elles résultent de déchirures qui ne peuvent avoir été produites que par le passage d'un enfant, ou bien par l'expulsion d'une tumeur volumineuse, par une opération chirurgicale, circonstances absolument exceptionnelles, que la femme signalerait, et dont on pourrait constater la réalité. Mais ces déchirures peuvent manquer totalement ou être à peine appréciables après un accouchement à terme. M. Strohl

[1] E. Strohl. De la valeur de quelques-uns des signes reconnus comme caractéristiques d'un accouchement ancien. (*Ann. d'hyg. publ. et de méd. lég.*, 2e série, 1870, t. XXXIV).

a même constaté qu'elles faisaient défaut chez une femme qui avait eu six accouchements à terme [1].

La déchirure de la fourchette qui laisse une cicatrice plus ou moins profonde, est encore un bon signe d'un accouchement. Cette déchirure se produit très fréquemment, mais non pas constamment, dans les accouchements effectués à terme ou à une époque voisine du terme. — L'état de l'hymen peut fournir aussi quelques indications; après un accouchement, cette membrane est réduite généralement aux caroncules myrtiformes, tandis que chez une femme qui a eu des rapports sexuels même fréquents, mais qui n'est jamais accouchée, on retrouve ordinairement des fragments assez étendus de l'hymen [2].

Un signe important de l'accouchement est constitué par *les vergetures* de la peau de l'abdomen et de la partie supérieure des cuisses. Ces vergetures résultent de l'éclatement des couches épidermiques profondes de la peau distendue par le produit de la conception; elles se présentent sous forme de stries ne dépassant guère 0m,01 à 0m,015 de longueur sur 0m,002 ou 0m,003 de largeur, souvent de dimen-

[1] A l'autopsie, on peut tirer parti de la forme et des dimensions de l'utérus. — L'utérus qui n'a pas été gravide présente une forme triangulaire ; son fond est rectiligne et situé au même niveau que l'orifice des trompes. L'utérus qui a été gravide est plus globuleux, ses angles sont arrondis, le fond, un peu convexe est plus élevé que les trompes. Ces différences s'atténuent quand la grossesse remonte à une époque très éloignée.

L'utérus impare a des dimensions plus considérables que l'utérus unipare ou multipare. M. Sappey donne à cet égard les chiffres suivants :

	VIERGES	NULLIPARES	MULTIPARES
Longueur de l'utérus.	0m,060	0m,062	0m,068
Largeur (d'une trompe à l'autre). .	0m,038	0m,040	0m,043
Epaisseur.	0m,022	0m,023	0m,026

Ce signe n'a pas toutefois une grande valeur, parce que les chiffres ci-dessus expriment seulement une moyenne, et que les dimensions de l'utérus varient pour chaque femme entre de larges limites : ainsi par exemple le diamètre transversal a varié de 0m,033 à 0m,044 chez les vierges, de 0m,032 à 0m,046 chez les nullipares, de 0m,036 à 0m,050 chez les multipares.

Les plis de l'*arbre de vie* du col s'atténuent souvent après l'accouchement ; mais ils peuvent rester aussi très accentués, en sorte qu'on ne peut trouver là un signe d'une réelle valeur.

[2] On a cité cependant quelques cas où la membrane hymen, lâche et élastique, était restée intacte après un accouchement à terme.

sions bien moindres; elles sont d'une coloration blanche analogue à celles des cicatrices anciennes; la couche épidermique superficielle qui les recouvre présente de fines plicatures. Elles siègent surtout sur le bas-ventre, mais occupent très souvent aussi toute la paroi abdominale antérieure, ainsi que les faces antérieure et externe de la partie supérieure des cuisses. Ces vergetures persistent indéfiniment; mais quand la peau de l'abdomen a repris de la tonicité, s'est un peu retractée, elles peuvent devenir moins apparentes; on les distingue bien dans ces cas en tendant les téguments de la région où elles siègent. — L'abondance des vergetures est très variable suivant les femmes, et aussi suivant le nombre des accouchements; dans quelques cas rares, elles font défaut chez des femmes qui ont eu un ou plusieurs accouchements à terme. D'un autre côté, les vergetures peuvent se produire sous d'autres causes que celle de la grossesse; la distension de la peau du ventre, quelle qu'en soit la cause, peut produire les mêmes effets; ainsi des vergetures peuvent être produites par un kyste de l'ovaire, par une ascite, ou simplement par l'obésité. Nous avons vu une jeune fille qui, bien que vierge, présentait de très nombreuses vergetures causées par un embonpoint qui n'était cependant pas très exagéré. On en rencontre quelquefois aussi chez des hommes. — Malgré ces causes d'erreur, que du reste on peut en général éliminer facilement, l'existence des vergetures ne constitue pas moins un très bon signe de l'accouchement.

La flaccidité de la peau du ventre est d'autant plus marquée et plus persistante que les accouchements ont été plus nombreux. Le relâchement des parois abdominales est en général plus considérable au bas-ventre, aussi remarque-t-on souvent que cette région est saillante et plus volumineuse que le reste de l'abdomen, chez les femmes qui ont eu plusieurs grossesses. — Après l'accouchement on trouve quelquefois aussi un écartement assez notable des muscles droits de l'abdomen, écartement que la main peut sentir à travers les téguments.

Nous avons vu que la pigmentation de la ligne blanche

abdominale, du mamelon et de son aréole, n'était pas un signe d'accouchement auquel on puisse attribuer une grande valeur ; cependant il mérite d'être pris en considération dans les cas où il vient confirmer d'autres signes peu accentués et dont l'interprétation resterait un peu douteuse.

§ III. — A quelle date remonte l'accouchement

Dans les dix premiers jours environ, on peut reconnaître avec une assez grande approximation, la date à laquelle remonte l'accouchement, en prenant en considération le volume de l'utérus, à la condition toutefois que le retrait de cet organe n'ait pas été entravé par quelque circonstance pathologique. Vers le dixième jour, le fond de l'utérus disparaît derrière la symphyse pubienne, et à partir de ce moment, on ne peut guère préciser à quelle époque s'est effectué l'accouchement. Cependant dans certains cas, on peut tirer parti d'une déchirure de la fourchette ou d'autres lésions non cicatrisées de la vulve ; l'aspect des lochies et leur examen microscopique peut fournir aussi des données utiles. Mais cet écoulement prend rapidement les caractères d'une leucorrhée ordinaire qui peut persister ensuite très longtemps, et à cet état il ne donne aucune indication utilisable.

Quant à la présence du lait dans les seins, c'est un signe qui ne doit être invoqué qu'avec beaucoup de réserves. La sécrétion lactée est habituellement très abondante dans les premiers jours qui suivent l'accouchement; elle peut disparaître en peu de temps, quinze jours et même moins, tandis que dans d'autres cas elle persiste, sans allaitement, pendant de nombreux mois. Le lait est alors en petite quantité, mais il est facile d'en faire sourdre plusieurs gouttelettes en comprimant la base du mamelon.

Il arrive même quelquefois que la compression du mamelon fait sortir un liquide lactescent chez des femmes qui n'ont jamais été enceintes ou qui n'ont pas eu de grossesse depuis plusieurs années. Ce fait est relativement assez fréquent chez les femmes atteintes d'une affection utérine ; il s'observe aussi en l'absence de cette cause. D'après certains auteurs, la sécrétion lactée aurait été dans quelques cas assez abondante pour nourrir un enfant; le même fait s'observerait chez les femelles d'animaux. On a vu quelquefois aussi la sécrétion lactée chez des hommes [1].

Dans quelques cas cependant, l'état de la sécrétion lactée peut donner des renseignements. Nous avons examiné une femme qu'on soupçonnait être accouchée six semaines auparavant; cette femme disait avoir eu plusieurs grossesses, mais niait celle plus récente qui lui était imputée. Au moment de l'examen, elle ne présentait d'autres signes d'un accouchement récent qu'une sécrétion lactée assez abondante qui, disait-elle, avait persisté depuis sa dernière grossesse remontant à deux ans. Pendant le séjour dans la prison l'écoulement du lait diminua graduellement et disparut tout à fait au bout d'environ un mois; cette circonstance nous fit dire que probablement la femme était accouchée depuis peu.

Après un mois ou six semaines, il est le plus souvent impossible de reconnaître, même approximativement, la date de l'accouchement, et souvent on ne peut affirmer qu'il ne remonte pas à plusieurs années.

§ IV. — Une femme a-t-elle eu un ou plusieurs accouchements

Cette question ne peut être résolue : on constate les mêmes signes qu'il y ait eu un ou plusieurs accouchements; ces signes sont en général plus accentués quand la femme a eu plusieurs grossesses, mais il y a à cet égard tant de différences individuelles qu'on ne peut se baser sur ce point pour formuler des conclusions. — Cependant certaines circonstances particulières pourraient permettre dans des cas exceptionnels d'être plus affirmatif; par exemple si l'on trouvait avec les signes d'un accouchement tout à fait récent, une cicatrice ancienne de la fourchette.

1 Mascarel. Une femme mariée peut-elle avoir pendant plusieurs années du lait dans les deux seins sans avoir jamais été en état de gestation? (*Soc. de méd. lég.* Séance du 10 déc. 1883. *Ann. d'hygiène*, 1884, t. XI).

§ V. — A quelle époque de la grossesse a eu lieu l'accouchement

Cette question ne peut être résolue qu'approximativement. Des vergetures nombreuses, une ou plusieurs déchirures du col de l'utérus, une déchirure de la fourchette, indiquent un accouchement effectué à terme ou près du terme, ou tout au moins après le sixième mois de la gestation. Mais il ne faut pas oublier que chacun de ces signes peut manquer après un accouchement à terme, et que même ils pourraient faire simultanément défaut ou être très peu accusés. Leur absence permet cependant en général de conclure que l'accouchement a été prématuré, a eu lieu avant le sixième ou le septième mois de la grossesse, sans qu'il soit possible de préciser d'une façon plus exacte, surtout si l'examen est tardif.

CHAPITRE QUATRIÈME

AVORTEMENT

LÉGISLATION

Code Pénal. Art. 317. — Quiconque par aliments, breuvages, médicaments, violences, ou par tout autre moyen, aura procuré l'avortement d'une femme enceinte, soit qu'elle y ait consenti ou non, sera puni de la réclusion [1].

[1] L'article 317 ne vise que l'avortement consommé, et non pas la tentative d'avortement. Cependant la tentative peut être également poursuivie, et M. Lutaud résume ainsi, d'après Briand et Chaudé, les conclusions qu'on peut tirer de la jurisprudence actuelle à ce sujet. 1° La femme n'est punie que si l'avortement a eu lieu, et non s'il n'a été que tenté ; 2° tout individu, autre que la femme et les gens de l'art, est puni d'une peine égale, celle de la réclusion, qu'il y ait eu avortement ou seulement tentative ; 3° les gens de l'art sont punis des travaux forcés s'il y a eu avortement, de la réclusion seulement s'il y a eu tentative ; 4° le complice d'une tentative d'avortement n'est pas puni si c'est la femme elle-même qui a tenté de se faire avorter, mais il est puni si l'auteur de la tentative est toute autre personne.

La même peine sera prononcée contre la femme qui se sera procuré l'avortement à elle-même, ou qui aura consenti à faire usage des moyens à elle indiqués ou administrés à cet effet, si l'avortement s'en est suivi.

Les médecins, chirurgiens ou autres officiers de santé, ainsi que les pharmaciens, qui auront indiqué, ou administré ces moyens, seront condamnés à la peine des travaux forcés à temps, dans le cas où l'avortement aurait eu lieu.

Les expertises médico-légales relatives à l'avortement ne sont pas très fréquentes. Il n'y a pas, en moyenne, dans une année, et pour toute la France, plus de 300 inculpations d'avortement ; la plupart de ces inculpations sont laissées sans poursuites, et le nombre de celles qui sont jugées en assises varie de 5 à 40. Cependant l'avortement provoqué est certainement très fréquent[1] ; mais c'est un des crimes qu'il est le plus difficile de rechercher et de prouver. La femme étant presque toujours consentante, et par suite punissable, se garde naturellement de porter plainte à la Justice, et d'autre part il est le plus souvent très difficile, ainsi que nous le verrons, de fournir la preuve médicale qu'un avortement a été provoqué. Très souvent d'ailleurs les manœuvres abortives sont exercées par une sage-femme, un médecin, un pharmacien, c'est-à-dire par des gens qui savent en général s'arranger de façon à ce que le crime ne laisse pas de traces matérielles.

ARTICLE PREMIER. — AVORTEMENT SPONTANÉ

On sait que l'avortement spontané est très fréquent, qu'il survient sous l'influence de causes diverses, et fréquemment sous une influence qu'il est impossible de déterminer. Il est utile de rappeler ici quelques-unes des causes les mieux établies de l'avortement, parmi celles qui peuvent être appréciées, dans certains cas au moins, par le médecin légiste.

[1] Voir la thèse de Gaillot, Lyon 1884. *Recherches historiques, ethnographiques et medico-légales sur l'avortement criminel.*

Entre toutes les maladies générales ou diathésiques, il faut citer en première ligne la syphilis constitutionnelle, qui, ainsi que l'ont noté tous les observateurs, est une cause très fréquente d'avortement. Viennent ensuite, mais avec une puissance ordinairement beaucoup moindre, la scrofule, la tuberculose, la chlorose, etc. Ces maladies d'ailleurs sont loin d'entraver toujours le développement de la grossesse, et l'on a vu assez souvent des femmes en pleine cachexie tuberculeuse ou cancéreuse accoucher à terme d'enfants bien constitués.

L'*alcoolisme chronique* serait aussi une cause assez fréquente d'avortement ; elle a été signalée notamment par M. Lancereaux [1]. Il en est de même du saturnisme [2], et de l'intoxication par le sulfure de carbone [3], à laquelle sont exposées certaines ouvrières. On a signalé encore l'hydrargyrisme et l'iodisme.

Presque toutes les maladies aiguës fébriles peuvent amener l'avortement. On connaît à cet égard l'influence du choléra, de la variole, de la scarlatine, de la rougeole, celle de la pneumonie, etc. D'ailleurs quand l'avortement survient dans ces conditions, il ne fait pas souvent l'objet d'une enquête médico-légale, et en tous cas le soupçon d'un crime est ordinairement facile à écarter.

Certains avortements sont le résultat d'une affection de l'utérus ; citons notamment les adhérences qui relient solidement cet organe aux parties voisines, la présence de tumeurs fibreuses ou de productions néoplasiques, la métrite chronique. A un autre point de vue, il faut mentionner aussi les cautérisations du col et le cathétérisme de l'utérus, pratiqués alors que la grossesse n'est pas soupçonnée. — Les altérations pathologiques du placenta : apoplexie, inflammation, dépôt de matières exsudées, dégénérescences, sont encore des causes d'avortement qu'on peut être à même de reconnaître.

[1] Lancereaux. Art. Alcoolisme du *Dict. encycl. des sciences médic.*
[2] Constantin Paul, Thèse de Paris 1861.
[3] Delpech, Industrie du caoutchouc soufflé (*Ann. d'hyg. publ. et de méd. lég*, 2e série, t. XIX).

Les traumatismes portant directement ou indirectement sur l'utérus peuvent occasionner aussi l'avortement ; on voit souvent celui-ci succéder non seulement à des coups ou à des chocs atteignant avec une certaine violence la matrice, mais aussi aux ébranlements déterminés dans cet organe par les secousses du saut, de la danse, de l'équitation, d'une course en voiture, du vomissement, de la toux, etc. C'est à propos de l'action de ces causes que l'on peut le mieux apprécier les différences énormes que présentent les diverses femmes par rapport à la facilité de l'avortement. « Il en est, disait Mauriceau, qui avortent pour le moindre faux pas qu'elles fassent, ou seulement pour trop lever le bras ». D'autres au contraire résistent aux traumatismes les plus violents. Mauriceau cite à cet égard le cas d'une femme grosse de sept mois qui, pour éviter un incendie, descendit par la fenêtre en se tenant à ses draps, lâcha prise, tomba du troisième étage sur un tas de pierre, se cassa l'avant-bras, mais n'avorta pas. Depuis Mauriceau, tous les auteurs ont cité des exemples de faits analogues ; nous-mêmes avons vu une femme, enceinte de trois mois environ, qui se trouvait dans un train au moment où se produisit un terrible accident ; dans le même compartiment deux de ses enfants furent tués, son mari blessé, elle-même reçut des contusions, et cependant sa grossesse continua.

La même différence s'observe à l'égard des émotions et des influences morales à la suite desquelles on a vu l'avortement survenir. Ce ne sont là le plus souvent que des causes occasionnelles, la cause efficiente étant une prédisposition antérieure, de nature ordinairement indéterminée.

ARTICLE II. — AVORTEMENT PROVOQUÉ CRIMINELLEMENT

L'avortement criminel semble être exercé surtout dans les six premiers mois de la grossesse, et plus spécialement entre le 4e et le 6e mois. C'est ce qui résulterait notamment d'une statistique de Tardieu, qui sur 88 cas où l'époque de la grossesse a pu être déterminée, a noté les chiffres suivants :

30 dans les trois premiers mois	à 1 mois 1/2.	3
	à 2 mois.	10
	à 2 mois 1/2.	7
	à 3 mois.	10
39 de trois à six mois. . . .	à 4 mois.	11
	à 4 mois 1/2. . . .	7
	à 5 mois.	21
19 après le sixième mois. . .	à 6 mois.	13
	à 7 mois.	5
	à 9 mois.	1

Il faut remarquer toutefois que c'est surtout dans les premiers mois que l'avortement est facile à dissimuler ; et il est probable qu'il est beaucoup plus fréquent avant trois mois que ne semblerait l'indiquer la proportion que donne la statistique ci-dessus. Il paraît au contraire certain que l'avortement est plus rare après le sixième mois.

§ I. — Substances abortives

Il n'existe pas de substances qui, ingérées à une dose convenable, amènent l'avortement en agissant uniquement sur l'utérus, sans impressionner en même temps, et à un degré souvent supérieur, d'autres organes ou l'ensemble de l'économie. D'une manière générale, on peut dire que l'avortement n'est obtenu par l'ingestion de breuvages, de médicaments ou de substances quelconques, qu'au prix de troubles généraux souvent graves, quelquefois mortels, et qu'il n'est alors que l'une des manifestations d'un véritable empoisonnement.

Cependant ce principe comporte quelques restrictions. Il ne faut pas oublier en effet qu'il y a des femmes qui avortent avec une très grande facilité, et on comprend que chez elles une perturbation assez légère de l'économie, amenée par l'action d'une drogue peu énergique, puisse occasionner l'avortement. Il est probable qu'un assez bon nombre d'avortements, surtout de ceux effectués dans les deux ou trois premiers mois de la grossesse, sont provoqués notamment par l'administration de drastiques, qui ne déterminent d'ailleurs d'autres troubles qu'une purgation violente.

D'autre part, quelques-unes des substances dites abortives ont une action réellement élective sur l'utérus, et dans quelques cas leur influence sur les autres organes est à peu près nulle. Une observation publiée par M. Martin Saint-Ange est très remarquable à cet égard : l'ingestion de substances abortives détermina une congestion intense de la caduque, avec foyers hémorrhagiques, suivie plus tard de l'avortement, sans qu'il y ait eu de troubles notables de la santé [1].

Quoi qu'il en soit, il est certain que les substances abortives, qui sont très fréquemment employées, produisent rarement l'effet qu'on en attend ; presque toujours l'ingestion des drogues constitue seulement les préliminaires, les premières tentatives de l'avortement, qui en réalité n'est obtenu qu'ensuite, à l'aide de manœuvres exercées sur l'utérus.

Parmi les substances réputées abortives, il en est qui sont tout à fait inefficaces, et dont l'emploi indique seulement les intentions de la femme qui en a fait usage ; telles sont le *safran*, le *borax*, la *tanaisie*, l'*armoise*, le *marrube blanc* [2], l'*absinthe*, la *cannelle*, etc. Les substances qui peuvent avoir une action plus énergique sont les suivantes.

1 Voici cette observation. Une femme de 40 ans a un retard dans ses règles ; comme diverses circonstances semblaient éloigner la possibilité d'une grossesse, on lui donna d'abord pendant cinq jours une potion composée de :

Eau de sabine.	100 grammes
— de rue.	50 —
Sirop de cannelle.	40 —

A prendre une cuillerée à bouche toutes les quatre heures ;

Puis, pendant dix jours, deux capsules d'apiol de 10 centigr., chacune.

Ce traitement avait été institué au commencement d'octobre ; le 6 décembre apparaissent des douleurs utérines, et on diagnostique la grossesse ; le liquide amniotique s'écoule, mais l'avortement n'a lieu que le 29 décembre, quatre mois et demi après la conception. Le fœtus, le placenta et la caduque tenaient ensemble, mais les membranes étaient rompues. Toute la caduque était criblée de petits foyers hémorrhagiques dont la production avait entraîné la mort du fœtus, et par suite l'avortement, sans que l'action des substances abortives ait eu de retentissement bien sensible sur la santé de la mère.

(Martin Saint-Ange. *Iconographie pathologique de l'œuf humain fécondé en rapport avec l'étiologie de l'avortement*, J.-B. Baillière, 1885).

2 Une femme, poursuivie comme avorteuse, déclarait qu'elle avait en effet provoqué l'avortement chez diverses personnes, mais en se servant toujours

Seigle ergoté. — On a cru à une certaine époque que le seigle ergoté, très efficace pour réveiller les contractions de l'utérus quand cet organe était épuisé pendant le travail de l'accouchement, ne pouvait faire naître à lui seul les contractions utérines si elles n'étaient pas commencées. Plusieurs observations ont montré que cette opinion était erronée ; le seigle ergoté a même été employé avec succès par des médecins pour obtenir un accouchement prématuré[1]. Toutefois l'action de l'ergot donné dans ces condi-

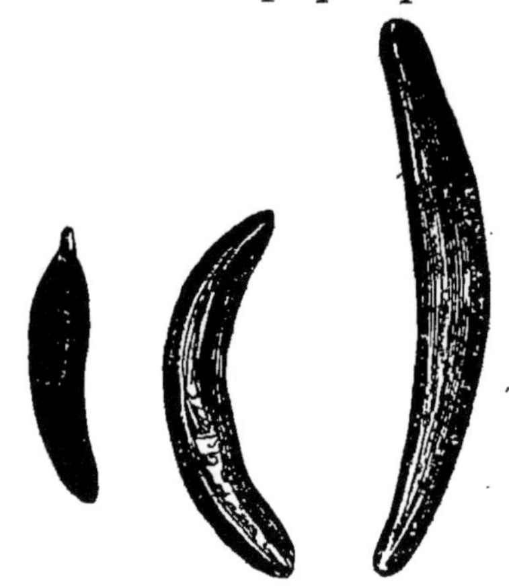

FIG. 31 — Ergot de Seigle.

uniquement de *marrube blanc* (de la famille des labiées) qu'elle faisait boire en infusion. Nous fûmes chargés, G. Pouchet et moi, de rechercher si cette plante possédait des propriétés abortives. Nous fîmes à ce sujet les expériences suivantes :

Expér. I. Un cobaye femelle avale en un jour un gramme d'extrait aqueux de marrube mélangé à ses aliments, deux jours après un gramme d'extrait alcoolique ; l'animal ne présente aucun trouble appréciable de la santé ; huit jours après il donne naissance à deux petits vigoureux, à terme, et qui ont survécu.

Expér. II. Une lapine pleine est nourrie pendant deux jours uniquement avec du marrube (plante entière) qu'elle prend volontiers. Trois jours après, elle avale 4 grammes d'extrait aqueux mélangé à du son et à de l'avoine ; deux jours après 4 grammes d'extrait alcoolique. Il n'en résulte aucun trouble de la santé ; dix jours après la dernière dose, elle met bas huit petits à terme qui ont survécu tous pendant trois jours, et dont cinq sont morts ensuite, sans doute faute de soins suffisants.

Expér. III. Sur une chienne de petite taille, qui manifeste une grande répugnance pour l'extrait alcoolique de marrube, qu'on n'a pu lui faire avaler qu'en le mélangeant à de la viande donnée après un jeûne de 36 heures ; la moitié seulement a été prise ; quatre jours après injection sous-cutanée de 1 centimètre cube d'huile essentielle de marrube Cinq jours après, l'animal met bas deux petits vigoureux, à terme, et qui ont survécu.

Expér. IV. Enfin une lapine non pleine a ingéré à deux reprises, et à trois jours d'intervalle, 4 grammes d'extrait alcoolique, quelques jours après elle a reçu en injection sous-cutanée 1 centimètre cube d'huile essentielle. Comme les autres animaux en expérience, cette lapine (qu'on avait crue pleine) n'a paru nullement malade ; elle était encore en pleine santé deux mois après.

1 Whitehead rapporte que chez une femme atteinte d'une grave difformité du bassin, l'avortement fut provoqué au cinquième mois de la grossesse par le seul usage du seigle ergoté, administré en huit ou dix doses ; cette pratique réussit dans trois grossesses successives, mais échoua dans la quatrième ;

tions est infidèle et non constante; on voit souvent, et notamment dans les épidémies d'ergotisme, des symptômes d'intoxication grave se manifester sans que l'avortement se produise. Celui-ci a lieu d'autant plus facilement que la grossesse est plus rapprochée de son terme normal; il est extrêmement rare qu'il s'effectue dans les premiers mois de la gestation Dans un rapport à l'Académie de médecine, en 1850, Danyau formulait déjà cette opinion. «Nous ne pensons pas, disait-il, que le seigle ergoté puisse, sans aucun travail commencé, sans impulsion étrangère, sans manœuvre préalable, à lui seul enfin, mettre en jeu les contractions de l'utérus dans la première moitié de la grossesse, qui est celle pendant laquelle le crime d'avortement est le plus souvent commis. Mais ce qu'il ne saurait accomplir tout seul, il peut au mois concourir à l'opérer, et nul doute que dans ces ténébreuses manœuvres, il ne fasse partie des moyens employés, sinon à la destruction, du moins à l'expulsion du fœtus. » — Il est probable en effet que dans un certain nombre de cas, le seigle ergoté est donné pour terminer un avortement qui a été provoqué par des manœuvres directes.

Les symptômes que peut déterminer l'ingestion d'une dose exagérée d'ergot de seigle consistent en vomissements, coliques et diarrhée, épitaxis, céphalalgie, vertiges, délire, ralentissement du pouls (jusqu'à 24), dilatation de la pupille. La mort peut survenir soit par le fait direct de l'empoisonnement, soit par hémorrhagie résultant de l'extinction de la contractilité utérine. Mais, ainsi que le montrent les observations d'accouchement prématuré obtenu par ce moyen, une dose modérée d'ergot peut amener l'avortement sans produire de symptômes généraux graves. On doit même ajouter, suivant la remarque de Danyau, qu'il est rare que des doses considérables d'ergot, prises en très peu de temps, déterminent des accidents sérieux. Il est vrai qu'il y a à cet égard

l'expulsion du fœtus avait lieu vers la fin du troisième jour (cité par M. Tourdes, art. Avortement du *Dic. encycl. des sciences médicales*). Ramsbotham cite trois cas semblables pour le huitième mois; Krause a employé cette méthode dans 80 cas, dans 62 cas il y eut des douleurs qui 18 fois restèrent sans effet, 3 femmes succombèrent.

des différences considérables, suivant la provenance et la qualité du médicament.

Dans les cas où l'on a attribué la mort de la femme à une intoxication par l'ergot, on a trouvé, à l'autopsie, de la congestion de l'estomac, de l'intestin, du cerveau et de la moelle. Ce qui est plus caractéristique c'est la présence dans le tube digestif de fragments du médicament; on peut reconnaître l'ergot à l'examen microscopique ; son tissu se montre formé de cellules hexagonales (fig. 35), à parois épaisses, renfermant des gouttelettes huileuses ; la couche corticale est colorée en violet foncé. Si l'on place un de ces fragments dans une solution de potasse et que l'on chauffe, il se développe une odeur de saumure de hareng (tryméthylamine). L'analyse chimique peut compléter ces recherches.

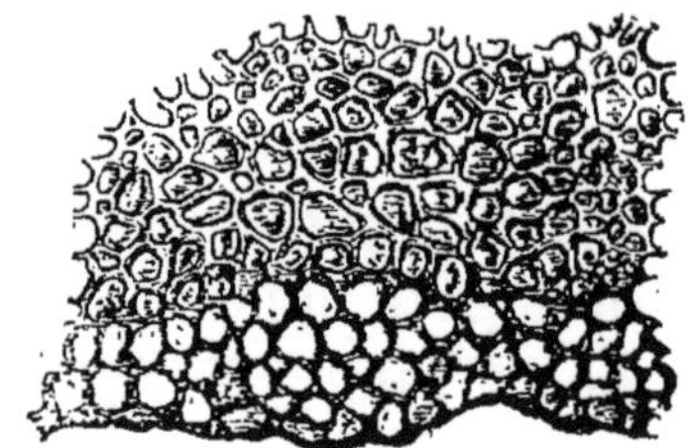

Fig. 35. — Coupe transversale d'un Ergot de Seigle. (Planchon).

Rue. — La *rue (ruta graveolens)*, de la famille des rutacées (fig. 36), est un arbuste haut de 0m,50 à 1 mètre, qui croit spontanément dans le midi de la France, et est cultivé dans les jardins. Les feuilles et toutes les parties de cette plante contiennent une huile essentielle qui possède des propriétés toxiques, et est douée d'une odeur forte et fétide. Cette huile est volatile, aussi la plante a-t-elle une action beaucoup moins active quand elle est desséchée que quand elle est à l'état frais.

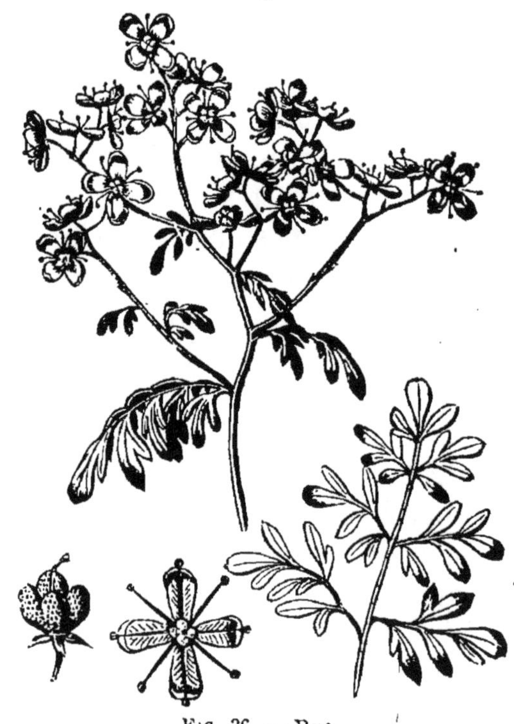

Fig. 36. — Rue.

La réputation abortive de la rue est universellement connue, et elle est justifiée en ce sens que cette plante exerce réellement une action spéciale sur l'utérus. Beau la considérait comme plus efficace dans certains cas que le seigle ergoté, et il l'employait contre la métrorrhagie. — Mais la rue ne détermine généralement l'avortement qu au prix de troubles graves de la santé. Hélie de Nantes [1] a réuni trois observations d'avortements obtenus par ce moyen à 4 mois dans un cas, à 7 mois dans un autre; les femmes guérirent après avoir présenté divers accidents. L'expulsion du fœtus a lieu plus ou moins rapidement, mais souvent avant que n'éclatent les troubles graves de l'intoxication. Ces troubles consistent en vomissements, coliques sans diarrhée abondante, évacuation involontaire des urines, quelquefois salivation et tuméfaction de la langue, refroidissement, ralentissement et petitesse du pouls, tremblement des membres, un état d'ivresse, mélange de narcotisme et d'excitation. A l'autopsie des animaux qui ont succombé à l'intoxication, on n'a trouvé le plus souvent qu'une hyperhémie de la muqueuse de l'estomac et du duodénum [2], peu en rapport avec l'intensité des symptômes présentés pendant la vie.

C'est surtout de la décoction des feuilles, ou du suc de la rue, que se servent les femmes qui veulent se faire avorter. Il parait que souvent elles essaient d'abord des applications externes de la plante, manœuvre inefficace, mais qui pourrait laisser des traces, car le contact de la rue à l'état frais détermine quelquefois un érythème très accentué et très tenace.

Sabine. — La *sabine (juniperus sabina)* (fig. 37), est un arbrisseau de la famille des conifères, à feuilles toujours vertes, petites, résineuses, d'une odeur forte et désagréable; son principe actif est une huile volatile.

Les doses médicales de la sabine sont de 0 gr., 10 à

1 Hélie (de Nantes). De l'action vénéneuse de la rue et de son influence sur la grossesse (*Ann. d'hyg. publ. et de méd. lég.*, 1e série, t. XX).

2 Hamelin. Article Rue du *Dict. encycl. des sciences médicales.*

0 gr., 20 pour la poudre, de 5 à 10 gouttes, pour l'huile essentielle [1]. A hautes doses, la sabine détermine une intoxication qui se termine par la mort au bout d'un temps qui varie de quelques heures à six ou huit jours; les symptômes sont ceux d'une violente inflammation gastro-intestinale: vomissements, douleurs abdominales, déjections souvent sanguinolentes, dysenterie; il peut y avoir en outre des hémorrhagies par diverses voies, une accélération considérable du pouls, et finalement une sorte de narcotisme. Ces symptômes sont d'ailleurs variables; dans un cas on a noté du trismus et du tétanos.

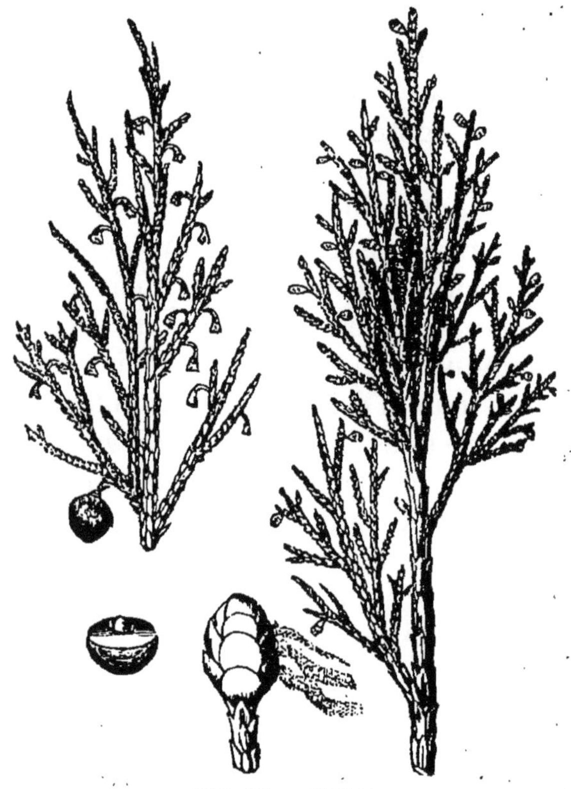

Fig. 37. — Sabine.

Tous les cas d'empoisonnement concernent des femmes qui voulaient se faire avorter; l'avortement est en effet quelquefois la conséquence de l'intoxication, mais il ne s'est produit que chez les femmes qui ont succombé, et plusieurs fois il a même manqué alors que l'intoxication avait entraîné la mort. Fodéré cite le cas d'une fille enceinte de 7 mois, qui avala une forte dose de sabine en poudre; elle eut des douleurs d'entrailles, des vomissements, du hoquet, une forte fièvre qui dura quinze jours, mais elle se rétablit, et accoucha à terme d'un enfant vivant.

On a trouvé à l'autopsie une inflammation de la muqueuse

1 Hamelin. Article Sabine du *Dict. encycl. des sciences médicales.*

digestive, notamment du rectum (Orfila). La présence de la poudre des feuilles ou de l'huile essentielle dans les vomissements, ou dans les matières que contient le tube digestif, a permis dans deux cas à Taylor, et dans un cas à Letheby [1], de faire le diagnostic de l'empoisonnement.

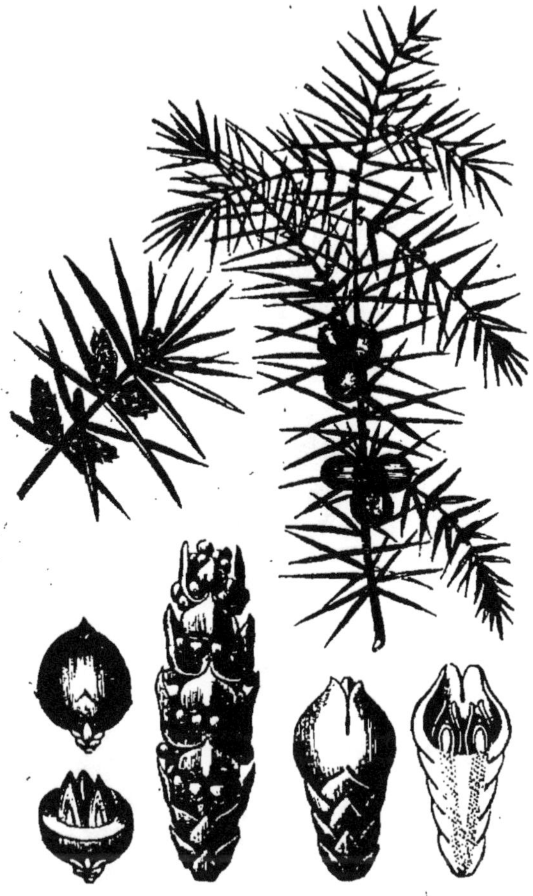

Fig. 38. — Genévrier.

Genévrier. Thuya. — Le *genévrier de Virginie (juniperus virginiana)* (fig. 38), de la même famille que la sabine, possède les mêmes propriétés que celle-ci. Le genévrier n'entraîne pas non plus constamment l'avortement ; Fodéré dit avoir vu une femme qui, après avoir pris tous les matins pendant vingt jours cent gouttes d'huile distillée de genièvre accoucha au terme normal. — Le *thuya* aurait aussi une action analogue à celle de la sabine.

If. — L'*if (taxus baccata)* (fig. 39), jouit d'une réputation abortive qui ne paraît pas fondée. Dans trois observations concernant des femmes enceintes empoisonnées par cette substance, la mort survint avant que l'avortement se produisît [2].

[1] *The Lancet* 1845, et *Journal de chimie médicale*, octobre 1846.

[2] Chevallier, Duchesne et Raynal. Mémoire sur l'if et sur ses propriétés toxiques (*Ann. d'hyg. publ. et de med. lég.*, 2e série, t. IV).

Les feuilles de l'if, et non ses baies, paraissent douées de propriétés toxiques assez énergiques. Elles déterminent une gastro-entérite se manifestant par des vomissements et de la diarrhée, puis la mort survient brusquement, sans doute quand l'absorption est commencée. Dans plusieurs cas où la mort ne s'est pas produite, ou a été retardée, on a vu se produire une éruption pustuleuse, avec chute des poils.

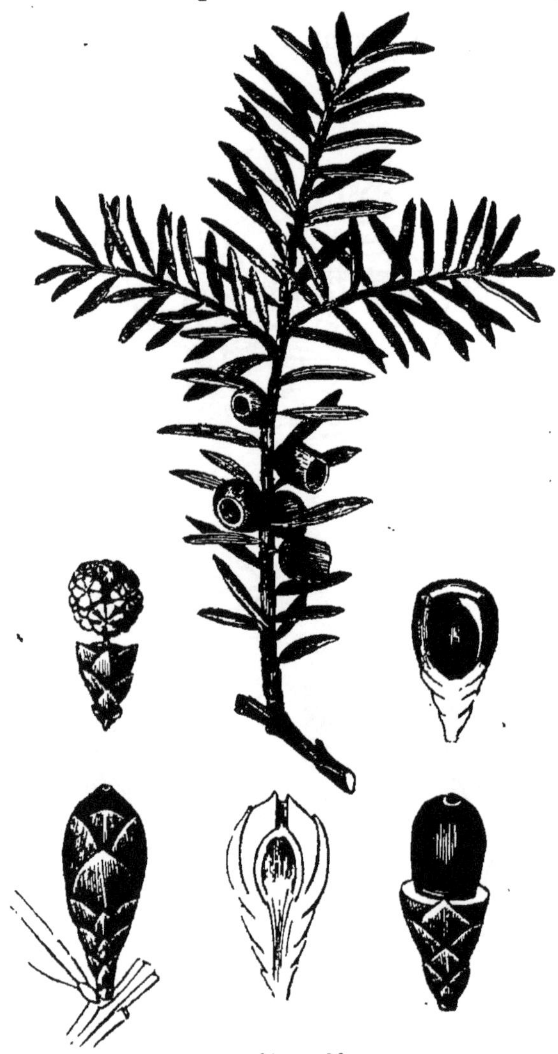

Fig. 39. — If.

Cantharides. — Les cantharides n'exercent pas une action abortive bien spéciale. Dans les cas où l'empoisonnement a entraîné la mort, l'avortement s'est produit quelquefois, mais non constamment. Des doses non toxiques, même fréquemment répétées, ne provoquent pas l'avortement.

Drastiques. — C'est un précepte médical de ne pas donner à une femme enceinte de purgatif énergique, surtout de ceux qui appartiennent à la classe des drastiques, parce qu'on craint de produire ainsi l'avortement. Il est probable que ces substances ont réussi souvent, chez des femmes d'ailleurs prédisposées, à procurer un avortement criminel, surtout dans les premiers mois de la grossesse. Nous avons vu une femme au moment où elle venait d'avorter à peu près au deuxième mois, et qui tout en avouant son intention de se débarrasser de son fruit, affirmait n'avoir fait usage que d'une dose assez considérable de jalap qui avait produit une dizaine de selles, et peu de temps après une hémorrhagie utérine. — Plusieurs fois nous avons trouvé au domicile d'inculpées, et en particulier chez une avorteuse de profession, diverses substances purgatives dont la présence n'était pas justifiée d'une façon plausible, notamment de l'aloès, de la gomme-gutte, de la coloquinte, du jalap, et surtout les pilules Morisson auxquelles les avorteuses paraissent accorder une grande confiance. Ces pilules sont composées essentiellement d'aloès, gomme-gutte, extrait de nerprun et crème de tartre.

§ II. — Manœuvres mécaniques

Ces manœuvres peuvent être exercées sur l'utérus à travers la paroi abdominale, et consister en coups, chocs, constriction, etc. C'est là un procédé grossier, et qui manque souvent le but qu'il se propose; nous avons vu déjà que des traumatismes, même très violents, n'amènent pas toujours l'avortement, et la pratique médico-légale en fournit d'autres exemples. Tardieu cite le cas d'un paysan qui, ayant rendu sa domestique enceinte, la fit monter à cheval avec lui, et la lança à terre au plus fort du galop; il eut recours deux fois à ce moyen, puis il appliqua sur le ventre des pains brûlants, sortant du four; malgré cela, la fille accoucha à terme d'un enfant vivant et bien constitué [1]. Hofmann a vu une fille à laquelle on avait appliqué sur le ventre dans le but de la faire avorter, un coup de battoir si violent, qu'elle perdit connaissance; elle continua cependant sa grossesse, et accoucha à terme.

Le massage et la friction de l'utérus, pratiqués régulièrement et continués pendant un certain nombre de séances, auraient amené, paraît-il, l'avortement dans un certain

[1] Tardieu. *Etude médico-légale sur l'avortement*, 4e édition, 1881, p. 198 et suiv.

nombre de cas. D'après Hofmann, des pressions énergiques et répétées sur le bas-ventre auraient été employées avec succès ; ce serait même un procédé assez usité en Suède. — Tardieu a donné l'observation d'une femme qui, à deux reprises, obtint l'avortement, au septième mois environ de la grossesse, en se comprimant très fortement le ventre à l'aide d'une ceinture qu'elle portait constamment.

Ces moyens sont très souvent inefficaces. Il en est d'autres beaucoup plus sûrs, employés non seulement par les coupables ayant des connaissances médicales plus ou moins étendues, mais aussi par le plus grand nombre des individus illettrés, des matrones ignorantes qui font de l'exercice de l'avortement criminel un véritable métier. On connaît bien l'efficacité, la facilité d'exécution, l'innocuité habituelle des divers procédés d'avortement qui s'adressent directement à l'utérus, parce que la provocation de l'avortement, dans les cas où il est certain que la grossesse ne pourrait être menée à son terme normal sans grand danger pour la mère et l'enfant, constitue une opération médicale régulière, parfaitement légitimée par son but, et qui a fait l'objet de nombreux travaux scientifiques. Les principaux des procédés auxquels les accoucheurs ont recours pour provoquer l'avortement en pareils cas sont : l'application des douches d'eau chaude sur le col de l'utérus, le tamponnement du vagin, la dilatation du col à l'aide de l'éponge préparée ou par un autre moyen, la ponction des membranes de l'œuf, leur décollement effectué notamment par une injection d'eau dans la matrice, l'introduction dans l'utérus d'une sonde flexible laissée en place jusqu'au moment où le travail commence.

Parmi ces procédés les criminels choisissent presque toujours la ponction ou le décollement de l'œuf. On comprend la raison de cette préférence ; ces moyens réussissent presque constamment ; ils ne réclament pas un outillage spécial et compromettant ; ils peuvent être exécutés rapidement, en une seule séance, et le plus souvent ne permettent pas à la femme de se rendre compte de l'opération qu'elle a subie, circonstance précieuse pour le criminel dans le cas où la femme se décide à entrer dans la voie des aveux.

Ponction des membranes de l'œuf. — Cette ponction se fait à l'aide d'un instrument quelconque représentant une tige suffisamment déliée et résistante. On a cité, comme ayant été employés à cet usage, des aiguilles à tricoter, des ciseaux, une tringle de rideau, une plume d'oie, un fil de fer, etc., etc. ; nous-même avons vu une baguette grossièrement taillée à l'un de ses bouts et qui très probablement avait servi à provoquer l'avortement [1].

Tardieu pense que si l'utérus est fortement abaissé, le col mou et entr'ouvert, il n'est pas impossible que le doigt seul, dépourvu de tout instrument, arrive jusqu'aux membranes de l'œuf, les décolle ou même les déchire, mais il faudrait pour cela un concours de circonstances qui se rencontrent sans doute rarement dans la réalité. Cependant, il est admissible que des manœuvres abortives soient exercées d'une façon efficace par la main seule, sans le secours d'un instrument ; on conçoit en effet, ainsi que le font remarquer Tardieu et Gallard [2], que les doigts et les ongles, sans arriver jusqu'à l'œuf, puissent en agissant brutalement et violemment, dilacérer plus ou moins profondément le col, et occasionner ainsi l'avortement.

L'instrument qui sert à ponctionner les membranes peut parfaitement être introduit sans le secours du spéculum ; le doigt étant placé dans le vagin guide la tige jusqu'au col utérin. C'est même de cette façon que procèdent ordinairement les avorteurs ou avorteuses de profession, qui souvent dissimulent à la femme l'instrument dont ils se servent, la laissent debout pour pratiquer leur opération, de sorte que cette femme croit quelquefois avoir subi simplement un toucher vaginal.

Des exemples authentiques montrent qu'il peut arriver que la femme manœuvre elle-même, sans l'intervention d'une

1 Il paraît qu'à Constantinople les femmes se servent dans ce but de la nervure des feuilles de tabac; au Japon des racines de l'*Achyrantes aspera*, longues de plus d'un pied, et de la grosseur d'une plume d'oie ; ces racines, enduites de musc, sont laissées en place, et l'avortement se produit presque infailliblement. (Thèse de Gaillot).

2 Gallard. *De l'avortement au point de vue médico-légal* (Paris, J.-B. Baillière, 1878).

autre personne, l'instrument destiné à perforer l'œuf, et qu'elle peut réussir à le conduire jusque dans la matrice et à se faire ainsi avorter. M. Le Blond, en communiquant une observation du docteur Couillaud concernant une femme qui s'était fait avorter en s'introduisant à deux reprises une paire de longs ciseaux, a cité un autre cas observé par lui-même. Une femme lui avoua qu'elle se faisait avorter de la façon suivante : couchée sur un lit dans le décubitus dorsal, elle glissait un doigt jusque sur le col utérin dont un étudiant en médecine lui avait appris à connaître l'orifice, puis elle introduisait dans le col le manche d'un porte-plume en bois effilé à son extrémité et renflé vers son milieu, le renflement limitait l'introduction. Ces manœuvres avaient occasionné une métrite avec vaste ulcération du col, qui guérit d'ailleurs rapidement. M. Charpentier a vu aussi une dame qui, à deux reprises, s'était fait avorter au moyen d'une sonde introduite dans la cavité utérine; l'introduction avait lieu dans le décubitus dorsal, au moyen d'un doigt placé dans le vagin et servant de conducteur à l'instrument [1]. M. Gallard, qui a vu aussi des faits de ce genre, fait remarquer que les femmes qui se livrent à ces manœuvres avaient eu déjà des enfants, et que l'orifice du col était resté un peu entr'ouvert; qu'en outre, il faut admettre qu'elles ont été guidées par une personne plus expérimentée, ou qu'elles ont acquis d'une façon quelconque des notions suffisantes sur l'anatomie des organes génitaux, point utile à relever dans une enquête médico-légale.

Décollement des membranes de l'œuf. — Cette manœuvre, pratiquée ordinairement à l'aide de l'injection d'un liquide, est encore d'une exécution relativement facile, et ne réclame pas d'instruments spéciaux dont la possession soit compromettante pour un inculpé, Il suffit d'une canule que l'on introduit à travers le col de l'utérus, et dont on adapte l'extrémité soit à une seringue, soit au tuyau d'un irrigateur Eguisier. Les criminels emploient souvent pour l'injection un liquide irritant ou légèrement caustique; mais cette précaution

[1] Communication faite à la Société de Médecine légale, séance du 7 avril 1884 *(Ann. d'hyg. publ. et de méd. lég.* 1884.)

est inutile, et l'eau simple suffit à obtenir le but qu'on se propose ; en pénétrant avec une certaine force dans la matrice, elle décolle l'œuf de proche en proche, et détruit ses connexions avec la paroi utérine ; l'expulsion de l'œuf a lieu ensuite presque infailliblement.

§ III. — Symptômes de l'avortement provoqué

L'introduction d'un corps étranger dans la cavité du col utérin ne détermine pas toujours de vives douleurs. Voici comment s'expriment à cet égard les professeurs Tarnier et Brouardel : « La sensation que les femmes éprouvent au moment où un instrument pénètre dans l'orifice du col de l'utérus est très variable. Lorsque la femme n'est pas enceinte, et que l'orifice interne est étroit, le plus souvent elle éprouve, au moment où l'on passe la sonde utérine, une sensation douloureuse. Lorsque la femme est enceinte, et qu'un accoucheur est obligé de pratiquer un avortement ou un accouchement prématuré, souvent la femme n'accuse aucune sensation. Lorsqu'il s'agit d'avortement provoqué par une main criminelle, il y a assez fréquemment une sensation de *farfouillement* ou de piqûre, signalée dans des cas nombreux [1]. » Plusieurs fois cependant nous avons vu des femmes qui nous ont déclaré que l'introduction de l'instrument n'avait pas été douloureuse, et qu'elles l'avaient à peine perçue.

Il semble que l'injection d'eau occasionne des douleurs plus constantes et plus marquées ; on comprend du reste qu'il en soit ainsi puisque, suivant la remarque de M. Gallard, il y a, outre l'introduction de l'instrument, le décollement de l'œuf et la distension de la matrice par le liquide.

Quand les membranes de l'œuf ont été perforées, il s'écoule presque immédiatement une certaine quantité de liquide amniotique plus ou moins mélangé de sang, mais qui est souvent pur ou presque pur, et incolore. Cet écoulement peut se faire

1 Tarnier et Brouardel. Relation médico-légale de l'affaire C. et D. Inculpation d'avortement (*Ann. d'hyg. publ. et de méd. lég.*, 3e série, 1881, t. V, p. 305).

goutte à goutte et continuer longtemps. Dans l'avortement médical et régulier, pratiqué par ce moyen, les contractions s'établissent ordinairement au bout de 12 à 24 heures et l'expulsion du fœtus ne tarde guère au delà de 48 heures. En ce qui concerne l'avortement criminel, Tardieu a noté que l'expulsion avait lieu en général dans les quatre premiers jours qui suivent la manœuvre; il cite comme limites extrêmes cinq heures et onze jours; M. Gallard a vu ce délai être en moyenne de cinq à huit jours. Il faut remarquer que, quand les manœuvres ont été exercées brutalement et ont occasionné quelque lésion de la matrice, l'avortement est en général beaucoup plus rapide.

S'il s'agit d'une injection intra-utérine, l'expulsion du fœtus est en général plus prompte; Tardieu déclare qu'il ne l'a pas vue tarder au delà de dix-huit heures, et que dans deux cas elle était accomplie au bout de six et huit heures; dans un cas que nous avons observé, et où nous avons obtenu des renseignements très précis, l'avortement est survenu après vingt-quatre heures. A la suite de ce procédé, l'expulsion du fœtus est plus souvent précédée d'hémorrhagies, dues au décollement plus ou moins complet du placenta.

Après ces manœuvres, les femmes n'éprouvent pas en général de troubles immédiats, sauf la douleur que nous avons signalée, et qui est presque toujours tout à fait passagère. Elles sont en état de marcher, de faire d'assez longues courses, et cela leur est même souvent recommandé, dans le but de favoriser le développement des contractions utérines. L'avortement effectué, les suites peuvent en être tout à fait normales, et exemptes de complications; on peut même dire que lorsqu'il s'agit d'un avortement médical régulièrement provoqué, le danger n'est guère plus grand pour la femme que si elle avait eu un accouchement à terme. L'avortement criminel, exécuté souvent avec brutalité, en ne prenant aucune des précautions convenables, qu'on évite même soigneusement dans le dessein de rendre plus sûre l'expulsion du fœtus, entraîne au contraire fréquemment des accidents graves et mortels, du moins relativement au nombre de cas qui font l'objet d'instructions judiciaires. Il est vrai que ce sont précisément ces accidents qui sont en général l'occasion de l'enquête, et que beaucoup d'avortements qui n'ont pas de suites fâcheuses pour la santé de la mère restent sans doute inconnus. Sans parler des cas où l'utérus a reçu des blessures profondes et presque immédiatement mortelles, les manœuvres abortives peuvent faire succomber la femme par hémorrhagie, par métropéritonite, par phlébite des sinus utérins; dans quelques cas aussi on ne trouve pas à l'autopsie de lésions capables d'expliquer la mort.

Il est des femmes qui, bien qu'elles aient subi à plusieurs reprises des manœuvres abortives ordinairement très efficaces, ayant même occasionné des blessures de l'utérus, contiennent cependant leur grossesse jusqu'au terme normal. Ces faits sont tout à fait exceptionnels; mais ils doivent cependant être signalés.

ARTICLE III. — RECHERCHE MÉDICO-LÉGALE DE L'AVORTEMENT

Trois questions se posent toujours dans les expertises relatives aux inculpations d'avortement : Un avortement a t-il eu lieu ? A quelle époque de la grossesse s'est-il produit ? A-t-il été naturel ou provoqué.

§ I. — Un avortement a-t-il eu lieu?

Quand un avortement a eu lieu à une époque déjà un peu avancée de la grossesse, par exemple après le quatrième mois, le fait est en général facile à reconnaître par l'examen de la mère, si cet examen est pratiqué assez tôt. Le développement de l'utérus, l'état du col, l'écoulement lochial, la présence d'un peu de lait dans les seins, et les autres signes de l'accouchement récent qui ont été exposés déjà (page 355) permettent de reconnaître que la grossesse a été interrompue depuis peu par l'expulsion prématurée du produit de la conception. — Si l'examen est pratiqué tardivement, c'est-à-dire quinze jours, trois semaines ou plus longtemps encore après l'accident, suivant que la grossesse a été interrompue plus ou moins tôt, on peut ne retrouver aucune trace de l'avortement, surtout si la femme avait eu auparavant un ou plusieurs accouchements à terme. S'il s'agit d'une primipare nous avons vu qu'un avortement effectué à partir du sixième mois, ou au-delà, laissait en général des traces persistantes.

Quand l'avortement se produit de très bonne heure, avant le troisième et surtout avant le deuxième mois, il peut être difficile à reconnaître, alors même que l'examen est pratiqué dans les meilleures conditions, et que l'avortement s'effectue en quelque sorte sous les yeux du médecin. A défaut de renseignements précis fournis par la mère, et dont la sincérité est naturellement toujours suspecte dans les expertises médico-légales, ce n'est que l'examen des produits expulsés qui permet de faire un diagnostic, de ne pas confondre un avortement avec une simple perte utérine que les femmes invoquent presque toujours comme la cause unique de leur malaise. Il faut donc apporter un très grand soin à l'examen du sang et des caillots qu'a rendus la femme, et au milieu desquels on peut retrouver soit l'œuf intact, soit des fragments de ses membranes.

Jusqu'à 2 mois ou 2 mois 1/2, l'œuf se présente sous forme d'une vésicule sphéroïdale ou ovoïde, molle, s'affaissant plus

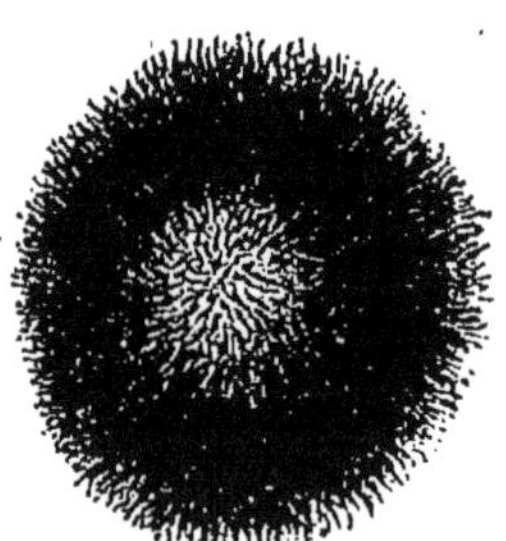

FIG. 40. — Œuf humain de 36 jours environ, grandeur naturelle (Coste).

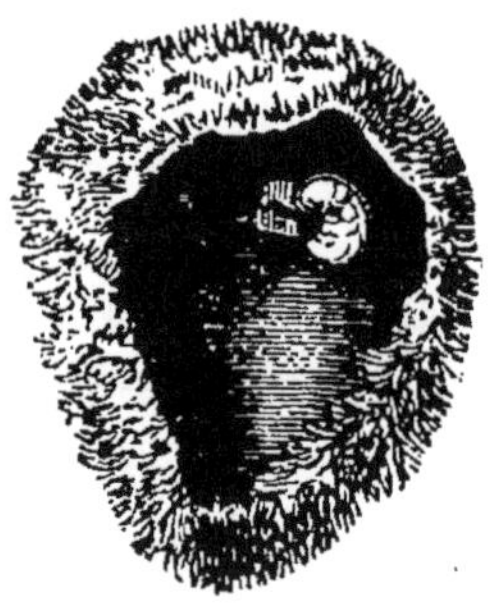

FIG. 41. — Œuf humain du commencement de la quatrième semaine, grandeur naturelle (Thomson).

ou moins sur elle-même et dont la surface externe est tomenteuse. Cet œuf peut être retrouvé et étudié en le plaçant dans l'eau et en dissociant avec précaution les caillots qui l'entourent; on peut distinguer ainsi notamment les villosités qui

TABLEAU DE L'ÉTAT DE L'EMBRYON ET DU FŒTUS AUX DIVERS AGES DE LA VIE INTRA-UTÉRINE

AGE	LONGUEUR	POIDS	POINTS D'OSSIFICATION	ÉTAT DES DIVERS ORGANES	POIDS MOYEN DU PLACENTA	LONGUEUR MOYENNE DU CORDON OMBILICAL
Fin du premier mois	Œuf 0m,025 à 0m,030 de diamètre, longueur de l'embryon 0m,006 à 0m,008.		Noyau osseux dans la clavicule.	Tête et colonne vertébrale d'une pièce. Les centres nerveux et circulatoires existent, ainsi que le foie et les corps de Wolff.		
Fin du deuxième mois	Œuf de la dimension d'un œuf de poule, longueur de l'embryon 0m,025 à 0m,030.	3 à 4 gr.	Points des deux mâchoires, des os du bras et de l'avant-bras, de la cuisse et de la jambe de l'iléon, des six premières côtes, de l'omoplate.	Le ventre est fermé, sauf l'ouverture ombilicale, à travers laquelle l'intestin remonte dans le cordon. — Les extrémités apparaissent sous forme de petits tubercules, la division du membre supérieur en bras et avant-bras est indiquée, ainsi que la division des doigts de la main.		
Fin du troisième mois	0m,13 à 0m,15	100 à 125	Ossification de l'occipital des pariétaux, des temporaux, du sphénoïde, des os propres du nez, de l'os malaire, des métacarpiens, des métatarsiens, des phalanges de la main, du corps des vertèbres dorsales	La peau commence à se caractériser. Les yeux sont recouverts par les paupières ; les points lacrymaux existent. L'anus est ouvert. Les articulations des doigts et des orteils sont visibles.	40 gr.	0m,15
Fin du quatrième mois	*0m,16 à 0m,20*	*200 à 230*	*Sacrum, tubérosité de l'ischion, phalanges du pied, corps des vertèbres cervicales et lombaires.*	*La peau se couvre de duvet, et commence à être doublée de tissu adipeux. Les membres inférieurs sont aussi longs ou plus longs que les supérieurs. Les ongles sont formés. Le sexe est bien distinct. On trouve du méconium jaunâtre dans le commencement de l'intestin grêle.*	80 gr.	0m,25
Fin du cinquième mois	0m,21 à 0m,27	400 à 500	Pubis calcanéum.	L'enduit sébacé apparait, les cheveux se développent. Le méconium occupe une grande partie de l'intestin grêle. La vésicule biliaire existe et contient du mucus jaunâtre	180 gr.	0m,25
Fin du sixième mois	0m,28 à 0m,32	800 à 1000	Sternum	Les ongles prennent une consistance cornée. — Le méconium apparait dans le gros intestin. L'ombilic, qui s'est éloigné de plus en plus du pubis, est encore à 0m,03 ou 0m,04 du point qui correspond à la moitié de la longueur du corps.	275 gr.	0m,40
Fin du septième mois	0m,33 à 0m,36	1500 à 2000	Nouveaux points du sternum. (2 ou 3)	Les paupières commencent à s'entr'ouvrir. Les testicules sont dans l'anneau inguinal ; la plus grande partie du gros intestin contient du méconium.	3;5 gr.	0m,45
Fin du huitième mois	0m,40 à 0m,45	2000 à 2500	Dernières vertèbres du sacrum. Astragale.	La membrane pupillaire disparait, les circonvolutions cérébrales sont indiquées. — Les ongles atteignent l'extrémité des doigts et des orteils.	450 gr.	0m,47
Fin du neuvième mois	0m,48 à 0m,54	3000 à 3500	Points d'ossification de l'épiphyse inférieure du fémur, et de l'épiphyse supérieure du tibia.	L'enduit sébacé est abondant, les ongles dépassent l'extrémité des doigts, mais non celle des orteils. Les cheveux atteignent 0m,02 ou même 0m,03 de longueur. Le cordon ombilical s'insère très peu au-dessous du milieu de la longueur du corps. Les testicules sont ordinairement dans le scrotum.	500 gr.	0m,50

recouvrent sa surface. Vers la fin de la 4e semaine, le diamètre de l'œuf a de 0m,025 à 0m,030 environ (fig. 40, 41); vers le 40e jour de 0m,030 à 0m,035; au 50e jour de 0m,040 à 0m,045. A partir du 2e mois, les villosités choriales commencent à se développer uniquement sur le point de la surface qui correspondra plus tard au placenta. Vers la fin du premier mois, l'embryon contenu dans l'œuf n'est guère long que de 0m,006 à 0m,008; il est mou, peu consistant et difficile à reconnaître (fig. 42, 43). A la fin du second mois, il mesure environ 0m,025 à 0m,030; les yeux, la fente buccale le nez sont indiqués, ainsi que les extrémités des membres (voir le tableau page 334).

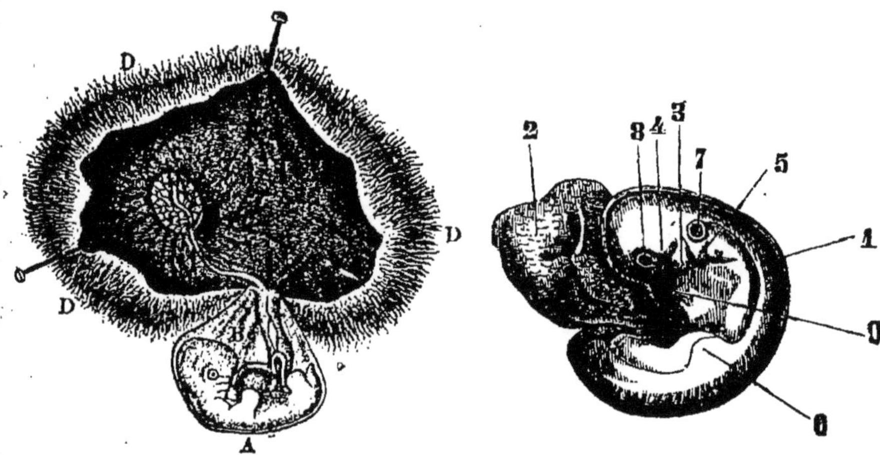

Fig. 42. — Œuf humain de 36 jours environ *.

Fig. 43. — Embyon de cet œuf grossi **.

Il peut arriver que l'on ne retrouve pas l'œuf, soit qu'il ait été écrasé ou dilacéré après son expulsion, soit qu'il ait été en partie détruit dans la cavité utérine, et que l'avortement se soit effectué en deux temps. On peut dans ces cas rencontrer encore au milieu des caillots des fragments des membranes; ces fragments présentent sur l'une de leurs faces des villosités ; à l'examen microscopique on constate qu'ils sont

* A, embryon; B, amnios, C, vésicule ombilicale ; D, le chorion (Coste).

** 1 Amnios ; 2, vésicule ombilicale ; 3, premier arc pharyngien ; 4, Bourgeon maxillaire supérieur de cet arc ; 5, deuxième arc pharyngien, derrière lequel deux autres plus petits sont encore visibles ; 6, planche des extrémités antérieures ; 7, vésicule auditive ; 8, œil ; 9, cœur (Thomson).

constitués par des cellules embryonnaires, et non revêtus d'épithélium. Ces caractères permettent de les différencier des lambeaux de muqueuse qui peuvent être expulsés avec des caillots dans les cas de dysménorrhée membraneuse; dans ces membranes on trouve tous les éléments histologiques de la muqueuse, y compris les glandes ou tubes. — Il ne faut pas oublier toutefois que l'œuf est entouré par la muqueuse (caduque), qui l'accompagne au moment où il est expulsé.

A une période plus avancée, on peut encore, à défaut du fœtus et des membranes, retrouver dans les caillots qui sont expulsés consécutivement des fragments plus ou moins volumineux du placenta.

Quand la femme a succombé à l'avortement, on trouve dans les dimensions de l'utérus, dans l'état de sa surface interne, les preuves certaines d'une grossesse récemment terminée.

§ II. — A quelle époque de la grossesse l'avortement a-t-il eu lieu?

Nous avons vu déjà à propos des signes de la grossesse et de l'accouchement, quels caractères pouvait fournir l'examen de la mère pour résoudre cette question, au moins d'une façon approximative. Ces caractères n'ont une réelle valeur que s'ils sont constatés peu de temps après l'avortement; en effet l'utérus revient assez rapidement à ses dimensions normales ou presque normales, et en un temps qui n'est pas absolument le même chez toutes les femmes. Il ne faut pas oublier que la métrite, la métro-péritonite, et un état général mauvais ont pour effet de retarder notablement l'involution de l'utérus.

L'examen du produit de la conception fournit des résultats plus précis.

Vers la fin du premier mois, l'œuf a environ $0^m,025$ à $0^m,030$ de diamètre; l'embryon est long de $0^m,006$ à $0^m,008$; quand il est bien conservé, et qu'on se trouve dans de bonnes conditions d'observation, on peut reconnaître que l'intestin proémine sous forme d'une anse pointue hors du ventre qui présente une fente longitudinale ; la tête et la colonne vertébrale sont d'une pièce ; les centres nerveux et circulatoires existent, ainsi que le foie et les corps de Wolff qui sont relativement très volumineux.

A la fin du second mois, l'œuf a environ le volume d'un œuf de poule ; l'embryon est long de $0^{m},025$ à $0^{m},030$, et pèse 3 ou 4 grammes. Les yeux sont représentés par des points foncés, dirigés de côté, avec des rudiments de paupières ; la fente buccale est très grande ; le nez forme une petite éminence, les narines sont ouvertes ainsi que les conduits auditifs. Les extrémités apparaissent sous forme de petits tubercules. La division du membre supérieur en bras et avant-bras est indiquée par des sillons superficiels ; la division des doigts est également indiquée. Le ventre est fermé, sauf l'ouverture ombilicale, à travers laquelle l'intestin remonte encore assez haut dans le cordon, qui est parfois déjà plus long que l'embryon. La partie inférieure de la colonne vertébrale apparaît sous forme d'un petit appendice caudal fortement recourbé en avant ; à la place qu'occuperont les parties génitales se trouve un petit mamelon. Premiers points d'ossification dans la clavicule et dans la mâchoire inférieure.

Au troisième mois, l'œuf a le volume d'un œuf d'oie. L'embryon atteint une longueur de $0^{m},07$ à $0^{m},09$, et pèse de 30 à 45 grammes. Les paupières et le pavillon de l'oreille se développent ; la membrane pupillaire est distincte ; les lèvres de la bouche se forment. Le cordon ombilical n'est plus si rapproché de l'anus, et se contourne en spirale ; l'ombilic ne livre plus passage à l'intestin. L'ossification est commencée dans un grand nombre d'os. On distingue nettement les orteils et les doigts, et même les endroits où se formeront les ongles. Les parties génitales sont représentées par le clitoris ou le pénis très proéminents ; inférieurement se trouve une gouttière qui se ferme sur la verge dans le courant du mois, et constitue l'urèthre. Le périnée se développe et isole l'orifice anal [1].

L'état du placenta seul peut donner aussi d'utiles indica-

[1] Description empruntée au *Traité d'accouchement* de Naegele et Grenser, traduction de Aubenas, 2e édit. française, Paris 1880.

tions[1]. Le placenta commence à devenir distinct dans le courant du troisième mois ; il augmente graduellement de volume, et l'on sait qu'à terme, ses dimensions sont environ de $0^m,15$ à $0^m,20$ pour son grand diamètre, de $0^m,13$ à $0^m,16$ pour le petit diamètre, et qu'il pèse ordinairement de 500 à 750 gr. Les vaisseaux qui entrent dans sa constitution sont formés d'abord d'une paroi uniquement épithéliale ; on ne commence à rencontrer des vaisseaux à plusieurs tuniques qu'après le cinquième mois.

§ III. — L'avortement a-t-il été spontané ou provoqué

Les éléments sur lesquels on peut s'appuyer pour résoudre cette question sont fournis par l'examen de la mère, par celui de l'œuf ou du fœtus, et par l'étude et l'appréciation des circonstances au milieu desquelles s'est produit l'avortement.

Examen de la mère. — Il est bon de rechercher quel est l'état de santé de la femme, de s'enquérir si elle n'a pas eu antérieurement une ou plusieurs grossesses qu'elle a menées à terme sans accidents, ou si au contraire elle a déjà eu des avortements ; de s'assurer s'il existe soit dans l'état général, soit dans l'état des organes génitaux, quelque circonstance de nature à expliquer ou à rendre vraisemblable un avortement spontané. Ces constatations ne permettent presque jamais de conclusions absolues, parce que d'une part on est loin de connaître toutes les influences sous lesquelles l'avortement naturel se produit, et que d'autre part une femme paraissant incapable de continuer sa grossesse jusqu'au terme normal peut très bien s'être fait avorter volontairement ; toutefois on peut arriver ainsi à des présomptions ayant dans certains cas une grande valeur, qu'il est du devoir de l'expert de faire ressortir.

Nous avons vu qu'en général l'avortement ne peut être obtenu par l'injection de substances dites abortives qu'au prix de troubles graves de la santé de la mère. Ces troubles s'ils n'existent plus au moment de l'examen, n'auront pas passé

[1] Voir à ce sujet un rapport médico-légal de Maurice Longuet et Leprince (*Ann. d'hyg. publ. et de méd. lég.*, 3e série, t. 1er).

inaperçus, et à l'aide du récit de la femme ou des dépositions des personnes qui l'ont vue, et il est quelquefois possible de se rendre un compte assez exact des symptômes, et de montrer qu'ils ne trouvent pas leur explication dans une maladie naturelle.

Si la femme a succombé, et que sa mort ait été réellement causée par l'ingestion de substances abortives, on trouvera généralement à l'autopsie une inflammation plus ou moins vive du tube digestif; on soumettra les viscères à l'analyse chimique, et quelquefois on retrouvera pendant l'autopsie, au milieu des matières contenues dans l'estomac et dans l'intestin, des parcelles de la plante employée.

Quand des manœuvres directes ont été pratiquées, on peut en retrouver quelquefois les traces sur les organes génitaux, surtout si ces manœuvres ont consisté en l'introduction dans l'utérus d'un instrument plus ou moins piquant. On comprend en effet que l'instrument conduit sans précautions suffisantes, guidé seulement à l'aide du doigt par un opérateur assez souvent peu habile, produise dans certains cas des blessures plus ou moins profondes soit des parois vaginales, soit du col ou du corps de l'utérus.

Dans les cas communiqués par le docteur Leblond, il existait une fois une cicatrice triangulaire sur la lèvre antérieure du col, la femme s'étant servie de ciseaux, et une autre fois une plaie qui guérit rapidement. Il est à noter que dans des circonstances, il est vrai tout à fait exceptionnelles, des blessures, même très graves, produites de cette façon, ont pu guérir facilement. Tardieu cite, d'après Froriep, une femme qui ne put retirer une aiguille qu'elle s'était introduite dans la matrice pour se faire avorter; au bout de quelques semaines, un abcès se forma dans la région de l'aine et donna issue à ce corps étranger dont la femme fut ainsi délivrée sans accidents sérieux. Quand la femme a succombé, l'examen peut naturellement être beaucoup plus complet puisqu'il porte sur toutes les parties de l'appareil génital. On a trouvé ainsi dans de nombreux cas, des lésions dont les unes ont une signification immédiatement caractéristique par elles-mêmes, et dont les autres doivent être interprétées dans chaque cas particulier.

Il arrive quelquefois que l'instrument manié avec une brutalité excessive produise des blessures extrêmement profondes. Dans deux des observations rassemblées par Tardieu, la matrice avait été perforée de part en part, une fois par un fer à papillotes, une autre fois par un instrument qui avait ensuite ouvert l'artère iliaque externe. Une femme, que son mari avait fait avorter au septième mois en lui introduisant la main toute entière dans les parties génitales, avait une longue déchirure du vagin, une autre de la matrice, et un arrachement de la plus grande partie de l'intestin grêle ; chez une autre, le vagin était largement déchiré, les intestins mis à nu, et la matrice, complètement renversée, faisait saillie hors de la vulve. — A côté de ces cas exceptionnels, il en est d'autres dont plusieurs exemples ont été publiés, où l'on a trouvé sur les parois utérines des piqûres étroites et profondes, imbibées de sang sur tout leur trajet, ou bien des plaies plus ou moins régulières, mais dont la forme était encore parfaitement caractéristique. Les autres lésions consistent en des ecchymoses, des érosions, des plaques gangréneuses du vagin, des déchirures ou des ruptures de l'utérus.

Des ecchymoses, des lésions plus ou moins superficielles de la muqueuse vaginale, et même la gangrène, peuvent être le résultat d'un accouchement prolongé et rendu difficile pour une cause quelconque, à la condition que le fœtus ait un volume suffisant pour comprimer les parois du vagin, et que la grossesse soit parvenue par conséquent à son terme normal ou à une époque voisine de ce terme. Il est en général facile de s'assurer si les lésions ont pu être produites ainsi ; à défaut de l'examen du fœtus, l'état de l'utérus montre à quelle période était arrivée la grossesse; en outre si c'est le passage de l'enfant qui a occasionné les lésions du vagin, on retrouve à la vulve des lésions analogues : déchirure de la fourchette, contusions et érosions, etc., etc., tandis que la vulve peut être restée intacte si les blessures du vagin résultent de manœuvres abortives. De même les lésions qui auraient été produites par le tamponnement, l'application du forceps, ne peuvent être dans la pratique l'occasion d'une erreur, parce qu'il n'est guère admissible que de telles opérations soient pratiquées mystérieusement, et ne soient pas relevées par l'enquête judiciaire.

Il reste une cause d'erreur qui, dans des cas d'ailleurs tout à fait exceptionnels, peut devenir plus grave : c'est la rupture spontanée de l'utérus. Cette rupture spontanée est très rare ; elle se produit le plus souvent au moment de l'accouchement ou dans les derniers temps de la grossesse. Dans certains cas elle est expliquée par quelque circonstance facilement appréciable. Tantôt il existe un obstacle insurmontable à la sortie du fœtus parce que le col reste rigide et non dilaté, parce que le bassin est très rétréci, ou parce que l'expulsion du fœtus est empêchée par une autre cause, alors que la matrice se contracte énergiquement ; tantôt les parois de l'utérus ont subi une altération pathologique antérieure qui a diminué leur résistance ; tantôt il s'agit d'une grossesse interstitielle, laquelle se termine presque constamment par la rupture de la paroi utérine. Mais dans quelques cas, extrêmement rares il est vrai, la déchirure de la matrice s'est effectuée à une époque peu avancée de la grossesse sans qu'on ait pu trouver l'explication anatomique de cet accident [1].

Ces ruptures sont complètes ou incomplètes ; dans plusieurs des observations publiées, elles étaient assez vastes pour que le fœtus ait pu passer dans la cavité abdominale ; elles occupent presque toujours le fond de l'organe, et sont ordinairement irrégulières, à bords dentelés et déchiquetés. Elles se produisent ou bien brusquement, ou bien graduellement en plusieurs temps successifs, et amènent la mort, soit en quelque heures avec les signes de l'hémorrhagie interne et de la péritonite suraiguë, soit en trois ou quatre jours au milieu des symptômes de la péritonite. Quand le travail était commencé il s'arrête, et souvent le fœtus, dont la tête était engagée dans le col, remonte dans l'utérus et passe dans la cavité abdominale. Ajoutons que dans presque toutes les observa-

[1] Consulter sur ce point un mémoire du docteur Coutagne : *Des Ruptures utérines pendant la grossesse et de leurs rapports avec l'avortement criminel* (Paris, G. Masson, 1882).

tions il s'agissait de femmes d'un âge relativement avancé (25 ans au minimum), ayant eu une ou plusieurs grossesses antérieures.

Il est difficile d'admettre que des manœuvres abortives déterminent, au lieu de perforations étroites, de plaies assez bien limitées, des ruptures comme celles qui viennent d'être décrites ; cependant on peut concevoir qu'une perforation se transforme, sous l'influence des contractions de l'utérus, en une déchirure plus ou moins étendue, et dans certains cas (comme dans l'observation personnelle de Coutagne, et dans la 43e observation de Tardieu), il est permis de conserver des doutes sur l'origine de la lésion utérine. — L'examen du fœtus a dans ces cas une grande importance, il semble à peu près impossible que des manœuvres abortives entraînent de telles ruptures de l'utérus, sans occasionner en même temps sur le fœtus des lésions facilement appréciables.

Examen du produit de la conception. — Les manœuvres abortives, surtout celles qui sont constituées par la ponction des membranes de l'œuf, peuvent occasionner des blessures du fœtus. Le fait est rare, cependant Tardieu en a réuni cinq cas (dont deux observés par lui), et nous-même en avons vu un exemple très net. Ces blessures consistent en piqûres, ou autres plaies, siégeant le plus souvent sur le sommet de la tête ou à la face, et sont accompagnées d'un épanchement sanguin, indiquant qu'elles ont été faites pendant la vie du fœtus.

Lorsque l'avortement se fait à une époque peu avancée de la grossesse, l'examen de l'œuf peut fournir des renseignements utiles. On admet généralement que quand la grossese se termine dans les premières semaines de la gestation, l'œuf est le plus souvent expulsé en entier, l'avortement se faisant en un seul temps, sans rupture préalable des membranes. Ainsi M. Leblond qui a réuni 18 observations d'avortements accomplis dans les dix premières semaines, a noté que 17 fois l'œuf a été expulsé intact ; dans le cas unique où les membranes étaient rompues, le placenta présentait en même

1 Gallard, *Avortement.*

temps une altération antérieure. — Partant de cette donnée, et se basant en outre sur une observation personnelle très intéressante, M. Gallard pense que lorsque l'on trouve un œuf dont les membranes sont rompues, et que cette rupture ne s'explique pas par une maladie antérieure de l'œuf, il y a lieu de croire qu'elle a été produite par des manœuvres criminelles. M. Gallard ajoute que les membranes de l'œuf présentent une grande ténacité qui leur permet de résister à des chocs ou à des pressions assez énergiques, et que par conséquent elles ne peuvent être rompues accidentellement après l'expulsion de l'œuf, que si celui-ci a subi après sa sortie de l'utérus des violences notables.

Cette opinion de M. Gallard a fait l'objet d'une discussion approfondie à la Société de médecine légale[1] qui ne l'a admise qu'avec beaucoup de réserves. M. Charpentier, chargé d'un rapport sur la question a formulé les conclusions suivantes : 1° Dans les six premières semaines, l'avortement se fait presque toujours en bloc, le volume et la cavité de l'œuf étant à cette époque extrêmement minimes ; 2° de la sixième à la dixième semaine ou environ, l'avortement peut encore se faire en bloc, mais il se fait au moins aussi souvent en deux temps ; tout dépend de la résistance de l'œuf, de la force des contractions utérines, de la résistance du col, des adhérences de l'œuf ou de ses altérations ; 3° l'absence du fœtus ne prouve pas l'intervention criminelle ; car ce fœtus peut avoir subi la dissolution, si l'œuf mort a séjourné encore longtemps dans la cavité utérine ; 4° à partir de trois mois, trois mois et demi, la rupture est la règle, l'avortement se fait en deux temps : expulsion du fœtus, expulsion du placenta, cette dernière partie de l'avortement pouvant durer plus ou moins longtemps ; 5° la rupture des membranes ne peut être considérée à elle seule comme un signe d'avortement provoqué ; on n'est pas autorisé à en faire un signe de certitude d'avortement criminel, même lorsqu'on le constate dans les premiers mois.

1 Séance du 13 novembre 1876, et suivantes. Compte rendu in *Ann. d'hyg. publ. et de méd. lég.*, 2e série, t XLVIII.

Circonstances dans lesquelles s'est produit l'avortement. — Il arrive bien souvent que l'examen de la mère et celui du produit de la conception, ne donnent que des résultats négatifs. Il est rare en effet que les manœuvres abortives produisent des blessures sur les organes génitaux ; sur 31 femmes inculpées de s'être fait avorter, et dont plusieurs avouaient, nous n'avons jamais constaté de ces lésions. On comprend du reste que l'injection intra-utérine, fréquemment employée, ne peut léser les parois de la matrice, et que même la perforation des membranes ne laisse aucune trace dans le plus grand nombre des cas. Les blessures du fœtus sont encore plus rares que celles de la matrice.

Mais le rôle du médecin légiste dans les affaires d'avortement ne se borne pas à ces simples constatations anatomiques. Presque toujours on lui communique les résultats de l'enquête judiciaire, et on lui demande d'apprécier, au point de vue médical, la valeur des renseignements qui ont été recueillis, de dire si telles ou telles manœuvres décrites par les accusés ont pu amener l'avortement; si ces manœuvres ne doivent être considérées que comme une exploration médicale régulière et légitimée par l'état de la femme, si telle substance est capable de produire l'avortement, si les dépositions des divers témoins concordent bien entre elles et retracent les diverses phases d'un avortement, etc. Les paragraphes qui précèdent contiennent les données générales sur lesquelles l'expert peut s'appuyer pour accomplir cette partie de sa tâche; on trouvera d'ailleurs à la fin de ce volume quelques rapports qui montreront et la nature des questions qui peuvent être posées et quelles réponses elles comportent suivant les circonstantes du cas particulier.

L'expert est chargé aussi d'assister à la perquisition qui est faite au domicile des inculpés, d'indiquer toutes les substances ou objets : plantes, médicaments, instruments, linges tachés de sang ou de matières suspectes, qui doivent être saisis, et qu'il examine ensuite. Certains de ces objets constituent par leur seule présence chez l'inculpé une grave présomption de culpabilité ; par exemple la rue, la sabine, l'absinthe, le seigle ergoté et toutes les substances qui ont une réputation abortive bien établie. Dans un cas nous avons trouvé chez une femme, très probablement avorteuse de profession, une collection de canules toutes parfaitement appropriées aux injections intra-utérines, et dont l'inculpée ne pouvait expliquer l'usage. Quelquefois c'est l'avortée elle-même qui indique l'instrument qui a été employé, et l'on a à rechercher si cet instrument est en effet capable de produire l'avortement, s'il porte encore des traces de sang, etc. L'expert arrive ainsi dans certains cas à réunir un ensemble de preuves ou de présomptions dont il doit indiquer la signification vraie, sans en exagérer jamais l'importance, et qui, jointes aux preuves d'ordre non médical, suffisent souvent à entraîner la conviction du jury.

ARTICLE IV. — AVORTEMENT MÉDICAL

On sait que l'avortement constitue une opération médicale, un moyen thérapeutique précieux, dans les cas où il est certain que l'accouchement ne pourrait avoir lieu à terme, par suite de rétrécissement des voies génitales, ou bien quand la grossesse détermine des accidents qui deviendraient mortels : vomissements incoercibles, hémorrhagies par insertion vicieuse du placenta, etc. Une telle opération, à s'en rapporter strictement au texte de la loi, tombe sous le coup du Code pénal ; mais il est évident qu'on ne saurait considérer comme un crime une intervention médicale dont la nécessité impérieuse et l'utilité sont incontestables. Aussi l'avortement médical est pratiqué journellement, sans que la justice en ait jamais poursuivi les auteurs. Mais il est évident que, pour rester au dessus de tout soupçon, le médecin doit opérer ouvertement, en expliquant à l'opérée et à la famille la nature et le but de son intervention, et après avoir appelé en consultation des confrères d'une moralité et d'une compétence indiscutables, qui auront constaté la nécessité de l'opération.

CHAPITRE CINQUIÈME

INFANTICIDE

LÉGISLATION

Code Pénal. Art. 300. — Est qualifié infanticide le meurtre d'un enfant nouveau-né.

Art. 302. — Tout coupable d'assassinat, de parricide, d'infanticide et d'empoisonnement, sera puni de mort...

La loi, en définissant l'infanticide « le meurtre d'un enfant nouveau-né » ne dit pas ce que l'on doit entendre par nouveau-né, au bout de combien de temps l'enfant perd cette qualification. La question a cependant de l'importance au point de vue juridique, car tandis que l'infanticide est puni de mort, le meurtre d'un enfant, qui n'est pas un nouveau-né, rentre dans la classe des homicides volontaires, et n'entraîne la peine capitale que s'il a été commis avec préméditation [1].

La jurisprudence ne fixe pas non plus d'une manière très précise pendant combien de temps un enfant doit être considéré comme un nouveau-né. Un arrêt de la cour de Cassation (20 juin 1822) déclare qu'un enfant âgé de 14 jours, et qui avait été inscrit sur les registres de l'état civil sous le nom de sa mère, n'est plus un nouveau-né. Un autre arrêt (24 décembre 1835) dit que l'infanticide est l'*homicide volontaire commis sur un enfant au moment où il vient de naître ou dans un temps très rapproché de celui de la naissance.* » On voit que ces arrêts ne donnent pas une règle générale applicable à tous les cas particuliers.

[1] Les codes des anciens états allemands limitaient la période pendant laquelle l'enfant doit être considéré comme nouveau-né, les uns à 24 heures, les autres à trois jours. Le nouveau code pénal allemand ne fixe pas la durée de cette période.

Mais l'expert n'a pas à s'occuper de cette question [1]. C'est aux magistrats et aux jurés qu'il appartient de décider si un enfant doit être considéré ou non comme un nouveau-né [2] ; le rôle du médecin sur ce point se borne à indiquer aussi exactement que possible le temps qu'a vécu l'enfant (pour cette question voir page 006).

Dans toute expertise relative à un infanticide [3], les trois questions suivantes se posent :

L'enfant est-il né à terme, ou à quelle époque de la gestation est-il venu au monde?

L'enfant a-t-il vécu de la vie extra-utérine?

Quelle a été la cause de sa mort ?

ARTICLE PREMIER. — SIGNES DE MATURITÉ DE L'ENFANT

Il suffit en général d'un coup d'œil pour reconnaître si un enfant est ou non parvenu au terme normal de la gestation.

1 Ollivier d'Angers avait proposé de considérer l'enfant comme nouveau-né jusqu'au moment de la chute du cordon ombilical.

2 Le jury doit, à peine de nullité, être interrogé sur la question de savoir si le meurtre est celui d'un enfant nouveau-né (*Arrêt de la cour de Cassation* du 13 mars 1845).

3 Les expertises relatives à l'infanticide sont très fréquentes. Voici le nombre des nouveau-nés ou fœtus amenés dans une année à la Morgue de Paris.

Années	NOUVEAU-NÉS A TERME OU AU-DESSUS DE 8 MOIS	FŒTUS	TOTAL
1880	76	93	169
1881	106	90	196
1882	96	98	194
1883	105	96	201
1884	103	80	183

L'autopsie de la plupart de ces cadavres a été ordonnée.

Sur 1950 expertises personnelles, nous comptons 168 autopsies d'enfants nés à terme ou après le septième mois de gestation.

Mais il est évident que l'expert ne peut motiver son opinion sur une simple impression ; il faut qu'il l'appuie sur un certain nombre de constatations. Les principaux signes qui permettent d'affirmer la maturité de l'enfant, et qui doivent être relevés dans l'expertise, sont : le poids et la longueur du corps, les diamètres de la tête, la présence d'un point d'ossification dans le cartilage de l'extrémité inférieure du fémur, et le cloisonnement des alvéoles dentaires du maxillaire inférieur.

Poids du nouveau-né à terme. — Le poids de l'enfant qui vient de naître est en moyenne de 3 kilog. à 3 k. 500. Il atteint quelquefois 4 kilog. ; mais il est exceptionnel qu'il dépasse ce chiffre ; on a vu cependant des nouveau-nés peser jusqu'à 6 kilog. (Depaul[1]). La limite inférieure est plus utile à connaître ; on trouve fréquemment des enfants dont le poids est compris entre 2 kilog. 500 et 3 kilog. Ce poids ne s'abaisse guère au delà de 2 kilog. chez un enfant normalement constitué ; mais il peut descendre beaucoup plus bas, jusqu'à 1 kilog. 500 et 1 kilog. 200, chez des enfants manifestement à terme, mais qui, pour une cause quelconque, ont eu à subir pendant la vie intra-utérine, des troubles graves de la nutrition.

On sait que pendant les premiers jours qui suivent la naissance, les enfants subissent une perte de poids pouvant dépasser 250 grammes. Après la mort, le corps du nouveau-né perd aussi en quelques jours, et sans doute par évaporation, une quantité très notable de son poids. Cette perte s'accentue à mesure que la putréfaction se développe, et peut dépasser 3 ou 400 grammes. Le fait est utile à connaître parce qu'il explique les divergences qu'on remarque quelquefois sur ce point entre la déclaration du médecin et celle du commissaire de police ou d'une autre personne qui a pesé le cadavre de l'enfant quelques jours avant l'autopsie.

Longueur. — La longueur de l'enfant à terme est en moyenne de $0^m,50$, chiffre qui est fréquemment noté ; le plus ordinairement les oscillations ont lieu entre $0^m,46$ et $0^m,54$;

[1] Article Nouveau-nés du *Dict. encycl. des sc. méd.*

comme limites extrêmes et exceptionnelles de la taille de l'enfant à terme, on cite $0^m,405$ et $0^m,58$.

Comme il arrive assez souvent que l'enfant a été mesuré une première fois par le commissaire de police ou d'autres personnes avant d'être soumis à l'examen du médecin, il importe que celui-ci pratique la mensuration d'une façon exacte, toujours par le même procédé, afin d'être sûr du chiffre qu'il donne, et de pouvoir expliquer la différence qui existe quelquefois entre son assertion et celle du rapport de police. Pour cela, il convient d'étendre le corps sur une table, les membres inférieurs dans l'extension complète, de placer un couteau ou une autre tige verticalement et tangentiellement au vertex, et de mesurer avec un mètre rigide la distance qui sépare cette tige de la plante des pieds. Il serait plus commode d'avoir une table sur laquelle seraient inscrites les divisions d'un mètre, le vertex étant appuyé contre un montant placé au commencement de l'échelle.

Dimensions de la tête. — Le diamètre occipito-frontal varie ordinairement entre $0^m,105$ et $0^m,120$; le diamètre bipariétal entre $0^m.085$ et $0^m,100$; l'occipito-mentonnier entre $0^m,130$ et $0^m,140$. Chacun de ces diamètres, considéré isolément, peut osciller entre des limites extrêmes plus étendues, ce qui dépend de la conformation naturelle de la tête, et aussi des circonstances de l'accouchement (bosses séro-sanguines [1]).

Point d'ossification de l'extrémité inférieure du fémur. — Ce point apparaît ordinairement vers la dernière quinzaine de la gestation dans le cartilage de l'extrémité inférieure du fémur. Pour l'apercevoir et apprécier ses dimensions, on fléchit l'articulation du genou, et on ouvre celle-ci avec un fort couteau; on divise ensuite le cartilage en tranches minces perpendiculaires à l'axe du fémur; les premières tranches sont constituées uniquement par du car-

1 Les diamètres antero-postérieur et bipariétal sont les seuls qu'il est utile de mesurer; mais cette mensuration ne doit jamais être omise dans une autopsie parce qu'elle sert non seulement à montrer si l'enfant est à terme, mais, ainsi qu'on le verra plus loin, à contrôler certaines assertions de la mère relativement à la façon dont l'accouchement s'est effectué.

tilage, puis le couteau rencontre une résistance, et l'on voit un petit point osseux qui, sur les cadavres frais, est d'un rouge vif, se détachant sur la teinte du cartilage; sur les cadavres putréfiés le point osseux apparaît au contraire comme une tache blanche sur le cartilage qui a pris une teinte rouge sale. Sur les tranches suivantes, le point osseux s'élargit, puis il diminue de nouveau, disparaît, et l'on retombe sur une couche de cartilage pur jusqu'à ce que l'on arrive à la diaphyse de l'os. Le noyau d'ossification revet en effet la forme d'une sorte de lentille biconvexe insérée au milieu de l'épiphyse, et dont le grand axe est perpendiculaire à celui de l'os. Chez le nouveau-né à terme, le grand diamètre de cette lentille varie ordinairement de un ou un demi-millimètre à $0^{m},005$ et plus.

Il est très rare que ce point d'ossification fasse défaut chez un nouveau-né à terme; sur plus de 150 nouveau-nés, nous ne l'avons vu manquer qu'une seule fois chez un enfant que les autres caractères indiquaient comme manifestement à terme. Sur 413 enfants à terme, Liman a noté son absence 14 fois.

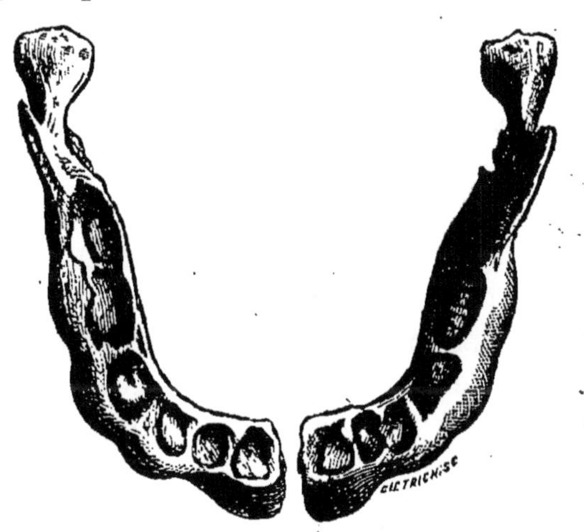

FIG. 44. — Maxillaire inférieur d'enfant nouveau-né à terme. De chaque côté se trouvent quatre alvéoles complètement cloisonnées ; au delà, le cloisonnement d'une cinquième alvéole est commencé.

Cloisonnement des alvéoles dentaires du maxillaire inférieur. — Chez le nouveau-né à terme, le maxillaire inférieur présente, sauf de très rares exceptions, huit alvéoles dentaires complètement cloisonnées; au delà de ces huit alvéoles médianes, on trouve de chaque côté une loge unique dans laquelle se développent ultérieurement les autres dents; cette loge offre quelquefois des cloisons incomplètes qui ne se fermeront que plus tard (figure 44).

Pour constater commodément l'existence de ce signe, on fend la joue en suivant une des commissures labiales; on détache la gencive, on désarticule la mâchoire de ce côté, et on enlève la moitié correspondante de l'os qui, chez le nouveau-né, est réunie sur la ligne médiane à l'autre moitié par un fragment cartilagineux. Avec un couteau ou des ciseaux on tranche le bord libre de la mâchoire, puis, à l'aide d'une pointe de scalpel, on enlève les dents contenues dans les alvéoles; on peut reconnaître alors si le cloisonnement est complet.

Il n'est pas nécessaire que tous les signes qui viennent d'être énumérés soient réunis pour qu'un enfant soit considéré comme étant parvenu à terme. Ainsi un enfant mesurant 0m,50 de longueur et pesant 3 kilogr. peut être déclaré à terme, alors même que le point osseux du fémur ou le cloisonnement des alvéoles font défaut. De même, un enfant est à terme s'il a un point osseux dans le fémur et que sa longueur soit seulement de 0m,47 et son poids de 2 kilogr. 500 par exemple; etc.

Signes accessoires de la maturité. — Ils sont utiles à noter quand il subsiste un doute sur la maturité de l'enfant.

Les ongles atteignent l'extrémité des orteils et dépassent celle des doigts. La peau est couverte de duvet et d'enduit sébacé, abondant surtout au niveau des aines et des aisselles. Les cheveux atteignent 0m,02 ou 0m,03 de longueur. Les testicules sont dans le scrotum.

§ I. — Peut-on reconnaître si un enfant est à terme quand on ne possède que des fragments du corps

Si parmi les fragments se trouve une cuisse ou la mâchoire inférieure, et que l'on constate l'existence du point osseux épiphysaire ou du cloisonnement de huit alvéoles, on peut affirmer que l'enfant est né à terme ou à une époque très voisine du terme.

En l'absence de ces signes, la mensuration des divers segments du corps fournit des indications utiles. Chez un nouveau-né à terme, on note les longueurs moyenne suivantes :

Du vertex au pubis.	0m,30
Du pubis à la tubérosité du condyle interne du fémur.	0m,095
Du condyle interne du fémur au bord inférieur et postérieur du calcanéum.	0m,105
De l'apophyse acromion à l'épicondyle.	0m,09
De l'épicondyle à l'apophyse styloïde du cubitus . .	0m,07

Le poids des divers viscères peut donner aussi quelques points de repère. Chez le nouveau-né à terme, ces poids seraient, en moyenne [1], les suivants :

Poumon droit.	33 gr.
Poumon gauche.	28 gr. 5.
Cœur.	15 gr.
Thymus.	8 gr. 5
Foie.	91 gr. 5
Masse encéphalique.	388 gr. 5
Rate.	8 gr. 5
Rein.	11 gr. 5

Il faut remarquer toutefois que ces indications ont beaucoup moins de valeur que les précédentes parce que le poids d'un organe varie considérablement suivant la quantité de sang qu'il contient.

Tardieu fait remarquer que l'examen du placenta est également utile. Cet organe est bien formé vers le 3e mois de la vie fœtale. Au terme de la grossesse, il est ordinairement ovalaire, long de 0m,16 à 0m,19, large de 0m,13 1/2 à 0m,16, épais de 0m,03, pesant de 500 à 750 grammes. Ces chiffres concernent le placenta frais ; ils s'abaissent notablement quand il s'agit d'un placenta expulsé depuis plusieurs jours.

[1] Ces données sont empruntées à Letourneau : *Quelques observations sur les nouveau-nés.* Thèse de Paris, 1858.

ARTICLE II. — PREUVES DE LA VIE EXTRA-UTÉRINE DE L'ENFANT

Cette partie de l'expertise a une importance capitale, car si l'enfant est né mort, l'accusation d'infanticide tombe complètement, quelles que soient les charges relevées contre l'inculpée.

La meilleure preuve de la vie extra-utérine est tirée de l'établissement de la respiration. Ce n'est pas la seule, et il y a lieu quelquefois d'en rechercher d'autres, car on verra plus loin que le nouveau-né peut vivre un certain temps sans respirer ; mais ce sont là des faits exceptionnels, et dans l'immense majorité des cas, c'est en démontrant que l'enfant a respiré qu'on démontre qu'il a vécu.

Cette démonstration repose sur des caractères ordinairement très nets, tirés de l'état des poumons. La respiration détermine en effet dans ces organes des modifications durables, persistant après la mort, et qui les rendent très différents de ce qu'ils étaient auparavant. Ces modifications sont les suivantes.

§ I. — État des poumons avant et après l'établissement de la respiration

Volume des poumons. — Tandis que les poumons qui n'ont pas respiré sont en général peu volumineux, et ne remplissent qu'une partie de la cavité thoracique ; après l'établissement de la respiration ces organes présentent des dimensions beaucoup plus considérables ; ils remplissent la poitrine et recouvrent presque toujours en partie le cœur, notamment du côté gauche. Cette différence est très accentuée quand on compare les poumons d'un enfant ayant largement respiré avec ceux d'un enfant qui a succombé quelque temps avant la naissance ; mais s'il s'agit d'un enfant mort pendant l'accouchement, les poumons bien que ne renfermant pas la moindre quantité d'air, peuvent, ainsi qu'on le verra plus loin, être très congestionnés, et présenter par suite un volume assez considérable.

Couleur. — C'est là un caractère qui a peu de signification; la coloration des poumons qui n'ont pas respiré varie du blanc rosé au rouge foncé, de la même nuance que celle du foie. Après l'établissement de la respiration, les poumons sont ou simplement rosés, ou bien d'un rouge extrêmement foncé, avec toutes les nuances intermédiaires. Leur teinte n'est pas toujours uniforme, mais souvent plus ou moins régulièrement marbrée.

Consistance. — Les poumons qui n'ont pas respiré sont fermes, d'une consistance charnue. Les poumons qui ont respiré donnent sous les doigts qui les pressent une sensation spéciale; ils *crépitent*, suivant l'expression consacrée. A la coupe, ils montrent une surface spongieuse, et non pas lisse et homogène comme les poumons de morts-nés.

Etat de la surface. — M. Bouchut a insisté sur ce signe de la respiration, auquel il attribue avec raison une grande valeur. Les poumons qui ne contiennent pas d'air ont une surface parfaitement lisse, qui, à part les différences possibles de coloration, paraît absolument uniforme à l'œil nu ou armé de la loupe. Au contraire, la surface des poumons qui ont respiré est couverte de très petites vésicules, contiguës entre elles, qu'on aperçoit à l'œil nu, ou mieux encore à la loupe, sous forme de sortes de petites perles brillantes et extrêmement fines. Ces vésicules sont constituées par les alvéoles pulmonaires remplies d'air.

Poids. — Les poumons qui n'ont pas respiré sont plus lourds que l'eau; ceux qui contiennent de l'air sont plus légers, et surnagent dans ce liquide. Ce caractère est beaucoup plus important et plus démonstratif que les précédents, c'est lui que l'on utilise presque uniquement pour reconnaître si la respiration s'est effectuée. On le constate et on l'apprécie à l'aide d'une épreuve appelée *docimasie hydrostatique* sur les détails de laquelle il est nécessaire d'insister.

§ II. — Docimasie pulmonaire hydrostatique [1]

On procède à cette épreuve de la façon suivante. Le thorax étant ouvert, et après que l'on s'est livré aux premières constatations sur les organes encore en place, on sectionne transversalement la trachée, l'œsophage et les gros vaisseaux à la base du cou, et on enlève d'un seul coup, en rasant la colonne vertébrale avec un scalpel, les poumons, le cœur et le thymus. La ligature préalable de la trachée et des gros vaisseaux, recommandée par certains auteurs, peut être omise sans inconvénient [2].

La masse des organes thoraciques est alors plongée dans une cuvette pleine d'eau ou dans tout autre vase suffisamment spacieux pour que les organes puissent s'enfoncer sans être retenus par les parois. Trois cas peuvent se présenter : la masse entière surnage de façon qu'une partie de sa surface reste au-dessus du niveau de l'eau ; elle surnage incomplètement, c'est-à-dire qu'elle affleure à peine la surface du liquide, ou reste en équilibre au milieu de celui-ci, entre deux eaux, enfin elle tombe au fond du vase.

Dans le premier cas, il est évident que les poumons con-

1 On l'appelle aussi *méthode de Galien*, parce que ce médecin en a indiqué le principe. Elle a été appliquée pour la première fois dans une autopsie judiciaire par Schreger, médecin de Silésie, en 1682.

La docimasie par la méthode de *Ploucquet* (1736) repose sur l'augmentation du poids absolu des poumons après la respiration. Le rapport entre le poids total du corps et celui des poumons indiquait, d'après l'auteur, si l'enfant avait ou non respiré. Mais, outre qu'il est impossible d'établir ce rapport exactement, de façon à le représenter par un chiffre qui puisse servir de terme précis de comparaison, l'augmentation de poids des poumons, qui est due à l'afflux du sang, ne prouve nullement la réalité de la respiration, car les poumons sont souvent beaucoup plus congestionnés quand l'enfant est mort pendant la naissance, que quand il a respiré. Cette méthode n'a donc pas de valeur ; après avoir joui pendant quelque temps d'une grande faveur, elle est aujourd'hui justement abandonnée.

Les méthodes de Daniel (1780) et de Bernt (1821) reposent sur la constatation de l'augmentation du volume et du poids absolu des poumons, et sur le rapport établi entre les chiffres qui représentent ces quantités. Ces méthodes, qui réclament des manœuvres assez compliquées, ne sont pas usitées.

2 A moins qu'on ne veuille s'assurer si l'air a pénétré uniquement dans la trachée et les bronches.

tiennent une quantité considérable d'air, puisque non seulement ils surnagent, mais encore ils soutiennent le cœur et le thymus. Toutefois, avant de conclure que l'air a pénétré dans toutes les parties du poumon, ainsi que cela doit avoir lieu quand la respiration s'est établie complètement, on doit s'assurer directement de la réalité du fait. Pour cela, il faut avoir soin, après avoir opéré sur la masse des organes thoraciques, de séparer les poumons du cœur et du thymus, de constater si chacun d'eux surnage isolément, puis les diviser en petits fragments et de faire la même constatation sur chacun de ces fragments.

Cette manœuvre est à plus forte raison nécessaire quand la masse des organes thoraciques surnage incomplètement, puisque c'est dans ce cas surtout qu'on peut supposer que certaines parties des poumons n'ont pas été pénétrées par l'air.

Enfin, elle est également indispensable quand les poumons, plongés dans l'eau avec le cœur et le thymus, tombent au fond du vase; il arrive en effet quelquefois que dans ce cas l'air a pénétré dans certaines portions des poumons, portions d'une étendue trop restreinte pour qu'il puisse en résulter la surnatation du reste de ces organes ainsi que du cœur et du thymus.

Comme complément des manœuvres qui viennent d'être indiquées, il faut presser fortement chacun des fragments pulmonaires au-dessous de l'eau. Si la respiration ne s'est pas effectuée, on ne voit pas sortir d'air de ces fragments, ou seulement quelques rares bulles, isolées, atteignant ou dépassant les dimensions d'une tête d'épingle; cet air provient des bronches, et il s'est introduit dans ces canaux rigides et béants pendant qu'on sectionnait le poumon. Quand la respiration s'est effectuée, la compression des fragments pulmonaires en fait sortir une foule de vésicules gazeuses, extrêmement fines, qu'il est à peine possible de distinguer isolément, et qui viennent former de l'écume à la surface du liquide. Ces bulles représentent en quelque sorte le moule des alvéoles pulmonaires dont elles proviennent.

III. — Causes d'erreur dans l'épreuve docimasique

Putréfaction. — La surnatation des poumons peut être due non pas à ce que ces organes ont été remplis d'air par la respiration, mais à ce qu'ils contiennent des gaz développés sous l'influence de la putréfaction.

Il est facile de reconnaître la putréfaction des poumons [1]. Au début, il existe sous la plèvre un certain nombre de vésicules gazeuses, atteignant presque toujours au moins les dimensions d'une tête d'épingle, et réunies par groupes plus ou moins étendus, qui occupent surtout la base et les parties postérieures de l'organe. Plus tard, les bulles de gaz augmentent de nombre et de volume, au point de dépasser les dimensions d'une noix. En même temps, la couleur des poumons change ; elle devient plus uniforme, d'une teinte moins vive, plus sale et plus effacée ; lorsqu'on incise le parenchyme le sang qui s'en écoule est spumeux. Il va sans dire que les bulles gazeuses se développent non seulement sous la plèvre, mais dans toutes les parties de l'organe.

Lorsque des poumons putréfiés surnagent, il s'agit de reconnaître si cette surnatation est uniquement le résultat de la putréfaction, ou bien si la respiration s'est effectuée dans ces poumons. Le problème ne peut être résolu que dans un certain nombre de cas.

Si, après avoir crevé les bulles de gaz qui se trouvent sous la plèvre ou seulement les plus grosses d'entre elles, les poumons s'enfoncent ; si en comprimant les morceaux du poumon sous l'eau, on voit ces fragments donner issue à un certain nombre de bulles de gaz atteignant au moins les di-

1 Tardieu enseignait que la putréfaction ne s'étend que très tardivement aux poumons. Plusieurs faits nous ont montré qu'il n'en était pas toujours ainsi, et nous avons vu quelquefois la putréfaction des poumons marcher parallèlement avec celle des autres organes ; cependant on peut trouver les poumons intacts alors qu'il existe déjà des signes extérieurs de putréfaction assez avancée. Quand la respiration a eu lieu, les poumons se putréfient plus rapidement que dans le cas contraire.

Quand il n'existe pas de signes extérieurs de putréfaction, les poumons sont toujours exempts eux-mêmes de putréfaction.

mensions d'une tête d'épingle, et tomber ensuite au fond du vase, on pourra conclure que ces poumons n'ont pas respiré. Si, au contraire, les poumons ne présentent qu'un petit nombre de bulles de gaz de putréfaction et qu'après que l'on a crevé ces bulles ils continuent à surnager, si en comprimant les fragments sous l'eau, on en voit sortir une foule de vésicules gazeuses extrêmement fines qui viennent former de l'écume à la surface du liquide, et si après avoir été serrés aussi fortement que possible entre les doigts, les fragments continuent à surnager, on pourra conclure que les poumons ont respiré. L'issue d'un grand nombre de très fines vésicules gazeuses témoigne en faveur de la respiration, parce qu'elles représentent en quelque sorte le moule des alvéoles pulmonaires, restées intactes. Si au contraire, il s'agit de gaz développés par la putréfaction, les bulles ont un volume plus considérable, parce que les cloisons des alvéoles sont alors en partie détruites, et le gaz, occupant un espace plus grand, forme des bulles plus grosses.

L'état de la surface extérieure du poumon peut aussi être utilisé, ainsi que l'a indiqué M. Bouchut. Sur un poumon qui a respiré, on aperçoit sous la plèvre les alvéoles pulmonaires remplies d'air et constituant de fines vésicules brillantes (page 405). Les gaz développés par la putréfaction ne forment jamais des bulles aussi petites et aussi régulièrement disposées.

Quand les poumons sont très putréfiés, qu'ils renferment de nombreuses bulles de gaz volumineuses, il est impossible de reconnaître avec certitude s'ils ont respiré; la docimasie hydrostatique ne permet pas de conclusion.

Insufflation. — On s'est demandé si l'air que l'on trouve dans les poumons ne pourrait pas provenir de l'insufflation faite pour ranimer l'enfant, ou dans un autre but. C'est là une crainte qui répond presque uniquement à des préoccupations théoriques : l'insufflation suppose en général l'intervention d'un médecin ou d'une autre personne, et par suite un accouchement non clandestin, ne pouvant donner lieu à une suspicion d'infanticide.

Néanmoins, comme il peut arriver à la rigueur que la

mère pratique elle-même l'insufflation sur son enfant, on a cherché comment on pourrait distinguer les poumons insufflés de poumons ayant respiré.

L'insufflation fait rarement pénétrer l'air dans toutes les parties des poumons, en sorte que ces organes présentent des îlots déprimés, encore à l'état fœtal. Sur d'autres points au contraire, l'air, pénétrant avec trop de force, détermine très souvent la rupture des vésicules pulmonaires et la formation de plaques d'emphysème. En outre, tandis que les poumons qui ont respiré contiennent toujours une quantité assez abondante de sang parce que la petite circulation s'établit en même temps que la respiration, les poumons insufflés restent presque exsangues, à moins toutefois que l'insufflation n'ait porté sur des poumons déjà très congestionnés, comme le sont souvent ceux des enfants morts pendant la naissance. Enfin lorsque l'insufflation est pratiquée de bouche à bouche ou à l'aide d'une sonde portée simplement dans la gorge, la plus grande partie de l'air passe dans l'estomac et l'intestin, et distend ces organes.

Poumons congelés, ou ayant séjourné dans l'alcool.— Les poumons congelés peuvent surnager dans l'eau, bien que vides d'air et de gaz. Cette cause d'erreur est bien facile à éviter ; il suffit de laisser les poumons se réchauffer dans l'eau pour les voir s'enfoncer. On s'assure aussi qu'ils ne contiennent pas d'air en les comprimant sous l'eau.

Les poumons qui ont séjourné dans l'alcool peuvent aussi flotter quelques instants sur l'eau. Mais ils ne tardent pas à s'enfoncer, et on reconnaît facilement s'ils contiennent de l'air.

Circonstances qui peuvent empêcher la surnatation des poumons ayant respiré. — Quand le séjour dans l'alcool a été très prolongé, les poumons peuvent au contraire ne plus surnager dans l'eau, bien qu'ayant respiré.

La coction dans l'eau bouillante, l'exposition à la flamme peuvent aussi rendre des poumons ayant respiré, incapables de surnager dans l'eau. Il en est de même pour les poumons extrêmement putréfiés, et réduits en un magma presque pâteux.

Certains fragments du poumon peuvent ne pas surnager parce qu'ils sont le siège de noyaux hémorrhagiques; on reconnaîtra le fait facilement, et il est évident qu'on n'en conclura pas que l'air n'a pas pénétré dans ces parties; il a pu parfaitement en être chassé par l'épanchement sanguin, ainsi qu'on le voit chez l'adulte.

Des parties plus ou moins considérables du poumon peuvent aussi ne pas surnager parce qu'elles sont le siège d'une altération morbide, congénitale, notamment de celle qui a été décrite sous le nom de *pneumonie blanche*, et qui consiste en la réplétion des alvéoles par une prolifération de l'épithélium qui a subi la dégénérescence graisseuse [1].

§ IV. — Interprétation des résultats fournis par la docimasie

La surnatation des poumons, une fois que l'on a écarté les causes d'erreur qui viennent d'être indiquées, établit nettement que l'enfant a respiré, et par conséquement vécu de la vie extra-utérine [2].

Quand on a constaté soigneusement, à l'aide des procédés indiqués, que les poumons ne contiennent pas d'air dans aucune de leurs parties, et que les causes d'erreur mentionnées dans le paragraphe précédent n'existent pas, on est autorisé à déclarer que l'enfant n'a pas respiré [3]. Mais il n'en résulte pas que l'enfant n'est pas né vivant et n'a pas

[1] Suivant Hofmann, si des poumons extraits du corps sont laissés quelques jours dans l'eau courante, ils s'emplissent d'eau, se vident d'air, et finissent par enfoncer.

[2] Plusieurs faits bien observés montrent que l'enfant peut quelquefois respirer de l'air, alors qu'il est encore contenu dans la cavité utérine, les membranes de l'œuf étant rompues. L'air pénètre dans l'utérus à la suite de manœuvres obstétricales, de l'introduction de la main ou simplement d'un doigt. Dans quelques cas l'enfant a même crié, étant encore dans l'utérus. Cette respiration intra-utérine est ordinairement très incomplète, et l'air ne pénètre que dans quelques parties du poumon.

[3] Il est possible que dans certains cas, des poumons qui ont respiré soient trouvés vides d'air. Néanmoins, en pratique on ne peut tenir compte de ces exceptions, et il est sans inconvénient de déclarer que des poumons qui ne contiennent pas d'air n'ont pas respiré (voir page 412 et note).

vécu un certain temps après la naissance. La vie extra-utérine peut en effet persister quelque temps sans respiration.

§ V. — Vie sans respiration

Il n'est pas rare que chez un enfant né vivant la respiration tarde longtemps à s'établir; chez beaucoup de ces enfants les mouvements respiratoires n'apparaissent qu'à la suite de manœuvres exercées par l'accoucheur, et longtemps prolongées. Depaul, dont l'expérience sur ce sujet était fort étendue, déclare qu'il a vu des enfants qui ne commençaient à respirer que deux heures après l'accouchement [1].

D'un autre côté, il est certain qu'on peut trouver à l'autopsie les poumons vides d'air, bien que l'enfant ait vécu quelquefois plus d'un jour, en manifestant sa vie par des mouvements, et même par des cris; plusieurs fois même on l'a vu exécuter des mouvements respiratoires. L'interprétation physiologique de ces faits est controversée; [2] mais leur réalité ne saurait être mise en doute. On en trouve dans les auteurs

[1] Certains animaux nouveau-nés peuvent rester sous l'eau plus d'une demi-heure sans mourir. C'est un fait qui a été observé depuis longtemps par plusieurs expérimentateurs. La faculté de résister à la privation d'air persiste pendant les premiers jours qui suivent la naissance; mais elle va en diminuant, et au bout de deux semaines environ, le jeune animal ne peut pas supporter la submersion plus longtemps qu'un adulte.

L'expérience réussit bien avec les lapins, les chiens nouveau-nés ; mais non avec les cobayes, les poulets, etc. Suivant la remarque de M. Paul Bert, plus les animaux naissent chétifs et éloignés de leur organisation définitive, mieux ils résistent à l'asphyxie.

[2] Pour Maschka, chez les enfants dont il s'agit, il n'entre en réalité pas d'air dans les poumons. Les bruits et les sons qu'ils font entendre, se rapprochant plus ou moins du véritable cri, sont produits par l'air contenu dans la bouche et dans le pharynx, agité par les mouvements des lèvres et des joues; l'air peut aussi être refoulé dans le larynx et dans la trachée, et quand la force en vertu de laquelle il distend ces organes, cesse d'agir, il ressort en partie, en faisant vibrer les cordes vocales, mais sans avoir pénétré jusque dans les poumons.

Suivant Simon Thomas et Schröder, il est impossible d'admettre que chez les enfants qui ont exercé pendant plusieurs heures des mouvements respiratoires réguliers, qui ont fait entendre pendant plusieurs heures de véritables cris (comme ils en citent des exemples), l'air n'ait pas pénétré plus ou moins complètement dans les poumons. Si ceux-ci sont trouvés vides à l'autopsie, c'est que tout l'air qu'ils contenaient a été expulsé. Cette expulsion se ferait

des exemples relativement nombreux, dont plusieurs observés avec toute la précaution et la rigueur désirables. C'est ainsi que M. Budin a vu un enfant né à 6 mois 1/2, survivre pendant 39 heures ; à l'autopsie aucune des parties des poumons ne surnageaient, et de quelques fragments seulement on put faire sortir un petit nombre de très fines vésicules d'air. Un enfant né à 7 mois, dans le service de M, le professeur Brouardel, vécut trente-huit heures pendant lesquelles il fit entendre des cris plaintifs ; ses poumons furent trouvés tout à fait vides d'air. Nous-même avons fait l'autopsie d'un enfant né environ à 7 mois, dont les poumons ne contenaient pas d'air. Nous avions conclu que cet enfant n'avait pas res-

grâce à la diminution graduelle des forces inspiratoires, tandis que l'expiration qui est effectuée par des forces passives, (l'élasticité du poumon et des parois thoraciques), conserve une plus grande énergie. Il en résulterait qu'à chaque mouvement respiratoire il sort plus d'air qu'il n'en est entré, et que finalement les poumons se vident complètement. Ces auteurs font remarquer que si l'on ne peut, par une pression même très énergique, chasser l'air contenu dans un poumon qui a respiré, c'est que la pression oblitère un grand nombre des canalicules bronchiques ; mais que les conditions ne sont plus les mêmes quand les poumons sont soumis dans le thorax même à l'action des forces expiratoires.

Une expérience de Krahmer semble jusqu'à un certain point appuyer cette opinion. Krahmer, en suspendant par la trachée des poumons de lapin, a constaté qu'ils se vidaient graduellement de tout l'air qu'il contenaient, et qu'au bout d'un certain temps ils ne surnageaient plus dans l'eau. Il attribue ce fait à la contraction du tissu pulmonaire qui chasse l'air à travers les bronches et il déclare que si celles-ci sont obstruées par du mucus ou une autre substance, l'air reste dans les alvéoles.

Lichtheim a montré qu'au contraire l'air peut sortir alors même que la trachée a été liée ; il faut pour cela préserver les poumons de la dessiccation en les plaçant dans la chambre humide. L'air quitte d'abord les parties sous-jacentes aux surfaces libres, et sur une profondeur qui augmente graduellement jusqu'à ce qu'il ne reste plus qu'un petit noyau renfermant encore de l'air. C'est donc à travers les parois alvéolaires, et non par l'arbre bronchique, que l'air est expulsé.

D'après Ungar, chez les enfants qui ont vécu et dont les poumons sont trouvés vides à l'autopsie, une partie de l'air disparait par suite de la diminution de l'énergie des mouvements respiratoires ; ce qui reste est absorbé par les vaisseaux capillaires du poumon, car la circulation continue longtemps après que la respiration a cessé. Ungar. a réalisé les conditions indiquées par sa théorie, en empoisonnant des animaux nouveau-nés par de faibles doses de curare qui, en arrêtant la respiration, laissent la circulation persister pendant longtemps. En opérant ainsi, il a trouvé à l'autopsie que les poumons étaient vides d'air sauf en quelques points peu étendus. (Ungar. Ueber die Atelectase der Lungen Neugeborener. *Vierteljahrschrift für gerichtl. Medic.*, 1883.)

piré, quand nous apprîmes qu'il avait été trouvé sur un tas d'ordures par des agents de police qui l'avaient transporté au poste, et que là il avait remué pendant une heure et fait entendre quelques cris.

Presque tous les faits de ce genre concernent des enfants nés notablement avant terme, ou bien chétifs, débilités par une cause quelconque, dont l'appareil respiratoire (centre nerveux et muscles) n'est pas assez développé pour permettre un fonctionnement régulier, et qui sont voués à une mort à peu près certaine. L'expert doit donc conclure dans des cas semblables que, bien que l'enfant ait présenté quelques signes de vie, on ne peut admettre, suivant l'expression de Tardieu, « qu'il ait vécu de la vie intra-utérine pleine et entière. »

Dans d'autres cas, l'enfant bien que né vivant, n'a pas respiré en raison d'un obstacle mécanique qu'il est en général facile de reconnaître. C'est ainsi que la face peut être recouverte par la membrane amniotique, ou bien les orifices respiratoires obstrués par du mucus, du méconium, etc. Hofmann a vu des enfants chez lesquels l'établissement de la respiration avait été empêché par la rupture congénitale du diaphragme et par un kyste très volumineux du rein.

Quand après la naissance le cordon ombilical n'est pas rompu, et que la circulation se fait dans le placenta non décollé de l'utérus, l'enfant, encore en communication avec l'organisme maternel, peut supporter un certain temps la privation d'air.

Enfin, ainsi que cela a été rappelé au commencement de ce paragraphe, beaucoup d'enfants bien que nés à terme et vigoureux, peuvent vivre un certain temps sans respirer. Cela résulte alors des circonstances défavorables de l'accouchement retentissant sur l'enfant : interruption à la circulation placentaire, hémorrhagie, compression prolongée de la tête.

§ VI. — Infanticide commis sur des enfants n'ayant pas respiré

Quelle qu'ait été la cause qui a empêché l'établissement de

la respiration, l'enfant peut subir, pendant le temps plus ou moins long qu'il vit sans respirer, des violences capables d'entraîner la mort. Plusieurs fois, on a pu reconnaître que les blessures avaient été produites pendant la vie, parce qu'elles étaient accompagnées d'un épanchement plus ou moins abondant de sang coagulé. Bellot du Havre [1], Ollivier d'Angers [2], Bardinet [3] et d'autres auteurs en ont publié des exemples ; il s'agit presque toujours de fractures du crâne.

Il est à noter toutefois que, dans certains cas, des plaies faites à des nouveau-nés en état de mort apparente, ne saignent pas, ou ne commencent à saigner que lorsque la respiration s'établit; c'est ce qu'a vu Maschka sur deux enfants atteints de plaie, l'un au cou, l'autre à la poitrine.

On peut reconnaître dans certains cas que l'enfant, bien que n'ayant pas vécu, a respiré, grâce aux signes suivants.

§ VII. — Signes qui, en dehors de l'état des poumons, peuvent établir que l'enfant a vécu après sa naissance

Présence de l'air dans l'estomac et l'intestin. — Le tube digestif est vide de gaz avant la naissance, et si l'on trouve de l'air dans l'estomac et l'intestin, on peut en conclure que l'enfant a vécu de la vie extra-utérine. Ce signe peut être constaté quelquefois sur des enfants qui n'ont pas respiré ; c'est alors qu'il est important puisqu'il constitue une preuve de la vie sans respiration.

Cette preuve ne doit être admise toutefois que si la putréfaction n'est pas commencée ou du moins est très peu avancée ; autrement, il se développe sous la muqueuse digestive des bulles de gaz qui peuvent crever et se répandre dans l'estomac et l'intestin ; on ne peut savoir alors si le contenu gazeux de ces organes est ou n'est pas mélangé d'air [4].

[1] *Ann. d'hyg. publ.*, 1e série, t. VIII.

[2] L'absence complète de la respiration sur un enfant nouveau-né n'exclut pas la possibilité de l'infanticide. (*Même recueil*, 1e série, t. XXIX.)

[3] *Bulletin de l'Acad. de méd.*, t. XXX.

[4] Le docteur Breslau, qui a indiqué l'importance du signe tiré de la présence de l'air dans le tube digestif, en a exagéré beaucoup la valeur. Il déclare en

État de l'oreille moyenne. Epreuve de Wreden[1]. — Chez le fœtus, la cavité du tympan ainsi que la trompe d'Eustache sont remplies par un bouchon muqueux. Au moment de la naissance, quand l'enfant a respiré vigoureusement, ce bouchon disparaît en général plus ou moins complètement, et est remplacé par de l'air, ou bien dans quelques cas par du liquide amniotique, des matières fécales, etc , suivant le milieu dans lequel l'enfant a respiré.

L'expérience a montré que même chez des enfants à terme, vigoureux, et ayant bien respiré, et à plus forte raison chez des enfants chétifs n'ayant qu'incomplètement respiré, on pouvait trouver le bouchon muqueux intact ; d'après Wend, il ne disparaît *complètement* que 24 heures après la naissance. La présence de ce bouchon a donc beaucoup moins de signification pratique que son absence. Il est probable aussi que la substance qui le compose se liquéfie rapidement sous l'influence de la putréfaction. Aussi ce signe ne peut-il guère être invoqué dans les cas où il serait précisément le plus utile, c'est-à-dire quand les poumons sont putréfiés[2].

Etat des reins. — On trouve assez souvent dans le rein du nouveau-né des dépôts d'acide urique qui apparaissent à l'œil nu sous forme de stries en éventail, formées par les tubes de Bellini remplis de ces cristaux, et dont la couleur est celle des sédiments uriques ordinaires (rouge ou jaune orangé).

Ordinairement, ce n'est que chez des enfants ayant vécu plusieurs jours qu'on trouve ces infarctus uriques ; mais on

effet que quand la masse des intestins surnage dans l'eau, on peut conclure que l'enfant a respiré, alors même que les poumons sont trop putréfiés pour que la docimasie pulmonaire donne des résultats concluants. On ne saurait accepter une telle proposition, car, ainsi que nous venons de le dire, la putréfaction développe dans le tube digestif une quantité très notable de gaz.

1 Wreden (*Vierteljahrschrift für gerichtl. Medic.*, 1874) et Wend (*Arch. für Heilkunde*, 1873) ont appelé l'attention sur ce signe.

2 Pour constater l'état de l'oreille moyenne, on procède de la façon suivante. Après avoir enlevé le cerveau et détaché la dure-mère, on isole le rocher en désarticulant la machoire inférieure et l'atlas, et en faisant passer deux traits de scie en arrière de l'apophyse mastoïde et au niveau de l'apophyse zygomatique. On ouvre ensuite avec des ciseaux la partie supérieure de la caisse du tympan. Il peut y avoir intérêt à recueillir les matières contenues dans cette cavité pour les examiner au miscrocope (matières fécales, méconium, etc.).

en a rencontré chez des morts-nés, de sorte que ce signe n'établit nullement que l'enfant a vécu.

ARTICLE III. — MORT NATURELLE DE L'ENFANT

L'expert ne peut pas toujours reconnaître à quelle cause a succombé un enfant nouveau-né; souvent il doit se borner à dire qu'il n'a pas trouvé d'indices d'une mort violente. Il est évident qu'une plus grande précision est désirable, et qu'il faut toujours chercher s'il existe des indices d'une mort naturelle. L'enfant peut succomber à des causes naturelles avant, pendant, ou après l'accouchement.

§ I. — Mort de l'enfant avant la naissance

Ce n'est pas ici le lieu d'exposer les diverses causes qui peuvent faire succomber l'enfant dans le sein de sa mère. Il suffit de rappeler qu'en général un fœtus mort dans l'utérus n'est pas expulsé immédiatement, et que lorsqu'il naît quelques jours, ou plus longtemps, après sa mort, il a subi certaines modifications qui lui donnent un aspect caractéristique; on dit alors que le fœtus est *macéré*, qu'il a subi la *macération*.

La macération diffère très notablement de la putréfaction ordinaire [1]. Ici la décomposition s'effectue sans qu'il se produise de gaz, sans teinte verte de la peau, sans odeur. Le corps est très mou, sans consistance; quand on le place sur une table, la poitrine et l'abdomen s'affaissent et s'étalent, la tête s'aplatit sur elle-même; les articulations relachées permettent aux membres de garder toutes les positions qu'on leur donne. La cornée et les liquides de l'œil ont une couleur

[1] Voir: Sentex. Des altérations que subit le fœtus après sa mort dans la cavité utérine, et de leur valeur médico-légale. Paris 1868.

Lempereur. Des altérations que subit le fœtus après sa mort dans le sein maternel. *Thèse de Paris*, 1867.

rose sale. Il en est de même de la peau qui présente aussi en quelques points, principalement autour de l'ombilic, une teinte d'un gris ardoisé. L'épiderme s'enlève facilement, sauf à la face et sur le cuir chevelu ; en quelques points il forme des bulles remplies de sérosité sanguinolente. Les os du crâne chevauchent fortement les uns sur les autres ; leur périoste est décollé. Le cerveau est ramolli ; les divers viscères le sont également. Les cavités pleurales, péricardique, et péritonéale, contiennent de la sérosité sanguinolente.

Cet état est celui d'un fœtus mort depuis environ huit jours ; avant ce délai les effets de la macération sont moins marqués. La flaccidité du corps et la teinte rosée de la peau se manifestent en premier lieu, et sont déjà appréciables au bout de deux jours. Après huit jours, les altérations indiquées plus haut s'accentuent. L'épiderme a disparu ou s'enlève au moindre frottement; c'est au cuir chevelu qu'il reste le plus longtemps adhérent. La teinte ardoisée de la peau se généralise; le cuir chevelu est décollé par un liquide rougeâtre. Les os du crâne sont disjoints, leur périoste détaché, le cerveau est liquide. Le tissu cellulaire de tout le corps est imbibé de sérosité sanguinolente qui le colore en rouge *(fœtus sanguinolentus)*. Tous les viscères sont très ramollis.

Quand les fœtus macérés restent exposés à l'air, la putréfaction continue chez eux suivant la forme vulgaire, et au bout de quelques jours leur aspect devient beaucoup moins caractéristique.

§ II. — Mort de l'enfant pendant la naissance

La mort de l'enfant pendant l'accouchement est presque toujours causée soit par l'interruption de la circulation placentaire, soit par une compression ou des lésions traumatiques du cerveau ou du bulbe rachidien. Ces deux causes agissent quelquefois simultanément.

L'interruption de la circulation placentaire peut être amenée par divers mécanismes : par des contractions trop fortes et trop prolongées de l'utérus, qui occasionnent une compression du placenta ; par le décollement prématuré de celui-ci, par procidence et compression du cordon. L'interruption de la circulation placentaire a pour effet d'amener des mouvements respiratoires prématurés[1] ; et il peut s'introduire ainsi dans les bronches une certaine quantité de liquide amniotique mélangé quelquefois d'enduit sébacé ou du méconium expulsé par l'enfant. En même temps, il se produit une congestion des poumons, souvent très prononcée, et pouvant s'accompagner de noyaux hémorrhagiques ; il se forme des ecchymoses sous-pleurales et sous-péricardiques. Quand on trouve à l'autopsie des poumons vides d'air et présentant cet aspect, et surtout quand on reconnaît dans les bronches du liquide amniotique mélangé d'enduit sébacé ou de méconium, on possède la preuve que l'enfant est mort pendant l'accouchement, qu'il a tenté de respirer étant encore renfermé dans l'utérus.

La compression de la tête, et (dans certaines présentations vicieuses) le tiraillement des vertèbres du cou, peuvent amener des troubles fonctionnels des centres nerveux, qui ont pour conséquence soit ici encore des mouvements respiratoires prématurés, soit une impossibilité définitive de l'établissement de la respiration. Cette compression du cerveau et du bulbe peut ne se traduire à l'autopsie que par une congestion peu significative de ces organes. Mais souvent aussi elle détermine des épanchements méningés plus ou moins abondants qui occupent ordinairement la base du crâne ou la convexité des hémisphères cérébraux, et qui résultent sans doute de la déchirure des vaisseaux des méninges sous l'influence d'un chevauchement trop considérable des os du crâne. Il est certain que ces épanchements sanguins, même assez abondants, n'amènent pas toujours la mort, du moins immédiatement. Nous avons trouvé de larges lamelles de sang coagulé à la surface du cerveau, à l'autopsie d'un enfant qui était mort plusieurs jours après sa naissance, et par suite d'un accident.

En l'absence de ces lésions intra-crâniennes, l'existence d'une bosse séro-sanguine volumineuse au-dessous du cuir

[1] On attribue ces mouvements à l'influence qu'exerce sur les centres nerveux le sang désartérialisé.

chevelu indique aussi une compression énergique de la tête. Mais cette compression peut ne pas avoir retenti d'une manière fâcheuse sur le cerveau, et l'on voit très fréquemment des enfants survivre sans présenter de troubles appréciables de la santé, bien qu'atteints d'une bosse séro-sanguine énorme.

On trouve très souvent à l'autopsie des bosses séro-sanguines peu volumineuses. Il est facile de ne pas confondre celles-ci avec un épanchement sanguin produit par des coups ou un autre traumatisme. Dans ce dernier cas, l'épanchement est constitué par du sang pur ; dans le premier, il s'agit d'un mélange de sang et de sérosité infiltrant le tissu cellulaire et formant une tumeur molle, tremblottante et à demi transparente; en comprimant cette tumeur entre les doigts, on en exprime la sérosité, et il ne reste plus qu'une très petite masse formée par le tissu cellulaire [1].

Il ne faut pas non plus se méprendre sur la signification des ecchymoses épicrâniennes qui se rencontrent à peu près constamment sous le cuir chevelu, sous forme de petits épanchements arrondis dont les dimensions varient entre celles d'une tête d'épingle et celles d'une pièce de 50 centimes. Ces ecchymoses sont produites par la déchirure des petits vaisseaux sous l'influence du chevauchement des os du crâne.

Des fractures du crâne peuvent aussi se produire pendant l'accouchement (voir page 434).

§ III. — Mort naturelle ou accidentelle de l'enfant après la naissance

Les causes qui viennent d'être indiquées comme amenant la mort pendant l'accouchement peuvent ne pas avoir une action immédiate, et laisser vivre l'enfant quelque temps après la naissance. On comprend en effet que chez un enfant né en état d'asphyxie, dont les poumons sont très congestionnés, et en partie remplis de substances aspirées dans

[1] La présence d'une base séro-sanguine n'indique pas toujours que l'enfant était vivant au moment de l'accouchement ; elle peut se former sur des fœtus morts.

l'utérus, la vie puisse persister un certain temps, et ne s'éteigne qu'après que la respiration s'est effectuée plus ou moins complètement ; on a vu plus haut que la vie pouvait même persister sans respiration. De même, les lésions des centres nerveux peuvent permettre une certaine survie accompagnée ou non de mouvements respiratoires. On sait du reste que chez les enfants nés en état de mort apparente, il arrive souvent que la vie ne peut être ranimée malgré les soins les plus minutieux, à plus forte raison cela doit-il arriver dans les accouchements clandestins où tout secours efficace manque à l'enfant.

Défaut de maturité ; monstruosités ; non-viabilité. — Les enfants nés notablement avant terme, chétifs et peu vigoureux, peuvent, alors même qu'ils ont respiré complètement, mourir peu de temps après leur naissance, sans l'intervention de manœuvres criminelles ou du manque des soins vulgaires, et sans que les divers organes présentent à l'autopsie des lésions assez graves pour expliquer la mort.

Certaines monstruosités, certains vices de conformation qui ne sont pas compatibles avec une existence prolongée, permettent cependant l'établissement complet de la respiration. C'est ainsi que nous avons fait l'autopsie d'un nouveau-né à terme, vigoureux et bien conformé extérieurement, dont les poumons étaient remplis d'air, mais chez lequel le cerveau manquait. M. Bardinet a vu un anencéphale survivre quatre jours.

Dans des cas semblables, un infanticide peut parfaitement être commis. et l'expert ne doit pas négliger d'en rechercher les traces. Il doit déclarer aussi, quand il y a lieu, que l'enfant était incapable de vivre au-delà d'un certain temps, qu'il n'était pas *viable*, soit parce qu'il était né à une époque trop peu avancée de la gestation, soit parce qu'il était atteint de quelque vice de conformation incompatible avec la vie. Toutefois, il semble d'après l'avis des jurisconsultes les plus autorisés, et d'après la jurisprudence admise, que la question de viabilité ne doit pas être soulevée dans les inculpations d'infanticide, ou du moins qu'elle ne constitue pas un élément nécessaire du crime, et qu'aux yeux de la loi le meurtre commis sur un nouveau-né ayant vécu, quoique non-viable, est toujours un infanticide. Au point de vue pratique il est heureux qu'il en soit ainsi, car dans bon nombre de cas il serait très difficile d'affirmer qu'un enfant était ou non viable [1].

Obstruction accidentelle des orifices respiratoires. — La mort peut être la conséquence de l'obturation de la bouche et du nez par un fragment de la membrane amniotique, ou bien parce que l'enfant reste la tête plongée dans les liquides de l'accouchement, etc. On reviendra sur ce sujet au paragraphe de l'*Infanticide par omission* (page 440).

Hémorrhagie ombilicale. — Il est rare que le médecin légiste ait à constater la mort du nouveau-né par hémorrhagie ombilicale, bien que dans l'immense majorité des accouchements clandestins, le cordon ne soit pas lié.

La mort par hémorrhagie ombilicale a été cependant observée quelquefois par les accoucheurs. Elle se produit d'autant plus facilement que le cordon est divisé plus près de l'abdomen ; elle est favorisée aussi par les troubles de la respiration, et elle ne survient quelquefois qu'un certain temps après la naissance, quand les mouvements respiratoires se trouvent entravés, par exemple, ainsi que le signale Depaul, chez des enfants qui ont été trop fortement serrés dans leurs langes. L'hémorrhagie n'amène pas ordinairement la mort d'une façon très rapide, mais au bout de plusieurs heures seulement [1].

1 La question de viabilité peut être posée au médecin légiste dans d'autres cas où elle est formellement indiquée par la loi ; c'est-à-dire à propos de désaveu d'enfant, d'héritage ou de donation.

Code civil. Art. 314. — L'enfant né avant le cent quatre-vingtième jour du mariage ne pourra être désavoué par le mari dans les cas suivants... 3° si l'enfant n'est pas déclaré viable.

Art. 725. — Pour succéder, il faut nécessairement exister à l'instant de l'ouverture de la succession. Ainsi sont incapables de succéder... 2° l'enfant qui n'est pas né viable.

Art. 906. — Pour être capable de recevoir entre vifs il suffit d'être conçu au moment de la donation. Pour être capable de recevoir par testament, il suffit d'être conçu à l'époque du décès du testateur. Néanmoins la dotation ou le testament n'auront leur effet qu'autant que l'enfant sera né viable.

2 Les cas de mort par cette cause concernent souvent des enfants qui ont été atteints d'hémorrhagie au moment de la chute du cordon, et cela par suite d'un état particulier du sang, par hémophilie. Il peut se faire en même temps des hémorrhagies par d'autres voies.

A l'autopsie, on trouve les signes de toute hémorrhagie abondante, c'est-à-dire l'état exsangue des divers viscères. Tardieu fait remarquer que cet état est surtout prononcé sur le foie, organe qui, comme on le sait, est, à l'état normal, extrêmement vasculaire chez le nouveau-né.

L'hémorrhagie ombilicale peut être la conséquence de circonstances particulières, dont la mère ne saurait être rendue responsable ; le cordon peut s'être rompu au niveau de l'ombilic, de sorte que l'application d'une ligature était impossible ; quelquefois une ligature a été mal faite, soit que le fil trop étroit ait coupé les vaisseaux, soit que le lien ait été trop peu serré. Cette dernière circonstance est difficile à reconnaître quand le cordon est desséché, car alors la ligature paraît toujours trop lâche, et permet souvent l'introduction d'une sonde cannelée à travers les vaisseaux.

Mort de l'enfant à la suite d'un accouchement précipité. — On appelle, en médecine légale, *accouchement précipité* l'accouchement qui s'accomplit à l'improviste, et si rapidement que la femme n'a pas le temps de se coucher, en sorte que l'expulsion de l'enfant a lieu la mère restant debout ou accroupie. La mort de l'enfant peut être quelquefois la conséquence de la chute qui accompagne alors sa naissance.

La possibilité de l'accouchement précipité ne peut être mise en doute ; Klein [1] a pu en réunir 183 cas, et presque tous les accoucheurs et médecins-légistes en citent des exemples. Ces accouchements ont lieu quelquefois sur la voie publique, et c'est pourquoi on les appelle en Allemagne *naissances de rues* ; ils se produisent fréquemment aussi au moment où la mère satisfait un besoin impérieux d'aller à la garde-robe, ou croit éprouver ce besoin.

Il arrive fréquemment qu'une femme accusée d'infanticide déclare (le plus souvent sur le conseil de son avocat) qu'elle est accouchée d'une façon précipitée, et que l'enfant s'est tué en tombant sur le sol, ou dans les latrines, un seau, etc., avant

[1] En 1813 Klein fit faire sur ce sujet une enquête officielle dans toute l'étendue du royaume de Würtemberg ; il rassembla ainsi 183 cas d'accouchement précipité : 150 fois la mère était debout ; 22 fois dans la position assise ; 6 fois à genoux. Sur les 183 accouchées, il y avait 21 primipares.

qu'elle ait eu le temps de le retenir. L'expert est alors chargé de dire si ces explications sont admissibles.

En général quand on constate l'existence d'une bosse séro-sanguine sur le crâne de l'enfant, ou que la tête de celui-ci est très volumineuse relativement aux dimensions du bassin de la mère, on doit en conclure qu'il est peu probable que l'accouchement se soit effectué rapidement. Cependant Hofmann fait remarquer que c'est quelquefois la dernière partie seule de l'accouchement qui est rapide, la tête ayant pu rester longtemps retenue dans le bassin. Aussi l'expert ne peut-il que rarement repousser d'une façon absolue, en s'appuyant sur cette considération, la possibilité de l'accouchement précipité.

L'examen du cordon ombilical peut fournir des indications très précieuses. Dans un accouchement précipité, il arrive quelquefois que le placenta est expulsé en même temps que l'enfant et que le cordon reste par conséquent intact. Dans d'autres cas le cordon se rompt sous l'influence de la chute du corps de l'enfant [1]. Mais il est évident que si le cordon a été coupé, cela indique en général que la chute complète de l'enfant aurait pu être empêchée, et qu'il ne serait pas tombé dans les latrines par exemple, si la mère n'avait pas sectionné le cordon. Il faut remarquer toutefois que le cordon peut être assez long pour permettre le choc de la tête de l'enfant contre le sol, la mère accouchant debout ou accroupie ; on doit dans chaque cas particulier vérifier si cette explication est admissible et concorde avec la position que la mère dit avoir eue au moment de l'accouchement. — D'un autre côté, alors même que l'on trouve le cordon rompu, cela peut résulter et résulte très fréquemment non pas de la chute de l'enfant, mais de ce

1 Negrier, puis Devergie ont montré qu'un cordon ombilical pouvait supporter sans se rompre un poids notablement supérieur à celui de l'enfant à terme (5 kilog. et même 9). Mais il n'en est pas de même quand au lieu de suspendre simplement le poids après le cordon, on le laisse tomber d'une certaine hauteur en imitant ainsi ce qui a lieu au moment de l'accouchement ; les expériences de Pfannkuck (cité par Hofmann) montrent que le cordon se rompt alors sous l'influence d'un poids de 1 kilog. et moins encore. Du reste des exemples authentiques ne laissent aucun doute sur la possibilité de la rupture du cordon dans les accouchements précipités.

que la mère a déchiré elle-même le cordon en tirant dessus. Cette rupture exige une force assez grande, surtout parce que la surface du cordon est lisse et ne donne pas un point d'appui suffisant ; en entamant cette surface avec les ongles, on obtient cependant assez facilement la déchirure.

Il est en général facile de reconnaître si le cordon est rompu, ou au contraire s'il a été sectionné avec des ciseaux ou un autre instrument tranchant. Dans le premier cas, l'extrémité est irrégulière, déchiquetée et présente des lambeaux, allongés quelquefois en forme de lanières. Quand le cordon a été coupé, l'extrémité est nette, régulière, les vaisseaux sont divisés au même niveau que la gaine ; cependant quand la section a été faite avec des ciseaux coupant mal, l'extrémité libre du cordon peut-être mâchurée, irrégulière, et en zigzag. Si le cordon est desséché, il est nécessaire pour apprécier l'état de son extrémité, de le ramollir en le laissant macérer pendant quelques instants dans l'eau.

Même quand l'accouchement précipité est admissible, l'examen et l'autopsie de l'enfant montrent souvent que la mort de celui-ci n'est pas due à cette cause. Nous reviendrons sur ce point à l'occasion de l'infanticide par fracture du crâne et par précipitation dans les fosses d'aisances.

ARTICLE IV. — MEURTRE DE L'ENFANT NOUVEAU-NÉ

Le meurtre de l'enfant nouveau-né est commis surtout par suffocation, strangulation, fracture du crâne, projection dans les latrines ; ce n'est que rarement que l'enfant est tué par d'autres procédés.

Tardieu, qui a eu l'occasion de pratiquer un très grand nombre d'autopsies médico-légales de nouveau-nés, a indiqué dans la statistique suivante la fréquence relative des divers genres d'infanticide [1].

[1] Tardieu, *Étude médico-légale sur l'infanticide*, page 99. Paris, J. B. Baillière, 1880.

Par suffocation.	281
Par immersion dans les fosses d'aisances.	72
Par fracture du crâne. . .	70
Par strangulation. . . .	60
Par submersion.	31
Par défaut de soins. . . .	14
A REPORTER .	528

REPORT. . .	528
Par blessures.	8
Par combustion.	8
Par hémorrhagie ombilicale.	6
Par exposition au froid. .	3
Par empoisonnement. . .	2
TOTAL. . . .	555

Notre statistique personnelle ne comprend, sur 168 autopsies médico-légales d'enfants nés à terme ou après sept mois de gestation, que 35 cas d'infanticides démontrés par l'expertise; ces cas se répartissent ainsi :

Strangulation.	12
Fracture du crâne.	8
Suffocation.	6
Projection dans les latrines.	4
Blessures.	2
Divers..	3
TOTAL.	35

Sur ces 168 enfants on put affirmer 91 fois que la respiration s'était effectuée.

§ I. — Infanticide par suffocation

Nous avons indiqué dans un autre chapitre (page 153), ce que l'on entend par suffocation et quels en sont les divers modes. Mais il est nécessaire de revenir ici sur quelques points de ce sujet, qui appartient d'ailleurs en grande partie à l'histoire de l'infanticide.

Une remarque importante doit tout d'abord être faite, c'est que les signes internes, bien qu'ordinairement très accusés, ne sont pas absolument caractéristiques; ce sont ceux de l'asphyxie en général, et comme l'asphyxie peut survenir chez le nouveau-né en dehors de toute manœuvre criminelle, il est ordinairement très difficile ou impossible d'affirmer qu'un enfant a été tué par suffocation, si l'on ne constate pas sur le corps des traces de violences dont l'interprétation ne soit pas douteuse.

Quand la suffocation a été exercée par *l'application de la main au-devant de la bouche et du nez*, il est rare que ces traces de violences fassent défaut. En effet, une occlusion suffisante pour amener la mort exige une application énergique de la main, et qui doit être prolongée sans doute assez longtemps [1]. D'autre part en raison de la présence de l'enduit sébacé qui rend la peau glissante, il est nécessaire que la main prenne un point d'appui solide à l'aide des ongles; et comme les mouvements de la mère sont souvent rendus tremblants et mal assurés par la fatigue et l'épuisement qui succèdent à l'accouchement, les empreintes des ongles sont fréquemment multipliées et agrandies. — Déjà, à propos de la strangulation, (page 145) nous avons décrit ces érosions unguéales; rappelons qu'elles peuvent être curvilignes et correspondre exactement à l'extrémité libre de l'ongle, ou bien irrégulières et représentant des égratignures plus ou moins longues. Ces érosions sont en général d'un rouge vif sur le cadavre frais ; au bout de quelque temps elles prennent l'aspect parcheminé, et dans cet état sont souvent plus nettes encore. Quand la putréfaction est assez avancée pour que l'épiderme soit très peu adhérent et que le derme soit coloré en vert, elles sont beaucoup plus difficilement appréciables ; si la putréfaction est plus avancée encore, elles ne peuvent être reconnues. — Ces érosions sont quelquefois doublées d'une ecchymose que l'on trouve soit dans le derme, soit dans

[1] On ne peut déterminer exactement combien de temps cette application doit être continuée ; mais les expériences sur les animaux permettent quelques présomptions à cet égard. La Société médico-chirurgicale de Londres a établi que chez les chiens adultes, la privation complète de l'air pouvait être prolongée pendant 3 minutes 50 secondes sans que la mort en résulte. Chez les animaux qui viennent de naitre, la respiration peut être interrompue lus longtemps (note de la page 412). Il est donc probable que chez l'enfant nouveau-né, les manœuvres criminelles doivent être prolongées assez longtemps, bien que souvent interviennent d'autres violences, telles que la compression des carotides ou du larynx, qui sont de nature à accélérer la mort. — Une seule fois nous avons recueilli sur ce point des aveux qui paraissaient sincères; la mère avait étouffé son enfant en lui fermant la bouche et le nez avec la main; elle déclarait que l'enfant avait remué longtemps, et qu'elle avait prolongé l'application de la main pendant au moins cinq minutes.

le tissu cellulo-adipeux sous-jacent, à plusieurs millimètres de profondeur. On comprend que les ecchymoses se produisent d'autant plus facilement que la pression a été exercée en un point qui reposait sur un plan résistant (os ou cartilage). On comprend aussi qu'on peut rencontrer des ecchymoses en des points où n'existent pas d'empreintes unguéales ; ces ecchymoses ont en général une forme arrondie correspondant à celle de la pulpe des doigts ; elles peuvent être situées profondément, et ne pas être appréciables à l'extérieur ; aussi ne doit-on jamais omettre, dans une autopsie de nouveau-né, de pratiquer des incisions nombreuses et profondes sur la peau de la face et du cou [1].

La dessiccation des lèvres, l'aplatissement du nez, ont été considérés comme indiquant une compression exercée sur les orifices respiratoires. Mais ce sont là des signes auxquels on ne peut attribuer aucune valeur; la dessiccation des lèvres est un phénomène cadavérique très fréquent, et l'aplatissement du nez peut résulter d'une compression accidentelle après la mort, par exemple quand le cadavre est resté couché sur la face.

Si la suffocation a été produite soit en introduisant l'enfant entre les draps du lit, soit en lui recouvrant le corps ou la tête

[1] Il peut arriver que la mère déclare que les érosions et les ecchymoses constatées sur la face de l'enfant résultent de la traction qu'elle-même a opérée sur la tête pour faciliter la sortie du corps. Tardieu repousse cette explication par plusieurs raisons. En premier lieu, il remarque que cette intervention de la mère n'a guère de raison d'être puisqu'une fois la tête hors de la vulve, l'expulsion de l'enfant suit en général immédiatement. D'un autre côté, la femme qui accouche ne peut atteindre que difficilement la tête de son enfant, et si elle le fait, sa main, agissant de bas en haut, laissera des empreintes unguéales dont la concavité sera tournée en haut, tandis qu'elles ont une direction opposée en cas de strangulation après la naissance. Enfin, si l'enfant a été étranglé immédiatement au sortir de la vulve, il n'aura pas eu le temps de respirer, ou n'aura respiré qu'incomplètement, et l'on devra trouver ses poumons vides d'air ou n'en contenant qu'une petite quantité. A plus forte raison, s'il existe de l'air dans l'estomac pourra-t-on déclarer que l'enfant a été étranglé un certain temps après sa naissance. — On peut concevoir cependant que l'enfant ait eu le temps de respirer, même complètement, avant que sa tête ait été saisie par la mère. Mais quand les érosions unguéales existent uniquement autour de la bouche et du nez, quand leur forme indique nettement la position de la main qui les a produites, et aussi quand on peut constater les signes d'une certaine survie (voir page 441), l'explication invoquée par la mère doit être considérée comme très invraisemblable.

avec une serviette ou une autre pièce d'étoffe, il n'en résulte aucune lésion extérieure. Il en est de même quand l'enfant a été laissé étendu sur le ventre, la face s'enfonçant dans un oreiller. Quand la Justice soupçonne qu'un enfant a été tué ainsi, l'expert ne peut que rechercher si, d'après ses constatations et d'après les circonstances du fait, ce genre de mort est admissible. Il y a lieu de rappeler ici que dans ces cas les signes de l'asphyxie peuvent être eux-mêmes très peu accentués.

La suffocation peut résulter de l'introduction, dans les cavités de la bouche et du pharynx, de linge ou de papier ou simplement des doigts. On peut retrouver à l'autopsie soit le corps étranger en entier, soit quelques-uns de ses fragments, par exemple des filaments de linge ou d'étoffe qui restent adhérents à la langue, à la face interne des joues, à la face postérieure du pharynx, à l'épiglotte, etc. En outre, ces manœuvres occasionnent presque toujours des érosions, de petites déchirures ou des ecchymoses des parois de la bouche et du pharynx, lésions qui doivent être recherchées dans une autopsie de nouveau-né. Aussi faut-il avoir soin de fendre largement les joues par une incision partant des commissures labiales, et d'examiner minutieusement les diverses parties des muqueuses buccale, linguale et pharyngée.

L'enfant peut avoir été placé sous un matelas ou sous un oreiller, et la mort résulte non seulement de l'oblitération des orifices respiratoires, mais aussi de la compression du thorax et de l'abdomen, qui empêche la dilatation des poumons. Il est rare que cette compression exercée par des objets mous, non rugueux, agissant par une large surface, produise des lésions. Cependant, chez un enfant que la mère avouait avoir placé sous la paillasse sur laquelle elle s'était ensuite couchée, nous avons vu la face antérieure du corps couverte d'érosions très irrégulières, et non ecchymotiques ; il existait en outre dans la légion lombaire un épanchement assez abondant de sang mélangé de sérosité. On conçoit qu'une compression violente de la poitrine puisse occasionner des fractures de côtes ou d'autres lésions facilement appréciables.

On connaît des exemples de suffocation amenée par l'*enfouissement* du nouveau-né dans la terre, dans un tas de fumier, de feuilles sèches, de cendre, de sable, etc. Les signes que l'on peut invoquer pour reconnaître ce genre de mort ont été déjà exposés (page 159).

Ce qui est à remarquer, c'est la longue résistance que les nouveau-nés opposent quelquefois à ce genre de mort. Bardinet[1] a rapporté le cas d'un enfant enterré à 25 centimètres de profondeur, qui fut retiré au bout de quatre ou cinq heures, et qui vécut ensuite quatre jours (il était à la fois hydrocéphale et anencéphale). Maschka[2] a publié l'observation d'un enfant qui resta enterré cinq heures, put être rappelé à la vie et mourut trois jours après, à la suite d'un phlegmon développé autour d'une plaie. Kohn cite aussi l'exemple de deux enfants ensevelis immédiatement après la naissance, et qui furent déterrés vivants. On peut supposer que dans ces cas, bien que le corps ait été enfoui à une certaine profondeur, un peu d'air pouvait arriver à travers les interstices de la terre jusqu'aux orifices respiratoires. Ces faits montrent néanmoins, comme les expériences sur les jeunes animaux, combien le nouveau-né supporte facilement la privation d'air.

Enfin, l'enfant peut être tué par séquestration dans un espace confiné, dans une malle, une boîte, un panier, etc. La mort arrive au bout d'un temps variable qui dépend naturellement de la quantité d'air dont l'enfant peut disposer. Tardieu, qui a observé plusieurs de ces cas, n'a jamais noté de violences, et il est alors le plus souvent impossible d'affirmer que l'enfant a été enfermé vivant dans l'espace où son cadavre a été trouvé.

§ II. — Infanticide par strangulation

La strangulation est exercée sur le nouveau-né soit avec les mains, soit avec un lien.

[1] *Loc. cit.*
[2] Maschka, *De la vie du nouveau-né sans respiration.* Prague 1854.

La strangulation à la main est souvent combinée avec l'obturation de la bouche et du nez. On aperçoit sur la face antérieure du cou des empreintes unguéales, des érosions, des égratignures semblables à celles qui ont été décrites déjà. Ces érosions peuvent s'accompagner, comme chez l'adulte, de lésions des diverses parties profondes du cou (voir page 146). L'interprétation de ces érosions et de ces violences que l'on constate sur le cou est en général évidente ; si elles sont accompagnées de lésions profondes, il n'est guère admissible que la mère les ait produites en tirant sur le cou pour faciliter l'expulsion de l'enfant ; on peut d'ailleurs invoquer ici les mêmes raisons qui ont été données à propos de l'infanticide par suffocation (voy. note, page 428).

Quand la strangulation a été effectuée par un lien, si ce lien est une ficelle ou un cordon provenant des vêtements de la mère, il laisse un sillon bien marqué et caractéristique. S'il s'agit d'un lien constitué par un mouchoir, un foulard, un bas, etc., le sillon peut être à peine marqué et difficilement appréciable. Les caractères du sillon, et les lésions profondes qui l'accompagnent quelquefois sont les mêmes que chez l'adulte. Il faut seulement signaler ici une erreur qui a été commise quelquefois. Chez les enfants vigoureux et gras, il existe souvent sur le cou des sillons correspondant aux plis de flexion de la tête, et qui, après la mort, offrent une coloration blanche dans leur partie profonde, avec une teinte plus ou moins rouge sur leurs bords. Ces sillons se distinguent facilement de ceux produits par un lien : ils ne se prolongent pas en arrière de façon à entourer complètement le cou ; ils ne sont jamais parcheminés, et l'on peut s'assurer qu'ils coïncident exactement avec les plis que forme la peau quand la tête est fléchie.

On doit se demander dans quelques cas si la strangulation n'a pas été produite par l'enroulement accidentel du cordon ombilical autour du cou. Suivant Tardieu quand l'enroulement du cordon amène la mort, c'est pendant la naissance, par suite de l'interruption de la circulation dans les vaisseaux comprimés ; l'enfant meurt sans avoir respiré, de sorte que jamais l'enroulement ne peut expliquer la strangulation d'un enfant chez lequel on trouve les preuves d'une respiration complète. — Devergie déclare au contraire que si le cordon ombilical est assez long, il peut en s'enroulant autour du cou, permettre la sortie de la tête hors de la vulve, sans être assez tendu pour empêcher la respiration de s'établir, le thorax étant encore dans le bassin. Puis, si la femme tire sur l'enfant pour faciliter sa sortie, le cordon peut se tendre assez, lorsque le placenta résiste, pour produire une véritable strangulation. Devergie s'est d'ailleurs assuré que le cordon ombilical a une résistance suffisante pour opérer une constriction amenant une strangulation mortelle. Plusieurs auteurs admettent également la possibilité de l'étranglement par le cordon.

On peut reconnaître que le sillon a été produit par le cordon ombilical, quand il est mou, peu profond, d'une largeur à peu près uniforme et égale à celle du cordon, et surtout quand il se continue avec des marques de l'enroulement du cordon autour d'autres parties du corps. Mais certains faits montrent que la constriction du cordon peut aussi produire un sillon déprimé, avec parcheminement de la peau et même des ecchymoses.

§ III. — Infanticide par fracture du crâne

Les fractures du crâne chez le nouveau-né sont produites de différentes façons. Tantôt le crâne est brisé par des coups portés directement avec un corps contondant ; tantôt l'enfant, maintenu ou non par les pieds, est lancé contre un mur, un meuble, etc., de façon que la tête heurte violemment ; tantôt les fractures résultent d'une chute ou de la précipitation d'une certaine hauteur. Elles peuvent aussi être produites par le passage forcé de la tête à travers la lunette des cabinets d'aisances ou un tuyau de chute.

Les fractures siègent presque toujours sur les pariétaux ; elles partent ordinairement des bosses pariétales et irradient de ce point en diverses directions ; les fractures par compression forcée de la tête présentent presque constamment cette disposition. Quand la fracture résulte d'une chute, elle peut, quoique rarement, intéresser uniquement la base du crâne ; c'est ce que nous avons vu sur un nouveau-né qui avait été jeté dans une cave, et qui présentait une fracture concentrique au trou occipital. — Les fractures par coups comprennent quelquefois un grand nombre de fragments, qui peuvent être plus ou moins déprimés. Ces fractures s'accompagnent quelquefois aussi de plaies du cuir chevelu, qu'on observe rarement dans les autres variétés.

Fractures produites après la mort. — Comme il arrive très souvent que des fractures du crâne sont produites après la mort, parce que le cadavre abandonné a été exposé à diverses violences accidentelles, on doit examiner avec beaucoup de soin dans chaque cas particulier, s'il est bien certain que la fracture a été faite pendant la vie. Très souvent, on trouve à l'autopsie des nouveau-nés une congestion très vive des méninges, des os du crâne, du cuir chevelu, congestion qui s'accompagne quelquefois d'épanchements sanguins plus ou moins étendus entre la face externe des os et le périoste. Si le crâne est fracturé quelque temps après la mort, on verra alors les bords de la fracture fortement imbibés de sang, et même entourés d'une certaine quantité de sang liquide ayant soulevé le périoste [1]. Ces signes qui, en d'autres circonstances, indiqueraient une lésion produite pendant la vie, perdent ici beaucoup de leur valeur ; et l'affirmation n'est permise que si l'on trouve du sang *coagulé,* ou un épanchement demi-liquide, abondant et occupant uniquement les bords et le voisinage de la fracture [2].

Fissures et solutions de continuité congénitales du crâne. — Il peut exister sur les os crâniens des solutions de continuité congénitales, c'est-à-dire des manques ou défauts d'ossification, qui se présentent soit sous forme de fentes ou fis-

[1] C'est ce qu'on voit quelquefois se produire au moment même de l'autopsie quand on ouvre le crâne. Pour éviter des fractures accidentelles pendant l'autopsie, qui peuvent se faire très facilement et laisser dans l'esprit du médecin un doute sur leur origine, il faut avoir soin d'enlever le cuir chevelu, puis le périoste, et de n'ouvrir le crâne qu'après s'être bien assuré qu'il est intact.

[2] Casper croyait que les fractures produites pendant la vie avaient des bords irréguliers et dentelés, et que celles faites après la mort étaient à bords réguliers et nets. L'observation et l'expérience ont montré que cette opinion était erronée.

sures, soit sous forme de lacunes ou trous arrondis. Les fissures occupent surtout l'occipital et les pariétaux ; sur ces derniers os elles partent presque toujours de la moitié postérieure de la suture sagittale pour se diriger vers la bosse pariétale qu'elles n'atteignent pas en général. Ces fissures congénitales se distinguent des fractures en ce que leurs bords sont lisses, rectilignes ou légèrement onduleux, mais toujours parallèles aux rayons d'ossification ; en ce qu'il existe presque toujours une mince couche de cartilage entre ces bords ; enfin en ce qu'elles ont un siège spécial et sont en général disposées d'une façon symétrique. — Les lacunes sont faciles à distinguer des fractures ; elles ont une forme arrondie et peuvent dépasser les dimensions d'une pièce de 50 centimes ; elles représentent un véritable trou, ou bien à leur niveau il existe soit du cartilage, soit une couche osseuse d'une excessive minceur. Ces lacunes siègent ordinairement entre la bosse pariétale et la suture sagittale, ou bien sur l'os frontal et l'occipital.

Fractures du crâne produites pendant l'accouchement. — Il arrive quelquefois que les os de la voûte du crâne présentent une minceur excessive sur une plus ou moins grande portion de leur étendue ; on comprend que dans ce cas les fractures puissent se produire facilement même à la suite d'une compression modérée de la tête pendant l'accouchement.

Même quand les os ont une épaisseur normale, ils peuvent encore se fracturer pendant un accouchement difficile et prolongé en raison du rétrécissement du bassin de la mère, ou des dimensions trop grandes de la tête de l'enfant [1]. Si la fracture a été produite par une compression de la tête sur une exostose du bassin ou sur la saillie de l'angle sacro-vertébral, elle siège ordinairement à la partie antérieure des pariétaux et s'accompagne d'enfoncement. Dans les autres cas, la fracture résulte d'un chevauchement exagéré des os du crâne, et elle se présente sous forme de fissure ou fêlure siégeant presque toujours sur les pariétaux, partant de la suture sagittale, et

[1] Voir Danyau. Des fractures du crâne du fœtus qui sont quelquefois le résultat d'accouchements spontanés *(Journal de chirurgie*, t. I, 1848).

se dirigeant vers la bosse pariétale en suivant les rayons d'ossification.

Quand les fractures du crâne présentent les caractères qui viennent d'être indiqués, on pourra admettre qu'elles ont été produites pendant l'accouchement, et cette hypothèse sera vérifiée par l'examen de la mère, l'appréciation des dimensions du bassin, et les déclarations de l'inculpé relativement à la longueur et à la difficulté de l'accouchement.

Les fractures peuvent résulter aussi de l'application du forceps ; elles s'accompagnent alors ordinairement d'un enfoncement de l'os, et l'on constate souvent sur les téguments la trace des branches de l'instrument. Du reste, l'intervention de l'accoucheur ne reste pas secrète, et suffit à écarter l'inculpation d'infanticide.

Fractures du crâne résultant d'un accouchement précipité. — Nous avons vu (p. 423) que l'accouchement peut s'effectuer d'une façon tellement rapide et imprévue, que la femme n'a pas le temps de prendre une position convenable, reste debout, de sorte que l'enfant tombe de la hauteur des parties génitales de la mère. Il est incontestable que cette chute peut occasionner des fractures du crâne, surtout si elle a lieu sur un sol résistant. Mais le fait est rare [1].

Il est à noter d'ailleurs que les fractures du crâne, même étendues, peuvent ne pas entraîner une mort immédiate. Il y a des exemples d'enfants nés vivants après avoir subi la céphalotripsie, et il y en a d'autres d'enfants ayant survécu à

[1] Chaussier, et après lui d'autres expérimentateurs ont montré qu'en laissant tomber un cadavre de nouveau-né de la hauteur des parties génitales, presque constamment il se produisait des fractures du crâne. Mais quand la chute a lieu au moment de la naissance, les fractures sont beaucoup plus rares. Sur les 183 cas de Klein, il n'y a eu aucune fracture du crâne ou du moins tous les enfants ont survécu sans qu'on ait soupçonné chez eux la fracture.

Certains auteurs font remarquer qu'au moment de la naissance, le passage du corps à travers les parties génitales, et aussi la résistance du cordon ombilical, amortissent beaucoup la chute de l'enfant, ce qui explique la rareté des fractures dans ces cas. D'autres auteurs pensent au contraire que la force expulsive de l'utérus est plutôt de nature à accélérer la vitesse de la chute. En tous cas, des exemples incontestables montrent que des fractures peuvent se produire sur un enfant tombant des parties génitales sur un sol dur.

une fracture du crâne [1]; il est même probable que certaines de ces fractures, en forme de fissures, restent quelquefois méconnues et se consolident sans que leur existence ait été soupçonnée.

§ IV. — Infanticide par précipitation dans les fosses d'aisance

L'expert est très souvent chargé d'examiner des fœtus ou des nouveau-nés trouvés dans les fosses d'aisance. Cela tient à ce que, dans les villes, beaucoup de femmes se débarrassent de fœtus ou d'enfants morts-nés en les jetant dans les latrines [2]. Souvent aussi, on fait disparaître de cette façon le cadavre d'un enfant tué par un procédé quelconque; quelquefois enfin l'enfant est jeté vivant dans les lieux.

Dans ce dernier cas, la mort de l'enfant a lieu soit par asphyxie, soit par suite de blessures produites pendant la chute, ou par les deux causes réunies.

Quand l'enfant a exercé des mouvements respiratoires énergiques au milieu d'une masse de matières fécales, celles-ci pénètrent par aspiration dans les ramifications bronchiques, et les remplissent quelquefois tellement qu'en pressant sur une coupe du poumon, on voit sortir de petits cylindres de fèces qui représentent le moule des bronches. On peut trouver

[1] Nous avons fait l'autopsie d'un enfant qui immédiatement après sa naissance avait été jeté d'un premier étage dans la rue ; l'enfant, né un peu avant terme, mourut athrepsique au bout de 21 jours : on trouva une fracture en V du pariétal, avec chevauchement des fragments, et qui était presque complètement consolidée.

Tardieu rapporte, d'après Jayet, le cas d'un nouveau-né atteint de fracture du crâne, qui survécut 13 jours et mourut de bronchite capillaire.

[2] A Paris, aux termes d'une circulaire du préfet de la Seine en date du 26 janvier 1882, la déclaration de tous les fœtus et embryons à partir de six semaines de gestation, est obligatoire pour les familles, les médecins et les sages-femmes. L'inhumation doit toujours avoir lieu ; elle peut être faite sans frais et sans cérémonie par l'administration des pompes funèbres.

Cette circulaire a été vivement discutée ; on a soutenu que la déclaration d'un avortement au-dessous de quatre mois ne pouvait être légalement imposée au médecin, et l'on a fait ressortir que d'ailleurs cette déclaration était impossible dans le plus grand nombre de cas.

(Durand-Fardel, Rapport au nom d'une commission à la Société de médecine de Paris, séance du 8 mars 1882. Rocher. Rapport à la Société de méd. lég.)

aussi des matières fécales dans l'estomac, dans les oreilles moyennes. Il est alors facile de reconnaître que l'enfant est arrivé vivant dans la fosse, et que la mort résulte de son séjour dans ce milieu. Mais il n'en est pas toujours ainsi; quand l'enfant tombe dans les tinettes dites « filtrantes » où il est reçu sur une sorte de tamis qui n'a conservé que des débris non mélangés de fèces liquides ou pâteuses, ou encore quand le corps reste flottant sur des matières épaisses, on ne trouve pas de corps étrangers dans les bronches, ni dans l'estomac.

Quelquefois la chute ne produit pas de blessures graves, les matières fécales ne pénètrent pas dans les bronches, ni même dans la bouche ou le nez, et la mort de l'enfant résulte très probablement de l'action des gaz toxiques, ou tout au moins irrespirables, qui existent dans la fosse. Dans ces cas la mort n'est pas toujours très rapide, et l'on a pu retirer des enfants qui vivaient encore après un séjour de plusieurs heures. Nous avons fait l'autopsie d'un nouveau-né jeté au moment même de sa naissance dans les latrines d'un rez-de-chaussée, et qui était tombé dans une fosse peu profonde d'où il avait été retiré au bout de trois quarts d'heure; il mourut quatre heures après, et l'on ne trouva à l'autopsie d'autres lésions qu'une forte conjection pulmonaire. (L'analyse du sang et des viscères n'a pas été faite.)

Le corps présente fréquemment des érosions, des éraflures ou des plaies superficielles, siégeant principalement sur les parties saillantes : tête, épaule, coudes et genoux, et résultant de son passage à travers la lunette ou les tuyaux de chute plus ou moins étroits et garnis d'aspérités. Les caractères de ces lésions permettent dans certains cas d'établir que l'enfant était vivant au moment de la chute; il ne faut pas oublier toutefois que les blessures produites peu de temps après la mort peuvent être accompagnées d'épanchement sanguin. Des fractures du crâne sont souvent aussi la conséquence soit de la chute, soit des violences exercées pour forcer la tête à passer à travers l'orifice de la lunette. Il est indispensable de rechercher très soigneusement si ces fractures présentent les caractères de la réaction vitale, car il peut arriver que l'enfant ait été jeté seulement après sa mort, et des fractures ou des blessures profondes résultent souvent de ce que le corps, qui obstruait le conduit, a été à un certain moment poussé vigoureusement à l'aide d'un bâton ou d'un autre instrument.

Quand il est établi qu'un enfant est tombé vivant dans la fosse d'aisances, presque toujours la mère (ou son avocat) allègue que la chute s'est produite accidentellement, à la suite d'un accouchement précipité. C'est dans ces cas qu'il est indispensable d'examiner soigneusement le cordon ombilical, car si celui-ci a été coupé, il est impossible d'admettre une chute accidentelle. L'expert doit toujours se rendre compte par un examen direct ou par des renseignements précis, de la disposition des cabinets où s'est fait l'accouchement, et de la dimension de l'orifice de la lunette. A Paris, cet orifice mesure sur la plupart des cuvettes $0^m,11$. Or, la longueur du grand diamètre de la tête de l'enfant à terme oscille autour de ce chiffre ; si elle est plus considérable, il est évident que le passage n'a pu avoir lieu qu'à la suite d'efforts exercés par la mère ; si le diamètre de la tête est moindre que celui de la lunette, il est encore impossible, en général, que les épaules et le tronc passent uniquement sous l'influence du poids du corps et de la vitesse de la chute. Ce n'est donc que lorsque les latrines présentent des dispositions et des dimensions, qu'à Paris au moins, on peut qualifier d'exceptionnelles, que la chute accidentelle de l'enfant peut être admise.

L'examen des localités peut encore avoir une autre utilité ; il fournit quelquefois la preuve que l'accouchement n'a pas eu lieu dans les cabinets d'aisances, mais dans un autre endroit où l'on trouve une quantité abondante de sang, ou bien du méconium, des linges tachés d'enduit sébacé, etc.

Accouchement sur une chaise percée, un seau, etc. — Dans certain cas la femme dit être accouchée à l'improviste, sur une chaise percée, sur un vase ou un seau contenant de l'eau, de l'urine ou des matières fécales. Comme l'enfant a dû tomber immédiatement dans le milieu où il a péri, l'assertion de la mère ne peut être admise en général si l'on trouve de l'air, non seulement dans toutes les vésicules pulmonaires, mais encore dans l'estomac ou dans l'intestin, ce qui démontre, ainsi que nous le verrons plus loin, que l'enfant a vécu un certain temps.

Remarquons toutefois qu'il suffit d'une ou deux inspirations énergiques pour remplir les poumons d'air, et qu'on peut concevoir à la rigueur que dans un seau contenant seulement peu de liquide, l'enfant reste quelque temps avant de prendre une position telle que la bouche et le nez soient obstrués.

§ V. — Infanticide par blessures

Les coups portés avec un corps contondant, les chocs violents sont presque toujours dirigés sur la tête et amènent des fractures du crâne.

Les plaies par instrument piquant et tranchant sont rares. Les auteurs anciens mentionnent cependant comme assez fréquent l'infanticide par *acupuncture*, qui consiste à introduire une longue aiguille soit dans le cerveau à travers les fontanelles, soit dans le cœur ou dans les gros vaisseaux, soit même, ainsi que Foderé en cite des exemples, dans le bulbe à travers la colonne vertébrale. Comme le criminel a soin d'exercer des mouvements étendus avec l'aiguille, il se produit ainsi des déchirures et des dilacérations du cerveau ou des autres organes, tandis que la plaie extérieure, très minime, est peu apparente. — L'intérieur de la bouche, et le pharynx sont quelquefois le siège des blessures produites par des ciseaux ou un couteau, et amenant la mort par section des gros vaisseaux.

Il y a aussi quelques exemples d'infanticide par section du cou. Dans un cas que nous avons observé, il s'agissait d'une jeune fille de 16 ans qui, à l'aide d'un couteau de table ordinaire, fort mal aiguisé, avait séparé complètement la tête du tronc. Les caractères de cette vaste plaie, et surtout les signes d'une hémorrhagie énorme auraient suffi à établir facilement que cette mutilation avait été faite pendant la vie ; la mère l'avait du reste immédiatement avoué.

Foderé cite encore des cas où l'enfant a été tué par simple torsion du cou. On trouverait, suivant lui, à l'autopsie des contusions ou des déchirures des ligaments vertébraux et de la moelle épinière.

§ VI. — Infanticide par omission

On comprend sous ce nom les cas où la mort de l'enfant résulte de ce que la mère a omis volontairement de donner au nouveau-né les soins qui lui sont nécessaires.

L'enfant peut succomber ainsi à ses causes diverses : par hémorrhagie ombilicale, le cordon n'ayant pas été lié (p. 422), par suite de l'application sur la face de fragments des membranes de l'œuf empêchant la respiration, ainsi que nous en avons observé un exemple très net (voir le rapport à la fin de ce livre) ou bien parce que l'accès de l'air est empêché en raison de la position dans laquelle est laissé le corps.

La mort peut arriver aussi parce que l'enfant a été abandonné pendant un certain temps nu ou presque nu dans une chambre froide. Nous avons vu dans le paragraphe consacré à la mort par l'action du froid (p. 162 et suivantes) sur quels signes on pouvait se baser pour établir le diagnostic, et nous avons indiqué que ces signes n'étaient pas toujours suffisamment caractéristiques [1].

Dans une accusation d'infanticide par omission, l'expert a le devoir de rechercher si l'intention criminelle de la mère ne doit pas être écartée. Il est quelquefois admissible que l'inculpée ait ignoré la nécessité des soins qu'elle a omis ; c'est ainsi qu'une primipare, jeune fille inexpérimentée, peut très bien ne pas savoir qu'il faut lier le cordon, ou ne pas comprendre le danger de l'enveloppement de la face par des fragments des membranes de l'œuf.

Dans quelques cas la mère allègue que par suite de faiblesse, ou de perte de connaissance, elle était dans l'impossibilité matérielle de porter secours à son enfant. Les soins indispensables à un nouveau-né ne réclament pas beaucoup d'efforts ; il s'agit de le préserver du froid, d'écarter les couvertures

[1] Voir aussi L. Laborde. *Action du froid sur les nouveau-nés et les enfants à la mamelle* ; thèse de Paris 1866.

qui peuvent lui recouvrir la tête, d'empêcher que la face ne baigne dans les liquides de l'accouchement, etc., toutes choses qui n'exigent pas beaucoup de force physique, et peuvent être faites par une femme très affaiblie. Quant à la perte complète de connaissance, elle est ordinairement le résultat d'une syncope qui ne peut guère être produite que par une hémorrhagie très abondante, et celle-ci laisse un état général qui ne se dissipe pas immédiatement, et dont les traces peuvent quelquefois être encore reconnues au moment de l'examen de l'inculpée. L'inspection de l'endroit où s'est effectué l'accouchement, l'état des linges, objets de literie, etc., peut aussi donner quelques renseignements sur l'abondance de l'hémorrhagie.

Certaines circonstances particulières indiquent aussi quelquefois que la mère aurait pu donner des soins à son enfant; par exemple si le cordon ombilical a été coupé ou déchiré par elle, si elle s'est transportée, de l'endroit où a eu lieu l'accouchement, à une certaine distance, etc.

ARTICLE V. — QUESTIONS ACCESSOIRES RELATIVES A L'INFANTICIDE

§ I. — Combien de temps l'enfant a-t-il vécu ?

Il est indispensable pour qualifier une accusation d'infanticide de savoir s'il s'agit ou non d'un enfant nouveau-né. Nous avons vu que la jurisprudence ne délimite que d'une façon vague la période pendant laquelle l'enfant doit être considéré comme un nouveau-né, et que l'expert, sans avoir à se prononcer sur l'appellation qui convient à l'enfant, doit s'efforcer de déterminer aussi exactement que possible combien de temps celui-ci a vécu, afin de fournir des éléments précis d'appréciation aux magistrats et aux jurés. Cette question se pose du reste assez rarement.

Dans d'autres cas, la qualification de nouveau-né n'étant pas discutée, la justice a intérêt à savoir si l'enfant est mort immédiatement après sa naissance, ou s'il a survécu quelques instants ; cela peut être utile dans certaines circonstances pour apprécier les allégations et le système de défense de l'accusée.

Pour résoudre ces questions, on s'appuie sur les signes suivants.

Contenu de l'estomac. — L'estomac d'un enfant qui n'a pas vécu renferme une quantité variable de mucus sous forme d'un liquide visqueux, tenace, transparent ou mélangé de flocons blanchâtres, qui prend avec les progrès de la putréfaction une teinte d'un rouge brun sale.

Nous avons vu que la présence de l'air dans l'estomac et l'intestin indique que l'enfant a vécu. La quantité de cet air n'est pas toujours proportionnelle à la durée de la vie de l'enfant ; quelquefois tout l'intestin grêle en est rempli après quelques heures, et dans d'autres cas certaines de ses parties en sont encore dépourvues après plusieurs jours. Cependant quand on trouve beaucoup d'air dans l'estomac, il est certain que la mort n'a pas été immédiate. Si cet air est mélangé au mucus, forme avec lui des bulbes plus ou moins volumineuses, si en même temps on rencontre dans l'estomac de la salive spumeuse, on peut en conclure que l'enfant a vécu pendant un temps qui, sans pouvoir être fixé exactement, peut être évalué, croyons-nous, à un minimum d'environ deux minutes.

Il va sans dire que si le corps est putréfié, ce signe perd toute valeur ; il en serait de même s'il était établi qu'on a pratiqué l'insufflation.

Il est inutile d'insister sur l'importance que présenterait la constatation de la présence du lait dans l'estomac.

État des poumons. — Nous ne mentionnons ici l'état des poumons que pour mettre en garde contre les conclusions erronées qu'on pourrait être tenté d'en tirer. Il faut savoir en effet que les poumons peuvent être complètement remplis d'air après un très petit nombre d'inspirations, peut-être même après une seule ; c'est ce que montrent les expériences sur les animaux, et aussi certaines observations médico-légales faites dans des circonstances où des renseignements très exacts ont pu être obtenus. D'autre part, il est certain qu'un enfant peut vivre plusieurs heures et plusieurs jours alors que ses poumons n'ont reçu de l'air que dans une portion de leur étendue.

Bosse séro-sanguine. — La bosse séro-sanguine qui se forme fréquemment sous le cuir chevelu pendant l'accouchement disparaît rapidement. La présence d'une de ces tumeurs volumineuse, bien limitée, et contenant une grande quantité de sérosité, indique que l'enfant n'a pas vécu plus de deux ou trois jours.

Etat du cordon ombilical et des vaisseaux ombilicaux. — Après la naissance, le cordon se dessèche[1] puis tombe en se détachant au niveau de l'ombilice. La séparation se fait par l'ulcération d'abord des parties périphériques, puis des vaisseaux ; l'ulcération s'accompagne de la production d'une petite quantité de pus. Elle commence en général après les 48 premières heures qui suivent la naissance, par la formation d'un liseré rouge autour de la peau ; la chute du cordon a lieu ordinairement dans le courant du cinquième ou du sixième jour. C'est là ce qui s'observe le plus communément ; mais il y a quelques exceptions, l'élimination du cordon peut être plus tardive ou plus rapide; Depaul l'a vue terminée une fois au bout de 36 heures, et dans un autre cas le treizième jour seulement. Après la chute, il reste une petite plaie minime qu'on aperçoit en écartant les plis de l'ombilic, et qui se cicatrise après deux ou plusieurs jours.

Il peut arriver que le cordon ait été arraché au ras de l'ombilice au moment de la naissance ou peu de temps après. Quand le cadavre est encore frais on reconnaît en général facilement qu'il s'agit d'un arrachement et non d'une élimination naturelle, car il est rare qu'il ne reste pas quelques fragments de la gaîne amniotique ou des vaisseaux. Sur les cadavres putréfiés, cette distinction est souvent impossible à faire.

[1] La dessiccation du cordon n'est pas un phénomène vital ; elle peut se faire également après la mort, et d'autant plus vite que le cadavre a séjourné dans un endroit plus sec et plus chaud. Sur le vivant, le cordon reste quelquefois humide et se putréfie sans s'être desséché.

Après la ligature du cordon, il commence à se former des caillots à l'extrémité de la portion intra-abdominale des vaisseaux ombilicaux, dont le calibre n'est pas, cependant, complètement oblitéré. Quelque temps après la chute du cordon, 5 jours au plus tôt, les vaisseaux ombilicaux quittent l'ombilic, ou du moins n'y restent plus reliés que par leur tunique externe; les deux autres tuniques se retractent graduellement, et quelquefois dès la fin du deuxième mois les extrémités des artères se trouvent au niveau du sommet de la vessie [1].

Etat de la peau. — La peau du nouveau-né est recouverte d'une couche d'enduit sébacé, substance blanche, savonneuse, tenace, abondante surtout en certaines régions : face, aisselles, aînes, partie postérieure du tronc. La quantité de cet enduit est très variable; quelquefois il a jusqu'à $0^m,002$ d'épaisseur, dans d'autres cas il manque presque complètement. Comme il est très adhérent à la peau, il peut n'avoir pas disparu complètement au bout de plusieurs jours, quand il n'a pas été enlevé par une toilette de l'enfant convenablement faite. — On ne le trouve pas sur les cadavres dont la putréfaction est avancée.

L'épiderme des nouveau-nés tombe en laissant au-dessous de lui une nouvelle couche épidermique ; la desquamation est tantôt très fine, et tantôt elle se fait par de larges lambeaux. Cette chute de l'épiderme commence en général vers le troisième ou quatrième jour ; elle peut durer 15 jours et plus. On a signalé quelques cas, rares il est vrai, où elle était déjà commencée et même très avancée au moment de la naissance.

Méconium dans l'Intestin. — Au moment de la naissance, l'enfant peut avoir expulsé déjà une grande partie du méconium. Dans un cas cité par Tardieu (d'après le docteur Bineau) le gros intestin était absolument vide chez un nouveau-né à terme, étouffé presqu'aussitôt après sa naissance. On ne

1 Pour la description complète des phénomènes qui se passent alors, voir : Ch. Robin. Mémoire sur la rétraction des vaisseaux ombilicaux et sur l'appareil ligamenteux qui leur succède. (*Mém. de l'Acad. de méd.*, lu à l'Académie en 1858, t. XXIV, p. 387, avec planches.)

peut donc guère, au point de vue de la survie de l'enfant, tirer de conclusions de l'absence ou de la faible quantité de méconium. Mais la présence de ce produit est plus utile à noter ; Depaul déclare qu'il n'a jamais vu la première évacuation tarder plus de 27 heures après la naissance, et que l'expulsion est ordinairement complète au bout de 2 ou 3 jours, exceptionnellement le cinquième jour seulement,

Ce signe est surtout précieux quand le cadavre est très putréfié, car alors il est quelquefois le seul qu'on puisse invoquer. Il faut savoir seulement que sous l'influence de la putréfaction, le méconium peut perdre sa coloration verte pour devenir jaunâtre ou jaune d'or éclatant ; néanmoins il est encore facile de le distinguer des matières fécales, grâce à sa consistance visqueuse, tenace et, au besoin, à l'aide de l'examen microscopique (voy. à la quatrième section de ce livre *examen des taches*).

Etat du cœur et du tronc artériel. — On sait que chez le fœtus les deux oreillettes du cœur communiquent par un orifice ovalaire appelé *trou de Botal*. Après la naissance, cet orifice s'oblitère, mais en laissant un petit pertuis qui peut persister des années. L'oblitération du trou de Botal est en général terminée vers le quinzième jour, mais elle est quelquefois beaucoup plus tardive. Dans certains cas pathologiques, le trou de Botal persiste indéfiniment.

Le *canal artériel*, qui chez le fœtus fait communiquer l'artère pulmonaire avec l'aorte, se rétrécit, puis s'oblitère aussi après la naissance. Cette oblitération s'opère, comme celle du trou de Botal, en un temps très variable ; il est rare qu'elle soit complète avant la fin du premier mois.

Etat du squelette. — Le squelette ne subit pas de modifications caractéristiques dans les premières semaines qui suivent la naissance. Le point osseux du cartilage de l'extrémité inférieure du fémur s'accroît graduellement (après le dixième jour seulement (?) d'après Tardieu); mais comme ses dimensions sont très variables à la fin de la gestation, que son diamètre peut, dans certains cas, atteindre à ce moment $0^m,009$, il n'y a pas de conclusions certaines à tirer de sa grosseur. On pourrait cependant si le noyau osseux avait plus de $0^m,010$ et, en l'absence de tous autres signes, déclarer que l'enfant n'est probablement plus un nouveau-né[1].

Résumé des signes propres à reconnaître combien de temps l'enfant a vécu. — En ne tenant compte que des plus importants de ces signes, et en laissant de côté les exceptions très rares signalées à propos de chacun d'eux, on peut établir le tableau suivant.

L'ENFANT A VÉCU:

Au moins 2 ou 3 minutes	L'estomac renferme beaucoup d'air, ainsi que du mucus aéré et de la salive spumeuse. Il existe aussi de l'air dans l'intestin. On trouve un caillot dans les vaisseaux ombilicaux.	Au plus 36 heures	L'estomac ne renferme que très peu d'air et du mucus non aéré. La peau est recouverte d'enduit sébacé. Le gros intestin est rempli de méconium.
Au moins 1 jour	Le cordon présente à sa base un commencement de travail d'élimination.	Au plus 3 jours	Il y a une bosse séro-sanguine bien limitée et contenant beaucoup de sérum.
Au moins 2 jours	L'épiderme est exfoliée	Au plus 4 jours	Il n'y a pas de traces d'un commencement d'élimination à la base du cordon.
Au moins 4 jours	Le cordon ombilica est détaché.		
Au moins 5 jours	Les vaisseaux ont quitté l'ombilic.	Au plus 5 jours	Il y a encore beaucoup de méconium dans le gros intestin.

§ II. — L'enfant a-t-il crié?

Tous les auteurs admettent qu'un enfant vigoureux, dont les poumons ont reçu de l'air dans toutes leurs parties, crie

[1] Suivant des médecins légistes très autorisés (Ollivier d'Angers, Casper, Tardieu) cette conclusion est déjà permise quand le point osseux mesure $0^m,006$; cette limite est certainement trop faible, et nous-même avons noté plusieurs fois chez des enfants qui venaient de naître un diamètre de $0^m,008$ et $0^m,009$. En s'appuyant sur les données de ces auteurs, le docteur Boyron avait affirmé qu'un enfant dont le corps avait été dépecé, et dont on avait trouvé seulement des fragments, avait vécu, parce que le point osseux du fémur mesurait 0^m 009 1/2. La société de médecine légale, après un rapport du docteur Descoust, déclara que cette conclusion n'était pas suffisamment fondée (Séance du 8 mai 1882).

après sa naissance. Si au contraire les poumons ne contiennent de l'air que dans certaines portions, il peut arriver que l'enfant ne crie pas, ou du moins ne fasse entendre que des cris très faibles, qui ne sont pas perçus à quelque distance, par exemple par les personnes qui se trouvent dans une chambre voisine de celle où a lieu l'accouchement.

§ III. — La femme peut-elle être, par le fait de l'accouchement, dans un état mental qui la rende irresponsable du meurtre de son enfant?

C'est là un argument fréquemment invoqué par les avocats, et quand ils en font usage, ils ne manquent pas de s'appuyer sur l'autorité de Marcé [1], qui déclare en effet qu'une femme peut être prise au moment de l'accouchement d'un accès de délire pendant lequel elle tue son enfant, apres quoi elle recouvre complètement la raison. Cette opinion de Marcé repose sur trois observations, qui ne lui sont pas personnelles, dans lesquelles l'accouchement a été clandestin ; et le meurtre de l'enfant est attribué à la folie de la mère, uniquement parce que celle-ci a fait l'aveu complet de son crime ou qu'elle n'a pris que des précautions très insuffisantes pour le cacher. Marcé cite aussi d'autres cas, qu'il reconnaît être extrêmement rares, dans lesquels la femme est prise au moment de l'accouchement d'un délire maniaque qui se manifeste par des tentatives de suicide ou de meurtre de l'enfant, tentatives arrêtées par l'intervention des assistants.

S'il est vrai, ce que personne ne conteste, que l'accouchement occasionne quelquefois un véritable délire, les observations relatées par Marcé ne prouvent pas que ce délire puisse apparaître chez une femme jusque là parfaitement saine d'esprit, se manifester uniquement par le meurtre de l'enfant, pour disparaître aussitôt après sans laisser de traces. Dans les cas qui ont été bien observés, on voit au contraire presque toujours le délire persister pendant quelques jours ou au

[1] Marcé. *Traité de la folie des femmes enceintes, des nouvelles accouchées et des nourrices.* Paris, J.-B. Baillière, 1858.

moins quelques heures, et l'on trouve ordinairement dans les antécédents de la femme quelque circonstance qui montre que l'excitation causée par l'accouchement a agi comme cause occasionnelle chez un sujet préparé au dérangement intellectuel.

Il est certain toutefois que la femme qui accouche, et surtout celle qui accouche clandestinement, se trouve quelquefois dans un état d'excitation morale et physique qui peut être de nature à atténuer dans une certaine mesure sa responsabilité. C'est pour cela que dans certains pays la loi punit moins sévèrement l'infanticide que le meurtre ordinaire. C'est là une excuse que l'avocat peut faire valoir devant les jurés ; mais le médecin, alors qu'il n'a pas constaté une véritable affection mentale, n'est pas spécialement compétent pour entrer dans ces considérations, pas plus qu'il ne lui appartient en général de mesurer le degré d'irresponsabilité dont peut bénéficier un homme qui a agi sous l'empire de la colère, de la jalousie ou d'une autre passion. L'expert doit seulement indiquer, s'il y a lieu, la portée de quelques circonstances qui peuvent appeler l'indulgence du jury, telles que des états pathologiques antérieurs de la femme, la longueur ou la difficulté du travail.

ARTICLE VI. — MARCHE A SUIVRE DANS UNE AUTOPSIE DE NOUVEAU-NÉ

Les paragraphes suivants indiquent les recherches qui doivent être faites dans une autopsie de nouveau-né, et dont il faut consigner les résultats dans le rapport.

1) Noter le sexe.

2) Déterminer la longueur; pour cela placer une tige verticalement et tangentiellement au vertex, mesurer avec un mètre rigide la distance qui s'étend de cette tige à la plante des pieds; avoir soin d'étendre complètement les membres inférieurs.

3) Déterminer le poids; séparer le placenta s'il est encore relié au corps, et le peser à part.

4) Mesurer les diamètres antéro-postérieur et bipariétal de la tête.

5) État du cordon ombilical; mou ou desséché; sa longueur, sectionné nettement, déchiré ou rompu; s'il porte une ligature; s'il existe à la base les traces d'un travail d'élimination.

6) Noter la putréfaction; son degré.

7) État de la surface du corps; si elle est souillée de sang, de méconium ou de corps étrangers. Enduit sébacé.

8) Congestion de la face; ecchymoses des conjonctives.

9) Traces de violences à l'extérieur du corps, les décrire minutieusement. Faire sur la face et sur la partie antérieure du cou de nombreuses incisions, rapprochées les unes des autres, et comprenant la couche cellulo-adipeuse, afin de constater s'il existe des ecchymoses sous-cutanées.

10) Inciser les parois de la bouche en suivant les commissures labiales; rechercher s'il existe des corps étrangers dans les cavités de la bouche et du pharynx, ou des traces de violences sur la langue, les parois de la bouche et du pharynx.

11) Désarticuler une des moitiés du maxillaire inférieur, l'enlever en détachant la gencive; sectionner les bords libres, et rechercher s'il existe quatre alvéoles dentaires cloisonnées.

12) Ouvrir l'articulation du genou, diviser le cartilage de l'extrémité inférieure du fémur en tranches minces, perpendiculaires à l'axe de l'os, rechercher et mesurer le point d'ossification [1].

13) Rechercher s'il existe des traces de violences dans les parties profondes du cou : épanchements sanguins, déchirures musculaires; détacher les carotides depuis la base du cou jusqu'à leur bifurcation, constater s'il existe des ecchymoses de leur paroi externe ou des déchirures de la tunique interne.

14) Ouvrir par une incision le larynx et la trachée; noter s'il existe dans leur intérieur de l'écume, ou des corps étrangers. État de la muqueuse.

15) Ouvrir également l'œsophage.

16) Inspecter l'état de la colonne cervicale.

17) Inciser la peau suivant une ligne qui part de la base du cou, suit le thorax en passant hors du mamelon descend sur l'abdomen jusqu'au pubis et remonte de l'autre côté. Éviter de blesser les intestins et les organes abdominaux. La paroi antérieure de l'abdomen étant rélevée, inciser les attaches antérieures et latérales du diaphragme, puis couper les côtes au niveau de l'incision cutanée avec de forts ciseaux ou un costotome.

18) Noter le volume des poumons, l'état des gros vaisseaux de la poitrine (réplétion, vacuité, injection des parois).

19) Couper en travers la trachée et l'œsophage à la base du cou; enlever en bloc les poumons, le thymus et le cœur.

20) Examiner toute la surface des poumons, noter leur coloration,

[1] Les opérations indiquées aux n°s 10, 11 et 12 peuvent être faites plus commodément à la fin de l'autopsie.

les ecchymoses sous-pleurales, les plaques d'emphysème, la putréfaction. Ecchymoses ponctuées des plèvres costales et diaphragmatique, du thymus.

21) Plonger dans l'eau la masse formée par les poumons, le cœur et le thymus, et procéder à l'épreuve de la docimasie pulmonaire hydrostatique (p. 406).

22) Congestion des poumons; quantité de sang et d'écume qui s'écoule d'un fragment pressé entre les doigts. Corps étrangers dans les bronches (sang, mucus, méconium, matières fécales, etc.).

23) Etat du cœur; ecchymoses sous-péricardiques; quantité de sang liquide ou coagulé contenu dans les cavités [1].

24) Détacher l'estomac en coupant l'extrémité inférieure de l'œsophage et la partie moyenne du duodénum, l'ouvrir sous l'eau pour reconnaître s'il contient de l'air ou des gaz; noter si le mucus est mélangé de bulles gazeuses plus ou moins fines et nombreuses. Corps étrangers.

25) Examen de l'intestin; s'il contient des gaz; quantité de méconium dans le gros intestin. — L'anus n'est-il pas imperforé.

26) Foie, son degré de congestion, état des vaisseaux ombilicaux.

27) Reins; infarctus d'acide urique.

28) Autres viscères abdominaux; anomalies.

29) Incision du cuir chevelu suivant une ligne circulaire qui passe au-dessus des oreilles; l'enlever. Bosse séro-sanguine; son siège et son volume. Ecchymoses épicrâniennes abondantes ou non. — Epanchements sanguins au-dessus ou au-dessous du périoste. Congestion des enveloppes du crâne.

30) Détacher le périoste et s'assurer si les os ne sont pas fracturés. Noter leur minceur anormale, les lacunes ou les fissures.

31) Ouvrir le crâne soit à l'aide de la scie, soit avec de forts ciseaux qu'on introduit par la fontanelle antérieure, et qu'on dirige suivant la suture fronto-pariétale, puis transversalement en arrière en divisant le pariétal et l'occipital. Noter s'il existe du sang épanché à la surface du cerveau.

32) Enlever l'encéphale, examiner ses diverses parties, noter son degré de congestion et celui des méninges.

33) Ouvrir la colonne vertébrale en sciant la série des corps vertébraux. Examiner la moelle, surtout au niveau de la portion cervicale [2].

[1] Il est préférable dans certains cas d'ouvrir le cœur alors qu'il est encore en place dans le thorax; on apprécie mieux ainsi la quantité de sang qu'il contient et dont une partie s'échappe presque toujours pendant l'extraction des organes thoraciques, et les manœuvres de la docimasie.

[2] L'ouverture de la colonne vertébrale peut être le plus souvent omise. On ne la pratique que si l'on soupçonne qu'une torsion a été exercée sur le cou.

TROISIÈME SECTION

DE L'IDENTITÉ. — DE L'EXAMEN DES TACHES

CHAPITRE PREMIER

DE L'IDENTITÉ

Les questions relatives à l'identité se posent dans des circonstances diverses.

Quelquefois il s'agit d'un individu vivant qu'on soupçonne se donner une personnalité qui ne lui appartient pas. Le médecin-légiste intervient dans ces cas pour comparer l'état actuel de l'individu avec les renseignements recueillis sur l'âge et les diverses particularités de conformation de la personne que celui-ci est présumé être réellement, ou de celle dont il a pris le nom. Plusieurs procès célèbres ont montré l'importance des constatations médicales dans ces cas [1].

Le plus souvent, l'expert se trouve en présence du cadavre d'un individu inconnu, dont le signalement précis doit être dressé, afin qu'on puisse établir ultérieurement son identité; le médecin doit rechercher et consigner dans son rapport tous les signes corporels, toutes les particularités de conformation physique, qui peuvent faire reconnaître l'inconnu.

[1] Voir notamment dans le *Traité de médecine légale* de Foderé (1813, t. I) et dans celui de Taylor, la relation de quelques-uns de ces procès.

ARTICLE PREMIER. — SIGNES PROPRES A ÉTABLIR L'IDENTITÉ D'UN INDIVIDU VIVANT OU MORT DEPUIS PEU DE TEMPS

§ I. — Détermination de l'âge

La détermination de l'âge chez le vivant ne peut être faite qu'avec une assez large approximation, car les caractères sur lesquels on s'appuie sont loin d'apparaître à la même époque chez tous les individus, et aucun ne fournit un point de repère tout à fait précis. Cependant l'ensemble de ces caractères, et aussi l'aspect général de l'individu, aspect qui résulte de l'attitude, de la démarche, de l'expression de la physionomie, et d'autres indices analogues qui ne sont pas susceptibles d'une analyse régulière, permettent ordinairement à un observataur exercé de fixer l'âge d'un adulte, à cinq ou six années près. — Sur le cadavre, l'état du squelette fournit des indications plus nettes, qui seront données dans l'article II de ce chapitre [1].

La *peau* commence à se rider vers la trentième année; les rides apparaissent d'abord à la commissure externe des paupières (patte d'oie) ; puis au front et sur les autres parties de la face ; le pli qui va des ailes du nez aux commissures de la bouche est un des premiers à se creuser et à s'accentuer ; les rides se forment ensuite sur le cou et sur les mains ; leur abondance et leur precocité varient considérablement suivant les sujets. — Chez les vieillards la peau est ordinairement sèche, amincie ; des dépôts pigmentaires s'y produisent souvent sous forme de taches jaunâtres.

Les *ongles*, chez les personnes d'un âge très avancé, deviennent aussi secs, friables, s'atrophient par places et présentent quelquefois des taches pigmentaires.

Les cheveux et les poils ne fournissent pas de données bien précises sur l'âge. La *calvitie* mérite à peine d'être

[1] L'article Age du *Dict. encycl. des sc. méd.*, par M. Tourdes expose en détail toutes ces questions.

prise en considération, car il n'est pas rare de voir des hommes de 30 ou même de 25 ans complètement chauves, tandis que certains vieillards ont conservé une chevelure aussi abondante que celle des jeunes gens. — La *canitie* commence ordinairement à apparaître vers l'âge de 35 ans ; ce sont les cheveux de la région temporale qui blanchissent les premiers, puis quelques-uns des poils de la barbe ; le blanchiment gagne ensuite très lentement la barbe et la chevelure ; celle-ci blanchit ordinairement moins vite encore que celle-là. Les poils du corps, ceux du pubis et de l'aisselle, sont ceux dont le blanchiment est le plus tardif.

Un signe important de la vieillesse est constitué par *l'arc sénile de la cornée*, ou *gerotoxon ;* il se présente sous forme d'une ligne blanchâtre et opaque qui occupe l'un des points de la périphérie de la cornée, apparaissant ordinairement en premier lieu à la partie supérieure de cette membrane, pour s'étendre ensuite de façon à former un anneau complet qui peut atteindre un et deux millimètres de largeur.

L'arc sénile apparaît rarement avant 60 ans ; il n'existe pas constamment chez tous les vieillards. M. Tourdes a examiné à ce point de vue 158 sujets au-dessus de 60 ans, et le résultat de ses recherches a été le suivant.

CERCLE SÉNILE

AGES	SEXE MASCULIN					SEXE FÉMININ				
	COMPLET	Partiel		NUL	PROPORTION SUR 100	COMPLET	Partiel		NUL	PROPORTION SUR 100
		PRONONCÉ	FAIBLE				PRONONCÉ	FAIBLE		
60 à 64 ans	«	«	2	7	22	«	«	«	2	«
65 69 —	1	1	7	5	64	«	«	2	5	28
70 74 —	7	3	6	10	61	2	3	8	4	76
75 79 —	11	7	8	5	83	5	6	6	4	80
80 84 —	5	2	2	1	90	6	7	3	4	80
85 90 —	«	«	«	«	«	3	2	«	«	100
TOTAL. . .	24	13	25	28	68	16	18	19	19	70

Sur le cadavre, en dehors des signes tirés de l'état du système osseux et de certains cartilages (voir p. 468), les divers viscères ne fournissent guère d'indications précises et utiles. Les organes subissent, il est vrai, des modifications importantes sous l'influence des progrès de l'âge ; par exemple les parois du tube digestif s'amincissent, la vessie diminue de capacité et souvent ses parois sont hypertrophiées (vessies à colonnes) ; les reins diminuent de volume (rein sénile) ; les artères deviennent athéromateuses, etc., etc. ; mais toutes ces modifications ne sont pas constantes ; elles peuvent apparaître à des époques très diverses, et quelquefois sous des influences pathologiques, de sorte qu'elles ne fournissent pas un point de repère réellement utile pour la détermination de l'âge.

Il va de soi que lorsqu'il s'agit de dresser le signalement d'un inconnu, il faut noter sa taille, son état de maigreur ou d'embonpoint, l'aspect de la chevelure et de la barbe, la couleur des iris.

Il est impossible et inutile d'énumérer toutes les particularités physiques que peut présenter un individu, et que le médecin doit relever dans son rapport. Il est évident qu'il ne passera pas sous silence les vices de conformation, difformités, mutilations, traces de blessures, etc. ; les taches de naissance (nœvus pigmentaire et nœvus vasculaire) forment aussi un signe indélébile ou qui ne peut être détruit qu'en laissant une cicatrice [1]. Mais il est quelques signes sur lesquels il est utile d'insister ; ce sont : l'état de la dentition, l'aspect de la chevelure et de la barbe, les cicatrices, le tatouage, et diverses empreintes laissées par l'exercice de certaines professions.

§ II. — État de la dentition

Outre que les dents peuvent fournir des renseignements sur l'âge d'un sujet, leur état donne encore d'autres indices

[1] Les nœvi vasculaires de la variété plane disparaissent quelquefois dans les premiers âges de la vie.

importants d'identité : le mode d'implantation des dents, la carie, l'obturation ou l'absence de certaines d'entre elles, les dents artificielles, ont servi plusieurs fois à reconnaître une personne. Mentionnons aussi l'usure des incisives ou des canines, qui chez les fumeurs présentent une échancrure arrondie, correspondant au tuyau de la pipe ; il faut noter toutefois que cette usure ne se produit guère que chez les individus qui fument depuis longtemps la pipe *en terre ;* le bout d'ambre, ou même le tuyau en terre enveloppé de ficelle, laissent en général les dents intactes. — Les fumeurs ont en outre les dents colorés en noir, principalement à leur face interne.

§ III. — État de la chevelure et de la barbe ; coloration artificielle des poils

On demande quelquefois à l'expert si un certain nombre de poils qu'on lui présente proviennent de tel individu désigné, s'ils sont tombés spontanément ou s'ils ont été arrachés, de quelle partie du corps ils ont été enlevés, etc. etc. Ces questions ne peuvent en général être résolues qu'à l'aide de l'examen microscopique ; elles seront étudiées dans un chapitre spécial que l'on trouvera à la suite de celui-ci.

On conçoit que la coloration artificielle des cheveux et de la barbe puisse servir à dissimuler l'identité d'un individu. S'il s'agit d'un accusé emprisonné, il est évident que la ruse sera facilement découverte, car au bout de quelques jours la partie nouvellement poussé du poil présentera sa coloration normale. Mais il peut arriver que l'on ait à examiner des poils tombés ou arrachés, et à rechercher s'ils ont été teints.

Le poil teint en noir présente au microscope une coloration absolument uniforme, qu'on n'observe jamais sur le poil qui a conservé sa couleur naturelle ; si la teinture a été imparfaite, on observe de brusques changements de coloration, et non pas les dégradations de nuances du poil naturel. — La teinture en blond s'obtient presque uniquement avec l'eau oxygénée ; il paraît que cet agent n'altère pas la structure du poil, et décolore le pigment sans le détruire.

Divers procédés permettent de reconnaître que des cheveux ont été teints ; ils sont indiqués dans le livre de Briand et Chaudé, auquel nous empruntons le passage suivant.

« Si l'on veut que la teinte noire des cheveux ne soit que passagère, on emploie sous le nom de *mélaïnocome* un mélange de charbon très divisé (noir de fumée) et de pommade. Il suffit de laver les poils ou les cheveux pour leur faire reprendre leur couleur naturelle. Au besoin les cheveux seraient lavés à l'éther qui, enlevant très rapidement les corps gras, laisse le charbon en suspension dans le liquide.

« On emploie pour le même usage une pâte formée de 3 parties de litharge, 2 de chaux éteinte, 3 de craie et d'eau. L'effet est produit après deux ou trois heures, lorsqu'on a bien imprégné la tête couverte d'une coiffure chaude. Les cheveux ainsi teints produisent une effervescense par l'addition d'un acide, et dans la dissolution on constate l'existence du plomb et de la chaux, à l'aide de l'acide sulfhydrique et de l'oxalate d'ammoniaque.

« L'*eau de la Floride* est une dissolution d'acétate de plomb tenant en suspension de la fleur de soufre.

« Les teintures dites *progressives*, telles que l'*eau des Fées*, l'*eau d'Hébé*, etc., ont pour base l'acétate de plomb et l'hypo-sulfite de soude ; on y ajoute de l'acétate ou du chlorhydrate d'ammoniaque, de l'alcool et de la glycérine.

« Les sels de bismuth et d'argent servent surtout lorsqu'on veut obtenir une coloration plus rapide. Les cheveux sont d'abord lavés à l'eau ammoniacale, et après les avoir mouillés avec une dissolution de sel métallique, on les met en contact avec de l'eau contenant de l'acide sulfhydrique ou un sulfure.

« L'azotate d'argent seul donne souvent aux cheveux et aux favoris une coloration violette ; on évite cela en employant successivement une dissolution d'azotate d'argent ammoniacale et une dissolution d'acide pyrogallique. On obtient ainsi une belle teinte noire.

« L'*eau athénienne*, l'*eau mystérieuse*, renferment de l'azotate d'argent.

« Le meilleur moyen de reconnaître la nature du sel qui a servi à colorer les cheveux consiste à incinérer une partie de ces cheveux, à reprendre les cendres par l'acide azotique, à évaporer l'excès d'acide, à reprendre par l'eau, et à constater les caractères des sels d'argent, de bismuth ou de plomb.

« Orfila[1] a constaté que des mèches de cheveux noirs, plongées dans l'eau de chlore, passaient au châtain clair, au blond foncé, au blond clair, et devenaient même blanches, après une longue immersion dans l'eau chlorée souvent renouvelée. Les cheveux conservent longtemps l'odeur de chlore et deviennent cassants.

« On donne aux cheveux des teintes rouges ou blondes au moyen du safran ou du permanganate de potasse. On emploie en grande quantité l'eau oxygénée ammoniacale pour le même usage.

« Il est facile de reconnaître si le changement de couleur des cheveux ou des favoris a été opéré par des procédés artificiels, et, dans tous les cas, si la personne suspecte est surveillée, il suffira d'examiner sa chevelure à quelque temps d'intervalle ; les cheveux repoussés n'auront pas à la portion voisine de la racine la même couleur qu'à la partie moyenne. »

§ IV. — Des cicatrices [2]

Toute solution de continuité du derme laisse une cicatrice, qui est indélébile et persiste indéfiniment. Toutefois les cicatrices qui succèdent à une plaie très petite, surtout à une plaie produite par un instrument piquant ou tranchant, peuvent, en raison de leur rétractilité, devenir si minimes qu'il est très difficile ou impossible de les apercevoir. Lorsqu'une cicatrice n'est pas très apparente, on la rend beaucoup plus évidente (sur le vivant) en frictionnant ou en congestionnant par un procédé quelconque la région où elle siège ; la cicatrice étant presque complètement dépourvue de vaisseaux ne participe pas à la congestion de la peau qui l'entoure, et tranche sur la coloration rouge de celle-ci.

[1] Voir son *Traité de méd. lég.*, 4me édition, t. I, pages 122 et suivantes.

[2] Voyez sur ce point :

Malle. *Ann. d'hyg. pub. et de méd. lég.*, 1re série, 1840.

Güterbock. *Vierteljahrschrift für gerichtl. Medic.*, 1873, II.

Tripier. *Archives générales de médecine*, 1866.

Les cicatrices présentent d'abord une coloration rouge ou rose qui pâlit graduellement et disparaît pour faire place à une couleur généralement blanche, qui se manifeste au bout de quelques semaines ou de quelques mois, suivant l'étendue de la plaie. Les cicatrices ne subissent plus dès lors de modifications et offrent le même aspect, quelle que soit leur ancienneté. Il en résulte qu'une cicatrice étant donnée, on peut dire si elle est récente, c'est-à-dire si elle remonte à quelques semaines ou quelques mois ; mais que si elle est ancienne, on ne peut déterminer, même avec une large approximation, à quelle date elle remonte. Cependant les cicatrices étendues continuent à se rétracter pendant 18 mois, 2 ans, ou plus longtemps encore. Si l'on avait à examiner un individu à intervalles suffisamment éloignés, on pourrait tirer parti de cette donnée.

On reconnaît souvent à l'aspect de la cicatrice la nature de la plaie ou de la lésion qui lui a donné naissance. Les cicatrices des plaies produites par un instrument tranchant ou piquant ont la même forme que celle de ces plaies : une cicatrice linéaire, à bords nets et réguliers, indique une blessure par instrument tranchant ; les cicatrices qui succèdent à une blessure par instrument piquant triangulaire ou quadrangulaire, prennent, en se rétractant, la forme d'une étoile à 3 ou 4 branches. Mais il faut se rappeler que les blessures, et par suite les cicatrices, ont souvent une forme différente de celle de l'instrument qui les a produites (voir p. 196). Le siège des cicatrices en certaines régions, au niveau des ganglions des aines ou du cou, au niveau du pli du coude, etc., indiquent que très probablement elles sont le résultat de plaies chirurgicales.

Les cicatrices des plaies contuses sont en général irrégulières et plus ou moins déprimées ; mais ces caractères sont loin d'être constants. Il peut arriver que les plaies de ce genre laissent des cicatrices linéaires régulières, rectilignes, semblables à celles des plaies par instrument tranchant ; c'est ce qu'on voit notamment sur le cuir chevelu.

Les cicatrices des plaies d'armes à feu sont le plus souvent très déprimées et adhérentes aux parties profondes. Quand le coup a été tiré à distance, la cicatrice est d'ordinaire assez régulièrement arrondie ; quand le coup a été tiré à bout portant, la cicatrice est souvent plus irrégulière, et on peut trouver autour d'elle des grains de poudre incrustés dans la peau. Les complications dont les plaies d'arme à feu sont parfois le siège, et les incisions chirurgicales qu'elles nécessitent, peuvent enlever à leurs cicatrices tout aspect caractéristique.

Les brûlures produites par un liquide chaud ou caustique se reconnaissent généralement à leur étendue, à leur irrégularité (gouttes ayant glissé sur la peau), à leur aspect lisse, à leur rétraction qui amène le plissement des parties voisines.

Certaines affections de la peau laissent des cicatrices profondes ; citons notamment celles des anthrax ; celles de l'acné, presque toujours multiples et siégeant surtout dans le dos ; celles de rupia, déprimées, irrégulières, presque toujours multiples aussi, et siégeant de préférence à la partie interne des membres et à la face.

Les cicatrices, en raison de leur rétractilité sont plus petites que la plaie qui leur a donné naissance ; cependant les cicatrices produites pendant l'enfance augmentent de dimensions proportionnellement à l'accroissement général de l'individu (c'est ce qui se voit journellement pour les cicatrices de vaccine).

§ V. — Tatouage [1]

L'expert ne doit jamais oublier de rechercher et de décrire avec détails les tatouages qui peuvent se trouver sur le corps d'un individu inconnu. Il serait même bon dans certains cas de reproduire ces tatouages par le procédé qu'a indiqué

[1] Consulter sur ce point :
Tardieu, Étude médico-légale sur le tatouage. (*Ann. d'hyg. pub. et de méd. lég.*, 2ᵉ série, tome III.)
Casper. *Vierteljahrschr. für gerichtl. und off. Medicin.* 1. Band, p. 274.
Hutin. *Recherches sur les tatouages*. Paris 1853.
Berchon. Histoire médicale du tatouage. (*Archives de médecine navale*, 1869.)
Lacassagne. Recherches sur les tatouages, et principalement du tatouage chez les criminels. (*Ann. d'hyg. pub. et de méd. lég.*, 3e série, t. V.)

M. Lacassagne. On applique une toile transparente sur le dessin, on le calque avec un crayon ordinaire, puis on passe ensuite les traits à l'encre bleue, rouge ou noire, suivant le modèle que l'on a sous les yeux.

Non seulement les dessins tatoués peuvent faire reconnaître ultérieurement un inconnu par les personnes qui ont vécu près de lui, mais quelquefois encore ils donnent des indications sur sa profession ou certaines de ses habitudes. Des ouvriers se font tatouer les instruments de leur profession : enclume, marteau, truelle, compas, fil à plomb, etc. ; d'autres fois c'est un nom, une date qui peuvent avoir une signification importante. Les images ou inscriptions obscènes sont très fréquentes ; quelques-unes, par leur nature, indiquent des habitudes de pédérastie.

Une question importante, qui s'est présentée plusieurs fois dans la pratique, est celle de savoir si un tatouage peut disparaître spontanément, sans laisser de traces. Les recherches de Casper, de Hutin, de Tardieu, ont montré que, bien que les tatouages persistent le plus souvent d'une manière indéfinie, ils peuvent quelquefois, mais très rarement, s'effacer complètement. Il est à remarquer que ce sont les dessins ou fragments de dessin colorés en rouge qui disparaissent le plus facilement, et les traits noirs (à l'encre de Chine), qui résistent le plus, en sorte que dans un dessin multicolore, il arrive quelquefois qu'on n'aperçoit plus que les lignes noires ou bleuâtres, car les particules de charbon implantées dans la peau offrent souvent cette coloration (c'est ce qu'on observe aussi sur le tatouage des plaies d'armes à feu). La profondeur à laquelle la matière colorante a pénétré influe aussi sur la disparition du tatouage ; si elle n'a pas dépassé le réseau de Malpighi, on conçoit qu'elle puisse être éliminée en même temps que les couches profondes de l'épiderme. On a remarqué dans quelques cas que les grains de la matière colorante avaient pénétré dans les ganglions lymphatiques de la région tatouée ; l'effacement spontané du tatouage paraît donc être dû en partie à la résorption des particules colorées [1].

[1] Il faut admettre alors que ces particules ulcèrent les parois des vaisseaux lymphatiques et sont entraînées dans les ganglions. Les particules de ver-

Certains individus cherchent à faire disparaître leurs tatouages, et ils y réussissent quelquefois assez bien par l'application de substances escharotiques. Mais ce résultat ne peut être obtenu que par la destruction de la couche du derme où se trouvent implantées les particules colorantes, et l'opération laisse à sa suite une cicatrice qui peut être retrouvée quand on la recherche soigneusement. Ces cicatrices, comme celles provenant de toute autre cause, sont rendues plus apparentes en frictionnant la région où elles sont situées. Quand l'agent destructeur a été porté uniquement sur les contours du dessin, on peut quelquefois reconstituer ainsi celui-ci.

Sur un cadavre, l'imprégnation par une substance colorante des ganglions de la région où se trouve une cicatrice, pourrait faire reconnaître que celle-ci résulte de la destruction d'un tatouage à l'aide d'une substance caustique.

§ VI. — Caractères résultant de l'exercice de certaines professions

Un grand nombre de professions manuelles produisent, quand elles sont exercées depuis un certain temps, des modifications caractéristiques de diverses parties du corps. Nous indiquerons ici quelques-unes seulement des professions laissant sur ceux qui s'y adonnent une empreinte spéciale, et nous renvoyons pour une étude plus complète de la question aux mémoires de Tardieu [1] et de Vernois [2], auxquels nous empruntons la plus grande partie de ce qui suit.

C'est surtout sur les mains que s'impriment les stigmates professionnels. L'usage constant d'un instrument amène un

millon et de cinabre étant beaucoup plus anguleuses que celles du noir de fumée qui entre dans la composition de l'encre de Chine et de l'encre d'imprimerie, on s'expliquerait ainsi pourquoi les tatouages rouges disparaissent plus facilement que les noirs. — Il est probable que plus les particules sont grosses, moins elles disparaissent facilement, leur volume les empêchant de cheminer dans les voies lymphatiques.

[1] Tardieu. Modifications physiques que déterminent certaines professions sur diverses parties du corps. (*Ann. d'hyg. pub. et de méd. lég.*, 1re série, t. XVII.)

[2] Vernois. De la main des ouvriers et des artisans. (*Même recueil*, 2e série, t. XVII avec planches, et tirage à part, J.-B. Baillière.)

épaississement de l'épiderme, un *durillon*, un *calus*, siégeant sur la partie de la main avec laquelle cet instrument est en contact. Chez les ouvriers qui manient le marteau par exemple, le durillon se trouve à la face palmaire de la main droite, au niveau de la base des doigts et entre le pouce et l'index. Chez d'autres artisans, il occupe une situation plus spéciale, et est par suite plus caractéristique. C'est ainsi que les *menuisiers* et les *ébénistes* portent à la face dorsale de la main droite, sur les articulations de la première et de la deuxième phalange de l'index, un durillon très saillant produit par la pression de la poignée de la varlope. Les *tailleurs de pierre* tiennent leur maillet de la main droite, la tête de celui-ci appuyant sur le pouce et l'index ; il en résulte, outre les callosités de la main communes à tous les ouvriers à marteau, des durillons saillants au niveau de la tête des première et deuxième phalanges du pouce et de la première de l'index. La main gauche, qui maintient le ciseau entre le pouce et l'index d'une part et les 4e et 5e doigts de l'autre, présente un cercle calleux sur chaque bord opposé des deux premiers doigts, et un durillon sur la face dorsale de l'auriculaire. Chez les *brunisseuses*, la face dorsale et le bord radial de l'index ainsi que l'extrémité de la face palmaire du pouce de la main gauche sont durs et calleux ; toute la face palmaire de la main droite est calleuse et noircie, excepté au niveau des plis de flexion.

Outre l'épaississement de l'épiderme, les mains présentent quelquefois d'autres modifications. Chez les *couturières*, et en général chez les ouvrières qui manient l'aiguille, la peau de l'extrémité de l'index gauche, principalement sur le bord externe, est rugueuse, épaissie, noire, en raison des innombrables piqûres que supporte cette région. Chez les *piqueuses de bottines*, cet aspect de l'index gauche est plus marqué encore, et la peau est plus dure et plus calleuse.

La coloration de la main est caractéristique de certaines professions. Les *teinturiers* ont les deux mains parcheminées, et teintes uniformément par une couleur qui résiste au lavage. Les *tanneurs* et les *corroyeurs* ont les ongles et les mains colorés en brun rougeâtre ; les *ébénistes* en brun ou en noir (vernis). Tous les ouvriers qui manient le charbon ou le fer ont les mains noires [1]. Les forgerons ont souvent, en outre, de nombreuses cicatrices aux mains, résultant des brûlures produites par des fragments de fer rougi. Mentionnons encore, à propos de la coloration des mains, la teinte jaune du pouce et de l'index chez les fumeurs de cigarettes.

Chez certains ouvriers, l'épiderme des mains, au lieu d'être épaissi, est aminci, détruit ou ramolli; cet état est dû à un frottement continu, mais non dur et violent, et à l'action d'un liquide chaud plus ou moins chargé de substance acide ou alcaline. Il s'observe chez les *boyaudiers*, les *dévideuses de cocon de soie*, les *écosseuses de pois*, les *fileuses de lin*, etc.

L'empreinte professionnelle peut se marquer ailleurs qu'aux mains. — Les tailleurs qui travaillent constamment les jambes croisées et le corps penché en avant, présentent le plus souvent : 1° au niveau de chaque malléole externe une tumeur rouge, molle (bourse séreuse) pouvant atteindre le volume d'une noix; 2° une tumeur semblable, mais plus petite, sur le bord externe du pied, au niveau de l'extrémité tarsienne du cinquième métatarsien; 3° une callosité rougeâtre sur le cinquième orteil. Ces artisans ont aussi une dépression de la partie inférieure du thorax. Leur système musculaire est en général peu développé, surtout aux jambes. — Les *parqueteurs*, *bituminiers*, *couvreurs*, et les *religieux* et *religieuses* ont une bourse séreuse au devant de chaque rotule. — Chez les *cordonniers*, la pression de la *forme* sur la poitrine, détermine au niveau de l'articulation chondrosternale des 6e, 7e et 8e côtes, immédiatement au-dessus de l'appendice xyphoïde, une dépression du sternum, profonde, circulaire, régulière, nettement circonscrite. Ces artisans ont de plus un aspect spécial des mains; le pouce et l'index droits,

[1] Il peut y avoir intérêt à démontrer que cette coloration est due au fer; pour cela on coupe avec un scalpel des fragments d'épiderme qu'on laisse ensuite macérer dans l'eau distillée, aiguisée par de l'acide chlorhydrique *pur*; au bout d'un certain temps les parcelles de fer incrustées dans l'épiderme se détachent, et le liquide traité par le ferro-cyanure de potassium donne une coloration bleue.

qui tirent le fil pour l'enduire de poix, ont la pulpe aplatie ; celle du pouce est un peu déjetée vers l'index. A la main gauche, la pulpe du pouce a la forme d'une stapule très élargie et très aplatie ; l'ongle de ce doigt est épaissi, son bord libre est dentelé, éraillé, rayé et parfois profondément sillonné par les coups d'échappement de l'alène.

Après les signes précédents, il faut encore mentionner ceux qui résultent d'une irritation spéciale de la peau, ou d'une intoxication professionnelle. Signalons les ulcérations des mains, de la face et des organes génitaux chez les ouvriers qui manient le vert de Schweinfurt, les furoncles fistuleux des *tanneurs*, l'éczema aigu des mains chez les *blanchisseuses de tissu*, chez les ouvriers qui travaillent le *sulfate de quinine*, etc. ; le liseré bleu des gencives chez les ouvriers qui manient le plomb, ainsi que tous les symptômes spéciaux de l'empoisonnement chronique par le plomb, le mercure et le phosphore.

Enfin *l'état des vêtements* peut fournir aussi des renseignements importants ; la nature spéciale des taches qui les recouvrent, la teinte qui les salit uniformément, les points particulièrement usés, sont quelquefois en rapport avec la profession exercée.

ARTICLE II. — SIGNES PROPRES A ÉTABLIR L'IDENTITÉ D'UN CADAVRE PUTRÉFIÉ OU RÉDUIT A L'ÉTAT DE SQUELETTE

§ I. — Précautions à prendre lors de l'exhumation

Quand le médecin est appelé à assister à la recherche d'un cadavre que l'on suppose enfoui depuis longtemps en un certain endroit, il doit faire prendre certaines précautions aux travailleurs. Il importe beaucoup que le cadavre soit retrouvé intact, et que l'on puisse recueillir tout ce qui en reste, ainsi que les vêtements et les autres objets enfouis avec le corps. Quand on peut présumer par quelque indice quelle est la place exacte qu'occupe le cadavre, on fait creuser la tranchée non à cet endroit même, mais à quelque distance, et dès qu'une partie du cadavre a été mise à découvert, on s'efforce de ne pas entamer celui-ci par un coup de pelle ou de pioche. La terre enlevée autour de lui est mise de côté, et tamisée ensuite; on y retrouve quelquefois des petits os de la main et du pied, des ongles, des cheveux, des pièces d'habillement, etc. Il est bon aussi de recueillir quelques échantillons de cette terre pour les soumettre au besoin à l'analyse chimique. Le corps étant complètement découvert, avant de le faire enlever, on note quelle position il occupe; quel est l'état des vêtements; s'il existe un lien autour du cou ou d'une autre partie du corps, on en décrit soigneusement la disposition. La nature du terrain doit aussi être mentionnée.

Une fois le corps enlevé, l'expert procède à loisir à ses constatations. S'il s'agit d'un amas d'ossements complètement dissociés, il faut rechercher s'ils proviennent d'un seul cadavre humain, s'ils représentent un squelette entier, et énumérer ceux que l'on a trouvés ou ceux qui manquent. L'expertise a ordinairement pour but de résoudre les questions suivantes : détermination du sexe, de l'âge, de la taille, recherche des signes particuliers d'identité, et des traces de blessures.

§ II. — Détermination du sexe

Quand les organes génitaux externes et internes ont complètement disparu, les caractères du squelette permettent encore presque toujours de résoudre cette question.

Considéré dans son ensemble, le squelette de la femme est composé d'os moins volumineux, plus grêles que ceux de l'homme, les extrémités des os longs sont moins grosses, les tubérosités moins saillantes, les empreintes des insertions tendineuses moins marquées. La gracilité des os est particulièrement prononcée aux mains et aux pieds.

C'est surtout le bassin dont la conformation offre des caractères spéciaux que met en évidence la comparaison des figures 45 et 46. Chez la femme le grand bassin est beaucoup plus large et plus évasé, les fosses iliaques plus étalées et moins concaves. Le petit bassin est également plus large, plus évasé dans le sens transversal chez la femme; sa paroi postérieure est plus concave ; sa paroi antérieure ou pubienne est plus large et

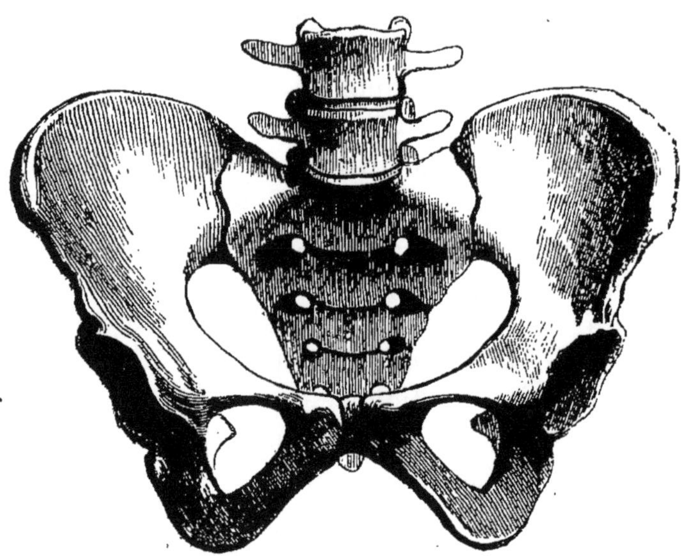

FIG. 45. — Bassin de femme.

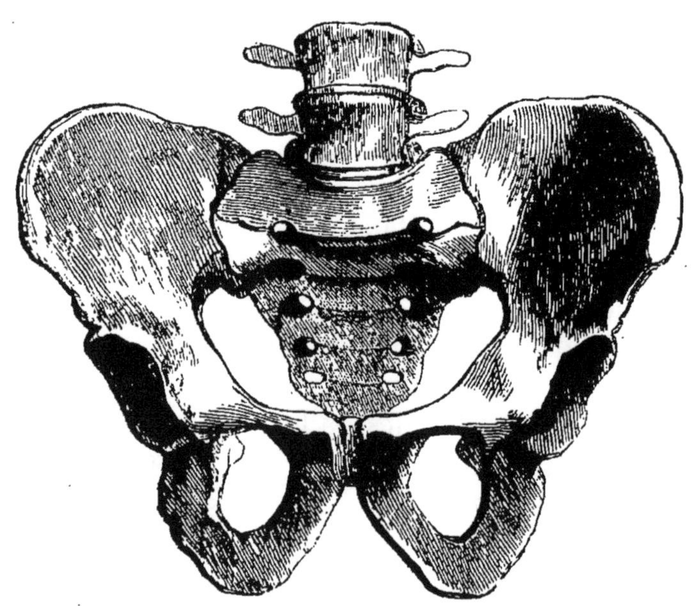

FIG. 46. — Bassin d'homme.

moins haute. Les trous sous-pubiens sont plus grands et triangulaires chez la femme ; ils sont irrégulièrement circulaires chez l'homme ; les branches ischio-pubiennes sont plus minces chez la femme. La hauteur totale du bassin est plus considérable chez l'homme.

Les fémurs de la femme sont plus recourbés en avant, et leur col forme avec le corps de l'os un angle plus prononcé.

Le thorax a une forme conoïde chez l'homme, plus ovoïde chez la femme ; chez celle-ci il est aplati d'avant en arrière, et relativement plus large à sa partie supérieure ; le sternum est moins oblique.

A la tête, la glabelle (saillie médiane à la base du front, au-dessus de la racine du nez) est plus prononcée chez l'homme ; elle existe à peine chez la femme. Les sinus frontaux sont plus développés, les arcades sourcilières plus épaisses chez l'homme. La mâchoire inférieure de la femme est plus mince, ses branches moins larges ; les dents sont plus petites [1].

§ III. — Détermination de l'âge

On sait que le système osseux n'acquiert son complet développement que vers l'âge de 30 ans. Jusqu'à cette époque, les divers os se développent successivement par la formation d'un noyau osseux dans les épiphyses, et par la soudure de celles-ci au corps de l'os. L'état du squelette fournit ainsi des points de repère, dont les principaux sont indiqués ci-dessous, et qui permettent de déterminer avec une approximation suffisante l'âge d'un individu au-dessous de 30 ans [2]. Pour ce qui concerne l'ossification avant la naissance, nous renvoyons au tableau de la page 384.

De 1 an à 18 mois, on trouve des points osseux dans les cartilages de l'extrémité inférieure de l'humérus et du cubitus, dans les têtes du fémur et de l'humérus, dans les extrémités supérieure et inférieure du tibia.

[1] Broca pense que, étant donné un crâne, il est en général possible de reconnaître s'il est masculin ou féminin. On trouvera dans l'article Crâne du *Dict. encycl.*, par S. Pozzi, l'exposé détaillé des caractères différenciels.

[2] Les dates indiquées par les divers auteurs pour l'apparition des points osseux et la soudure des épiphyses diffèrent souvent d'une façon notable. Nous avons pris surtout pour guide M. Sappey, mais en tenant compte de quelques observations qui nous sont personnelles.

A 2 ans, dans l'extrémité inférieure du radius et dans celle du péroné.

A 3 ans, grosse et petite tubérosités de l'humérus, grand trochanter

De 3 ans 1/2 à 4 ans, épitrochlée et rotule.

De 4 à 5 ans, point postérieur de l'olécrâne, extrémité supérieure du péroné.

De 5 à 6 ans extrémité supérieure du radius, tête des quatre derniers métacarpiens et métatarsiens.

De 6 à 7 ans, extrémité supérieure des phalanges de la main, extrémité postérieure des phalanges du pied.

De 8 à 9 ans, extrémité inférieure du cubitus, petit trochanter.

De 13 à 14 ans, trochlée, épicondyle, tubérosité antérieure du tibia.

De 15 à 16 ans, épiphyses des vertèbres et de l'os iliaque.

De 16 à 18 ans, épiphyses marginales du sacrum et de l'omoplate.

De 18 à 20 ans, l'épitrochlée, les trois épiphyses de l'extrémité supérieure du fémur, celles des métacarpiens, des métatarsiens et des phalanges se soudent au corps de ces os.

A 20 ans, soudure des épiphyses supérieure et inférieure du péroné, et de l'épiphyse inférieure du fémur.

A 25 ans, soudure de l'extrémité sternale de la clavicule et de la crête de l'ilium.

De 25 à 30 ans, soudure de la première vertèbre sacrée avec les autres, du sphénoïde avec l'occipital, et des épiphyses du corps des vertèbres.

L'état de la dentition complète les renseignements fournis par le squelette.

Voici les dates de l'apparition des dents.

PREMIÈRE DENTITION.

De 6 à 8 mois, les quatre incisives médianes.

De 7 à 12 mois, les quatre incisives latérales.

De 12 à 18 mois, les quatre petites molaires antérieures.

De 16 à 24 mois, les quatre canines.

De 24 à 36 mois, les quatre petites molaires postérieures.

SECONDE DENTITION.

A 5 ans, les quatre premières grosses molaires.

De 6 à 8 ans, les deux incisives médianes inférieures.

De 7 à 8 ans, les deux incisives médianes supérieures.

De 8 à 9 ans, les quatre incisives externes.

De 9 à 10 ans, les quatre premières petites molaires.

De 10 à 11 ans, les quatre canines.

De 12 à 13 ans, les quatre secondes petites molaires.

De 12 à 14 ans, les quatre secondes grosses molaires.

Les quatre dernières grosses molaires ou dents de sagesse apparaissent de 20 à 30 ans, ou plus tard encore. Il y a d'ailleurs des exceptions assez nombreuses à l'ordre et à la date d'apparition des dents.

Quand un sujet a dépassé 30 ans, son âge ne peut être déterminé par l'état du squelette que d'une façon beaucoup moins précise. Cependant on peut encore distinguer l'âge adulte, la vieillesse commençante, et la vieillesse très avancée.

Chez l'adulte, les os acquièrent leur maximum de densité (notamment ceux du crâne) ; les éminences, les crêtes, les dépressions sont très accentuées. Dans la vieillesse le tissu spongieux diminue et s'atrophie; le canal médullaire des os longs augmente de diamètre et de longueur; les parois de tissu compact s'amincissent. Vers 40 ans, l'ossification de l'appendice xyphoïde du sternum est presque complète, le coccyx se soude au sacrum, les cartilages costaux commencent à présenter quelques noyaux calcaires qui augmentent de nombre et d'étendue avec les années.

Le crâne fournit des indices importants. Les sutures coronale, bipariétale et lambdoïde commencent à s'effacer vers 35 ou 40 ans ; la fusion des os se fait en premier lieu au niveau de leur table interne et gagne ensuite leur face externe. Un des points de la suture disparait d'abord; l'effacement s'étend ensuite très lentement et il est rare qu'il soit achevé avant l'âge de 80 ou 85 ans. — Les crânes séniles présentent quelquefois aussi un amincissement partiel, une atrophie limitée, mais très apparente, effectuée aux dépens de la table externe de l'os, et siégeant principalement au niveau des bosses pariétales.

Dans la vieillesse, les disques intervertébraux s'amincissent et s'ossifient; les vertèbres se soudent plus ou moins complètement, et leur tissu se raréfiant, elles s'affaissent en même temps que leurs faces supérieure et inférieure s'élargissent.

Il faut noter encore, comme appartenant à un âge assez avancé, l'ossification du larynx et des anneaux de la trachée; déjà un peu après la 30e année des dépôts calcaires commencent à se former dans le larynx, envahissant d'abord les cartilages thyroïde et cricoïde pour gagner ensuite les arythénoïdes; mais il est rare d'observer avant 50 ans l'induration d'une grande partie du larynx, et celle des anneaux de la trachée..

L'état de la dentition, bien qu'ayant moins de valeur, mérite aussi d'être pris en considération; l'absence d'un grand nombre de dents avec oblitération osseuse plus ou moins complète des alvéoles correspondantes, l'usure de l'émail sur les dents qui restent, indiquent en général la vieillesse avancée. — A cette période de la vie, le maxillaire inférieure se déforme, son angle s'agrandit, de sorte que le corps et la branche montante de l'os tendent vers une même ligne, comme chez les très jeunes enfants.

§ IV. — Détermination de la taille

La longueur d'un squelette, mesuré du vertex au calcanéum, est évidemment un peu moindre que la taille du sujet dont il provient. L'épaisseur du cuir chevelu, des disques intervertébraux, des cartilages diarthrodiaux des membres inférieurs, des parties molles de la plante des pieds, entrent dans la stature d'un individu pour une quantité qu'on évalue à $0^{m},04$ ou $0^{m},06$.

Quand les os sont complètement désarticulés, il est difficile de les disposer tous ensemble dans leurs rapports normaux, de façon à pouvoir mesurer exactement la longueur du squelette. L'adaptation simultanée des diverses pièces du rachis et du bassin est surtout malaisée. Il n'est pas impossible cependant d'y arriver, en ayant recours à plusieurs aides intelligents qui maintiennent en même temps les divers os; on pourrait aussi fixer les vertèbres les unes aux autres au moyen d'une solution de gomme.

Dans les cas où manquent un certain nombre d'os indispensables pour mesurer directement la longueur du squelette, et lorsqu'on ne possède que quelques-uns ou même un seul des grands os des membres, on peut encore déterminer approximativement la taille de l'individu dont proviennent ces os. Il existe en effet entre la longueur des membres ou segments de membres et celle du corps entier une corrélation dont on peut tirer utilement parti dans ces cas. On consultera pour cela le tableau suivant, dressé par Orfila, et qui exprime les résultats de la mensuration de 20 squelettes [1].

SQUELETTES

LONGUEUR DU VERTEX À LA PLANTE DES PIEDS	LONGUEUR DU VERTEX À LA SYMPHISE DU PUBIS	LONGUEUR DES EXTRÉMITÉS SUPÉRIEURES DEPUIS L'ACROMIEN	LONGUEUR DES EXTRÉMITÉS INFÉRIEURES DEPUIS LA SYMPHISE DU PUBIS	FÉMUR	TIBIA	PÉRONÉ	HUMÉRUS	CUBITUS	RADIUS
mètre	centim.	centim.	centim.	cent.	cent.	cent.	cent.	cent.	cent.
1,80	92	77	88	46	40	39	33	27	25
1,43	71	65	72	38	31	30	27	22	19
1,49	74	65	75	38	32	31	29	22	20
1,45	70	67	75	40	32	31	29	22	20
1,38	70	55	68	32	27	26	24	19	17
1,47	74	60	73	38	32	31	26	21	19
1,69	85	72	84	44	36	35	31	25	22
1,75	86	76	89	46	39	38	32	26	23
1,54	75	69	79	40	33	32	29	24	21
1,67	80	76	87	45	38	37	31	27	24
1,64	80	71	84	44	36	35	30	26	24
1,65	75	72	90	45	38	37	32	27	25
1,86	95	78	81	47	39	38	33	27	25
1,79	91	77	88	46	38	37	33	27	24
1,78	90	75	88	46	37	36	33	26	24
1,83	95	78	88	46	39	38	34	28	25
1,83	90	78	93	47	43	42	33	27	25
1,60	80	75	80	45	38	37	32	26	24
1,70	82	75	88	46	38	37	32	27	25
1,77	89	78	88	46	38	37	33	28	25

On voit dans ce tableau qu'à un même os d'une même lon-

[1] Devergie fait remarquer que la manière dont chaque os est mesuré n'est pas suffisamment indiquée. Pour le tibia, par exemple, doit-on mesurer de la surface des deux condyles à la surface astragalienne de l'os, ou bien de l'épine du tibia à la pointe de la malléole interne? C'est très probablement la première interprétation qu'il convient d'adopter.

gueur correspondent des tailles totales différentes ; pour un fémur de 0m,46, par exemple, on trouve des tailles variant de 1m,70 à 1m,83. Cela exprime, en chiffres, un fait d'observation vulgaire, à savoir que chez certains individus les membres inférieurs sont relativement très longs ou très courts. — Si l'on ne possédait qu'un seul os, un fémur de 0m,46, par exemple, on prendrait la moyenne de toutes les tailles totales correspondantes, et l'on dirait que ce fémur provient d'un individu ayant une stature d'*environ* 1m,79. Si l'on disposait de plusieurs os provenant des membres supérieurs et inférieurs, on prendrait pour chacun d'eux une moyenne des tailles indiquées comme leur correspondant, puis une moyenne générale des chiffres ainsi obtenus, que l'on adopterait comme représentant la stature approximative du sujet. Il est bien évident qu'un pareil procédé n'a rien de rigoureux, qu'il ne peut donner que d'une façon tout à fait exceptionnelle et fortuite un résultat exact ; mais ce résultat, qu'on a soin de présenter comme une évaluation approximative, peut encore fournir des indications très utiles.

§ V. — Signes particuliers d'identité

Il est impossible d'énumérer ici tout les vices de conformation et toutes les lésions qu'on peut rencontrer sur le squelette, et qui sont susceptibles d'aider à établir l'identité d'un sujet. Nous nous contenterons de signaler quelques exemples.

On trouva sur un squelette, examiné judiciairement, que la tête du cinquième métatarsien gauche se prolongeait en dehors, et présentait dans ce sens une petite surface articulaire qui semblait indiquer une articulation surnuméraire. A la main droite, le cinquième métacarpien, plus court et plus large que celui de l'autre main, avait son extrémité phalangienne séparée en deux parties présentant chacune une surface articulaire, et en articulant la première phalange du petit doigt sur la partie du métacarpien qui avait la direction de l'axe de l'os, on remarquait également à la partie externe et supérieure de cette phalange, une facette articulaire qui attestait l'existence d'un sixième doigt. — Il fut établi ainsi que le squelette provenait d'un individu qui avait disparu trois ans auparavant, et qui avait un sixième doigt à la main droite et au pied gauche.

Dupuytren et Breschet ayant examiné des portions de cadavre trouvées dans la Seine, reconnurent « que les têtes des fémurs étaient rapetissées, raboteuses, inégales, dépouillées çà et là de cartilage, non par l'effet d'une section récente, mais par le fait d'une maladie ancienne et guérie depuis longtemps ; que le col de chaque fémur était racourci et que celui du côté droit offrait en avant une végétation osseuse encroûtée de cartilage ; que les ligaments de l'articulation étaient déformés, gonflés et adhérents aux parties molles. En outre les cavités cotyloïdes étaient oblitérées ; à la place de celle du côté droit il existait une végétation moitié osseuse, moitié fibro-cartilagineuse, au centre de laquelle s'implantait le ligament rond ; de ce côté la tête du fémur était logée dans une cavité accidentelle, en arrière et au-dessus de la cavité naturelle ; une disposition analogue existait au membre gauche, mais la cavité nouvelle était située plus haut et plus en arrière que la droite ». Les experts conclurent que cet individu devait avoir dans la conformation des hanches une difformité remarquable, et dans la progression une claudication et certainement un balancement pénible et désagréable du corps sur chaque membre inférieur alternativement ; et que le membre inférieur droit étant plus court, la pointe du pied droit devait porter presque seule sur le sol. — Le cadavre était en effet celui d'un individu dont la conformation et la démarche étaient bien telles que les experts l'avaient indiqué.

Dans une autre expertise la conformation asymétrique du bassin, la courbure anormale des tibias et des péronés, bien plus accentuée sur la jambe gauche qui était aussi plus courte que la droite, permirent d'établir que le squelette provenait d'un individu qui boitait (et qui fut reconnu à d'autres signes encore) [1].

Les ongles et les poils (cheveux, barbe) qui résistent très

[1] On trouvera dans la collection des *Ann. d'hyg. pub. et de méd. lég.* la relation de plusieurs expertises de ce genre.

longtemps à la putréfaction fournissent aussi des indices importants d'identité. — Les ongles peuvent indiquer si le sujet se livrait ou non à des travaux manuels grossiers. — La présence de la barbe, la longueur de la chevelure peuvent suffire à établir le sexe ; la coloration des poils fournit aussi un indice dont l'utilité est évidente ; il faut savoir toutefois que, sous l'influence de la putréfaction, les cheveux peuvent revêtir une teinte plus claire ou plus foncée que celle qu'ils avaient pendant la vie.

§ VI. — Traces de blessures sur le squelette

Il est en général très difficile de reconnaître sur un squelette si les fractures, perforations, ou autres lésions traumatiques des os, ont été produites pendant la vie ou après la mort. On ne peut guère compter sur la présence d'un épanchement sanguin que la putréfaction fait disparaître assez rapidement[1], et il ne faut pas oublier que les parties déclives des os, notamment de ceux du crâne, peuvent être fortement imbibées par le sang qui s'est accumulé en ces points sous l'action de la pesanteur. — Un commencement de cal, une altération morbide, telle que la carie ou la nécrose, peuvent montrer qu'il s'agit de lésions ayant précédé la mort d'un certain temps. — Enfin on reconnaîtra souvent les lésions produites par les manœuvres des ouvriers qui ont découvert le squelette, en ce que les solutions de continuité présenteront des bords à aspérités très nettes, très aiguës, non émoussées, et une surface d'une coloration très différente de celle du reste de la superficie osseuse.

[1] Cependant dans une affaire Guérin, les experts ont pu reconnaître, 4 ans après la mort, et grâce à la présence d'un épanchement sanguin, qu'une fracture du crâne avait été produite pendant la vie.

CHAPITRE DEUXIÈME

EXAMEN DES POILS ET DES CHEVEUX

L'examen des cheveux ou des poils a quelquefois une grande importance en médecine légale : tantôt ils se trouvent sur une arme qui a servi à commettre un meurtre ; tantôt la victime, en se débattant, a arraché à son agresseur un certain nombre de cheveux qu'elle a conservés dans la main, et qui peuvent servir à établir l'identité du criminel; tantôt la présence des cheveux indique l'endroit où le meurtre a été commis, etc. L'examen des poils joue quelquefois aussi un rôle dans les expertises relatives au viol, à l'attentat à la pudeur, à l'infanticide [1].

Les principales questions qui peuvent se poser dans ces divers cas sont les suivantes.

§ I. — Les poils proviennent-ils d'un être humain ou d'un animal?

Cette distinction peut être faite quelquefois avec évidence au premier coup d'œil; les poils présentant des zones de coloration différentes, les grosses soies du porc, les gros crins du cheval ne seront jamais pris pour des poils humains. Mais les différences sont loin d'être toujours aussi tranchées, et

[1] L'étude des poils et des cheveux, au point de vue médico-légal, a fait l'objet de divers travaux, dont les principaux sont :

Oesterlen. Das menschliche Haar und seine gerichtsärtztliche Bedeutung. Tubingen, 1874 (analyse in *Ann. d'hyg.*, 2e série, t. XLVII, p. 381).

Joannet. *Le poil humain, ses variétés d'aspect ; leur signification en médecine judiciaire*, thèse de Paris, 1878.

Beauregard et Galippe. *Guide de l'élève et du praticien dans les travaux pratiques de micrographie.* Paris 1880.

Jaumes. *De la distinction entre les poils de l'homme et les poils des animaux, considérée au point de vue médico-légal* (Paris, J.-B. Baillière, 1882).

plusieurs fois l'on a commis à ce sujet des erreurs ; celles-ci ne peuvent être évitées que grâce à l'examen microscopique.

Si l'on examine à un grossissement de 200 diamètres un cheveu, comme type du poil humain [1], on peut le considérer comme formé : 1° d'une cuticule constituée par des cellules plates, imbriquées, dont les contours forment une mosaïque plus ou moins apparente ; 2° de la substance corticale qui forme la plus grande partie du poil ; elle contient la matière colorante qui l'imprègne uniformément et forme en outre des dépôts plus ou moins nombreux et volumineux; cette substance est striée dans le sens longitudinal ; 3° d'une substance médullaire. Celle-ci n'existe pas toujours ; elle ne se montre quelquefois qu'en certains points; elle fait toujours défaut vers l'extrémité libre du poil. Elle forme un cylindre occupant l'axe du poil dans le cinquième ou le tiers au plus de sa largeur ; elle paraît ordinairement granuleuse, opaque et noirâtre (fig. 47). Souvent elle n'apparaît bien qu'après l'addition de divers réactifs et notamment de l'acide azotique dilué. La moelle est formée par des cellules qui sont souvent au nombre de 4 ou 5 sur une même ligne transversale.

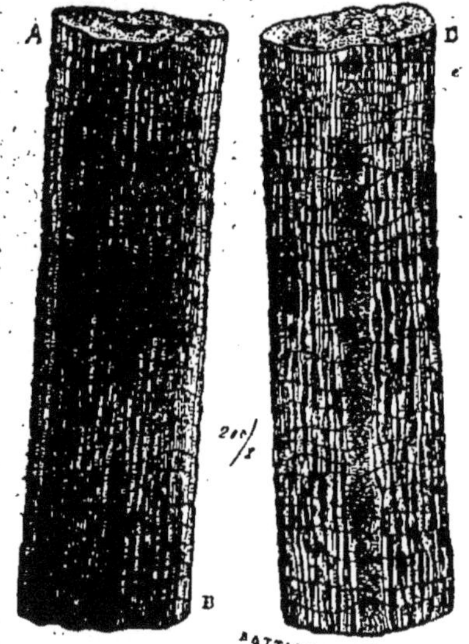

Fig. 47. — Cheveux humains (Alcan).

Sur les poils d'animaux, on retrouve ces mêmes parties constituantes, mais présentant des caractères différenciels ordinairement bien tranchés. Le signe distinctif le plus général est tiré du développement plus considérable de la moelle, qui constitue la plus grande partie du poil, la substance corticale ne formant qu'une sorte d'étui plus ou moins

[1] Il est utile, avant d'examiner les cheveux, de les traiter par l'éther ou par une solution très étendue de potasse, afin de les débarrasser des matières grasses qui les recouvrent en quantité plus ou moins abondante.

mince, à l'inverse de ce qui a lieu chez l'homme. Les cellules de la moelle sont rectangulaires, polygonales, ovoïdes, etc.; elles apparaissent en général de la façon la plus nette à un faible grossissement (200 diamètres) et sans qu'il soit besoin d'employer aucun réactif. — La cuticule est en général formée de cellules beaucoup plus apparentes que chez l'homme, à bords plus saillants, qui donnent quelquefois, au contour du poil, un aspect dentelé (fig. 48).

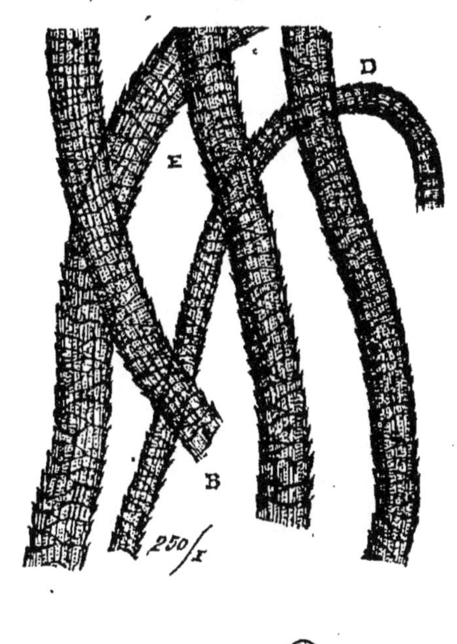

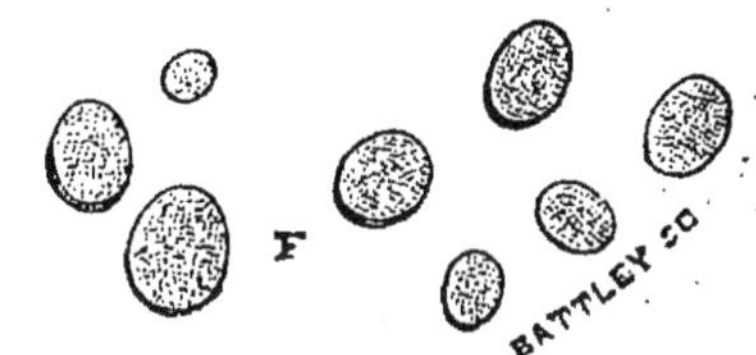

Fig. 48. — A. B. C. D. E. Poils de moutons de diverses grosseurs sans canal médullaire ; F. Coupe de ces divers poils (Alcan, *Matières textiles*).

Pour chaque espèce animale, l'aspect du poil varie, et étant donnés un certain nombre de poils, il est possible d'arriver, par une étude comparative, à déterminer de quel animal ils proviennent. D'ailleurs, il suffit souvent, dans une expertise, d'avoir reconnu que des poils n'appartiennent pas à un être humain. Une telle affirmation peut être émise sans hésiter quand on rencontre des poils comme ceux représentés fig. 49 à 55; la disposition des cellules médullaires indique que certainement ils ne proviennent pas de l'homme. Mais il faut savoir que chez les animaux il y a quelquefois un certain nombre de poils qui ne répondent pas au type ordinaire; la cavité médullaire peut manquer, rarement il est vrai, et on est alors privé du signe distinctif le plus important et le plus caractéristique. Toutefois cette difficulté n'existe guère que si l'on ne dispose que d'un seul poil ou d'un très petit nombre de ceux-ci ; si l'on en a une certaine quantité, il s'en trouve toujours quelques-uns qui présentent les caractères indiqués plus haut ; car chez l'ani-

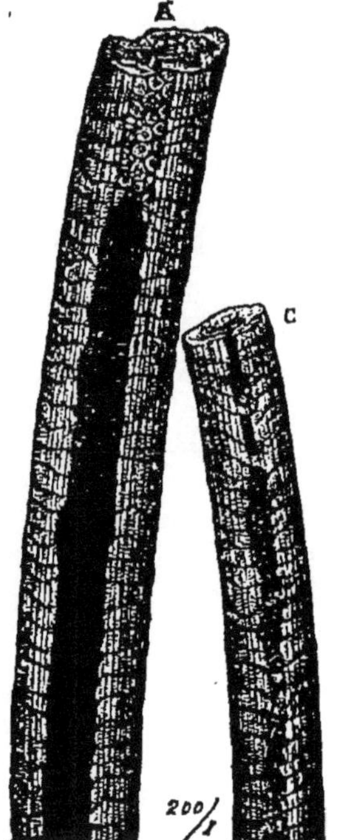

FIG. 49. — Poils de la jarre de mouton. On voit en A des cellules médullaires sans granules ; en B, elles sont pleines de granules qui les masquent.

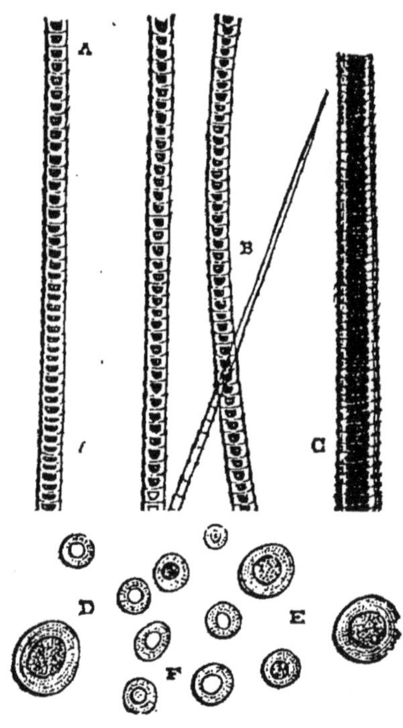

FIG. 50. — A. B. C. Poils de chat ; D E. F. Coupe de ces mêmes poils montrant le canal médullaire plein ou vide (Alcan, *Matières textiles*).

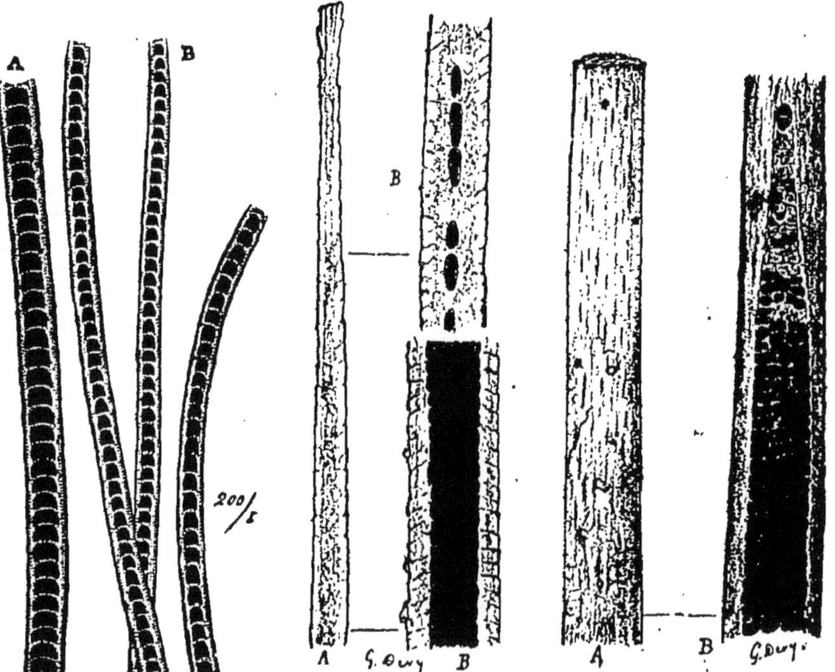

FIG. 51. — Poils de lapin (Alcan).

FIG. 52. — Un poil de cheval bai (125 diamètres).

FIG. 53. — Un poil de cheval bai (125 diamètres).

mal les poils offrant une structure semblable à celle du poil humain sont en très petit nombre, et constituent l'exception.

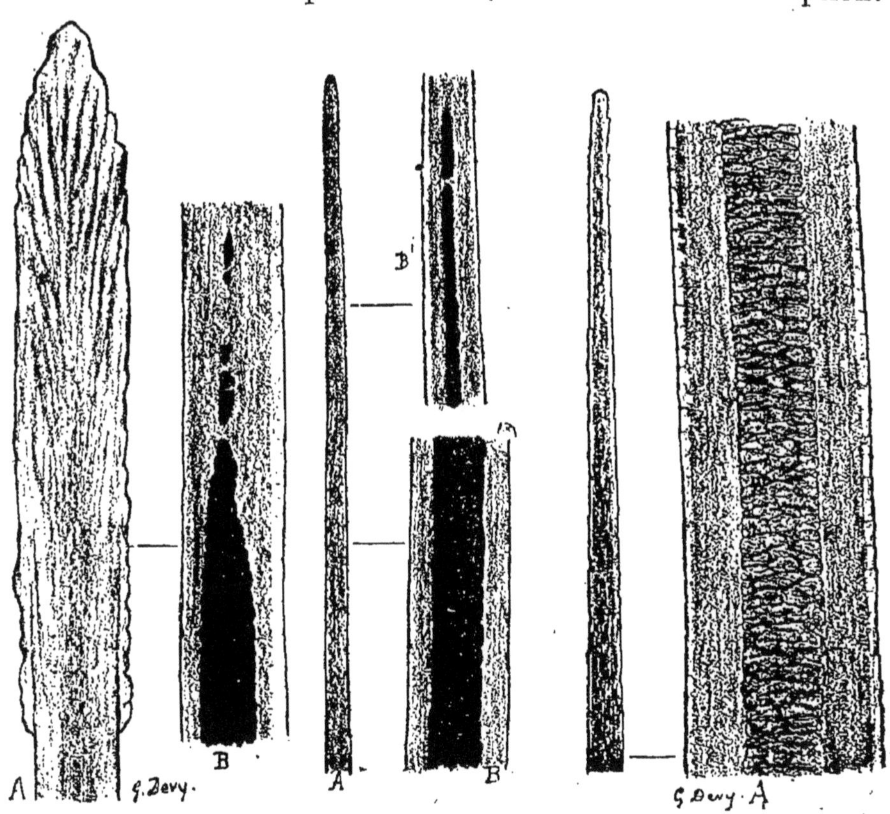

Fig. 54. — Deux poils de cheval alezan (grossissement 125 diamètres).

Fig. 55. — Un poil de cheval blanc (grossissement 125 diamètres).

§ 11. — De quelle région du corps provient un poil humain ?

Les cheveux peuvent se reconnaître quelquefois à leur grande longueur. En dehors de ce signe, on peut prendre en considération la largeur du poil. Le diamètre des cheveux [1] varie de 0mm,05 à 0mm,10, en sorte qu'on a pu dire que tout poil qui a plus de 0mm,10 d'épaisseur n'est probablement pas

[1] Les poils sont normalement fusiformes, en sorte que leur diamètre transversal varie et atteint son maximum vers leur partie moyenne. Sur les cheveux, le diamètre peut être considéré comme à peu près uniforme sauf près de la racine et de l'extrémité libre.

un cheveu. Les poils de la barbe sont très notablement plus épais. Oesterlen donne à cet égard les chiffres suivants :

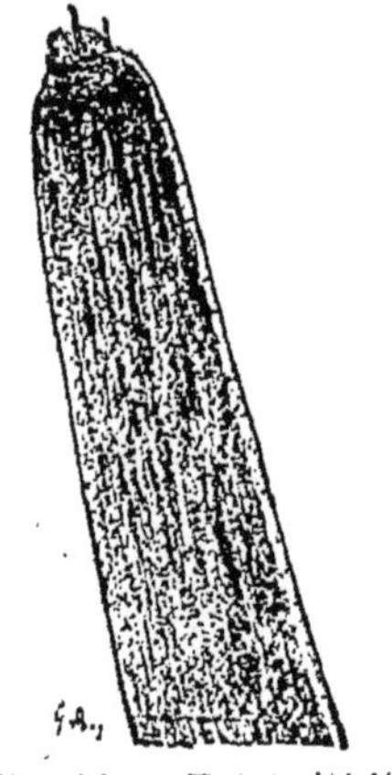

Fig. 56. — Extrémité libre d'un cheveu d'une femme de 30 ans (grossiss. 125 diamètres).

Poils du menton. . .	0mm,125	d'épaisseur
— de la moustache. .	0mm,115	—
— des joues. . . .	0mm,104	—

Les poils qui n'ont jamais été coupés sont terminés à leur extrémité par une pointe fine, graduellement et régulièrement effilée. Cependant beaucoup de ces poils, surtout ceux qui sont longs, et qui sont soumis à des frottements ou à des froissements répétés, ont une extrémité

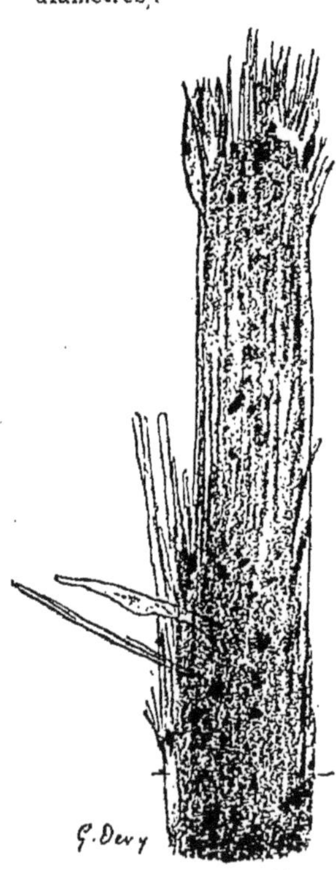

Fig. 57. — Extrémité libre d'un cheveu d'une femme de 30 ans (250 diamètres).

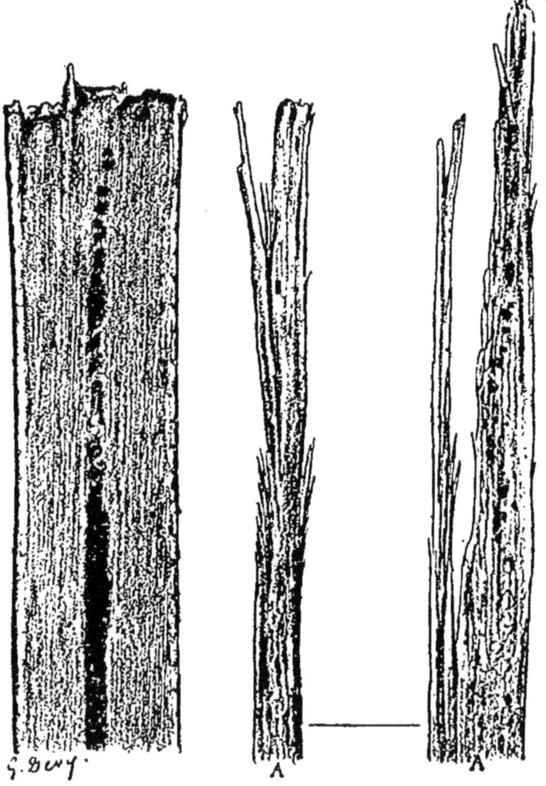

Fig. 58. — Extrémité libre de trois cheveux d'une femme de 30 ans (grossissement 250 diamètres).

libre de forme irrégulière, fendillée ; les fentes sont plus ou moins nombreuses, plus ou moins profondes, et donnent quelquefois au poil la forme d'un petit balai. Plus rarement, l'extrémité libre est renflée en massue (fig. 56, 57 et 58).

Les cheveux et les poils de barbe qui ont été coupés sont au contraire terminés à leur extrémité libre par une surface plane, perpendiculaire ou oblique au grand axe du poil ; cette surface est à bords nets, présentant quelquefois des dentelures à arêtes vives, des inégalités produites par les fibres de la substance corticale qui se trouvent écartées, ou par les cellules épithéliales de la cuticule (fig. 59). Au bout de quelque temps, ces inégalités s'usent et disparaissent, et après plus longtemps encore l'extrémité libre s'émousse et s'amincit un peu, mais sans jamais redevenir très effilée. On peut donc reconnaître ainsi que des poils ont été coupés, et que par conséquent ils proviennent très probablement de la barbe ou des cheveux. Toutefois, il faut savoir que dans les cheveux comme dans la barbe, il y a un certain nombre de poils qui échappent à l'action des ciseaux, en raison de leur faible longueur, et que ces poils ont par conséquent leur extrémité libre intacte.

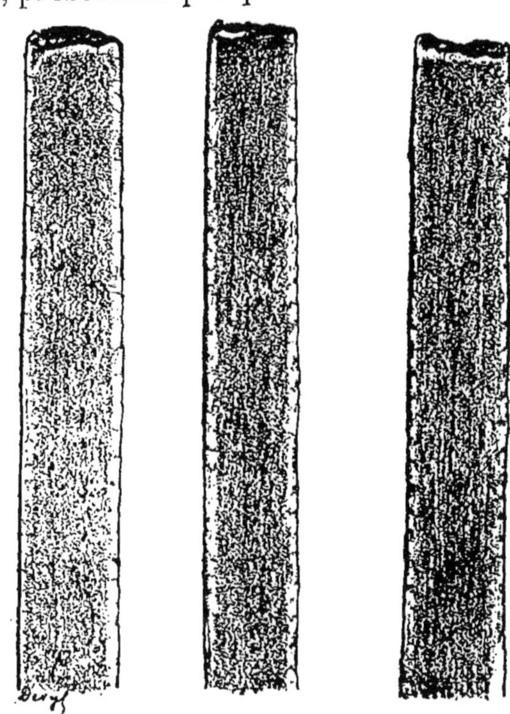

FIG. 59. — Extrémités libre de cheveux d'homme adulte, coupés depuis trois jours (125 diamètres).

Les *poils du pubis* ne dépassent pas en général $0^m,08$ de longueur. Ils sont ordinairement légèrement frisés et enroulés sur eux-mêmes, et, comme tous les poils qui présentent cette disposition, leur coupe est non pas circulaire, mais elliptique. Leur épaisseur est relativement considérable, et égale celle des poils de barbe; elle varie cependant beaucoup ainsi que le montrent les fig. 60, 61, 62. Leur surface est souvent rugueuse, et présente de petites entamures de la cuticule et de la substance corticale, ce qui paraît résulter du

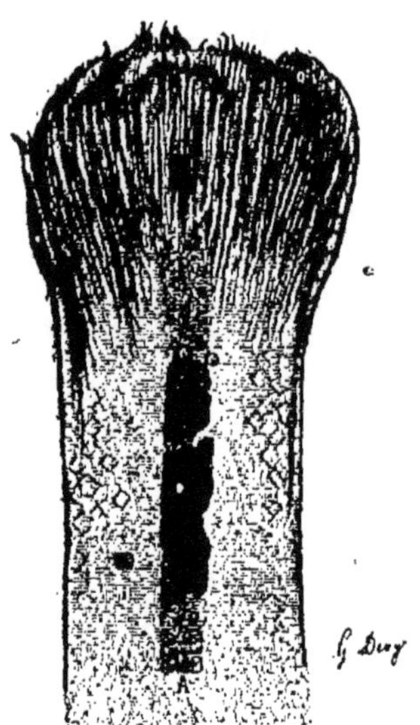

Fig. 60. — Extrémité libre d'un poil du pubis d'un homme adulte (125 diamètres).

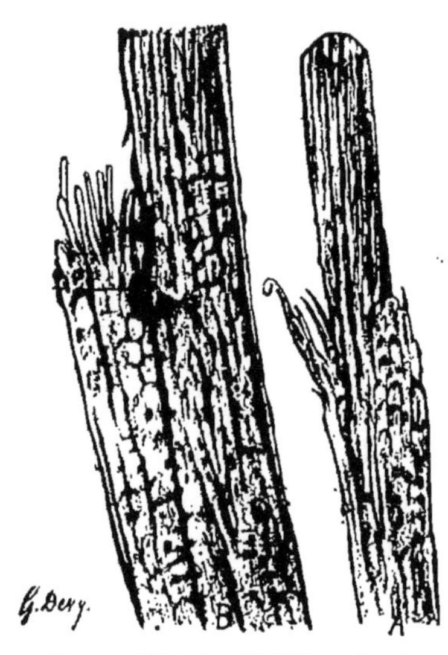

Fig. 61. — Extrémité libre de deux poils du pubis d'homme adulte. La partie A est la terminaison de la bifurcation que l'on remarque en B (125 diamètres).

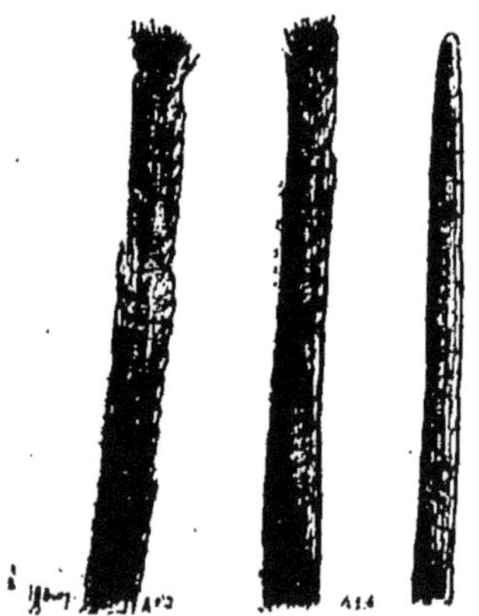

Fig 62. — Extrémité libre de poils du pubis d'un homme adulte (125 diamètres).

contact de la sueur ou de l'urine. Leur extrémité libre offre des formes très variables chez un même individu (fig. 60, 61, 62).

Les *poils de l'aisselle* sont souvent aussi rugueux et à surface inégale. Il en est de même des *poils du nez* et de ceux de l'*oreille*.

Les *cils* et les poils des sourcils sont fusiformes ; leur diamètre décroît très graduellement vers chaque extrémité; ils sont généralement terminés en pointe effilée et régulière.

Les poils des membres ont une extrémité mousse, et ordinairement arrondis d'une façon régulière; le canal médullaire, quand il existe, est presque toujours très minime (fig. 63).

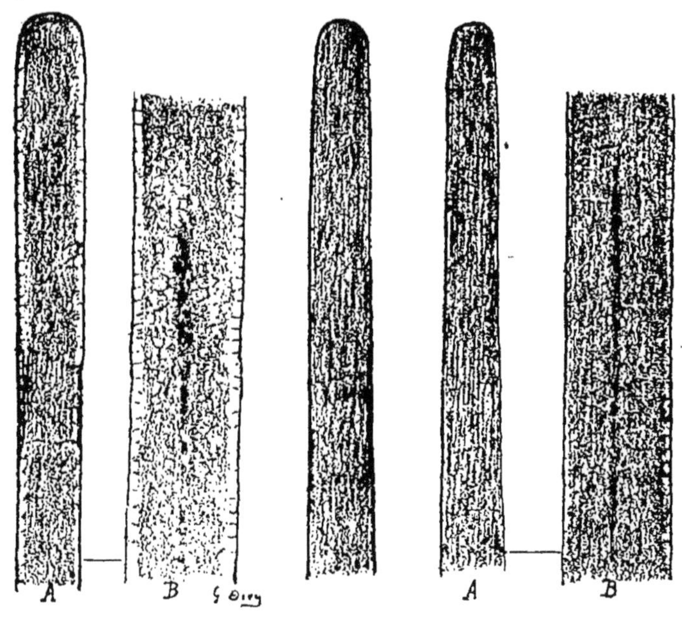

FIG. 63. — Trois poils de l'avant-bras d'un homme adulte (125 diamètres).

§ III. — Des cheveux ou des poils proviennent-ils de tel individu désigné ?

Pour résoudre cette question, on prend d'abord en considération la couleur des poils. Si l'on trouve que les cheveux comparés ont la même nuance, il faut faire ressortir ce fait, mais il y a à cet égard quelques causes d'erreur à éviter. Il faut se rappeler d'abord que les cheveux d'un même sujet n'ont souvent pas tous la même teinte, et que même quand la coloration de la chevelure paraît uniforme, examinée dans son ensemble, on peut trouver des nuances sensiblement différentes entre des cheveux considérés isolement. Cette circonstance est à retenir quand les cheveux ou les poils soumis à l'examen de l'expert sont en très petit nombre. Des cheveux pris en masse ont souvent une teinte plus foncée que quand ils sont examinés isolément, aussi est-il bon de ne pas comparer un cheveu unique à une mèche. Le microscope peut rendre plus sensibles des différences de coloration. On se rappellera aussi que la présence de la pommade ou d'un autre corps gras rend les cheveux plus foncés.

La longueur des poils peut fournir des indications utiles ; cette longueur varie beaucoup sur un même individu pour les cheveux et les poils de la barbe ; mais il y a du moins un certain maximum qui peut indiquer avec évidence que tel poil ne provient pas de tel individu.

Nous avons vu (p. 481) que l'extrémité libre des cheveux et des poils de barbe présentait un aspect variable suivant que ceux-ci avaient été coupés plus ou moins récemment ; cette indication pourrait être mise à profit dans certains cas.

Enfin la présence de pediculi ou de leurs œufs, de parasites végétaux, certaines altérations pathologiques des poils, des colorations artificielles (farine, charbon, etc.), l'existence de corps étrangers, etc., peuvent encore aider à reconnaître de quel individu proviennent des cheveux ou des poils donnés.

Dans les expertises relatives à l'avortement et à l'infanticide, on a quelquefois à rechercher si des poils proviennent d'un fœtus ou d'un enfant nouveau-né. Ces poils pourraient être confondus avec ceux du duvet de l'adulte (qui couvrent presque tout le corps) et avec ceux, très petits et très grêles, qui se trouvent sur les parties chauves du crâne. Cependant, les poils du duvet du fœtus et du nouveau-né ont une pointe finement effilée, et bien nette ; ceux de l'adulte ont ordinairement une pointe obtuse et usée ; les cheveux follets des chauves ont presque toujours une extrémité fendillée ou en balai. Quelques-uns de ces cheveux ou des poils de duvet de l'adulte ont un canal médullaire ; les cheveux et les poils de duvet du fœtus ou du nouveau-né n'en ont pas, ou du moins le fait est rare (fig. 64).

A la naissance, les cheveux sont en général longs de $0^m,015$, à $0^m,03$; cette longueur, l'absence du canal médullaire, l'effilement régulier de la pointe permettent de présumer qu'ils appartiennent à un jeune enfant. Il faut joindre à ces caractères l'épaisseur relativement minime des cheveux, cette épaisseur varie considérablement suivant les individus et aussi chez un même individu [1]; mais cependant elle est en général moindre que chez l'adulte (fig. 65).

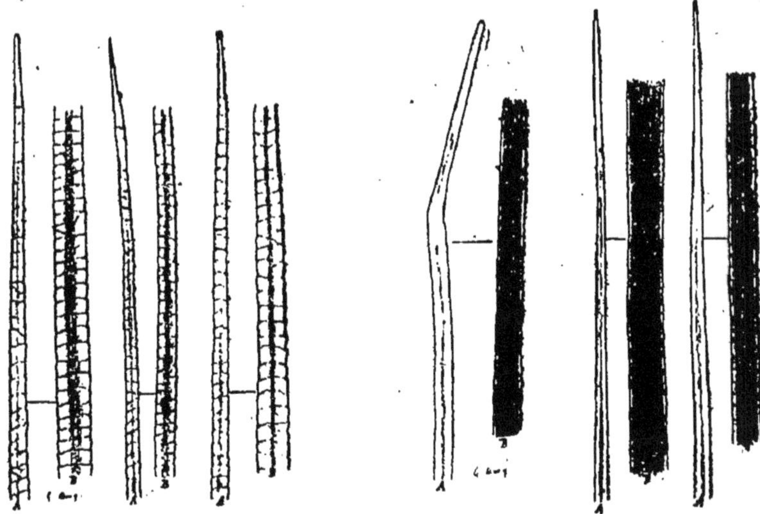

FIG. 64. — Poils du duvet d'un enfant nouveau-né à terme. Épaule et dos (125 diamètres).

FIG. 65. — Trois cheveux d'un enfant nouveau-né à terme (125 diamètres).

Ces signes distinctifs ne sont pas assez tranchés pour qu'on puisse toujours se prononcer lorsqu'on n'a qu'un, deux, trois ou quatre poils à examiner. Mais dans une expertise, on dispose très souvent d'un nombre beaucoup plus grand de poils, et lorsqu'on a constaté sur tous ou presque tous les caractères qui viennent d'être indiqués, les conclusions peuvent être affirmatives.

§ IV. — Des poils ont-ils été arrachés ou sont-ils tombés spontanément ?

On distingue les poils, d'après la forme de leur racine, en poils à *bulbe creux (racine en bouton)* et poils à *bulbe plein (racine en massue)*. Les premiers correspondent à

[1] MM. Malassez et Galippe ont constaté que, sur une série d'enfants nouveau-nés, à terme ou presque à terme, l'épaisseur moyenne des poils variait de 0mm,024 à 0mm,059. Pour chaque sujet, il y avait autour de cette moyenne de larges oscillations (Beauregard et Galippe, *ouvrage déjà cité*).

une papille en pleine vitalité, et par suite il est très probable qu'ils ne tombent jamais spontanément. Les poils à bulbe plein sont au contraire considérés comme ayant terminé leur évolution ; mais en cet état ils restent encore un certain temps implantés dans le derme, de sorte qu'ils peuvent aussi avoir été arrachés (fig. 66).

On trouve ordinairement à la base des poils arrachés, des fragments ou la totalité de la gaîne externe et de la gaîne interne qui leur forment une enveloppe volumineuse, souvent plissée d'une façon irrégulière (fig. 67). Les poils tombés entraînent quelquefois aussi une partie de leurs gaînes ; c'est du moins ce que nous avons vu plusieurs fois.

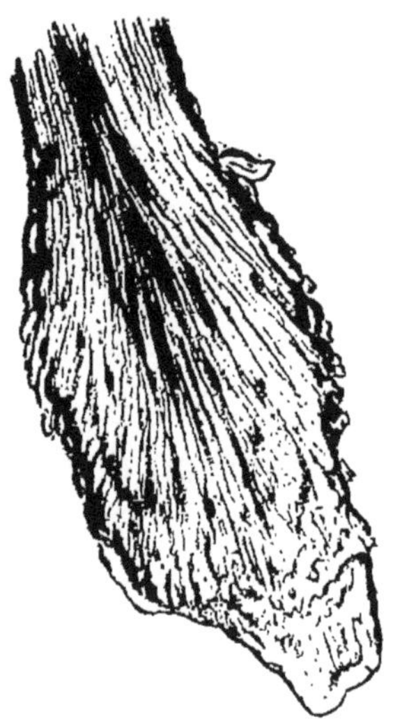

Fig. 66. — Racine d'un cheveu tombé (bulbe plein).

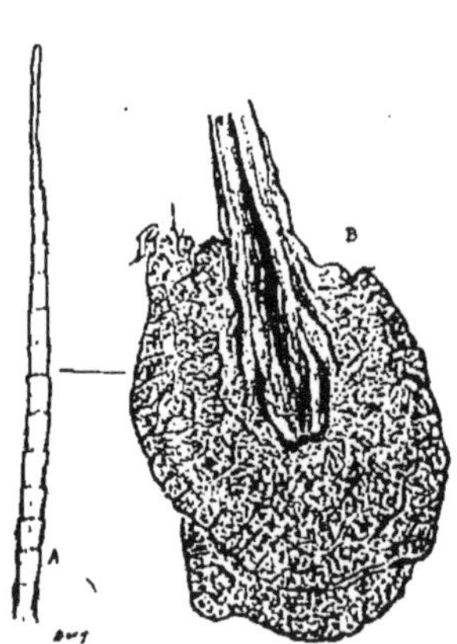

Fig. 67. — Poil de duvet de l'épaule arraché à un nouveau-né (125 diamètres).

Le poil arraché peut se séparer de sa racine et être brisé à une distance plus ou moins grande de celle-ci ; l'extrémité brisée est ordinairement très régulière, fendillée et filamenteuse.

L'examen du cuir chevelu permet souvent de reconnaître si des cheveux ont été arrachés ou sont tombés spontanément. Lorsque ces cheveux sont en grand nombre, ils proviennent ordinairement d'un ou plusieurs points circonscrits qui sont dénudés, et sur lesquels on peut apercevoir pendant plusieurs jours des traces d'excoriations ou d'autres lésions.

On reconnaît qu'une touffe de cheveux a été coupée, grâce à l'absence de racine, et à la terminaison brusque, plus ou moins nette suivant l'instrument employé, de l'extrémité correspondante. On distingue l'extrémité libre du poil grâce à la disposition des cellules de la cuticule ; ces cellules ont leur bord libre tourné vers la pointe du poil.

CHAPITRE TROISIÈME

TACHES DE SANG

ARTICLE PREMIER. — CARACTÈRES QUI PERMETTENT DE RECONNAITRE QU'UNE TACHE EST FORMÉE PAR DU SANG

Les taches que forme le sang sont en général faciles à reconnaître immédiatement par leur couleur et l'aspect qu'elles présentent. Cependant il arrive assez souvent que l'on peut conserver des doutes sur leur nature ; par exemple quand ces taches siègent sur des étoffes sombres ou sur certaines autres substances, quand elles sont en petit nombre et de minimes dimensions, qu'elles sont vieilles, qu'elles ont subi diverses altérations. C'est dans ces cas que l'expert est chargé de rechercher si elles sont réellement constituées par du sang.

Pour résoudre cette question, on peut avoir recours à divers procédés. Les principaux sont ceux qui mettent en évidence les caractères appartenant en propre au sang, à l'exclusion de toute autre substance. — Le sang est composé essentiellement d'*hématies*, éléments spécifiques et nettement caractéristiques ; ces hématies elles-mêmes contiennent un composé chimique, l'*hématine*, qui, soit seule, soit combinée avec des matières organiques sous le nom d'hémoglobine, possède des propriétés spéciales. De là trois moyens d'analyse : *a)* rechercher les globules sanguins ; — rechercher la matière colorante ; *b)* soit à l'aide de ses caractères optiques, *c)* soit à l'aide de ses caractères micro-chimiques (formation de cristaux de chlorhydrate d'hématine). Ces trois procédés s'équivalent au point de vue du résultat obtenu ; ce résultat, quand il est positif, entraîne toujours une certitude absolue. Mais le dernier possède une valeur pratique bien supérieure, parce qu'il est d'une exécution beaucoup plus facile, et à la portée de tous les médecins.

§ I. — Recherche des cristaux de chlorhydrate d'hématine

Ils sont connus aussi sous le nom de cristaux d'*hémine*, ou de cristaux de *Teichmann*, du nom de l'auteur qui les a découverts en 1853. Ils se présentent au microscope sous l'aspect de petits prismes rhombiques, c'est-à-dire de corps qui, vus de face, ont la forme de parallélogrammes allongés (fig. 68). Leur couleur varie du jaune rougeâtre au brun sombre en passant par toutes les nuances intermédiaires ; cette nuance est généralement d'autant plus foncée que l'épaisseur des cristaux est plus considérable, mais l'ancienneté de la tache exerce aussi une influence sur leur coloration. Leurs dimensions sont également variables ; il en est qui atteignent 20 μ de longueur et même davantage ; d'autres ne dépassent pas 1 μ ; la largeur est généralement proportionnelle à la longueur ; cependant ces deux dimensions peuvent être égales, et, au lieu d'un parallélogramme, on a alors un losange parfait. Quelquefois aussi, mais rarement, chacune des petites extrémités du cristal est limitée par deux plans, et la figure

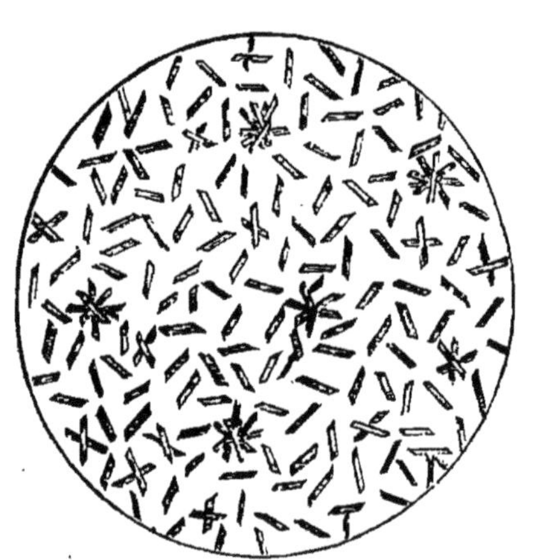

Fig. 68. — Cristaux de chlorhydrate d'hématine.

est ainsi celle d'un hexagone dont deux côtés sont démesurément allongés. Ces cristaux se groupent souvent entre eux de façon à former des croix ou des étoiles. Leur forme, leur couleur et ce mode de groupement sont absolument caractéristiques, et il suffit de les avoir vus une fois pour les reconnaître ensuite facilement. Ils sont insolubles dans l'eau, l'alcool, l'éther, la glycérine, et se conservent presque indéfiniment à l'air ; ils sont détruits par l'acide sulfurique et la potasse concentrée.

Le procédé pour les obtenir consiste à traiter le sang par l'acide acétique en présence du chlorure de sodium. S'il s'agit d'une tache, on la dissout dans un peu d'eau distillée, on porte le liquide rougeâtre ainsi obtenu sur une lame de verre porte-objet, on l'évapore à une douce chaleur, et quand le résidu est bien sec, on ajoute une petite quantité de chlorure de sodium et une goutte d'acide acétique monohydraté, et l'on évapore de nouveau ; en examinant la préparation au microscope, à un grossissement de 300 à 400 diamètres, on aperçoit les cristaux tels qu'ils ont été décrits plus haut. — On voit que ce manuel opératoire est simple ; mais il exige du soin et de la patience. Sous peine d'échec, les personnes peu habituées à ces petites manipulations doivent suivre minutieusement les précautions qui vont être indiquées, surtout si, comme nous le supposons, et comme cela arrive souvent dans la pratique, on ne dispose que d'une minime quantité de la matière suspecte. Nous allons examiner successivement les diverses phases de l'opération.

a. Dissolution de la tache. — S'il s'agit d'une tache épaisse, rien n'est plus simple que d'en enlever avec un scalpel quelques fragments qu'on peut traiter directement par le chlorure de sodium et l'acide acétique, mais qu'il est préférable de dissoudre d'abord dans l'eau distillée parce qu'on obtient ainsi la matière colorante en couche mince et plus étendue. Si la tache est située sur une étoffe, et qu'elle ne présente pas de croûtelles qu'on puisse enlever, on la découpe en suivant exactement son contour, et on la place sur la lame de verre, puis on l'imbibe avec quelques gouttes d'eau ; une plus grande quantité de liquide serait nuisible, car il est préférable que la solution sur laquelle se feront les manipulations ultérieures ait un certain degré de concentration. Après une macération prolongée suffisamment pour que le liquide ait pris une couleur rouge ou brune, on exprime ce liquide en raclant avec un scalpel le fragment d'étoffe qu'on maintient d'autre part avec une aiguille ; on enlève ensuite ce fragment ainsi que tous les petits filaments qui ont pu s'en détacher. Il faut éviter que le liquide obtenu se répande sur une grande surface de la lame de verre ; on doit s'efforcer au contraire de le rassembler en un espace limité où il forme une couche assez épaisse, afin qu'après l'évaporation la matière colorante se trouve ramassée en un même point. Il ne faut pas cependant que cette couche soit trop épaisse, car si elle n'est plus transparente, la préparation ne pourra être examinée au microscope.

Quand les taches sont très petites, mais assez nombreuses, on en découpe plusieurs qu'on fait macérer en même temps dans un peu d'eau, afin d'avoir une quantité suffisante de matière colorante.

Si c'était un ustensile en bois que l'on ait à examiner, on enlèverait un mince copeau au point où se trouve la tache, et l'on traiterait ce copeau comme un morceau d'étoffe ; seulement la macération devrait être prolongée plus longtemps. Si l'on ne pouvait enlever la tache de l'objet sur lequel elle se trouve, on l'envelopperait d'un petit anneau confectionné avec de la cire, de façon à avoir un godet dont la tache formerait le fond ; on verserait dans ce godet un peu d'eau, qui, une fois chargée de la matière colorante, serait transportée à l'aide d'une pipette sur la lame de verre.

b. Évaporation du liquide. — On peut laisser le liquide s'évaporer spontanément, mais il est plus expéditif et sans aucun inconvénient d'avoir recours à la chaleur ; seulement il faut chauffer modérément et rester au-dessous de 60 degrés, car la coagulation de l'albumine apporterait un obstacle sérieux à la production des cristaux. On chauffe habituellement la lame de verre en la passant dans la flamme d'une lampe à alcool ; il faut s'assurer fréquemment que la température n'est pas trop élevée en touchant la face inférieure de la lame de verre ; ce contact doit toujours être très supportable. Il importe de chauffer le liquide d'abord à la périphérie ; de cette façon, on évite qu'il s'étale sur la lame ; l'inconvénient de cet étalement a déjà été signalé.

c. Addition des réactifs. — Sur le résidu de l'évaporation précédente on dépose une très petite quantité de chlorure de sodium : deux ou trois grains aussi fins que possible, qu'on écarte un peu les uns des autres. Une trop grande quantité de sel est nuisible, parce que les cristaux de chlorure de sodium masquent alors ceux d'hémine et peuvent quelquefois entraver leur formation. Même en n'employant que la quantité nécessaire, cet inconvénient peut se produire encore sur des points limités : aussi est-il préférable, à notre avis, de se servir, au lieu de sel solide, d'une solution à $\frac{1}{500}$ ou à $\frac{1}{1000}$, dont on dépose une ou deux gouttes sur la préparation, et qu'on évapore ensuite : on a ainsi une couche de sel extrêmement mince, mais suffisante, et répandue uniformément partout. Il est encore plus commode de dissoudre directement la tache dans la solution de sel, au lieu de la traiter par l'eau distillée. Il est bien évident que rien n'est changé pour cela aux manœuvres précédentes ; on a supprimé seulement un temps de l'opération qui est une cause assez fréquente d'échec pour les personnes peu habituées à cette petite manipulation. — Les cristaux se produisent même quelquefois sans qu'on ajoute de sel, parce qu'il peut s'en trouver une quantité suffisante dans le sang que l'on examine, mais dans une expertise on échouerait presque toujours, si l'on comptait uniquement sur le sel qu'on suppose exister dans la tache.

Quel que soit le moment où le chlorure de sodium ait été ajouté au résidu de l'évaporation de la matière de la tache, il faut que celui-ci soit absolument sec quand on dépose l'acide. C'est l'acide acétique monohydraté dit glacial ou cristallisable (se solidifiant entre 0 et 4 degrés, ne se liquéfiant plus ensuite qu'à 17 degrés) qu'on emploie, et le mélange d'une petite quantité d'eau le transformerait en acide hydraté, impropre à la réussite de la réaction. On dépose une goutte de l'acide monohydraté sur la préparation et on l'évapore à une chaleur qui peut être plus élevée que tout à l'heure, mais qu'il vaut mieux toutefois ne pas pousser jusqu'à l'ébullition. C'est surtout ici que, lorsqu'on ne dispose que d'une faible quantité de la matière suspecte, il importe d'user de précautions. On prend l'acide à l'aide d'une baguette de verre assez effilée, de façon à n'avoir qu'une petite goutte à la fois ; on dépose cette goutte au centre du dépôt rouge qui se trouve sur la lame de verre et on la laisse s'étaler un peu, mais en ayant soin qu'elle ne dépasse pas les limites de la tache ; pour cela, on chauffe successivement les divers points de sa périphérie et l'on s'oppose aux échappements de l'acide par des inclinaisons appropriées de la lame : il se forme ainsi un liseré rouge et un peu épais que l'acide ne franchit plus et contre lequel on le ramène incessamment jusqu'à son évaporation complète. C'est dans ce liséré que se forment surtout les cristaux d'hémine et c'est là qu'il faut les chercher. Mais il est assez rare qu'on puisse les apercevoir après avoir ajouté une seule goutte d'acide, et l'on est obligé de déposer successivement plusieurs gouttes qu'on évapore en usant toujours des mêmes précautions ; de temps en temps on examine au microscope les divers liserés plus ou moins concentriques qui se sont formés. Quand on a opéré dans de bonnes conditions, les cristaux sont très nombreux, et leurs caractères si nets les font reconnaître d'emblée. Souvent il n'en est pas ainsi, et l'on aperçoit seulement la matière colorante déposée sous forme de petites masses amorphes brunes ou noirâtres ; le reste de la préparation est rempli par de l'albumine coagulée, par les corps étrangers qui pouvaient se trouver mélangés à la tache, et, quand on a employé trop de chlorure de sodium, par les cristaux de ce sel disposés en cubes, en étoiles ou en petits globules incolores ; dans ces conditions, il se produit aussi de grands cristaux d'acétate de soude, en forme de glaives. Tous ces cristaux déposés quelquefois en couche continue gênent beaucoup l'observation. On choisit alors un point où la matière colorante se trouve accumulée en assez grande quantité, et l'on dépose en ce point une goutte d'acide qu'on fait évaporer. En recommençant souvent cette opération, on finit par obtenir des cristaux qui peuvent être d'abord peu caractéristiques parce qu'ils sont très petits, très peu nombreux et englobés dans les substances voisines ; mais, dès qu'on aperçoit des cristaux disposés en croix ou en étoile, on est certain que l'on a bien du chlorhydrate d'hématine, et l'on n'a plus qu'à perfectionner la préparation par l'addition de nouvelles gouttes d'acide acétique. Dans le cas où il resterait des doutes, on pourrait les lever, comme l'a proposé récemment M. Morache [1], par un examen à la lumière polarisée : les produits albumineux ou salins étant *isotropes* laissent le champ obscur, tandis que les cristaux d'hémine, qui sont *anisotropes*, apparaissent seuls.

En suivant les précautions qui viennent d'être indiquées, on obtient presque toujours des cristaux d'hémine même avec une quantité extrêmement minime de sang. La réaction réussit avec des taches très anciennes ; plusieurs auteurs ont obtenu des cristaux avec du sang datant de dix, quinze et même quarante ans ; nous-mêmes possédons une plaque de sang desséché recueillie il y a six ans sur le sol d'une chambre où avait été commis un assassinat ; c'est des petits fragments enlevés à cette plaque que nous nous servons pour obtenir rapidement de beaux cristaux d'hémine destinés à être montrés comme types. Cependant, il est des cas où les cristaux ne peuvent être obtenus, et l'on échoue quelquefois avec des taches datant seulement de quelques mois ou de quelques semaines : il en est notamment ainsi quand le sang s'est putréfié avant de se dessécher ; dans d'autres circonstances, c'est la nature de la substance avec laquelle le sang a été en contact : graisse, sueur, tannin, etc., qui paraît apporter obstacle à la réaction.

Au point de vue de la valeur du procédé, on a signalé deux causes d'erreur. La première, relative aux cristaux de murexide (purpurate d'ammoniaque), est bien peu à craindre. Ces cristaux ont bien en effet une forme analogue à celle des cristaux d'hémine, mais ils sont d'un rouge vif et deviennent violets au contact d'une lessive de potasse ; de plus, il est vraiment difficile de concevoir comment on pourrait obtenir

[1] Morache. Les cristaux de chlorhydrate d'hématine (*Ann. d'hyg. publ. et de médec. lég.*, 3e série, t. V).

de la murexide en traitant une tache par le sel marin et l'acide acétique. La confusion est plus facile avec les cristaux formés par l'indigo. Les étoffes teintes avec cette matière laissent quelquefois déposer des cristaux qui résistent absolument à l'acide acétique, et dont la forme est tout à fait analogue à celle des cristaux d'hémine. Leur couleur est souvent bleue, mais, quand ce bleu est très foncé, on ne le distingue pas facilement du brun sombre; nous devons même dire que notre collègue Descoust nous a montré des cristaux obtenus par le simple lavage à l'eau d'une flanelle teinte en bleu violet, et et dont la forme et la couleur jaune rougeâtre étaient tout à fait identiques à celles des cristaux d'hémine. Il y a donc là une cause d'erreur plus sérieuse que ne semblent l'admettre les divers Traités de médecine légale. Aussi, quand une tache suspecte est située sur une étoffe qui peut avoir été teinte à l'indigo, il importe, avant de rechercher les cristaux d'hémine sur cette tache, de s'assurer, en examinant des échantillons non contaminés de l'étoffe, si celle-ci laisse ou ne laisse pas déposer des cristaux d'indigo. Dans le premier cas, la comparaison entre ces cristaux et ceux obtenus avec la tache pourrait encore suffire à lever toute incertitude: si, par exemple, les cristaux obtenus avec la tache étaient extrêmement nombreux, et ceux obtenus avec l'étoffe non contaminée rares et d'une coloration bleue. S'il y avait analogie entre les deux espèces de cristaux, on les soumettrait à l'épreuve par la teinture de gayac qui sera décrite plus bas. Les cristaux d'hémine colorent cette teinture en bleu, ceux d'indigo restent inactifs. Les autres caractères distinctifs qui ont été indiqués, comme, par exemple, la présence du fer dans les cendres des cristaux d'hémine, ne nous paraissent pas susceptibles d'être utilisés dans la pratique de la médecine légale.

Une fois que l'on a obtenu les cristaux, on peut conserver indéfiniment la préparation en la recouvrant d'une lamelle que l'on scelle, après avoir ajouté ou non un peu de glycérine. L'expert peut garder cette préparation qui lui servirait au besoin à justifier ses conclusions.

§ II. — Examen spectroscopique

Le spectre obtenu par la décomposition de la lumière qui a traversé d'abord certaines substances, présente des raies ou bandes, parallèles aux diverses zones colorées, et dont le nombre, la situation, la largeur, etc., varient suivant la nature de la substance traversée par les rayons lumineux. Pour la matière colorante du sang, notamment, la disposition de ces bandes est caractéristique et fournit un signe précieux en médecine légale.

On se sert pour l'examen spectroscopique soit du spectroscope ordinaire, soit du micro-spectroscope.

Le grand spectroscope (fig. 69) est un instrument de pré-

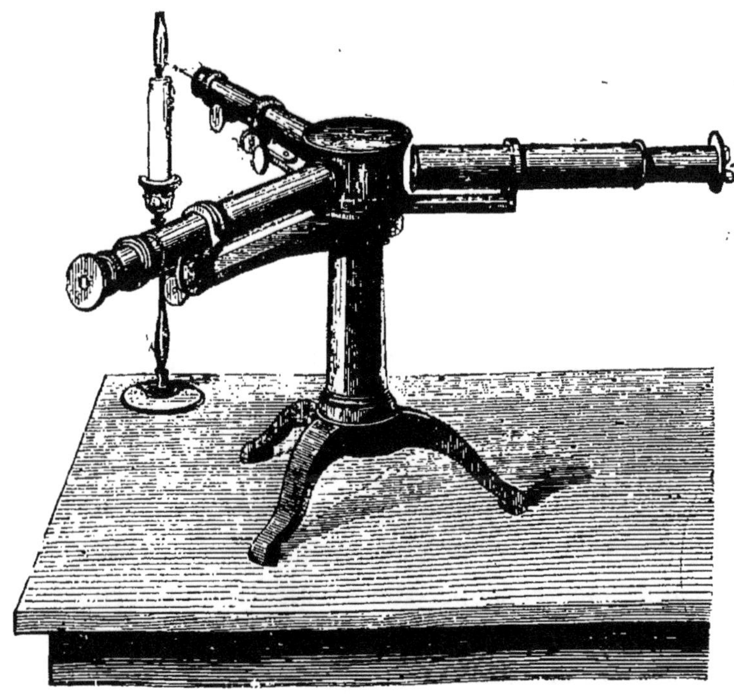

Fig. 69. — Spectroscope.

cision qui ne se trouve guère que dans les laboratoires. La lumière émane de la flamme d'un bec de gaz qu'il faut s'efforcer de rendre aussi immobile que possible. Entre cette flamme et l'instrument, on place et on maintient à l'aide d'un support le récipient qui contient le liquide sanguin. Une autre flamme éclaire un micromètre dont les divisions sont aperçues en même temps que le spectre, ce qui permet de préciser la position des bandes que l'on observe. L'instrument est en outre muni d'un prisme extérieur qui est mobile, et qu'on peut disposer de façon à ce qu'il laisse entièrement libre la fente par laquelle pénètre la lumière, ou bien à ce qu'il recouvre la moitié de cette fente. Dans le premier cas on aperçoit uniquement le spectre de la première flamme et du liquide qu'elle a traversé ; dans le second cas, le spectre est divisé dans sa hauteur en deux moitiés ; l'une répond toujours à la première flamme ; l'autre moitié reste obscure si l'on n'éclaire pas le prisme à l'aide d'une seconde source de lumière ; si cet éclairage est fait convenablement, on aperçoit deux spectres exactement superposés. On comprend l'intérêt de cette disposition ; elle permet de comparer le spectre fourni par le liquide suspect que l'on examine, soit avec le spectre normal, soit avec le spectre du sang, si l'on a eu soin d'interposer du liquide sanguin entre le prisme extérieur et le second bec de gaz.

Le *microspectrope* est un instrument plus portatif, moins cher, d'un maniement plus facile et plus rapide, et qui donne en général des résultats suffisants. Le microspectrope construit par Nachet, s'adapte, en guise d'oculaire, à un microscope ordinaire ; le sang est placé sur la platine et est examiné sans qu'il soit besoin de se servir de lentille objective. Diverses vis servent à augmenter ou à diminuer la largeur et la hauteur du spectre, et aussi à faire apparaître, comme dans le grand spectroscope, deux spectres superposés. On peut placer en regard d'une ouverture disposée latéralement un second flacon contenant du sang normal et l'on obtient ainsi un spectre de comparaison.

Le liquide que l'on examine a été obtenu généralement par la macération d'une tache dans l'eau ; il faut le filtrer pour qu'il soit parfaitement limpide. On l'introduit dans un récipient en verre bien homogène, dépourvu de stries ou d'autres défauts, et dont les parois doivent être soigneusement nettoyées. Ce récipient est un tube cylindrique ou aplati, ou un petit flacon plat comme ceux que vend Nachet.

La teinte du liquide ne doit être ni trop claire, ni trop foncée; dans le premier cas on n'aperçoit pas de bandes d'absorption, dans le second cas le spectre est à peine visible. Pour des flacons, comme ceux de Nachet, dont l'épaisseur est d'environ $0^m,005$, la teinte qui convient le mieux est la nuance fleur de pêcher. On comprend que quand le liquide dont on dispose n'est que très faiblement coloré, il faut l'examiner sous la plus grande épaisseur possible.

Quand une tache est très peu épaisse et siège sur un tissu mince et transparent, on peut l'examiner en la plaçant directement au-devant du spectroscope. Ce procédé est avantageux quand il n'existe qu'une très minime quantité de sang qui ne pourrait donner une solution suffisamment colorée.

Résultats de l'examen. — Si l'on examine au spectroscope du sang convenablement dilué, on aperçoit[1] au niveau de la zone jaune et au commencement de la zone verte du spectre deux bandes obscures entre les raies D et E du spectre solaire[2]. La bande de gauche est un peu moins large et bien limitée; celle de droite est plus étendue et ses contours sont moins nets.

C'est là le spectre de l'hémoglobine *oxygénée*. Quand le sang est dépouillé de son oxygène, que l'hémoglobine *est réduite*, le spectre est différent, et l'on observe alors une seule bande[3] au lieu des deux précédentes. Cette bande unique occupe une position intermédiaire à celle des deux bandes caractéristiques de l'hémoglobine oxygénée. Elle est large, et ses contours sont assez mal délimités (fig. 70).

Or, il est en général très facile d'enlever au sang l'oxygène qu'il contient; il suffit de le traiter par certains corps ré-

1 Ce fait a été observé par Hoppe-Seyler en 1862.

2 Il existe dans le spectre solaire un grand nombre de fines raies obscures, dont on distingue huit principales qui servent de points de repère dans les différentes couleurs et que l'on désigne par les premières lettres de l'alphabet ; A est située à la limite du rouge obscur, H et I dans le violet.

3 Elle est quelquefois appelée bande de Stokes, du nom de l'auteur qui l'a découverte.

ducteurs. Celui dont on se sert habituellement est le sulfhydrate d'ammoniaque; on en ajoute une petite quantité au liquide examiné, par exemple une goutte pour un ou deux centimètres cubes, et ordinairement la réduction est opérée

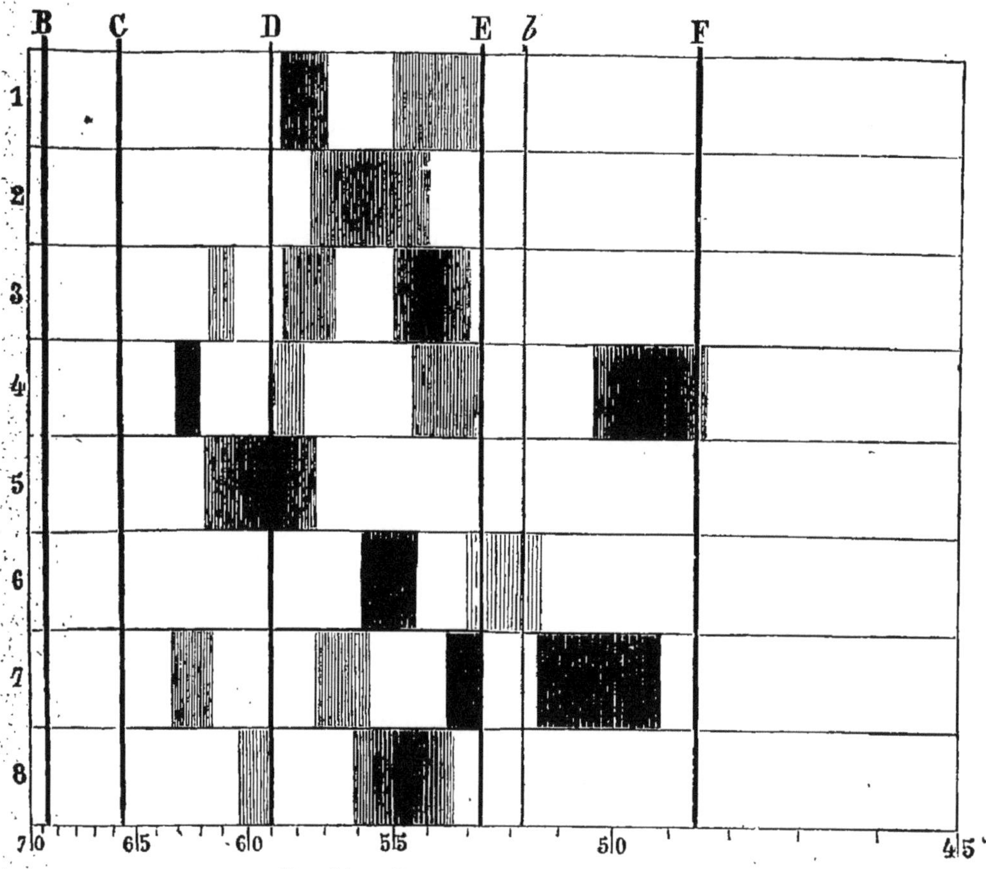

Fig. 70. — Spectres d'absorption du sang [1].

en deux ou trois minutes. On peut suivre les diverses phases du phénomène; on voit les deux raies primitives s'éclairer graduellement, et en même temps apparaît la bande intermédiaire qui devient de plus en plus foncée. — Si l'on n'a

[1] 1, Oxyhémoglobine ; 2, H. réduite ; 3, Méthémoglobine en solution alcaline ; 4, Methémoglobine en solution acide ou neutre, hématine en solution acide ; 5, Hématine en solution alcaline : 6, Hématine réduite ; 7, Hématoporphiryne (hématine privée de fer) alcaline ; 8, Hématoporphyrine acide.

Les lettres marquées en haut indiquent les raies de Frauenhofer.

pas ajouté une trop grande quantité de sulfhydrate d'ammoniaque, on peut, en agitant le liquide sanguin avec un peu d'air, réoxygéner l'hémoglobine, et faire apparaître de nouveau les deux bandes primitives, qu'on peut ensuite réduire encore une fois.

Les propriétés spectroscopiques qui viennent d'être indiquées appartiennent en propre au sang et sont caractéristiques. Il est vrai que le picrocarminate d'ammoniaque donne des bandes d'absorption dont la situation et la largeur sont identiques à celles de l'oxyhémoglobine ; mais ces bandes ne disparaissent pas par l'action d'un corps réducteur, et il y a là un signe nettement différentiel, facile à obtenir. D'ailleurs il est bien peu probable que l'on ait à examiner dans une expertise des taches de picrocarmin.

Il suffit d'une très minime quantité de sang pour obtenir les caractères spectroscopiques ; d'après Hoppe-Seyler, une solution d'hémoglobine à $\frac{1}{10,000}$ donne encore des bandes parfaitement nettes quand elle est examinée sous une épaisseur de $0^m,01$.

Nous avons supposé jusqu'à présent que l'on opérait avec de l'hémoglobine restée intacte. Le fait n'est pas rare dans la pratique, et l'on peut apercevoir les bandes telles qu'elles viennent d'être décrites avec du sang desséché depuis plusieurs mois. Mais il n'en est pas toujours ainsi. Quand le sang a été soumis à l'action d'une forte chaleur, quand une tache mince a été exposée à l'air libre et à la lumière, et sous d'autres influences mal connues, l'hémoglobine se transforme en *hématine*. Cette hématine donne un spectre différent suivant qu'elle est en solution acide ou en solution alcaline. En solution *acide*, l'hématine présente une bande située dans le rouge, auprès de la raie C ; en outre une grande portion de la partie droite du spectre reste obscure. En solution *alcaline*, l'hématine donne une bande entre C et D ; cette bande est mal limitée, peu foncée, et assez difficile à apercevoir. Mais si l'on ajoute à la solution un peu de sulfhydrate d'ammoniaque, on voit apparaître deux bandes très nette et très caractéristiques, situées entre D et E, celle de gauche est très foncée ; celle de droite un peu moins obscure, mais bien limitée.

Dans d'autres cas, et par exemple quand le sang a été putréfié, ou s'est trouvé en contact avec diverses substances, matières fécales, urines, etc., la matière colorante du sang est passée à l'état de *méthémoglobine*, substance qui ne serait qu'un produit intermédiaire de la transformation de l'hémoglobine en hématine. On observe alors soit les raies de l'hémoglobine oxygénée avec une troisième raie dans le rouge, soit deux raies de même largeur, soit enfin une raie unique. Un tel spectre n'est pas suffisamment caractéristique, d'autant plus que les aspects qui viennent d'être mentionnés sont souvent plus ou moins mélangés entre eux ; il faut s'efforcer alors d'amener la matière colorante à l'état d'hématine acide ou alcaline. Nous reviendrons plus loin (p. 506) sur les procédés à employer en ce cas, et toutes les fois que la matière colorante a subi des altérations.

Enfin dans certaines circonstances, et surtout quand on opère sur des taches un peu anciennes, la matière colorante ne donne plus les bandes caractéristiques, et l'exâmen spectroscopique reste infructueux.

§ III. — Examen histologique des taches de sang

Cet examen comprend la recherche des globules rouges, et accessoirement celle des globules blancs et de la fibrine ; nous n'avons pas à les décrire ici. — Les caractères des hématies à l'état frais sont bien connus, mais ce n'est que très exceptionnellement que ces éléments se montrent avec leur aspect normal lorsqu'ils proviennent d'une tache faisant l'objet d'une expertise. Cependant il arrive quelquefois que du sang épanché reste plusieurs jours à l'état liquide quand il se trouve efficacement protégé contre l'évaporation, par exemple lorsqu'il reste emprisonné entre les plis d'un vêtement. Il suffit alors d'en enlever une petite quantité avec un scalpel, de le porter sur une lame de verre et de le recouvrir d'une lamelle sans addition d'aucun réactif, pour apercevoir les globules le plus souvent presque intacts ; dans ces conditions le diagnostic est aussi facile que sur une préparation de sang frais.

Mais dans l'immense majorité des cas il n'en est pas ainsi, et c'est sur du sang desséché que l'on doit opérer. Les globules ont alors subi de nombreuses altérations de forme, en même temps que leurs dimensions sont notablement réduites. Souvent ils deviennent crénelés, et ces crénelures forment sur le contour une série de petites dents qui donnent au globule l'aspect d'une roue d'engrenage ; quand ces aspérités sont plus nombreuses et plus accentuées, elles s'aperçoivent de face et rendent le globule épineux. A cet état, les hématies sont encore parfaitement reconnaissables et caractéristiques. D'autres fois l'excavation centrale disparait et est fréquemment remplacée au contraire par une saillie qui donne au globule la forme d'une sphère, d'une demi-sphère ou d'une calotte ; souvent ils deviennent très pâles, presque incolores, et contiennent des granulations dans leur intérieur ; quelquefois aussi ils ont été brisés et sont réduits à l'état de fragments plus ou moins volumineux. Quand les globules se trouvaient pressés les uns contre les autres au moment où ils se sont desséchés, ils se présentent sous des formes très irrégulières : polyédriques, anguleux, et constituent souvent, par leur agglomération des plaques jaunâtres, rouges ou brunes, au milieu desquelles leurs contours se dessinent en traits noirs plus ou moins nets, qui forment une sorte de mosaïque.

C'est quand le sang s'est desséché sous une certaine épaisseur, et qu'on peut en détacher un petit fragment, que l'examen est le plus facile et donne les meilleurs résultats. Lorsque, par exemple, une tache est recouverte d'une croûte, on enlève un petit morceau de cette croûte et on le place sur une lame de verre au milieu d'une goutte de l'un des liquides qui seront énumérés plus loin ; on attend quelques instants que la substance commence à se ramollir, puis on la dissocie légèrement avec des aiguilles de verre, et on la recouvre d'une lamelle. On aperçoit alors les globules rouges avec l'aspect qui vient d'être indiqué, emprisonnés au milieu de filaments minces, finement granuleux, très légèrement teintés de gris, constitués par la fibrine (fig. 71). Çà et là apparaissent quelques globules blancs reconnaissables à leur volume, à leur corps incolore et surtout à leur noyau contourné. Si l'on ajoute un peu d'acide acétique à la préparation, tous les globules rouges se décolorent presque instantanément, et la matière colorante va se porter sur le

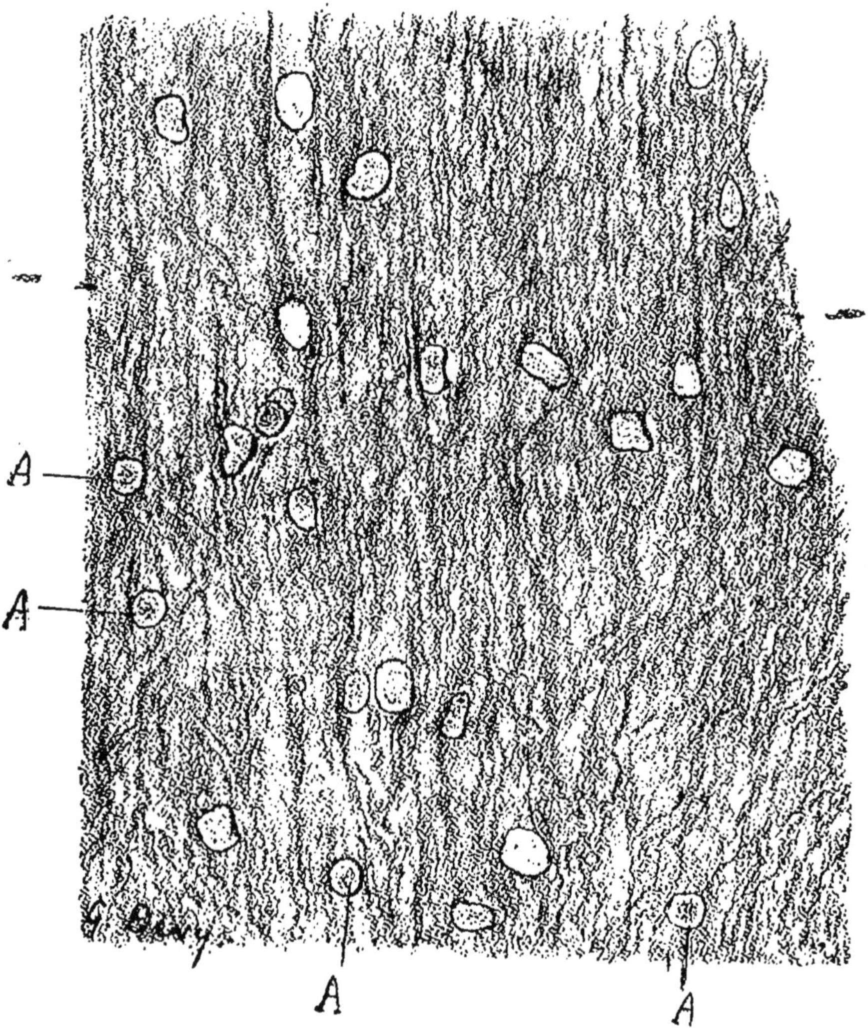

FIG. 71. — Préparation de sang desséché. Globules rouges emprisonnés dans la fibrine. A, A, globules blancs.

noyau des globules blancs, qui paraissent bien plus nombreux qu'auparavant parce que la plupart étaient masqués par les globules rouges. En même temps la fibrine se gonfle, devient transparente, les granulations disparaissent, et elle est bientôt invisible. Il ne reste plus alors de toute la préparation que les noyaux des globules blancs fortement colorés, autour desquels on aperçoit en regardant avec attention le corps cellulaire incolore.

Quand il s'agit d'examiner une tache formée seulement par l'imbibition du sang dans une étoffe, sans croûtelles à la surface, l'opération devient beaucoup plus difficile, surtout si cette tache est peu étendue. En pareil cas, la manière de procéder pour ramollir et délayer la matière de la tache est à peu près la même que celle qui a été indiquée précédemment à propos de la recherche des cristaux d'hémine, seulement, comme il ne s'agit plus ici d'une *dissolution*, il faut remplacer l'eau par un autre liquide dans lequel les globules puissent se conserver. Quand la tache siège sur une étoffe que le sang n'a fait qu'imbiber faiblement, on découpe cette tache et on l'imbibe avec le liquide que l'on a choisi, dont on emploie une quantité aussi petite que possible, afin que tous les éléments qu'on pourra obtenir soient rassemblés dans une même préparation et soient plus faciles à rechercher. Quand l'imbibition est suffisante pour que le liquide ait pris une coloration rouge, ce qui exige un temps variable suivant l'ancienneté de la tache et le liquide employé, on racle fortement l'étoffe avec un scalpel, en la maintenant d'autre part avec une aiguille. Quand la tache est de petite dimension, ou qu'on n'a obtenu qu'un liquide très peu coloré, on dissocie le tissu brin à brin, et le tout : liquide et filaments de l'étoffe, est recouvert d'une lamelle et examiné au microscope [1]. C'est quand on opère dans ces conditions que la recherche est minutieuse et demande beaucoup de temps et de patience. Les globules conservés sont le plus souvent très peu nombreux, et ils peuvent être masqués par les filaments et les autres corps étrangers qui se trouvent en abondance dans la

[1] On peut aussi, quand il s'agit de taches déposées sur certaines étoffes, effilocher le tissu ; en opérant sur une lame de verre placée sur un fond blanc, et en se servant de la loupe, on aperçoit quelquefois au niveau de l'entrecroisement des fils, de très minimes croûtes sanguines qu'il est assez facile de recueillir. On obtient ainsi une préparation presque complètement débarrassée de corps étrangers.

préparation. Il faut examiner successivement tous les champs du microscope, et dans chacun d'eux explorer attentivement tous les filaments les uns après les autres. C'est souvent en effet sur ces filaments que l'on trouve fixés des globules qui se présentent alors généralement avec leur forme dentelée caractéristique, mais qui sont quelquefois très pâles. Il suffit de quelques-uns de ces globules pour établir péremptoirement la nature de la tache dont ils proviennent. Quant aux globules qui ont subi des déformations plus profondes, lorsqu'ils sont peu nombreux, il faut être très familiarisé avec l'étude histologique du sang pour les reconnaître avec certitude. Une erreur qui a été plusieurs fois commise consiste à prendre pour des hématies des spores de champignons microscopiques qui se rencontrent très souvent dans les taches. Ces spores ont en effet une teinte légèrement jaunâtre, mais leur forme régulièrement sphérique ou ovoïde à contours très nets, leur homogénéité parfaite, le fait qu'ils sont souvent placés bout à bout au nombre de 2 ou 3, leur résistance aux acides et aux bases, permettent de les distinguer avec facilité des globules sanguins.

Les liquides dont l'emploi a été conseillé pour ramollir et délayer les taches de sang sont extrêmement nombreux. Aucun n'est capable de ramener les globules à leur forme et à leurs dimensions premières ; leur rôle est uniquement de les dissocier, de les isoler les uns des autres et de les détacher des corps auxquels ils adhèrent. Le sérum iodé de Schultze (liquide amniotique auquel on ajoute quelques gouttes de teinture d'iode) ou celui de Ranvier (eau distillée 100, iodure de potassium 2, iode, q. s. pour saturer la liqueur), la solution de sulfate de soude, le liquide de Roussin (3 de glycérine, 1 d'acide sulfurique, eau, q. s. pour faire un liquide d'une densité de 1028), peuvent donner de bons résultats. Virchow et les auteurs allemands recommandent une solution de potasse à 30 0/0. L'eau distillée qui décolore et gonfle instantanément les globules frais respecte ceux qui sont desséchés depuis très longtemps, et les dissocie facilement ; cependant, si l'examen est prolongé, les globules finissent par pâlir et disparaître ; souvent alors la matière colorante se porte, comme après l'action de l'acide acétique, sur les noyaux des globules blancs ; il ne faudrait pas prendre ces noyaux pour des hématies circulaires et en tirer des conclusions relatives à l'espèce animale d'où provient le sang.

Les liquides qui nous paraissent préférables sont ceux qui contiennent du bichlorure de mercure, et notamment le suivant :

Eau.	100
Chlorure de sodium.	2
Bichlorure de mercure.	0,5

Avec ce liquide, le délayage de la tache est moins prompt, il est vrai, et la préparation contient de nombreuses granulations ; mais en revanche les globules sont très bien isolés et peuvent être conservés presque indéfiniment.

Il est évident que des globules sanguins bien caractérisés sont une preuve certaine de la présence du sang ; ce signe a plus de portée que les précédents parce qu'il donne en outre des renseignements sur la provenance du sang ; c'est un point sur lequel nous reviendrons plus loin. Malheureusement les globules résistent difficilement aux causes d'altération : lavage, putréfaction, action prolongée de l'air, etc., que les taches de sang subissent fréquemment. Quelquefois cependant cette résistance est beaucoup plus considérable qu'on ne serait tenté de le croire : c'est ainsi qu'après plus de deux ans M. Malassez a pu retrouver de nombreux globules sanguins sur une serviette qui était restée plusieurs mois dans un champ, exposée à toutes les intempéries, alors qu'il n'a pu obtenir avec ces mêmes taches ni les cristaux d'hémine, ni les bandes spectroscopiques [1]. Mais une telle conservation est exceptionnelle, et le plus souvent, quand on opère dans des conditions analogues on ne retrouve plus la trace des globules sanguins parce qu'ils sont complètement détruits.

[1] Voir le rapport médico-légal à la fin du livre.

§ IV. — Autres caractères des taches de sang

Le sang peut encore être caractérisé par d'autres réactions qui n'ont pas une valeur absolue comme les signes qui viennent d'être indiqués, mais qui peuvent cependant être utilisées dans certains cas. Les principales de ces réactions sont les suivantes.

Réaction par la teinture de gaïac. — Cette réaction, signalée par Van Deen, étudiée par Liman (1863) et par Taylor, repose sur ce principe que du sang en présence d'un corps ozonisé et de la teinture de gaïac, fait passer l'ozone sur cette teinture qui s'oxyde et devient bleue. Il faut savoir d'autre part qu'un nombre très considérable de substances, parmi lesquelles beaucoup de produits organiques, bleuissent *directement* la teinture de gaïac, tandis que le sang ne le fait ordinairement que par l'intermédiaire d'un corps ozonisé. On conçoit le parti que l'on tire de ces données : une solution de la matière suspecte est ajoutée à la teinture de gaïac qui se précipite ; on verse dans le mélange un liquide ozonisé. Si une coloration bleue ne se manifeste pas, c'est une preuve que la matière suspecte n'est pas du sang ; si le bleuissement se produit, il est possible que la substance contienne du sang, mais cela n'est nullement certain, parce que d'autres composés : la salive, le mucus nasal, etc., jouissent à cet égard de la même propriété que le sang. Si le bleuissement s'était montré avant l'addition de l'ozone, on n'en pourrait non plus rien conclure, parce que le sang lui-même, quand il contient de l'ammoniaque ou du pus, bleuit directement le gaïac.

La teinture de gayac s'obtient en dissolvant dans de l'alcool à 83° de la résine de gaïac prise au centre d'un morceau volumineux, afin de l'avoir aussi peu altérée que possible ; la solution doit avoir la teinte du vin blanc ou une couleur violet clair. Le corps ozonisé est soit de l'eau oxygénée (qui se conserve difficilement), soit un mélange d'eau oxygénée et d'éther sulfurique, mélange que l'on peut garder assez longtemps en le tenant à l'abri de la lumière et de la chaleur; soit, ce qui est plus commode, de l'essence de térébenthine qui est toujours ozonisée quand elle est conservée à la lumière dans un flacon incomplètement rempli.

Pour procéder à la réaction, on dissout la matière de la tache dans l'eau distillée, et on recueille la solution dans une petite capsule de porcelaine blanche ; on ajoute la teinture de gaïac, puis l'essence de térébenthine : immédiatement ou au bout de quelques minutes, le mélange prend une coloration d'un bleu plus ou moins pur, qui augmente rapidement d'intensité, et qui devient très foncée si le sang est en grande abondance. On peut aussi humecter directement la tache si elle repose sur un fond peu coloré, et faire la réaction sur place.

Quand la tache est située sur une étoffe sombre, où elle est à peine visible, on emploie le procédé dit *de l'empreinte*. On humecte avec de l'eau le point suspect, puis on le comprime fortement avec du papier blanc, non collé, plié en plusieurs doubles, qu'on a essayé au préalable pour s'assurer qu'il ne bleuit pas par lui-même le gaïac. Il se produit sur ce papier une coloration rouge ou brune plus ou moins intense ; c'est sur cette empreinte qu'on dépose la teinture de gaïac et l'essence de térébenthine ; quelque faible quantité de sang que contienne le papier, la coloration bleue se manifeste. On réussit ainsi à mettre en évidence des taches très peu apparentes, à bien apprécier leurs dimensions et leurs formes. Il faut savoir toutefois que la coloration bleue ne persiste pas longtemps ; et il est bon, pendant qu'elle existe, de décalquer les contours de la tache sur une feuille de papier blanc ; on possède ainsi la reproduction exacte de la forme et des dimensions de la tache, et l'on peut joindre ce dessin au rapport d'expertise[1].

[1] Dans une expertise faite en commun avec le professeur Brouardel, nous avons pu reconstituer ainsi et montrer aux jurés la forme exacte et les dimensions de taches de sang, entourées d'éclaboussures sanguines, qui se trouvaient sur un pantalon d'étoffe très foncée. Ces taches étaient d'autant moins apparentes qu'elles avaient été déjà soumises à l'examen d'autres experts qui les avaient lavées à l'eau.

Caractères chimiques de la matière colorante du sang. — Le sang desséché se dissout généralement dans l'eau distillée, après un temps plus ou moins prolongé. Si l'on a obtenu cette solution qui varie du rouge au brun, l'addition d'une petite quantité d'ammoniaque n'en change pas la coloration, tandis que les solutions d'autres matières colorantes rouges, traitées de la même façon, deviennent violettes, écarlates, etc. L'acide hypochloreux détruit presque immédiatement toutes les matières colorantes, tandis qu'il rend le sang plus foncé ; cependant au bout de quelques minutes le sang lui-même peut se décolorer sous l'influence de cet agent, mais cette décoloration n'est jamais instantanée. Enfin la potasse rend la solution de sang dichroïque : verte à la lumière réfléchie, et rouge à la lumière transmise.

Recherche de l'albumine et de la fibrine. — En chauffant graduellement une solution de sang, on la voit se décolorer et devenir d'un gris ardoisé, en même temps l'albumine se coagule ; si la solution est très étendue, elle se trouble seulement et devient opaline ; si elle est plus concentrée, il se dépose un coagulum d'un gris verdâtre, sans trace de rouge ; l'acide nitrique coagule aussi une solution de sang. Le réactif de Millon (nitrate acide de mercure) colore en rose l'albumine et la fibrine.

Recherche de l'azote et du fer. — Sous l'action de la chaleur, les écailles de sang desséché laissent dégager des vapeurs ammoniacales qu'on reconnaît à leur odeur et à leur action sur un papier de tournesol rougi ; en ajoutant au préalable de la potasse au sang desséché, on favorise ce dégagement d'ammoniaque. Enfin le sang contient aussi une notable proportion de fer ; il serait trop long d'exposer ici les procédés pour mettre en évidence ce métal, on les trouvera décrits dans les Traités de chimie.

§ V. — Conduite des expertises relatives à la recherche des taches de sang

On commence par décrire la situation des taches, leurs dimensions, leurs formes, indiquer si elles sont entourées d'éclaboussures, si elles semblent résulter d'un contact, ou du passage du sang liquide suivant une certaine direction, ou d'un jet artériel ; si le sang couvre seulement une des faces de l'étoffe, etc.; en un mot, on relève toutes les circonstances propres à indiquer dans quelles conditions les taches ont été faites.

Si les taches siègent sur un fond très sombre, et sont peu apparentes, on a recours pour les mettre en évidence à l'épreuve du gaïac par le procédé des empreintes. Quand il y a lieu de croire que des taches se trouvent sur un vêtement foncé, où il est presque impossible de les apercevoir, soit parce qu'elles sont très petites, soit parce qu'ellés ont été lavées ou ont subi d'autres altérations, on peut humecter légèrement toutes les parties du vêtement l'une après l'autre, et chercher à obtenir des empreintes.

On recherche soigneusement s'il n'existe pas en quelque point de petites croûtelles sanguines ; on les réserve pour l'examen microscopique, car c'est avec ces croûtelles que l'on peut voir le plus facilement les hématies, les globules blancs et la fibrine. On découpe quelques taches ou quelques fragments de tache, on les laisse macérer dans une petite quantité d'eau jusqu'à ce que le liquide ait pris une teinte rouge bien marquée, ou jusqu'à ce que les fragments soient décolorés. Avec une portion du liquide on procède à la recherche des cristaux d'hémine; l'autre portion sert à l'examen spectroscopique. Si l'on ne dispose que d'une très petite quantité de liquide, on l'examine d'abord au spectroscope, puis sans l'additionner de sulfhydrate d'ammoniaque, on l'utilise en tout ou en partie pour la recherche du chlorhydrate d'hématine. Il est bon d'obtenir, quand on le peut, les trois signes certains de la présence du sang ; mais un seul d'entre eux suffit parfaitement, quand il donne des résultats positifs, pour affirmer que la tache est bien formée par du sang.

Si la recherche d'un de ces signes, ou même de tous les trois, n'a abouti qu'à des résultats négatifs, on n'est pas autorisé par cela même à conclure qu'il ne s'agit pas de sang, surtout si les taches sont vieilles et ont subi diverses altérations. On recherche alors les autres signes accessoires, et si on ne peut les obtenir, il est presque certain que les taches ne sont pas constituées par du sang. On réussit quelquefois par l'examen microscopique ou chimique à démontrer qu'elles ont une autre origine (voir p. 511).

Quelquefois les taches sont complètement insolubles; cela arrive notamment quand elles ont subi l'action d'une chaleur élevée, quand elles ont été lavées à l'eau bouillante[1]. On ne peut ainsi rechercher ni les globules sanguins, ni les cristaux d'hémine, ni les caractères spectroscopiques; l'épreuve par le gaïac échoue aussi ordinairement. On procède alors de la façon suivante. On découpe les taches et on les fait macérer pendant deux ou trois jours les unes dans de l'acide acétique, les autres dans une solution alcaline, par exemple dans une solution de potasse à 10 0/0. Très souvent ces liquides prennent une partie de la matière colorante. Avec la solution acétique, on recherche les caractères spectroscopiques de l'hématine en solution acide; puis on réussit quelquefois à obtenir des cristaux d'hémine, en ajoutant au liquide une très minime quantité de chlorure de sodium. Avec la solution alcaline on recherche les caractères spectroscopiques de l'hématine alcaline, et surtout ceux très nets et très caractéristiques de l'hématine réduite (voir p. 499).

Quand on ne dispose que d'une faible quantité de matière, il est préférable de l'employer entièrement pour obtenir soit la solution acide, soit la solution alcaline. Si l'on a recours à l'acide acétique on peut observer d'abord les caractères spectroscopiques de l'hématine acide, puis évaporer complètement l'acide, dissoudre le résidu dans une solution alcaline, de sorte que l'on voit successivement l'hématine sous

1 Si l'on prend un morceau d'étoffe tachée de sang desséché, et qu'on le plonge dans l'eau bouillante pendant un 1/4 d'heure ou plus, l'eau reste incolore, et traitée par le gaïac, réactif d'une très grande sensibilité, elle ne prend pas la moindre teinte bleue. Si l'on divise ensuite ce morceau en plusieurs fragments qu'on laisse macérer les uns dans l'eau froide, d'autres dans l'acide acétique, d'autres dans une solution alcaline, on voit que l'eau reste indéfiniment incolore, que l'acide acétique se colore légèrement en rouge, et que la solution alcaline dissout beaucoup mieux la matière colorante.

ses deux aspects. Mais l'hématine est très peu soluble dans l'acide acétique, beaucoup moins que dans une solution alcaline ; c'est pourquoi il est bien préférable, à notre avis, d'avoir immédiatement recours à cette solution. Les caractères de l'hématine alcaline sont d'ailleurs assez nets pour permettre, par eux seuls, une conclusion.

§ VI. — Des taches offrant un aspect plus ou moins analogue à celui des taches de sang.

Taches produites par les excréments de puces, de punaises, de mouches. — Les taches produites par les excréments de puces se rencontrent surtout sur les chemises, et elles occupent soit la face interne, soit la face externe de l'étoffe. Elles se présentent sous forme de macules assez régulièrement arrondies ou ovalaires, de 1/2 à 3 millimètres de diamètre, n'offrant jamais une extrémité nettement et longuement effilée comme les taches qui résultent de la projection d'une gouttelette sanguine. Leur couleur est d'un rouge brun plus ou moins foncé ; elles sont quelquefois recouvertes de petites croûtelles qui sont en général plus rugueuses et moins régulièrement étalées que sur les taches de sang pur. Si l'on découpe quelques-unes de ces taches, et qu'on les soumette à l'action de l'eau, on voit ce liquide se colorer promptement en rouge. Souvent la solution donne les bandes spectroscopiques de l'hémoglobine et permet d'obtenir des cristaux d'hémine. Quant à l'examen microscopique, voici quels en seraient les résultats, d'après Ch. Robin que nous citons textuellement : « Portées sous le microscope, on voit qu'elles (les parcelles des taches) sont composées d'une matière homogène, amorphe, transparente, incolore, gonflée, puis dissociée ou dissoute par l'eau, tenant empâtés les granules colorants de ces parcelles. Ces granules colorants forment la plus grande masse de la matière de ces taches dans lesquelles ils sont presque contigus ; ils sont d'un brun jaunâtre, les uns à reflets verdâtres, les autres à reflets rougeâtres peu prononcés. Tous réfractent fortement la lumière, et sont brillants au centre, foncés à la circonférence, comme le sont les corps graisseux ; comme les granules graisseux aussi ils sont insolubles dans l'acide acétique, et se dissolvent presque tous dans l'alcool chaud et dans l'éther. Quelques petits cristaux en forme d'aiguilles courtes et de composition chimique indéterminée les accompagnent[1]. »

D'après ce que nous avons vu, il s'en faut de beaucoup que l'on obtienne toujours des résultats aussi caractéristiques. Presque toujours nous avons aperçu en examinant ces taches au microscope de petits corpuscules d'un jaune rougeâtre, formant une sorte de mosaïque assez analogue à celle qu'on observe sur les parcelles de sang desséché ; nous avons même vu quelquefois de véritables globules sanguins isolés, et reconnaissables à leur forme circulaire, à leur contour régulièrement dentelé. Peut-être quelques-unes de ces taches résultent-elles d'une petite hémorrhagie consécutive à la morsure de la puce. Quoi qu'il en soit nous croyons que l'analyse est souvent insuffisante pour distinguer avec certitude si ces taches sont constituées par du sang pur ou si elles ont été produites par des puces.

Dans le plus grand nombre des cas, il est vrai, on reconnait facilement les taches de puces à leur aspect extérieur, à leur forme, à leur disposition, à ce fait qu'elles occupent tantôt la face extérieure, tantôt la face intérieure de l'étoffe. Quand elles sont nombreuses et réparties sur toute ou presque toute l'étendue d'une chemise par exemple, on ne les confondra pas avec des taches résultant de la projection du sang. Mais quand il s'agit de taches en très petit nombre, siégeant en un point où elles peuvent avoir été produites par des éclaboussures de sang liquide, le problème est des plus délicats[2].

Les taches produites par les punaises se montrent au microscope constituées de la façon suivante, d'après Ch. Robin :

« Cette poussière (provenant des excréments) se montre formée de petites gouttelettes desséchées, variant de volume

[1] *In* Briand et Chaudé : *Manuel de médecine légale*, 10e édition, t. II, p. 397.

[2] Les difficultés d'une pareille expertise apparaissent bien dans un rapport médico-légal des professeurs Brouardel et Vulpian, rapport qui est reproduit à la fin de ce livre.

depuis $0^{mm},001$ jusqu'à $0^{mm},010$; elles sont sphériques ou ovoïdes, d'un brun rouge plus clair au centre qu'à la circonférence, qui est moins nettement déterminée. Elles sont isolées, ou en groupes de volume très variable... Ces gouttelettes sont accompagnées de cristaux d'un aspect analogue à ceux des éléments organiques : ce sont des lamelles en losange à arêtes très nettes, isolées ou réunies en faisceaux. Quelques cristaux tendent à prendre la forme prismatique (fig. 71). »

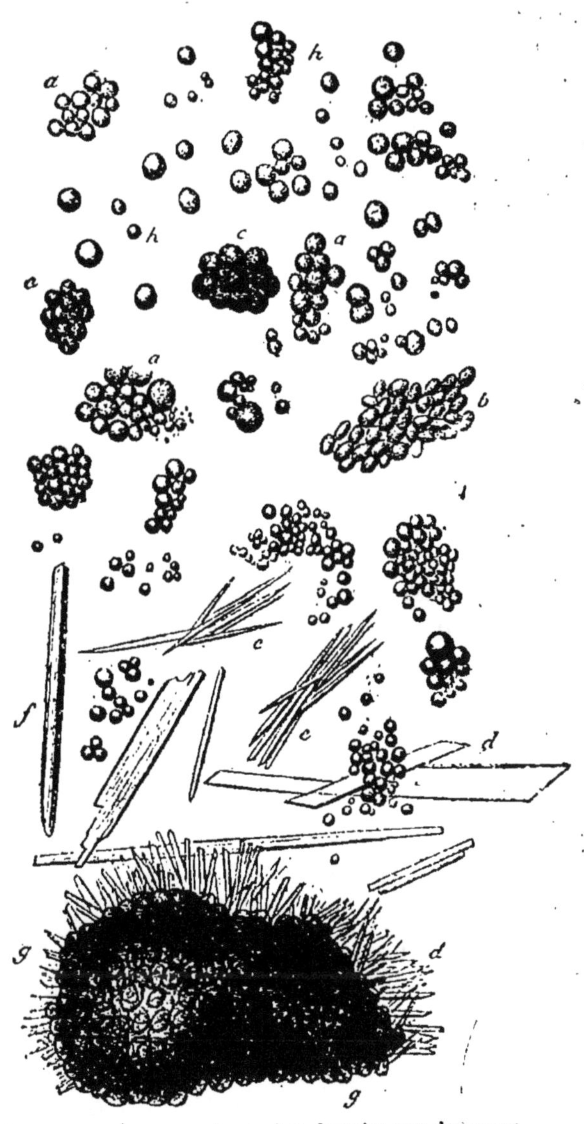

FIG. 71. — Éléments des taches formées par des excréments de punaises *.

Enfin les mouches écrasées sur du linge laissent une tache brune assez analogue à une tache de sang. D'après Lassaigne, cette tache se décolore par le chlore et l'acide hypochloreux et prend une teinte spéciale avec les divers acides[1].

[1] Lassaigne. Nouvelles recherches sur les taches de sang déposées sur les lames de fer et d'acier. (*Ann. d'hyg. publ. et de méd. lég.*, 2e série, t. V.)

* *a*, *a*, gouttes sèches ou globules souvent creux, d'un brun jaunâtre agglomérés ou isolés (*h*) variant en diamètre depuis 0,001 jusqu'à 0,010. — *b*, amas dans lequel les gouttes sèches ou globules brisés ressemblent sur le bord à un demi cercle ouvert. — *c*, amas plus foncés noirâtres. — *d*, lamelles cristallines, losangiques. — *e*, *f*, aiguilles de volume variable isolées ou groupées. — *g*, lamelles et aiguilles partant de la périphérie d'un amas volumineux ; cette disposition est fréquente (d'après Ch. Robin).

Taches de rouille. — Ces taches sont d'un rouge jaunâtre ou d'un jaune d'ocre, le plus souvent ternes et rugueuses, quelquefois cependant un peu vernissées, mais ne présentant pas l'aspect fendillé que revêt souvent le sang desséché sur un corps imperméable. Si l'on dépose une goutte d'acide chlorhydrique sur une tache de rouille, le liquide prend immédiatement une couleur jaune, en même temps que la rouille se dissout et laisse la surface métallique sous-jacente parfaitement nette. Si l'on enlève la rouille par grattage, la poudre qu'on obtient est complètement insoluble dans l'eau et dans une solution de potasse; placée dans un peu d'acide chlorhydrique, elle s'y dissout en communiquant à l'acide une coloration jaune. Cette solution fournit toutes les réactions des sels ferriques, parmi lesquelles nous rappellerons seulement les deux suivantes, qui suffisent à établir sa nature :

Avec le ferrocyanure de potassium, précipité bleu (bleu de Prusse), soluble dans l'acide oxalique;

Avec le tannin, précipité noir.

Ces réactions peuvent être obtenues nettement avec une quantité très minime de rouille : celle-ci étant dissoute dans une goutte d'acide chlorhydrique, on étend la solution avec de l'eau distillée, on dispose une goutte du mélange sur plusieurs lames de verre creusées d'une cellule, et l'on ajoute à chacune de ces gouttes l'un des réactifs convenables.

Les caractères qui viennent d'être énumérés permettent de distinguer nettement la rouille des taches de sang. Celles-ci peuvent souvent se reconnaitre immédiatement à leur coloration, à leur aspect fendillé et surtout à leur solubilité dans l'eau. Le diagnostic différenciel est facile à compléter rigoureusement, et se tire de la comparaison des caractères déjà énumérés de la rouille et du sang desséché.

Mais de ce que des taches sont constituées par de la rouille, on n'est pas en droit d'en conclure qu'elles n'ont pas une origine sanguine. Lorsqu'en effet un objet de fer ou d'acier, taché de sang, est resté dans un milieu humide, il se recouvre au niveau des points contaminés d'une couche de rouille avec laquelle l'albumine et la matière colorante du sang se combinent si intimement qu'elles deviennent insolubles dans l'eau et perdent toutes leurs propriétés caractéristiques; la rouille ainsi formée ne peut guère être distinguée de celle qui a une autre origine. Lassaigne a étudié expérimentalement cette transformation du sang en rouille ; il a enduit de sang une lame de couteau qu'il a laissée d'abord à l'air libre et sec ; au bout de douze heures, le sang se présentait sous l'aspect de taches fendillées, d'une belle couleur rouge, transparentes, solubles dans l'eau, et offrant les caractères ordinaires des taches sanguines. Il a placé ensuite cette même lame dans un milieu saturé de vapeur d'eau : les taches se sont d'abord liquéfiées, puis elles ont pris une coloration ocre qui, d'abord sensible sur les bords, s'est étendue bientôt, à toute la périphérie ; après six jours, la lame a été remise à l'air libre : les taches se sont desséchées et sont devenues opaques, l'eau dans laquelle la poudre provenant du grattage de ces taches a macéré ne s'est pas colorée en rouge, et ne s'est pas troublée par l'ébullition. L'albumine et la matière colorante s'étaient combinées, dit Lassaigne, à l'oxyde ferrique à l'état naissant et avaient produit avec lui un composé insoluble.

On conçoit que, la matière colorante étant insoluble on ne puisse obtenir avec les taches de sang qui ont subi cette transformation ni les cristaux d'hémine, ni les caractères spectroscopiques. Il nous est arrivé en effet bien des fois d'examiner des couteaux qui avaient été souillés de sang (ainsi que l'établissaient l'enquête et les aveux du coupable) et de n'y rencontrer que des taches offrant tous les caractères de la rouille, mais aucun de ceux qui permettent de reconnaître le sang. Lors donc qu'on trouve sur un couteau ou tout autre objet de fer ou d'acier, des taches formées uniquement par de la rouille, il faut se garder de conclure que cet objet n'a pas été en contact avec du sang ; en pareil cas, la question est souvent insoluble. On peut cependant essayer de traiter la tache par une solution alcaline et chercher à obtenir ainsi de l'hématine que l'on caractériserait de la façon qui a été indiquée précédemment.

On comprend que dans certains cas la transformation du sang en rouille soit incomplète, ou que du sang ait été déposé sur un objet déjà rouillé. Robin a pu ainsi, en examinant au microscope la poudre obtenue par le raclage d'un mélange de rouille et de sang desséché, retrouver un certain nombre d'hématies [1].

Taches produites par divers végétaux. — Le suc de certains végétaux forme des taches pouvant être confondues avec celles de sang. Chevallier a montré ainsi que des taches situées sur la blouse d'un homme soupçonné d'assassinat étaient constituées non par du sang mais par du suc de pissenlit ; dans une circonstance analogue il prouva que ces taches placées sur le manche d'une cognée étaient produites par la matière colorante qui suinte du bois d'aulne [2]. En pareils cas, l'expert, après avoir constaté l'absence de tous les caractères des taches de sang, est souvent mis sur la voie du diagnostic par l'examen microscopique qui montre des éléments végétaux mélangés à la substance colorante. Un botaniste exercé peut même spécifier de quelle plante il s'agit. — La substance de la tache. dissoute dans l'alcool ou dans un autre liquide, peut aussi offrir une odeur ou une saveur fournissant une indication utile.

Le vin forme sur le linge des taches violacées qu'un acide faible fait passer au rouge, et qu'un alcali ramène au bleu.

Ces taches sont rarement confondues avec celles du sang; elles peuvent l'être plus facilement avec celles produites par certains fruits : cerises, groseilles, framboises, mûres. Lassaigne a étudié les caractères différenciels de ces taches [3].

La *sueur* forme quelquefois sur les linges blancs, sur les blouses ou vestes en toile bleue, des taches d'un jaune rougeâtre ou brunâtre clair ; ces taches siègent surtout au niveau des aisselles, autour du col, quelquefois près des poignets. Elles sont insolubles dans l'eau, ne donnent aucune des réactions du sang, et ne montrent à l'examen microscopique que

1 Lesueur et Ch. Robin. Note sur les caractères distinctifs des taches de sang produites sur un instrument couvert de rouille. (*Ann. d'hyg. publ. et de méd. lég.*, 2e série, 1859, t. XII.)

2 Chevallier, *Ann d'hyg. publ. et de méd. lég.*, 1e série, t. XXVIII, 1842.

3 Lassaigne. Des moyens de reconnaître et de distinguer les taches de vin sur les linges blancs d'avec les taches analogues produites par des jus de fruits rouges. (*Ann. d'hyg. publ et de méd. lég.*, 2e série, 1857, t. VII.)

les corps étrangers qu'on trouve dans les poussières et sur les étoffes plus ou moins sales.

Sur les vêtements en toile bleue, les endroits qui ont été fortement usés sont quelquefois aussi décolorés et offrent une nuance d'un jaune sale qui, dans certains cas, a fait soupçonner à tort la présence du sang.

ARTICLE II. — RECONNAITRE L'ORIGINE DU SANG

On demande souvent à l'expert de reconnaître si des taches sont formées par du sang humain ou par du sang d'un animal domestique. Pour résoudre cette question, on ne peut s'appuyer que sur les caractères morphologiques des globules sanguins [1].

On sait que tandis que les hématies des mammifères sont circulaires avec excavation sur chaque face, celles des oiseaux, des poissons et des reptiles sont elliptiques; ces dernières possèdent de plus un noyau et leurs dimensions sont en général beaucoup plus considérables. Il y a là un ensemble de caractères bien tranchés qui permettent, après un seul coup d'œil jeté sur une préparation de sang frais, de

1 L'hémoglobine cristallise d'une façon différente pour chaque espèce animale, mais ces cristaux ne peuvent être obtenus qu'avec une assez grande quantité de sang frais, et on ne saurait par conséquent utiliser ce signe en médecine légale. Les caractères spectroscopiques de l'hémoglobine sont les mêmes, quelle que soit l'espèce animale ; les cristaux d'hémine sont également identiques.

Barruel a proposé d'utiliser dans les expertises l'odeur du sang, spéciale pour chaque espèce animale, comme celle de la sueur et de l'exhalaison pulmonaire, à laquelle elle serait du reste semblable. Pour percevoir cette odeur avec du sang desséché, il suffirait d'ajouter un peu d'acide sulfurique concentré à ce sang ou à la solution aqueuse d'une tache sanguine, ou bien encore de chauffer modérément cette solution. Mais en admettant même que dans ces conditions, l'odeur se dégage aussi bien qu'avec du sang tout à fait frais, on ne saurait vraiment admettre que ce caractère soit invoqué dans une expertise.

On a proposé aussi de faire le diagnostic d'après la proportion différente de fer dans le sang des divers animaux, d'après l'aspect spécial de l'image formée par le réseau des petites fentes qui se produisent sur du sang desséché (Naumann et Day) ; d'après l'espace de temps au bout duquel le sang se coagule (Taddeï). Ces signes sont aussi insuffisants que peu pratiques.

reconnaître si ce sang provient ou non d'un mammifère. Sur du sang desséché, les globules elliptiques subissent, comme les discoïdes, des déformations importantes ; mais ces déformations les rendent moins méconnaissables, parce qu'ils ont des dimensions plus considérables, une forme plus spéciale, et surtout parce qu'ils possèdent un noyau caractéristique. Aussi, à moins que la tache ne soit très ancienne, et que les globules n'aient été détruits, il est en général relativement facile, après un examen microscopique bien conduit, de reconnaître si du sang provient ou non d'un mammifère, et ce diagnostic suffit souvent à l'Instruction.

Mais quand il s'agit de distinguer le sang de l'homme de celui d'un mammifère, le problème devient beaucoup plus difficile, et il est même presque toujours insoluble. En effet, le seul caractère distinctif entre le sang des divers mammifères consiste en la différence du diamètre de leurs globules. Or, cette différence, sauf pour quelques espèces, est très minime, et, d'autre part, non seulement chez une même espèce, mais encore chez un même animal, les dimensions des globules varient dans des limites notables. Il en résulte qu'une hématie d'un diamètre donné peut le plus souvent être attribuée en même temps à deux ou trois espèces voisines. On peut s'en convaincre en jetant les yeux sur le tableau suivant.

DÉSIGNATIONS	FREY	WELCKER	TOURDES	DRAGENDORFF	INSTRUCTION DE LA SOCIÉTÉ DE MÉDECINE LÉGALE
Homme.	0,0046 à 0,0069	0,0045 à 0,0097	0,0074 à 0,0080	0,0077	0,0075
Chien.	»	0,0073	0,0066 0,0074	0,0070	0,0073
Lapin.	0,00713	0,006	0,0060 0,0070	0.0064	0,0069
Chat.	»	0.0065	0,0053 0,0060	0,0056	0,0065
Cheval.	0,00575	»	0,0055	0,0057	0,0056
Bœuf.	»	»	0,0056 à 0,0060	0,0058	0,0056
Mouton.	»	0,005	0,0047 0,0050	0,0045	0.005
Porc.	»	»	0,0060 0.0065	0,0062	0,006
Chèvre.	»	0,0041	0,0040 0,0046	»	0,0046

Il montre en même temps la difficulté d'assigner des dimensions invariables, typiques, aux globules d'un même animal, puisque celles qui sont données par les auteurs les plus compétents ne concordent pas exactement entre elles.

Sans tenir compte des dimensions extrêmes données par Frey et Welcker pour l'homme, et qui représentent des exceptions, on voit qu'un globule mesurant, par exemple, 0m,007, peut être attribué aussi bien au chien et au lapin qu'à l'homme. D'ailleurs, même en supposant que les globules aient des dimensions absolument fixes pour chaque espèce, il serait bien difficile de mesurer une hématie à 1 dixième de μ près ; car une mensuration si précise, toujours très délicate, est encore plus sujette à erreur quand il s'agit de globules qui sont presque constamment animés de mouvements plus ou moins accentués dans le liquide au milieu duquel ils nagent. Il est donc impossible à l'histologiste le plus habile, ayant sous les yeux une préparation de sang absolument frais, et faite avec toutes les précautions désirables, d'affirmer que ce sang provient d'un homme plutôt que d'un lapin ou d'un chien.

A plus forte raison, une telle affirmation est-elle interdite à un expert qui opère sur du sang desséché dont les globules ont subi de telles déformations que le diagnostic est le plus souvent impossible, même entre le sang de l'homme et celui des mammifères à globules beaucoup plus petits : bœuf, mouton, chèvre. Ces déformations et le changement de dimensions qui leur correspond ont été décrits plus haut ; elles dépendent d'une foule de circonstances : ancienneté de la tache, nature de la substance sur laquelle elle repose, température à laquelle elle est restée exposée, etc., etc., et il serait absolument chimérique d'espérer que l'on pourra calculer, en tenant compte de tous ces facteurs, les dimensions primitives d'un globule ainsi altéré dont on aura réussi à mesurer le diamètre. Du reste, c'est ici surtout que cette mensuration est difficile, parce que souvent on n'est pas certain que le globule que l'on a sous les yeux est entier et unique, c'est-à-dire qu'il n'a pas été brisé, ou qu'il n'a pas gardé une portion de la substance d'un globule voisin qui lui était intimement soudé. Enfin, la forme de ces globules desséchés étant presque toujours très irrégulière, on ne sait quel est celui de leur diamètre qu'il convient de mesurer (voir fig. 72 à 75).

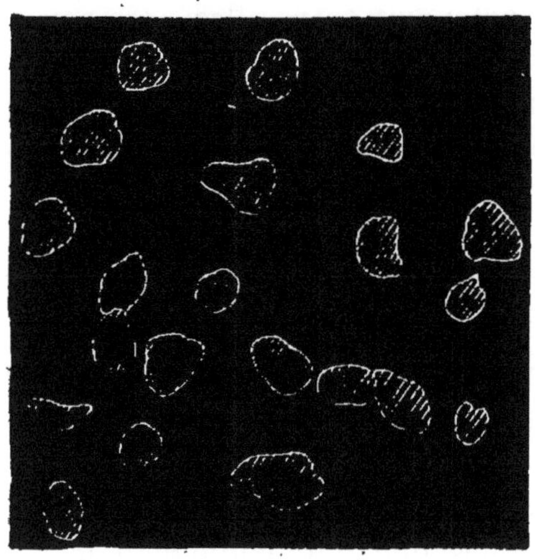

FIG. 72. — Globules provenant d'une tache de sang humain datant d'un mois.

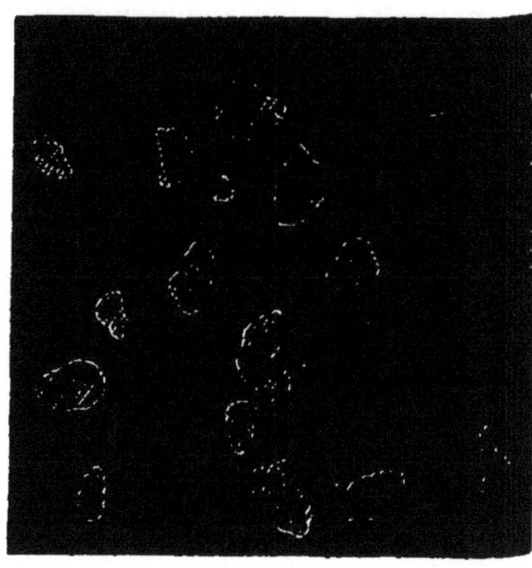

FIG. 73. — Globules provenant d'une tache de sang humain datant de 45 jours.

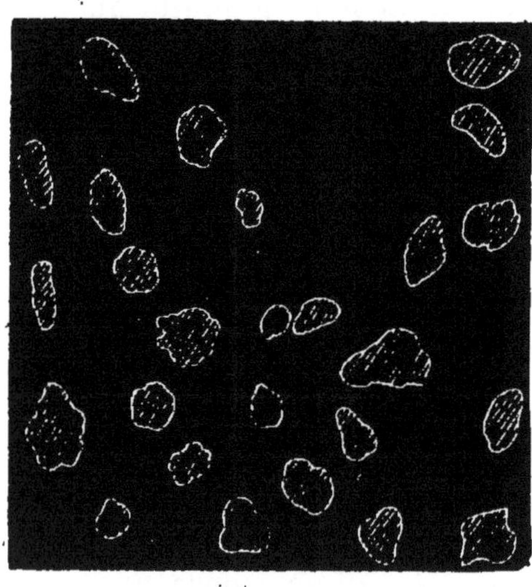

FIG. 74. — Globules provenant d'une tache de sang de lapin, datant d'un mois.

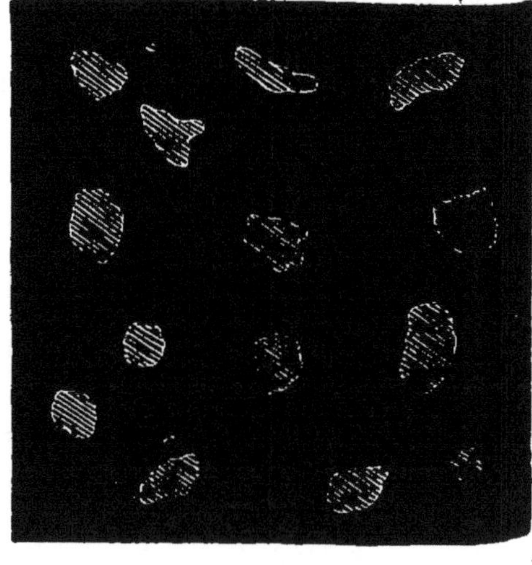

FIG. 75. — Globules provenant d'une tache de sang de lapin, datant de 43 jours.

Certainement, les difficultés ne sont pas toujours aussi grandes, et l'on arrive quelquefois, même avec des taches assez anciennes, à isoler des globules presque intacts. C'est seulement dans ces cas favorables que l'expert est autorisé à formuler des conclusions affirmatives. Mais, pour être véritablement conformes aux données scientifiques, ces conclusions ne se conçoivent que sous la forme suivante : « *Telle tache n'est pas constituée par du sang de tel animal* (bœuf, mouton, chèvre, suivant ce que prétend l'accusé) ; *elle provient de l'homme ou d'un mammifère à globules de dimensions voisines* (chien, lapin) », ou bien la forme inverse : « *Telle tache n'est pas formée par du sang humain ; elle peut être constituée par du sang de chèvre, de mouton ou de bœuf* (suivant ce que déclare l'accusé)[1] ».

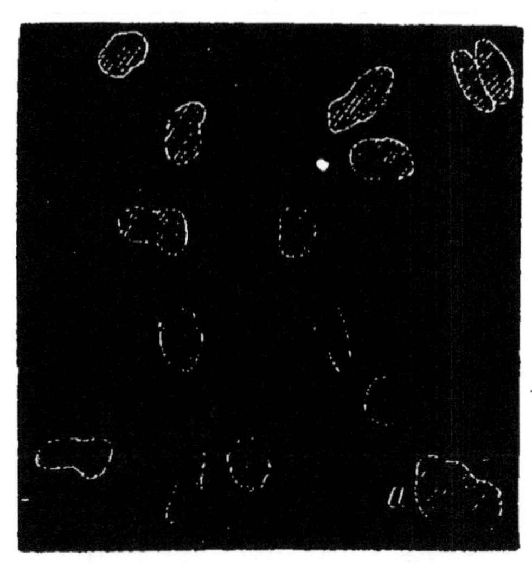

Fig. 76. — Globules provenant d'une tache de sang de mouton, datant de 10 jours. En *a* se trouve un globule auquel adhère probablement un fragment d'un autre globule, mais sans ligne de démarcation apparente.

Nous venons de dire que des réponses aussi précises ne pouvaient être fournies que dans des cas très favorables ; il faut ajouter que la mensuration doit avoir été pratiquée avec beaucoup de soin. On peut employer le micromètre oculaire dont on a déterminé d'avance la valeur de chaque division en les faisant coïncider avec celles d'un micromètre objectif ; mais ce procédé ne donne pas des résultats bien rigoureux, parce qu'il est toujours très difficile d'amener un globule à correspondre exactement par ses deux extrémités à des divisions du micromètre. Il est préférable de dessiner les glo-

1 On peut consulter sur ce point : Masson. De l'origine du sang en médecine légale (*Ann. d'hyg. publ. et de méd. lég.*, 3e série, t. XIII, 1885). L'auteur arrive à des conclusions analogues aux nôtres, que nous avions formulées dans le mémoire suivant :

Vibert. Sur la possibilité de distinguer le sang de l'homme de celui des mammifères (*Archives de physiologie*, 1882, avec figures).

bules à la chambre claire et de mesurer ensuite l'image obtenue. Il convient d'employer un grossissement de 1.000 diamètres, parce qu'on peut mesurer ainsi l'image des globules avec une exactitude très suffisante, et qu'en outre le calcul des dimensions réelles est très facile : 1 millimètre de l'image correspondant à 1 μ de l'objet. On s'assure que le grossissement est bien exactement de 1.000 diamètres, en dessinant à la chambre claire les divisions d'un micromètre objectif; on éloigne ou l'on rapproche l'oculaire jusqu'à ce que 1 centième de millimètre, par exemple, mesure 1 centimètre. On fixe alors la position de l'oculaire en traçant, à l'aide d'une pointe, une ligne sur le tube rentrant du microscope au niveau du point où il affleure l'extrémité du tube creux dans lequel il glisse ; cette ligne sert de point de repère et permet de s'assurer au cours de l'examen que l'oculaire n'a pas changé de position et que le grossissement est toujours bien exactement le même. La feuille de papier ne doit pas être placée horizontalement sur la table, parce que l'image serait déformée ; il faut la disposer sur la planchette imaginée par M. Malassez, que l'on incline suivant le même angle que celui du prisme de la chambre claire; cette inclinaison est obtenue facilement par tâtonnement; il suffit de changer la position jusqu'à ce que les divisions du micromètre objectif dessinées sur le papier soient bien égales entre elles. Une fois toutes ces précautions prises, il ne reste plus qu'à choisir parmi les globules ceux qui sont le mieux conservés, et qui sont bien immobiles dans la préparation, ce qui arrive souvent quand ils sont arrêtés par un filament ou un autre corps étranger, et à les dessiner en suivant rigoureusement leurs contours.

Relativement à l'origine des taches de sang, diverses questions sont encore posées à l'expert. Beaucoup de ces questions sont complètement insolubles. C'est ainsi qu'il est impossible de reconnaître si le sang provient d'un homme ou d'une femme, d'un adulte ou d'un enfant. Du sang de fœtus pourrait être reconnu cependant, grâce au diamètre plus considérable des hématies, qui atteignent quelquefois $0^{mm},01$. — On demande aussi de quelle partie du corps provenait du sang qui a formé une tache. Ce problème peut quelquefois être résolu d'une façon détournée par la constatation d'éléments particuliers au milieu des globules sanguins. Quant on trouve de petits fragments d'une substance desséchée mélangée aux taches de sang, il y a toujours intérêt à examiner ces fragments au microscope; pour cela il suffit de les ramollir et de les dissocier dans une petite quantité d'eau. On reconnaît ainsi facilement le tissu cellulo-adipeux à ses longs faisceaux entre-croisés et à ses grosses cellules adipeuses, et la substance nerveuse à ses tubes caractéristiques qui résistent très longtemps à la dessiccation. Des cheveux, des poils, fournissent aussi des renseignements dont on comprend toute l'importance. Enfin la présence de cellules épithéliales mélangées au sang peut indiquer aussi de quelle partie du corps provient celui-ci [1].

Sang des règles. — Les caractères indiqués pour distinguer les taches de sang menstruel sont tirés en grande partie de la présence des cellules de l'épithélium pavimenteux du vagin, et cylindrique à cils vibratiles du col de l'utérus. Mais les cellules cylindriques se trouvent rarement dans le sang des règles; nous n'en avons jamais aperçu sur des taches. M. de Sinéty a recueilli avec une pipette du sang menstruel sur le col de l'utérus, et malgré des recherches répétées un grand nombre de fois, et faites avec les précautions convenables, il n'a jamais aperçu de cellules cyclindriques à cils vibratiles. La présence dans une tache d'un grand nombre de cellules pavimenteuses à noyau rend très probable qu'elle est formée par du sang de règles ; ce caractère est corroboré par le siège et la forme des taches. — La fibrine manque ordinairement ou est en très minime quantité dans le sang des règles.

1 On demande quelquefois à l'expert s'il peut reconnaître approximativement à quelle époque ont été faites des taches de sang, si elles sont de date plus ou moins ancienne. Cette question ne peut être résolue. Les recherches qui ont été faites sur ce sujet n'ont pas fourni de données qu'on puisse sérieusement utiliser dans la pratique.

CHAPITRE QUATRIÈME

TACHES DE SPERME

Dans toutes les expertises relatives au viol et à l'attentat à la pudeur, la recherche du sperme est un point fort important; la présence du sperme sur des vêtements ou d'autres objets constitue, en effet, quelquefois la seule preuve, et souvent une preuve décisive, de la réalité de l'acte incriminé.

Les taches de sperme peuvent siéger non seulement sur la chemise de l'inculpé et de la victime, mais encore sur toutes les pièces de l'habillement ; on en a trouvé sur un bonnet, sur un chapeau, sur des mouchoirs, fichus, foulards, etc. On peut en rencontrer aussi sur le parquet d'une chambre, sur des meubles, sur les objets les plus divers.

Il est bon que l'expert connaisse l'aspect que revêt le sperme desséché sur telle ou telle substance, car il est souvent chargé d'assister aux perquisitions et de désigner les objets qui doivent être mis de côté pour être soumis à l'examen. L'aspect des taches que forme le sperme sur le linge est bien connu, ces taches sont légèrement grisâtres, quelquefois un peu jaunâtres ; leurs contours sont sinueux, déchiquetés, très nettement dessinés et plus foncés que la partie centrale; l'expression de *cartes de géographie* par laquelle on désigne ces taches dans le peuple exprime cet aspect d'une façon pittoresque. Cependant il est aussi des taches spermatiques à contours parfaitement réguliers, ce sont surtout celles qui proviennent de gouttelettes projetées ou essuyées sur le méat ; elles sont alors circulaires ou ovalaires, et de petites dimensions. Toutes ces taches raidissent l'étoffe qu'elles recouvrent, et lui communiquent la même consistance que l'empois. Ces divers caractères leur sont communs avec d'autres taches, notamment avec celles provenant du mucus ou de certains écoulements leucorrhéiques, que même avec une certaine habitude, on prend quelquefois pour des taches de sperme. Un caractère qui appartient plus spécialement à celles-ci est la transparence qu'elles donnent au linge qu'elles recouvrent.

Sur la laine et sur les objets imperméables, le sperme desséché forme une sorte de vernis blanchâtre, écailleux, brillant, que l'on a comparé à la traînée que laissent les limaçons sur leur passage. Sur les étoffes spongieuses, il constitue souvent des macules à contours quelquefois assez réguliers, raidissant le tissu auquel elles communiquent, quand il est d'une couleur claire, une nuance un peu foncée.

Quand on a lieu de supposer qu'un meurtre a été compliqué de viol ou d'attentat à la pudeur, il faut examiner la peau du ventre, du périnée, des cuisses, les poils des organes génitaux le vagin et le rectum. Sur la peau, le sperme forme une couche vernissée, analogue à du collodion desséché, quand elle n'a pas été froissée; dans le cas contraire, on aperçoit de petites écailles blanchâtres et brillantes qu'on enlève aisément avec un scalpel, et dont l'examen microscopique est en général très facile. Les poils souillés de sperme sont souvent agglutinés par touffes au milieu d'un magma grisâtre. Sur la muqueuse du vagin et de l'extrémité inférieure du rectum, rien n'indique à l'œil nu la présence du sperme; il est nécessaire de râcler la muqueuse avec un scalpel, et d'examiner au microscope le produit ainsi obtenu.

§ I. — Examen médico-légal des taches de sperme

Lorsque l'on est chargé de rechercher si des linges ou objets sont souillés de sperme, il est bon de décrire l'aspect des taches, leur nombre, leurs dimensions, leur siège, d'indiquer si elles paraissent mélangées de sang ou d'une autre substance. Ces données peuvent quelquefois permettre de répondre à des questions qui surgissent inopinément pendant les débats. Afin de rendre la description plus précise, il est utile de numéroter sur l'objet chacune des taches sur lesquelles on veut appeler l'attention, et notamment toutes celles qui sont soumises à l'examen microscopique.

C'est l'examen microscopique qui, seul, permet de reconnaître avec certitude le sperme. On sait que cette humeur contient des éléments particuliers, les spermatozoïdes, qui sont absolument caractéristiques. Ces éléments conservent très longtemps leur forme intacte dans le sperme desséché, et ils peuvent être isolés et reconnus, quand au moyen de l'eau ou d'un autre liquide approprié, on désagrège et on dissout la matière qui les englobe et les fait adhérer aux corps sur lesquels ils reposent.

Les spermatozoïdes sont composés d'une tête et d'une queue. La tête est aplatie, piriforme, sa petite extrémité est tournée en avant ; elle mesure environ $0^{mm},005$ de longueur sur $0^{mm},002$ à $0^{mm},003$ de largeur maxima ; sa grosse extrémité se continue avec la queue. Celle-ci est très longue relativement à la tête, car la longueur totale du spermatozoïde est d'environ $0^{mm},050$; à son origine, près de son insertion à la tête, la queue présente ordinairement de 1 à 3 légers renflements ovalaires ; elle va ensuite en s'effilant graduellement, et atteint une minceur extrême, de sorte que son extrémité terminale n'apparaît quelquefois que grâce aux mouvements qu elle exécute. Quand on examine du sperme récemment éjaculé, ou pris sur le cadavre quelque temps après la mort (jusqu'à 48 heures) on voit en effet les spermatozoïdes progresser, la tête en avant, avec une vitesse relativement grande, grâce à des mouvements ondulatoires de la queue, mouvements vifs (tétendus.

Outre les spermatozoïdes, on peut trouver dans le sperme éjaculé des cellules épithéliales pavimenteuses provenant de la muqueuse uréthrale, des cellules épithéliales cylindriques dont les unes sont munies de cils vibratiles (épididyme, utricule prostatique) et dont les autres en sont dépourvues (canal déférent, vésicules séminales), des cristaux de phosphate de magnésie, en forme de prismes obliques à base rhomboïdale, soit isolés, soit réunis en étoiles ; des globules blancs ; quelquefois quelques hématies (fig. 77). De tous ces éléments, les spermatozoïdes sont les seuls réellement caractéristiques, et dont la constatation permet d'affirmer qu'une tache est bien constituée par du sperme.

Quand le sperme s'est détaché en formant une couche écailleuse, comme cela arrive par exemple quand il a été déposé sur un objet imperméable, on réussit presque toujours à détacher avec la pointe d'un scalpel quelques-unes de ces

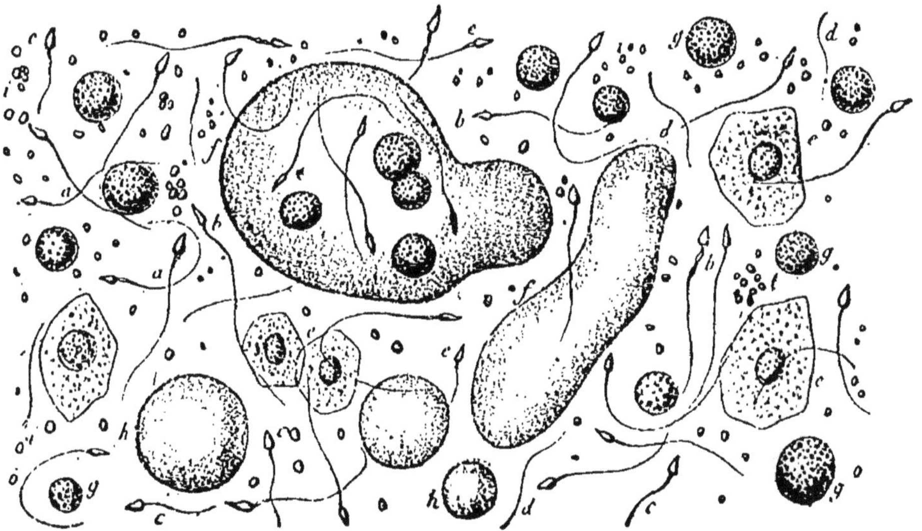

FIG 77. — Éléments du sperme [*].

écailles. Il suffit de placer ces parcelles dans une goutte d'eau distillée ou filtrée, pour obtenir une préparation dans laquelle on distingue facilement les spermatozoïdes restés presque intacts. Mais dans la pratique médico légale il est rare que le sperme se présente à l'examen sous cet état ; le plus souvent il s'est infiltré dans un tissu en l'imbibant ; les spermatozoïdes ont pénétré entre les fibres auxquelles ils adhèrent intimément ; ils se trouvent comme perdus au milieu de celles-ci et des nombreux corps étrangers mélangés à la tache, qui proviennent de la poussière extérieure ou du contact d'autres objets. De plus et surtout la tache a subi des froissements, des chocs, des tiraillements [1] ; elle s'est rétractée en divers

[1] Dans le but de conserver les taches aussi intactes que possible, et d'éviter qu'elles ne soient endommagées pendant l'empaquetage et le transport des

[*] *a*, *b*, Spermatozoïdes entiers. — *c*, *d*, Spermatozoïdes brisés. — *e*, *e*, Cellules épithéliales pavimenteuses de l'urèthre. — *g*, *g*, Leucocytes. — *f*, *f*, Sympexione (d'après Ch. Robin).

sens sous l'influence des conditions de chaleur et d'humidité auxquelles elle est restée soumise ; il en résulte que la plus grande partie des spermatozoïdes ont été brisés, et que ceux qui sont restés assez intacts pour être caractéristiques sont souvent en nombre extrêmement restreint. Il faut donc que les manipulations de l'expert respectent précieusement ces éléments tout en les détachant des corps auxquels ils adhèrent.

Pour cela on procède d'une façon un peu différente suivant les cas. Quand la tache repose sur du linge, on découpe sur l'étoffe une bandelette d'environ $0^m,01$ de largeur, comprenant en longueur toute la tache ou une partie de celle-ci, mais la dépassant en tout cas, au moins à l'une de ses extrémités. On plonge la bandelette, par cette extrémité non contaminée, dans l'eau, jusqu'au voisinage de la tache ; le liquide pénètre par capillarité dans le tissu, imbibe et ramollit la substance de la tache. Le sperme se trouve ainsi ramené à l'état liquide, tel en quelque sorte qu'il a été éjaculé, et contenant tous ses éléments figurés. Pour obtenir ce résultat, il faut attendre en général au moins une heure, quelquefois beaucoup plus longtemps quand le tissu est sale, gras et s'imbibe difficilement. On étale ensuite le morceau d'étoffe

pièces à conviction, le Parquet de Paris a adressé aux commissaires de police la circulaire suivante, en date du 2 juillet 1864.

« Il est arrivé fréquemment que des expertises ordonnées dans des affaires de viol ou d'attentat à la pudeur n'ont pu être opérées utilement sur les linges et vêtements soumis à l'examen des experts, par suite de l'altération ou même de la disparition complète des taches spermatiques, sanguinolentes ou autres, dont l'existence sur les linges et vêtements avait été signalée dans les premiers procès-verbaux d'enquête. La disparition de ces taches résultant évidemment du contact et du frottement des étoffes qui les contiennent, lors de la saisie de ces vêtements et de leur transport au greffe, il importe de ne rien négliger pour préserver les parties de linge maculées de tout contact susceptible de les dénaturer.

Dans ce but, et d'après l'avis des experts les plus compétents, je vous recommande en pareille circonstance d'enfermer entre deux petits morceaux de carton bien assujettis toutes les parties des vêtements saisis sur lesquelles se révèlent les taches principales de nature suspecte, et je vous prie, en outre, de veiller, lors de la confection des paquets de pièces à conviction, à l'emploi de toutes les autres précautions indispensables pour assurer à l'information la conservation d'éléments de preuves toujours utiles et souvent décisifs dans les affaires de cette nature. »

Cette prescription est en général exécutée, mais le carton est quelquefois remplacé par des feuilles de papier dont l'efficacité est illusoire.

sur une lame de verre, puis, le maintenant à l'un de ses bouts avec une aiguille, on râcle doucement sa surface avec une lame de scalpel; ce raclage exprime en même temps le liquide imbibé, qui se trouve ainsi rassemblé en un même point, et qu'on n'a plus qu'à recouvrir de la lamelle. On peut aussi, dès qu'on a découpé la tache, la placer directement sur la lame de verre, et déposer une ou deux gouttes d'eau sur la partie non contaminée de l'étoffe. A moins qu'on ait reconnu avec certitude quel est le côté de l'étoffe qui a été en contact avec le sperme, le raclage doit être fait successivement sur les deux faces du fragment examiné.

Si l'on opère sur un linge rude, une toile grossière et épaisse entre les fils de laquelle le sperme s'est profondément infiltré, il est préférable de séparer les filaments du tissu après la macération, de dissocier ces filaments eux-mêmes et de faire porter l'examen sur les brindilles ainsi obtenues et sur le liquide qui les baigne. — Si la tache siège sur du velours, le procédé qui nous a semblé le meilleur consiste à enlever les filaments tout près de leur base avec un rasoir bien tranchant ou à les tondre avec des ciseaux, à les placer ensuite dans une goutte d'eau et à examiner directement le tout. — Quand la tache se trouve sur du drap épais, sur du feutre qu'elle a pénétré profondément, on découpe cette tache, on la place sur une lame de verre, la face contaminée tournée en haut ; on dépose sur cette face 2 ou 3 gouttes d'eau, et on laisse la macération se prolonger 24 heures dans la chambre humide ; au besoin on improvise cet appareil en versant de l'eau dans une assiette, en disposant la lame de verre un peu au-dessus du niveau de l'eau et en recouvrant le tout d'une cloche. Les 24 heures écoulées, la tache est bien imbibée, on plie le fragment d'étoffe en deux, on le comprime entre les doigts et on examine le liquide qui s'écoule ; la recherche est en général plus fructueuse en procédant ainsi qu'en ayant recours au raclage et à l'effilochage qui, dans ces cas, entraînent trop de corps étrangers dans la préparation et brisent presque tous les spermatozoïdes. — Enfin, s'il s'agissait de taches déposées sur du bois, on pourrait, comme l'a fait M. Laugier sur une lame de parquet, enlever des copeaux aux points contaminés, et faire macérer ces copeaux dans une petite quantité d'eau.

Il reste maintenant à examiner le liquide que l'on a obtenu, et à y rechercher les spermatozoïdes. Cette recherche, très facile pour un micrographe, est souvent l'occasion de grossières erreurs pour les personnes qui ne sont pas familiarisées avec le maniement du microscope. Ces erreurs sont cependant assez faciles à éviter. Mais il faut absolument que le médecin qui accepte une expertise de ce genre ait vu antérieurement des spermatozoïdes vivants : une fois qu'on a bien observé ces éléments à l'état frais, on n'oublie plus leur forme si spéciale et l'on évite facilement l'erreur commises par les personnes dépourvues de cette notion préalable, qui prennent pour un spermatozoïde tout assemblage d'une granulation avec un des fins filaments provenant du tissu, qu'on rencontre toujours en grand nombre dans le liquide de macération des taches. Ces filaments, de dimensions très variables, ne sont pas les seuls éléments figurés qui encombrent la préparation et masquent les spermatozoïdes ; on y rencontre aussi un grand nombre de corpuscules irréguliers, de dimensions variables, provenant de la poussière extérieure ; des spores de champignons microscopiques ; des grains d'amidon qui se trouve fréquemment sur le linge, etc. Ces divers éléments sont quelquefois tellement abondants qu'ils se touchent de toutes parts, et qu'il serait impossible d'apercevoir les spermatozoïdes au milieu d'eux ; dans ce cas on dilue la préparation en y ajoutant une goutte d'eau qu'on dépose au bord de la lamelle. Il s'établit d'abord un courant qui entraîne et roule tous les éléments ; en les observant à ce moment au microscope, on les aperçoit successivement sous toutes leurs faces, et on apprécie bien mieux leur nature ; au bout de peu de temps le courant cesse, les éléments reprennent leur immobilité, mais sont suffisamment écartés pour être tous observés nettement. Une précaution qui doit être indiquée aux personnes peu familiarisées avec les examens microscopiques, c'est d'avoir soin que le liquide ne soit pas en couche trop épaisse ; quand il en est ainsi, les éléments les plus légers de la préparation viennent adhérer à la lamelle recouvrante, tandis que les plus lourds restent sur la lame de verre. On a de la sorte deux plans distincts qui ne peuvent être vus en même temps ; souvent, quand l'observateur novice a mis au point pour l'un de ces plans, il ne se doute pas que l'autre existe, et toute une moitié de la préparation lui échappe ; en outre, dans une préparation trop épaisse, les objets apparaissent toujours moins nets, précisément à cause de la superposition des images.

Il convient de se servir d'un grossissement de 500 diamètres ; un grossissement de 300 permet déjà d'apercevoir nettement les spermatozoïdes dans du sperme pur, mais est insuffisant pour les recherches au milieu de nombreux corps étrangers ; un grossissement supérieur à 500 aurait le double inconvénient de restreindre le champ du microscope, et de ne permettre qu'un faible éclairage. Il ne faudrait pas croire cependant qu'un éclairage intense soit toujours une condition de succès ; quand la lumière est par trop vive, il est au contraire souvent difficile d'apercevoir les queues des spermatozoïdes : aussi est-il avantageux de changer fréquemment la position du miroir et d'avoir recours de temps à autre à l'éclairage oblique. Pour être sûr d'explorer complètement la préparation sans revenir inutilement aux mêmes points, il est bon de commencer l'examen par un des angles de la lamelle et de suivre un des bords correspondants pour revenir en sens inverse suivant une ligne parallèle un peu plus éloignée, et ainsi de suite ; on examine complètement chaque champ et on ne le change que graduellement, de façon à apercevoir successivement les éléments au centre et à la périphérie de ce champ.

On s'est efforcé de rendre les spermatozoïdes plus apparents en ayant recours à des réactifs colorants ; un des meilleurs est l'iode dissous dans l'eau à la faveur de l'iodure de potassium, qui a été préconisé par Roussin ; cet auteur se servait de la solution suivante :

Iode.	1
Iodure de potassium.	4
Eau distillée.	100

Maurice Longuet a indiqué le carmin, qui colore la tête des spermatozoïdes en rouge d'autant plus intense que ces éléments sont plus desséchés, et qui laisse la queue incolore. Longuet laisse macérer la tache directement dans de l'eau colorée par une solution ammoniacale de carmin. Les têtes des spermatozoïdes sont en effet teintes ainsi en rouge et, bien que beaucoup d'autres éléments contenus dans la préparation aient pris la même couleur, la recherche est réellement plus facile et plus rapide. Enfin Pincus et Liman ont remarqué que, lorsqu'on a laissé dessécher une préparation contenant des spermatozoïdes, ceux-ci apparaissent beaucoup plus gros. Le fait est exact, mais ne saurait être utilisé pour l'examen, parce que l'air qui se trouve entre les deux lames de verre rend les images confuses et prête à beaucoup d'illusions.

De quelque façon que l'on ait procédé, la présence dans le liquide de macération de têtes isolées ou de queues seules n'autorise pas à conclure à la nature spermatique de la tache. Un spermatozoïde n'est bien caractérisé et ne doit être admis comme tel que lorsqu'il présente, outre la tête, un fragment de queue égal à trois ou quatre fois la longueur de celle-ci. Il est alors nettement reconnaissable pour quiconque a vu cet élément à l'état frais ; la continuation directe de la tête avec la queue, la diminution graduelle d'épaisseur de celle-ci qui arrive vers sa terminaison à une minceur extrême, la parfaite netteté de son contour, les sinuosités qu'elle présente quelquefois, permettent de le distinguer sans hésitation des fibres accolées aux granulations ; cet accolement est du reste facilement mis en évidence par un changement de point ou par un léger choc imprimé à la lamelle.

Nous avons longuement insisté sur les précautions à prendre dans la recherche des spermatozoïdes parce qu'il arrive souvent que le nombre de ces éléments qui sont restés conservés dans les taches avec leur aspect caractéristique est extrêmement minime. Quelquefois, il est vrai, ils sont très abondants, et on en aperçoit dix ou quinze dans chaque champ microscopique ; mais quand la tache est ancienne et a subi beaucoup de froissements, il faut souvent des recherches très prolongées avant de trouver un seul spermatozoïde ou même un débris qu'on puisse considérer comme lui appartenant, et cela n'a du reste pas lieu de surprendre quand on songe à l'extrême délicatesse de ces éléments. Ce qu'on s'explique moins bien, c'est la grande différence des résultats obtenus avec des taches provenant d'un même vêtement ; sans doute on peut invoquer des éjaculations successives dont la dernière contiendrait moins de spermatozoïdes ; on peut attribuer certaines petites taches arrondies (qui souvent, en effet, ne donnent pas de résultats) au liquide bulbo-uréthral qui s'écoule avant l'éjaculation et qui est normalement dépourvu de spermatozoïdes ; mais il est certain qu'avec des échantillons traités d'une façon identique, pris l'un à côté de l'autre sur une même tache dont les diverses parties ne paraissent pas avoir été plus froissées les unes que les autres, on obtient souvent des liquides d'une richesse extrêmement variable en spermatozoïdes. Au point de vue pratique, ce fait montre qu'il faut apporter dans les recherches beaucoup de ténacité et de patience. C'est surtout quand rien dans l'examen microscopique d'une tache ne montre qu'elle puisse provenir d'une substance autre que le sperme (écoulement vaginal, mucus, empois, etc.), et qu'on n'aperçoit dans la préparation que les éléments figurés qu'on trouve d'une façon banale dans toutes les taches, qu'il faut continuer les recherches très longtemps. Il nous est arrivé de ne rencontrer des spermatozoïdes qu'après des examens répétés pendant deux ou trois matinées. Quelquefois aussi les recherches les plus minutieuses et les plus prolongées ne donnent pas de résultats, ce qui peut tenir soit à ce que tous les spermatozoïdes ont été détruits, soit à ce que le sperme éjaculé n'en contenait réellement pas.

On sait en effet que le sperme des sujets atteints d'une épididymite double, de cryptorchidie bilatérale, celui des hommes qui viennent de se livrer à des excès vénériens, peut ne pas contenir de spermatozoïdes. — Si donc on ne trouve pas ces éléments, mais que les taches présentent l'aspect extérieur du sperme desséché, et que leur composition histologique ne montre pas qu'elles soient d'une autre nature, on pourra formuler ainsi la conclusion : *Bien que les taches présentent à l'œil nu l'aspect du sperme, et que l'examen microscopique n'indique pas qu'elles aient une autre origine, la preuve de leur nature spermatique n'a pu être obtenue.*

Il peut arriver que l'on trouve des corps étrangers d'une nature particulière mélangés au sperme, et ce fait peut permettre d'apprécier nettement les circonstances dans lesquelles l'acte incriminé a été commis. En voici deux exemples : Roussin[1], chargé d'examiner des taches de sperme sur un vêtement, remarqua qu'elles étaient mélangées d'une quantité abondante de grains d'amidon provenant les uns du blé, les autres de la pomme de terre; il fit part de cette constatation au juge d'instruction qui ordonna des recherches dans la chambre où l'on présumait que le viol avait été commis ; on y trouva un sac ouvert contenant de la farine constituée par des grains d'amidon de blé et de pomme de terre. L'expertise avait ainsi démontré, avec une vraisemblance bien voisine de la certitude, l'endroit même où avait eu lieu l'éjaculation.

Dans une affaire d'assassinat dont la relation a été publiée par le professeur Brouardel[2], on avait trouvé au domicile de la victime, qui était une femme, une serviette tachée de sperme, et l'on se demandait si l'acte vénérien n'avait pas précédé ou suivi le meurtre. Or, l'examen microscopique montra que les taches renfermaient, outre les spermatozoïdes, des cellules épithéliales cylindro-coniques à cils vibratiles provenant de la muqueuse des voies aériennes, et des grains de tabac à priser. Le sperme avait donc été craché sur la serviette et non pas déposé directement après éjaculation. L'enquête ayant établi que la victime prisait, il était facile d'en conclure la nature de l'acte auquel elle s'était livrée.

La présence d'un grand nombre de globules de pus dans des taches de sperme pourrait aussi faire présumer que ce sperme a été éjaculé par un homme atteint de blennorrhagie ; mais

1 Roussin. Examen microscopique des taches de sperme. *Ann. d'hyg. publ. et de méd. lég.*, 2e série, 1867, t. XXVII.

2 Commentaires de la traduction française du *Traité de médecine légale* d'Hofmann.

évidemment l'induction ne serait permise que si l'on avait acquis la certitude que les parties génitales de la victime étaient parfaitement saines au moment de l'attentat. D'ailleurs, la présence d'éléments étrangers mélangés au sperme doit toujours être interprétée avec beaucoup de circonspection ; il faut se rappeler que des taches peuvent être simplement superposées, ce qu'un examen attentif à l'œil nu permet en général d'apprécier assez facilement ; il faut connaître aussi les éléments qui se trouvent d'une façon banale dans beaucoup de taches : grains d'amidon, cellules épithéliales pavimenteuses provenant de la desquamation de la peau. Ces remarques ont d'autant plus d'importance que la plupart des vêtements soumis à l'examen des experts sont dans un grand état de malpropreté et ont été portés longtemps.

§ II. — Taches pouvant être confondues avec celles de sperme

Taches provenant d'un écoulement muqueux de l'urèthre. — Il n'est pas rare d'observer un écoulement de ce genre qui se produit le plus souvent, sinon toujours, à la suite d'une blennorrhagie ancienne. Les taches qu'il forme sur le linge sont très analogues par leurs caractères extérieurs à celles de sperme, et ne s'en distinguent guère que par leurs dimensions moindres. Récemment, nous avons été chargé d'examiner un homme inculpé de viol, et dont la chemise portait sur le pan de devant de petites taches arrondies en forme de gouttelettes, d'une couleur légèrement grisâtre et empesant l'étoffe. En comprimant soigneusement le canal de l'urèthre, on faisait sortir par le méat urinaire une très petite quantité de liquide visqueux, filant et incolore ; cet homme paraissait ignorer complètement l'existence de l'écoulement dont il était atteint ; il déclarait avoir contracté une seule blennorrhagie survenue cinq ou six ans auparavant. Les taches de la chemise, qui présentaient une certaine épaisseur, purent être examinées au microscope, et se montrèrent constituées presque uniquement par du mucus, c'est-à-dire par une substance incolore, transparente, légèrement striée, et dont les stries étaient rendues plus apparentes par l'action de l'acide acétique; çà et là, on rencontrait quelques rares leucocytes, mais c'étaient les seuls éléments anatomiques qu'on pût apercevoir dans les diverses préparations.

Taches d'urine. — L'urine forme sur le linge des taches d'un jaune plus ou moins foncé, d'un aspect analogue sur les deux faces de l'étoffe qu'elles ne raidissent pas; leurs contours sont généralement mal indiqués et ne séparent pas nettement la tache de parties voisines non contaminées. Examinées au microscope, ces taches montrent presque toujours un très grand nombre de bactéries sous forme de bâtonnets d'une longueur moyenne de 0mm,005 à 0mm,006; mais nous n'y avons jamais rencontré d'autres éléments anatomiques que quelques cellules épithéliales pavimenteuses provenant de la desquamation de la couche superficielle de l'épiderme; ces cellules sont dépourvues de noyau, et se colorent uniformément en jaune sous l'action du picrocarmin. On en rencontre presque toujours de telles sur les linges qui sont restés un certain temps en contact direct avec la peau.

Taches formées par les crachats, les mucosités nasales. — Ces taches simulent quelquefois assez bien des taches de sperme. Les crachats étalés avec le pied sur un plancher forment en se desséchant des taches minces, vernissées, blanchâtres, avec des points brillants, rappelant les traînées laissées par les limaçons, aspect qui est également celui des taches de sperme. Nous avons été chargé d'examiner le sol d'une chambre où un viol avait été commis; la victime, une enfant, déclarait que le coupable avait éjaculé par terre : on trouvait en effet sur le sol de cette chambre, près du lit, deux carreaux souillés de taches semblables à celles que nous venons de décrire; nous fîmes desceller ces carreaux et nous les emportâmes, ne doutant pas d'y trouver du sperme; or, l'examen microscopique montra que ces taches étaient formées uniquement par des crachats. — Sur certaines étoffes, les crachats et les mucosités nasales peuvent aussi simuler jusqu'à un certain point des taches de sperme. Dans l'affaire Menesclou, jeune homme qui avait assassiné une enfant sans motifs apparents, on soupçonnait que le meurtre avait été précédé d'actes de pédérastie. Pour éclaircir ces doutes, les vêtements de l'assassin furent soumis à l'examen du professeur Brouardel. Il existait sur le pantalon en velours noir très usé et extrêmement malpropre plusieurs taches siégeant à la partie supérieure et antéro-interne des cuisses, ayant une forme allongée semblable à la trace d'une goutte qui descend et une coloration blanche, un aspect luisant, une consistance raide rappelant les caractères du sperme desséché sur des étoffes imperméables : ces taches étaient formées par des mucosités nasales.

L'examen microscopique de ces taches montre du mucus. des leucocytes en nombre très restreint, ou au contraire extrêmement considérable, des cellules épithéliales prismatiques souvent garnies de leurs cils vibratiles, et enfin quelquefois des cellules épithéliales pavimenteuses provenant des parois de la bouche et du pharynx.

CHAPITRE CINQUIÈME

TACHES FORMÉES PAR LE MÉCONIUM, L'ENDUIT FŒTAL, LES LIQUIDES DE L'ACCOUCHEMENT, LES ÉCOULEMENTS DES PARTIES GÉNITALES, ETC.

§ I. — Taches de méconium et d'enduit fœtal

La présence de ces taches sur des linges ou d'autres objets peut indiquer, dans certaines inculpations d'infanticide ou de suppression de part, qu'un accouchement a eu lieu et que la mère est probablement la femme à laquelle appartiennent les objets tachés. Dans les cas où le cadavre d'un enfant est très putréfié, il peut aussi être nécessaire, ainsi que nous l'avons déjà dit, de rechercher si le contenu du gros intestin est constitué par du méconium ou par des matières fécales, afin de reconnaître s'il s'agit d'un nouveau-né ou d'un enfant ayant vécu plusieurs jours.

Le méconium est une substance visqueuse, tenace, d'un vert foncé, quelquefois striée de jaune, quelquefois aussi colorée uniformément en jaune vif.

Abandonné à l'air, le méconium s'épaissit, se dessèche à la surface sans se putréfier, à moins qu'il ne soit exposé à l'humidité.

Lorsqu'on examine au microscope une petite quantité de méconium étalée sur une lame de verre et diluée dans de l'eau ou dans un mélange d'eau et de glycérine, on aperçoit, comme éléments essentiels, des corpuscules de matière colorante verte (biliverdine), la plupart assez volumineux (en moyenne 15 à 20 μ de diamètre, mais souvent beaucoup plus gros), de forme irrégulièrement polyédrique, à angles arrondis, se rapprochant de l'ovoïde ; sous l'action de l'acide azotique, ces corpuscules prennent une coloration violette. A côté de ces éléments, il existe un très grand nombre de granulations beaucoup plus petites, irrégulières, d'une teinte légèrement grisâtre. Très souvent aussi, mais non constamment, on rencontre des cristaux de cholestérine, très faciles à reconnaitre grâce à leur forme en tablette rectangulaire dont un des côtés présente ordinairement une échancrure également rectangulaire (voir la planche III). Enfin, on rencontre encore un petit nombre de cellules épithéliales cylindriques de l'intestin, isolées ou réunies par groupes, ordinairement déformées, granuleuses et dépourvues de noyau apparent ; le plateau de l'extrémité libre est cependant quelquefois encore visible.

L'*enduit fœtal* ou enduit sébacé est une substance molle, onctueuse, de consistance savonneuse, non miscible à l'eau ; malgré son aspect graisseux, elle se montre constituée au microscope presque uniquement par des cellules pavimenteuses ou polyédriques, presque toutes dépourvues de noyau, et ne renfermant qu'un petit nombre de fines granulations. On aperçoit souvent dans les préparations un certain nombre de poils de duvet.

L'*epiderme fœtal* est constitué par des cellules épithéliales polyédriques à 5 ou 6 pans ; il forme ordinairement sur les taches ou sur les linges où on le recueille des lambeaux plus ou moins larges sur lesquels il existe ordinairement plusieurs couches de cellules ; les cellules profondes possèdent un noyau, celles de la superficie en sont dépourvues. Souvent on peut distinguer sur ces lambeaux les orifices des conduits sudoripares ou des follicules pileux, orifices que l'on reconnaît surtout à la disposition des cellules qui les entourent ; ces cellules, inclinées à ce niveau, paraissent plus petites, parce qu'elles sont vues suivant une portion seulement de leur étendue, et ce n'est que plus loin qu'elles recommencent à former une mosaïque régulière, à mailles égales.

§ II. — Taches de liquide amniotique, de colostrum, de lait

La présence de ces taches sur du linge pourrait aussi démontrer la réalité d'un accouchement.

Taches de liquide amniotique. — Le liquide amniotique est conststué par de l'eau tenant en solution de 2 à 4 parties pour 100 d'albumine et de sels ; cette composition le rend analogue à du sérum sanguin dilué. Limpide et incolore au commencement de la grossesse, il prend dans les derniers mois une teinte légèrement jaunâtre ou verdâtre, et devient souvent trouble ; ce dernier aspect est dû en grande partie à ce qu'il renferme alors des cellules épithéliales, de l'enduit sébacé qui recouvre le corps du fœtus, et aussi quelques poils du duvet. La présence de ces éléments accessoires, constatée au microscope, aide beaucoup à reconnaître la nature des taches que forme le liquide amniotique. Ces taches occupent généralement une assez grande étendue ; elles sont d'une couleur grise, légèrement jaunâtre, à bords nettement dessinés et relativement foncés ; elles empèsent légèrement l'étoffe. Dans le cas où l'examen microscopique n'aurait pas montré sur ces taches les éléments accessoires signalés plus haut, elles pourraient à la rigueur être confondues avec des taches de sérum sanguin. Cependant il est rare qu'on trouve des taches constituées par du sérum complètement dépouillé d'hématies ; si l'on conservait des doutes, l'analyse chimique pourrait peut-être fournir quelques indications ; les taches de sérum sanguin dissoutes dans une petite quantité d'eau donnent en effet un précipité albumineux qui est beaucoup plus abondant que celui qu'on obtient avec les taches de liquide amniotique traitées de la même façon [1].

Taches de colostrum. — Le colostrum est d'une couleur blanc jaunâtre, légèrement visqueux ; il contient en suspension des globules de graisse, quelques cellules d'épithélium pavimenteux, et comme élément spécial, des corps arrondis, irréguliers, relativement volumineux (de $0^{mm},01$ à $0^{mm},05$) et granuleux ; ces éléments sont très abondants dans le colostrum des cinq ou six premiers jours qui suivent l'accouchement.

Les taches que forme le colostrum empèsent assez fortement le linge ; elles sont d'une couleur jaunâtre, à bords irréguliers, nettement dessinés et plus foncés que la partie centrale ; quelquefois la tache jaunâtre est entourée d'une zone grise dont les bords sont également bien limités. L'examen microscopique de ces taches montre les éléments qui ont été signalés plus haut. D'après Gosse, l'eau de macération devient légèrement glutineuse quand on y ajoute une petite quantité d'ammoniaque. L'ammoniaque transforme en effet le colostrum pur en une masse glaireuse et épaisse.

Taches de lait. — Les taches de lait sont grises ou très légèrement jaunâtres ; elles raidissent un peu l'étoffe, leurs contours sont sinueux, bien indiqués. Au microscope le lait montre les globules laiteux, petites sphères de volume variable, dont le diamètre peut dépasser 9 μ, ou ne pas atteindre 1 μ ; bien que formés d'une substance graisseuse, ces globules ne disparaissent pas sous l'action des dissolvants des corps gras, ce qui indique qu'ils sont probablement enveloppés d'une mince pellicule résistante. Ces globules peuvent être retrouvés assez facilement sur les taches qui ne sont pas trop vieilles. Le lait renferme du sucre (environ 4 0/0) qui réduit

1 Voir sur ce point, et sur l'histoire des taches en général : Gosse (Hippolyte). *Des taches au point de vue médico-légal* ; thèse pour le doctorat Paris, 1863.

la liqueur cupro-potassique, et qui peut être mis ainsi facilement en évidence dans le liquide provenant de la macération de la tache.

§ III. — Taches provenant d'un écoulement des parties génitales de l'homme ou de la femme

Taches formées par un écoulement des parties génitales de la femme. — Ces taches peuvent présenter quelquefois un aspect analogue à celui des taches de sperme ; le plus souvent cependant, en les examinant attentivement, on finit par apercevoir en un ou plusieurs points de leur étendue de petites croûtelles blanches, jaunes ou vertes, qui sont caractéristiques. En général, ces croûtes sont beaucoup plus

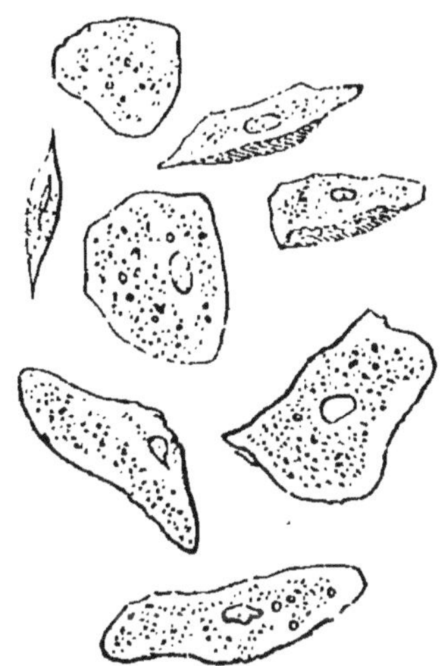

Fig. 78. — Cellules de l'épithélium vaginal (Beale).

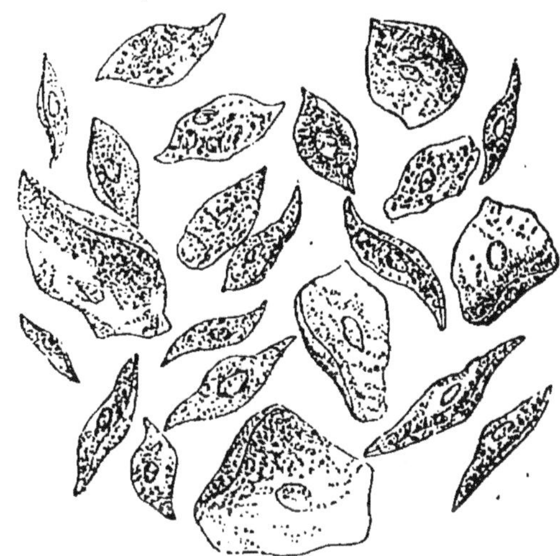

Fig. 79. — Cellules provenant d'un écoulement vaginal (Beale).

abondantes, épaisses, et constituent, avec la couleur jaunâtre ou verdâtre des taches, des caractères qui indiquent immédiatement l'origine de celles-ci. Examinées au microscope, ces taches se montrent constituées presque exclusivement par des cellules épithéliales pavimenteuses (fig. 78 et 79), munies de granulations et d'un noyau se colorant en rouge par le picrocarmin, tandis que le corps de la cellule prend sous l'influence du même réactif une légère teinte jaune. Ces cellules peuvent se présenter sous des formes et des dimensions différentes ; on aperçoit quelquefois leur noyau incomplètement divisé en deux par un étranglement, première phase de leur prolifération. Avec elles on rencontre quelques leucocytes, ordinairement peu abondants, mais qui constituent quelquefois au contraire la plus grande partie de la substance de la tache.

Taches produites par un écoulement blennorrhagique. — L'aspect de ces taches varie suivant la période de l'écoulement ; elles sont jaunes, vertes ou d'un blanc grisâtre, elles empèsent plus ou moins fortement les tissus, elles sont quelquefois épaisses et recouvertes de croûtes. Examinées au microscope, elles montrent du mucus, des leucocytes en quantité extrêmement variable, et quelques cellules pavimenteuses provenant du canal de l'urèthre. Cette composition histologique n'a rien d'absolument caractéristique, et ne permet pas de reconnaître avec certitude un écoulement blennorrhagique. On comprend cependant que dans certaines circonstances la présence de taches de ce genre sur la chemise d'un homme puisse établir la réalité d'une blennorrhagie, dont la preuve directe fait défaut au moment de l'examen d'un inculpé.

La composition histologique des taches ne peut indiquer si l'écoulement est ou non de nature blennorrhagique. Alors même qu'il serait absolument démontré que cet écoulement contient toujours le microbe auquel la maladie a été attribuée dans ces derniers temps, et que la médecine légale pourrait utiliser en toute sécurité cette découverte, nous ne savons pas si on pourrait retrouver le gonococcus sur des taches plus ou moins anciennes.

§ IV. — Taches de matières fécales

Taches de matières fécales. — Il n'est pas très rare que ces taches soient soumises à l'examen des experts, soit parce qu'elles se trouvent sur des chemises ou d'autres vêtements, mélangées de taches de sperme ou d'écoulement des parties génitales, soit parce qu'elles sont prises pour des taches de méconium ou d'autre nature. Ces taches se reconnaissent en général facilement à l'œil nu; elles forment des macules à contours irréguliers, ne traversent pas l'étoffe; leur couleur est ordinairement jaune ou brun foncé; elles sont souvent recouvertes de croûtes. Cependant, quand les taches résultent du contact de matières liquides, elles peuvent être d'un jaune clair, dépourvues de croûtes, et traverser complètement l'étoffe sans changer la consistance de celle-ci. On sait que les matières fécales sont constituées par la bile et d'autres humeurs versées dans l'intestin, et par les résidus de la digestion et des fragments d'aliments ayant traversé le tube digestif en restant plus ou moins intacts. Ces derniers éléments sont faciles à reconnaître au microscope et établissent nettement la nature des taches. Ils sont constitués surtout par des débris végétaux très variables : trachées plus ou moins complètement déroulées; cellules isolées ou réunies en fragments de tissu, souvent polygonales et à parois épaisses; on aperçoit fréquemment aussi des poils végétaux unicellulaires. Presque toujours un grand nombre de ces débris sont assez bien conservés pour que, dans le cas où cela aurait de l'importance, un botaniste puisse déterminer de quelle plante ils proviennent. Les éléments animaux sont représentés par des fragments de fibres musculaires, souvent colorés en jaune, et nettement reconnaissables à leur double striation, par des faisceaux de tissu conjonctif, par des cellules adipeuses ou des gouttelettes de graisse à l'état libre, par des parcelles de tissu élastique et quelquefois par de rares cellules épithéliales pavimenteuses provenant des premières voies digestives (fig. 80). Parfois on rencontre des œufs de vers intestinaux; nous avons même trouvé dans de vieilles taches des oxyures entiers. Ces éléments sont disséminés dans la préparation au milieu d'un grand nombre de granulations irrégulières, les plus petites animées du mouvement brownien — d'une substance jaune grisâtre finement granuleuse, formant des amas irréguliers, ne donnant que très incomplètement, et non constamment, les réactions de la matière colorante biliaire, sous l'influence de l'acide azotique — enfin de divers cristaux parmi lesquels ceux de phosphate ammoniaco-magnésien sont les plus fréquents. Les taches dépourvues de croûtes et constituées par l'imbibition de la partie liquide des matières fécales ne montrent à l'examen microscopique qu'un très petit nombre des éléments qui viennent d'être mentionnés.

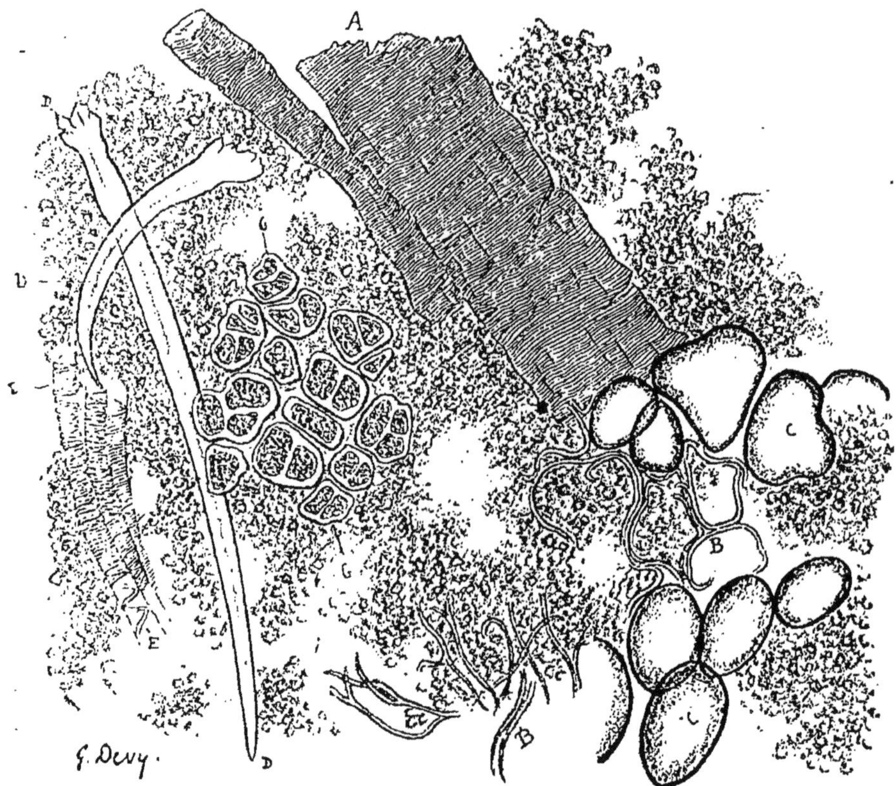

Fig. 80. — Examen microscopique de matières fécales *.

Les matières fécales des enfants à la mamelle se distinguent nettement de celles des adultes par leur aspect et surtout par leur composition. Dans les premiers jours qui suivent la naissance, les fèces, dit Gosse [1], sont vertes, avec des traînées très distinctes jaunes, puis elles deviennent jaunâtres et présentent fréquemment des points noirâtres ou vert foncé. Vers le septième jour, elles prennent une couleur

[1] Gosse. Ouvrage cité.

* A, Fibre musculaire ; B, B, Fibres élastiques ; C, C, Cellules adipeuses ; D, D, Poils végétaux ; E, E, Trachées ; G, G, Cellules végétales ; H, H, Matière granuleuse.

jaune vif qui a la plus grande analogie avec celle d'une omelette; c'est la coloration qu'elles garderont pendant tout l'allaitement, si l'enfant est bien portant; elles sont mélangées de temps en temps de grumeaux blanchâtres dont les dimensions varient de la grosseur d'une tête d'épingle à celle d'un gros pois.

Les taches ont une coloration plus foncée que les fèces à l'état frais ; quand elles renferment des grumeaux, ceux-ci se détachent sous forme de poussière blanchâtre. Examinées au microscope, ces taches montrent des globules de lait irréguliers, granuleux, déformés, souvent adhérents et comme fondus entre eux; d'après Beauregard et Galippe, on y rencontrerait souvent aussi un grand nombre de fines aiguilles cristallines, isolées ou formant des masses épineuses, et qui sont constituées par de la matière grasse. Ajoutons que dans les fèces des trois ou quatre premiers jours on rencontre encore les éléments du méconium.

§ V. — Taches constituées par des fragments de tissus provenant du corps humain

Quand des coups ont été portés avec une grande violence à l'aide d'instruments contondants, ils divisent la peau, dilacèrent ou broient les parties sous-jacentes : tissu cellulaire sous-cutané, os, substance cérébrale, et des fragments plus ou moins volumineux de ces tissus restent quelquefois adhérents à l'arme ou sont même projetés à une distance assez grande.

Celles de ces taches qu'on observe le plus fréquemment sont formées par du *tissu cellulo-adipeux*. On les trouve sur les marteaux, cognées, haches, hachettes, etc. ; quand on est chargé d'examiner des instruments de cette nature, il importe d'inspecter minutieusement le point où le manche pénètre dans la tête de l'instrument ; des fragments du tissu cellulo-adipeux viennent se coller souvent dans l'interstice qui existe à ce niveau et ne sont pas enlevés facilement par un nettoyage même prolongé. Ces fragments se présentent sous la forme de petites masses rougeâtres ou brunes, parce qu'elles sont presque toujours recouvertes d'un peu de sang ; mais, si on les gratte légèrement, on trouve une substance jaunâtre ou jaune grisâtre qui, même lorsqu'elle est très desséchée, se laisse légèrement aplatir par le doigt, un peu comme de la cire d'abeille. Si l'on place cette substance dans l'eau, elle se gonfle, se ramollit et se laisse étirer en petits filaments. A ces caractères extérieurs on peut déjà présumer la nature de la substance qu'on a sous les yeux, mais l'examen microscopique transforme facilement cette présomption en certitude, car le tissu cellulo-adipeux conserve sa composition histologique même après une dessiccation très prolongée. Si, en effet, on dissocie dans l'eau les fragments que nous venons de décrire, on aperçoit nettement les faisceaux du tissu cellulaire, à stries parallèles, ondées, se gonflant et devenant homogènes, avec disparition des stries sous l'influence de l'acide acétique, qui fait au contraire apparaître les fibres du tissu élastique. Ces faisceaux diffèrent cependant un peu de ce qu'ils sont sur des préparations fraîches, parce que, quand ils ont subi un commencement de putréfaction, ils sont devenus plus ou moins granuleux. A côté des faisceaux, et entre eux, se trouvent les grosses cellules adipeuses d'un diamètre moyen de $0^{mm},050$, sphériques, ovalaires ou polyédriques, à contours nets, à bords foncés et à centre clair ; beaucoup de ces cellules se sont rompues ou se rompent sous l'œil de l'observateur, et l'on aperçoit leurs parois flasques ou ridées, tandis que leur contenu forme des gouttelettes graisseuses de dimensions variables.

Le professeur Robin [1] a indiqué les caractères qui permettent de distinguer le tissu adipeux de l'homme de celui du bœuf et du mouton ; chez ceux-ci les cellules adipeuses sont beaucoup plus volumineuses et de dimensions plus uniformes ; leur contenu ne s'écoule pas en gouttes, ce qui tient au point de fusion plus élevé de la graisse qui le constitue.

[1] Ch. Robin. Mémoire sur l'examen médico-légal d'une tache considérée comme de nature sanguine, et qui renfermait du tissu adipeux humain (*Ann. d'hyg. publ. et de méd. lég.*, 2e série, t. X).

Les taches de matière cérébrale sont de couleur grise; elles se gonflent dans l'eau, se ramollissent et prennent une consistance analogue à celle du cerveau à l'état frais. Ces caractères n'ont rien de bien spécial et sont tout à fait insuffisants à faire reconnaître la nature de ces taches; mais ceux fournis par l'examen chimique et surtout par l'examen microscopique sont tout à fait démonstratifs.

Orfila a montré que l'acide sulfurique concentré dissout immédiatement la matière cérébrale et que le liquide prend une couleur violette; que mise au contact avec l'aide chlorhydrique concentré et pur, la matière cérébrale ne se dissout pas, et que la liqueur reste d'abord incolore pour prendre au bout de quelques jours une teinte gris sale tirant légèrement sur le violet. La réaction par l'acide sulfurique s'obtient également avec les taches d'albumine et de fromage blanc; toutefois Lassaigne [1] a montré qu'en mouillant légèrement avec une petite quantité d'acide sulfurique monohydraté les taches de substance cérébrale, on voit se produire successivement et en quelques secondes une teinte jaune de soufre, puis orangée, puis rouge vermillon et enfin violette, tandis que ces colorations successives ne se produiraient pas sur les taches d'albumine et de fromage. La constatation de ces caractères chimiques peut être utile dans quelques cas; mais l'examen microscopique offre plus de certitude et ne permet pas de confusion. On connaît la composition histologique de la substance cérébrale; elle est formée de cellules et de tubes dont nous n'avons pas à donner ici la description. Les cellules sont rapidement détruites et ne pourraient pas être retrouvées dans une tache, mais les cylindres-axes des tubes résistent très longtemps à la dessiccation, et ce sont eux qui caractérisent la substance des taches. Pour obtenir ces préparations, il suffit d'une très petite quantité de matière, qu'on laisse plusieurs heures en contact avec de l'eau et qu'on dissocie ensuite avec des aiguilles.

1 Lassaigne. Considérations sur les caractères chimiques des taches de matière cérébrale (*Ann d'hyg. publ. de méd. lég.*, 2e série, t. III).

QUATRIÈME SECTION

ALIÉNATION MENTALE AU POINT DE VUE MÉDICO-LÉGAL

Les questions médico-légales que soulève l'aliénation mentale se rapportent les unes au droit civil : capacité civile, interdiction, conseil judiciaire, nullité de mariage, validité des testaments; — les autres au droit criminel: responsabilité légale des aliénés. Ce sont ces dernières questions qui nous occuperont seules, celles qui sont relatives au droit civil réclamant beaucoup moins souvent dans la pratique ordinaire l'intervention du médecin expert, et étant ordinairement déférées d'emblée à des médecins spécialistes d'une grande notoriété.

CHAPITRE PREMIER

RESPONSABILITÉ LÉGALE DES ALIÉNÉS

Quelque idée que l'on se fasse du libre arbitre, de la liberté morale, et de la responsabilité, il est certain qu'il y a des circonstances où la volonté subit l'influence de causes d'ordre *pathologique*, où les actes sont déterminés par des mobiles qui sont eux-mêmes l'expression d'un désordre *morbide* des fonctions cérébrales. Si les actes commis dans ces circonstances sont délictueux ou criminels, ils ne peuvent entraîner pour leur auteur les conséquences qui résultent de l'application ordinaire des lois, c'est-à-dire une répression ayant le caractère d'une *peine* ou d'un *châtiment*, et la Société doit trouver un autre moyen de se défendre contre cette classe d'individus dangereux. Le Code pénal a prévu cette exception aux peines qu'il édicte, et l'art. 64 est ainsi conçu :

CODE PÉNAL. — Art. 64. Il n'y a ni crime ni délit lorsque le prévenu était en etat de démence au moment de l'action, ou lorsqu'il a été contraint par une force à laquelle il n'a pu résister.

Les termes dans lesquels est formule cet article donnent au juge une grande latitude pour apprécier l'application qui doit en être faite, et n'en limite pas le bénéfice à tels ou tels désordres de l'esprit, dont l'énumération aurait été forcément incomplète, obscure, et d'une interprétation remplie de difficultés. Le mot *démence* n'est pas pris ici dans le sens restreint qu'il a en médecine ; il est synonyme d'aliénation mentale en général [1].

C'est au médecin qu'il appartient de rechercher dans chaque cas particulier l'existence de l'aliénation mentale, et d'indiquer par suite le degré d'irresponsabilité qu'elle comporte. Il est vrai que la compétence médicale à cet égard a été quelquefois discutée et même niée formellement. Le philosophe Kant déclarait que les psychologues de profession étaient seuls aptes à apprécier l'état mental d'un individu. D'autres personnes ont avancé que tout homme d'un jugement sain était aussi compétent que le médecin le plus expérimenté pour

[1] Voici comment s'expriment à cet égard deux jurisconsultes éminents, A. Chauveau et Faustin Hélie : « Par démence, on doit entendre, puisqu'aucun texte n'en a restreint le sens, toutes les maladies de l'intelligence, l'idiotie et la démence proprement dite, la manie délirante et la manie sans délire, même partielle. Toutes les variétés de l'affection mentale, quelles que soient les dénominations que leur applique la science, quelques classifications qu'elles aient reçues, revêtent la puissance de l'excuse, et justifient l'accusé pourvu que leur influence sur la perpétration de l'acte puisse être présumée. »

reconnaître si un individu était fou ou jouissait de toute sa raison. Ces idées ont été partagées par quelques magistrats qui ont récusé sur ce point tout témoignage médical [1]. Une telle erreur ne peut être commise que par des gens qui n'ont qu'une notion fausse et incomplète de l'aliénation mentale, qui ne regardent comme fous ou aliénés que des maniaques, des déments, des idiots, etc. Dans ces cas, il est vrai, le désordre ou l'insuffisance des facultés intellectuelles sont évidents, et encore faut-il compter avec les simulations que le médecin seul peut déjouer avec certitude. Mais, dans la pratique, ce n'est pas en face de cas aussi simples que l'on se trouve le plus souvent ; il s'agit d'actes commis sans responsabilité, quelquefois d'une manière tout à fait inconsciente, par des individus qui, au moment de l'examen et à d'autres époques, peuvent paraître complètement sains d'esprit : par un épileptique, un alcoolique, un paralytique général, etc. Est-ce donc un magistrat, un juré quelconque qui fera le diagnostic de l'épilepsie dans ses formes les moins apparentes, de la paralysie générale à son début, qui analysera les relations de l'acte incriminé avec la maladie dont est atteint l'accusé ? Si une pareille question pouvait se poser un seul instant, les développements dans lesquels nous entrerons plus loin suffiraient à la

[1] Voici l'opinion du président Troplong : « La médecine légale, dit-il, affiche depuis quelque temps la prétention d'imposer ses oracles à la jurisprudence Il faut l'avouer, ce que j'ai vu et entendu de certains médecins dans ma carrière judiciaire dépasse toute croyance ; il n'y a pas un homme que l'on ne pourrait déclarer monomane, en les écoutant. Si Pascal n'était pas mort, il devrait prendre garde à lui, car je connais maint docteur qui le tient pour halluciné. Socrate est bien heureux d'être venu sitôt ; il a péri du moins avec la réputation du plus sage des hommes, tandis qu'on pourrait bien trouver dans plus d'un savant écrit médical qu'il était à peu près fou avec son démon familier. Enfin, faut il le dire, combien n'ai-je pas vu de consultations qui rappellent, trait pour trait, les scènes de notre divin Molière. Un mouvement nerveux dans le visage, un tic familier, une manière de parler, un geste, les choses en un mot les plus simples et les plus naturelles étaient tournées en diagnostic et pronostic comme la sputation fréquente de M. de Pourceaugnac. Et l'on voudrait que nous autres juges, qui tenons dans nos mains la liberté et la capacité civile des personnes, nous fissions dépendre de si frivoles symptômes ces grandes questions où sont engagées l'honneur des familles, la succession des biens, et les droits les plus chers de l'homme ! Je pense que la médecine légale n'a ajouté aucun progrès sérieux aux doctrines reçues dans la jurisprudence, et qu'elle ne doit en rien les modifier. »

résoudre. En réalité, reconnaître si un individu jouit où non de l'intégrité de ses facultés intellectuelles est une tâche souvent si délicate qu'elle ne peut être remplie dans le plus grand nombre de cas que par un médecin spécialement adonné à l'étude des maladies mentales. Nous devons dire même qu'en abordant ce sujet dans ce livre, nous voulons seulement en indiquer les points principaux, signaler à l'expert les indices qui doivent éveiller son attention, en lui rappelant que, dans une foule de cas, il ne pourra terminer l'expertise et formuler des conclusions sans le concours d'un médecin aliéniste.

§ I. — Irresponsabilité absolue. Responsabilité partielle. Responsabilité atténuée

Le médecin, une fois qu'il est arrivé à la connaissance exacte de la nature et de l'étendue des troubles cérébraux que présente un individu, doit apprécier jusqu'à quel point ces troubles entraînent l'irresponsabilité pour des actes commis dans des circonstances données. Ce sont là deux parties de l'expertise, étroitement liées entre elles, et quand bien même le médecin se bornerait à donner une description aussi précise que possible de l'état mental d'un individu, cette description contiendrait implicitement son opinion personnelle sur l'irresponsabilité dont doit bénéficier le prévenu ou l'accusé. Cette appréciation de la responsabilité est souvent extrêmement délicate, non seulement parce que l'on peut rencontrer de grandes difficultés dans les divers cas particuliers, mais aussi parce que, en principe, tout le monde, même parmi les aliénistes, ne comprend pas l'irresponsabilité d'une façon identique, et que la catégorie des états mentaux entraînant l'irresponsabilité, n'est pas la même aux yeux de tous les médecins.

Pour les uns, il est des individus dont le délire ou les conceptions fausses se limitent à un ordre restreint d'idées, et dont l'intelligence doit être considérée comme normale sous les autres rapports. Ces individus viennent-ils à commettre un acte délictueux ou criminel, ils en sont irresponsables si cet acte a été inspiré par les conceptions délirantes ; ils en sont au contraire responsables si le fait incriminé est nettement en dehors des aberrations habituelles. C'est la doctrine de l'*irresponsabilité partielle*.

D'autres médecins défendent la doctrine de l'*irresponsabilité absolue*. Ils pensent que, lorsqu'un individu n'est atteint que d'un délire paraissant exclusivement limité à certaines conceptions, mais accusé d'une façon bien nette, il doit être considéré comme légalement irresponsable de ses actes, même de ceux qui paraissent étrangers à la sphère de son délire. M. J. Falret, l'un des principaux défenseurs de cette doctrine, fait remarquer que la théorie de la responsabilité partielle est la conséquence logique d'une conception inexacte de la *monomanie*, qu'on envisage à tort comme caractérisée par un délire exclusivement limité à un seul objet ou à un petit nombre d'objets, l'intelligence restant sur tous les autres points intacte. « Ceux qui croient, dit-il, que la monomanie peut consister uniquement dans une idée délirante implantée, comme une plante parasite, dans une intelligence restée saine sous tous les autres rapports, peuvent admettre également que l'individu atteint de cette idée fixe puisse lutter avec toutes les forces saines qui lui restent contre l'entraînement de l'idée délirante, et qu'il puisse ainsi rester libre d'agir ou de ne pas agir, même dans le sens de cette idée maladive. Mais quand on n'admet pas la monomanie dans un sens aussi restreint, quand on s'est convaincu par l'observation attentive de tous les aliénés atteints de délire partiel que le délire de ces aliénés n'est jamais aussi limité ; que non seulement le cercle des idées délirantes est toujours plus étendu, mais que chez tous les aliénés atteints de délire partiel, quelque restreint qu'il paraisse, il existe un terrain maladif, un sol pathologique préalable, indispensable pour que les idées fixes puissent s'y implanter et y prendre racine, on ne peut à aucun prix se rallier à l'opinion des partisans de la responsabilité partielle [1] ».

[1] Falret. Art. Responsabilité légale des aliénés, in *Dict. encycl. des sciences médicales*.

M. Falret a d'ailleurs soin d'ajouter plus loin : « Mais si nous n'admettons pas la responsabilité partielle des aliénés ainsi comprise, c'est-à-dire portant sur certains faits et non sur certains autres, *dans le même moment*, nous sommes tout disposés, au contraire, à l'admettre dans des moments différents. Nous sommes tout prêts à proclamer qu'il est des moments dans la vie des aliénés où l'on doit reconnaître, soit leur responsabilité entière, comme dans les périodes de prédisposition, d'intermittence ou d'intervalles lucides, soit leur responsabilité incomplète ou atténuée, comme dans les périodes d'incubation, de rémission plus ou moins complète ou de convalescence. Nous admettons aussi que la question de la responsabilité complète ou incomplète peut être discutée dans certains états de trouble mental, en dehors de la folie proprement dite, comme la démence apoplectique et l'aphasie, l'hystérie, l'épilepsie et l'alcoolisme. »

Entourée de ces réserves, la doctrine de l'irresponsabilité absolue est évidemment de nature à rallier la plupart des médecins. Il s'agit seulement, et c'est là un point pratique qui n'intéresse pas le principe, de ne considérer comme monomanes et de ne faire bénéficier de l'irresponsabilité légale que des individus atteints d'un délire qui, bien que restreint, est nettement accusé, non douteux, et incontestablement pathologique.

Responsabilité atténuée. — A côté des aliénés véritables dont l'irresponsabilité est généralement acceptée et relativement facile à démontrer, il est d'autres individus dont l'état mental n'est pas assez nettement et grossièrement troublé pour qu'on puisse, dans l'état des idées de notre Société actuelle, les considérer comme irresponsables, et qui, cependant sont, par le fait de circonstances pathologiques placés dans des conditions défavorables pour résister aux sollicitations qui les portent à accomplir des actes que la loi punit. Ce sont, par exemple, certaines hystériques, certains épileptiques, certains alcooliques, etc., etc. Le médecin expert intervient à propos des délits ou des crimes commis par cette classe d'individus, plus souvent peut-être que pour les véritables aliénés, et nulle part son intervention n'est plus juste ni plus nécessaire. On peut dire, en effet, qu'un acte commis par un individu quelconque est le résultat, d'une part d'incitations extérieures, et d'autre part de la façon dont ces incitations sont perçues et dont elles réagissent sur la volonté. La loi tient compte dans certains cas, pour atténuer ou supprimer la peine, de la nature des motifs qui ont poussé un individu à commettre un acte criminel ; mais le second facteur de la détermination, l'élément psychique de l'acte lui échappe ; tout au plus le juge peut-il prendre quelquefois en considération l'influence du milieu moral dans lequel a vécu l'individu incriminé. Mais le médecin peut aller plus loin ; il est à même de reconnaître en certains cas que la forme, l'intensité des impressions, la façon dont celles-ci influencent la volonté, doivent être attribuées pour une certaine part, à tel ou tel état pathologique ou constitutionnel dont le retentissement sur les facultés morales et intellectuelles est indéniable. Il est peu de médecins qui ignorent combien l'hystérie, l'épilepsie, l'alcoolisme peuvent modifier la personnalité morale de ceux qui en sont atteints, imprimer à leurs conceptions, à leurs idées et à leurs actes un cachet spécial ; il en est de même de tous ces individus rangés par Lasègue sous le nom commun de *cérébraux*, chez lesquels, sous l'action soit de l'hérédité, soit d'autres causes plus ou moins nettement appréciables, les manifestations intellectuelles, sans être celles d'un aliéné proprement dit, frappent cependant, par leur incorrection évidente. Dans tous ces cas sur lesquels nous reviendrons d'ailleurs plus loin, il y a lieu de distinguer, entre l'intégrité complète de l'état mental et la folie réelle, divers degrés de troubles de l'intelligence dont l'influence sur la responsabilité doit être bien indiquée. C'est le principe de la *responsabilité atténuée*, qui, en appelant l'indulgence du juge, concilie l'intérêt de la défense sociale avec le sentiment qui nous porte à excuser les actes dont la fatalité nous apparait.

§ II. — Des influences sous lesquelles les aliénés commettent des actes délictueux ou criminels

Les faits qui se rattachent à la fois à l'aliénation mentale et à la médecine légale peuvent être répartis en quatre groupes. Dans le premier, les actes répréhensibles ou portant le cachet de l'insanité sont le résultat, ordinairement logique, de conceptions fausses produites elles-mêmes par le délire ou des hallucinations ; ce groupe comprend presque toutes les variétés de la folie proprement dite, on peut y joindre la paralysie générale. Dans le second groupe, certains actes sont le résultat fatal d'une impulsion irrésistible, plus ou moins inconsciente, impulsions épileptiques, alcooliques, etc. Dans le troisième groupe se placent les affections mentales caractérisées par la faiblesse d'esprit : démence, idiotie, imbécillité. Enfin dans un quatrième groupe, on peut ranger les actes commis délibérément par des individus encore en possession de leurs facultés mentales, mais chez lesquels ces facultés ont subi l'influence plus ou moins profonde d'une névrose ou d'un autre état pathologique : hystérie, épilepsie, alcoolisme, etc.

CHAPITRE DEUXIÈME

DU DÉLIRE ET DES HALLUCINATIONS

Il est impossible de définir le *délire*, en quelques mots ou quelques phrases, d'une façon exacte et satisfaisante, mais tout esprit suffisamment cultivé a la notion du désordre des facultés mentales que désigne ce mot [1]. — L'*hallucination*,

[1] Chacun comprend la différence qui existe entre le délire, le rêve, l'erreur, la passion, et cependant tous ces états sont ou peuvent être la cause de con-

qui accompagne fréquemment le délire, est la croyance aveugle à une sensation réellement perçue, mais qui n'est pas déterminée par une excitation correspondante venant du monde extérieur, et agissant sur le sens qui entre en jeu. Il y a ainsi des hallucinations de tous les sens ; mais les plus fréquentes sont celles de l'ouïe et de la vue.

Le délire et l'hallucination peuvent se montrer dans une foule de circonstances ; ils constituent le symptôme capital, sinon unique, de la folie ; mais ils peuvent aussi apparaître au cours ou à la suite, d'une maladie aiguë et fébrile, se montrer comme l'un des symptômes d'une affection cérébrale, ou la complication d'une névrose ; être le résultat de certaines intoxications aiguës ou chroniques.

Au point de vue de la forme sous laquelle se manifeste le délire, il faut distinguer le *délire général* qui porte en même temps sur toutes les facultés mentales, et le *délire partiel* qui est limité à certains points, la raison restant saine ou du moins paraissant très peu atteinte sur les autres points.

§ I. — Délire général

Dans le délire général, dit M. Ach. Foville [1] « l'état de maladie saute aux yeux dès le premier abord : l'attention ne peut plus être fixée ; les malades sont étrangers à ce qui les entoure ; rien ne les rattache à leur manière de vivre antérieure, à leur profession, à leurs relations sociales, à l'observation des convenances, etc. » — Le délire général peut se présenter sous deux aspects opposés : tantôt toutes les facultés sont exaltées, tantôt au contraire elles sont déprimées ; dans le premier cas, le délire est dit *maniaque*, dans le second cas il est appelé *dépressif* ou *mélancolique*.

ceptions fausses ; mais il faudrait de longues explications, pour préciser ce qu'ont de spécial les conceptions fausses du délire. En outre, pour délimiter rigoureusement ce qu'on entend par conceptions fausses, il faudrait commencer par définir la raison, terme irréductible qui n'est pas susceptible de définition. Tous ces exercices de métaphysique sont assez inutiles au point de vue pratique, et toutes les tentatives faites pour définir le mot délire n'ont abouti à aucun résultat absolument satisfaisant. (Voir sur ce point l'article Délire du *Dict. encycl. des sciences médicales* de MM. Ball et Ritti.)

[1] Article Délire du *Nouveau Dict. de méd. et de chir. pratiques.*

Le *délire maniaque* a pour caractère principal une surexcitation générale et continue des idées, des sentiments et des déterminations (Foville). Les malades qui en sont atteints parlent sans cesse, avec une volubilité extrême, changeant constamment d'idées, accompagnant leurs paroles d'une mimique et de gestes désordonnés ; ils s'agitent, se livrent à des actes irréfléchis, violents, sans but raisonnable ; ils ont très souvent des hallucinations des différents sens. Le délire maniaque constitue la *manie*, laquelle est tantôt primitive et représente une forme de la folie, tantôt se manifeste par accès : chez les imbéciles, les déments, au début de la paralysie générale, au cours de l'alcoolisme, etc.

Le délire général *mélancolique* ou *dépressif* a pour caractère principal « une dépression, une torpeur générale et continue des idées, des sentiments, des déterminations. Les malades qui en sont atteints sont dans un état complet d'abattement physique et moral. Leur face est morne, leurs traits pendants, leur teint blafard ; toutes les fonctions végétatives, circulation, respiration, nutrition, sécrétions et excrétions sont lentes et amoindries. Les idées paraissent absentes, les sentiments ne peuvent se faire jour, les malades gardent un silence absolu ou ne parlent qu'à voix basse, par monosyllabes ; ils ne changent pas de place, sont incapables d'aucune énergie, d'aucune initiative ; rien ne peut les distraire de leur tristesse, qui est tantôt spontanée, sans motif, tantôt au contraire est basée sur des idées délirantes de la nature la plus pénible » (Foville). — Le délire général dépressif constitue une des formes de la folie : la *mélancolie ;* il peut succéder au délire maniaque, et c'est ce que l'on observe notamment dans une forme de folie dite *folie circulaire* ou *à double forme ;* il apparait aussi quelquefois dans la paralysie générale, l'alcoolisme, l'épilepsie, etc.

§ II. — Délire partiel

Le délire partiel est celui dans lequel un certain nombre d'idées, de sentiments ou d'actes sont déraisonnables, tandis que sur les autres points la raison paraît intacte. Le point sur lequel porte le délire peut-être très limité, de sorte qu'au premier abord, des malades, profondément atteints cependant, semblent quelquefois parfaitement sensés et qu'il faut un certain temps pour découvrir leurs conceptions fausses ; quelques-uns ont même soin de les dissimuler, pour s'épargner la raillerie et les controverses qu'ils prévoient. — Toutefois, on admet généralement qu'il est très rare que le trouble mental soit exclusivement circonscrit à un point unique; le plus souvent une analyse minutieuse montre que d'autres idées ou d'autres sentiments portent également le cachet de l'insanité.

Le point de départ du délire partiel est ou bien une conception primitivement fausse, ou bien une hallucination à laquelle le malade croit aveuglément. De ces données, l'esprit fait découler des conséquences qui peuvent être très logiques, ou du moins explicables ; il en résulte une nouvelle série d'idées et de conceptions erronées, d'après lesquelles le malade guide sa conduite. Il est à remarquer que chez un même sujet, les hallucinations ou les conceptions fausses, quel qu'en soit le nombre, concourent ordinairement toutes à exciter ou à déprimer un même sentiment, de sorte que le délire est bien coordonné. C'est pourquoi on désigne aussi le délire partiel sous le nom de délire *organisé*, *systématisé*.

Parmi les délires partiels, un des plus fréquents est le *délire des persécutions*, dans lequel les malades attribuent toutes leurs hallucinations pénibles ou effrayantes, tous leurs malheurs imaginaires, à des ennemis qu'ils désignent clairement, ou qui restent des êtres indéterminés; les hallucinations de l'ouïe sont ici extrêmement fréquentes, le malade entend des voix qui l'injurient, le menacent, le tourmentent de mille façons; quelquefois aussi il ressent des sensations qui lui font croire qu'il est empoisonné, qu'on se livre sur lui à toutes sortes de manœuvres étranges. Exaspéré par les mauvais traitements dont il se croit l'objet, l'aliéné finit par chercher à se venger, et s'attaquer soit aux personnes qu'il envisage depuis longtemps comme ses ennemis, soit à des inconnus qu'il considère tout à coup comme ses persécuteurs. Il se livre souvent ainsi à des violences, à des meurtres ou à des tentatives de meurtre qui sont une des plus fréquentes occasions d'expertises médico-légales.

Viennent ensuite le *délire des grandeurs* ou *délire ambitieux* dans lequel les malades se croient infiniment riches, puissants, glorieux ; le délire *hypocondriaque* dans lequel les conceptions fausses se rapportent à des troubles de la santé qui, non seulement sont imaginaires, mais évidemment impossibles ; le *délire religieux*, caractérisé par des préoccupations théologiques, des scrupules exagérés, des extases, des hallucinations spéciales, etc.

On peut encore ranger dans la classe des délires partiels le *délire des sentiments*, dans lequel le trouble mental semble consister uniquement, pendant un certain temps au moins, en une exagération, une abolition ou une perversion des facultés affectives. Le *délire des actes* ne forme pas une espèce nettement définie, et comprend tous les faits où le trouble mental se manifeste surtout par des actions ; à cette variété de délire se rattachent les *impulsions irrésistibles*, sur lesquelles nous reviendrons plus loin.

Les formes principales du délire qui viennent d'être indiquées se retrouvent, quelle que soit l'influence sous laquelle celui-ci est apparu ; mais la cause déterminante imprime ordinairement aussi au délire des nuances spéciales, une marche particulière et une forme distinctive.

Le délire qui survient dans les maladies aiguës et fébriles n'intéresse guère la médecine légale ; nous ne croyons pas qu'il ait été jamais l'occasion de crimes ou de délits poursuivis par la justice, et à propos desquels l'intervention de l'expert ait été nécessaire.

Le délire appelé *vésanique* qui constitue, quelquefois avec d'autres symptômes secondaires, la folie proprement dite, présente plusieurs espèces dont la classification peut être considérée comme celle même de la folie, en désignant sous ce nom l'ensemble des variétés d'aliénation mentale dans lesquelles le trouble des diverses facultés de l'esprit est primitif, indépendant d'une lésion matériellement appréciable du système nerveux, ou d'une autre maladie ou intoxication.

§ III. — De la folie proprement dite, et des diverses variétés de délire quelle comporte suivant ses formes

On peut, à l'exemple de M. Ach. Foville, admettre la classification suivante de la folie [1].

1° *Manie.* — Cette espèce de folie est caractérisée par l'exaltation maniaque ; elle éclate sous l'influence de diverses causes, mais principalement de vives émotions morales ; elle peut être aiguë et se terminer en quelques mois par une guérison définitive, ou bien chronique, et se termine alors par la démence. — On pourrait peut-être rattacher à la manie l'affection appelée *délire aigu fébrile*, caractérisée par l'excitation maniaque, l'incohérence des propos et des actes, la fièvre ; le malade entre ensuite dans une période de dépression et de collapsus, qui se termine ordinairement par la mort.

2° *Monomanie* ou *lypémanie partielle.* — Dans ce groupe se place la folie caractérisée par les divers délires partiels indiqués plus haut, et par la fréquence et la prédominance des hallucinations. Suivant la forme que revêt le délire, on observe la folie hypochondriaque, le délire des persécutions, le délire des grandeurs, etc.

3° *La lypémanie générale* est caractérisée par un délire général avec abattement, tristesse, craintes, scrupules ; dans cette forme, les conceptions peuvent ne pas être toutes fausses; il existe une lésion générale de l'intelligence qui fait tout voir en mal, qui imprime à toutes les idées un caractère uniforme de tristesse, de peur ou de désespoir.

Parmi les malades atteints de lypémanie générale, les uns expriment leur anxiété par des plaintes et des cris continuels ; Morel les appelait des *aliénés gémisseurs.* D'autres restent silencieux, et leur état ne se traduit extérieurement que par leur abattement et leur attitude de profonde tristesse, mais ils se livrent encore à quelques occupations. D'autres enfin res-

[1] A. Foville. *Nouv. Dict. de méd. et de chir. prat.* Art. Folie.

tent dans une inertie et une immobilité absolues, paraissent étrangers à tout ce qui les entoure ; cet état est connu sous le nom de *lypémanie stupide* ou *mélancolie avec stupeur*.

4° *La folie à double forme ou folie circulaire.* — Cette espèce est caractérisée par une série prolongée de périodes de dépression et d'excitation, qui se succèdent à intervalles plus ou moins rapprochés. Elle se développe surtout sous l'influence d'une prédisposition héréditaire, est rarement curable, mais ne paraît pas compromettre la durée de l'existence et n'aboutit pas très fréquemment à la démence.

5° *La folie instinctive ou folie des actes.* — Dans cette espèce de folie, le délire intellectuel peut faire défaut, et toutes les idées exprimées par le malade être justes et raisonnables, tandis que les actes sont extravagants, coupables ou criminels, soit qu'ils résultent d'une impulsion irrésistible et que l'individu les accomplisse inconsciemment, soit que la réflexion et le raisonnement soient impuissants à maîtriser les sollicitations exagérées de certains instincts. Suivant que les instincts portent spécialement l'individu au vagabondage, au vol, aux excès de boisson, aux jouissances génitales, à l'incendie, au meurtre, au suicide, etc., on peut dire qu'il s'agit de *kleptomanie*, de *dipsomanie*, d'*érotomanie*, de *pyromanie*, de *monomanie homicide* ou *suicide*, à la condition qu'on entende par ces mots non pas des entités morbides distinctes, mais des manifestations d'un même état pathologique.

La folie instinctive ou folie des actes intéresse à un haut degré la médecine légale ; nous la retrouverons dans les chapitres suivants.

§ IV. — Délire produit par certaines intoxications

Certaines intoxications, aiguës ou chroniques, s'accompagnent de délires et d'hallucinations qui apparaissent tantôt sous l'influence de la seule ingestion du poison, tantôt sous l'action d'une autre cause occasionnelle chez des individus suffisamment imprégnés par la substance toxique. Il existe ainsi des délires et des hallucinations produits par l'opium, le haschich, la belladone et d'autres solanées, par l'intoxication alcoolique, saturnine, etc.

De toutes ces intoxications, celle produite par l'alcool est la plus fréquente. L'alcoolisme détermine divers troubles de l'état mental que nous indiquerons plus loin ; nous ne nous occuperons ici que du délire alcoolique aigu qui porte le nom de *delirium tremens*, laissant de côté le délire accompagnant l'ivresse banale, laquelle n'offre pas un grand intérêt au point de vue de la pratique médico-légale [1].

Delirium tremens. — Le *Delirium tremens* ou *folie maniaque alcoolique* survient chez des individus qui sont des alcooliques chroniques, sous l'influence de diverses causes occasionnelles ; tantôt à la suite d'un excès de boisson plus considérable que d'habitude (*a potu immoderato*), tantôt au contraire après la suppression brusque des breuvages alcooliques (*a potu suspenso*) ; il est vrai que cette suppression coïncide ordinairement avec un incident pathologique qui est lui-même une cause déterminante du délire tremblant ; c'est ainsi, par exemple, que celui-ci éclate très souvent chez les alcooliques atteints d'un traumatisme d'une certaine gravité, mais surtout quand on n'a pas soin de leur continuer la dose d'alcool à laquelle ils sont habitués. La même remarque s'applique aux alcooliques atteints d'une phlegmasie ou d'une pyrexie ; le délire apparaît chez eux beaucoup plus facilement que chez les autres sujets, et il revêt les caractères spéciaux de la manie ébrieuse ; mais il se manifeste plus sûrement et plus violemment quand on prive le malade de toute boisson alcoolique. Le *delirium tremens* peut encore éclater à la suite d'émotions morales vives, de préoccupations prolongées, d'excès de travail intellectuel.

Après une période prodromique pendant laquelle il se manifeste de l'inquiétude, de la tristesse, de l'agitation, de l'insomnie, le délire éclate, accompagné d'hallucinations par

1 Du moins sous le rapport de la responsabilité. La loi n'admet pas l'ivresse comme excuse ; l'expert n'a pas à ouvrir la discussion à ce sujet ; c'est seulement quand il s'agit d'actes commis dans un état de demi-ivresse par un individu antérieurement alcoolique, que l'intervention du médecin légiste peut être nécessaire.

ticulières et de tremblement. Les hallucinations sont désagréables, tristes ou terrifiantes; elles portent surtout sur le sens de la vue, et le malade voit des rats, des animaux immondes ou redoutables qui courent dans sa chambre, montent sur son lit, grimpent sur son corps; ou bien il aperçoit des ennemis qui le poursuivent et le tourmentent de mille façons. Les hallucinations de l'ouïe et du toucher s'observent beaucoup moins fréquemment; quelquefois cependant le malade entend des voix injurieuses ou menaçantes, sent la morsure ou la reptation d'animaux, la compression de liens imaginaires, etc. Il existe quelquefois aussi une anesthésie complète, et c'est ainsi que l'on voit des blessés arracher leur appareil, se servir de leurs membres fracturés, sans paraître souffrir. Les hallucinations redoublent pendant la nuit, et le sommeil fait défaut.

Le délire est souvent violent; le malade se débat contre les animaux qu'il aperçoit, veut les chasser et les tuer, lutte contre ses ennemis; d'autres fois, le sujet croit vaquer aux occupations de sa profession et tient les discours appropriés à ses actions imaginaires, mais presque toujours son délire lui fait voir des obstacles, des difficultés dans l'accomplissement de sa tache, qui le chagrinent et l'irritent. Au milieu du délire le plus complet, l'alcoolique peut être arraché quelques instants à ses hallucinations, et donner des réponses raisonnables et exactes quand on appelle fortement son attention; mais les conceptions délirantes reparaissent immédiatement.

Le tremblement, quelquefois excessif et généralisé, occupe surtout les mains, les lèvres, la langue et les muscles de la face.

Le delirium tremens peut évoluer sans fièvre; ce n'est guère que dans les formes graves et ordinairement mortelles que l'on voit la température dépasser 38 1/2 ou 39°; à moins bien entendu que la fièvre ne soit le fait d'une maladie ou d'une lésion préexistantes.

L'accès de délire aigu dure ordinairement de trois à huit jours; la guérison est généralement complète, mais chez les individus prédisposés à la folie, il peut subsister longtemps ou définitivement un délire vésanique partiel.

§ V. — Folie paralytique

La *folie paralytique* ou *paralysie générale des aliénés* est une maladie caractérisée anatomiquement par une inflammation des méninges et de la couche superficielle des circonvolutions cérébrales [1], et cliniquement par des troubles de l'intelligence, aboutissant à la démence, joints à la paralysie et à d'autres désordres de la motilité.

La paralysie générale est extrêmement rare dans la première période de la vie ; elle s'observe surtout de trente-cinq à quarante-cinq ans ; elle se développe rarement chez les vieillards.

Au début, les troubles intellectuels se traduisent par une diminution de la mémoire portant sur les notions les plus usuelles, par un défaut de l'attention qui fait que les malades commettent dans leur travail, dans leurs occupations, des erreurs grossières et inattendues de leur part; et aussi par les changements du caractère qui devient très mobile, d'une émotivité exagérée et puérile. Cet affaiblissement mental s'accentue graduellement, mais avant d'aboutir à la démence, il est compliqué, d'une façon à peu près constante, par du délire.

La forme de beaucoup la plus fréquente de ce délire, et qui a même pu être considérée comme caractéristique de la

[1] L'arachnoïde et la pie-mère sont épaissies et vascularisées, elles adhèrent à la substance corticale, et ne peuvent être enlevées qu'en entraînant une partie de cette substance ; l'adhérence n'a lieu toutefois que sur la face externe des circonvolutions, et non sur leurs faces latérales. Ces lésions siègent uniquement à la partie antéro-latérale du cerveau, spécialement au niveau des circonvolutions frontales et pariétale ascendante.

Un grand nombre d'auteurs ont étudié les lésions histologiques du système nerveux dans la paralysie générale. Il résulte de ces travaux que les parois des petits vaisseaux de la pie-mère et de la substance corticale prolifèrent activement, et que le tissu cellulaire (névroglie) de tout l'encéphale et même du bulbe, participe également à cette prolifération. La maladie aurait aussi un siège beaucoup plus étendu que ne l'indiqueraient les constatations macroscopiques, et serait constituée en réalité par une sclérose interstitielle diffuse de la névroglie. Mais la prolifération de la névroglie paraît n'être qu'une lésion secondaire, commune à beaucoup d'autres affections chroniques de l'encéphale, et la lésion vraiment caractéristique de la paralysie générale reste l'altération macroscopique des méninges et des circonvolutions du cerveau.

maladie, est la forme ambitieuse. Le malade est d'abord d'un optimisme exagéré; il a de lui-même, de ses qualités, de sa position, de son avenir, un contentement parfait; il est plein de confiance en ses forces et en son intelligence, et se trouve ainsi amené à entreprendre des spéculations audacieuses qui souvent, par les pertes d'argent qu'elles entrainent, sont le premier indice qui fait soupçonner aux personnes de son entourage un dérangement d'esprit. Bientôt cet optimisme devient réellement délirant, le malade croit posséder des richesses considérables, des titres, des dignités, des fonctions élevées; il se conduit en conséquence, fait des achats ruineux, prodigue les largesses, etc.; puis, le malade avançant toujours dans cette voie, c'est enfin de toutes les grandeurs que peut concevoir une imagination délirante qu'il se croit possesseur. L'un dit avoir des milliards de milliards; pour représenter sa fortune, il écrit un chiffre suivi de plusieurs pages de zéros; un autre s'intitule « généralissime des armées de terre, de mer et sous-marines »; un autre est à la fois pape, roi, empereur; un autre est le résumé de tous les grands génies de l'humanité, etc., etc. Un caractère qui appartient presque exclusivement au délire ambitieux de la paralysie générale, c'est son incohérence, son universalité, les contradictions évidentes et grossières dans les idées; d'autres aliénés peuvent avoir un délire ambitieux systématisé, localisé; par exemple se croire Dieu, et alors toutes leurs idées et tous leurs actes sont en rapport avec cette conception; le paralytique général porte son ambition sur tout à la fois, et aucun contraste ne le touche; un de ces malades par exemple, observé par M. le professeur Brouardel, se vantait d'être archimillionnaire, roi, etc., et en même temps interrogé sur la profession de sa femme, il répondait qu'elle était concierge et faisait des ménages.

Dans d'autres cas, beaucoup plus rares, le délire est de forme dépressive; ce sont des idées mélancoliques, hypochondriaques, qui apparaissent, et qui se développent aussi d'une façon graduelle. C'est d'abord un état de tristesse, de découragement, d'abattement ou de préoccupations excessives sur la santé; puis, au bout d'un temps variable se manifestent les conceptions nettement délirantes, tantôt sous forme de délire des persécutions, tantôt sous forme d'hypochondrie : les malades croient n'avoir pas de bouche, pas d'estomac ou être privé de tel ou tel autre organe ; d'autres font les plus grands efforts pour ne pas uriner, persuadés qu'ils rempliraient leur chambre, inonderaient la maison, etc.

Quelle que soit la forme du délire, à mesure que celui-ci évolue, l'affaiblissement mental suit son cours, portant à la fois sur les facultés intellectuelles et sur les facultés affectives, pour aboutir à la démence complète ; mais tant que celle-ci n'est pas devenue absolue, on retrouve presque toujours au moins quelques vestiges du délire primitif.

Un point qui intéresse tout particulièrement la médecine légale, c'est la tendance qu'ont les paralytiques généraux à commettre des actes préjudiciables à leurs propres intérêts, nuisibles aux autres, ou punis par les lois. Quelques-uns de ces actes : les spéculations insensées et désastreuses, les achats à tout prix des objets les plus inutiles, s'expliquent par le délire seul, et la fausse idée qu'a le malade de sa fortune ; mais le plus grand nombre doivent être attribués à la perte du sens moral, à l'oubli de tous les devoirs, de toutes les convenances et de toutes les conventions sociales, qui pousse le paralytique général à satisfaire sans aucune retenue tous ses instincts, lesquels acquièrent d'ailleurs souvent, par le fait de la maladie, une intensité qui contraste avec les habitudes antérieures. C'est ainsi qu'on voit quelquefois se développer un appétit violent pour les boissons alcooliques ; d'autres fois ce sont des appétits génitaux ou lubriques qui apparaissent et qui entraînent le malade à toutes sortes d'excès, à des actes obscènes, à des outrages publics à la pudeur. Une tendance très fréquente est celle au vol ; au début, des abus de confiance, des faux sont quelquefois commis, et souvent avec une habileté qui semble exclure l'idée de folie ; plus tard des larcins sont accomplis avec une brutalité dépourvue de toute adresse ; des objets sans utilité, ordinairement sans grande valeur, ne procurant aucun profit réel au malade, sont dérobés par lui sans qu'il ait prémédité longtemps son action, ni usé de précautions habiles. — Quelques-uns de ces actes sont commis dès le début de la paralysie générale, alors que les désordres de l'état mental sont encore relativement peu accentués, et n'ont pas encore paru nécessiter l'internement ou la surveillance minutieuse, dans une période où la folie n'est pas évidente pour tous. C'est pourquoi on voit assez souvent des paralytiques généraux traduits en justice, et les actes dont nous parlons sont même si fréquents dans la première période de la maladie que M. Legrand du Saulle l'a appelée *période médico-légale* [1].

Les troubles musculaires qui, avec le désordre de l'intelligence, caractérisent la paralysie générale, ne sont constitués par une paralysie proprement dite que très tardivement, à la période ultime, et comme les malades sont souvent enlevés par des complications intercurrentes, il est rare que la maladie justifie, au pied de la lettre, le nom qu'on lui a donné.

Mais ce qui est constant et précoce, c'est la parésie et surtout un certain degré d'ataxie musculaire. Cette ataxie se manifeste d'abord dans les mouvements qui exigent de la délicatesse et de la précision, et c'est ainsi que certains artisans sont obligés de renoncer de très bonne heure à leur profession ; pour les autres, le trouble apparaît dans divers actes de la vie ordinaire ; il y a de la difficulté à boutonner les vêtements, à saisir et à manier les fins objets ; l'écriture devient tremblée et irrégulière, les lignes cessent d'être parallèles [2], etc. Mais c'est surtout la parole qui présente de bonne heure des altérations manifestes. Il est vrai qu'ici les troubles musculaires ne sont pas seuls en jeu, et qu'il faut faire sans doute une certaine part à la lésion cérébrale, à la difficulté de trouver immédiatement et avec assurance le mot convenable. Quoi qu'il en soit, l'embarras de la parole constitue un symptôme très important de la paralysie générale, et qui permet

[1] Sur ce point voir notamment : Brierre de Boismont. Etudes médico-légales sur la perversion des facultés morales et effectives dans la période prodromique de la paralysie générale (*Ann. d'hyg. et de méd. lég.*, 2e série, t. XIV) — Ach. Foville. Contribution à l'étude médico-légale de la paralysie générale (*même recueil*, t. XLVII).

[2] D'autres désordres de l'écriture, l'omission de lettres, de syllabes, de mots, l'orthographe fantaisiste, la ponctuation bizarre, dépendent des troubles de l'intelligence.

souvent à un médecin exercé de diagnostiquer la maladie dès son début. Cet embarras reste très léger pendant une certaine période ; on remarque seulement que de temps en temps le malade hésite au milieu d'un mot, traîne sur une syllabe avant de prononcer la suivante, et est obligé de faire un léger effort pour articuler certains mots ; ces défectuosités se manifestent surtout dans la parole calme et lente, elles disparaissent quand le discours est animé et rapide. A mesure que la maladie avance, le trouble s'accentue et porte sur un nombre de plus en plus considérable de mots ; ceux-ci sont émis avec lenteur, hésitation, et sont souvent rendus presque incompréhensibles par l'altération des syllabes et la façon singulière dont elles sont scandées ; en outre, la tonalité des sons est elle-même changée. Pendant la parole, on voit les lèvres animées de mouvements fibrillaires, de petites secousses; la langue présente également un tremblement très accentué. Enfin, à un dernier degré, les mots sont tellement défigurés, scandés d'une si bizarre façon, que la parole devient un bredouillement à peu près inintelligible.

Dans les muscles des membres, les troubles musculaires, en s'aggravant, rendent difficiles et incorrects les mouvements les plus simples : ceux qui consistent à porter les aliments à la bouche, par exemple ; la marche, d'abord hésitante quand il s'agit de changer de direction, le devient bientôt d'une façon permanente, le malade traîne les pieds, trébuche et se fatigue promptement. Enfin, si la maladie achève son évolution, tout mouvement utile devient impossible ; incapable de marcher et de se tenir debout, le malade reste perpétuellement étendu dans un lit ou dans un fauteuil, hors d'état de se servir de ses mains. Avant même que les choses en soient arrivées à ce point, les désordres ont envahi certains organes musculaires ; le pharynx accomplit mal ses fonctions, et les bols alimentaires, retenus dans sa cavité ou envoyés dans le larynx, occasionnent souvent des accidents, quelquefois une asphyxie mortelle. La vessie et le rectum se prennent également, et il en résulte soit une incontinence, soit une rétention de l'urine et des matières fécales.

Au cours de la maladie, il se manifeste quelquefois aussi

des accès épileptiformes, ou bien des contractures permanentes de certains groupes musculaires.

Un symptôme important de la paralysie générale, appréciable parfois dès le début, est fourni par l'état des pupilles ; celles-ci sont dilatées, ou plus ordinairement rétrécies, et souvent à un degré différent, en sorte qu'il existe entre les deux pupilles une inégalité d'autant plus grande que quelquefois l'une est dilatée pendant que l'autre est rétrécie ; quelquefois aussi le rétrécissement portant sur les deux pupilles atteint un tel degré que les deux orifices sont ponctiformes et qu'il est presque impossible de les faire dilater.

La paralysie générale aboutit constamment à la mort, au bout d'un temps qui peut être évalué en moyenne à environ trois ans, mais qui peut être beaucoup plus court ou beaucoup plus long. La maladie évolue quelquefois très rapidement quoique d'une façon régulière ; fréquemment aussi elle se complique d'accidents qui en abrègent le cours. Parmi ces complications, il faut citer surtout les accès de congestion cérébrale, qui se traduisent soit seulement par un redoublement d'excitation maniaque, soit par une perte de connaissance, soit par des convulsions épileptiformes ou une véritable attaque apoplectiforme. Ces accès de congestion, en se renouvelant, laissent chaque fois le malade plus atteint dans son intelligence, et la mort est souvent la conséquence de l'un d'eux. — D'un autre côté, la paralysie générale présente quelquefois des périodes de rémission assez longues, pendant lesquelles l'affection reste stationnaire ou même s'améliore très notablement ; la durée de la maladie peut être portée ainsi à huit ou dix ans ou même plus encore.

Diagnostic médico-légal. — C'est surtout pendant la première période de la maladie que le paralytique général commet des actes qui entraînent une instruction judiciaire ; aussi le médecin-légiste se trouve-t-il le plus souvent en présence de ceux de ces aliénés dont l'affection est encore au début. Le diagnostic repose sur les symptômes qui viennent d'être indiqués : l'embarras de la parole, l'optimisme exagéré ou le véritable délire ambitieux, l'inégalité pupillaire, en fournissent les principaux éléments. L'enquête a ici une grande importance ; elle révèle souvent chez l'inculpé une série d'actes étranges, des modifications particulières du caractère dont l'interprétation est significative pour le médecin. Dans le cas douteux, une observation suffisamment prolongée permet de constater soit le développement normal de la maladie, l'apparition des symptômes qui avaient manqué jusque-là, soit la production d'accès de congestion cérébrale qui, par eux-mêmes ou par les troubles qu'ils laissent après eux, viennent éclairer le diagnostic. — Dès que ce diagnostic n'est plus douteux, il est évident que l'irresponsabilité de l'inculpé doit être proclamée.

§ VI. — Délire et hallucinations dans l'état intermédiaire au sommeil et à la veille

Il arrive quelquefois que les images et les idées suggérées par les rêves persistent un certain temps après le réveil, surtout quand celui-ci a été brusque. C'est là un phénomène que chacun a pu constater sur soi-même après un cauchemar. Chez certains individus, ces perceptions fausses, devenues des sortes d'hallucinations, ne se dissipent que plus lentement, et pendant ce réveil incomplet ils peuvent avoir la libre disposition de leurs mouvements et assez de volonté pour conformer leurs actes à leurs sensations, combattre l'ennemi qu'ils croient apercevoir et se livrer à des actes de violence.

On trouve dans le *Manuel* de Briand et Chaudé [1] deux exemples de meurtre accompli dans ces conditions. — Un ouvrier s'éveille subitement au milieu de la nuit ; il se figure voir un spectre s'avancer ; la frayeur, l'obscurité ne lui laissent rien distinguer de plus : en un moment il s'est élancé de son lit, il a saisi une hache qui se trouvait à sa place habituelle non loin du lit, il a frappé... Le prétendu fantôme était sa femme qui mourut le jour suivant. — Un jeune homme était descendu dans un hôtel de Lyon la nuit du 1er janvier 1843. Tout à coup il se réveille en sursaut, il pousse des cris ; l'hôtelier se présente, il se jette sur lui et lui fait de profondes blessures ; on le désarme et on l'arrête ; il affirme qu'il *a vu et*

1. *Manuel complet de médecine légale*, 10e édition, 1880, t. II, p. 128.

entendu l'aubergiste donner la mort à deux personnes dans la chambre voisine, et qu'il a voulu courir à leur secours ; il persiste énergiquement dans ses déclarations ; et après une instruction une ordonnance de non-lieu est rendue en sa faveur [1].

CHAPITRE TROISIÈME

DES ACTES COMMIS SOUS L'INFLUENCE D'UNE IMPULSION IRRÉSISTIBLE

Le type le plus net de ces impulsions irrésistibles est fourni par les accès de fureur de certains épileptiques ; les actes de violence commis dans ces conditions sont inconscients; ils ne répondent à aucun but, ne correspondent à aucun désir, sont souvent en contradiction complète avec les sentiments ordinaires de leur auteur ; ils ne laissent aucun souvenir une fois l'accès terminé.

Dans d'autres circonstances, l'individu a la conscience, quelquefois très nette, des actions auxquelles il se livre; parfois il essaie de lutter contre les sollicitations qui le poussent. Mais il n'agit pas en vertu d'une véritable délibération: retenu d'un côté par son propre intérêt et par ses sentiments habituels, il n'est poussé de l'autre que par une attraction inexplicable et fatale. Ici il n'est pas question d'une prédominance de certains instincts, d'une diminution de la volonté, du résultat logique de conceptions fausses ou de sentiments dépravés ; c'est une *impulsion* aveugle qui surgit dans l'esprit et change brusquement le mécanisme ordinaire des opérations intellectuelles de l'individu.

Qu'elle soit consciente ou inconsciente, l'impulsion, dès que son caractère pathologique est nettement reconnu, comporte l'irresponsabilité pénale de celui qu'elle fait agir.

[1] Voir aussi : Legrand du Saulle. Le somnambulisme naturel, discussion médico-légale sur le crime et le suicide accomplis pendant le sommeil somnambulique (*Ann. d'hyg. publ. et de méd, lég.*, 2e série 1862, t. XVIII).

§ I. — Impulsion épileptique

Avant d'indiquer les caractères principaux de l'impulsion épileptique, il est nécessaire, pour justifier cette dénomination, de rappeler que l'épilepsie peut se manifester chez un malade, exclusivement ou successivement, sous l'une des trois formes suivantes : la grande attaque convulsive, classique, — l'accès incomplet — le vertige.

L'*accès incomplet* est décrit ainsi par M. Legrand du Saulle [1] : « Le malade, dans n'importe quelle attitude, s'arrête tout à coup : sa tête tourne lentement d'un côté, sa face pâlit un peu et revêt surtout une expression d'étonnement indigné, de terreur ou de fureur ; puis l'un des côtés du corps se raidit, la respiration se suspend, le visage se colore, un certain mâchonnement se produit, et l'on entend dans la gorge un bruit analogue à celui de la déglutition qui se fait à vide. Il n'y a ni cri initial, ni chute. Au bout de dix à trente-cinq secondes, tout rentre dans l'ordre, et l'on n'observe plus que de la demi-hébétude et de la lourdeur de tête. Ces crises sont toujours identiques chez un même malade ; elles sont calquées les unes sur les autres, stéréotypées. Une fois que l'accès incomplet s'est produit chez un individu de la façon qui vient d'être décrite, l'empreinte est prise, et le cliché reste ; à chaque accès subséquent une nouvelle épreuve est tirée. »

Le *vertige* ou l'*absence* est constitué par la suspension instantanée et complète de l'activité intellectuelle. L'individu au milieu d'une occupation quelconque, s'arrête brusquement, lâche l'objet qu'il tenait à la main ou le lance convulsivement, conserve les yeux fixes, reste immobile pendant quelques secondes, puis reprend son occupation juste au point où il l'avait laissée ; souvent il ne s'aperçoit pas de ce qui vient de lui arriver, de sorte qu'on voit ainsi des gens, épileptiques depuis de longues années, ignorer leur maladie,

1 Legrand du Saulle. *Étude médico-légale sur les épileptiques*, Paris, Delahaye, 1877, in-8°. Nous avons fait à ce livre de larges emprunts.

se croire seulement atteints de migraines, d'éblouissements, et n'avoir conscience que des malaises ordinairement assez légers, qui suivent cette forme d'attaque.

Quelle que soit la forme sous laquelle se manifeste l'épilepsie, c'est habituellement après ou avant l'un des accès qu'apparaissent les impulsions irrésistibles. Le caractère général de ces impulsions est d'éclater soudainement (bien que précédées parfois d'une sorte d'*aura*, d'une sensation spéciale toujours identique chez le même sujet), d'être suivies d'une exécution immédiate, sans dissimulation et sans précautions pour en éviter les conséquences; de ne laisser aucun remords de l'acte accompli qui, d'ailleurs, est aussitôt oublié complètement ou ne laisse que des souvenirs très confus. S'il s'agit d'un homicide, il est souvent perpétré avec une violence extraordinaire; les coups sont multipliés inutilement et le meurtrier s'acharne après sa victime.

Il existe un grand nombre d'exemples de crimes accomplis par les épileptiques dans ces conditions. En voici un que nous avons observé. Un jeune homme, atteint d'épilepsie à grandes attaques qui l'avait fait réformer du service militaire peu de temps après son incorporation, était attablé dans un cabaret; brusquement il se lève, saisit une petite fille qu'il ne connaissait pas et lui heurte violemment la tête contre le sol à plusieurs reprises. Il est arrêté, et le jour de son entrée en prison, au moment où il prenait un bain, il est pris d'une attaque franche d'épilepsie; quelques jours après, étant à la promenade avec d'autres détenus, il se jette tout d'un coup sur un gardien et ne peut être maîtrisé que par plusieurs personnes auxquelles il oppose une résistance extraordinaire. Le gardien attaqué était en très bons termes avec ce malade, déclarait qu'il était ordinairement très doux, très docile, et lui témoignait beaucoup d'amitié. Informé des violences auxquelles il s'était livré, le détenu en témoignait un vif regret, mais n'en avait conservé nul souvenir, non plus que de l'acte de brutalité qui avait motivé son arrestation.

Un autre exemple typique est le suivant, emprunté à J. Falret. « Un jeune homme, épileptique depuis son enfance, a pendant trois jours une série d'attaques; le troisième jour, il rencontre deux enfants de ses parents ; immédiatement, il frappe l'un d'eux sans lui adresser un mot, poursuit l'autre et lui fracture le crâne à coups de hachette. Pendant les deux jours qui suivirent, il resta dans un état d'absence de conscience, ne prit aucune nourriture et eut un accès d'épilepsie. La raison revint ensuite ; il exprima quelque intérêt pour ses amis, se plaignit amèrement de ses souffrances, mais n'avait aucun souvenir de ce qui était arrivé [1]. »

L'impulsion n'est pas toujours homicide; elle peut avoir pour conséquence l'accomplissement d'autres crimes ou délits, ou d'actes non dommageables pour autrui. Il est à remarquer que souvent l'impulsion, revenant à intervalles plus ou moins éloignés, est toujours identique chez le même malade. Voici quelques exemples parmi ceux que cite M. Legrand du Saulle. Une demoiselle épileptique, qui a toujours vécu dans un milieu distingué, fait entendre quelques paroles grossièrement lubriques, et toujours les mêmes, puis relève ses jupes et essaie de déchirer son pantalon. — Un savant, assis à sa table de travail, s'interrompt trois ou quatre fois dans un court espace de temps pour aller défaire et refaire son lit. — Un homme bien vêtu, ayant de quoi vivre, demande l'aumône à tous les passants, pendant un quart d'heure ou vingt minutes, tous les mois environ.

Il arrive assez souvent que l'impulsion est précédée ou accompagnée d'un désordre mental particulier ; le malade est en proie à l'anxiété, à une terreur confuse, assailli d'idées tristes ou pénibles; fréquemment il est pris d'un besoin de locomotion, de fuite, fait de très longues courses à pied, se dirigeant au hasard, ou prend le chemin de fer pour gagner, sans aucun but, une localité éloignée ; pendant ce temps, une série d'actes bizarres, étranges, délictueux ou criminels peuvent être commis. M. Legrand du Saulle cite l'observation suivante qui, bien que concernant un sujet chez lequel l'épilepsie ne peut être que soupçonnée, est cependant typique à cet égard. Un jeune homme très intelligent, d'un rang social élevé, de goûts aristocratiques et d'habitudes mondaines, est

[1] J. Falret. *De l'état mental des épileptiques.*

pris trois ou quatre fois par an d'une sensation particulière à l'estomac, et son intelligence se trouble aussitôt. Lorsqu'il recouvre sa lucidité, au bout de quelques heures, d'un, deux ou trois jours, il se trouve harassé de fatigue, très loin de chez lui, en chemin de fer, ou en prison, couvert de poussière et de boue et ayant dans ses poches des porte-monnaie, des portefeuilles, des bijoux, des foulards, des porte-cigares, des canifs, des couteaux, des dentelles, des billets de banque, de l'or, des sous, des sondes en gomme, un hochet, un sifflet, deux tabatières, des clefs, des cure-dents, le tout dérobé par lui, sans qu'il ait aucun souvenir de ce qui s'est passé.

Un épileptique avéré (Michot), chez lequel la maladie avait revêtu successivement ses trois aspects principaux : vertiges, accès incomplets, grandes attaques convulsives, est pris, après un grand accès, d'un de ces besoins de locomotion inconsciente au cours de laquelle il tue successivement sept personnes qu'il rencontre sur son chemin.

L'impulsion n'est pas toujours suivie d'une exécution immédiate ; le malade y résiste quelquefois ou avertit les personnes dont il désire la mort du danger qu'elles courent. Un jeune épileptique se suicide pour échapper à la tentation violente et répétée de tuer sa grand'mère qu'il aime tendrement [1]. Dans d'autres cas, l'épileptique médite en quelque sorte son crime et en prépare longuement l'exécution ; un certain Rœgiers [2], atteint d'attaques épileptiques très fréquentes, est vu pendant plusieurs heures repassant tranquillement un couteau sur la meule, en répétant : « Je t'aurai bien. » Il se rend ensuite au domicile de l'homme qu'il avait en vue, le tue, s'acharne sur le cadavre, et est pris d'une nouvelle attaque ; il assurait ensuite n'avoir aucun souvenir de son action.

Les faits dont nous venons de donner quelques exemples concernent des épileptiques dont la maladie n'était pas douteuse. Il est d'autres crimes, accomplis avec la même instantanéité, le même automatisme, la même absence de motifs,

[1] Legrand du Saulle ; ouvrage cité, p. 114.
[2] Cité par le même, d'après les *Annales médicales belges*, 1843.

de précautions dans l'exécution, avec le même oubli consécutif, et qui cependant ont pour auteurs des individus chez lesquels on ne peut retrouver aucune trace d'épilepsie. Les circonstances dans lesquelles est accompli l'acte, les caractères de l'impulsion sont quelquefois tellement identiques dans les deux cas, que certains auteurs ont été amenés à admettre une forme d'*épilepsie larvée*, ne se manifestant que par les désordres psychiques de la névrose, qui apparaîtraient à intervalles plus ou moins réguliers. On serait conduit ainsi à restreindre notablement le domaine de la *folie impulsive* proprement dite qui sera indiquée plus loin.

Diagnostic médico-légal. — Il s'agit d'abord de reconnaître l'existence de l'épilepsie. C'est là une tâche en général facile quand on est en présence d'un malade à grandes attaques convulsives ; ces attaques sont souvent de notoriété publique ; elles se produisent quelquefois pendant le séjour dans la prison ou même en présence du médecin [1]. D'ail-

[1] L'attaque d'épilepsie peut être simulée. Nous croyons utile de rappeler les caractères de la grande attaque véritable. Au début le malade *pâlit* subitement, pousse un cri, et tombe en avant ou en arrière. Puis commencent les convulsions toniques ; tout le corps est raide, les dents fortement serrées, les globes oculaires renversés en haut, les pupilles *immobiles et dilatées*. La main est fermée, le pouce sous les autres doigts ; on parvient à redresser le pouce, et alors *celui-ci reste dans sa nouvelle position*. La tétanisation des muscles du thorax amène une forte congestion de la face. Puis surviennent les convulsions cloniques, agitant d'abord les muscles de la face, puis tout le corps, mais en général avec prédominance sur un côté. Pendant tout ce temps, la sensibilité est complètement abolie, et la perte de connaissance est complète. Enfin l'attaque se termine ordinairement par un sommeil profond avec ronflement stertoreux.

M. Voisin [*], puis M. Boisseau ont décrit les modifications sphygmographiques du pouls pendant l'accès. « Quand l'attaque est commencée, on voit cinq ou six petites ondulations successives et disposées suivant une ligne ascendante, puis une série de courbes peu élevées. Ces courbes se prononcent davantage, présentent une convexité supérieure très accusée, donnant presque l'idée d'une moitié de sphère ; puis au bout de quelques minutes, les lignes s'élèvent presque perpendiculairement à une hauteur trois ou quatre fois plus grande qu'avant l'attaque. Elles présentent au sommet un angle plus ou moins aigu, puis redescendent en présentant les caractères les plus accusés du dicrotisme. La durée de cette forme du pouls varie d'une demi-heure à une heure et demie, elle a même quelquefois duré six heures après l'attaque. » (Legrand du Saulle).

[*] Auguste Voisin. De l'épilepsie simulée et de son diagnostic par les caractères sphygmographiques du pouls (*Ann. d'hyg. publ. et de méd. lég.*, 2e série, 1868, t. XXIX).

leurs le prévenu donne quelquefois sur sa maladie des détails tellement précis et tellement caractéristiques, qu'on ne peut guère suspecter sa bonne foi ; on l'amène, en conduisant adroitement l'interrogatoire, à mentionner de lui-même l'inconscience de ce qui se passe pendant l'accès, les phénomènes qui précèdent celui-ci, le sommeil qui le suit, etc.; une description exacte de tous points ne laisse de doutes que si l'inculpé est dans des conditions d'intelligence et d'instruction assez exceptionnelles. Enfin l'existence de cicatrices sur la langue, de traces sur les diverses parties du corps, de blessures produites par des chutes, fournissent des indices importants.

L'épilepsie à forme moins franche peut être ignorée de celui qui en est atteint, et se révéler alors par des symptômes qui ont d'autant plus de valeur aux yeux de l'expert que leur signification est méconnue par le malade. Il s'agit par exemple d'attaques exclusivement nocturnes, et l'on apprend qu'à certains jours le malade se réveille avec un sentiment de courbature, de fatigue générale, les conjonctives ecchymosées, un pointillé hémorrhagique sur la face, des contusions en divers points du corps ; l'oreiller est taché d'un peu d'écume sanglante, la langue a été mordue, le lit est souillé d'urine. Ce dernier signe, l'incontinence d'urine survenant à certains intervalles, est un indice important, dont la valeur, signalée par Trousseau, a été confirmée depuis. Il peut aider à reconnaître aussi les accès incomplets qui se manifestent pendant le jour ; ceux-ci passeraient souvent inaperçus, si le malade n'avait conscience du malaise qui les suit, et s'il n'avait été averti de leur existence par les personnes de son entourage.

La forme vertigineuse risquerait plus souvent encore de rester méconnue, si l'on n'était mis sur la voie du diagnostic par les actes étranges, inexplicables qu'ont ordinairement déjà commis à leur suite les épileptiques qui font l'objet d'une expertise médico-légale.

Alors même que l'existence de l'épilepsie est démontrée, il reste à rechercher si l'acte commis est bien le résultat d'une impulsion morbide, car l'épileptique peut en dehors de ses accès, commettre des délits ou des crimes, dont il doit être considéré comme responsable au moins partiellement [1]. Les caractères de l'impulsion épileptique, qui ont été indiqués déjà, sont assez précis pour fournir un criterium presque toujours suffisant à l'appréciation des divers cas particuliers. C'est ainsi par exemple que M. Motet a conclu à la responsabilité dans le cas suivant [2]. Un épileptique a une querelle avec un autre individu, il se bat à deux reprises avec lui en un court intervalle, après l'avoir provoqué par des paroles injurieuses, et enfin le tue d'un coup de couteau. L'expert fit ressortir que ces luttes successives, ces provocations en paroles, la conservation précise du souvenir des faits, ne permettaient pas d'attribuer le crime à l'impulsion aveugle absolument en dehors de la volonté dont peuvent être pris les épileptiques, et déclara que l'accusé était responsable, en ajoutant toutefois qu'il y avait lieu de tenir compte, dans l'appréciation du degré de la responsabilité, des troubles de caractère qui sont la conséquence de l'épilepsie.

§ II. — Impulsions dans l'hystérie, l'alcoolisme

Des impulsions, plus ou moins inconscientes peuvent se manifester, à titre de complications passagères, de symptômes surajoutés, dans presque toutes les formes d'aliénation mentale. Elles se montrent quelquefois aussi, quoique rarement, dans l'hystérie; Morel cite par exemple deux cas d'impulsion homicide chez ces malades; d'autres sont poussées à allumer des incendies, etc.

L'alcoolisme peut être la source d'impulsions; mais presque toujours alors il a déterminé en même temps d'autres troubles du système nerveux : vertiges, convulsions épileptiformes, et l'on est en présence d'un individu qui est à la fois un alcoolique et un épileptique. Quand l'alcoolisme est enrayé,

[1] Voir p. 601.

[2] Communiqué à la *Société de méd. lég.*, séance du 12 mars 1877. Le jury et la Cour ont adopté les conclusions de l'expertise, et l'accusé a été condamné à cinq ans de réclusion.

l'épilepsie peut guérir, et l'on voit ainsi des individus qui, une fois séquestrés dans une prison, n'ont plus de ces attaques qui les avaient atteints auparavant ; mais dans d'autres cas, l'épilepsie ainsi suscitée suit sa marche et persiste indéfiniment. M. Legrand du Saulle a consacré un chapitre de son livre aux alcooliques épileptiques, et cite un certain nombre d'actes criminels commis par ces individus.

D'ailleurs l'alcool exerce souvent une action très puissante chez les divers aliénés ou individus prédisposés à l'aliénation. Chez ces individus l'alcoolisme chronique revêt une forme spéciale dont les manifestations principales ou uniques sont des troubles cérébraux : modifications du caractère, hallucinations, délire, impulsions. L'abus de l'alcool cesse-t-il pendant un temps suffisant, on voit ces troubles s'amender plus ou moins complètement, à moins, ce qui se voit encore assez souvent, que l'intoxication n'ait été que le point de départ, la cause occasionnelle du développement de désordres intellectuels ou d'une forme nettement caractérisée d'aliénation mentale qui évolue ensuite avec ses caractères propres.

Il est à remarquer encore que chez les aliénés, les prédisposés, les névropathes, des excès alcooliques, passagers et même légers, ont souvent une action très puissante, suscitent ou viennent renforcer le délire, constituent un appoint qui porte l'individu à exécuter des actes dont l'accomplissement était auparavant plus ou moins fermement résolu. M. Motet a communiqué récemment une observation instructive à ce point de vue [1]. Il s'agit d'un employé supérieur d'une grande administration qui, après avoir eu dans sa jeunesse un premier accès de délire des persécutions suivi d'une tentative de suicide, avait ensuite rempli une carrière très active dans laquelle il avait donné des preuves de grande intelligence. Au moment de prendre sa retraite, il est ressaisi par des idées de persécution ; persuadé, tout à fait à tort, que la pension à laquelle il a droit va lui être refusée, que sa femme et sa fille qu'il aime profondément vont se trouver dans la misère, l'idée lui vient qu'il serait préférable de les tuer pour leur éviter une

[1] *Société de méd. lég.*, séance du 23 avril 1885.

existence aussi pénible. Il nourrit quelque temps ce projet, sans avoir la force de l'exécuter. Sur ces entrefaites, il se met à boire, sans commettre toutefois de grands excès; mais sous l'influence de cette nouvelle excitation, un jour, après avoir passé amicalement la soirée avec sa femme, il se précipite sur celle-ci, la frappe à coups de marteau, et tente de tuer également sa fille. L'alcool semble bien avoir été, suivant l'opinion de M. le docteur Motet, l'agent qui a achevé le délire, a fixé les conceptions fausses et poussé l'aliéné à les traduire par des actes.

§ III. — Folie impulsive proprement dite

A côté des impulsions qui s'observent comme l'une des manifestations d'une névrose ou d'une des formes nettement caractérisées de la folie, il en est d'autres qui, bien qu'aussi violentes et aussi graves dans leurs conséquences, constituent à elles seules la révélation, sinon unique, du moins de beaucoup la plus saillante d'un état mental pathologique. On est alors en présence de la *folie impulsive* proprement dite, encore appelée *monomanie instinctive*, *délire des actes*, *folie morale*, *folie des actions*, etc.

Chez les individus atteints de cette forme de folie, les impulsions instinctives, qui peuvent être d'ailleurs de nature très variées, reviennent ordinairement par accès ou paroxysme. Tantôt la nature des actes délirants est la même à chaque accès; tantôt elle varie suivant les accès; tantôt les impulsions instinctives peuvent être diverses dans un même accès.

M. Foville distingue quatre formes de cette maladie mentale[1] :

a) L'impulsion peut être subite, inconsciente, suivie d'une exécution immédiate, sans même que l'entendement ait eu le temps d'en prendre connaissance et de délibérer pour savoir s'il faut y obéir ou non. Les exemples les plus nets de ce type assez rare sont certains actes accomplis dans la période de

[1] Article « Folie instinctive ou Folie des actes » du *Nouv. Dict. de méd. et de chirurg. pratiques*.

transition du sommeil au réveil; mais on en observe aussi dans d'autres circonstances.

b) L'impulsion, tout en restant spontanée et involontaire, peut être parfaitement perçue et devenir l'objet d'un travail intellectuel conscient, d'une véritable délibération mentale. Tantôt le sujet, bien qu'obsédé par son désir morbide, trouve la force d'y résister ; mais il est souvent obligé pour en triompher, d'avouer son trouble mental, et de solliciter un secours étranger. Voici, à ce sujet, deux exemples souvent cités : une servante se sent dévorée du désir d'éventrer le jeune enfant qu'elle est chargée de soigner ; pour ne pas succomber à la tentation, elle est obligée de tout avouer à sa maîtresse, et de la prier de prendre des précautions contre elle ; — un chimiste, pris d'idées homicides qui lui donnaient les plus grands remords, se faisait attacher les deux pouces pendant l'accès, et ce faible obstacle suffisait à le rassurer. D'autres demandent qu'on les attache, qu'on les enferme, qu'on éloigne d'eux toute arme, et préviennent du moment où ils sont délivrés de leur obsession.

Tantôt au contraire l'individu accepte l'impulsion et emploie toute son intelligence à combiner et à exécuter le plan qui en assure la satisfaction. Deux affaires qui ont eu un grand retentissement fournissent des exemples célèbres de ce cas. Une fille de 27 ans, Henriette Cornier, qui manifestait une très vive tendresse pour la jeune enfant de ses voisins, obtient un jour d'emmener cette enfant dans sa chambre, et lui tranche la tête avec un couteau ; après ce meurtre accompli sans aucun motif, elle ne fait pas d'efforts pour s'échapper, et annonce paisiblement à la mère la mort de son enfant. — Un sieur Papavoine rencontre au bois de Vincennes deux enfants qu'il n'avait jamais vus, dont il ne connaissait nullement la famille, et sans leur adresser un mot, il les frappe tous deux mortellement avec un couteau qu'il avait acheté quelques instants auparavant ; il s'éloigne ensuite tranquillement, et est arrêté ; il avoue son crime auquel il ne peut assigner des motifs, et qu'il dit avoir commis « dans un accès de frénésie ». Papavoine et la fille Cornier étaient incontestablement des fous ; cela résulte avec évidence des renseignements recueillis par l'instruction judiciaire dans un but non médical[1]. Leurs crimes sont des types de meurtres commis sous l'influence de la folie impulsive; ils doivent leur retentissement à la solennité des débats et à l'impression profonde qu'ils ont faite sur l'opinion publique. D'autres crimes semblables ont été accomplis depuis, dont les auteurs, reconnus irresponsables, n'ont pas été traduits en cour d'assises.

c) Un troisième type est constitué par des tendances instinctivement vicieuses qui s'exercent d'une manière continue. A ce type appartiennent les individus qui, dès leur enfance, sont dépravés, se livrent constamment à des actes de cruauté, de débauche, de vol, etc., sont rebelles à toute éducation, doivent être enfermés dans des maisons de correction, engagés comme soldats ou matelots, et se livrent constamment à des actes extravagants ou répréhensibles.

d) Enfin, le quatrième type est le plus fréquent et le mieux caractérisé ; c'est le type paroxistique, dans lequel les actes sont commis seulement à certaines périodes, revenant sous forme d'accès plus ou moins réguliers. Ces accès débutent ordinairement par des désordres dans la santé physique : céphalalgie, perte de sommeil, état général d'anxiété, troubles digestifs ; puis apparaît le besoin instinctif de commettre quelque acte extravagant ou pervers. Ces accès durent un temps variable, puis le sujet rentre dans son état normal ordinaire, pour une période indéterminée.

Suivant la remarque de M. Foville, il est un trait commun et presque caractéristique de tous ces actes commis sous l'influence de l'impulsion instinctive : « L'acte délirant une fois accompli, il en résulte pour le malade une sorte de détente physique et morale qui le soulage et lui fait presque éprouver un sentiment de bien-être, alors même que des conséquences

[1] *Causes célèbres*, t. I, cahier 2. Papavoine, à propos duquel on ne consulta pas de médecin aliéniste, fut condamné à mort et exécuté (1825). Henriette Cornier, dont le crime fut commis en 1825, fut soumise à l'examen d'Adelon, Esquirol et Léveillé; les experts, après de longues hésitations, conclurent qu'elle était monomane. Henriette Cornier, déclarée coupable d'homicide volontaire, *sans préméditation*, fut condamné aux travaux forcés à perpétuité.

légales très graves peuvent le menacer. C'est notamment ce qui a lieu pour les homicides instinctifs ; après avoir tué, le meurtrier se sent délivré d'un grand poids; la satisfaction d'avoir assouvi le besoin impérieux qui le poussait l'emporte sur la crainte du châtiment; il ne cherche pas à s'enfuir et ne prend aucune précaution pour se soustraire aux recherches; le plus souvent il va lui-même faire sa déclaration et se mettre à la disposition de la justice.

Diagnostic médico-légal. — Pour reconnaître qu'un crime ou un délit a été commis sous l'influence de la folie impulsive, on peut trouver des éléments de jugement, d'une part dans l'appréciation des circonstances au milieu desquelles s'est accompli l'acte; d'autre part, dans l'examen de l'accusé.

L'acte incriminé peut avoir été accompli à la suite de combinaisons longuement méditées dénotant un plan tracé avec intelligence, exécuté dans ses diverses phases avec ténacité. Mais il est en contradiction avec le caractère ordinaire de celui qui l'a commis, il ne lui procure aucun avantage appréciable ; l'accusé ne cherche pas à cacher son crime, il l'avoue, se dénonce quelquefois spontanément. Toutes ces circonstances ne sont pas cependant toujours réunies, et même alors, elles ne suffisent pas à elles seules à démontrer l'irresponsabilité de l'accusé ; elles constituent une présomption dont la valeur peut d'ailleurs être appréciée par les magistrats.

D'autre part, il est bien rare que la folie impulsive se manifeste uniquement par l'accomplissement d'un acte isolé, sans que l'état mental ait présenté d'autres troubles plus ou moins accusés dont on peut retrouver les traces ; ce sont des bizarreries d'humeur, des inégalités très marquées de caractère, une émotivité exagérée, des antipathies ou des sympathies très vives et que rien ne justifie, un défaut manifeste d'équilibre entre les diverses facultés intellectuelles. A ces troubles se joignent souvent d'autres désordres nerveux : névralgies, spasmes, insomnies, etc.; presque toujours, au moment de l'accès, ces symptômes sont plus accentués ; on signale, comme plus particulièrement fréquentes alors, la céphalalgie, l'angoisse et l'anxiété précordiale. En outre, c'est surtout à propos de la folie impulsive que l'hérédité joue un rôle important dans l'étiologie ; aussi retrouve-t-on presque constamment parmi les ascendants ou les collatéraux de ces sujets, des aliénés proprement dits, des épileptiques, des hystériques, des alcooliques, des névropathes.

Enfin, on peut retrouver dans les antécédents de l'accusé des accès antérieurs dont l'existence bien établie présente une signification très importante.

CHAPITRE QUATRIÈME

DES AFFECTIONS MENTALES CARACTÉRISÉES PAR LA FAIBLESSE D'ESPRIT

§ I. — Démence

Le mot *démence*, dans le sens auquel l'entend la loi, désigne l'ensemble des maladies mentales ; dans le sens médical il a une signification plus restreinte et s'applique à la diminution ou à la perte des facultés intellectuelles, morales et affectives. La démence, ainsi comprise, diffère d'autres états de dégradation mentale, en ce qu'elle est consécutive à diverses maladies, ou aux progrès de l'âge, qu'elle suppose un état mental antérieur relativement ou absolument sain. « L'homme en démence, dit Esquirol, est privé des biens dont il jouissait autrefois ; c'est un riche devenu pauvre. L'idiot a toujours été dans l'infortune et la misère. » — Il faut ajouter pour achever de définir la démence qu'elle est chronique et incurable.

La démence est produite par un grand nombre de causes, et sous ce rapport on peut distinguer : la *démence sénile*, qui résulte des progrès de l'âge ; la démence consécutive à diverses *maladies cérébrales :* paralysie générale, hémorrhagie, ramollissement du cerveau ou tumeurs ; — la démence consécutive aux *névroses :* épilepsie, hystérie, chorée ; — la démence qui termine diverses espèces de *folie*, ou démence *vésanique ;* — la démence produite par certaines *intoxications :* alcool, opium, plomb, etc.

La perte des facultés mentales, qui caractérise la démence, est plus ou moins complète. Dans certains cas elle est absolue ; le malade privé de toute idée, incapable de satisfaire ses besoins, ne vit plus que d'une vie purement végétative. D'autres déments, encore en état de se livrer à certains actes, et même à quelques travaux, ayant conservé une tenue correcte, tiennent les propos les plus incohérents, prononcent, quelquefois avec une volubilité excessive, des phrases ou des mots dont l'ensemble est dépourvu de toute signification. Voici par exemple un spécimen de ces discours, recueilli par Marcé, qui l'a écrit sous la dictée d'un malade atteint de cette forme de démence dite *incohérente :* « Je « puis créer Jumiège pour qu'ils sachent lire le camphre « dans toutes les situations de la vie ; la femme ivre qui « accouche du néflier et de l'écureuil en ramonant les che- « minées, et d'une très nombreuse fortune. Je suis l'auteur « de trois gibecières ; vous mourriez littéralement de faim, « si vous aviez un chien enragé dont nous fîmes un gros « caillou. »

A côté de ces formes de démence où la déchéance psychique est si accusée, il en est d'autres où le trouble mental est beaucoup moins prononcé et l'on observe à cet égard une foule de degrés jusqu'à la forme où la démence ne se manifeste que par une diminution de la mémoire, quelques incorrections du jugement, un affaiblissement de l'attention, certaines bizarreries de l'affectivité. Ces troubles peuvent rester pendant longtemps assez légers, notamment dans la démence sénile, pour qu'il soit difficile ou impossible de reconnaître si les défectuosités que l'on constate traduisent un état mental pathologique, ou s'ils doivent être considérés comme les manifestations d'un esprit encore sain, bien qu'incomplètement développé ou mal équilibré. On se trouve ici sur la limite, forcément artificielle, de la raison et de l'aliénation, et dans bien des cas, malgré une étude minutieuse, les médecins les plus compétents hésitent souvent à formuler un jugement.

Dans d'autres cas, la diminution des facultés, quoique très réelle et très accusée, est peu apparente au premier abord, et peut être méconnue par les personnes qui ont occasion d'approcher même souvent le malade. Certains sujets en effet vivent sur leurs idées anciennes restées relativement intactes, et obéissent d'une façon automatique en quelque sorte à leurs habitudes antérieures ; ils suivent, sans désordre apparent, le train ordinaire de leur vie, accomplissent très correctement les actes auxquels ils sont habitués, prennent part aux conversations banales, jouent aux divers jeux, etc. ; mais si on les soumet à un examen un peu approfondi, on constate qu'ils sont incapables de s'assimiler une idée nouvelle, d'asseoir des raisonnements nouveaux même sur les faits qu'ils possèdent depuis longtemps, de prendre une décision qui ne soit pas motivée par une habitude ancienne, ou suggérée par une volonté étrangère. Cette forme appartient surtout à la démence sénile.

La démence est souvent compliquée de délire ; il en est presque toujours ainsi quand elle succède à une vésanie, et le délire conserve alors la forme qu'il avait primitivement. On a ainsi les démences *maniaque*, *monomaniaque*, *lypémaniaque*, etc., appellations qui désignent non seulement l'origine de la démence, mais aussi en général la forme de la perversion que les facultés intellectuelles, tout en diminuant dans une mesure plus ou moins large, ont conservée.

Les déments, quels qu'ils soient, sont d'ailleurs assez fréquemment atteints d'accès d'excitation ou de dépression. Pendant la période d'excitation, ils peuvent commettre toutes sortes d'actes délictueux ou criminels ; ceux-ci, et notamment des attentats ou des outrages publics à la pudeur, sont quelquefois aussi accomplis à d'autres époques. L'état mental des déments est assez fréquemment invoqué comme une cause de nullité des testaments ; et c'est là l'occasion d'expertises souvent très délicates dont on trouvera des exemples dans les traités spéciaux [1].

§ II. — Idiotie et Crétinisme

Les idiots sont des individus dont le développement intellectuel ne s'est fait que d'une façon très incomplète. Quelquefois ce développement est resté à peu près nul, et le niveau intellectuel n'est pas supérieur à celui de la brute. Plus souvent la dégradation n'est pas aussi prononcée ; les facultés existent et peuvent être cultivées jusqu'à un certain point, mais non pas atteindre la limite à partir de laquelle commence l'intelligence ordinaire. Il est à remarquer toutefois que la déchéance ne porte pas également sur toutes les facultés, et que quelques-unes d'entre elles peuvent être développées remarquablement ; c'est ainsi qu'on voit parfois des idiots doués d'une bonne mémoire, qui d'ailleurs ne porte ordinairement que sur certains points restreints : les chiffres, les noms propres, etc.; d'autres idiots ont une grande aptitude pour la musique.

Les idiots ont leurs facultés affectives ordinairement peu développées et surtout très mobiles ; certains témoignent habituellement de l'affection à leurs parents ou aux gens qui les soignent, et cependant, à la moindre contrainte, ils les menacent, s'efforcent de les battre, de leur être nuisibles, et combinent quelquefois leur vengeance avec une certaine ruse. D'autres commettent sans motifs des actes de cruauté sur des animaux, des petits enfants; ils obéissent facilement aux suggestions étrangères, et peuvent devenir ainsi les auteurs de délits ou de crimes commis au profit d'autres personnes. En raison de leur faiblesse intellectuelle et morale, ils sont assez souvent victimes de viol, d'actes de pédérastie, etc. Eux-mêmes, lorsque leurs organes génitaux sont bien développés et qu'ils ont des désirs sexuels, ce qui a lieu le plus souvent, satisfont ces désirs en brutes et commettent en ce genre toutes sortes d'excès.

[1] Voir notamment Legrand du Saulle, *Etude médico-légale sur les testements contestés pour cause de folie*. Paris, J.-B. Baillière, 1879.

L'état mental des idiots est en général facile à apprécier, ainsi que le degré de responsabilité qu'il comporte. — L'idiotie s'accompagne presque constamment de malformations physiques qu'il est bon de relever dans chaque cas particulier ; par exemple, des déformations, des asymétries du crâne et de la face, la microcéphalie, la mauvaise conformation des arcades dentaires et de la voûte palatine ; l'implantation vicieuse des dents qui sont fréquemment cariées ; le strabisme, les déformations rachitiques, les pieds-bots, la paralysie, l'atrophie, la contracture d'un membre, etc. Un grand nombre d'idiots ont des tics ou se livrent presque constamment à des mouvements sans but.

A côté des idiots, il faut placer les *crétins* dont l'état intellectuel est analogue et, d'une façon générale, plus rudimentaire encore. L'aspect physique des crétins diffère ordinairement de celui des idiots ; ils sont généralement de petite taille, à tête relativement volumineuse, aplatie d'avant en arrière ; le cou est court et gros, le thorax est déformé ; les membres sont souvent déviés par le rachitisme ; les masses musculaires peu développées. — Le crétinisme s'observe dans les pays où règne le goître, et l'on admet généralement que le crétinisme est le degré le plus grave, la forme la plus complète d'une endémie dont le goître représente la première étape. Toutefois, beaucoup de crétins ne sont jamais goîtreux.

§ III. — Imbécillité

Les *imbéciles* occupent une place intermédiaire entre les idiots et les individus à intelligence médiocre, mais encore normale. Ils se distinguent de ceux-ci non seulement par l'infériorité plus marquée de certaines facultés, mais par le défaut d'équilibre entre ces facultés. Les imbéciles peuvent être doués d'une vive mémoire, avoir des aptitudes remarquables pour certains travaux, être capables de gagner largement leur vie, posséder une instruction développée ; mais ils manquent manifestement de rectitude dans leurs jugements, coordonnent mal leurs idées, obéissent dans leurs déterminations à des motifs mal appropriés, sans utiliser, comme le ferait un individu sain, toutes leurs notions acquises.

Les imbéciles présentent, moins constamment que les idiots, mais assez souvent encore, les malformations dont nous avons indiqué plus haut les principales.

CHAPITRE CINQUIÈME

DES NÉVROSES ET DES AUTRES ÉTATS PATHOLOGIQUES QUI SONT DE NATURE A ENTRAINER UNE DIMINUTION DE LA RESPONSABILITÉ

Certaines névroses, comme aussi certaines intoxications, certaines conditions d'hérédité, peuvent entraîner un état mental particulier. En vertu de cet état, les individus agissent bien encore après délibération, mais après une délibération qui ne s'accomplit pas comme chez les autres hommes, et dont les défectuosités sont d'ailleurs un peu différentes suivant la catégorie des individus auxquels nous faisons allusion. Il y a dans les déterminations de ces malades quelque chose de plus que l'erreur banale d'un esprit faux ; on y trouve une influence pathologique qui, en même temps qu'elle imprime aux actes commis un certain caractère d'insanité, indique que ces actes ne doivent pas entraîner le même degré de responsabilité que s'il s'agissait d'un homme ordinaire.

Cet état mental est d'ailleurs loin d'être constant dans toutes les névroses et dans tous les états pathologiques que nous allons passer en revue ; il varie non seulement suivant les individus, mais encore suivant les périodes de l'affection, et il doit être étudié attentivement dans chaque cas particulier.

§ I. — État mental des hystériques

L'hystérie se complique quelquefois de folie proprement dite avec délire bien caractérisé : maniaque, lypémaniaque, etc. ; elle détermine quelquefois aussi des impulsions irrésistibles plus ou moins inconscientes. Mais ce sont là des manifestations relativement rares de la névrose, sur lesquelles nous n'avons pas à revenir dans ce chapitre. En les laissant de côté, il reste à envisager l'état mental des hystériques, qui offre presque toujours certaines particularités, et qui est souvent assez troublé pour exercer sur les actes une influence morbide, et entraîner une atténuation plus ou moins considérable de la responsabilité.

Le caractère des hystériques est fantasque, bizarre, mobile, inconséquent ; elles ont des amitiés et des haines extrêmement vives, que souvent rien ne justifie, qui apparaissent et disparaissent quelquefois sans motifs appréciables ou raisonnables, et qu'elles cherchent à satisfaire à tout prix. Un trait qui leur appartient en propre, c'est le besoin de se mettre en évidence, d'appeler l'attention, d'exciter l'intérêt ou la curiosité, de jouer un rôle romanesque, de se mettre en scène sous un aspect quelconque. Pour satisfaire à ce besoin, certaines hystériques inventent les histoires les plus étranges ou les plus compliquées, et pour remplir le rôle qu'elles ont choisi, elles ont recours à des mensonges habilement combinés, et ne reculent devant aucune des conséquences de la comédie qu'elles jouent. On connaît la tendance qu'ont beaucoup d'hystériques à exagérer leurs souffrances, à simuler des troubles de la santé qu'elles n'ont pas, mais qu'elles supposent de nature à exciter l'étonnement des médecins ou des personnes de leur entourage ; on peut citer comme exemple l'observation de cette hystérique qui plaçait ses excréments dans sa bouche pour faire croire qu'elle avait des vomissements de matières fécales. — Quand au lieu de symptômes plus ou moins bizarres l'hystérique se décide à feindre qu'elle a été victime de persécutions, d'attentats, elle pousse souvent les choses jusqu'au bout, poursuit son prétendu agresseur devant les tribunaux, en s'arrangeant pour donner à sa plainte toutes les apparences de la vérité. Quelques exemples montreront à l'aide de quels moyens ces accusations mensongères, peuvent être soutenues.

En 1834, une jeune fille de 16 ans, Marie M... [1], habitant avec son père, général commandant l'École de cavalerie de Saumur, est trouvée une nuit dans sa chambre, étendue sur le sol, en chemise, tachée de sang, un mouchoir serré autour du cou. Elle déclare qu'un officier de l'École, qu'elle a reconnu pour être le lieutenant La Roncière, malgré les soins qu'il prenait pour cacher son visage, a pénétré dans sa chambre par escalade, en brisant un carreau, a essayé de la violer, et l'a frappée de coups de couteau dans les parties génitales. Depuis quelque temps la famille de Marie M... recevait une quantité de lettres anonymes, pleines d'outrages ou menaces pour Marie M..., et qui en réalité étaient l'œuvre de celle-ci, ainsi que toute la mise en scène du prétendu attentat. On crut cependant le récit de Marie M..., qui était, à n'en pas douter, une hystérique ; le malheureux de La Roncière fut condamné à dix ans de réclusion, subit sa peine en entier, et fut ensuite réhabilité (en 1849).

Il y a deux ou trois ans, une jeune fille qui se trouvait dans un train du chemin de fer de ceinture à Paris, saute d'un wagon à une station, déclare qu'un homme vient de tenter de la violer, et n'y ayant pas réussi, l'a frappée d'un coup de couteau et s'est enfui ; elle porte en effet une blessure à la poitrine. On recherche le coupable qui reste introuvable, et après une enquête minutieuse, on acquiert la preuve que l'attentat n'a jamais été commis, et que la plaignante s'est blessée elle-même.

Une fille [2] que l'on croyait paralysée et aveugle, dit avoir été l'objet d'une odieuse agression. Sept hommes entrent dans sa chambre, l'attachent, lui introduisent quelque chose de brûlant dans les parties génitales. Elle s'évanouit.

1 *Causes célèbres*, t. X, cahier 46.
2 Legrand du Saulle. *Les Hystériques*.

En revenant à elle, elle accuse deux individus. Des soins lui sont donnés, et en la mettant sur le vase, on entend un choc : on ramasse un morceau de fer. On examine alors la prétendue victime, et on trouve dans le vagin treize morceaux de fer rouillé ; un autre était dans le rectum. Quelques jours après, on retrouve deux lames de couteau de 8 à 9 centimètres et un rouleau de fil de fer ; la muqueuse vaginale était exempte de toute trace de blessures. L'attentat avait été simulé, et les prétendus coupables, traduits devant les tribunaux, furent acquittés.

Dans d'autres cas, des hystériques offrent à certains hommes, spécialement à des prêtres, à des médecins, de se livrer à eux, les poursuivent de leurs obsessions, et les accusent ensuite faussement de les avoir violées, d'avoir eu des rapports sexuels avec elles. — Il ne faudrait pas croire toutefois, d'après ces exemples, que l'hystérique soit portée particulièrement aux désirs vénériens ; l'accusation de viol est souvent adoptée, surtout parce qu'elle permet un récit plus dramatique, et plus capable d'exciter l'intérêt.

A côté de ces cas, où l'hystérique est faussement accusatrice, il en est d'autres où c'est elle qui commet des délits ou des crimes. Certains de ces actes bien qu'accomplis d'une façon parfaitement consciente et prémédités plus ou moins longuement, sont suggérés par des motifs tellement futiles, dénotent un tel dédain des conséquences, ou contraste si étrangement avec les habitudes ordinaires de la coupable, qu'il est impossible de ne pas y voir une incapacité réellement maladive de résistance à la tentation. Il s'agit par exemple de vols d'objets de peu de valeur commis quelquefois par des femmes riches, ou du moins très en mesure de payer ce qu'elles ont dérobé ; dans la plupart des cas, le vol a plutôt pour but de satisfaire une fantaisie momentanée que d'obtenir un gain illicite, de se créer des ressources, à la façon des filous et des vulgaires voleurs. — Une proportion notable des vols commis dans les grands magasins de Paris ont pour auteurs des hystériques [1].

[1] Des vols aux étalages ou dans les grands magasins. Discussion à la *Société de méd. lég.*, 1881 (t. VII des Bulletins).

Dans d'autres cas, il s'agit de rapts d'enfants, commis pour satisfaire un besoin intense et maladif de maternité. Nous avons examiné, avec M. le docteur Motet, une jeune femme qui à plusieurs reprises s'était crue enceinte, avait adopté un enfant, avait failli une première fois être poursuivie pour rapt d'un autre enfant. En dernier lieu, elle avait simulé une grossesse dont elle indiquait tous les progrès à son mari resté à l'étranger; au terme normal, elle annonce à celui-ci qu'elle vient d'accoucher, et elle lui envoie en effet l'extrait de naissance d'un enfant que, de connivence avec la véritable mère, elle avait présenté à l'état civil comme étant le sien. Cette fraude avait été accomplie sans aucun but d'intérêt personnel, avec une maladresse telle qu'elle avait été presque immédiatement découverte, sans que d'ailleurs la coupable ait paru éprouver grande inquiétude des conséquences judiciaires qui résultaient de son action [1].

Des crimes plus graves peuvent être commis par des hystériques. On trouve dans les *Annales médico-psychologiques* [2] l'observation d'une hystérique, exerçant la profession de garde-malade, et qui dans l'espace de plusieurs années avait empoisonné neuf personnes, sans être poussée ni par la vengeance ni par l'intérêt. — Peut-être était-ce aussi une hystérique que cette fameuse Hélène Jégado [3] qui, de 1833 à 1851, empoisonna vingt-six personnes dont huit succombèrent, sans avoir obéi à aucun motif explicable.

Hypnotisme. — A l'hystérie se rattachent encore les phénomènes hypnotiques : la léthargie, la catalepsie, le somnambulisme provoqué, les suggestions, les actes commis ou subis par les malades qui se trouvent en cet état. Malgré l'intérêt si vif que présente l'étude de ces phénomènes, nous nous bornons à les mentionner, parce que jusqu'ici ils n'ont guère eu d'applications médico-légales. Nous avons cité ailleurs (p. 306 et 345) l'expertise de M. le professeur Brouardel et celle de M. le docteur Motet, dans lesquelles cette question de l'hypnotisme a été soulevée.

1 Rapport médico-légal, à la fin du livre.
2 1859, 5e série.
3 *Causes célèbres*, t. VII, cahier 26.

Examen médico-légal des hystériques. — L'hystérie se manifeste en général par des symptômes somatiques assez tranchés pour qu'il soit ordinairement facile de reconnaître la maladie. Il nous est impossible de résumer ici les symptômes de l'hystérie; c'est là une tâche trop longue et qui d'ailleurs sort du cadre de cet ouvrage,

Mais il ne suffit pas au médecin légiste d'avoir reconnu l'existence de l'hystérie; il faut qu'il recherche quelle influence elle a pu exercer sur l'état mental. Or, cette influence est des plus variables suivant chaque cas particulier, et elle n'est nullement en rapport avec le nombre et l'intensité des symptômes physiques. Avec une hystérie légère, quant aux manifestations somatiques, peuvent exister des troubles psychiques très accusés, et inversement une hystérie à symptômes multiples, apparents, graves, peut n'exercer qu'une très faible action sur les facultés intellectuelles.

D'ailleurs, il s'en faut de beaucoup que tous les actes délictueux ou criminels commis par les femmes atteintes de l'hystérie la mieux caractérisée, portent le cachet de l'irresponsabilité pathologique plus ou moins complète. Sous ce rapport, tout est question d'espèce, et il n'y a guère d'indications générales à formuler. Dans chaque cas particulier, il y a à étudier l'état mental de la femme, non seulement au moment de l'examen, mais encore, autant que possible, au moment où l'acte a été commis; car l'état mental d'une hystérique est très variable, et telle de ces malades, responsable à une certaine époque, ne l'est plus à une autre. Les antécédents, les désordres psychiques qui ont pu se manifester antérieurement doivent être recherchés avec soin. Enfin, les circonstances au milieu desquelles a été commis l'acte coupable, le contraste choquant qu'il présente avec l'honorabilité et la conduite ordinaire de l'accusée, la futilité des motifs, le peu de proportion entre le profit recherché et les risques courus, l'indifférence devant les conséquences, constituent des éléments très importants d'appréciation,

Les rapports sur ce sujet, que l'on trouvera à la fin du volume, montreront sur quels éléments les experts basent leurs conclusions.

§ II. — État mental des épileptiques

Il est des épileptiques qui conservent longtemps ou toujours l'intégrité complète de leurs facultés mentales, chez lesquels la maladie se manifeste uniquement par ses symptômes convulsifs ou vertigineux, et n'exerce aucune influence notable sur l'intelligence et le caractère. — Il en est d'autres qui sont atteints plus ou moins rapidement d'aliénation complète. — D'autres encore sont sujets aux impulsions irrésistibles dont nous avons déjà parlé; mais dans l'intervalle de ces accès, ils peuvent être sains d'esprit. — Enfin, une dernière catégorie comprend les épileptiques, en assez grand nombre, chez lesquels les facultés mentales, sans être dégradées jusqu'à l'aliénation proprement dite, ont cependant subi une atteinte manifeste.

C'est surtout sur le caractère que la maladie exerce alors une influence bien marquée ; beaucoup d'épileptiques sont en effet sombres, méchants, sournois, orgueilleux, susceptibles, irascibles, vindicatifs et haineux. Ils sont ainsi portés à commettre des actes violents ou répréhensibles dont ils comprennent d'ailleurs toute la portée, et qui sont accomplis quelquefois à l'aide de longues combinaisons. La responsabilité pleine et entière de ces actes ne peut pas cependant leur être toujours imputée, et dans beaucoup de cas il est évident, pour le médecin, que la perversité des épileptiques est maladive, que chez eux c'est en vertu d'une modification pathologique que les passions acquièrent une violence extrême, en même temps que diminue la résistance à leurs suggestions. « Le mal caduc, disait Boileau de Castelnau, empêche de mesurer la portée des haines, d'en apprécier le fondement, d'en contenir l'exagération. »

Ces modifications du caractère peuvent être permanentes, mais ordinairement elles sont beaucoup plus accentuées avant et après un accès convulsif ou vertigineux, ou même elles n'existent qu'à ce moment. Cette influence de l'accès sur la personnalité psychique du malade est connue depuis longtemps, et autrefois on annulait volontiers les actes civils qui avaient été consentis avant ou après l'attaque, de même que l'on admettait l'irresponsabilité pour les actions commises dans les trois jours qui suivaient l'accès. Ce délai de trois jours est d'ailleurs tout à fait arbitraire; en effet, la durée des troubles intellectuels qui suivent ou précèdent l'accès n'est pas moins véritable que leur intensité et leur forme. Il est des cas en effet où, au lieu soit de ces modifications en quelque sorte conscientes du caractère, soit des impulsions aveugles et irrésistibles, c'est un véritable délire avec ou sans hallucinations qu'on observe. Entre ce délire qui rend le malade irresponsable [1] et l'excitation, l'exaltation des passions, il est divers degrés qui comportent une atténuation plus ou moins considérable de la responsabilité.

Mais, il faut le répéter, ce ne sont pas seulement les actes commis immédiatement avant, ou après l'accès qui peuvent entraîner une atténuation de la responsabilité; même pour des actes commis par des épileptiques non délirants, non impulsifs, ni aliénés, agissant dans l'intervalle des accès, on doit souvent encore considérer la responsabilité comme diminuée. — Dans chaque cas particulier l'expert peut arriver par un examen approfondi de l'état mental, par l'étude des circonstances du fait, par une enquête minutieuse sur les antécédents, à reconnaître si les actes qui font l'objet de la poursuite judiciaire portent ou non le cachet de la criminalité pathologique.

§ III. — État mental des alcooliques

Il faut revenir encore dans ce chapitre sur l'alcoolisme. Nous avons signalé déjà les impulsions qu'il peut déterminer, et parlé aussi du *delirium tremens*. En dehors de

[1] On peut citer un assez grand nombre de crimes commis sous l'influence de ce délire. Un garçon boucher inculpé du meurtre d'un de ses camarades s'était imaginé qu'on voulait le tuer et l'achever avec un fusil. D. jeune lithographe, avait été poussé à une double tentative d'homicide et de suicide par un motif analogue. Une lettre déposée sur sa table, et dans laquelle il révélait le projet de trois autres assassinats, fit voir que cet infortuné, obsédé de visions sinistres, n'avait d'autre dessein que de se soustraire à d'odieuses poursuites. (Delasiauve. *Traité de l'épilepsie*. Paris, 1854, V. Masson.)

ces manifestations psychiques, l'alcoolisme imprime fréquemment à l'état mental d'autres modifications que le médecin légiste doit connaître.

Toutes les facultés mentales de l'alcoolique peuvent être amoindries, mais les troubles les plus frappants portent sur le caractère. L'alcoolique est souvent insouciant, incapable des longues préoccupations que les soucis de toute nature donnent aux autres hommes ; il est assez indifférent aux sentiments qu'il éprouvait autrefois, ou du moins les émotions, qu'il peut encore ressentir vivement, ne persistent guère chez lui, et il les oublié facilement. D'autres traits importants de son caractère sont la mobilité des idées et la rapidité des décisions qu'il prend sans délibération suffisante, sans faire entrer en balance les motifs que d'autres prendraient en considération. Il passe immédiatement à l'exécution; mais s'il échoue, il renonce volontiers à son projet, et souvent l'abandonne définitivement. On voit ainsi des alcooliques qui essaient de se suicider pour les motifs les plus futiles, ou même sans pouvoir donner aucune raison de leur désespoir, et qui ensuite ne renouvellent plus jamais leur tentative. Nous avons parlé ailleurs d'un homme qui s'était précipité de la colonne de la Bastille, et qui, par un hasard extraordinaire n'eut aucune blessure grave; cet homme, alcoolique avéré, resta ensuite dix années sans manifester aucun dégoût pour l'existence, puis un jour, ayant parié de sauter de l'impériale d'un omnibus en marche, il se tua en exécutant ce pari.

Ces dispositions d'esprit font comprendre certains délits ou certains crimes qui sembleraient difficilement explicables de la part des autres hommes. Elles doivent être recherchées dans chaque cas particulier par le médecin légiste, et signalées quand elles existent, car lorsqu'elles sont très accentuées, elles sont de nature à disposer à une certaine indulgence les magistrats et les jurés.

§ IV. — Morphiomanie

L'intoxication chronique par l'opium détermine, comme

l'alcoolisme, outre des symptômes somatiques, certains troubles des facultés mentales qui doivent être envisagés au point de vue médico-légal.

L'empoisonnement lent par l'opium en nature, si fréquent dans certaines contrées de l'Orient, n'existe pour ainsi dire pas chez nous; mais il est remplacé depuis quelque temps par l'intoxication morphinique, opérée par les injections hypodermiques. Dans les deux cas, les symptômes paraissent être assez analogues.

Les individus qui font abus de la morphine sont poussés d'abord par le désir de se procurer le sentiment de calme, de bien-être, d'ivresse spéciale que la morphine procure à certains sujets; l'injection, faite au début pour calmer une douleur, est continuée ensuite uniquement dans le dessein d'obtenir la sensation d'ébriété. Il est des gens pour qui cette ébriété a un attrait irrésistible, qui sont morphiomanes [1] comme d'autres sont dipsomanes. Il est impossible de ne pas reconnaître dans certains cas un caractère pathologique à ce goût impérieux de la morphine, et en fait, beaucoup de ceux qui font abus de ce médicament ont présenté antérieurement des troubles, des bizarreries, des anomalies psychiques plus ou moins accusés, plus ou moins nettement caractérisés.

Quoi qu'il en soit, au bout d'un certain temps, qui comprendrait ordinairement plusieurs mois [2], la morphine devient un stimulant indispensable sans lequel les diverses fonctions languissent, à ce point qu'il est impossible de supprimer ou de diminuer trop rapidement les doses du médicament sans faire apparaître les accidents les plus graves. Comme les doses doivent être constamment augmentées pour produire le même effet, on voit des individus qui absorbent ainsi journellement plus d'un gramme de chlorhydrate de morphine.

On observe alors des désordres de presque toutes les

[1] Il convient de réserver ce sens au mot *morphiomanie* et de désigner sous le nom de morphinisme l'ensemble des symptômes produits par l'abus prolongé du médicament.

[2] Voir à ce sujet Ed. Levinstein. *La Morphiomanie*. Paris 1880.

fonctions : inappétence, nausées, vomissements, boulimie, constipation, polydipsie, palpitations, oppression, dyspnée, tremblement des mains et de la langue, névralgies, insomnie, hallucinations. En même temps, les facultés intellectuelles subissent un affaiblissement graduel qui semble porter d'abord spécialement sur l'attention et la volonté. L'imagination peut rester longtemps active et surexcitée [1], mais les conceptions restent stériles et les résolutions mêmes ne se traduisent difficilement que par des actes. Pendant les heures où le malade n'est pas sous l'influence morphinique, il est dans un état de malaise, d'obtusion intellectuelle, et quelquefois d'abrutissement complet.

Au milieu de cette diminution intellectuelle, de cet affaiblissement de la volonté, subsiste, avec les caractères de l'instinct le plus impérieux, le désir violent de posséder à tout prix le poison qui est devenu une condition réellement indispensable de la vie. Le malade concentre sur ce point tout ce qui lui reste d'énergie, et s'il n'a pas d'autres moyens, il finit par recourir à des vols qui peuvent être commis du reste avec toutes les précautions qu'emploient les filous ordinaires. Récemment, le tribunal de la Seine a jugé et acquitté une jeune femme qui, pour acheter les énormes quantités de morphine dont elle faisait usage, avait d'abord vendu tout ce qu'elle avait pu faire disparaître de son ménage, puis avait volé à deux reprises pour se procurer de l'argent. Malgré les apparences de lucidité avec laquelle les actes incriminés avaient été commis, l'expert, M. le docteur Motet [2], déclara que cette femme (qui du reste était en même temps hystérique) était, par suite du morphinisme, dans un état de trouble intellectuel et moral entraînant la perte de conscience de la valeur de ses actes.

1. Lire sur ce point la description du poète Ch. Baudelaire, les *Paradis artificiels* (Michel Lévy, éditeur).

2 Rapport présenté à la *Soc. de méd. lég.*, séance du 7 mai 1883.

§ V. — Des héréditaires prédisposés à l'aliénation Etat mental se rapprochant de l'aliénation

Il est encore une catégorie d'individus chez lesquels on est obligé de reconnaitre que la responsabilité n'est pas complète, parce que toute leur conduite révèle dans leurs idées, dans leurs résolutions, dans leurs actes une étrangeté frappante, une discordance évidente avec ce qui constitue les notions et les tendances d'esprit communes aux autres hommes.

Ces individus ne sont pas des aliénés proprements dits, bien que beaucoup d'entre eux le deviennent par la suite ; ils n'ont pas de conceptions délirantes, quelques-uns sont d'une intelligence remarquable ; mais alors le développement exceptionnel de certaines facultés s'est fait ordinairement au détriment d'autres. Ce qui constitue les traits principaux de leur caractère, c'est l'absence ou la diminution de ce que l'on a appelé « le sens moral », l'indifférence devant ce qui est aux yeux des autres hommes « le bien » ou « le mal », la violence des instincts, souvent pervers, qui les pousse à tous les désordres, aux actions les plus audacieuses, les plus téméraires, aux délits et aux crimes, leur résistance indomptable à tous les moyens de répression. Dès leur enfance, ils se font remarquer par leur indocilité, leur méchanceté, leurs colères violentes, leur résistance aux punitions et aux récompenses. Ils se font expulser des maisons d'éducation où ils provoquent un scandale intolérable ; plus tard, leur vie devient une série d'excentricités, de désordres, d'aventures extraordinaires. Leur caractère reste bizarre, fantasque, mobile, exalté ; ils refusent de se soumettre aux règles acceptées par tous, sont en lutte ouverte avec toute autorité ; ce sont eux qui forment en grande partie la population des maisons de correction et l'effectif des bataillons de discipline.

Si l'on étudie de plus près ces individus, on trouve chez eux quelque chose de plus que cette incorrection de conduite, ces étrangetés ou cette perversité de caractère. La plupart sont des *héréditaires*, c'est-à-dire que l'on retrouve chez leurs parents soit la folie proprement dite, soit l'épilepsie, l'hystérie, l'alcoolisme, soit une forme quelconque de perversion mentale; ils peuvent présenter en même temps diverses imperfections physiques : des vices de conformation de la tête ou d'un autre organe, du strabisme, du bégaiement, des tics, des mouvements nerveux. Chez d'autres, les désordres de l'être moral sont non plus d'origine congénitale, mais acquis, et résultent par exemple tantôt d'une fièvre typhoïde, tantôt d'un traumatisme ou d'une autre lésion de l'encéphale. Quelques-uns enfin ont eu, à certaines époques de leur existence, de véritables accès de folie.

On se trouve ainsi amené à rattacher les instincts pervers de ces individus, instincts qui sont en somme analogues à ceux de beaucoup de criminels qu'on considère comme sains d'esprit, à une cause pathologique, et à y voir la manifestation, aussi fatale que tel ou tel symptôme physique, d'une influence morbide. Mais cette influence n'est pas toujours facile à dégager et à mesurer, et c'est pourquoi l'on voit un certain nombre de gens traités tour à tour comme des aliénés ou comme des criminels, passer, pour des actes à peu près analogues, tantôt à la prison, tantôt dans un asile.

A vrai dire, le spectacle donné par ces individus est bien fait pour ébranler la théorie du libre arbitre et de la responsabilité morale. Entre ceux que l'on fait bénéficier d'une atténuation de la responsabilité, parce qu'on a pu reconnaître plus nettement la cause de leur perversité, et ceux que l'on abandonne aux conséquences qu'entraîne pour eux les défectuosités de leur organisation cérébrale, il y a souvent une analogie à peu près complète de l'état mental, que beaucoup de médecins n'ont pas manqué d'apercevoir et de signaler. Le crime et la folie ont fréquemment une même origine; les futurs aliénés et les futurs criminels ont souvent le même point de départ, *in radice conveniunt*, suivant l'expression de Moreau de Tours. La distinction que l'on établit entre eux est quelquefois un peu artificielle et apparaît comme une sorte de compromis, qui peut choquer la logique pure, mais qui, cependant, est le seul moyen de concilier les intérêts de la société avec le sentiment inné en nous de la justice.

L'expert rencontre parfois de ces cas où l'appréciation est des plus délicates, et où il ne peut trouver que des vestiges peu probants d'un état pathologique incontestable. Mais souvent aussi il est en mesure d'émettre en toute sûreté une affirmation; les éléments d'appréciation lui sont fournis par l'étude attentive des antécédents du sujet, de son hérédité, des épisodes pathologiques de son existence, par sa conduite passée et par l'examen des circonstances au milieu desquelles s'est accompli l'acte incriminé.

Ces circonstances peuvent même être telles, dénoter un trouble mental si profond, bien que ne rentrant dans aucune des catégories indiquées dans les chapitres précédents, qu'elles entraînent aux yeux du médecin non plus seulement une atténuation de la responsabilité, mais une irresponsabilité absolue[1].

CHAPITRE SIXIÈME

CONDUITE DES EXPERTISES RELATIVES A L'ÉTAT MENTAL

Dans toute expertise relative à l'aliénation mentale, le premier objectif du médecin est de faire un diagnostic exact, précis, de déterminer à quelle catégorie d'aliénés appartient l'individu qu'il examine. Sa tâche se trouve par là mieux limitée, et en se bornant en quelque sorte à faire rentrer un inculpé dans une classe d'aliénés dont l'irresponsabilité est généralement admise, ses conclusions restent presque impersonnelles ou du moins échappent plus aisément au soupçon d'être une appréciation arbitraire.

[1] Comme exemple de la difficulté que peut présenter l'interprétation d'actes commis dans ces conditions, et aussi comme modèle de discussion médico-légale, on peut citer les divers rapports médicaux sur l'état mental du séminariste Jeanson, homicide et incendiaire. (*Ann. d'hyg. pub. et de méd. lég*, 2e série, t. XXXII.)

Mais il faut reconnaître qu'il est quelquefois très difficile de faire un diagnostic rigoureux. En aliénation mentale, plus que dans les autres branches de la médecine, la classification n'indique que certains types saillants, et beaucoup de cas particuliers ne peuvent trouver une place satisfaisante dans les cadres tracés d'avance. Toute une série d'individus à responsabilité incomplète : les héréditaires, les prédisposés à l'aliénation, les cérébraux forment un groupe mal limité ; la folie impulsive n'existe peut-être pas à titre d'espèce distincte, ou du moins beaucoup des observations qui ont servi à tracer son histoire trouveraient sans doute mieux leur place dans d'autres groupes, notamment dans les impulsions épileptiques. — En outre, le diagnostic de certaines affections mentales nettement définies peut offrir de très grandes difficultés ; ainsi, la paralysie générale à son début ne se manifeste quelquefois, pendant une longue période, que par des troubles qui n'ont rien de réellement caractéristique ; certaines formes d'épilepsie restent longtemps méconnues, bien que produisant des désordres très accentués de l'état mental, etc.

L'expert est donc quelquefois obligé de renoncer à classer exactement un individu chez lequel il trouve cependant des défectuosités manifestes de l'état mental ; mais après avoir signalé ces défectuosités, il lui reste le soin de rechercher et d'indiquer les causes plus ou moins nombreuses et complexes auxquelles elles peuvent être attribuées : hérédité, alcoolisme, affections antérieures, etc.

Le médecin éviterait la partie la plus délicate de sa tâche, celle qui engage le plus sa conscience, s'il pouvait se borner à tracer un tableau aussi précis que possible de l'état mental de l'individu qu'il a examiné, laissant au juge seul le soin d'en tirer les conséquences relatives à la responsabilité. Mais comme son opinion sur ce point est implicitement contenue dans la description qu'il donne, il est préférable, afin d'éviter toute équivoque, qu'il formule nettement des conclusions, en ayant soin de les motiver suffisamment, pour que ses déductions puissent être appréciées en toute connaissance de cause.

L'expertise relative à un individu aliéné, ou supposé tel, comprend l'examen de l'état mental, l'examen de l'état somatique et l'enquête.

§ I. — État somatique

L'examen corporel peut fournir des indices importants: L'aspect et le maintien de certains aliénés, des maniaques, des lypémaniaques, des déments, des idiots, etc., est souvent caractéristique et mérite d'être consigné dans le rapport. Les malformations du crâne, les asymétries de la tête doivent être aussi recherchées, ainsi que les vices de conformation d'autres parties du corps. — On peut trouver encore des traces de blessures indiquant des tentatives anciennes de suicide. Chez les épileptiques, les cicatrices de la langue, les marques de plaies produites sur diverses parties du corps pendant les accès, ont une valeur bien connue.

Plusieurs maladies, qui exercent une profonde influence sur l'état mental, se manifestent en même temps par des symptômes d'un autre ordre, dont la recherche est indispensable. Chez le paralytique général, c'est l'inégalité pupillaire, le bégaiement, l'hésitation dans la parole, le tremblement des lèvres, de la langue, des mains. Chez l'hystérique, ce sont les troubles de la sensibilité cutanée ou des muqueuses (pharynx, épiglotte), ou des organes des sens, les altérations des vaso-moteurs (raies dermographiques), les paralysies, les contractures et tous les désordres fonctionnels si complexes et si variés qui constituent la symptomologie de la maladie. Chez l'alcoolique, c'est le tremblement spécial, les anesthésies, les troubles gastriques, etc. Dans tous ces cas, les symptômes physiques ont évidemment une importance capitale et sont souvent la base même du diagnostic.

§ II. — Examen de l'état mental

Il y a à rechercher chez l'aliéné, ainsi que le fait remarquer Tardieu, trois ordres de faits : 1° les troubles des fonctions intellectuelles; 2° la perversité des facultés affectives et des instincts ; 3° l'altération des fonctions sensoriales (hallucinations, illusions).

L'examen est d'ailleurs conduit d'une façon différente suivant la nature des désordres psychiques que l'on soupçonne et suivant les particularités du cas. La seule règle générale que l'on puisse indiquer est de s'efforcer de laisser le sujet exposer ses idées délirantes, en intervenant le moins possible dans son récit, d'éviter de laisser paraître l'opinion qu'on peut avoir.

Un précepte presque absolu est de ne se prononcer qu'après une observation prolongée du malade, après plusieurs examens et interrogatoires, après avoir organisé une surveillance à l'aide des gardiens de la prison, des codétenus de l'inculpé, ou d'autres personnes en la sincérité desquelles on puisse avoir confiance. — Parmi les individus dont l'état mental est soumis à l'appréciation de l'expert, les uns dissimulent leur maladie, d'autres l'ignorent, d'autres méconnaissent la portée des symptômes qu'ils ont présentés, ne comprennent pas la signification que ceux-ci peuvent avoir aux yeux du médecin et ne songeraient pas à les signaler, s'ils n'étaient mis discrètement sur la voie ; d'autres enfin simulent une maladie qu'ils n'ont pas. Dans tous les cas, il est indispensable de suivre le malade ou soi-disant tel, presque jour par jour, et c'est ainsi que l'on voit des aliénistes éminents refuser de formuler une conclusion avant d'avoir prolongé l'observation pendant des mois ou une année.

§ III. — Enquête

Elle se fait à l'aide de renseignements de diverse nature qui sont communiqués par le magistrat à l'expert, ou que celui-ci recherche partout où il croit utile de le faire.

Les pièces qui figurent dans le dossier de l'instruction judiciaire ont évidemment, en raison même de leur authenticité, une grande valeur ; ce sont les procès-verbaux, interrogatoires, rapports médicaux, etc. L'expert est en général autorisé à demander directement des renseignements aux personnes qui ont connu l'inculpé ; il y a là une source d'information des plus importantes, qui peut permettre de reconstituer les diverses phases de la maladie, et de faire comprendre la véritable signification des symptômes constatés au moment de l'expertise. On peut aussi obtenir de cette façon ou contrôler des renseignements relatifs à l'hérédité morbide de l'inculpé.

L'examen des écrits des aliénés peut donner dans certains cas des résultats fort importants [1], et surtout dans les affaires civiles quand il s'agit d'apprécier quel était l'état mental d'une personne décédée. Les lettres ou les autres pièces écrites par les aliénés peuvent révéler la maladie de celui qui en est l'auteur, ou bien par la nature des idées exprimées, ou bien par les caractères matériels de l'écriture, les défectuosités ou les bizarreries de la conformation des lettres, de l'agencement des mots, des lignes [2], etc.

Il est des aliénés, spécialement certains monomanes, qui cachent soigneusement leurs conceptions délirantes, et qui évitent de les révéler dans leurs discours ; au contraire, ils les étalent avec un grand luxe de détails dans leurs écrits qu'ils rédigent quelquefois avec une prolixité extraordinaire ; les hallucinés, les aliénés atteints de délire de persécution, d'hypochondrie, se plaisent souvent à étaler ainsi leurs malheurs et leurs souffrances. La démence se caractérise quelquefois aussi beaucoup mieux par les écrits que par les paroles et les actes. Il faut remarquer toutefois qu'un certain nombre d'aliénés non déments sont encore capables d'écrire sur des sujets étrangers à leur délire, des lettres irréprochables à tous les points de vue, et que leur désordre mental, s'il se manifeste par des documents écrits, n'éclate que dans les mémoires qu'ils rédigent secrètement et tiennent cachés.

Les désordres que présente l'écriture par elle-même sont de diverses sortes. On trouve des omissions de mots, de syllabes, des fautes d'orthographe qui contrastent d'une façon choquante avec l'instruction antérieure du malade, ou qui dénotent moins l'ignorance qu'une bizarre fantaisie ; la ponctuation est non seulement fautive, mais d'une étrangeté

1 Voir Marcé. De la valeur des écrits des aliénés (*Ann. d'hyg. publ. et de méd. lég.*, 2e série, t. XXI.)

2 Voy. les spécimens ci-joints.

Fac-Simile I. — Fragment d'une lettre écrite par une demoiselle de 28 ans, atteinte de folie maniaque avec hallucinations (Tardieu).

Je souffre beaucoup Je ne fu en votre confiance
et en votre amitié ma fatigue se fatigue beaucoup
et ma peine s'augmente [illegible] Bons
tout à vous Je vous embrasse bien Recevez mes
compliments bien affectueux et sincères Mama est une
infame Je vous embrasse bien dévouement
votre dévouée Votre toute dévouée

Fac-Simile II. — Fragment d'une lettre écrite par un jeune homme atteint de folie maniaque (Tardieu).

J'ai conçu un système de construction de bâtiments avec pavillons, — et d'appareils aérocalorifères de ventilation et de salubrité qu'ils constituent brevetés en France et à l'Etranger.

Ce bâtiment, locomobile — tout fer et brique — à asseoir à l'entrée de chaque cimetière comprend 3 corps [illegible] de services publics dont voici la désignation

N, sud, 2 pièces communiquant, Conciergerie ouvrant sur la voie publique, et loge ouvrant sur le cimetière en communiquant au 1er étage NE, d'une superficie de 10m50 pour le concierge gardien jardinier du cimetière et sa famille

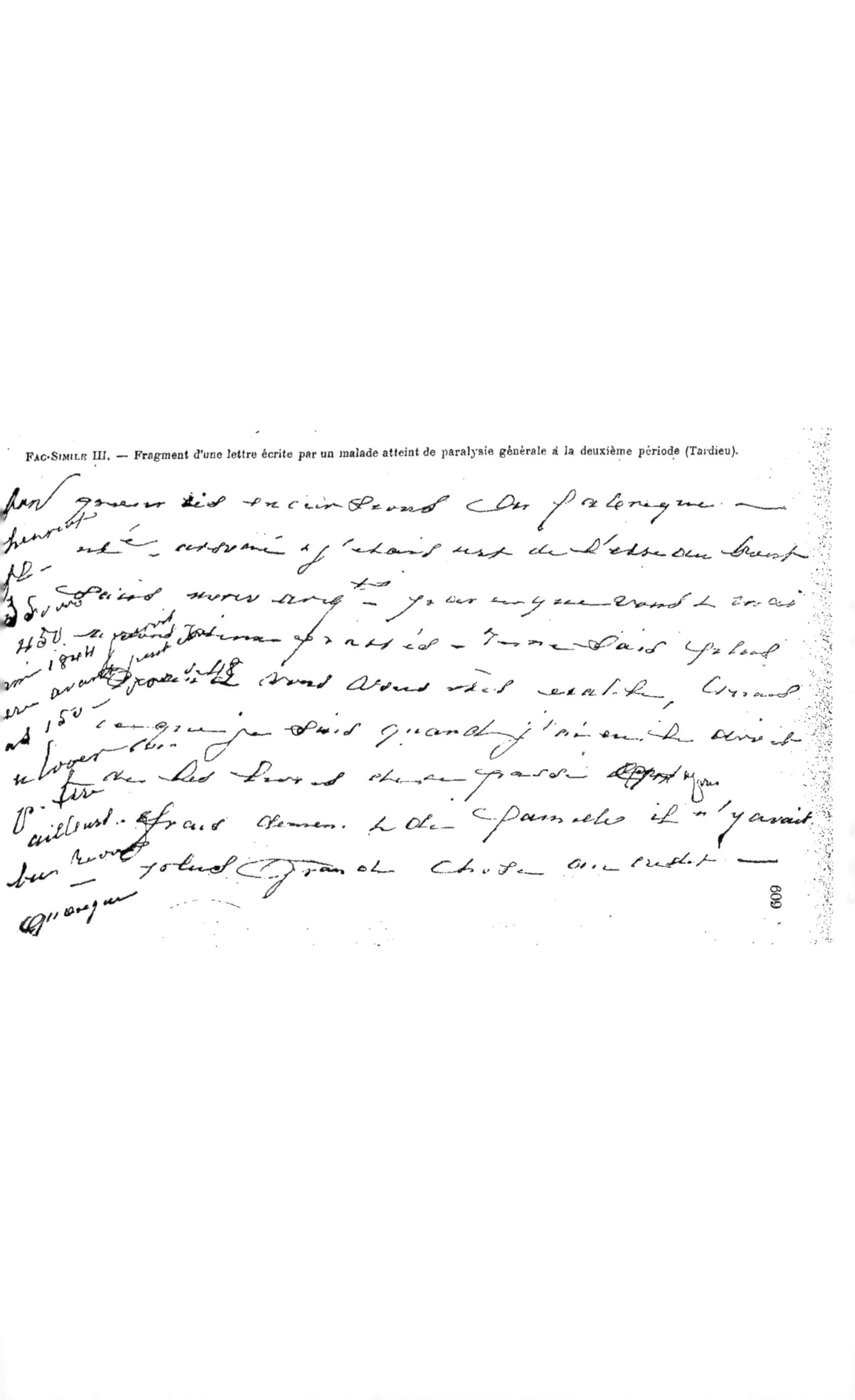

FAC-SIMILE III. — Fragment d'une lettre écrite par un malade atteint de paralysie générale à la deuxième période (Tardieu).

FAC-SIMILE IV. — Fragment d'une lettre écrite par une dame de 51 ans, atteinte de démence.

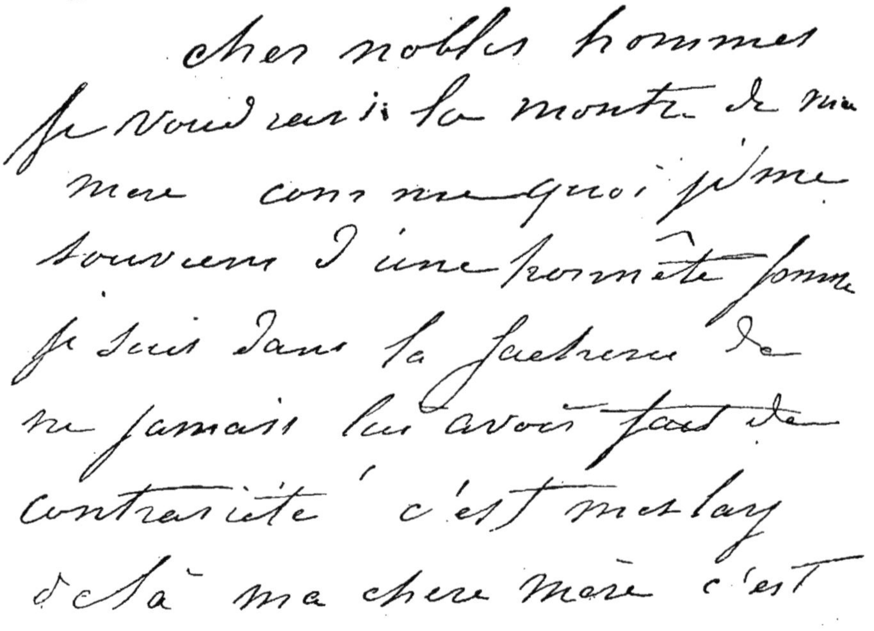

chers nobles hommes
je voudrais la montre de ma
mère comme quoi je me
souviens d'une honnête femme
je suis dans la [illegible] de
ne jamais lui avoir fait de
contrariété c'est mes lay
de sa ma chere mère c'est

inexplicable; un certain nombre de mots sont soulignés sans qu'on puisse en comprendre la raison. Chez les paralytiques généraux, on peut retrouver la trace du tremblement qui agit les mains, et qui est manifeste surtout sur les lettres à longs jambages ; à un degré plus avancé, les lignes divergent, s'enchevêtrent les unes dans les autres, les caractères deviennent illisibles, en même temps que la démence se décèle par l'incohérence des idées exprimées. Quand l'incorrection de l'écriture est moins accusée, elle peut être encore assez démonstrative si l'on est à même de comparer des pièces écrites à diverses époques par le malade, et s'assurer que les fautes, les omissions, les défectuosités dans le tracé des caractères, ne sont pas le fait d'une instruction incomplète.

Dans quelques cas, une visite au domicile de l'aliéné indique nettement la nature de son délire ; certains persécutés ont pris les précautions les plus minutieuses contre leurs ennemis imaginaires, et ont mis leur chambre en état de défense ; d'autres ont couvert les murs d'inscriptions, souillé d'ordures leur ameublement, fait des collections soigneusement conservées et classées des objets les plus étranges, de leurs rognures d'ongles, de leurs détritus corporels; d'autres enfin ont écrit des mémoires où ils dévoilent sans arrière-pensée leur état mental.

§ IV. — Aliénation simulée

La simulation de la folie, qui est d'ailleurs assez rare, est fort difficile. Elle exige de la part de celui qui s'y livre, une force et une ténacité peu communes, et pour avoir quelque chance de réussir aux yeux d'un observateur compétent, elle suppose une connaissance assez approfondie des maladies mentales.

Le véritable aliéné n'est pas, comme le croit le vulgaire simulateur, un individu qui divague sur tout, tient constamment des propos niais et incohérents, se livre à des actes extravagants, à des gestes ridicules. Chaque forme d'aliénation comporte une classe particulière de troubles psychiques, plus ou moins limités, susceptibles ou non, suivant la catégorie à laquelle appartient la maladie, d'intermittences ou de rémissions. On peut dire d'une manière générale qu'il est des désordres d'esprit qui en excluent d'autres d'une nature différente, et qu'on ne peut trouver ces manifestations réunies chez un même malade. Le simulateur ne peut éviter les contradictions, les défaillances, les exagérations, les démentis aux données recueillies par l'observation clinique et qui sont la base de la science des aliénistes.

Certaines formes d'aliénation mentale sont accompagnées par des troubles autres que le délire, et qui sont impossibles ou très difficiles à simuler ; par exemple, la fièvre, l'insomnie persistante, l'anesthésie, les tremblements, etc. Signalons encore le retentissement du pouls et de la respiration, l'abaissement de la température qu'on observe chez certains mélancoliques.

Toutefois les ruses des simulateurs ne peuvent ordinairement être déjouées avec certitude que par les médecins qui ont une compétence spéciale, et ceux-ci mêmes s'accordent à reconnaître qu'il est certains cas, notamment s'il s'agit d'hallucinations, de stupidité mélancolique, où il est très difficile de se prononcer.

CHAPITRE SEPTIÈME

INTERNEMENT DES ALIÉNÉS

Chaque fois qu'un aliéné est interné dans un asile public ou dans un établissement privé, soit à la demande de ses parents ou de ses proches, soit d'office, sur l'ordre de l'autorité publique, cette mesure doit être justifiée d'abord par un certificat médical dit *d'admission* qui comprend aux termes de la loi « la constatation de l'état mental de la personne à placer, la relation des particularités de sa maladie, l'indication de la nécessité de la faire traiter dans un établissement d'aliénés, et de l'y tenir renfermée. »

Cette question de l'internement des aliénés, il est vrai, n'est pas du ressort de la médecine légale proprement dite; mais comme elle intéresse tous les médecins praticiens, nous transcrivons ici la loi du 30 juin 1838 qui régit encore actuellement la matière, bien qu'elle soit sur le point de subir diverses modifications.

LOI SUR LES ALIÉNÉS

— 30 juin 1838 —

TITRE I. — DES ÉTABLISSEMENTS D'ALIÉNÉS

5. Nul ne pourra diriger ni former un établissement privé consacré aux aliénés sans l'autorisation du gouvernement.

Les établissements privés consacrés au traitement d'autres maladies ne pourront recevoir les personnes atteintes d'aliénation mentale, à moins qu'elles ne soient placées dans un local entièrement séparé.

Ces établissements devront être, à cet effet, spécialement autorisés par le gouvernement, et seront soumis, en ce qui concerne les aliénés, à toutes les obligations prescrites par la présente loi.

6. Des règlements d'administration publique détermineront les conditions auxquelles seront accordées les autorisations énoncées en l'article précédent, les cas où elles pourront être retirées et les obligations auxquelles seront soumis les établissements autorisés.

7. Les règlements intérieurs des établissements publics consacrés en tout ou en partie au service des aliénés, seront, dans les dispositions relatives à ce service, soumises à l'approbation du ministre de l'intérieur.

TITRE II. — DES PLACEMENTS FAITS DANS LES ÉTABLISSEMENTS D'ALIÉNÉS

Section I. — Des placements volontaires

Art. 1er. Chaque département est tenu d'avoir un établissement public, spécialement destiné à recevoir et à soigner les aliénés, ou de traiter, à cet effet, avec un établissement public ou privé, soit de ce département, soit d'un autre département.

Les traités passés avec les établissements publics ou privés devront être approuvés par le ministre de l'intérieur.

2. Les établissements publics consacrés aux aliénés sont placés sous la direction de l'autorité publique.

3. Les établissements privés consacrés aux aliénés sont placés sous la surveillance de l'autorité publique.

4. Le préfet et les personnes spécialement déléguées à cet effet par lui ou par le ministre de l'intérieur, le président du tribunal, le procureur du roi, le juge de paix, le maire de la commune, sont chargés de visiter les établissements publics ou privés consacrés aux aliénés.

Ils recevront les réclamations des personnes qui y seront placées, et prendront à leur égard, tous renseignements propres à faire connaître leur position.

Les établissements privés seront visités à des jours indéterminés, une fois au moins chaque trimestre, par le procureur du roi de l'arrondissement. Les établissements publics le seront de la même manière, une fois au moins par semestre.

8. Les chefs ou préposés responsables des établissements publics et les directeurs des établissements privés et consacrés aux aliénés ne pourront recevoir une personne atteinte d'aliénation mentale, s'il ne leur est remis :

1° Une demande d'admission contenant les noms, professions, âges et domiciles, tant de la personne qui la formera que de celle dont le placement sera réclamé, et l'indication du degré de parenté, ou, à défaut, de la nature des relations qui existent entre elles.

La demande sera écrite et signée par celui qui la formera, et, s'il ne sait pas écrire, elle sera reçue par le maire ou le commissaire de police, qui en donnera acte.

Les chefs, préposés ou directeurs devront s'assurer, sous leur responsabilité, de l'individualité de la personne qui aura formé la demande, lorsque cette demande n'aura pas eté reçue par le maire ou le commissaire de police.

Si la demande d'admission est formée par le tuteur d'un interdit, il devra fournir, à l'appui, un extrait du jugement d'interdiction.

2° Un certificat de médecin constatant l'état mental de la personne à placer, et indiquant les particularités de sa maladie et la nécessité de faire traiter la personne désignée dans un établissement d'aliénés, et de l'y tenir renfermée.

Ce certificat ne pourra être admis, s'il a été délivré plus de quinze jours avant sa remise au chef ou directeur; s'il est signé d'un médecin attaché à l'établissement, ou si le médecin signataire est parent ou allié, au second degré inclusivement, des chefs ou propriétaires de l'établissement, ou de la personne qui fera effectuer le placement.

En cas d'urgence, les chefs des établissements publics pourront se dispenser d'exiger le certificat du médecin.

3° Le passeport ou toute autre pièce propre à constater l'individualité de la personne à placer.

Il sera fait mention de toutes les pièces produite dans un bulletin d'entrée, qui sera renvoyé, dans les vingt-quatre heures, avec un certificat du médecin de l'établissement, et la copie de celui ci-dessus mentionné, au préfet de police à Paris, au préfet ou au sous-préfet dans les commune chefs-lieux de département ou d'arrondissement, et aux maires dans les autres communes. Le sous-préfet ou le maire en fera immédiatement l'envoi au préfet.

9. Si le placement est fait dans un établissement privé, le préfet, dans les trois jours de la réception du bulletin, chargera un ou plusieurs hommes de l'art de visiter la personne désignée dans ce bulletin, à l'effet de constater son état mental et d'en faire rapport sur-le-champ. Il pourra leur adjoindre telle autre personne qu'il désignera.

10. Dans le même délai, le préfet notifiera administrativement les noms, professions et domiciles, tant de la personne placée que de celle qui aura demandé le placement, et les causes du placement : 1° au procureur du roi de l'arrondissement du domicile de la personne placée; 2° au procureur du roi de l'arrondissement de la situation de l'établissement: ces dispositions seront communes aux établissements publics ou privés.

11. Quinze jours après le placement d'une personne dans un établissement public ou privé, il sera adressé au préfet, conformément au dernier paragraphe de l'art. 8, un nouveau certificat du médecin de l'établissement; ce certificat confirmera ou rectifiera, s'il y a lieu, les observations contenues dans le premier certificat, en indiquant le retour plus ou moins fréquent des accès ou des actes de démence.

12. Il y aura, dans chaque établissement, un registre coté et paraphé par le maire, sur lequel seront immédiatement inscrits les noms, professions, âges et domiciles des personnes placées dans les établissements; la mention du jugement d'interdiction, si elle a été prononcée, et le nom de leur tuteur ; la date de leur placement; les nom, profession et demeure de la personne parente ou non parente, qui l'aura demandé. Seront également transcrits sur ce registre : 1° le certificat du médecin, joint à la demande d'admission; 2° ceux que le médecin de l'établissement devra adresser à l'autorité, conformément aux art. 8 et 11.

Le médecin sera tenu de consigner sur ce registre, au moins tous les mois, les changements survenus dans l'état mental de chaque malade. Ce registre constatera également les sorties et les décès.

Ce registre sera soumis aux personnes qui, d'après l'art. 4, auront le droit de visiter l'établissement, lorsqu'elles se présenteront pour en faire la visite; après l'avoir terminée, elles apposeront sur le registre leur visa, leur signature et leurs observations, s'il y a lieu.

13. Toute personne placée dans un établissement d'aliénés cessera d'y être retenue aussitôt que les médecins de l'établissement auront déclaré, sur le registre énoncé en l'article précédent, que la guérison est obtenue.

S'il s'agit d'un mineur ou d'un interdit, il sera donné immédiatement avis de la déclaration des médecins aux personnes auxquelles il devra être remis, et au procureur du roi.

14. Avant même que les médecins aient déclaré la guérison, toute personne placée dans un établissement d'aliénés cessera également d'y être retenue, dès que la sortie sera requise par l'une des personnes ci-après désignées, savoir :

1° Le curateur nommé en exécution de l'art. 38 de la présente loi;

2° L'époux ou l'épouse;

3° S'il n'y a pas d'époux ou d'épouse, les ascendants;

4° S'il n'y a pas d'ascendants, les descendants;

5° La personne qui aura signé la demande d'admission, à moins qu'un parent n'ait déclaré s'opposer à ce qu'elle use de cette faculté sans l'assentiment du conseil de famille;

6° Toute personne à ce autorisée par le conseil de famille.

S'il résulte d'une opposition notifiée au chef de l'établissement par un ayant droit qu'il y a dissentiment, soit entre les ascendants, soit entre les descendants, le conseil de famille prononcera.

Néanmoins, si le médecin de l'établissement est d'avis que l'état mental du malade pourrait compromettre l'ordre public ou la sûreté des personnes, il en sera donné préalablement connaissance au maire, qui pourra ordonner immédiatement un sursis provisoire à la sortie, à la charge d'en référer, dans les vingt-quatre heures, au préfet; le sursis provisoire cessera de plein droit à l'expiration de la quinzaine, si le préfet n'a pas, dans ce délai, donné d'ordres contraires, conformément à l'art. 21 ci-après. L'ordre du maire sera transcrit sur le registre tenu en exécution de l'art. 12.

En cas de minorité ou d'interdiction, le tuteur pourra seul requérir la sortie.

15. Dans les vingt-quatre heures de la sortie, les chefs, préposés ou directeurs en donneront avis aux fonctionnaires désignés dans le dernier paragraphe 8, et leur feront connaître le nom et la résidence des personnes qui auront retiré le malade, son état mental au moment de sa sortie, et, autant que possible, l'indication du lieu où il aura été conduit.

16. Le préfet pourra toujours ordonner la sortie immédiate des personnes placées volontairement dans les établissements d'aliénés.

17. En aucun cas, l'interdit ne pourra être remis qu'à son tuteur, et le mineur, qu'à ceux sous l'autorité desquels il est placé par la loi.

Section II. — Des placements ordonnés par l'autorité publique

18. A Paris, le préfet de police, et, dans les départements, les préfets, ordonneront d'office le placement, dans un établissement d'alié-

nés, de toute personne interdite, dont l'état d'aliénation compromettrait l'ordre public ou la sûreté des personnes.

Les ordres des préfets seront motivés et devront énoncer les circonstances qui les auront rendus nécessaires. Ces ordres, ainsi que ceux qui seront donnés conformément aux art. 19, 20, 21 et 23 seront inscrits sur un registre semblable à celui qui est prescrit par l'art. 12 ci-dessus, dont toutes les dispositions seront applicables aux individus placés d'office.

19. En cas de danger imminent, attesté par le certificat d'un médecin ou par la notoriété publique, les commissaires de police à Paris, et les maires dans les autres communes, ordonneront, à l'égard des personnes atteintes d'aliénation mentale, toutes les mesures provisoires, nécessaires, à la charge d'en référer dans les vingt-quatre heures au préfet, qui statuera sans délai.

20. Les chefs, directeurs ou préposés responsables des établissements, seront tenus d'adresser aux préfets, dans le premier mois de chaque semestre, un rapport rédigé par le médecin de l'établissement sur l'état de chaque personne qui y sera retenue, sur la nature de sa maladie et les résultats du traitement.

Le préfet prononcera sur chacune individuellement, ordonnera sa maintenue dans l'établissement ou sa sortie.

21. A l'égard des personnes dont le placement aura été volontaire, et dans le cas où leur état mental pourrait compromettre l'ordre public ou la sûreté des personnes, le préfet pourra, dans les formes tracées par le deuxième paragraphe de l'art. 18, décerner un ordre spécial, à l'effet d'empêcher qu'elles ne sortent de l'établissement sans son autorisation, si ce n'est pour être placées dans un autre établissement.

Les chefs, directeurs ou préposés responsables seront tenus de se conformer à cet ordre.

22. Les procureurs du roi seront informés de tous les ordres donnés en vertu des art. 18, 19, 20 et 21.

Ces ordres seront notifiés au maire du domicile des personnes soumises au placement, qui en donnera immédiatement avis aux familles.

Il en sera rendu compte au ministre de l'intérieur.

Les diverses notifications prescrites par le présent article seront faites dans les formes et délais énoncés en l'art. 10.

23. Si, dans l'intervalle qui s'écoulera entre les rapports ordonnés par l'art. 20, les médecins déclarent, sur le registre tenu en exécution de l'art. 12, que la sortie peut être ordonnée, les chefs, directeurs ou préposés responsables des établissements seront tenus, sous peine d'être poursuivis conformément à l'art. 30 ci-après, d'en référer aussitôt au préfet, qui statuera sans délai.

24. Les hospices et hôpitaux civils seront tenus de recevoir provisoirement les personnes qui leur seront adressées en vertu des art. 18 et 19 jusqu'à ce qu'elles soient dirigées sur l'établissement spécial des-

tiné à les recevoir, aux termes de l'art. 1er, ou pendant le trajet qu'elles feront pour s'y rendre.

Dans toutes les communes où il existe des hospices ou hôpitaux, les aliénés ne pourront être déposés ailleurs que dans ces hospices ou hôpitaux. Dans les lieux où il n'en existe pas, les maires devront pourvoir à leur logement, soit dans une hôtellerie, soit dans un local loué à cet effet.

Dans aucun cas les aliénés ne pourront être conduits avec les condamnés ou les prévenus, ni déposés dans une prison.

Ces dispositions sont applicables à tous les aliénés dirigés par l'administration sur un établissement spécial destiné à les recevoir, aux termes de l'art. 1er, ou pendant le trajet qu'elles feront pour s'y rendre.

Section III. — Dépenses du service des aliénés

Section IV. — Dispositions communes à toutes personnes placées dans les établissements d'aliénés

29. Toute personne placée ou retenue dans un établissement d'aliénés, son tuteur, si elle est mineure, son curateur, tout parent ou ami, pourront, à quelque époque que ce soit, se pourvoir devant le tribunal du lieu de la situation de l'établissement, qui, après les vérifications nécessaires, ordonnera, s'il y a lieu, la sortie immédiate.

Les personnes qui auront demandé le placement, et le procureur du roi, d'office, pourront se pourvoir aux mêmes fins.

Dans le cas d'interdiction, cette demande ne pourra être formée que par le tuteur de l'interdit.

La décision sera rendue sur simple requête, en chambre du conseil et sans délai ; elle ne sera point motivée.

La requête, le jugement et les autres actes auxquels la réclamation pourrait donner lieu, seront visés pour timbre et enregistrés en débet.

Aucunes requêtes, aucunes réclamations adressées soit à l'autorité judiciaire, soit à l'autorité administrative, ne pourront être supprimées ou retenues par les chefs d'établissements, sous les peines portées au titre III, ci-après.

30. Les chefs, directeurs ou préposés responsables, ne pourront, sous les peines portées par l'art. 120 du Code pénal, retenir une personne placée dans un établissement d'aliénés, dès que sa sortie aura été ordonnée par le préfet, aux termes des art. 16, 20 et 23, ou par le tribunal, aux termes de l'art. 29, ni lorsque cette personne se trouvera dans les cas énoncés aux art. 13 et 14.

TITRE III. — DISPOSITIONS GÉNÉRALES

41. Les contraventions aux dispositions des art. 5, 8, 11, 12, du

second paragraphe de l'art. 13, des art. 15, 17, 20, 21, et du dernier paragraphe de l'art 29 de la présente loi, et aux règlements rendus en vertu de l'art. 6, qui seront commises par les chefs, directeurs, ou préposés responsables des établissements publics ou privés d'aliénés et par les médecins employés dans ces établissements, seront punies d'un emprisonnement de cinq jours à un an, et d'une amende de cinquante francs à trois mille francs ou de l'une ou l'autre de ces peines.

Il pourra être fait application de l'art. 463 du Code pénal.

ORDONNANCE DU ROI PORTANT RÈGLEMENT SUR LES ÉTABLISSEMENTS PUBLICS ET PRIVÉS CONSACRÉS AUX ALIÉNÉS

— 18 décembre 1839 —

LOUIS PHILIPPE, etc... — Vu la loi du 30 juin 1838, sur les aliénés; — Vu notamment l'art. 2, ainsi conçu: « Les établissements publics « consacrés aux aliénés sont placés sous la direction de l'autorité « publique »; — Vu l'art. 3 de la même loi qui porte : « Les établis- « sements privés consacrés aux aliénés sont placés sous la surveillance « de l'autorité publique »; — Vu l'art. 5 de la même loi, ainsi conçu (voir ci-dessus); — Vu l'art. 6 de la même loi qui porte (voir ci-dessus); — Vu l'art. 7 de la même loi, qui porte : « Les règlements inté- « rieurs des établissements publics, consacrés, en tout ou en partie, « au service des aliénés, seront, dans les dispositions relatives à ce service, soumis à l'approbation du ministre de l'intérieur » ; — Notre Conseil d'État, entendu, etc...

TITRE I. — DES ÉTABLISSEMENTS PUBLICS CONSACRÉS AUX ALIÉNÉS

Art. 1er. Les établissements publics consacrés au service des aliénés seront administrés, sous l'autorité de notre ministre secrétaire d'État au département de l'intérieur et des préfets des départements, et sous la surveillance de commissions gratuites, par un directeur responsable, dont les attributions seront ci-après déterminées.

2. Les commissions de surveillance seront composées de cinq membres, nommés par les préfets, et renouvelés chaque année par cinquième.

Les membres des commissions de surveillance ne pourront être révoqués que par notre ministre de l'intérieur, sur le rapport du préfet.

Chaque année, après le renouvellement, les commissions nommeront leur président et leur secrétaire.

3. Les directeurs et les médecins en chef et adjoints seront nommés par notre ministre secrétaire d'État au département de l'intérieur, directement pour la première fois, et, pour les vacances suivantes, sur une liste de trois candidats présentés par les préfets.

Pourront aussi être appelés aux places vacantes, concurremment avec les candidats présentés par les préfets, les directeurs et les médecins en chef ou adjoints qui auront exercé leurs fonctions pendant trois ans dans d'autres établissements d'aliénés.

Les élèves attachés aux établissements d'aliénés seront nommés pour un temps limité, selon le mode déterminé par le règlement sur le service intérieur de chaque établissement.

Les directeurs, les médecins en chef et les médecins adjoints ne pourront être révoqués que par notre ministre de l'intérieur, sur le rapport des préfets.

4. Les commissions instituées par l'art. 1er, chargées de la surveillance générale de toutes les parties du service des établissements, sont appelées à donner leurs avis sur le régime intérieur, sur les budgets et les comptes, sur les actes relatifs à l'administration, tels que le mode de gestion des biens, les projets de travaux, les procès à intenter ou à soutenir, les transactions, les emplois de capitaux, les acquisitions, les emprunts, les ventes ou échanges d'immeubles, les acceptations de legs ou donations, les pensions à accorder, s'il y a lieu, les traités à conclure pour le service des malades.

5. Les conmmissions de surveillance se réuniront tous les mois. Elles seront, en outre, convoquées par les préfets ou les sous-préfets toutes les fois que les besoins du service l'exigeront.

Le directeur de l'établissement et le médecin chargé en chef du service médical assisteront aux séances de la commission; leur voix sera seulement consultative.

Néanmoins le directeur et le médecin en chef devront se retirer de la séance au moment où la commission délibérera sur les comptes d'administration et sur les rapports qu'elle pourrait avoir à adresser directement au préfet.

6. Le directeur est chargé de l'administration intérieure de l'établissement et de la gestion de ses biens et revenus.

Il pourvoit, sous les conditions prescrites par la loi, à l'admission et à la sortie des personnes placées dans l'établissement.

Il nomme les préposés de tous les services de l'établissement; il les révoque, s'il y a lieu. Toutefois, les surveillants, les infirmiers et les gardiens devront être agréés par le médecin en chef; celui-ci pourra demander leur révocation au directeur. En cas de dissentiment, le préfet prononcera.

7. Le directeur est exclusivement chargé de pourvoir à tout ce qui concerne le bon ordre et la police de l'établissement, dans les limites du règlement du service intérieur, qui sera arrêté, en exécution de

l'art. 7 de la loi du 30 juin 1838, par notre ministre de l'intérieur. Il résidera dans l'établissement.

8. Le service médical, en tout ce qui concerne le régime physique et moral, ainsi que la police médicale et personnelle des aliénés, est placé sous l'autorité du médecin, dans les limites du règlement du service intérieur mentionné à l'article précédent.

Les médecins adjoints, dans les maisons où le règlement intérieur en établira, les élèves, les surveillants, les infirmiers et les gardiens, sont, pour le service médical, sous l'autorité du médecin en chef.

9. Le médecin en chef remplira les obligations imposées aux médecins par la loi du 30 juin 1838, et délivrera tout certificats relatifs à ses fonctions.

Ces certificats ne pourront être délivrés par le médecin adjoint qu'en cas d'empêchement constaté du médecin en chef.

En cas d'empêchement constaté du médecin en chef et du médecin adjoint, le préfet est autorisé à pourvoir provisoirement à leur remplacement.

10. Le médecin en chef sera tenu de résider dans l'établissement.

Il pourra toutefois être dispensé de cette obligation par une décision spéciale de notre ministre de l'intérieur, pourvu qu'il fasse chaque jour, au moins, une visite générale des aliénés confiés à ses soins, et qu'en cas d'empêchement, il puisse être suppléé par un médecin résidant.

11. Les commissions administratives des hospices civils qui ont formé ou qui formeront à l'avenir dans ces établissements des quartiers affectés aux aliénés seront tenues de faire agréer par le préfet un préposé responsable, qui sera soumis à toutes les obligations imposées par la loi du 30 juin 1838.

Dans ce cas, il ne sera pas créé de commission de surveillance.

Le règlement intérieur des quartiers consacrés au service des aliénés sera soumis à l'approbation de notre ministre de l'intérieur, conformément à l'art. 7 de cette loi.

12. Il ne pourra être créé dans les hospices civils, des quartiers affectés aux aliénés, qu'autant qu'il sera justifié que l'organisation de ces quartiers permet de recevoir et de traiter cinquante aliénés au moins.

Quant aux quartiers actuellement existants, où il ne pourrait être traité qu'un nombre moindre d'aliénés, il sera statué sur leur maintien par notre ministre de l'intérieur.

13. Notre ministre de l'intérieur pourra toujours autoriser, ou même ordonner d'office, la réunion des fonctions de directeur et de médecin.

14. Le traitement du directeur et du médecin sera déterminé par un arrêté de notre ministre de l'intérieur.

15. Dans tous les établissements publics où le travail des aliénés sera introduit comme moyen curatif, l'emploi du produit de ce travail sera déterminé par le règlement intérieur de ces établissements.

16. Les lois et règlements relatifs à l'administration générale des

hospices et établissements de bienfaisance, notamment en ce qui concerne l'ordre de leurs services financiers, la surveillance de la gestion du receveur, les formes de la comptabilité, sont applicables aux établissements publics d'aliénés en tout ce qui n'est pas contraire aux dispositions qui précèdent.

TITRE II. — DES ÉTABLISSEMENTS PRIVÉS CONSACRÉS AUX ALIÉNÉS

17. Quiconque voudra former ou diriger un établissement privé destiné au traitement des aliénés devra en adresser la demande au préfet du département où l'établissement devra être situé.

18. Il justifiera : 1° qu'il est majeur et exerçant ses droits civils; 2° qu'il est de bonnes vie et mœurs; il produira, à cet effet, un certificat délivré par le maire de la commune ou de chacune des communes où il aura résidé depuis trois ans; 3° qu'il est docteur en médecine.

19. Si le requérant n'est pas docteur en médecine, il produira l'engagement d'un médecin qui se chargera du service médical de la maison, et déclarera se soumettre aux obligations spécialement imposées, sous ce rapport, par les lois et règlements.

Ce médecin devra être agréé par le préfet, qui pourra toujours le révoquer. Toutefois, cette révocation ne sera définitive qu'autant qu'elle aura été approuvée par notre ministre de l'intérieur.

20. Le requérant indiquera dans sa demande, le nombre et le sexe des pensionnaires que l'établissement pourra contenir; il en sera fait mention dans l'autorisation.

21 Il déclarera si l'établissement doit être uniquement affecté aux aliénés, ou s'il recevra d'autres malades. Dans ce dernier cas, il justifiera, par la production du plan de l'établissement, que le local consacré aux aliénés est entièrement séparé de celui qui est affecté au traitement des autres malades.

22. Il justifiera : 1° que l'établissement n'offre aucune cause d'insalubrité, tant au dedans qu'au dehors, et qu'il est situé de manière à ce que les aliénés ne soient pas incommodés par un voisinage bruyant ou capable de les agiter; 2° qu'il peut être alimenté, en tout temps, d'eau de bonne qualité et en quantité suffisante; 3° que, par la disposition des localités, il permet de séparer complètement les sexes, l'enfance et l'âge mûr; d'établir un classement régulier entre les convalescents, les malades paisibles et ceux qui sont agités; de séparer également les aliénés épileptiques; 4° que l'établissement contient des locaux particuliers pour les aliénés atteints de maladies accidentelles, et pour ceux qui ont des habitudes de malpropreté; 5° que toutes les précautions ont été prises, soit dans les constructions, soit dans la fixation du nombre des gardiens, pour assurer le service et la surveillance de l'établissement.

23. Il justifiera également, par la production du règlement intérieur de la maison, que le régime de l'établissement offrira toutes les garanties convenables sous le rapport des bonnes mœurs et de la sûreté des personnes.

24. Tout directeur d'un établissement privé consacré au traitement des aliénés devra, avant d'entrer en fonctions, fournir un cautionnement dont le montant sera déterminé par l'ordonnance royale d'autorisation.

25. Le cautionnement sera versé, en espèce, à la caisse des dépôts et consignations, et sera exclusivement destiné à pourvoir dans les formes et pour les cas déterminés dans l'article suivant, aux besoins des aliénés pensionnaires.

26. Dans tous les cas où, par une cause quelconque, le service d'un établissement privé consacré aux aliénés se trouverait suspendu, le préfet pourra constituer, à l'effet de remplir les fonctions de directeur responsable, un régisseur provisoire, entre les mains duquel la caisse des dépôts et consignations, sur les mandats du préfet, versera ce cautionnement, en tout ou en partie, pour l'appliquer au service des aliénés.

27. Tout directeur d'un établissement privé consacré aux aliénés pourra, à l'avance, faire agréer par l'administration une personne qui se chargera de le remplacer dans le cas où il viendrait à cesser ses fonctions par suite de suspension, d'interdiction judiciaire, d'absence, de faillite, de décès ou par toute autre cause.

La personne ainsi agréée sera de droit, dans ces divers cas, investie de la gestion provisoire de l'établissement, et soumise, à ce titre, à toutes les obligations du directeur lui-même. Cette gestion provisoire ne pourra jamais se prolonger au delà d'un mois sans une autorisation spéciale du préfet.

28. Dans le cas où le directenr cesserait ses fonctions par une cause quelconque, sans avoir usé de la faculté ci-dessus, ses héritiers ou ayants cause seront tenus de désigner, dans les vingt-quatre heures, la personne qui sera chargée de la régie provisoire de l'établissement, et soumise, à ce titre, à toutes les obligations du directeur.

A défaut, le préfet fera lui-même cette désignation.

Les héritiers ou ayants cause du directeur devront, en outre, dans le délai d'un mois, présenter un nouveau directeur, pour en remplir définitivement les fonctions.

Si la présentation n'est pas faite dans ce délai, l'ordonnance royale d'autorisation sera réputée rapportée de plein droit, et l'établissement sera fermé.

29. Lorsque le directeur d'un établissement privé consacré aux aliénés voudra augmenter le nombre des pensionnaires qu'il aura été autorisé à recevoir dans cet établissement, il devra former une demande en autorisation à cet effet, et justifier que les bâtiments primitifs ou ceux additionnels qu'il aura fait construire sont, ainsi que leurs dépendances, convenables et suffisants pour recevoir le nombre déterminé de nouveaux pensionnaires,

L'ordonnance royale qui statuera sur cette demande déterminera l'augmentation proportionnelle que le cautionnement pourra recevoir.

30. Le directeur de tout établissement privé consacré aux aliénés devra résider dans l'établissement.

Le médecin attaché à l'établissement, dans le cas prévu par l'art. 19 de la présente ordonnance, sera soumis à la même obligation.

31. Le retrait de l'autorisation pourra être prononcé, suivant la gravité des circonstances, dans tous les cas d'infraction aux lois et règlements sur la matière, et notamment dans les cas ci-après : 1° si le directeur est privé de l'exercice des droits civils; 2° s'il reçoit un nombre de pensionnaires supérieur à celui fixé par l'ordonnance d'autorisation; 3° s'il reçoit des aliénés d'un autre sexe que celui indiqué par cette ordonnance; 4° s'il reçoit des personnes atteintes de maladies autres que celles qu'il a déclaré vouloir traiter dans l'établissement; 5° si les dispositions des lieux sont changées ou modifiées de manière à ce qu'ils cessent d'être propres à leur destination, ou si les précautions prescrites pour la sûreté des personnes ne sont pas constamment observées ; 6° s'il est commis quelque infraction aux dispositions du règlement du serviceintérieur en ce qui concerne les mœurs ; 7° s'il a été employé à l'égard des aliénés des traitements contraires à l'humanité; 8° si le médecin agréé par l'administration est remplacé par un autre médecin, sans qu'elle en ait approuvé le choix ; 9° si le directeur contrevient aux dispositions de l'art. 8 de la loi du 30 juin 1838 ; 10° s'il est frappé d'une condamnation prononcée en exécution de l'art. 41 de la même loi.

32. Pendant l'instruction relative au retrait de l'ordonnance royale d'autorisation, le préfet pourra prononcer la suspension provisoire du directeur, et instituer un régisseur provisoire conformément à l'art. 26.

33. Il sera statué, pour le retrait des autorisations, par une ordonnance royale.

Dispoistions générales

34. Les établissements publics ou privés, consacrés aux aliénés du sexe masculin, ne pourront employer que des hommes pour le service personnel des aliénés.

Des femmes seules sont chargées du service personnel des aliénés dans les établissements destinés aux individus du sexe feminin.

La loi du 30 juin 1838, à l'excellence de laquelle tous les médecins aliénistes ont rendu hommage, a été, en dehors du monde médical, l'objet de vives attaques. Le public a cru qu'elle laissait place à la possibilité de séquestrations arbitraires, dont aucun cas véridique, démontré par une enquête sérieuse, n'a cependant jamais existé, et l'opinion a réclamé de nouvelles dispositions propres à sauvegarder mieux encore la liberté individuelle, à donner des garanties plus rigoureuses aux aliénés ou aux individus présumés tels. Pour satisfaire à ces vœux, il a été institué, le 10 mars 1881, une commission extraparlementaire composée de sénateurs, de députés, de magistrats, d'administrateurs et de médecins, qui a élaboré un projet de loi dont le Parlement a commencé la discussion.

Parmi les dispositions nouvelles contenues dans ce projet de loi les principales sont les suivantes. Assimilation aux asiles privés, sous le rapport de la surveillance, de toute maison où un aliéné est traité, même seul, à moins que le tuteur, le conjoint, l'un des ascendants, ou l'un des collatéraux, jusqu'au quatrième degré inclusivement, du malade, n'ait son domicile dans la même maison, et ne préside personnellement aux soins qui lui sont donnés. — Obligation de présenter, pour le placement d'un malade, un certificat signé de *deux* médecins, ou *deux certificats* émanant de médecins différents. — Le malade est d'abord reçu à *titre provisoire ;* dans les trois jours, le procureur de la République, assisté d'un docteur en médecine choisi par lui, visite l'aliéné ou présumé tel, l'interroge, et fait procéder, s'il le juge nécessaire, à une enquête sur sa situation de famille, sur ses antécédents, sur les circonstances d'où est résultée la nécessité du placement; il adresse ensuite ses réquisitions écrites à la chambre du conseil, qui statue sur le maintien *à titre définitif* ou sur la sortie de la personne placée. La notification de la décision de la chambre du conseil doit être adressée au directeur de l'établissement avant l'expiration d'un mois, à dater du placement provisoire. — Quant aux placements d'office, tandis que la loi de 1838 dispose qu'ils peuvent être ordonnés par les préfets envers tout aliéné compromettant l'ordre public ou la sûreté des personnes, le projet de loi nouvelle ajoute : *ou sa propre sûreté.* — Création dans les établissements pénitentiaires de quartiers spéciaux pour les condamnés devenus aliénés. Ces individus, à l'expiration de leur peine, sont transférés dans l'asile de leur département, s'ils ne sont pas guéris. — Création d'un asile pour recevoir les aliénés dits criminels [1]. Ceux-ci ne pouvant être remis en liberté que sur la décision de la chambre du conseil. — Congés temporaires et sorties provisoires à titre d'essai, accordés aux aliénés.

Ce projet de loi a fait l'objet d'une discussion approfondie à l'Académie de médecine [2]. Deux des dispositions nouvelles ont été surtout critiquées; l'utilité d'un double certificat pour l'admission du malade a été très contestée, et l'on a même fait ressortir les inconvénients que pourrait présenter cette mesure. D'autre part on a montré toutes les difficultés d'exécution pratique que soulèverait la distinction des malades en personnes placées à titre provisoire, et personnes placées à titre définitif, si cette distinction, au lieu de rester nominale, devait comporter une séparation matérielle, et une installation spéciale pour chacune de ces deux classes. — L'Académie a d'ailleurs approuvé l'intervention de l'autorité judiciaire dans toutes les mesures concernant les aliénés, et elle a applaudi aux dispositions du projet relatives aux aliénés dits criminels.

[1] C'est-à-dire les accusés que la Chambre des mises en accusation ne renvoie pas devant la cour d'Assises parce qu'elle les considère comme irresponsables en raison de leur état mental, et les inculpés relaxés ou ayant été l'objet d'une ordonnance de non-lieu comme irresponsables à cause de leur état mental. M. Blanche fait remarquer que cette énumération est incomplète; elle ne comprend pas en effet les individus traduits en cour d'Assises, et que le jury acquitte, souvent parce qu'il les considère comme irresponsables. M Blanche propose de conférer au Président de la cour d'Assises le droit d'ordonner dans ces cas une expertise médicale avant que l'accusé soit rendu à la liberté.

[2] Rapport au nom d'une commission composée de MM. Baillarger, Brouardel, Lunier, Luys, Mesnet et Blanche, rapporteur. Séance du 22 janvier 1884; discussion dans les séances suivantes.

APPENDICE

LOIS, DÉCRETS, ORDONNANCES QUI RÉGISSENT L'EXERCICE DE LA MÉDECINE JURISPRUDENCE MÉDICALE [1]

LOI RELATIVE A L'EXERCICE DE LA MÉDECINE

— 19 ventôse an XI —

TITRE IV. — Art. 24. Les docteurs ou officiers de santé reçus suivant les formes établies dans les deux titres précédents seront tenus de présenter, dans le délai d'un mois après la fixation de leur domicile, les diplômes qu'ils auront obtenus, au greffe du tribunal de première instance et au bureau de la sous-préfecture de l'arrondissement dans lequel les docteurs et officiers de santé voudront s'établir.

25. Les commissaires du gouvernement près les tribunaux de première instance dresseront les listes des médecins et chirurgiens anciennement reçus, de ceux qui sont établis depuis dix ans sans réception, et des docteurs et officiers de santé nouvellement reçus suivant les formes de la présente loi et enregistrés aux greffes de ces tribunaux ; ils adresseront, en fructidor de chaque année, copie certifiée de ces listes au grand juge ministre de la justice.

26. Les sous-préfets adresseront l'extrait de l'enregistrement des anciennes lettres de réception, des anciens certificats et des nouveaux

[1] Nous ne pouvons indiquer ici que les points principaux de la jurisprudence médicale, qui trouvent leur application dans la pratique ordinaire. Le lecteur désireux d'approfondir ces questions pourra consulter notamment les deux livres suivants auxquels nous avons fait de larges emprunts.

Briand et Chaudé. *Manuel de médecine légale.*

Dubrac. *Traité de jurisprudence médicale et pharmaceutique.* Paris, J.-B. Baillière, 1882.

diplômes dont il vient d'être parlé, aux préfets, qui dresseront et publieront les listes de tous les médecins et chirurgiens anciennement reçus, des docteurs et officiers de santé domiciliés dans l'étendue de leurs départements. Ces listes seront adressées par les préfets au ministre de l'intérieur, dans le dernier mois de chaque année.

27. A compter de la publication de la présente loi, les fonctions de médecins et chirurgiens en chef dans les hospices civils ou chargés par des autorités administratives de divers objets de salubrité publique, ne pourront être remplies que par des médecins et des chirurgiens reçus suivant les formes anciennes ou les docteurs reçus suivant celles de la présente loi.

28. Les docteurs reçus dans les écoles de médecine pourront exercer leur profession dans toutes les communes de la République, en remplissant les formalités prescrites par les articles précédents.

29. Les officiers de santé ne pourront s'établir que dans le département où ils auront été examinés par le jury, après s'être fait enregistrer comme il vient d'être prescrit. Ils ne pourront pratiquer les grandes opérations chirurgicales que sous la surveillance et l'inspection d'un docteur, dans les lieux où celui-ci sera établi. Dans le cas d'accidents graves arrivés à la suite d'une opération exécutée hors de la surveillance et de l'inspection prescrites ci-dessus, il y aura recours à indemnité contre l'officier de santé qui s'en sera rendu coupable.

Titre v. — Art. 33. Les sages-femmes ne pourront employer les instruments dans les cas d'accouchements laborieux, sans appeler un docteur ou un médecin ou chirurgien anciennement reçu.

34 Les sages-femmes feront enregistrer leur diplôme au tribunal de première instance, et à la sous-préfecture de l'arrondissement où elles s'établiront et où elles auront été reçues. — La liste des sages-femmes reçues pour chaque département sera dressée dans les tribunaux de première instance et par les préfets, suivant les formes indiquées aux art. 25 et 26 ci-dessus.

Titre vi. — Art. 35. Six mois après la publication de la présente loi, tout individu qui continuerait d'exercer la médecine ou la chirurgie, ou de pratiquer l'art des accouchements, sans être sur les listes dont il est parlé aux art. 25, 26 et 34, et sans avoir de diplôme, de certificat ou de lettre de réception, sera poursuivi et condamné à une amende pécuniaire envers les hospices.

36. Ce délit sera dénoncé aux tribunaux de police correctionnelle, à la diligence du commissaire du gouvernement près ces tribunaux. — L'amende pourra être portée jusqu'à mille francs pour ceux qui prendraient le titre et exerceraient la profession de docteur ; — à cinq cents francs pour ceux qui se qualifieraient d'officiers de santé et verraient des malades en cette qualité ; — à cent francs pour les femmes qui pratiqueraient illicitement l'art des accouchements. — L'amende sera double en cas de récidive; et les délinquants pourront, en outre, être condamnés à un emprisonnement qui n'excèdera pas six mois.

DE LA POLICE DE LA PHARMACIE

— Loi du 21 germinal an XI —

Titre iv. — Art. 21. Dans le délai de trois mois après la publication de la présente loi, tout pharmacien ayant officine ouverte, sera tenu d'adresser copie légalisée de son titre, à Paris, au préfet de police, et dans les autres villes, au préfet de département.

22. Ce titre sera également produit par les pharmaciens, et sous les délais indiqués, aux greffes des tribunaux de première instance dans le ressort desquels se trouve placé le lieu où ces pharmaciens sont établis.

23. Les pharmaciens reçus dans une des six écoles de pharmacie pourront s'établir et exercer leur profession dans toutes les parties du territoire de la République.

24 Les pharmaciens reçus par les jurys ne pourront s'établir que dans l'étendue du département où ils auront été reçus.

25. Nul ne pourra obtenir de patente pour exercer la profession de pharmacien, ouvrir une officine de pharmacie, préparer, vendre ou débiter aucun médicament, s'il n'a été reçu suivant les formes voulues jusqu'à ce jour, ou s'il ne l'est dans l'une des écoles de pharmacie, ou par l'un des jurys, suivant celles qui sont établies par la présente loi, et après avoir rempli toutes les formalités qui y sont prescrites.

27. Les officiers de santé établis dans les bourgs, villages ou communes où il n'y aurait pas de pharmaciens ayant officine ouverte, pourront, nonobstant les deux articles précédents, fournir des médicaments simples ou composés aux personnes près desquelles ils seront appelés, mais sans avoir le droit de tenir une officine ouverte.

28. Les préfets feront imprimer et afficher, chaque année, les listes des pharmaciens, établis dans les différentes villes de leur département ; ces listes contiendront les noms, prénoms des pharmaciens, les dates de leurs réceptions et les lieux de leur résidence.

29. A Paris, et dans les villes où seront placées les nouvelles écoles de pharmacie, deux docteurs et professeurs des écoles de médecine, accompagnés des membres des écoles de pharmacie, et assistés d'un commissaire de police, visiteront, au moins une fois l'an, les officines et magasins des pharmaciens et droguistes pour vérifier la bonne qualité des drogues et médicaments, simples et composés. Les pharmaciens et droguistes seront tenus de représenter les drogues et compositions qu'ils auront dans leurs magasins, officines et laboratoires. Les drogues mal préparées ou détériorées seront saisies à l'instant par le commissaire de police ; et il sera procédé ensuite conformément aux lois et règlements actuellement existants.

30. Les mêmes professeurs en médecine et membres des écoles de pharmacie pourront, avec l'autorisation des préfets, sous-préfets ou maires, et assistés d'un commissaire de police, visiter et inspecter les magasins de drogues, laboratoires et officines des villes placées dans le rayon de dix lieues de celles où sont établies les écoles, et se trans-

porter dans tous les lieux où l'on fabriquera et débitera, sans autorisation légale, des préparations ou compositions médicinales. Les maires et adjoints, ou, à leur défaut, les commissaires de police, dresseront procès-verbal de ces visites, pour, en cas de contravention, être procédé contre les délinquants, conformément aux lois antérieures.

31. Dans les autres villes et communes, les visites indiquées ci-dessus seront faites par les membres des jurys de médecine, réunis aux quatre pharmaciens qui leur sont adjoints par l'art. 13.

32. Les pharmaciens ne pourront livrer et débiter des préparations médicinales ou drogues composées quelconques, que d'après la prescription qui en sera faite par des docteurs en médecine ou en chirurgie, ou par des officiers de santé, et sur leur signature. Ils ne pourront vendre aucun remède secret. Il se conformeront, pour les préparations et compositions qu'ils devront exécuter et tenir dans leurs officines, aux formules insérées et décrites dans les dispensaires ou formulaires qui ont été rédigés ou qui le seront dans la suite par les écoles de médecine. Ils ne pourront faire, dans les mêmes lieux ou officines, aucun autre commerce ou débit que celui des drogues et préparations médicinales.

33. Les épiciers et droguistes ne pourront vendre aucune composition ou préparation pharmaceutique, sous peine de cinq cents francs d'amende. Ils pourront continuer de faire le commerce en gros des drogues simples, sans pouvoir néanmoins en débiter aucune au poids médicinal.

36. Tout débit au poids médicinal, toute distribution de drogues et préparations médicamenteuses sur des théâtres ou étalages, dans les places publiques, foires et marchés, toute annonce et affiche imprimée qui indiquerait des remèdes secrets, sous quelque dénomination qu'ils soient présentés, sont sévèrement prohibés. Les individus qui se rendraient coupables de ce délit seront poursuivis par mesure de police correctionnelle, et punis conformément à l'art. 183 et suivants du Code des délits et des peines.

37. Nul ne pourra vendre, à l'avenir, des plantes ou des parties de plantes médicinales indigènes, fraîches ou sèches, ni exercer la profession d'herboriste, sans avoir subi auparavant, dans une des écoles de pharmacie, ou par-devant un jury de médecine, un examen qui prouve qu'il connaît exactement les plantes médicinales, et sans avoir payé une rétribution qui ne pourra excéder cinquante francs à Paris, et trente francs dans les autres départements, pour les frais de cet examen. Il sera délivré aux herboristes un certificat d'examen par l'école ou le jury par lesquels ils seront examinés, et ce certificat devra être enrégistré à la municipalité du lieu où ils s'établiront.

38. Le gouvernement chargera les professeurs des écoles de médecine, réunis aux membres des écoles de pharmacie, de rédiger un *Codex* ou formulaire, contenant les préparations médicinales et pharmaceutiques qui devront être tenues par les pharmaciens. Ce formulaire devra contenir des préparations assez variées pour être appropriées à

la différence du climat et des productions des diverses parties du territoire français; il ne sera publié qu'avec la sanction du gouvernement et d'après ses ordres.

DÉCRET RELATIF A L'ANNONCE ET A LA VENTE DES REMÈDES SECRETS

— 25 prairial an XIII —

Art 1er. La défense d'annoncer et vendre des remèdes secrets, portée par l'art. 36 de la loi du 21 germinal an XI, ne concerne pas les préparations et remèdes qui, avant la publication de la dite loi, avaient été approuvés, et dont la distribution avait été permise dans les formes alors usitées; elle ne concerne pas non plus les préparations et remèdes qui, d'après l'avis des écoles ou des sociétés de médecine ou de médecins commis à cet effet depuis ladite loi, ont été ou seront approuvés, et dont la distribution a été ou sera permise par le gouvernement, quoique leur composition ne soit pas divulguée.

2. Les auteurs et propriétaires de ces remèdes peuvent les vendre eux-mêmes.

3. Ils peuvent aussi les faire vendre et distribuer par un ou plusieurs préposés, dans les lieux où ils jugeront convenable d'en établir, à la charge de les faire agréer, à Paris par le préfet de police, et dans les autres villes par le préfet, sous-préfet, ou, à défaut, par le maire, qui pourront, en cas d'abus, retirer leur agrément.

DÉCRET CONCERNANT LES REMÈDES SECRETS

— 18 août 1810 —

TITRE I. — DES REMÈDES DONT LA VENTE A DÉJA ÉTÉ AUTORISÉE

Art. 1er. Les permissions accordéee aux inventeurs ou propriétaires de remèdes ou compositions dont ils ont seuls la recette, pour vendre et débiter ces remèdes, cesseront d'avoir leur effet à compter du 1er janvier prochain.

2. D'ici à cette époque, lesdits inventeurs ou propriétaires remettront, s'ils le jugent convenable, à notre ministre de l'intérieur, qui ne la communiquera qu'aux commissions dont il sera parlé ci-après, la recette de leurs remèdes ou compositions, avec une notice des maladies auxquelles on peut les appliquer, et des expériences qui ont été déja faites.

3. Notre ministre nommera une commission composée de cinq personnes, dont trois seront prises parmi les professeurs de nos écoles de médecine, à l'effet : 1° d'examiner la composition du remède et de reconnaître si son administration ne peut être dangereuse ou nuisible en certains cas; 2° si ce remède est bon en soi, s'il a produit et produit encore des effets utiles à l'humanité; 3° quel est le prix qu'il convient de payer, pour son secret, à l'inventeur du remède reconnu utile, en proportionnant ce prix : 1° au mérite de la découverte ; 2° aux avantages qu'on en a obtenus ou qu'on peut en espérer pour le soulagement de l'humanité; 3° aux avantages personnels que l'inventeur en a retirés ou pourrait en attendre encore.

4. En cas de réclamation de la part des inventeurs, il sera nommé par notre ministre de l'intérieur une commission de revision, à l'effet de faire l'examen du travail de la première, d'entendre les parties et de donner un nouvel avis.

5. Notre ministre de l'intérieur nous fera, d'après le compte qui lui sera rendu par chaque commission, et après avoir entendu les inventeurs, un rapport sur chacun de ces remèdes secrets, et prendra nos ordres sur la somme à accorder à chaque inventeur ou propriétaire.

6. Notre ministre de l'intérieur fera ensuite un traité avec les inventeurs. Le traité sera homologué en notre conseil d'État, et le secret publié sans délai.

TITRE II. — DES REMÈDES DONT LE DÉBIT N'A PAS ENCORE ÉTÉ AUTORISÉ

7. Tout individu qui aura découvert un remède, et voudra qu'il en soit fait usage, en remettra la recette à notre ministre de l'intérieur, comme il est dit art. 2. — Il sera ensuite procédé à son égard comme il est dit art. 3, 4 et 5.

TITRE III. — DISPOSITIONS GÉNÉRALES

8. Nulle permission ne sera accordée désormais aux auteurs d'aucun remède simple ou composé dont ils voudraient tenir la composition secrète, sauf à procéder comme il est dit aux titres I et II.

9. Nos procureurs et nos officiers de police sont chargés de poursuivre les contrevenants par-devant nos cours et tribunaux, et de faire prononcer contre eux les peines portées par les lois et règlements.

Décret du 3 mai 1850

Art. 1er. Les remèdes qui auront été reconnus nouveaux et utiles par l'Académie nationale de médecine, et dont les formules, approuvées par le ministre de l'agriculture et du commerce, conformément à l'avis de cette compagnie savante, auront été publiées dans son bulletin, avec l'assentiment des inventeurs ou possesseurs, cesseront d'être considérés comme remèdes secrets. — Ils pourront être, en conséquence, vendus librement par les pharmaciens, en attendant que la recette en soit insérée dans une nouvelle édition du Codex.

ORDONNANCE CONCERNANT LE COMMERCE ET LA VENTE DES SUBSTANCES VÉNÉNEUSES

— 29 octobre 1846 —

TITRE I. — DU COMMERCE DES SUBSTANCES VÉNÉNEUSES

Art. 1er. Quiconque voudra faire le commerce d'une ou de plusieurs des substances comprises dans le tableau annexé à la présente ordonnance sera tenu d'en faire préalablement la déclaration devant le maire de la commune, en indiquant le lieu où est situé son établissement.

Les chimistes, fabricants ou manufacturiers, employant une ou plusieurs desdites substances, seront également tenus d'en faire la déclaration dans la même forme.

Ladite déclaration sera inscrite sur un registre à ce destiné, et dont un extrait sera remis au déclarant : elle devra être renouvelée, dans le cas de déplacement de l'établissement.

2. Les substances auxquelles s'applique la présente ordonnance ne pourront être vendues ou livrées qu'aux commerçants, chimistes, fabricants ou manufacturiers qui auront fait la déclaration prescrite par l'article précédent, ou aux pharmaciens.

Lesdites substances ne devront être livrées que sur la demande écrite et signée de l'acheteur.

3. Tous achats ou ventes des substances vénéneuses seront inscrits sur un registre spécial coté et paraphé par le maire ou par le commissaire de police.

Les inscriptions seront faites de suite, et sans aucun blanc, au moment même de l'achat ou de la vente ; elles indiqueront l'espèce et la quantité de substances achetées ou vendues, ainsi que les noms, profession et domicile des vendeurs ou des acheteurs

4. Les fabricants et manufacturiers employant des substances vénéneuses en surveilleront l'emploi dans leur établissement et constateront cet emploi par un registre établi conformément au premier paragraphe de l'art. 3.

TITRE II. — DE LA VENTE DES SUBSTANCES VÉNÉNEUSES PAR LES PHARMACIENS

5. La vente des substances vénéneuses ne peut être faite, pour

l'usage de la médecine, que par les pharmaciens, et sur les prescriptions d'un médecin, chirurgien, officier de santé, ou d'un vétérinaire breveté.

Cette prescription doit être signée, datée, énoncer en toutes lettres la dose desdites substances, ainsi que le mode d'administration du médicament.

6. Les pharmaciens transcriront lesdites prescriptions, avec les indications qui précèdent, sur un registre établi dans la forme déterminée par le paragraphe 1er de l'art. 3.

Ces transcriptions devront être faites de suite et sans aucun blanc.

Les pharmaciens ne rendront les prescriptions que revêtues de leur cachet, et après y avoir indiqué le jour où les substances auront été livrées, ainsi que le numéro d'ordre de la transcription sur le registre.

Ledit registre sera conservé pendant vingt ans au moins [1], et devra être représenté à toute requisition de l'autorité.

7. Avant de délivrer la préparation médicale, le pharmacien y apposera une étiquette indiquant son nom et son domicile, et rappelant la destination interne ou externe du médicament.

8. L'arsenic et ses composés ne pourront être vendus, pour d'autres usages que la médecine, que combinés avec d'autres substances.

Les formules de ces préparations seront arrêtées, sous l'approbation de notre ministre secrétaire d'État de l'agriculture et du commerce, savoir :

Pour le traitement des animaux domestiques, par le conseil des professeurs de l'École royale vétérinaire d'Alfort ;

Pour la destruction des animaux nuisibles, et pour la conservation des peaux et objets d'histoire naturelle, par l'École de pharmacie.

9. Les préparations mentionnées dans l'article précédent ne pourront être vendues ou délivrées que par les pharmaciens, et seulement à des personnes connues et domiciliées.

Les quantités livrées, ainsi que le nom et le domicile des acheteurs, seront inscrits sur le registre spécial dont la tenue est prescrite par l'art. 6.

10. La vente et l'emploi de l'arsenic et de ses composés sont interdits pour le chaulage des grains, l'embaumement des corps et la destruction des insectes.

TITRE III. — DISPOSITIONS GÉNÉRALES

11. Les substances vénéneuses doivent toujours être tenues par les commerçants, fabricants, manufacturiers et pharmaciens, dans un endroit sûr et fermé à clef.

12. L'expédition, l'emballage, le transport, l'emmagasinage et l'emploi doivent être effectués par les expéditeurs, voituriers, commerçants

[1] A partir du jour où il aura été clos, temps pendant lequel des poursuites peuvent être exercées, les crimes se prescrivent par 20 ans.

et manufacturiers, avec les précautions nécessaires pour prévenir tout accident.

Les fûts, récipients ou enveloppes ayant servi directement à contenir les substances vénéneuses ne pourront recevoir aucune autre destination.

13. A Paris, et dans l'étendue du ressort de la préfecture de police, les déclarations prescrites par l'art. 1er seront faites devant le préfet de police.

14. Indépendamment des visites qui doivent être faites en vertu de la loi du 21 germinal an XI, les maires ou commissaires de police, assistés, s'il y a lieu, d'un docteur en médecine désigné par le préfet, s'assureront de l'exécution de la présente ordonnance [1].

Ils visiteront, à cet effet, les officines des pharmaciens, les boutiques et magasins des commerçants et manufacturiers vendant ou employant lesdites substances. Ils se feront représenter les registres mentionnés dans les art. 1er, 3, 4 et 6, et constateront les contraventions.

Leurs procès-verbaux seront transmis au procureur du Roi, pour l'application des peines prononcées par l'art. 1er de la loi du 19 juillet 1845.

(Le tableau des substances vénéneuses, annexé à cette ordonnance, a été remplacé par le suivant.)

Tableau des substances vénéneuses à annexer au décret du 8 juillet 1850

Acide cyanhydrique.
Alcaloïdes végétaux vénéneux, et leurs sels.
Arsenic et ses préparations.
Belladone, extrait et teinture.
Cantharides entières, poudre et extrait.
Chloroforme.
Ciguë, extrait et teinture.
Cyanure de mercure.
Cyanure de potassium.
Digitale, extrait et teinture.
Emétique.
Jusquiame, extrait et teinture.
Nicotiane.
Nitrate de mercure.
Opium et son extrait.
Phosphore.
Seigle ergoté.
Stramonium, extrait et teinture.
Sublimé corrosif [2].

[1] L'article 2 du *Décret du 8 juillet 1850* s'exprime ainsi : « Dans les visites spéciales prescrites par l'art. 14 de l'ordonnance du 29 octobre 1846, les maires ou commissaires de police seront assistés, s'il y a lieu, soit d'un docteur en médecine soit de deux professeurs d'une école de pharmacie, soit d'un membre du jury médical, et d'un des pharmaciens adjoints à ce jury, désignés par le préfet ».

[2] La pâte phosphorée et la coque du Levant ont été ajoutées ultérieurement à cette liste.

ARTICLE PREMIER. — CONDITIONS REQUISES POUR L'EXERCICE DE LA PROFESSION MÉDICALE

§ I. — Docteurs en médecine et officiers de santé

Tout docteur en médecine qui veut se livrer à la pratique est tenu de présenter son diplôme dans le délai d'un mois après la fixation de son domicile, au greffe du tribunal de première instance et au bureau de la sous-préfecture de l'arrondissement dans lequel il s'établit. (Loi du 19 ventôse an XI, art. 24.) Le médecin qui n'a pas accompli cette formalité *peut être poursuivi pour exercice illégal de la médecine.*

Les officiers de santé [1] sont astreints, comme les docteurs, à l'inscription. Mais ils ne peuvent exercer que dans le département pour lequel ils ont été reçus, tandis que les docteurs ont le droit d'exercer sur tout le territoire de la République, à la seule condition de se faire réinscrire quand ils fixent leur résidence dans un autre arrondissement.

La loi a imposé d'autres restrictions à l'exercice de la médecine par les officiers de santé. Ainsi, ils ne peuvent pratiquer les grandes opérations chirurgicales que sous la surveillance d'un docteur en médecine.

Si l'opération a réussi, la loi n'édicte aucune peine contre l'officier de santé qui l'a pratiquée ; dans le cas où l'opération a entraîné des accidents graves, l'officier de santé, outre le recours à indemnité auquel il est exposé, peut être poursuivi pour blessures par imprudence ou inobservation des règlements, délit prévu par les art. 319 et 320 du Code pénal. — Par « grandes opérations chirurgicales » on entend d'une façon générale celles qui intéressent des organes importants, nécessitent l'emploi des anesthésiques, ré-

[1] Et aussi les pharmaciens et les sages-femmes.

clament des manœuvres compliquées, etc. La lithotomie, l'opération de la cataracte, par exemple, doivent être rangées dans la classe des grandes opérations.

Les officiers de santé ne peuvent être nommés médecins en chef des hospices, à moins qu'il n'y ait pas de docteur dans les localités où les hospices sont situés.

Médecins reçus à l'étranger et exerçant en France. — En vertu de l'art. 4 de la loi du 19 ventôse an XI, le gouvernement peut accorder à un médecin étranger l'autorisation d'exercer en France. Cette autorisation peut être conférée pour toute la France, ou seulement pour un département ou même pour une ville ; elle est toujours révocable.

Les médecins étrangers qui désirent acquérir le diplôme de docteurs français peuvent être dispensés, dans certains cas, de passer une partie des examens de doctorat.

§ II. — De la patente des médecins

Les médecins sont assujettis à la patente ; pour eux, la patente ne comporte pas de droit fixe, mais seulement un droit proportionnel qui est le *quinzième* de la valeur du loyer.

Ce droit est calculé sur l'ensemble de la valeur locative, tant de la maison d'habitation que des locaux qui servent uniquement à l'exercice de la profession[1]. C'est ainsi que le Conseil de préfecture de la Seine a décidé (15 octobre 1863), que l'on devait assujettir au droit proportionnel de patente les locaux occupés par un médecin pour y faire des cours de clinique et y donner des consultations, bien que ces cours et consultations soient gratuits.

La patente est due non seulement dans les endroits où le médecin exerce sa profession, mais encore là où il a son principal établissement, alors même qu'il n'y exercerait pas. Ainsi le médecin qui exerce dans une ville d'eau, pendant la saison des bains seulement, est imposé à raison de l'habita-

[1] Art. 12 de la loi du 15 juillet 1880.

tion qu'il occupe dans cette ville, et en outre dans la commune où il a sa résidence principale, alors même qu'il n'y exercerait pas.

Le docteur en médecine qui n'exerce pas sa profession, ou qui a cessé de l'exercer, n'est pas assujetti à la patente. Quelques visites ou consultations faites accidentellement, dans des cas urgents par exemple, ne constituent pas l'exercice de la médecine et n'entraînent pas l'obligation de payer la patente.

Les fonctionnaires et employés salariés, soit par l'État, soit par les administrations départementales et communales, en ce qui concerne seulement l'exercice de leurs fonctions, ne sont pas assujettis à la patente [1].

Ainsi le médecin militaire, le médecin directeur d'un asile public d'aliénés, ne sont pas imposés, sauf dans le cas où, en dehors de leurs fonctions, ils se livrent à l'exercice de la médecine, même gratuitement et pour secourir des indigents.

Le médecin qui fournit des médicaments à ses malades, dans les cas où il est autorisé par la loi à le faire (voir § IV), n'est pas tenu au droit fixe auquel sont assujettis les pharmaciens.

La sage-femme ne paye pas de patente, sauf dans les cas où elle reçoit des pensionnaires chez elle.

§ III. — Vente de clientèle médicale

La clientèle médicale ne peut être vendue dans le sens ordinaire du mot, puisqu'elle repose sur la confiance que le public accorde à tel médecin personnellement. — Néanmoins cette clientèle peut devenir l'objet d'un contrat qui ne constitue pas une vente, mais consiste seulement dans l'engagement fait par un médecin, moyennant une indemnité déterminée, de ne plus exercer la médecine dans la localité, et de recommander à ses clients celui qui doit le remplacer. Un pareil

[1] Art. 17 de la loi du 15 juillet 1880.

traité n'a rien de contraire à la loi ni aux bonnes mœurs et est parfaitement valable (Dubrac).

C'est ce qui a été établi par plusieurs jugements et arrêts. Nous citerons seulement le suivant (*Tribunal de Meaux, 27 août 1849*) : « Attendu que la clientèle du médecin proprement dite ne peut pas faire l'objet d'un traité, puisque cette clientèle ne repose uniquement que sur la confiance qu'inspirent aux familles le savoir et l'expérience du médecin, et qu'il ne peut pas dépendre de la volonté du médecin cédant d'assurer à celui avec lequel il traite telle ou telle cure; que, par conséquent, la vente d'une clientèle médicale ne peut entrer dans le commerce; — mais attendu qu'aucune disposition de loi ne s'oppose à ce qu'un médecin prenne vis-à-vis d'un autre l'engagement de s'abstenir d'exercer son état dans une circonscription déterminée; qu'une pareille convention constitue l'obligation de ne pas faire, laquelle, de sa nature, est licite, conformément à l'art. 1126 du Code civil. »

§IV. — Vente de médicaments par le médecin. Exercice simultané de la médecine et de la pharmacie

En principe, les pharmaciens seuls ont le droit de débiter des préparations médicamenteuses pour l'usage médicinal. Cependant, il est un cas où le médecin est autorisé à vendre des médicaments; il est spécifié dans l'art. 27 de la loi du 27 germinal an XI, ainsi conçu : « Les officiers de santé[1] établis dans les bourgs, villages ou communes où il n'y aurait pas de pharmacien ayant officine ouverte, pourront, nonobstant les deux articles précédents, fournir des médicaments simples ou composés aux personnes près desquelles ils seront appelés, mais sans avoir le droit de tenir officine ouverte[2]. »

1 « Officier de santé » est pris ici dans un sens générique et s'applique aussi au docteur en médecine.

2 Une ordonnance de police, qui paraît aujourd'hui tombée en désuétude, porte que, dans le ressort de la préfecture de la Seine, les médecins qui veulent faire usage de cette tolérance, doivent en faire la déclaration au préfet et au maire.

Le médecin peut ainsi distribuer et vendre des médicaments non seulement dans la commune où il a fixé sa résidence, mais dans toutes celles où il est appelé et où il n'existe pas d'officine. Mais il a été jugé [1] qu'un médecin habitant une commune où se trouve un pharmacien, n'a pas le droit de distribuer des médicaments aux malades dans les communes circonvoisines où il n'y aurait pas de pharmacie.

Dans tous les cas, le médecin ne peut vendre des médicaments au premier venu, mais seulement aux malades qu'il soigne.

Le médecin, autorisé par la loi à vendre des médicaments, est assujetti à la visite annuelle et à l'inspection auxquelles sont soumis les pharmaciens.

Malgré les termes de l'art. 27 qui vient d'être cité, il a été jugé qu'un médecin qui possède en même temps le diplôme de pharmacien peut exercer simultanément les deux fonctions. Cette faculté est évidemment contraire à l'esprit de la loi, mais elle résulte de l'absence de pénalité à appliquer envers ceux qui exercent ce cumul.

ARTICLE II. — EXERCICE ILLÉGAL DE LA MÉDECINE

L'exercice illégal de la médecine se complique quelquefois de l'usurpation de titre. La loi a prévu le cas (art. 36), et porte alors une pénalité plus forte.

§ I. — Quels individus et quels actes peuvent être poursuivis

La loi exige (art. 35) de celui qui se livre à l'exercice de la médecine deux conditions : 1° être muni d'un diplôme de docteur en médecine ou d'officier de santé ; 2° être inscrit sur les listes officielles.

[1] Cassation, 16 octobre 1841.

D'après M. Dubrac, le médecin qui a négligé de se faire inscrire peut être poursuivi pour exercice illégal de la médecine.

Il est encore un cas ou un docteur peut être poursuivi pour exercice illégal de la médecine. C'est celui où il consent à être le prête-nom d'un individu non diplômé ; il est alors considéré non comme complice (car en matière de contravention, il n'y a pas de complicité), mais comme *coauteur* de la contravention. C'est ainsi qu'à propos de l'officier de santé Depoulx qui assistait aux consultations données par une somnambule et un magnétiseur, et se bornait à signer des ordonnances qu'il écrivait sous la dictée de ceux-ci, la Cour de cassation (17 décembre 1859) a déclaré : « ... On objecterait en vain que celui qui est revêtu du titre d'officier de santé ne peut être considéré comme coauteur d'un délit qui consiste à avoir exercé la médecine sans titre ; qu'en effet le diplôme ne donne à l'officier de santé que le droit d'exercer par lui-même, d'après son propre examen et son contrôle ; que s'il ne juge ni ne prescrit, s'il abdique complètement, si sa présence n'est plus qu'un artifice, et s'il se borne à couvrir de son nom et de sa signature la pratique illégale d'un tiers, il devient par une participation solidaire, le coopérateur de celui-ci et l'un des auteurs de la violation de la loi [1] ... »

L'officier de santé peut être poursuivi pour exercice illégal de la médecine, chaque fois qu'il exerce hors du département pour lequel il a été reçu, alors même que l'autorité administrative l'aurait inscrit sur les listes d'un autre département (Dubrac). Pour exercer légalement dans un autre département l'officier de santé doit avoir subi de nouveaux examens, remplir de nouveau toutes les formalités; il n'est dispensé que des conditions de scolarité.

L'officier de santé ne peut exercer hors de son département, même accidentellement, et auprès d'une personne qui l'a appelé. Il a été jugé plusieurs fois que ce fait constitue l'exercice illégal de la médecine.

[1] Dans une affaire analogue le tribunal de Provins a condamné l'officier de santé Fayolle pour exercice illégal de la médecine (17 janvier 1862).

Le médecin muni d'un *diplôme étranger* qui exerce sans autorisation, ou dans un département ou une ville autres que ceux pour lesquels il a reçu l'autorisation, peut être poursuivi pour exercice illégal de la médecine.

La *sage-femme* qui, en dehors des accouchements, exerce la médecine peut être poursuivie.

L'*oculiste* ne peut exercer que s'il est muni d'un diplôme.

Il n'en est pas de même du *dentiste*. Bien que la jurisprudence ne soit pas exactement fixée sur ce point, en fait on ne poursuit pas le dentiste, non muni de diplôme, qui se livre uniquement aux opérations qui sont du domaine de son art : extraction, plombage des dents, fabrication et pose de dents artificielles. Mais il a été jugé que le dentiste qui se sert du chloroforme pour produire l'anesthésie générale, se livre à l'exercice illégal de la médecine [1].

Le *pharmacien* qui donne des soins, prescrit un traitement à un malade, peut toujours être poursuivi pour exercice illégal de la médecine. On peut citer comme exemple à cet égard un jugement rendu par le tribunal du Havre [2]. Un enfant était atteint de croup et le médecin de la famille étant momentanément empêché, les parents ne voulant pas appeler le médecin de la localité, prièrent instamment le pharmacien de soigner le malade. Celui-ci consentit, et fut condamné pour exercice illégal de la médecine, bien qu'il fût reconnu que la médication avait été rationnelle, et répondait à une nécessité urgente.

Il semble cependant, d'après la jurisprudence, que *dans les cas de force majeure*, c'est-à-dire de *nécessité actuelle et urgente* lorsqu'il y a lieu de proscrire un traitement *absolument urgent à l'instant même*, le pharmacien pourrait donner des soins aux malades sans encourir une condamnation, parce qu'il ne ferait qu'accomplir un acte d'humanité, autorisé par l'avis du Conseil d'État du 8 vendémiaire an XIV (Dubrac). — Ainsi le pharmacien

[1] Tribunal de Lille, 8 avril 1873.

[2] 13 janvier 1880.

qui donne les premiers soins absolument urgents à un blessé apporté dans son officine, ne saurait être poursuivi.

L'avis du Conseil d'État du 8 vendémiaire an XIV, s'exprime ainsi relativement aux curés. « Les *curés* ou *desservants* qui donnent seulement des conseils ou des soins à leurs paroissiens malades, pourvu toutefois qu'ils ne signent ni ordonnances ni consultations, et que leurs visites soient gratuites, ne font que ce qui est permis à la bienfaisance et à la charité de tous les citoyens, ce que nulle loi ne défend, ce que la morale conseille et ce que l'administration provoque. » — Le même principe a été appliqué aux *sœurs de charité.*

Ainsi que cela résulte implicitement de ce qui vient d'être dit, ce n'est pas seulement l'exercice *habituel* de la médecine sans diplôme que la loi punit ; un seul fait suffit pour motiver une condamnation. Il a même été jugé que le fait, par un mari non médecin d'avoir accouché sa femme, bien que ce fait soit isolé, suffit pour constituer le délit prévu par la loi [1] (Dubrac).

Ce n'est pas seulement la prescription ou l'administration de médicaments internes ou externes, inoffensifs ou non, la pratique d'opérations ou de certaines manœuvres comme par exemple celles des rebouteurs, qui constituent l'exercice illégal de la médecine. Toute immixtion dans l'art de guérir peut être l'objet d'une poursuite et d'une condamnation ; ainsi les somnambules qui traitent les malades, les charlatans qui emploie le magnétisme et l'électricité, ont été plusieurs fois condamnés.

Le fait que le traitement a été purement gratuit [2], que les soins ont été donnés à des indigents dans un simple but d'humanité ne constitue pas une excuse, et l'exercice illégal de la médecine peut être poursuivi même dans ces conditions.

[1] Cassation, 9 juin 1836.

[2] Les faits d'exercice illégal de la médecine ne peuvent faire accorder à leur auteur une action en paiement d'honoraires pour des soins donnés en contravention à la loi. Tout engagement pris pour le paiement de ces honoraires serait radicalement nul. Néanmoins la question est controversée de savoir si l'on pourrait réclamer la restitution des sommes payées pour cette cause (Dubrac).

§ II. — Qui peut poursuivre

C'est le ministère public qui est chargé de poursuivre l'exercice illégal de la médecine. L'art. 36 de la loi du 19 ventôse an XI s'exprime en effet ainsi : « Ce délit sera dénoncé aux tribunaux de police correctionnelle, à la diligence du commissaire du gouvernement près ces tribunaux. »

Mais en cas d'inaction de la part du ministère public, il a été jugé que les médecins d'une ville ont qualité pour réclamer collectivement, comme parties civiles, des dommages-intérêts contre l'auteur d'un fait d'exercice illégal de la médecine, si ce fait leur cause un préjudice matériel ou moral. — Les médecins agissent alors, soit isolément, soit collectivement, mais non comme faisant partie d'une association, d'une corporation qui n'aurait pas d'existence légale. Il leur suffit d'alléguer un dommage causé à chacun d'eux, et d'en demander réparation (Dubrac).

Les médecins, agissant isolément ou collectivement, peuvent ou bien dénoncer le fait au ministère public et intervenir aux débats, ou bien avoir recours directement soit à une citation en police correctionnelle, soit à une assignation devant le tribunal civil.

La condamnation à des dommages-intérêts au profit des médecins entraînerait la contrainte par corps (en vertu de l'art. 4 de la loi du 22 juillet 1867).

§ III. — Pénalités

L'exercice illégal de la médecine sans usurpation de titre constitue *une contravention.*

L'exercice illégal de la médecine avec usurpation de titre constitue *un délit.*

Dans les deux cas, c'est le tribunal de police correctionnelle qui est compétent ; il y a ici une exception à la règle qui veut que les contraventions soient jugées par le tribunal de simple police.

D'après l'art. 35 de la loi du 19 ventôse an XI, celui qui

exerce illégalement la médecine doit être poursuivi et condamné à une amende pécuniaire envers les hospices. Mais le législateur a oublié de fixer le chiffre de cette amende. La jurisprudence a décidé que *l'exercice illégal sans usurpation de titre ne donne lieu qu'à une amende de 1 fr. à 15 fr.* (peines de simple police).

La peine que comporte l'exercice illégal avec usurpation de titre est spécifié dans l'art. 36.

La peine s'applique à chaque contravention ou délit, et le juge est tenu d'appliquer l'amende autant de fois que l'acte prohibé a été constaté. Ce n'est même pas une peine pour chaque malade traité qui doit être prononcée, mais bien une peine pour chaque visite ou chaque consultation.

Lorsqu'il y a récidive d'exercice illégal avec usurpation de titre, l'amende est doublée, et le juge peut en outre condamner à un emprisonnement n'excédant pas six mois.

La récidive d'exercice illégal sans usurpation de titre ne donne lieu qu'à une amende de 1 à 15 francs, et le juge a la faculté de condamner à un emprisonnement de un à cinq jours.

Il y a récidive d'exercice illégal sans usurpation de titre, lorsqu'il a été rendu, dans les douze mois précédents, contre le contrevenant, un jugement de condamnation pour contravention de même nature, *dans le ressort du même tribunal.*

La prescription pour l'exercice illégal est de un an ; ce délai court du jour où les actes prohibés ont été commis.

ARTICLE III. — DÉCLARATION DE NAISSANCE

Parmi les obligations légales que comporte spécialement l'exercice de la profession de médecin, il faut citer la déclaration de naissance.

Code civil. — Art. 55. Les déclarations de naissance seront faites dans les trois jours de l'accouchement [1] à l'officier de l'état civil du lieu; l'enfant lui sera présenté [2].

Art. 56. La naissance de l'enfant sera déclarée par le père, ou à défaut du père, par les docteurs en médecine ou en chirurgie, sages-femmes, officiers de santé ou autres personnes qui auront assisté à l'accouchement; et lorsque la mère sera accouchée hors de son domicile, par la personne chez qui elle sera accouchée.

L'acte de naissance sera rédigé de suite, en présence de deux témoins.

Art. 57. L'acte de naissance énoncera le jour, l'heure et le lieu de la naissance, le sexe de l'enfant et les noms qui lui seront donnés, les prénoms, noms, profession et domicile des père et mère et ceux des témoins.

Code pénal.— Art. 346. Toute personne qui, ayant assisté à un accouchement, n'aura pas fait la déclaration à elle prescrite par l'art. 56 du Code pénal et dans les délais fixés par l'art. 55 du même code, sera punie d'un emprisonnement de six jours à six mois, et d'une amende de seize francs à trois cents francs.

Toutes les fois que le père est présent, c'est à lui seul qu'incombe le soin de déclarer la naissance. De même un médecin qui accouche une femme hors de son domicile, n'est tenu de déclarer la naissance de l'enfant qu'à défaut de la déclaration de la personne chez qui l'accouchement a eu lieu [3].

On s'est demandé dans quel cas le père doit être réputé présent, si c'est seulement lorsqu'il était effectivement et en personne dans le lieu et au moment de l'accouchement. On a cité à cet égard l'exemple suivant : le docteur X. procède à un accouchement; en sortant, il rencontre à quelque distance le mari qui se rendait chez sa femme et lui annonce la naissance de l'enfant; le père néglige de faire la déclaration dans les délais; le médecin peut-il être condamné? M. Chaudé conclut pour la négative et déclare que c'est au père seul qu'incombait l'obligation de déclarer la naissance [4].

L'obligation n'est imposée au médecin que s'il a assisté à l'accouchement. On s'est demandé ce qu'il fallait entendre

1 Non compris dans ce délai le jour de l'accouchement.

2 Dans la plupart des grandes villes, un médecin est chargé d'aller vérifier à domicile la naissance de l'enfant.

3 Cependant dans ce dernier cas la Cour de cassation a décidé que l'obligation imposée au maître de la maison ne prime pas celle des médecins (Dubrac).

4 *Soc. de méd. lég.* Séance du 8 décembre 1879, et *Ann. d'hyg. publ. et de méd. lég.*, 3e série, t. IV.

par assister à l'accouchement; est-ce seulement assister à la sortie de l'enfant, ou bien assister à l'une seule des phases de l'accouchement, pris dans son sens obstétrical? Une commission de la Société de Médecine légale[1] s'est prononcée pour la première interprétation, en ajoutant que si le médecin arrive alors que l'enfant est déjà expulsé, mais encore relié à la mère par le cordon ombilical et le placenta, il est tenu de faire la déclaration.

Ainsi le médecin n'est tenu à la déclaration que s'il a assisté à l'accouchement, et seulement à défaut du père, lorsqu'il est absent ou empêché, ou que la mère n'est pas mariée et que le père ne se fait pas connaître. En pareils cas, ce n'est pas seulement au médecin, mais simultanément et au même degré, à toutes les personnes ayant assisté à l'accouchement, qu'incombe l'obligation de la déclaration.

La déclaration de naissance d'un enfant mort-né est imposée aux mêmes personnes et sous la même sanction que celle d'un enfant né vivant et viable. Dans ce cas, l'acte constate que l'enfant a été présenté *sans vie*, mais il n'en résulte aucune présomption pour ou contre sa viabilité.

Il semble résulter de la jurisprudence que la déclaration est obligatoire, quelle que soit l'époque de la gestation à laquelle est expulsé le produit de la conception ; cependant, au-dessous du quatrième mois, la déclaration n'est ordinairement pas exigée, et à Paris une circulaire du préfet de la Seine et du procureur impérial avait même prescrit aux maires de ne recevoir les déclarations de naissance que pour un fœtus de plus de quatre mois. Plus récemment, le 26 janvier 1882, une nouvelle circulaire du préfet de la Seine a prescrit la déclaration de tous les fœtus au-dessus de six semaines. Cette circulaire a été vivement critiquée, et il semble que le médecin n'a nullement l'obligation de déclarer les naissances de fœtus *au-dessous de quatre mois*[2].

[1] Commission composée de MM. Demange, Devergie et Géry. Séance du 12 juillet 1869, et *Ann. d'hyg. publ. et de méd. lég*, 2e série, t. XXXIII.

[2] *Soc. de méd. lég.*, séance du 3 mai 1882. Rapport sur la circulaire de M. le Préfet de la Seine, du 26 janvier 1882, relative aux déclarations à faire pour l'inhumation des embryons de 6 semaines à 4 mois. *Ann. d'hyg. publ. et de méd. lég.*, 3e série, t. VIII.

ARTICLE IV. — SECRET MÉDICAL

L'art. 378 du Code pénal est ainsi conçu :

CODE PÉNAL. — Art. 378. Les médecins, chirurgiens et autres officiers de santé, ainsi que les pharmaciens, les sages-femmes et toutes autres personnes dépositaires, par état ou profession, des secrets qu'on leur confie, qui, hors le cas où la loi les oblige à se porter dénonciateurs, auront révélé ces secrets, seront punis d'un emprisonnement d'un mois à six mois, et d'une amende de cent francs à cinq cents francs.

La loi a donné ainsi une sanction à une règle de conscience qui s'est toujours imposée d'une façon évidente à tous les médecins, et qui est formulée d'une façon rigoureuse dans le serment d'Hippocrate.

Il faut remarquer que, malgré les termes de l'art. 378, ce n'est pas seulement le secret *confié* que le médecin est tenu de garder, mais encore celui dont il a eu connaissance par le fait de l'exercice de sa profession.

Plusieurs jurisconsultes admettent que la divulgation du secret n'est punissable que si elle a été faite dans l'intention de nuire ou par un esprit de causticité, par le désir d'alimenter la malignité au moyen de confidences indécentes, d'anecdotes scandaleuses, etc.

Cette théorie a reçu récemment le démenti le plus formel dans un jugement du Tribunal de la Seine (11 mars 1885), conformé en appel, qui a condamné le docteur Watelet à 100 francs d'amende [1].

1 Voici les termes du jugement.

« Attendu que le 12 décembre 1884, Wattelet, docteur en médecine à Paris, a adressé au gérant du journal *le Matin* sur les causes de la mort du peintre Bastien Lepage, sur sa maladie et sur le traitement chirurgical qu'il avait subi, une lettre destinée à la publicité et qui, conformément à ses intentions, a été insérée dans le numéro du 14 décembre ;

« Attendu que Wattelet a par cette lettre, révélé au public un ensemble de faits essentiellement intimes par leur nature même, qui lui avaient été confiés et dont il n'aurait eu connaissance qu'à raison et à l'occasion de sa profession, alors qu'il traitait Bastien Lepage en qualité de médecin ;

« Attendu que l'art. 378 du Code pénal a pour objet de protéger dans un intérêt d'ordre public la sécurité, l'honneur et la délicatesse des individus

Quand un mariage est sur le point d'être conclu, le médecin est souvent sollicité par la famille de l'un des futurs conjoints de donner des renseignements sur la santé de l'autre qu'il soigne depuis plus ou moins longtemps. Le médecin qui révèlerait dans ce cas la maladie d'un de ses clients s'exposerait sans doute à être frappé par l'art. 378. Nous ne connaissons pas d'exemple de condamnation prononcée dans ces circonstances ; mais c'est une règle de déontologie formulée par tous les auteurs médecins de refuser, *dans tous les cas*, les renseignements de cette nature [1].

ou des familles, contre les indiscrétions des personnes dépositaires de secrets par leur état ou leur profession;

« Attendu que les termes généraux et absolus de cet article ne comportent de restriction d'aucune sorte, que nulle disposition particulière et exceptionnelle de la loi ne fait de l'intention de nuire ou de désigner l'élément essentiel et constitutif de ce délit ;

« Que le dommage, pour l'ordre public ou par la personne dont le secret est trahi, peut, en effet, résulter au même degré d'une simple indiscrétion ou d'une révélation véritablement malveillante ;

« Attendu, dès lors, que l'élément intentionnel du délit consiste, selon les règles ordinaires du droit pénal, dans la transgression volontaire de la loi, et dans la connaissance, par la personne tenue au secret professionnel qu'elle viole le dépôt de confiance qui lui a été fait ;

« Attendu qu'il importe peu en conséquence que Wattelet n'ait pas agi dans une intention malveillante, que l'absence d'intention de nuire peut seulement atténuer le délit, mais non le faire disparaître;

« Qu'en admettant même que Wattelet se crût en butte à des repproches immérités d'impéritie, la polémique des journaux ou bien l'intérêt personnel ne saurait jamais légitimer les violations du secret professionnel, et autoriser le médecin à porter à la connaissance du public les caractères de la maladie de la personne qu'il a soignée, et le traitement qu'il a prescrit. »

[1] Il est certain que si le médecin déclare dans certains cas que son client est sain, son refus de répondre dans d'autres cas aura une signification peu douteuse. La règle de l'abstention a cependant trouvé des opposants. La Société médicale du IIIe arrondissement de Paris, sur le rapport du docteur Gaide, estime : « Qu'il n'est pas de règle absolue pour la conduite du médecin dans ce cas ; que si le plus souvent il doit se taire et garder le secret, selon l'art. 378, il est aussi des circonstances dans lesquelles sa conscience parlant plus haut que la loi, c'est d'elle seule qu'il doit s'inspirer. »

Il faut reconnaître en effet que dans certains cas la conduite du docteur Gaide s'impose comme une véritable obligation de conscience. Quand un syphilitique est en pleine période contagieuse, qu'il a résisté à toutes les représentations que lui a faites son médecin, que dûment averti des dangers qu'il fait courir à sa future famille, il se montre cependant résolu à passer outre, nous pensons que son médecin s'exposerait à de cruels remords, s'il laissait s'accomplir un mariage dans de telles conditions, en refusant au père de la fiancée tout avertissement sur les désastres qui en seront la consé-

L'art. 378 parle des cas où la loi oblige les médecins à se porter dénonciateurs; ces cas sont fort mal définis, et nulle part la loi n'oblige le médecin nominativement à faire une dénonciation [1]. Mais il existe dans le Code d'instruction criminelle un art. 30 ainsi conçu :

CODE D'INSTRUCTION CRIMINELLE. — Art. 30. Toute personne qui aura été témoin d'un attentat, soit contre la sûreté publique, soit contre la vie ou la propriété d'un individu, sera tenu d'en donner avis au procureur de la République soit du lieu du crime ou du délit, soit du lieu où le prévenu pourra être trouvé.

Cet article, il est vrai, est dépourvu de sanction; mais puisque la loi invite les citoyens à dénoncer les attentats, il est évident qu'elle ne peut punir ceux qui obéissent à cette invitation. Aussi le médecin qui a eu connaissance d'un crime, même dans l'exercice de sa profession, peut-il, si sa conscience l'y engage, révéler le secret qu'il aura surpris. Mais les tribunaux auront à apprécier s'il a obéi à un zèle, même intempestif, de bon citoyen, ou si sa conduite a été dictée seulement par l'intention de nuire à d'autrui.

Les cas qui ont soulevé le plus de controverses sont ceux où le médecin s'appuyant sur les termes de l'art. 378, et surtout obéissant au sentiment de l'honneur et aux exigences de la conscience, refuse de dire ce qu'il a appris dans l'exercice de sa profession, alors qu'il semble tenu cependant de le révéler, soit par d'autres articles du Code, soit par certaines nécessités plus ou moins impérieuses et légitimes. Nous allons examiner les plus importants de ces cas.

quence. L'opinion du docteur Gaide, avec les réserves dont il l'accompagne, paraît donc fort juste, et il est probable qu'à l'occasion, la majorité des médecins s'y conformeraient. Il faut remarquer d'ailleurs qu'en agissant comme le conseille le docteur Gaide un médecin n'a guère à craindre d'être poursuivi par son client, qui ne tiendrait pas à exposer publiquement la mauvaise action qu'il aurait voulu commettre.

[1] Sauf en ce qui concerne la déclaration de naissance, question qui sera discutée plus loin. — Des ordonnances de police, de dates diverses, ont enjoint aux médecins de faire connaître les noms et demeures des personnes blessées auxquelles ils auraient donné des soins; ces ordonnances sont tombées en désuétude.

§ I. — Secret médical et déclaration de naissance

Nous avons vu (p. 645 et suivantes) que dans certains cas le médecin est tenu de déclarer à l'officier de l'état civil la naissance de l'enfant, quand il a assisté à l'accouchement. On comprend que lorsqu'il s'agit d'une femme non mariée ou d'une femme séparée de son mari, il peut arriver que celle-ci ait le plus grand intérêt à cacher son accouchement, qu'elle ne se fie au médecin que sous le sceau du secret. Le médecin doit-il révéler ce secret, contrairement aux termes de l'art. 378 du Code pénal, ou doit-il s'abstenir de déclarer la naissance, et s'exposer ainsi aux peines portées par l'art. 346 du même code ?

D'après la jurisprudence actuelle, le médecin doit déclarer la naissance, mais il peut taire le nom de la mère, et ne pas donner l'indication de son domicile [1].

[1] On peut citer à cet égard plusieurs arrêts de la Cour de cassation. L'un, en date du 16 septembre 1843, porte : « Attendu que l'art. 56 du Code civil n'impose aux personnes y dénommées qu'une obligation formelle, celle de déclarer le fait de la naissance ; que cet article n'exige pas que l'on déclare les noms des père et mère de l'enfant ; attendu que les dispositions de l'art. 56 précité ne sauraient être étendues, alors surtout qu'il s'agit d'appliquer la disposition de l'art. 346 du Code pénal qui leur sert de sanction ; attendu que ledit article se réfère uniquement à l'art. 56 du Code civil, et ne s'occupe que de la déclaration de naissance ; attendu que le docteur Malle avait déclaré à l'officier de l'état civil le fait de la naissance de l'enfant à laquelle il avait assisté en qualité de médecin accoucheur, le sexe de cet enfant et les prénoms qu'il lui donnait, et qu'en refusant de déclarer le nom de la mère de cet enfant, il n'a point contrevenu aux dispositions des art. 346 du Code pénal, et 56 du Code civil..... »

Autre arrêt du 1 juin 1844 : « L'art. 346 ne peut être appliqué, en ce qui concerne la désignation du nom de la mère, au médecin qui n'a su qu'en raison de son état la grossesse et le nom de la mère, et à qui le tout n'a été confié que sous le sceau du secret. »

En décembre 1875 un médecin déclara à la mairie du 7e arrondissement de Paris un enfant comme né de père et mère inconnus, et sans indiquer la maison où avait eu lieu la naissance. Le Tribunal de la Seine s'est exprimé ainsi :

« Attendu que le demandeur a affirmé que c'était par suite de sa profession de médecin qu'il connaissait le domicile où est né l'enfant, et a invoqué la disposition de l'art. 378 qui lui fait un devoir de garder le secret sur ce point aussi bien que sur le nom de la mère ; attendu qu'il est constant que le plus souvent l'indication du numéro de la maison où l'accouchement a eu lieu équivaudrait à la divulgation du nom de la mère, qu'en conséquence la déclaration du domicile ne pouvait être exigée du demandeur... »

La loi exige que la déclaration soit faite à l'officier de l'état civil *du lieu*, c'est-à-dire de la commune, et à Paris, de l'arrondissement, où l'enfant est né ; mais il a été jugé que le médecin (comme d'ailleurs tout autre témoin déclarant la naissance) n'était pas tenu d'indiquer exactement le domicile, c'est-à-dire la rue et le numéro de la maison. La déclaration peut donc être faite en ces termes : « Tel jour, à telle heure, est né un enfant de tel sexe, auquel on a donné tels noms. » Cette formule suffit pour que la mère puisse rester inconnue, si l'accouchement a eu lieu dans une grande ville ; mais dans les campagnes, il est bien probable que l'accouchement étant révélé, l'identité de la mère serait bientôt connue.

Le médecin qui, ne voulant pas bénéficier de la latitude que lui laisse la jurisprudence, croirait devoir déclarer le domicile et le nom de la mère, contre le gré de celle-ci, dans le but par exemple d'empêcher un infanticide qu'il suppose probable, ne s'exposerait pas à être frappé par l'art. 378. — Il en serait peut être autrement s'il était démontré que la révélation n'a été inspirée que par le désir de nuire. Nous ne connaissons pas d'exemples où ce cas ait été soumis aux tribunaux.

§ II. — Secret médical et témoignage en justice

Code d'instruction criminelle — Art. 80. Toute personne citée pour être entendue en témoignage sera tenue de comparaître et de satisfaire à la citation : sinon elle pourra y être contrainte par le juge d'instruction, qui, à cet effet, sur les conclusions du Procureur de la République, sans autre formalité ni délai, et sans appel, prononcera une amende qui n'excédera pas cent francs, et pourra ordonner que la personne citée sera contrainte par corps à venir donner son témoignage.

Les dispositions de cet article sont étendues aux tribunaux de police, aux tribunaux correctionnels, aux cours d'assises.

Le médecin est tenu, comme tout citoyen, de comparaitre et de satisfaire à la citation ; mais d'autre part l'art. 378 lui fait une obligation de garder les secrets dont il est dépositaire par profession. Comment concilier ces deux obligations contraires ?

Un arrêt de la cour de cassation (26 juillet 1845) a résolu ainsi la question : « Attendu que tout citoyen doit la vérité à la justice lorsqu'il est interpellé par elle ; qu'aucune profession ne dispense de cette obligation d'une manière absolue ; qu'il ne suffit donc pas à celui qui exerce une des professions tenues au secret par l'art. 378, d'alléguer, pour ne pas déposer, que c'est dans l'exercice de sa profession que le fait sur lequel on l'interroge est venu à sa connaissance ; mais qu'il en est autrement lorsque le fait lui a été confié sous le sceau du secret auquel il est astreint en raison de sa profession ; attendu que si l'on admettait la dispense de déposer dans le premier cas, la justice se trouverait privée de preuves qui lui sont nécessaires, par le seul caprice du témoin ; que si on la refusait dans le second, il en pourrait résulter les inconvénients les plus graves pour l'honneur des familles et pour la conservation des citoyens ; que ces intérêts exigent, en effet, dans les cas particuliers où le secret est nécessaire, que le malade soit assuré de le trouver dans l'homme de l'art auquel il se confie ; attendu que la dispense de déposer, ainsi restreinte, a toujours été admise [1]. »

Ainsi, d'après cet arrêt, le médecin n'est délié de l'obligation de déposer que lorsqu'il s'agit de faits qui lui ont été confiés sous le sceau du secret, et non pas de faits qui sont venus à sa connaissance à l'occasion de l'exercice de sa profession. Mais il est admis que le médecin peut refuser de dé-

[1] Cet arrêt a été rendu à l'occasion du fait suivant : Le docteur Saint-Pair appelé devant le juge d'instruction de la Pointe-à-Pitre pour déposer sur les circonstances d'un duel auquel il avait assisté, déclara qu'il ne pouvait pas répondre parce que la question se référait à des faits dont il avait eu connaissance dans l'exercice de sa profession. Il fut condamné à 100 fr. d'amende. — Devant la Cour d'assises, le docteur Saint-Pair, appelé comme témoin, déclara « que ce qui s'était passé entre lui et le blessé avait été confidentiel, et que ce n'est que secrètement qu'il avait été introduit auprès de lui ». La Cour décida qu'il ne serait pas tenu de déposer.

Le docteur Saint-Pair se pourvut en cassation contre l'ordonnance du juge d'instruction qui l'avait condamné ; le ministère public se pourvut aussi contre l'arrêt de la Cour d'assises qui avait refusé de prononcer la condamnation du témoin. La Cour de cassation rejeta les deux pourvois pour les motifs qui ont été indiqués.

poser non seulement sur les faits révélés confidentiellement, mais aussi sur les faits confidentiels par leur nature même, et cette faculté lui laisse une grande latitude. — En 1853, le docteur Cazeaux, interrogé sur des faits dont il avait eu connaissance dans l'exercice de sa profession, répondit : « *Je considère comme confidentiels* les rapports qui ont amené à ma connaissance les faits sur lesquels vous m'interrogez ; je ne puis donc répondre à votre question. » Cette réponse fut agréée. La formule : *Je considère comme confidentiels*, sauvegarde tous les intérêts du client du médecin ; dire qu'il y a eu confidence serait avouer qu'il y a eu un secret important à cacher.

C'est une obligation de garder le secret, même devant la justice, et même dans les cas où la personne intéressée autorise le médecin à parler. Ainsi un arrêt de la Cour de Montpellier (24 septembre 1827) porte que « l'obligation du secret continue d'exister dans le cas même où celui que les faits concernent et qui les a confiés en demande la révélation ; car l'obligation prescrite par l'art. 378 est établie dans un intérêt général, et ce n'est qu'à ce prix que des professions dont l'exercice importe à la société tout entière peuvent jouir de la confiance et de la considération nécessaires ». — Dans une affaire où une femme, plaidant en séparation de corps, prétendait obliger son médecin à dire à la justice tout ce qu'il savait de sa maladie, un arrêt de la Cour de Grenoble (23 août 1828), déclare que le médecin est dispensé de déposer sur ces faits.

L'obligation ou le droit de garder le secret n'exempte pas le médecin du devoir de comparaître quand il est appelé en justice ; il peut même être tenu de prêter serment de dire toute la vérité, quitte à déclarer *ensuite* que les faits sur lesquels on l'interroge ne peuvent être révélés par lui. M. le docteur Berrut, cité comme témoin devant la Cour d'assises de la Seine, dans une affaire d'avortement, refusa de prêter serment, alléguant que le serment oblige à dire toute la vérité, et que cette obligation est incompatible avec le secret professionnel. La Cour a rendu l'arrêt suivant : « Considérant que le docteur Berrut, assigné comme témoin, a refusé de prêter le serment prescrit par l'art. 317 du Code d'instruction criminelle, en se fondant sur ce qu'il ne sait rien de l'affaire qu'en sa qualité de médecin, et qu'il ne peut révéler aucun des faits qu'il a commis à ce titre; — mais considérant qu'aucune loi ne dispense les médecins de comparaître comme témoins devant la justice et d'y prêter le serment prescrit; qu'en interdisant la révélation des secrets qui leur ont été confiés dans l'exercice de leur profession, l'art. 378 du Code pénal n'a pas dit qu'ils ne seraient point appelés en témoignage; qu'en effet, ils peuvent être invités à s'expliquer sur des faits qui ne sont pas couverts par le secret professionnel, et que c'est seulement quand les questions leur sont posées qu'il leur appartient de déclarer s'il leur est ou non possible d'y répondre; considérant que le témoin qui refuse de prêter serment doit être considéré comme défaillant, condamne ledit docteur Berrut à 100 francs d'amende. »

§ III. — Révélation de la syphilis des nourrissons ou des nourrices

Un médecin qui soigne une famille où naît un enfant syphilitique doit-il, pour se conformer aux termes de l'art. 378, ne pas révéler à la nourrice mercenaire que la famille a prise, la maladie de l'enfant et le danger qu'elle court en l'allaitant? En laissant les choses s'accomplir, non seulement le médecin commet une mauvaise action, mais encore il s'expose à être poursuivi en justice et à être condamné tout au moins à une réparation pécuniaire (en vertu de l'art. 1382 du Code civil). En effet, un arrêt de la cour de Dijon, en date du 14 mai 1868, déclare : « Le médecin qui sciemment laisse ignorer à une nourrice les dangers auxquels l'expose l'allaitement d'un enfant atteint de syphilis congénitale peut-être déclaré responsable du préjudice causé par sa réticence. Il ne saurait prétendre qu'appelé à donner des soins à l'enfant seul, il n'avait pas à se préoccuper du danger que peut courir la nourrice; un pareil système, qui blesse les lois de la morale, ne peut être invoqué contre une nourrice, à laquelle sa situation même impose une confiance nécessaire dans le médecin choisi par la famille de l'enfant. »

Cet arrêt semble donc délier le médecin de l'obligation légale du secret professionnel dans ces cas. Mais il lui reste l'obligation morale de s'efforcer de ne pas compromettre la réputation de ses clients, et, placé entre deux devoirs contradictoires, il est obligé d'employer une foule de ménagements qui rendent parfois sa conduite très difficile [1].

[1] Le professeur Fournier (*Nourrice et nourrissons syphilitiques*, Paris 1878, chez A. Delahaye) a étudié magistralement cette question de pratique et de déontologie médicales. Voici les conseils qu'il donne :

Quand un médecin soigne un ménage dont il sait les conjoints, ou l'un d'eux, syphilitiques, il doit, quand survient une grossesse, prévenir d'avance les parents que l'enfant à venir ne peut être allaité par une nourrice mercenaire ; en montrant les dangers, les complications, les ennuis de tous genres qui résulteraient de l'emploi d'une nourrice étrangère, il obtient que l'enfant soit nourri par la mère (ou au biberon, au lait de chèvre ou d'ânesse), tout au moins pendant les trois ou quatre premiers mois de son existence ; après ce délai, s'il n'y a pas eu de manifestations syphilitiques, il est à présumer qu'il n'y en aura jamais, et l'allaitement mercenaire peut être permis, à la condition que l'enfant soit soumis à une surveillance attentive.

Mais souvent le médecin se trouve en présence d'un fait accompli, d'un enfant syphilitique nourri depuis plus ou moins longtemps par une nourrice. Si la nourrice est encore saine, le médecin doit réclamer énergiquement des parents la cessation immédiate de l'allaitement par cette femme ; il l'obtiendra en prouvant surtout aux parents qu'il est de leur intérêt d'agir ainsi, en leur montrant la contagion presque inévitable de la nourrice, les réclamations bruyantes de celle-ci, le procès qui s'en suivra, la condamnation certaine, le scandale, etc. M. Fournier repousse absolument les expédients qui ont été proposés en pareils cas : faire continuer l'allaitement par la nourrice avertie des dangers qu'elle court et payée en conséquence ; — continuer l'allaitement en faisant usage de bouts de sein artificiels ; — permettre l'allaitement jusqu'à ce que des manifestations contagieuses apparaissent à la bouche, à la gorge ou dans les narines. Relativement à ce dernier procédé il faut remarquer, d'ailleurs, avec beaucoup de syphiligraphes, que, si minutieuse que soit la surveillance du médecin, elle est souvent impuissante à reconnaître à temps les lésions qui peuvent apparaître dans l'arrière-gorge d'un enfant. — Il faut donc exiger absolument la cessation de l'allaitement, sans admettre aucune transaction sur ce point. Si le médecin échoue cependant dans ses efforts, et ne peut convaincre les parents, il doit refuser de continuer à donner ses soins à la famille et, avant de se retirer, mentionner sur l'ordonnance qu'il y a une impossibilité absolue à continuer l'allaitement par la nourrice. M. Fournier pense que cette déclaration et cette conduite suffisent à sauvegarder la responsabilité du médecin. D'autres estiment qu'il est plus sûr de faire par *lettre chargée* cette recommandation aux parents, recommandation qu'on motiverait très explicitement. Mais si la nourrice, mise en défiance par l'état de l'enfant et par la retraite du médecin, vient consulter celui-ci à son domicile, quelle conduite tenir ? Ici les avis sont partagés, les uns voulant qu'on avertisse la nourrice, les autres qu'on refuse de lui révéler la maladie

Lorsqu'il s'agit d'une nourrice syphilitique qui est sur le point de prendre un enfant sain, la conduite du médecin est en général plus facile; il peut, en effet, s'opposer d'une façon absolue à ce que l'enfant soit confié à la nourrice, sans donner à la famille les véritables raisons de son refus.

ARTICLE V. — RESPONSABILITÉ MÉDICALE

L'art. 29 de la loi du 19 ventôse an XI dispose que le officiers de santé ne pourront pratiquer les grandes opérations chirurgicales que sous la surveillance et l'inspection d'un docteur, dans les lieux où celui-ci sera établi. Dans les cas d'accidents graves arrivés à la suite d'une opération exécutée hors de la surveillance et de l'inspection prescrites, il y a recours à indemnité contre l'officier de santé.

En ce qui concerne les docteurs en médecine, la loi du 19

de l'enfant. M. Fournier est de cette dernière opinion, mais il croit cependant que le médecin a le droit et même le devoir de déclarer à la nourrice que lui ne peut rien lui dire, mais qu'il lui conseille de voir un autre médecin.

Quand, au moment où le médecin est appelé, la nourrice est déjà contagionnée, la conduite que conseille M. Fournier est celle-ci: exiger absolument des parents qu'ils avouent à la nourrice que leur enfant lui a communiqué la syphilis (ce qui entraîne une réparation pécuniaire que les parents s'efforcent de faire à l'amiable); en cas de refus des parents, rompre avec eux et cesser de soigner leur enfant; — si la nourrice y consent (et le médecin doit s'efforcer de lui persuader que cela est son véritable intérêt), continuer l'allaitement par cette femme ; — enfin traiter la nourrice en même temps que l'enfant.

Quand une nourrice refuse de continuer l'allaitement d'un enfant syphilitique avant qu'elle-même soit atteinte d'un chancre, il reste au médecin à remplir un devoir de préservation envers la société : — à empêcher cette nourrice, qui est peut-être en incubation syphilitique, de transmettre la maladie à un autre nourrisson, quand elle sera atteinte d'un chancre mammaire dont l'apparition ultérieure est toujours à craindre (il y a en effet plusieurs exemples de ce cas). Le médecin doit donc s'efforcer de retenir la nourrice à tout prix dans la famille de l'enfant, en qualité de nourrice sèche, bien entendu, et, si elle s'y refuse, obtenir des parents (ce qu'on peut toujours, dit Fournier, en montrant les conséquences désastreuses d'une conduite opposée) l'autorisation de prévenir la nourrice, de l'avertir qu'elle est menacée de syphilis et qu'elle ne peut, avant d'avoir été observée pendant un certain temps, prendre un nourrisson, ni même retourner dans sa propre famille, sous peine de communiquer sa maladie soit à son nouveau nourrisson, soit à son mari.

ventôse an XI, ne parle pas de responsabilité. Mais il a été établi par la jurisprudence que dans certains cas les médecins étaient responsables, en vertu des principes généraux de la responsabilité civile et pénale.

§ I. — Responsabilité civile

Code civil. — Art. 1382. Tout fait quelconque de l'homme, qui cause à autrui un dommage, oblige celui par la faute duquel il est arrivé à le réparer.

Art. 1383. Chacun est responsable du dommage qu'il a causé non seulement par son fait, mais encore par sa négligence ou son imprudence.

Remarquons tout d'abord que l'art. 1383 ne saurait s'appliquer au médecin qui refuse de donner des soins à un malade, même en danger imminent de mort. Légalement, un médecin peut refuser de se rendre à l'appel d'un malade, même quand celui-ci se trouve, soit en raison de l'éloignement, soit pour toute autre cause, dans l'impossibilité de réquérir un autre homme de l'art. Cependant si un médecin, après avoir commencé le traitement d'un malade, l'abandonnait tout à coup, et si des accidents graves étaient la conséquence évidente de cet abandon, le médecin serait responsable de ces accidents. Il s'agit ici d'une faute commise par *l'homme privé*, non par *le médecin*, et qui rentre dans la classe de celles prévues par la loi; il en serait de même du médecin qui aurait commis quelque erreur ou maladresse, parce qu'il se trouvait en état d'ivresse au moment où il exerçait son art. Tout le monde est d'accord sur ce point.

En ce qui concerne les fautes ou les erreurs commises dans l'exercice régulier de la profession, c'est-à-dire par le *médecin*, et non plus par l'*homme privé*, deux théories opposées ont été défendues. Les uns pensent que les médecins doivent bénéficier d'une irresponsabilité absolue. C'est l'opinion qu'a soutenue l'Académie de médecine en votant les conclusions d'un rapport présenté par Double, dans lequel il est dit : « Nul doute que les médecins ne demeurent légalement responsables des dommages qu'ils causent à autrui par la coupable application des moyens de l'art faite sciemment, avec préméditation et dans de perfides desseins ou de criminelles intentions, mais la responsabilité des médecins dans l'exercice consciencieux de leur profession ne saurait être justiciable de la loi. Les erreurs involontaires, les fautes hors de prévoyance, les résultats fâcheux hors de calcul ne doivent relever que de l'opinion publique... La responsabilité est toute morale, toute de conscience : nulle action juridique ne peut être légalement intentée, si ce n'est en cas de captation, de vol, de fraude [1]. »

Mais la jurisprudence a consacré une autre doctrine, soutenue d'ailleurs par la plupart des jurisconsultes : à savoir que le médecin encourt une responsabilité légale quand il commet dans l'exercice de sa profession une faute lourde, une erreur grossière. « Il ne s'agit pas, dit le procureur général Dupin, de savoir si tel traitement a été ordonné à propos ou mal à propos, s'il devait avoir des effets salutaires ou nuisibles, si un autre n'aurait pas été préférable, si une telle opération était ou non indispensable, s'il y a eu imprudence ou non à la tenter, adresse ou maladresse à l'exécuter, si avec tel ou tel instrument, d'après tel ou tel autre procédé, elle n'aurait pas mieux réussi. — Ce sont là des questions scientifiques à débattre entre docteurs, et qui ne peuvent pas constituer des cas de responsabilité civile, et tomber sous l'examen des tribunaux.

« Mais du moment que les faits reprochés aux médecins sortent de la classe de ceux qui, par leur nature, sont exclusivement réservés aux doutes et aux discussions de la science, du moment qu'ils se compliquent de négligences, de légèreté, ou d'ignorance de choses qu'on doit nécessairement savoir, la responsabilité de droit commun est encourue, et la compétence de la justice est ouverte. »

1. Ce rapport avait été rédigé à l'occasion du fait suivant. En 1825, le docteur Hélie, appelé pour faire un accouchement, crut l'enfant mort, ne tenta pas la version, mais amputa les bras qu'il croyait sphacélés ; l'enfant survécut. Une première commission de l'Académie de médecine avait déclaré que le docteur Hélie avait commis une faute contre les règles de l'art.

Le docteur Hélie fut d'ailleurs condamné à payer à l'enfant une rente viagère de 200 francs.

D'autre part, un arrêt de la Cour de cassation s'exprime ainsi :

« Attendu que toute personne, quelles que soient sa situation ou sa profession, est soumise à cette règle (art. 1382 et 1383 du Code civil) qui ne comporte d'exceptions que celles qui sont nominativement formulées par la loi. — Qu'aucune exception de cette nature n'existe au profit des médecins, soit dans les lois de droit commun, soit dans la loi du 19 ventôse an XI, qui est le code de leur institution. Que, sans doute, il est de la sagesse du juge de ne pas s'ingérer témérairement dans l'examen des théories ou des méthodes médicales, et prétendre discuter des questions de pure science ; mais qu'il est des règles générales de bon sens et de prudence auxquelles on doit se conformer, avant tout, dans l'exercice de chaque profession, et que, sous ce rapport, les médecins restent soumis au droit commun comme tous les autres citoyens. »

Il est donc certain que le médecin peut être considéré dans certains cas comme légalement responsable des fautes commises dans l'exercice de sa profession. Mais le principe étant admis, son application est souvent fort délicate, et s'il est des cas où l'erreur est évidente, comme par exemple lorsque le médecin empoisonne un malade en lui prescrivant, par inadvertence, une dose énorme d'une substance toxique, il en est d'autres où il est bien difficile de dire si tel ou tel fait constitue réellement une faute lourde, une négligence, une maladresse certaine, une impéritie manifeste ou une ignorance des choses que tout homme de l'art doit savoir. Il est évident que l'on ne peut tracer d'une façon précise les limites de la responsabilité légale encourue par les médecins, indiquer un criterium à l'aide duquel on reconnaîtrait que tel acte médical entraîne ou non des conséquences judiciaires. Les tribunaux apprécient chaque cas particulier, et souvent ils prennent l'avis d'experts. Voici quelques exemples des jugements qui ont été rendus en cette matière.

En 1832, le docteur Thouzet-Noroy, en pratiquant une saignée à un malade, ouvrit l'artère brachiale ; il en résulta un anévrysme, et ultérieurement la gangrène du membre, qui dut être amputé. Le médecin fut condamné à payer au malade une indemnité de 600 francs, plus une pension viagère de 150 francs. Il faut remarquer que le jugement relevait contre lui non seulement sa maladresse, mais sa négligence dans le traitement des accidents qu'il avait occasionnés, et l'abandon dans lequel il avait ensuite laissé le malade.

En 1860, X., officier de santé, appelé auprès d'un jeune garçon atteint d'une fracture du bras, appliqua un appareil trop serré ; la gangrène se déclara et entraîna la perte de la main. Bien que des experts-médecins consultés ne se fussent pas prononcés d'une manière absolument affirmative sur la cause de la gangrène, X. fut condamné à payer 4.000 fr. à titre de dommages-intérêts.

En 1867, le docteur Richert, appelé auprès d'un homme atteint d'une fracture du col du fémur, plaça le membre dans la boite de Baudens ; la gangrène se déclara et l'amputation dut être pratiquée. Le docteur Richert, à qui l'on reprochait d'avoir soumis le membre à une compression trop forte, d'avoir levé tardivement l'appareil et d'avoir entrepris seul un traitement aussi difficile (?) fut condamné à payer une indemnité de 12.000 fr. Mais, en appel, le jugement fut infirmé et l'action rejetée.

Plusieurs fois l'intervention d'experts-médecins a servi à montrer qu'une accusation de cette nature n'était pas fondée, et à dissiper des préventions en apparence très graves qui s'élevaient contre un médecin. On lira avec intérêt à cet égard plusieurs rapports de Tardieu [1].

§ II. — Responsabilité pénale

Les art. 319 et 320 du Code pénal sont ainsi conçus :

[1] Tardieu. Responsabilité médicale (*Ann. d'hyg. publ. et de méd. lég.*, 2e série, t. I, 1854, et t. XVI, 1861).

Voir aussi : Toulmouche. Homicide par imprudence, par suite d'un accouchement (*même recueil*, 2e série, t. VII). — Denonvilliers, Nélaton et Tardieu. Questions médico-légales de responsabilité médicale (*même recueil* 2e série, t. VII); et enfin Lelorrain. De la responsabilité du médecin devant les tribunaux. (Thèse de Strasbourg, 1868.)

Art. 319. Quiconque, par maladresse, imprudence, inattention, négligence ou inobservation des règlements, aura commis involontairement un homicide ou en aura été involontairement la cause, sera puni d'un emprisonement de trois mois à de ıx ans, et d'une amende de cinquante francs à six cents francs.

Art. 320. S'il n'est résulté du défaut d'adresse ou de précaution que des blessures [1] ou coups, le coupable sera puni de six jours à deux mois d'emprisonnement, et d'une amende de seize francs à cent francs, ou de l'une de ces peines seulement.

En ce qui concerne les officiers de santé, il a été jugé que: « s'il a pratiqué une grande opération sans appeler un docteur, contrairement aux prescriptions de la loi de ventôse an XI, et si des accidents graves ont eu lieu à la suite, des poursuites peuvent être dirigées contre l'officier de santé qui s'en est rendu coupable; que cette loi se réfère formellement à la loi générale; — que, d'après le droit commun, l'officier de santé qui a négligé de remplir ses devoirs se rend coupable du délit de blessures graves par imprudence ou inobservation des règlements, prévu par les art. 319 et 320 du Code pénal [2] ».

Mais ces art. 319 et 320 sont également applicables aux médecins, comme les art. 1382 et 1383 du Code civil et dans les circonstances qui ont déjà été indiquées. Dans ces cas, le médecin est exposé non seulement à l'action civile, mais aussi à l'action publique. Ainsi, un médecin qui aurait été appelé pour faire un accouchement, et qui, croyant à tort l'enfant mort, avait pratiqué la brachiotomie, fut déclaré par le tribunal du Puy « atteint et convaincu du délit d'homicide par imprudence » et condamné à 200 fr. d'amende [3]. — La Cour d'Angers a condamné, en 1876, à quinze jours de prison, pour homicide par imprudence, un médecin qui avait expédié à un malade un flacon de baume Opodeldoch sans avoir placé sur le flacon l'étiquette rouge et sans indi-

1 Sous le nom de blessures, les tribunaux comprennent aussi toutes les atteintes à la santé.

2 Paris, 5 juillet 1833.

3 Le Puy, 31 janvier 1881.

cation sur l'ordonnance que le remède était destiné à l'usage externe[1].

Une sage-femme de Brive, atteinte d'un chancre au doigt et qui avait communiqué la syphilis à un grand nombre de femmes[2], a été condamnée pour homicide par imprudence et blessures involontaires à deux années d'emprisonnement et 50 fr. d'amende[3].

ARTICLE VI. — HONORAIRES. DONATIONS

§ I. — Fixation des honoraires. A qui peuvent-ils être réclamés

Dans certaines localités les médecins ont arrêté entre eux un tarif auquel ils ont fait l'engagement d'honneur de se conformer. Mais ils ne sont point obligés *légalement* de s'y soumettre, et un pareil tarif, si modéré qu'il soit, ne lie ni les médecins, ni les malades, ni surtout les tribunaux.

1 *Bulletin de la société de méd. lég.*, t. IV, V.

2 *Ann. d'hyg. publ. et de méd. lég.*, 2e série, t. XLII.

3 Le *charlatanisme médical* peut-être poussé au point de constituer une véritable escroquerie, et plusieurs fois il a été comme tel l'objet de condamnations prononcées par les Tribunaux. Nous citerons seulement l'arrêt rendu par la Cour d'Amiens (10 février 1854) contre un docteur en médecine qui, se faisant annoncer dans une ville par d'énormes affiches, promettait la guérison de maladies incurables, gratuitement, mais à l'aide de médicaments payés qu'il faisait envoyer par un compère de Paris. « Si le dogme médical échappe à l'examen du juge, il appartient cependant aux magistrats de rechercher si le médecin s'est proposé une spéculation plutôt que la guérison ou le soulagement des malades, et d'apprécier ainsi sa bonne foi; attendu que consulté à son arrivée à Amiens, par de nombreux malades, T... est parvenu en employant des manœuvres frauduleuses à faire naître dans l'esprit des sus-nommés l'espérance d'une guérison chimérique, et même à persuader à plusieurs d'entre eux qu'il avait le pouvoir de les guérir, pouvoir qu'il savait n'être qu'imaginaire, alors qu'il n'agissait ainsi que dans le but unique de leur faire accepter moyennant un prix excessif les prescriptions et remèdes qu'il promettait de leur envoyer, prescriptions et remèdes qui se trouvaient toujours préparés d'avance, étaient les mêmes pour tous les malades quel que fut leur âge, leur sexe, leur constitution et l'affection dont ils étaient atteints; que ces faits constituent le délit d'escroquerie, prévu et réprimé par l'art. 405 du Code pénal..... »

La loi s'en rapporte, en cas de contestation, à la sagesse du juge, qui prend en considération la gravité de la maladie, la fortune du malade, la situation que le médecin a pu se faire dans le corps médical, les relations antérieures qu'il a eues, soit avec le même malade, soit avec sa famille, pour la fixation des honoraires (Dubrac). Quelquefois le juge, pour s'éclairer sur la nature et l'importance des soins donnés, charge des médecins-experts de vérifier les mémoires et de donner leur avis.

L'engagement préalable, verbal ou écrit, de payer une certaine somme après l'achèvement d'un traitement, n'est pas valable dans tous les cas et peut ne pas être admis par les tribunaux.

Il a été jugé que la convention par laquelle un médecin s'oblige à donner pendant toute sa vie, moyennant une rétribution annuelle, les soins de son art à une personne et aux gens de sa maison, n'étant prohibée par aucune loi et n'étant pas contraire aux bonnes mœurs ni à l'ordre public (Cassation, 21 août 1839), est valable.

Le Tribunal de la Seine a jugé que les frais de maladie d'une femme séparée de biens ne peuvent donner lieu à une action contre le mari [1]. M. Dubrac pense que cette décision est fort contestable, et déclare au contraire que le médecin a une action directe contre le mari.

La personne qui a appelé le médecin auprès d'un malade peut, à défaut de celui-ci, être tenue au paiement des honoraires, s'il est établi qu'elle a agi, non comme simple intermédiaire, mais comme ayant eu un intérêt quelconque à la guérison du malade et comme ayant contracté l'obligation tacite de payer ces honoraires (Dubrac).

L'action du médecin contre son client en paiement d'honoraires doit être portée devant le juge de paix si la créance est inférieure à 200 fr.; le juge de paix statue sans appel jusqu'à la valeur de 100 fr. — Si la demande en paiement d'honoraires dépasse la somme de 200 fr., elle doit être portée devant le tribunal civil de première instance.

[1] 7e Chambre, 19 mars 1878.

§ II. — De la prescription des honoraires

CODE CIVIL. — Art. 2272. L'action des médecins, chirurgiens et apothicaires, pour leurs visites, opérations et médicaments... se prescrit par un an.

Art. 2274. La prescription, dans les cas ci-dessus, a lieu quoiqu'il y ait eu continuation de fournitures, livraisons, services et travaux.

Elle ne cesse de courir que lorsqu'il y a eu compte arrêté, cédule ou obligation, ou citation en justice non périmée.

Art. 2275. Néanmoins ceux auxquels ces prescriptions seront opposées, peuvent déférer le serment à ceux qui les opposent, sur la question de savoir si la chose a été réellement payée.

Le serment pourra être déféré aux veuves et héritiers, ou aux tuteurs de ces derniers, s'ils sont mineurs, pour qu'ils aient à déclarer s'ils ne savent pas que la chose soit due.

Ainsi, après une année, la prescription peut être opposée par le débiteur, à moins que la dette ne soit constatée par un compte arrêté, ou une obligation de ce débiteur, ou bien qu'il y ait eu citation en justice avant le délai expiré. — Il a été jugé que la lettre par laquelle une personne avait répondu à l'invitation de son médecin de lui payer ses honoraires, qu'elle passerait chez lui pour le remercier de ses soins, pouvait être considérée comme constituant une obligation de payer faisant obstacle à la prescription (Cassation, 11 juillet 1820) (Chaudé).

Il ne suffit pas que le débiteur invoque la prescription pour se refuser à payer des honoraires, il faut qu'il affirme qu'il a payé. Contre cette affirmation aucune preuve n'est admise ; le médecin peut seulement exiger que cette affirmation soit faite sous serment.

Contrairement aux termes de l'art. 2274, il est admis généralement que la prescription n'existe pas pour chaque visite considérée isolément, mais que le délai d'un an ne commence à courir que depuis le jour où le médecin a cessé de donner des soins réguliers, soit que la maladie ait guéri, soit qu'elle ait entraîné la mort, soit que le traitement du médecin ait cessé pour un autre motif. — Cependant cette jurisprudence n'est pas constante.

§ III — Privilège pour les honoraires du médecin

Code civil.— Art. 2101. Les créances privilégiées sur la généralité des meubles sont celles ci-après exprimées, et s'exercent dans l'ordre suivant : 1° les frais de justice ; 2° les frais funéraires ; 3° les frais quelconques de la dernière maladie, concurremment entre ceux à qui ils sont dus ; 4°...

Art. 2104. Les privilèges qui s'étendent sur les meubles et les immeubles sont ceux énoncés en l'art. 2101.

Art. 2105. Lorsqu'à défaut de mobilier, les privilégiés énoncés en l'article précédent se présentent pour être payés sur le prix d'un immeuble en concurrence avec les créanciers privilégiés sur l'immeuble, les paiements se font dans l'ordre qui suit : 1° les frais de justice et autres énoncés en l'art 2101 ; 2°...

Dans les cas où les fonds sont insuffisants pour couvrir la totalité des frais de dernière maladie, la somme disponible est répartie au marc le franc entre les diverses créances qui rentrent dans cette classe de frais, c'est-à-dire entre le médecin, le chirurgien, le pharmacien, la sage-femme, la garde-malade et tous ceux qui ont participé d'une façon quelconque au traitement.

La créance du médecin comprend les honoraires dûs pour toutes les visites faites pendant la dernière maladie ; toutefois s'il s'agit d'une affection chronique, de très longue durée, on admet généralement que la créance privilégiée ne commence à partir que du moment où l'affection s'est notablement aggravée.

Par l'expression *dernière maladie*, doit-on entendre seulement la maladie à laquelle l'individu a succombé ; ou bien la maladie la plus rapprochée de l'événement (décès qui peut arriver sans maladie, faillite ou déconfiture) qui donne lieu à une contribution entre créanciers ? C'est là une question controversée, et qui a été jugée en sens contraires par divers tribunaux.

D'après M. Dubrac, le privilège du médecin ne se rapporte qu'à la maladie du débiteur, et non à celle de sa femme et de ses enfants. Cependant un jugement en sens contraire a été rendu par le Tribunal de Montargis.

§ IV. — Donations et legs au profit du médecin

CODE CIVIL. — Art. 909. Les docteurs en médecine ou en chirurgie, les officiers de santé et les pharmaciens qui auront traité une personne pendant la maladie dont elle meurt, ne pourront profiter des dispositions entre vifs ou testamentaires qu'elle aura faites en leur faveur pendant le cours de cette maladie. — Sont exceptées : 1° les dispositions rémunératoires faites à titre particulier, eu égard aux facultés du disposant et aux services rendus ; 2° les dispositions universelles, dans le cas de parenté jusqu'au quatrième degré inclusivement, pourvu toutefois que le décédé n'ait pas d'héritiers en ligne directe, à moins que celui au profit de qui la disposition a été faite ne soit lui-même au nombre de ces héritiers. Les mêmes règles seront observées à l'égard du ministre du culte.

Art. 911. Toute disposition au profit d'un incapable sera nulle, soit qu'on la déguise sous forme d'un contrat onéreux, soit qu'on la fasse sous le nom de personnes interposées. — Seront réputées personnes interposées les père et mère, les enfants et descendants, et l'époux de la personne incapable.

Pour qu'un médecin ne puisse profiter d'une donation ou d'un legs qui lui ont été faits, il faut donc, ainsi que le fait remarquer M. Chaudé, la réunion de trois circonstances : 1° que les libéralités aient été faites en maladie ; elles sont valables si elles remontent à une époque antérieure ; 2° que la personne soit morte de cette maladie [1] ; si elle revient à la santé, la libéralité est et demeure valable, encore que ce même médecin eût donné ses soins au disposant dans une nouvelle maladie dont celui-ci serait mort ; 3° que le défunt ait reçu dans cette dernière maladie les soins du donataire ou légataire.

A défaut d'une seule de ces circonstances, la donation est valable ; mais quand elles se trouvent réunies, la donation est toujours nulle. C'est en vain que le médecin ferait valoir par exemple que la libéralité lui a été faite à titre d'ami, et non à titre de médecin.

Mais l'art. 909 laisse un certain vague, qui d'ailleurs ne pourrait guère être évité, sur deux points : que doit-on entendre par dernière maladie, et par traitement ? C'est aux tribunaux que l'appréciation appartient dans chaque cas

[1] On peut ajouter : et non pas d'une circonstance accidentelle étrangère à la maladie, même fatalement mortelle, pour laquelle elle a été soignée.

particulier, et il est impossible de formuler, d'après la jurisprudence, une règle fixe à cet égard ; on peut donner seulement quelques exemples.

Ainsi il a été jugé que la dernière maladie, dans le sens de l'art. 909, existe, quelque éloigné que soit le décès, dès l'instant où est arrivé chez le testateur un état morbide mortel qui défie tous les efforts de la médecine, et n'admet plus que les palliatifs pour la douleur et les distractions pour l'état du malade (Dubrac).

D'autre part, le médecin qui a *traité* le testateur dans le sens de l'art. 909, est celui qui a donné ses soins, non pas d'une façon accidentelle, mais d'une manière régulière et suivie. L'incapacité ne s'applique pas au médecin appelé en consultation, ni à celui qui a surveillé l'application des remèdes prescrits par le médecin traitant, à moins que son intervention n'ait été assez fréquente et assez active pour qu'on puisse le considérer comme ayant pris part, conjointement avec le médecin ordinaire, à la direction du traitement.

— *Les dons rémunératoires* faits pendant la dernière maladie sont valables. Mais il faut qu'ils soient faits à titre particulier, c'est à-dire qu'ils n'aient pour objet ni l'universalité, ni une quote-part de la fortune du disposant, mais seulement une somme ou un objet déterminés. — En outre ces dons doivent être en rapport avec les facultés du disposant et les services rendus ; les tribunaux apprécient dans chaque cas particulier s'il en est ainsi, et, s'ils y a lieu, ils réduisent la donation dans les proportions qui leur paraissent justes.

La loi ne peut être éludée en instituant à la place du médecin une personne qui recueillerait pour lui le bénéfice de la libéralité. L'art. 911 a prévu le cas, et c'est ainsi par exemple que les père, mère, épouse et descendants du médecin ne peuvent recevoir de libéralités parce qu'elles sont réputées *interposées*, en vertu d'une présomption légale contre laquelle la preuve contraire n'est pas admise.

La jurisprudence a établi que les libéralités faites au médecin par sa femme ne tombent pas sous le coup des prohibitions portées par l'art. 909.

RAPPORT MÉDICO-LÉGAUX

I. — *Rapport de levée de corps*

— PERSONNEL —

Je soussigné, docteur en médecine, demeurant à...., à la requête de M. X... *(qualité)* et serment préalablement prêté entre les mains de ce magistrat, me suis transporté le... à ... heure, à l'effet d'examiner un corps qu'on m'a dit être celui du sieur X... âgé de...

Le corps, revêtu de ses vêtements, a conservé encore un peu de chaleur sur le tronc; la rigidité cadavérique est très prononcée et généralisée; la putréfaction n'est pas commencée. Il n'existe pas sur les diverses parties du corps de plaies, d'érosions, d'ecchymoses, ni aucune autre trace de violences. Le corps est bien constitué, non amaigri, et ne présente pas de marques extérieures de maladie, ni aucune particularité pouvant indiquer quelle a été la cause de la mort.

Conclusions. — 1o La mort du sieur X. est réelle

2o Elle remonte à environ 12 ou 24 heures.

3o Le corps ne porte pas de marques de violences auxquelles on puisse attribuer la mort.

4o La cause de celle-ci ne peut être déterminée par l'examen extérieur du cadavre ; s'il y avait intérêt à la connaitre, il serait nécessaire de pratiquer l'autopsie.

II. — *Rapport de levée de corps*

— PERSONNEL —

Le corps est celui d'un homme d'une cinquantaine d'années; il est encore chaud. La putréfaction n'est pas commencée ; la rigidité cadavérique existe d'une façon très marquée à la mâchoire inférieure et sur les muscles du cou ; elle n'est pas encore apparue sur le reste du corps. Les membres inférieurs et les parties génitales (scrotum et verge) sont le siège d'une infiltration œdemateuse considérable (hydropisie). Sur les diverses parties du corps, il n'existe pas de plaies, d'ecchymoses, d'érosions, ni d'autres traces de violences.

Conclusions. — 1° La mort du sieur X est réelle.

2° Elle remonte à environ une douzaine d'heures.

3° Il n'existe pas sur le corps de traces de violences. L'hydropisie montre que très probablement le sieur X a succombé à une mort naturelle, sans doute à une affection du cœur ou des reins

III. — *Rapport de levée de corps*

— PERSONNEL —

Je soussigné..... d'examiner un corps qu'on m'a dit avoir été dépendu depuis 4 heures et être celui d'un sieur X.

Le corps est en pleine rigidité cadavérique ; la putréfaction n'est pas commencée. Il existe sur le cou un sillon parcheminé qui passe en avant au niveau du larynx, et remonte de chaque côté en arrière pour venir se perdre à la partie postérieure du cuir chevelu. Sur tout le reste de son trajet, le sillon est parfaitement net et régulier ; sa largeur correspond exactement à celle de la corde qui m'est présentée et qui a servi à la suspension. Le cou ne présente aucune autre trace de violences ; il n'en existe pas non plus sur les diverses parties du corps.

Les membres inférieurs sont d'un rouge foncé ; le pénis est turgescent, sans être en érection ; en pressant sur le canal de l'urèthre, on fait sortir un peu de liquide opalescent qui paraît être du sperme.

Conclusions. — 1° La mort du sieur X est réelle.

2° Elle a été causée par pendaison.

3° Elle remonte a environ 18 à 30 heures.

4° Il n'existe pas sur le corps de blessures, ni de traces de violences.

IV. — *Meurtre. Perforation du poumon par un coup de canne à épée*

— PERSONNEL —

Aspect extérieur. — Le cadavre est celui d'un jeune homme bien constitué, paraissant vigoureux.

La putréfaction n'est pas commencée.

Il existe à 0m,02 au-dessous et en dehors du mamelon gauche une petite plaie de forme rectangulaire, dont chaque côté mesure 0m,005 de longueur.

Il n'existe pas d'autres plaies, d'ecchymoses, ni de traces quelconques de violences sur les diverses parties du corps, notamment sur les mains, les bras, le cou, la face.

Ouverture du cadavre. — Après avoir enlevé la paroi antérieure du tronc on constate que l'arme qui a produit la blessure mentionnée plus haut, a traversé la paroi thoracique dans le 4e espace intercostal, en suivant un trajet oblique de gauche à droite, de bas en haut, et d'arrière en avant. Le poumon gauche a été perforé de part en part, au niveau de la partie droite de sa base.

La cavité pleurale gauche contient un épanchement de plus d'un litre et demi de sang; ce sang est divisé en un caillot résistant et en sérum presque incolore qui surnage.

Le poumon gauche, comprimé par l'épanchement, est considérablement diminué de volume. Il ne présente d'ailleurs pas d'altérations pathologiques antérieures, non plus que le poumon droit.

La profondeur de la blessure, mesurée à l'aide d'un compas, depuis la plaie extérieure jusqu'à l'ouverture de sortie sur le poumon, est de 0m,15.

Le cœur ne présente pas de lésions; ses valvules et ses parois sont saines. Ses cavités ne contiennent qu'un peu de sang liquide.

L'estomac ne renferme que des gaz.

Les intestins ne présentent pas d'altérations pathologiques.

Le foie, la rate, les reins et les autres viscères abdominaux n'offrent pas non plus de lésions appréciables.

La vessie contient environ 1/2 litre d'urine limpide.

Les organes génitaux sont sains.

Il n'existe pas d'ecchymoses sous le cuir chevelu.

Les os du crâne ne sont pas fracturés.

Les méninges ne sont pas congestionnées; elles ne présentent pas d'altérations appréciables, non plus que le cerveau et les diverses parties de l'encéphale.

Des incisions faites sur les diverses parties du corps ont montré qu'en aucun point il n'existait d'épanchements sanguins profonds.

Conclusions. — 1o Le sieur X a été atteint sur le côté gauche de la poitrine, un peu au-dessous du mamelon, d'une blessure produite par un instrument piquant, ayant la forme d'une tige quadrangulaire, qui a pénétré dans la poitrine et perforé de part en part le poumon. La mort a été la conséquence de cette blessure et de l'hémorrhagie interne qu'elle a occasionnée.

2o La blessures était dirigée de gauche à droite, de bas en haut et d'arrière en avant.

3o Le corps ne porte pas d'autres marques de violences, ni de traces de lutte.

V. — *Meurtre par strangulation et submersion*

— PERSONNEL —

Aspect extérieur. — Le cadavre est celui d'une femme bien constituée, paraissant âgée de 25 à 30 ans. La putréfaction n'est pas commencée.

L'épiderme des pieds et des mains n'est pas macéré, c'est-à-dire qu'il ne présente pas d'épaississement, de rides, ni de coloration blanchâtre.

Un peu d'écume blanche et à très fines bulles sort par la bouche et par les narines.

On remarque sur le corps de nombreuses traces de violences disposées de la façon suivante.

Derrière l'oreille gauche, au niveau et au-dessous de l'apophyse mastoïde, se trouvent 4 érosions réparties sur un espace de 0m,03, au-dessous duquel on trouve un épanchement sanguin dans la peau et le tissu cellulaire sous-cutané; deux de ces érosions sont linéaires, curvilignes, et correspondent exactement à l'empreinte d'un ongle; les deux autres sont irrégulières. Sur le côté droit de la lèvre supérieure se trouvent 3 autres érosions également linéaires et curvilignes, non doublées d'ecchymoses; une autre, irrégulière, est située sur la joue droite, au niveau de l'os malaire, elle est ecchymotique. Toute la paupière inférieure de l'œil droit est fortement ecchymosée; une autre ecchymose, arrondie, de 0m,03 de diamètre, se trouve sur le côté droit de la mâchoire inférieure. Sur le cou, près du bord gauche de la trachée, et à 0m,01 au-dessous du larynx on remarque une érosion linéaire et rectiligne, de 1/2 centim. de longueur; une seconde érosion, irrégulière, existe au-dessous de la précédente, entre le larynx et la mâchoire inférieure. A la partie antérieure et médiane du cou, à 0m,02 au-dessous du larynx, existe une ecchymose de 1/2 centim. de diamètre.

A la partie antérieure et supérieure du bras droit, se trouvent deux ecchymoses arrondies de 0m,02 de diamètre, correspondant à l'empreinte de doigts fortement appliqués en ce point. A la partie supérieure et externe du bras gauche existe une large ecchymose arrondie, de 0m,06 de diamètre; en pratiquant une incision en ce point, on constate qu'il y a un double épanchement sanguin : l'un immédiatement sous la peau, et un autre, plus abondant, entre l'aponévrose et la face profonde de la couche cellulo-adipeuse. En arrière des deux coudes existent deux petites plaques parcheminées non ecchymotiques. Sur les mains il n'existe pas de traces de violences, sauf deux longues érosions rectilignes, très superficielles, sur le dos de la main droite, qui paraissent résulter d'égratignures.

Enfin on trouve encore une ecchymose arrondie de 0m,01 de diamètre au-dessus et en dehors du sein droit, une autre, semblable, à la partie supérieure et interne de la cuisse droite, une dernière de 0m,03 de diamètre à la partie postérieure de la cuisse gauche.

Ouverture du corps. — En disséquant les parties molles du cou, on constate qu'il existe à la face profonde du muscle sterno-thyroïdien droit, et au niveau de l'ecchymose sous-cutanée, signalée plus haut, un épanchement de sang coagulé de 0m,02 de diamètre sur 0m,001 environ d'épaisseur. On trouve aussi dans la tunique externe de la carotide primitive droite, à 0m,03 de sa bifurcation, une ecchymose de la dimension d'un pois. Le larynx et la trachée renferment de l'écume et un peu d'eau liquide.

Les poumons sont très volumineux et font une très forte saillie à l'ouverture du thorax; les côtes se sont imprimées à leur surface; en appliquant le doigt en un point quelconque du parenchyme pulmonaire, on produit une dépression profonde, persistante; ces caractères sont moins marqués sur le poumon gauche qui adhère à la paroi thoracique sur une grande partie de son étendue. En incisant les poumons on constate que les bronches et le parenchyme contiennent de l'écume à très fines bulles, et qu'il s'écoule une quantité abondante de sang liquide et foncé. Il n'existe pas d'ecchymoses sous-pleurales.

Le cœur ne présente pas d'ecchymoses sous-péricardiques; ses cavités renferment du sang liquide et des caillots noirs et mous. Les valvules sont saines.

L'estomac renferme environ 100 grammes d'un liquide jaune verdâtre très clair, n'exhalant pas d'odeur alcoolique, et non mélangé de débris alimentaires. La muqueuse est légèrement congestionnée.

Les intestins ne présentent pas d'altérations pathologiques.

Le foie est volumineux et congestionné. La rate a son aspect normal.

Les reins ont leur volume habituel; leur surface est lisse; cependant en enlevant leur capsule on constate qu'elle entraîne en certains points quelques fragments de la substance corticale; celle-ci n'offre pas de lésions appréciables à l'œil nu.

L'utérus et les ovaires sont sains.

La vessie est vide.

Le cuir chevelu est intact; au-dessous de lui on trouve plusieurs épanchements de sang coagulé disposés de la façon suivante: au sommet de la tête, un peu en avant de l'occipital, existe un premier épanchement de 0m,04 de diamètre sur 0m,001 d'épaisseur; près de la bosse pariétale droite, un autre épanchement de 0m,02 de diamètre; enfin à la partie antérieure de l'occipital, et des deux côtés de la ligne médiane, plusieurs épanchements répartis sur une étendue de 0m,07; ces derniers épanchements sont situés entre l'os et le périoste.

Les os du crâne ne sont pas fracturés.

Il n'existe pas d'épanchement sanguin dans la cavité crânienne. Les méninges ne sont pas congestionnées, non plus que le cerveau et les autres partis de l'encéphale qui ne présentent pas d'altérations appréciables.

Conclusions. — 1° La femme B. porte sur les diverses parties du corps de nombreuses traces de violences. Sur le cou existent des marques d'ongle, des ecchymoses superficielles et profondes, indiquant une tentative énergique de strangulation. Sur les bras se trouvent les marques de doigts fortement appliqués, comme pour maintenir ou entraîner la victime. Sur la partie supérieure de la tête existent les traces de plusieurs chocs ou coups portés avec un corps contondant. Enfin sur la face, les bras et les cuisses on remarque plusieurs ecchymoses produites également par des contusions.

2° Cette femme vivait encore au moment de sa chute dans l'eau; sa mort doit être attribuée, au moins pour une part, à la submersion.

VI. — *Sévices sur un enfant*

— PERSONNEL —

Le jeune M., âgé de 7 ans, est bien constitué, non amaigri, et paraît actuellement en bon état de santé. Il répond avec intelligence aux questions qui lui sont posées.

Il porte sur les diverses parties du corps de nombreuses marques de violences. Les fesses et les cuisses sont couvertes d'ecchymoses, les unes relativement anciennes, ainsi que l'indique leur colorations jaune pâle, les autres beaucoup plus récentes, et d'une teinte violacée. La plupart de ces ecchymoses ont une forme allongée, bien limitée, quelques-unes sont très minces, ce qui concorde avec la déclaration de l'enfant qui dit avoir été frappé surtout avec un bâton et avec une règle. Sur les cuisses, ces ecchymoses sont très nombreuses et s'entre-croisent dans toutes les directions. Aux fesses, les ecchymoses forment de larges plaques irrégulières, mal limitées, et paraissent résulter de coups de pied.

Sur la joue droite on remarque une large ecchymose jaunâtre; sur la joue gauche deux longues égratignures récentes; sur les deux joues on aperçoit de nombreuses cicatrices linéaires, superficielles, de date ancienne, et paraissant résulter de coups d'ongle. Les deux mains sont couvertes sur leur face dorsale de nombreuses cicatrices de dates diverses, rectilignes, minces et allongées, produites peut-être par l'arête d'une règle en bois ou en métal.

Enfin, au milieu du pavillon de l'oreille, se trouve une perforation complète, de 0m001 de diamètre, à bords réguliers, et cicatrisée depuis longtemps.

Conclusions. — 1° Le jeune M. porte sur les diverses parties du corps de nombreuses violences subies à des époques diverses, les unes tout récemment, les autres depuis plusieurs mois. L'enfant était donc en butte *habituellement* à des sévices.

2° La forme et l'aspect des ecchymoses et des cicatrices montrent que l'enfant a été frappé notamment avec un bâton, une règle, ou une autre tige rigide.

3° L'oreille présente une perforation, qui ne résulte probablement pas d'une affection spontanée, mais paraît avoir été produite par un instrument piquant.

VII. — *Blessures. Cachexie consécutive*

— PERSONNEL —

(Examen du 1er juillet 1882)

Le sieur V., homme d'équipe au chemin de fer, âgé de 44 ans, déclare qu'avant l'accident dont il a eté victime, il jouissait d'une santé excellente, et qu'il était renommé parmi ses camarades pour sa force exceptionnelle. L'accident est survenu le 24 juillet 1880; le sieur V. se trouvait entre plusieurs wagons alignés sur la voie, quand le choc d'une locomotive vint faire heurter ces wagons et le comprima entre les tampons. Il fut atteint ainsi de très fortes contusions à la partie inférieure de l'abdomen, aux parties génitales, aux régions lombaire et sacrée; mais il ne se produisit pas de plaie ni d'effusion extérieure de sang. — Le blessé n'aurait pas perdu connaissance, mais il serait resté étendu sur le sol, dans l'incapacité absolue de se mouvoir. Pendant quinze jours ou trois semaines il lui aurait été complètement impossible d'exécuter le plus léger mouvement des membres inférieurs; en même temps il éprouvait dans ces membres une sensation de froid glacial, mais il ne peut dire si la sensibilité était abolie. La miction était très difficile. Pendant cette période, il aurait craché du sang à plusieurs reprises, il aurait eu des vomissements alimentaires; l'appétit aurait été nul, le sommeil très difficile et troublé constamment par des cauchemars. Au bout de six semaines le blessé aurait pu commencer à quitter le lit, et la motilité des membres inférieurs reparaissant très lentement, il aurait été en état, après quatre mois environ, de faire quelques pas dans sa chambre. L'amélioration aurait continué pendant quelque temps au point de permettre quelques sorties; mais depuis un an, l'état se serait aggravé progressivement, tant au point de vue de la faiblesse des jambes qu'à celui de la santé générale.

On constate aujourd'hui que le sieur V., d'une haute stature, et paraissant avoir été très vigoureux, est très amaigri et présente les signes d'un affaiblissement incontestable: la démarche est hésitante, la station debout ne peut être soutenue; la peau partout trop large et formant facilement de vastes plis, est sèche, d'une coloration pâle, terreuse à la face: les cheveux sont en grande partie tombés et s'arrachent facilement. Les masses musculaires des fesses, des cuisses et des jambes sont notablement atrophiées, flasques et affaissées. Les divers mouvements des membres inférieurs s'accomplissent bien quand le malade est couché, sauf l'abduction qui déterminerait des douleurs dans l'articulation des genoux. Quand on invite V. à rester debout, il cherche promptement un appui sur les objets voisins, et l'on voit les genoux fléchir légèrement, les jambes trembler; la marche s'exécute suivant son mode normal, si ce n'est que les pieds traînent un peu sur le sol; elle ne peut être continuée plus de quelques minutes. La sensibilité des membres inférieurs à la douleur, au froid, est intacte. V. dit ne pas éprouver de fourmillements ou de sensations anormales. Il déclare que l'excrétion de l'urine et des matières fécales se fait actuellement sans difficulté. — Les crachements de sang qui seraient survenus peu de temps après l'accident n'auraient plus reparu; mais V. se plaint d'éprouver fréquemment, surtout pendant la nuit, des accès de suffocation qui dureraient 1/2 heure ou 3/4 d'heure. L'exploration des poumons ne permet pas toutefois de reconnaître des lésions matérielles de ces organes. Le timbre de la voix n'est pas altéré, mais l'exercice de la parole serait fatigant, et, chaque fois qu'il a prononcé quelques mots, V. exécute une série de petites expirations convulsives qui s'accompagnent quelquefois de toux.

V. se plaint aussi d'éprouver de temps à autre des palpitations de cœur; l'examen de cet organe ne montre pas cependant qu'il soit atteint de lésions matérielles.

L'appétit est presque nul ; des vomissements surviennent parfois, sans être précédés de nausées ni de douleurs d'estomac; en outre, V. déclare qu'il lui arrive fréquemment « d'avaler de travers » ses aliments solides ou liquides.

Des vertiges surviennent fréquemment, surtout quand le blessé essaie de rester debout ou de marcher pendant quelque temps. Il éprouve aussi des bourdonnements d'oreille ; la vue est restée intacte. Le sommeil est rare et toujours interrompu par des cauchemars. V. déclare que son caractère a changé, qu'il est devenu irritable, colère et morose ; mais ce changement peut être attribué en grande partie au chagrin qu'il éprouve et à l'inaction absolue à laquelle il est condamné depuis deux ans. Bien qu'il assure que sa mémoire a un peu diminué, l'intelligence ne paraît pas avoir subi d'atteintes. — Il n'y a jamais eu de pertes de connaissance, d'attaques convulsives, ni, depuis la paraplégie du début, de paralysies limitées à un groupe musculaire.

Conclusions. — 1° Le sieur V. est atteint de troubles des diverses fonctions organiques, d'un affaiblissement général, et d'une paralysie incomplète des membres inférieurs, qui le rendent absolument incapable de se livrer à aucun travail.

2° Cet état doit être attribué à une commotion ou à une autre lésion de la moelle épinière survenue pendant l'accident du 24 juillet 1880, et aux troubles du système nerveux qui en ont été la conséquence.

3° Il est possible que le sieur V, sous l'influence d'un traitement et d'un régime appropriés, recouvre plus ou moins complètement la santé, mais on ne saurait rien affirmer à cet égard. En tous cas, la guérison, si elle s'effectue, sera longue et demandera plusieurs années pour s'accomplir.

Deuxième rapport en date du 1er décembre 1882, sur le même individu.

L'état du sieur V. n'a subi aucune amélioration. La cachexie s'est plutôt accentuée. Il existe au poignet droit et à la face dorsale de la main droite des traces d'une éruption de rupia. La maigreur est excessive ; les chairs sont flasques et molles ; l'abdomen est très aplati, et l'on peut sentir facilement les battements de l'aorte en comprimant sa paroi antérieure.

L'appétit est presque nul : les vomissements, un peu moins fréquents, se produiraient d'une façon constante quand le malade essaye d'avaler la plus petite quantité d'un corps gras. Il y aurait des alternatives de constipation et de diarrhée. L'urine serait en quantité normale et expulsée sans difficulté.

Bien qu'il n'éprouve pas de suffocation, le malade respire d'une façon particulière ; toutes les minutes environ, il fait une série de petites expirations brusques, saccadées et convulsives. Il a une toux sèche non quinteuse, peu fréquente. L'auscultation et la percussion de la poitrine ne révèlent aucune lésion matérielle des poumons; le murmure respiratoire est cependant affaibli dans toute l'étendue de ces organes. Le cœur ne présente également aucun signe d'une lésion organique, le pouls est petit, lent et régulier. Des palpitations surviendraient fréquemment, même sans influence extérieure.

V. déclare qu'il éprouve souvent des vertiges, qu'à deux reprises ces vertiges ont déterminé une chûte, qui n'a pas toutefois été accompagnée de perte de connaissance. La station debout ne peut être prolongée plus de deux ou trois minutes; au bout de très peu de temps elle détermine un tremblement des membres inférieurs qui se propage ensuite au reste du corps. La marche ne peut s'effectuer qu'à l'aide d'un bâton, et ne peut être soutenue que peu de temps. L'état des membres inférieurs n'a d'ailleurs pas subi de modifications notables depuis le premier examen.

Conclusions. — 1° L'état du sieur V. n'a subi aucune amélioration depuis le 12 juillet dernier; la débilitation générale et la cachexie dont il est atteint se sont au contraire accentuées depuis cette époque.

2° Il est peu probable que la guérison survienne, et que le malade soit jamais en état de reprendre son travail. Il est à craindre au contraire que dans un délai impossible à préciser, la mort ne soit la terminaison des troubles de la santé occasionnés par l'accident du 24 juillet 1880.

VIII. — *Inculpation de viol*

— PERSONNEL —

La jeune X., âgée de 12 ans 1/2 est bien constituée et jouirait habituellement d'une bonne santé ; elle ne serait pas encore réglée.

On constate actuellement que les parties génitales n'ont pas encore acquis leur complet développement ; les grandes lèvres et le mont de Vénus ne sont pas garnis de poils. — La membrane hymen est de forme annulaire, son orifice est de petites dimensions et laisserait à peine passer le petit doigt ; les bords de cet orifice sont nets, réguliers et exempts de toute déchirure ou cicatrice.

Sur les diverses parties de la vulve il n'existe pas de plaies, d'érosions, d'ecchymoses, de rougeurs ni de marques quelconques de violences, la muqueuse n'est pas le siège d'écoulement et ne présente pas de signes d'inflammation. La jeune X. déclare ne pas souffrir des parties génitales, même au moment de la miction.

Les ganglions des aînes ne sont pas tuméfiés.

Conclusions. — 1° La jeune X. n'est pas déflorée.

2° Les parties génitales de cette jeune fille sont actuellement saines et ne portent pas de marques de violences.

IX. — *Viol sur une petite fille de douze ans Communication de la blennorrhagie*

— TARDIEU —

La jeune Goguet, âgée de douze ans et demi, est pâle ; son teint est fatigué et flétri, ses yeux caves et cernés. Elle n'est cependant pas plus développée que ne le comporte son âge, et n'est pas réglée. Sa mère déclare aussi qu'elle n'a jamais eu, à aucune époque, d'écoulement leucorrhéique. Les parties sexuelles ne sont pas garnies de poils, ni même de duvet : elles ne sont pas anormalement développées. Avant même d'écarter les grandes lèvres, on voit la vulve baignée par une matière jaune verdâtre très abondante, et qui rendrait toute exploration impossible si l'on ne faisait laver l'enfant. Il est facile alors de constater qu'il n'y a pas de rougeur vive et générale de la vulve ; les petites lèvres et l'entrée du vagin sont le siège d'une irritation peu aigue sans boursouflement, sans ulcération, sans aucune espèce de douleur. La membrane hymen est divisée dans toute sa hauteur en deux lambeaux qui forment de chaque côté deux replis assez larges, sinueux, comme froncés, fermant en partie l'orifice du vagin, et agglutinés par la matière de l'écoulement de manière à simuler une membrane hymen intacte. Ces replis, dont les bords ne sont pas plus vivement enflammés qu'elle, se laissent d'ailleurs facilement écarter et laissent voir l'ouverture béante du vagin dans laquelle le petit doigt pénètre sans difficulté, et d'où s'écoule, à la moindre pression, un mucus abondant. La fourchette est un peu rouge, sans déchirure ni ulcération. Il n'y a pas non plus d'engorgement des ganglions inguinaux.

Conclusions. — 1° La jeune Goguet est déflorée.

2° Cette jeune fille est affectée d'un écoulement abondant de pus, qui se fait par le vagin.

3° Si l'on considère que l'inculpé est actuellement atteint d'un écoulement blennorrhagique uréthral, il est extrêmement probable que la maladie de la jeune Goguet lui a été communiquée par le contact de l'inculpé.

X. — *Viol sur une fille de vingt-cinq ans*

— TOULMOUCHE —

J'ai noté sur Julie S. les lésions suivantes :

1° Il existait à la face interne de la vulve, sur la petite lèvre gauche, une déchirure transversale peu considérable. La membrane hymen était rompue et ses lambeaux suppuraient. Il sortait du vagin un liquide puriforme. Tout le pourtour en était rouge et enflammé. Le doigt s'y introduisait très facilement et en ressortait couvert de pus. Au moindre contact les déchirures de la membrane hymen saignaient légèrement.

2° On remarquait à la face interne de chaque cuisse une meurtrissure ayant une forme ronde de 1 centimètre et demi ou un peu plus de diamètre, et telle qu'en pourrait produire la pression forte d'un pouce ou d'un doigt.

3° On découvrait aussi sur les fesses plusieurs petites ecchymoses, de même forme et de même aspect que la précédente, et dues probablement à la même cause.

4° Enfin, on constatait au visage, au-dessous de la commissure gauche de la bouche, une excoriation superficielle de la peau, se dirigeant un peu obliquement vers le menton, longue de près de 4 centimètres, un peu plus large inférieurement qu'à la partie supérieure, et semblable à celle d'un fort coup d'ongle.

Conclusions. — 1° La fille S. est déflorée.

2° Cette défloration n'a pas été effectuée sans une lutte énergique, comme le prouvent les blessures observées au visage, aux cuisses et aux fesses.

3° Ce viol ne doit pas remonter à plus de deux ou trois jours.

4° La défloration a été le résultat de l'introduction dans le vagin d'un corps assez volumineux.

XI. — *Transmission de la syphilis par la pédérastie*

— PERSONNEL —

Le jeune C., âgé de 12 ans, est bien constitué, et aurait toujours joui d'une assez bonne santé ; il aurait eu toutefois à diverses reprises, dans sa première enfance, une éruption abondante de gourme au cuir chevelu.

Cet enfant raconte que plusieurs fois, à une époque qu'il ne peut indiquer, il a subi des actes de pédérastie. Quelque temps après il se serait aperçu qu'il avait à l'anus « un gros bouton » qui a duré pendant très longtemps, donnait à peine d'humeur, et n'occasionnait pas de douleurs, sauf une légère cuisson au moment de la défécation. L'enfant dit se rappeler très bien que vers la même époque il avait dans les aines quelques « boules » (ganglions) qu'il sentait rouler sous son doigt, qui étaient dures et ne le faisaient nullement souffrir. Il ne se rappelle pas avoir eu des taches rouges ou rosées sur le corps. Au bout d'un certain temps, il serait survenu à l'anus d'autres « gros boutons » très nombreux. C'est alors seulement que la dame G., qui prend soin de l'enfant, aurait remarqué qu'il était malade. Elle l'aurait conduit à un médecin, puis aurait obtenu son admission à l'hôpital.

Des renseignements qui nous ont été donnés à cet hôpital il résulte que le jeune C. présentait au moment de son entrée de nombreuses plaques muqueuses à l'anus, et des plaques muqueuses à la gorge et à la bouche. Sous l'influence d'un traitement consistant en pilules de proto-iodure de mercure, en pansements au calomel, et en gargarismes, tous ces accidents se sont amendés rapidement, et aujourd'hui on constate ce qui suit :

Autour de l'anus, il existe quatre plaques muqueuses de la grandeur d'une amande, faisant une saillie à peine appréciable, à surface tout à fait sèche, et en somme presque complètement guéries.

L'anus ne présente pas actuellement de lésion ; son orifice n'est pas dilaté, ni déprimé en infundibulum ; ses plis sont bien conservés. On sent dans les aines quelques petits ganglions ne dépassant pas le volume d'un noyau de cerise. La gorge et la bouche ne présentent plus aucune trace de plaques muqueuses ; mais les ganglions sous-maxillaires sont un peu tuméfiés. Les cheveux sont clair-semés, et l'enfant assure qu'ils ont tombé beaucoup à une certaine époque, mais que cette chute est maintenant arrêtée. Sur le tronc, on aperçoit, disséminées en diverses régions, une quarantaine de petites macules brunâtres, arrondies, à bords un peu irréguliers, mais aucune autre trace d'éruption.

L'état actuel de l'enfant, et surtout les renseignements obtenus à l'hôpital, la nature du traitement institué et les résultats fournis par ce traitement montrent que le jeune C. est atteint de syphilis. Le récit de cet enfant qui déclare notamment que le premier « bouton » (sans doute le chancre) est apparu à l'anus, doit faire considérer comme vraisemblable que la syphilis a été communiquée par un acte de pédérastie.

Conclusions. — 1° Le jeune C. est atteint de syphilis.

2° Il est probable que cette maladie lui a été communiqué par un acte de pédérastie.

3° Les manifestations actuelles de la syphilis sont aujourd'hui en voie de guérison ; mais l'enfant reste exposé aux conséquences ultérieures de cette maladie, aux divers accidents dont quelques-uns pouvant être très graves, qui menacent toute personne syphilitique pendant un temps illimité.

XII. — *Avortement*

— MM. BROUARDEL ET TARNIER —

Je soussigné, Paul Brouardel, commis par M. Ragon, juge d'instruction près le tribunal de première instance du département de la Seine, en vertu d'une ordonnance en date du 7 octobre 1880, ainsi conçue :

« Vu la procédure commencée contre :

« 1° D..., 39 ans, négociant ;

« 2° La fille B.. (Gabrielle), 18 ans, en ce moment en traitement à la maison municipale de santé, rue du Faubourg-Saint-Denis;

« Inculpés d'avortement et de complicité;

« Attendu la nécessité de constater judiciairement l'état où se trouve la nommée B... (Gabrielle);

« Ordonnons qu'il y sera procédé par M. Brouardel, docteur en médecine, lequel, après avoir reconnu l'état où se trouve la sus-nommée, s'expliquera sur les manœuvres abortives dont elle aurait été la victime et sur les conséquences qu'elles ont pu avoir. »

Serment préalablement prêté, me suis rendu le 8 octobre à la maison de santé. La demoiselle B... étant décédée, j'ai pratiqué l'autopsie à la morgue le 9 octobre.

Le cadavre est celui d'une jeune fille de 18 ans, bien constituée, mais amaigrie. La rigidité cadavérique n'existe plus; la putréfaction n'est pas encore commencée. La peau et les sclérotiques sont colorées en jaune; la partie supérieure des cuisses est tachée par de l'urine d'un jaune foncé. Le cou et les épaules présentent de nombreuses ecchymoses ponctuées. Les seins sont un peu volumineux; en les comprimant, on fait sortir par le mamelon quelques gouttes d'un liquide séreux coloré en jaune. La partie supérieure des cuisses est couverte de vergetures; la peau de l'abdomen n'en présente pas. Les jambes sont œdematiées.

Les organes génitaux externes sont normalement conformés; la membrane hymen est largement déchirée; elle n'est plus représentée que par cinq fragments inégaux.

Il n'y a pas de cicatrices de la fourchette.

Sur aucune région du corps on ne trouve trace de violences.

Ouverture du corps. — Les parois du crâne sont intactes.

Les sinus de la dure-mère sont gorgés de sang, et les méninges un peu congestionnées.

Le cerveau est sain.

Les cavités pleurales contiennent un peu de liquide jaunâtre, il n'y a pas de fausses membranes sur les plèvres.

Les poumons présentent de nombreuses ecchymoses sous-pleurales: ils sont un peu congestionnés.

Le cœur droit renferme un caillot fibrineux volumineux; le cœur gauche contient quelques caillots mous et noirs. L'endocarde est fortement coloré en jaune. Les valvules sont saines.

Le diaphragme présente plusieurs ecchymoses sous-pleurales.

L'estomac contient un peu de liquide incolore. Les intestins sont sains; seules les anses intestinales contenues dans le petit bassin présentent des fausses membranes, les unes fibrineuses, les autres déjà résistantes et paraissant dater de un à deux mois.

Le foie, très volumineux, arrive jusqu'au niveau de l'épine iliaque supérieure droite; il remplit complètement l'hypochondre gauche; sa hauteur, dans la ligne mammaire droite, est de 0m,22. Dans le lobe droit et près de la face convexe, il existe un vaste kyste hydatique contenant une trentaine de vésicules et 2 litres de pus verdâtre. Tout autour de ce kyste, le tissu hépatique est farci de petits abcès variant du volume d'un pois à celui d'une noisette. La vésicule biliaire, les canaux cystique, cholédoque et hépatique sont extrêmement dilatés et remplis d'un liquide clair dans lequel l'examen microscopique n'a pas permis de reconnaître de crochets. Le canal cystique a le diamètre du petit doigt, le canal hépatique s'ouvre directement dans le kyste hydatique. Il est fermé par des vésicules hydatiques que l'on n'extrait que difficilement.

La rate est saine.

Les reins, fortement colorés en jaune, sont gros et mous.

L'utérus est recouvert de fausses membranes épaisses, mais non infiltrées de pus. Il mesure 0m,06 de hauteur depuis le fond jusqu'à l'extrémité inférieure du col, et 0m,044 d'une trompe à l'autre. Son poids est de 50 grammes.

Le col fait à peine saillie dans le vagin ; il ne présente pas d'ulcération, ni de traces d'inflammation ou d'autres lésions ; son orifice est transversal et ne présente pas de déchirures.

La cavité du corps de l'utérus contient une petite quantité de muco-pus jaunâtre ; sur la partie postérieure de la face interne de cette cavité, on remarque une surface tomenteuse, paraissant être le vestige d'une insertion placentaire.

Au microscope, la muqueuse, vue sur une coupe perpendiculaire à sa surface, se montre dépouillée de son épithélium superficiel, celui des glandes subsistant encore. (Lésion cadavérique ?) En outre, le tissu conjonctif de la muqueuse est en prolifération active et contient de nombreuses cellules embryonnaires.

Les sinus utérins sont en certains points exclusivement remplis par des globules de pus ; sur les autres points, les globules blancs sont encore très nombreux.

Les trompes renferment une petite quantité de muco-pus.

Les ovaires ne présentent pas de corps jaune ; dans l'ovaire gauche, il y a un petit kyste séreux du volume d'une petite noisette ; dans le droit, on trouve un très petit caillot mou et noir, mesurant 0m,003 à 0m,004 de diamètre.

La veine hypogastrique gauche contient, sur une longueur de 0m,01, un liquide d'apparence purulente, légèrement coloré par places en brun rougeâtre. A partir de ce point, la veine est fermée en haut par un caillot blanc, dur, adhérent aux parois de la veine. Ce caillot se continue dans la veine cave inférieure, qui est complètement oblitérée également par un caillot fibrineux, adhérent. Ce caillot s'étend dans la veine cave jusqu'au confluent des veines sus-hépatiques. A ce niveau il semble brisé (peut-être pendant l'autopsie). Les veines sus-hépatiques sont libres, ainsi que l'hypogastrique droite et les deux veines crurales

Conclusions. — 1° La demoiselle B... a succombé à la suppuration d'un kyste hydatique du foie mesurant plus de 2 litres ;

2° Les lésions constatées sur le cadavre montrent que cette jeune fille a fait une fausse couche récemment, il y a deux mois environ ;

3° Cette grossesse ne semble pas avoir dépassé le troisième mois;

4° La fausse couche a été suivie d'une inflammation de l'utérus et du péritoine du petit bassin;

5° On ne pourrait affirmer qu'entre cette fausse couche et la suppuration du kyste du foie, il existe une relation de cause à effet, car ces kystes s'enflamment et suppurent en dehors de l'état puerpéral; leur suppuration s'observe notamment chez les hommes. Mais l'état puerpéral, surtout lorsqu'il s'accompagne comme chez la demoiselle B... d'inflammation de l'utérus et de ses annexes, crée une disposition spéciale à la suppuration. De plus, l'inflammation de la veine hypogastrique, la présence de caillots fibrineux s'étendant de cette veine à la veine cave inférieure jusqu'au confluent des veines sus-hépatiques, la formation d'abcès multiples autour de la poche enflammée semblent établir un lien entre l'inflammation utérine et périutérine et la suppuration du kyste.

CONSULTATION MÉDICO-LÉGALE

Nous soussignés, S. Tarnier, chirurgien en chef de la Maternité, membre de l'Académie de médecine, et P. Brouardel, professeur à la Faculté, commis par M. Ragon, juge d'instruction près le tribunal de première instance de la Seine, en vertu d'une ordonnance ainsi conçue :

« Vu la procédure instruite contre les nommés C... et D... inculpés d'avortement et de complicité, — détenus;

« Attendu qu'il importe d'expliquer, à un point de vue purement scientifique, les déclarations fournies par l'inculpé C... ;

Commettons MM. les Drs Tarnier et Brouardel, communication à eux faite des explications présentées par le Dr C..., à l'effet de fournir des éclaircissements sur les points suivants :

— « Étant admise la déclaration faite, d'une part, par D..., « *qu'il n'envoyait sa maîtresse au Dr C... que dans le seul but de savoir « si elle était ou non enceinte,* » et d'autre part par C..., qui a reconnu « *qu'il savait Gabrielle B... enceinte quand elle s'est offerte à lui le 14 août,* » le Dr C... a-t-il procédé comme on le fait d'habitude, pour s'assurer qu'une femme est enceinte ?

— « En supposant que C..., ainsi qu'il le déclare, n'ait exploré que le vagin de la jeune fille, en quoi cela pouvait-il l'aider à connaître à quelle période de sa grossesse elle était arrivée ?

— « C... prétend avoir été amené à faire cette exploration par suite de l'inflammation des parties de la jeune fille. Pouvait-il apprécier l'intensité de cette prétendue inflammation sans la voir, et sans constater des yeux les traces qu'elle aurait pu laisser sur les organes ?

— « Peut-on procéder, au contraire, par le contact seul, et sans qu'il soit besoin de voir les parties, quand il s'agit de faire avorter une femme ?

— « En quoi consistent aujourd'hui les pratiques abortives, et à quel mode a-t-on recours pour qu'il n'en reste aucune trace ?

— « La sonde indiquée par C... comme étant celle dont il s'est servi pouvait-elle, agitée dans certaines conditions, amener le décollement du fœtus?

— « La jeune B... a déclaré, à différentes reprises, qu'elle s'était sentie *piquée*, qu'on lui avait fait une *piqûre*, que C... lui avait donné comme *un coup de lancette.* L'introduction brusque d'une sonde mousse dans un orifice fermé, comme devait être l'orifice interne de la matrice chez la jeune C..., n'a-t-il pas pu faire éprouver à la patiente une sensation analogue à une piqûre ou à une déchirure?

— « La façon dont B... a procédé, d'après les dires de Gabrielle B..., ne devait-elle pas amener l'avortement de cette jeune fille?

— « Son exploration ayant eu lieu le 14 août dans l'après-midi, des gouttes de sang ayant paru assitôt, et la fausse couche s'étant produite le lendemain, l'apparition du sang et l'avortement ne sont-ils pas la conséquence médiate des pratiques opérées?

— « Et sur tous autres points résultant des explications qui ont été fournies par les inculpés. »

Serment préalablement prêté, avons répondu ainsi qu'il suit aux questions qui nous étaient posées :

1re *question. — Étant admise la déclaration faite d'une part par D..., « qu'il n'envoyait sa maîtresse au Dr C. . que dans le seul but de s'assurer si elle était ou non enceinte », et d'autre part par C..., qui a reconnu « qu'il savait Gabrielle B enceinte quand elle s'est offerte à lui, le 14 août, « C. . a-t-il procédé comme on le fait d'habitude pour s'assurer qu'une femme est enceinte?*

Lorsque Gabrielle B... s'est présentée le 14 août chez le Dr C... elle était enceinte de deux mois environ ; les diverses dépositions et les résultats de l'autopsie sont, sur ce point, en parfaite concordance. Or, pendant les deux ou trois premiers mois le diagnostic de la grossesse est toujours difficile, souvent impossible. L'interrogatoire de la femme permet de noter les troubles survenus d'ordinaire dans la menstruation, assez fréquemment l'existence de nausées, de vomissements, etc. L'examen direct des seins peut aussi dans quelques cas faire reconnaître certaines modifications survenues dans ces organes. Le toucher vaginal, combiné avec le palper abdominal, permet parfois de constater l'augmentation de volume de l'utérus. Mais, il faut bien le dire, pendant les deux et même les trois premiers mois de la grossesse, le diagnostic reste souvent incertain.

Dans son interrogatoire du 9 octobre, le Dr C... dit : « Je l'ai fait asseoir sur un canapé et j'ai commencé par lui palper le ventre, sur ses vêtements ; je l'ai trouvé ballonné, dur, et j'ai constaté en relevant les jupes de la jeune fille qu'il en sortait une odeur nauséabonde assez prononcée. J'ai alors introduit mon doigt dans les parties, et l'odeur dont il était imprégné m'ayant confirmé que cette fille devait souffrir d'une inflammation, je lui ai introduit une sonde mousse dans le vagin, etc. » Plus loin, le Dr C... dit n'avoir pas relevé les jupons dela jeune fille. Il semble toutefois que l'exploration a été plus complète qu'on ne le penserait si l'on s'en rapportait seulement aux réponses précédentes, car dans son interrogatoire du 16 octobre, le Dr C... ajoute : « J'ai dit que ces organes se trouvaient dans cet état qu'on appelle en médecine *chute de l'utérus par inertie ou rétroversion de l'utérus*, c'est-à-dire le col appuyant sur le rectum et le fond de la matrice faisant saillie et s'appuyant sur le pubis. « Le Dr C... aurait donc cherché à reconnaître la position et le volume de l'utérus.

Nous ne nous arrêtons pas à discuter ce diagnostic qui témoigne, ainsi que bien d'autres passages de l'interrogatoire, d'un singulier oubli des plus simples notions de la pathologie médicale. Nous concluons seulement que si l'examen fait par le Dr C... avait pour but de s'assurer de l'état de grossesse de Gabrielle B..., cet examen a été incomplet et mal conduit.

2e question. — En supposant ainsi qu'il le déclare, que C... n'ait exploré que le vagin de la jeune fille, en quoi cela pouvait-il l'aider à connaître à quelle période de sa grossesse elle était arrivée ?

Pendant les premiers mois de la grossesse, le toucher vaginal peut faire reconnaître si l'utérus est ou n'est pas augmenté de volume, si le col de la matrice est dur ou ramolli. C'est à cette époque de la gestation, une des explorations nécessaires pour établir le diagnostic de la grossesse. Mais, pratiqué seul, le toucher vaginal ne peut permettre de préciser à quelle période la grossesse est parveneu.

3e question. — Le Dr C... prétend avoir été amené à faire cette exploration par suite de l'inflammation des parties de la jeune fille. Pouvait-il apprécier l'intensité de cette prétendue inflammation sans la voir et sans constater des yeux les traces qu'elle aurait pu laisser sur les organes ?

Par le toucher vaginal seul, on peut reconnaître dans certains cas que le col de l'utérus est plus volumineux, que sa consistance est plus molle ou plus dure que dans l'état normal, que le volume et la sensibilité de la matrice sont augmentés, ainsi qu'on l'observe dans la métrite ; on peut reconnaître également que les ligaments larges ou les culs-de-sac péritonéaux sont enflammés. Mais lorsqu'il n'existe ni tumeur utérine quelconque, ni métrite, ni inflammation des ligaments larges, ni pelvipéritonite, et quand des pertes blanches, rouges ou sanguinolentes semblent indiquer l'existence d'une vaginite ou d'une ulcération du col, le toucher ne suffit plus ; on ne se rend un compte exact de la nature, du siége, et de l'importance de l'inflammation et des ulcérations que par un examen pratiqué à l'aide du spéculum, de façon à ce que l'œil puisse explorer la muqueuse vaginale et le col de l'utérus Il faut ajouter que chez les femmes enceintes les pertes blanches sont fréquentes, alors même qu'il n'existe pas d'ulcération.

En règle générale, l'examen au spéculum doit être précédé du toucher vaginal et celui-ci est indispensable lorsqu'on veut s'assurer de l'état des organes génitaux quel qu'il soit, qu'il s'agisse d'une maladie ou d'une grossesse. Mais ces deux modes d'exploration se complètent mutuellement et l'examen au spéculum est indispensable pour apprécier exactement la nature et l'intensité des inflammations du vagin et du col de l'utérus.

4e *question. — Peut-on procéder au contraire par le contact seul, et sans qu'il soit besoin de voir les parties, quand il s'agit de faire avorter une femme ?*

Il est possible, non sans quelques tâtonnements, de faire glisser sur le doigt introduit au préalable dans le vagin, une sonde, un instrument piquant quelconque ; puis de l'introduire dans l'orifice du col de l'utérus et, enfin, de le pousser jusque dans la matrice de manière à décoller ou à déchirer les membranes de l'œuf, sans que pour cela il y ait besoin de spéculum. Tardieu a déjà signalé ce procédé comme fréquemment usité (*Étude médico-légale sur l'avortement*, 1864, p. 95). Nous avons eu l'occasion de savoir qu'il avait également été employé dans ces conditions sur une femme qui nous a fait sur ce point les aveux les plus explicites.

5e *question. — En quoi consistent aujourd'hui les pratiques abortives, et à quel mode a-t-on recours pour qu'il n'en reste aucune trace ?*

Les moyens employés pour provoquer l'avortement sont surtout le décollement ou la ponction des membranes de l'œuf, et l'injection d'un liquide dans la cavité utérine. Ces deux procédés sont actuellement presque les seuls adoptés par les personnes qui se livrent à la pratique des avortements criminels en France, en Allemagne et en Angleterre.

« Il s'en faut de beaucoup, dit Tardieu (*loco citato*, p. 50) que les criminels aient recours, ainsi qu'on le croit généralement, à des instruments spéciaux, tels que sondes à dard ou autres dont la possession, on le comprend, serait très compromettante. Tout est bon au contraire, les armes les moins suspectes sont les préférées, et il semble à cet égard que le génie du crime suggère les inventions les plus inattendues. J'ai dit que l'une empruntait les tringles de ses rideaux ; pour d'autres, des aiguilles à tricoter, de bois ou de fer, une simple plume d'oie, une baguette suffisent. J'ai été consulté, en 1854, par un honorable confrère de Vassy, sur un cas dans lequel un avortement avait été pratiqué à l'aide d'une broche de fer et d'un fuseau, sur lesquels il s'agissait de reconnaître des taches de sang et de mucus. Cependant il y a des cas où le procédé employé a quelque chose de plus chirurgical. Le spéculum préalablement appliqué éclaire la voie et trace un passage soit à un stylet mousse ou piquant, soit à une sonde. Dans des cas plus rares, on a eu recours à une éponge préparée introduite dans la cavité du col. Mais le moyen qui, depuis quelques années, tend à se répandre et à primer tous les autres, c'est l'injection d'un liquide faite dans l'intérieur de la matrice à l'aide d'une seringue munie d'une canule droite ou faiblement recourbée. Le liquide injecté dans la matrice est en réalité insignifiant et quelquefois composé, en vue de le rendre plus actif, de certaines substances réputées irritantes ou abortives. »

Depuis que ces lignes ont été écrites, les agissements des personnes qui se livrent à la pratique criminelle de l'avortement sont restés les mêmes.

Les procédés efficaces usités sont donc: le *décollement* ou la *perforation* des membranes à l'aide d'un instrument, et *l'injection* intra-utérine. Lorsqu'ils sont mis en pratique par une main exercée, ni l'un ni l'autre ne laissent de traces.

6e question. — La sonde indiquée par C... comme étant celle dont il s'est servie, pouvait-elle, agitée dans certaines conditions, amener le décollement du fœtus?

L'instrument placé sous le scellé no 1 est une sonde d'homme dont la courbure est un peu redressée. Cette sonde est en mauvais état, bosselée. On peut avec elle, comme avec tous les instruments mousses ou piquants analogues, pénétrer dans la cavité du col et de là dans l'utérus, décoller les membranes de l'œuf et provoquer ainsi un avortement.

7e question. — La jeune B... a déclaré à différentes reprises qu'elle s'était sentie piquée, qu'on lui avait fait une piqûre, que C... lui avait donné un coup de lancette. L'introduction brusque d'une sonde mousse dans un orifice fermé comme devait l'être l'orifice interne de la matrice chez la jeune B..., n'a-t-il pas pu faire éprouver à la patiente une sensation analogue à une piqûre ou à une déchirure?

L'exploration du vagin et de la surface externe du col par une sonde, mais sans introduction dans la matrice, provoque chez certaines femmes une sensation qu'elles accusent, en la désignant sous le nom de piqûre et qui peut se traduire par un mouvement brusque. Mais ce fait est rare et la sensation est peu persistante.

La sensation que les femmes éprouvent au moment où un instrument pénètre dans l'orifice du col de l'utérus est très variable. Lorsque la femme n'est pas enceinte et que l'orifice interne est étroit, le plus souvent elle éprouve, au moment où on passe la sonde utérine, une sensation douloureuse. Lorsque la femme est enceinte et qu'un accoucheur, par suite d'accidents assez graves pour compromettre la vie de la femme, est obligé de pratiquer un avortement ou un accouchement prématuré, souvent la femme n'accuse aucune sensation. Lorsqu'il s'agit d'avortement provoqué par une main criminelle, il y a assez fréquemment une sensation de farfouillement ou de piqûre nettement signalée dans des cas nombreux.

Dans le cas relatif à la jeune B.., l'introduction brusque d'une sonde dans la cavité du corps de l'utérus a pu provoquer une sensation analogue à une piqûre ou à une déchirure.

8e question. — La façon dont C... a procédé d'après le dire de Gabrielle B..., ne devait-elle pas amener l'avortement de cette jeune fille?

Si l'on accepte comme vraies les déclarations de Gabrielle B... (Dépositions de MM. Dufourmantelle, commissaire de police, — Ladausse, secrétaire de M. le commissaire de police, — M..., interne des hôpitaux, — Fe M..., garde-malade, — Dlle H... (Honorine), elle aurait subi, de la part du Dr C..., l'opération suivante. Nous reproduisons la déclaration faite au commissaire de police comme la plus complète; les autres n'en diffèrent que par quelques détails.

« Le Dr C... auquel je présentai la carte du sieur D..., qui l'avait vu préalablement, me fit entrer dans son cabinet et après m'avoir fait asseoir dans un fauteuil, il commença par m'examiner au spéculum, après quoi et sans m'adresser aucune observation, il prit une tige en métal blanc qu'il introduisit dans mes parties et qu'il agita pendant quelques instants, très courts du reste. J'éprouvai par suite, non de l'introduction de cette tige, mais des mouvements que le docteur opéra, une certaine sensation de douleur et je perdis du sang, dont l'odeur me parut infecte. Je me levai et allai retrouver M. D.. qui me reconduisit en voiture. »

Il suffit de rapprocher les termes de cette déposition des phrases que nous avons citées plus haut pour constater qu'elle offre beaucoup de similitude avec la manœuvre décrite par Tardieu, comme constituant le procédé de l'avortement par décollement ou déchirure des membranes de l'œuf à l'aide d'une sonde.

Dans cette déposition un seul détail n'est pas conforme à ceux qui sont consignés dans les observations antérieures et à ce que l'on constate dans les avortements spontanés. C'est cette odeur infecte signalée par Gabrielle B... et par le Dr C... Nous relevons ce fait sans que nous puissions en signaler la cause avec certitude. Cette odeur infecte ne peut être expliquée par la perforation des membranes de l'œuf et nous devons ajouter qu'il n'est pas rare, dans bon nombre de maladies des organes génitaux, vaginite, métrite, etc..., de constater une odeur mauvaise, parfois infecte.

9e question. — Son exploration ayant eu lieu le 14 août dans l'après-midi, des gouttes de sang ayant paru aussitôt, et la fausse couche s'étant produite le lendemain, l'apparition du sang et l'avortement ne sont-ils pas la conséquence médiate des pratiques opérées?

Avant de répondre à cette question, nous devons faire remarquer que l'avortement spontané, non criminel, est un accident fréquent, que certaines femmes y sont si particulièrement disposées, que les soins les mieux entendus ne parviennent pas toujours à l'éviter. Dans ce cas, le moindre événement, une émotion morale, une chute, un faux pas, des rapports sexuels, etc., sont des causes déterminantes suffisantes. L'un de nous a vu une fois, dans une carrière déjà longue, le simple toucher vaginal être suivi d'avortement à bref délai. D'autre part, le toucher vaginal, bien que pratiqué avec les plus grandes précautions chez une femme au début de la grossesse, peut provoquer l'écoulement d'une petite quantité de sang, sans que l'avortement en soit d'ailleurs la conséquence. Quelque rares et exceptionnels que soient ces faits, nous devons les signaler.

Par contre, il serait facile d'enregistrer des exemples inverses dans lesquels on a constaté que les violences les plus graves, accidentelles ou criminelles, pratiquées soit sur les parois du ventre, soit même sur le col de l'utérus, n'avaient pu réussir à provoquer un avortement.

En thèse générale on peut dire que l'avortement spontané d'une femme dépend de dispositions spéciales, qui lui sont absolument personnelles et qu'il est difficile ou impossible d'apprécier avant qu'une ou plusieurs grossesses antérieures n'aient fixé par l'expérience l'opinion du médecin traitant

Nous revenons maintenant à l'examen de la question posée par M. le juge d'instruction.

Dans sa belle étude sur l'avortement, Tardieu décrit ainsi les effets immédiats et consécutifs des manœuvres abortives; sa description est restée classique, elle est adoptée par tous les auteurs et nous n'avons personnellement rien à y changer (*loco citato*, p. 53): « Au moment de l'introduction d'un instrument dans l'intérieur de la matrice et de la perforation des membranes... presque toujours il s'écoule une petite quantité de sang, plus rarement un peu de liquide amniotique. A partir de ce moment, si l'opération n'a pas manqué son but, cas dans lequel les femmes conservent seulement pendant quelque temps des douleurs dans le bas-ventre et dans les reins, le sang reparaît sous forme de pertes de plus en plus répétées. Du reste, à moins d'accidents immédiatement graves, les femmes sont contraintes à des marches forcées et à un exercice qui est bien fait pour aggraver les suites de l'opération...

« Le travail s'établit ainsi avec plus ou moins de rapidité et l'expulsion du fœtus, annoncée par des douleurs caractéristiques de l'enfantement, a lieu à une époque qui varie, mais qu'il est très utile de préciser. Les faits d'accouchement prématuré artificiel peuvent ici être rapprochés avec intérêt des avortements, et l'on a ainsi une somme de faits qui permet des conclusions plus positives. Orfila, sur 34 cas d'accouchement provoqué, avait noté que le minimum de temps écoulé entre l'opération et l'expulsion était de treize heures et demie, et le maximum de six jours. J'ai constaté de mon côté, dans mes nombreuses observations, que l'avortement provoqué par des manœuvres criminelles directes, telles que piqûre, perforation des membranes, avait eu lieu le plus souvent dans les quatre jours qui les avaient suivies, quelquefois immédiatement par le fait d'une dilacération complète; d'autres fois, en moins de douze heures, après vingt-quatre heures, après deux, trois ou quatre jours. — Je considère comme rares les cas où la date de l'expulsion du fœtus a été de six, sept, huit et onze jours. Le minimum et le maximum du temps écoulé entre l'opération et la consommation de l'avortement varient donc de cinq heures à onze jours. »

Si l'on tient pour exactes les déclarations de Gabrielle B..., elle aurait perdu quelques gouttes de sang dans le cabinet du Dr C..., lors de la visite du 14 août. Le soir elle aurait perdu un peu de sang ; D...

ajoute avoir vu des taches de sang frais sur la chemise de Gabrielle B... Mais le lendemain matin 15 et toute la journée du 15 et la nuit du 15 au 16, la perte de sang aurait été réellement assez abondante. (Déclarations de M. Dufourmantelle, de M. Ladausse. — Interrogatoire de Gabrielle B..., de Ve D..., de D[lle] Angèle M...)

Bien que l'on ne puisse préciser le moment exact de la fausse couche, celle-ci s'est effectuée vraisemblablement soit le 15 dans la journée, soit dans la nuit du 15 au 16, c'est-à-dire vingt-quatre à trente-six heures après la visite faite dans le cabinet du Dr C...

L'avortement aurait donc été accompli dans un temps qui correspond à celui qui a été noté par les auteurs après les manœuvres criminelles.

Les déclarations de Gabrielle B... ne contiennent rien qui soit en contradiction avec ce que nous savons des avortements criminels.

Mais comme nous l'avons déja dit plus haut, dans certains cas exceptionnels un écoulement de sang et même l'avortement peuvent suivre le simple toucher vaginal pratiqué suivant les règles de la clinique.

XIII. — *Avortement*

— PERSONNEL —

I. — AUTOPSIE DE LA FEMME

Aspect extérieur. — Le cadavre est celui d'une femme bien constituée, paraissant assez vigoureuse. La putréfaction n'est pas commencée.

Les seins sont flasques et laissent échapper, quand on comprime le mamelon, une quantité abondante de liquide blanchâtre et opalescent. Le ventre est ballonné, il est couvert de vergetures, et porte les traces de plusieurs piqures récentes de sangsues.

Il n'existe pas sur les diverses parties du corps de traces de violences

Ouverture du cadavre. — La cavité péritonéale contient 2 litres à 2 litres 1/2 de pus verdâtre et bien lié. Le péritoine est enflammé et recouvert de fausses membranes sur toute son étendue ; les anses intestinales sont reliées entre elles, aux organes voisins et au péritoine pariétal, par des adhérences solides qu'il est assez difficile de rompre sans déchirer en même temps les intestins Il existe entre ces adhérences de nombreuses loges cloisonnées qui renferment du pus très épais.

L'utérus baigne au milieu du pus et est recouvert de fausses membranes qui ne sont pas plus épaisses que celles qu'on trouve dans le reste de l'abdomen. — Après avoir désarticulé la symphise pubienne, on a enlevé d'un seul coup l'utérus, le vagin, la vessie et la partie inférieure du rectum, afin de pouvoir examiner plus complétement ces organes. L'utérus mesure 10 centimètres depuis son fond jusqu'à l'extrémité du col, et 8 centimètres de l'orifice d'une trompe à l'autre; l'épaisseur maxima de sa paroi est de 14 millimètres. L'orifice du col est entr'ouvert et mesure 2 centimètres 1/2 de longueur ; les deux commissures de cet orifice présentent de petites cicatrices de déchirures anciennes; autour de ses lèvres on remarque une vive rougeur, mais sans ulcérations ni autres lésions. Sur la face interne de l'utérus, au niveau du fond et de la partie latérale droite, sur une étendue d'environ 3 centimètres, la paroi est inégale, tomenteuse, un peu saillante, et semble correspondre à l'insertion d'un placenta. En aucun point de la paroi interne de l'utérus, il n'existe de plaies, d'érosions, ni de traces quelconques de violences.

L'ovaire gauche présente une vésicule de Graaf du volume d'un gros pois, et rempli de sang coagulé, en partie jaunâtre.

Le vagin, examiné sur toute son étendue, ne présente pas de plaies, d'érosions, d'ecchymoses, ni d'autres marques de violences.

Les parties génitales externes, dont l'examen a été fait avant l'ouverture du cadavre, ne portent pas non plus de traces de violences.

La partie inférieure du rectum est saine; la muqueuse n'est pas congestionnée et a son aspect normal. Il en est de même de la vessie, qui ne contient pas d'urine.

L'estomac ne renferme que de la bile ; sa muqueuse n'est pas congestionnée, n'offre pas d'ulcérations ni d'autres lésions.

Les intestins renferment des matières fécales liquides et grisâtres, leur muqueuse est un peu congestionnée.

Le foie est sain ; la vésicule biliaire contient onze calculs, du volume d'un noyau de cerise

La rate, les reins et les viscères abdominaux ne présentent pas d'altérations pathologiques.

Le larynx et la trachée sont vides. Les poumons sont congestionnés, mais d'ailleurs sains.

Le cœur n'offre pas de lésions de ses orifices ni de ses parois ; ses cavités renferment des caillots fibrineux abondants.

Les os du crâne ne sont pas fracturés. Les méninges et le cerveau sont sains.

Conclusions. — 1° La femme G. a succombé à une péritonite aiguë et généralisée.

2° Cette péritonite s'est développée à la suite de l'expulsion prématurée d'un fœtus, effectuée récemment.

3° Il n'existe pas sur les organes génitaux externes et internes de traces de violences pouvant démontrer que cette expulsion prématurée ait été provoquée par des manœuvres abortives. Mais il convient d'ajouter que des manœuvres de cette nature peuvent parfaitement être exercées sans laisser aucune marque appréciable sur les organes.

II. — CONSULTATION MÉDICO-LÉGALE

« Nous..., juge d'instruction... commettons M. le docteur Vibert, « et M. le docteur Pouchet, chimiste, à l'effet de :

« Examiner les substances placées sous les scellés 1, 2, 3, 4, 5, « et 8 et dire si elles ont une propriété abortive ou un emploi « normal ;

« Examiner le clysopompe et la canule placés sous les scellés « 6 et 7, et dire si elles ont pu servir à la pratique indiquée par la « femme G. ;

« Prendre connaissance des pièces du dossier ;

« Dire si l'avortement a pu être obtenu par les moyens indiqués par « la femme G. dans les déclarations à la dame G., au docteur D., et à « d'autres personnes, — et par l'inculpée dans ses aveux à la dame F.;

« Dire si les circonstances indiquées dans l'instruction sont confir- « mées par les constatations de l'autopsie, si leur ensemble établit la « réalité de l'avortement ;

« Dire l'époque de la grossesse au moment de l'avortement ;

« Dire si la mort de la femme G. est due aux suites de l'avortement ;

« Dire toutes autres conclusions de l'expertise intéressant l'ins- « truction. »

Serment préalablement prêté, avons procédé à l'accomplissement de la mission qui nous était confiée, et répondons comme suit aux questions posées par M. le Juge d'instruction.

A. — *Examen des substances et objets saisis.*

Scellé n° 1, portant la mention suivante : *Un paquet contenant une poudre paraissant être du tannin, que le sieur G. nous a déposé.*

Ce scellé renferme du tannin commercial contenant de 85 à 95 0/0 d'acide tannique pur. — Le tannin est employé en médecine à divers usages, et notamment pour arrêter les hémorrhagies.

Scellé n° 2. — Deux boites de pilules Morisson portant les nos 1 et 2, que la femme A avait laissées dans le logement du sieur G. et que nous avons trouvées au cours d'une perquisition.

Ces pilules sont effectivement des pilules Morisson. Elles sont constituées par les mélanges suivants (d'après Bourgoin, *Traité de pharmacie galenique.*

N° 1		N° 2	
Aloès.	70 gr.	Aloès.	40 gr.
Crême de tartre. . .	35 —	Crême de tartre. . .	20 —
Séné.	35 —	Coloquinte.	30 —
Divisez la masse à 0 gr., 15.		Gomme gutte. . . .	30 —
		Jalap	20 —
		Divisez la masse en pilules de 0 gr. 15.	

Nous avons seulement constaté la présence de l'aloès (par sa transformation en acide chrysamique en présence de l'acide nitrique) dans les pilules nos 1 et 2, et celle de la gomme gutte (par sa précipitation au moyen de l'acétate de plomb, et décomposition du précipité par l'hydrogène sulfuré, qui laisse une résine soluble dans l'alcool avec une couleur jaune rouge) dans les pilules n° 2. La solution alcoolique des pilules n° 1, examinée au spectroscope montre le spectre d'absorption de la chlorophylle dû à la présence du séné. La solution des pilules n° 2 ne présente pas ce phénomène ; elle ne renferme pas en effet de substance contenant de la chlorophylle.

Nous reviendrons plus loin sur les propriétés de ces pilules.

Scellé n° 3. — Un petit sac contenant des feuilles qui nous ont paru être du séné et que nous avons trouvé dans le logement du sieur G. au cours d'une perquisition.

Ce paquet renferme des feuilles de séné et quelques débris de follicules. — Le séné est un purgatif énergique.

Scellé n° 4. — Deux substances paraissant être de la canne de Provence et de la pervenche, que nous avons saisies au cours d'une perquisition dans le domicile du sieur G.

Ces substances sont bien celles désignées ci-dessus. On en fait des infusions auxquelles on attribue la propriété d'arrêter la sécrétion lactée.

Scellé n° 5. — Un petit sac contenant une certaine quantité d'avoine, trouvé au logement du sieur G.

L'examen le plus attentif n'a pas permis de découvrir dans ce scellé autre chose que des grains d'avoine, et quelques grains de *nielle*, plante qui croît spontanément au milieu des graminées cultivées.

Scellé n° 8. — Un portemonnaie contenant un sel cuivrique, et trouvé en possession de l'inculpée femme A.

La substance médicamenteuse contenue dans ce scellé est constituée par de la *pierre divine*, mélange de sulfate de cuivre, alun, nitrate de potasse, camphre. Elle est employée comme caustique léger, ou en dissolution aqueuse comme collyre. L'analyse chimique a confirmé cette composition ; eu égard à l'innocuité de cette substance, nous croyons inutile de donner les détails de l'analyse.

Scellé 6. — Une boîte renfermant une seringue du genre clysopompe, que nous avons trouvée au cours d'une perquisition dans le logement du sieur G.

La boîte est en zinc et d'une contenance d'environ 1/2 litre; sur le fond se trouve soudé un ajoutage qui permet d'y adopter une petite seringue en étain; cette seringue est munie d'un orifice latéral auquel s'adapte un tube flexible. Le corps de pompe de la seringue est garni d'un ressort à boudin de sorte qu'elle peut être manœuvrée facilement d'une seule main, l'autre main dirigeant le tuyau dans la cavité du vagin. Une canule mobile termine ce tuyau; elle est courbée à angle droit, et son bout libre, en os, mesure environ 5 centimètres de longueur. On remarque à son extrémité quelques taches de sang.

Cet appareil est destiné à faire des injections vaginales, médicamenteuses ou de toilette.

Scellé n° 7. — Une sonde trouvée au cours d'une perquisition dans le domicile du sieur G.

C'est une sonde flexible, mesurant 20 centimètres de longueur, recourbée, terminée par un bout renflé en olive et percé de plusieurs trous. Cette canule peut s'adapter à un irrigateur ou à une seringue pour faire des injections vaginales.

B. — *A quelle époque de sa grossesse la femme G. était-elle parvenue au moment de l'avortement ?*

Pour répondre à cette question d'une manière précise, il faudrait connaître la date exacte de l'avortement. En admettant d'après les dépositions des témoins, que celui-ci ait eu lieu le 19 ou le 20 octobre, il est probable que la grossesse n'avait pas dépassé 3 mois ou 3 mois 1/2. En effet, on a constaté à l'autopsie pratiquée le 4 novembre que l'utérus était revenu à ses dimensions presque normales; or, comme la péritonite dont la femme G. était atteinte depuis le 26 octobre au moins, a pour effet d'arrêter le travail de rétraction de l'utérus, c'est dans l'espace de 6 jours que cet organe a pu revenir à l'état où il a été trouvé à l'autopsie : ce qui suppose qu'il avait acquis un développement correspondant à environ 3 mois ou 3 mois 1/2 de gestation.

C. — *Les circonstances indiquées dans l'instruction sont-elles confirmées par les constatations de l'autopsie?*

Les constatations de l'autopsie établissent que la femme G. a bien succombé à une péritonite consécutive à l'expulsion prématurée d'un fœtus. Mais elles ne permettent pas d'affirmer que l'expulsion de ce fœtus a été provoquée par des moyens abortifs. Il n'existait pas dans les organes digestifs de lésions pouvant démontrer l'ingestion de substances abortives, et d'autre part les organes génitaux, tant internes qu'externes, ne présentaient pas de traces de manœuvres mécaniques exercées sur ces organes pour obtenir l'avortement. Mais il importe de faire remarquer que très souvent les manœuvres abortives, et notamment celles qui sont imputées à la femme A., ne laissent aucune trace appréciable sur les organes, et qu'il n'est même pas besoin d'une grande habileté pour éviter de produire des lésions.

D. — *L'ensemble des circonstances indiquées dans l'instruction établit-il la réalité de l'avortement?*

Il y a lieu de noter tout d'abord qu'il semblerait assez singulier que la femme G., bien constituée, ayant eu déjà sept grossesses, toutes à terme, ait avorté spontanément, sans aucune cause naturelle dont on ne trouve nulle indication dans les dépositions des témoins.

A défaut de preuves directes que n'a pas fournies l'autopsie, nous ne pouvons, pour rechercher la probabilité de l'avortement, que comparer, en nous plaçant au point de vue exclusivement médical, les dépositions des divers témoins, examiner si elles sont vraisemblables, si elles concordent bien entre elles, si elles retracent bien les diverses phases d'un avortement provoqué Or, c'est ce qu'il est facile de montrer.

Il résulte des dépositions des divers témoins et des déclarations répétées de la femme G., que l'inculpée aurait fait prendre à plusieurs reprises à cette femme une « tisane » ou un « herbage » et cela quelques jours avant le 20 octobre. Nous devons faire remarquer que c'est souvent par l'administration de breuvages, de substances abortives ou réputées telles, que commencent les pratiques des avorteuses de profession. L'inculpée assure que cette tisane était faite avec du bouleau et du son, substances qu'on n'a pas retrouvées au domicile de la femme G. ; par contre on y a trouvé de la canne de Provence, de la pervenche, du séné, des pilules Morisson. Les deux premières substances sont employées pour arrêter la sécrétion lactée des femmes en couches. Le séné est un purgatif énergique, et il peut avoir une action fâcheuse sur l'utérus en état de gestation. Les pilules Morisson sont beaucoup plus suspectes ; elles sont composées de purgatifs drastiques qui congestionnent fortement l'intestin, à sa partie terminale surtout et congestionnent également l'utérus. Ces médicaments figurent parmi les substances abortives, et leur emploi, comme purgatif, est soigneusement évité chez les femmes enceintes. Il n'est pas probable toutefois que l'emploi seul soit de ces pilules, soit d'un breuvage quelconque, ait provoqué l'avortement chez la femme G., la péritonite à la quelle elle a succombé n'ayant pu être amenée par cette cause. Mais l'emploi soit du séné, soit des pilules, répété à plusieurs reprises, a pu, sinon effectuer, du moins aider dans une mesure très appréciable l'avortement, étant donné d'ailleurs que la grossesse était à une période peu avancée.

D'après les déclarations des témoins, c'est à la suite de l'administration de ces médicaments, le 19 ou le 20 octobre, que l'inculpée aurait exercé des manœuvres abortives. La femme C., comme cela arrive souvent aux femmes qui se soumettent à de telles manœuvres, ne paraît pas s'être rendu exactement compte de la nature de cette opération. « Elle m'a fait du mal avec une petite seringue, je ne sais quoi », dit-elle. L'inculpée aurait été plus explicite; elle aurait dit « avoir crevé la poche des eaux, en seringuant ». C'est là en effet un procédé d'avortement des plus efficaces et des plus faciles à exécuter. Il ne nécessite pas un outillage spécial, et la seringue qui a été trouvée au domicile de la femme G. peut avoir été employée à cet usage, bien qu'un tel instrument serve ordinairement à des soins de propreté. Toutefois la canule qui s'adapte à cette seringue, et la sonde trouvée également au domicile de la femme G. n'ont probablement pas servi à pratiquer l'opération indiquée par l'inculpée, et celle ci a dû employer une autre canule ou sonde.

Le jour même ou le lendemain du jour où avait été provoqué l'opération, la femme G. avait eu une perte sanguine abondante, perte qui accompagne toujours un avortement naturel ou provoqué. Or l'observation montre en effet que le temps qui s'écoule entre les manœuvres indiquées et l'avortement, varie ordinairement entre quelques heures et trois ou quatre jours. »

E. — *La mort de la femme G. est-elle due aux suites de l'avortement ?*

La péritonite à laquelle a succombé la femme G. a été certainement la conséquence de l'expulsion prématurée du fœtus dont elle était enceinte, soit que cette expulsion ait été naturelle, soit qu'elle ait été provoquée. Il est en effet possible que la péritonite apparaisse à la suite d'un avortement spontané, d'une fausse couche effectuée sans manœuvres provocatrices. Mais il convient d'ajouter que quand ces manœuvres sont employées et sont suivies d'effet, elles augmentent considérablement les chances d'apparition de la maladie

Conclusions. — 1° Les constatations faites à l'autopsie de la femme G. établissent que cette femme avait été récemment enceinte, et que probablement sa grossesse n'était pas parvenue au delà de 3 mois ou 3 mois 1/2. — Ces constatations ne permettent pas d'affirmer que la femme G. ait subi des manœuvres abortives.

2° En se plaçant uniquement au point de vue médical, les dépositions des divers témoins sont très vraisemblables, elles concordent parfaitement entre elles, et elles retracent bien les diverses phases d'un avortement *provoque*. La manœuvre abortive qu'on dit avoir été employée par l'inculpée est facile à exécuter sans laisser de traces sur les organes ; elle est très efficace et ne nécessite pas un outillage spécial.

3° Parmi les objets saisis au domicile de la femme G. se trouvent des pilules composées de substances qui figurent au premier rang des médicaments abortifs.

4° La péritonite à laquelle a succombé la femme G. a été la conséquence de l'expulsion prématurée du fœtus, soit que cette expulsion ait été naturelle, soit qu'elle ait été provoquée par des manœuvres abortives.

XIV. — *Présomption d'infanticide. Asphyxie accidentelle par les membranes de l'œuf*

— PERSONNEL —

(La mère était une jeune fille de 19 ans, primipare.)

Aspect extérieur. — Le cadavre est celui d'un enfant nouveau-né du sexe féminin, mesurant 50 centimètres de longueur et pesant 2 kilog. 680. La tête mesure 110 millimètres de diamètre antéro-postérieur, et 89 de diamètre bipariétal. Le cordon ombilical est encore relié au placenta ; celui-ci ne présente pas d'altérations pathologiques.

La putréfaction n'est pas commencée.

La moitié inférieure du cuir chevelu et la partie supérieure de la face sont recouvertes par un morceau des membranes de l'œuf qui adhère encore d'autre part au placenta. Ce morceau couvre entièrement l'orifice de la bouche et des narines.

Il n'existe pas sur les diverses parties du corps, notamment sur la face et sur le cou, de plaies, d'érosions, d'ecchymoses, ni d'autres marques de violences.

Ouverture du corps. — La bouche et le pharynx ne renferment pas de corps étrangers.

Le larynx et la trachée contiennent une petite quantité d'écume incolore à fines bulles.

Les poumons sont volumineux et remplissent toute la cavité thoracique Ils sont d'un rouge violacé, et présentent chacun une dizaine d'ecchymoses sous-pleurales du diamètre d'une tête d'épingle. Outre ces ecchymoses, il existe encore un grand nombre de taches noirâtres, du diamètre d'un pois, disséminées assez régulièrement sur toute la surface pulmonaire. On trouve encore deux fines ecchymoses sur le diaphragme. — Les poumons plongés dans l'eau avec le cœur et le thymus, surnagent ; isolés, ils surnagent également ainsi que chacun des fragments en lesquels on les divise ; en comprimant ces fragments sous l'eau, on en fait sortir une foule de très fines vésicules gazeuses qui viennent se réunir en groupes à la surface du liquide. — En pressant le tissu pulmonaire hors de l'eau, on voit sortir du sang liquide et foncé en assez grande abondance, et de l'écume incolore à fines bulles.

Le cœur présente deux ecchymoses sous-péricardiques ; ses cavités renferment du sang liquide et foncé, mais pas de caillots.

L'estomac contient du mucus, et une petite quantité de gaz.

L'intestin grêle est vide ; le gros intestin est rempli de méconium.

Le foie est volumineux et très congestionné.

La rate et les reins ont leur aspect normal.

La vessie contient un peu d'urine.

— Le cuir chevelu est intact, au-dessous de lui il n'existe pas de bosse séro-sanguine ni d'épanchement sanguin. Les os du crâne ne sont pas fracturés. Les méninges sont congestionnées, et la pie-mère présente une fine injection vasculaire ; il n'existe pas d'épanchement sanguin dans la cavité crânienne. Le cerveau n'offre pas de lésions.

— Le maxillaire inférieur contient huit alvéoles dentaires complètement cloisonnées.

Le cartilage de l'extrémité inférieure du fémur contient un point d'ossification de 3 millimètres de diamètre.

Conclusions. — 1° Le cadavre est celui d'un enfant nouveau-né du sexe feminin, parvenu au terme normal de la gestation.

2° Cet enfant a respiré et par conséquent vécu de la vie extra-utérine.

3° La mort a été le résultat d'une asphyxie produite elle-même par l'obturation de la bouche et du nez par un fragment des membranes de l'œuf appelé vulgairement « *la coiffe* ».

4° Le corps ne porte pas de traces de violences

XV. — *Infanticide par strangulation*

— PERSONNEL —

Aspect extérieur. — Le cadavre est celui d'un enfant nouveau-né du sexe féminin, mesurant 48 centimètres de longueur et pesant 2 kilog. 450. La tête mesure 104 millimètres de diamètre antéro-postérieur et 88 milllimètres de diamètre bipariétal. Le cordon ombilical est intact et encore relié au placenta.

La putréfaction n'est pas commencée.

Il existe autour du cou un lacet noir très fortement serré, attaché par un double nœud très solidement noué ; ce lien passe au-dessous du larynx, et fait horizontalement le tour du cou. Il a laissé sur la peau un sillon profond, bleuâtre, non parcheminé ; sur le côté droit du cou, ce sillon est double et laisse entre ses deux branches un bourrelet de peau rouge et saillant, de 3 à 4 millimètres de largeur. Cet aspect est dû à ce que le lien, large d'un centimètre, avait formé des plis en ce point.

Sur la face et sur les autres parties du corps il n'existe pas de traces de violences

Ouverture du cadavre. — En disséquant les diverses parties du cou, on constate qu'il existe au niveau du lien, et sur la face antérieure de la trachée, une ecchymose de 7 millimètres de diamètre. Sur la carotide gauche, la membrane interne présente une déchirure occupant environ les 3/4 de la périphérie du vaisseau ; au niveau de cette déchirure, il existe une suffusion sanguine de la paroi.

Le larynx et la trachée sont vides ; leur muqueuse est d'un blanc très légèrement rosé.

Les poumons sont volumineux, d'une coloration rose ; ils sont criblés d'ecchymoses sous-pleurales très fines ; à leur surface on ne remarque pas de plaques d'emphysème. Plongés dans l'eau avec le cœur et le thymus, ils surnagent ; isolés, ils surnagent également ainsi que chacun de leurs fragments. En comprimant ces fragments, on en fait sortir une foule de vésicules gazeuses extrêmement fines qui viennent se réunir en groupes à la surface du liquide. Le parenchyme pulmonaire ne contient qu'une faible quantité de sang et d'écume. Les bronches sont vides.

Le cœur présente une douzaine d'ecchymoses ponctuées. Ses cavités renferment du sang liquide.

L'estomac contient du mucus et un peu d'air.

L'intestin grêle est vide. Le gros intestin est rempli de méconium.

Le foie est volumineux et très congestionné.

La rate, les reins et les autres viscères abdominaux ont leur aspect normal.

Il n'existe pas de bosse séro-sanguine au-dessous du cuir chevelu. On remarque à la partie postérieure du pariétal droit, et au-dessous du périoste, un épanchement de sang liquide de 2 centimètres de diamètre.

Les os du crâne ne sont pas fracturés.

A la surface des deux hémisphères cérébraux se trouvent de larges et minces lamelles de sang coagulé. Du sang liquide (environ 3 ou 4 grammes) est épanché au-dessous du cervelet. Le cerveau ne présente pas d'altérations pathologiques.

Le cartilage de l'extrémité inférieure du fémur contient un point osseux de 3 millimètres de diamètre.

Le maxillaire inférieur présente huit alvéoles dentaires complètement cloisonnées.

Conclusions. — 1° Le cadavre est celui d'un enfant nouveau-né, du sexe féminin, parvenu au terme normal de la gestation.

2° Cet enfant a respiré.

3° Il est mort étranglé par un lien fortement serré autour du cou.

XVI. — *Infanticide par fractures du crâne*

— PERSONNEL —

Aspect extérieur. — Le cadavre est celui d'un enfant nouveau-né du sexe masculin, mesurant 51 centimètres de longueur et pesant 2 kilog. 900. La tête mesure 108 millimètres de diamètre antéro-postérieur et 87 millimètres de diamètre bipariétal.

Le cordon ombilical est déchiré à 17 centimètres de l'abdomen, il ne porte pas de ligature.

La putréfaction n'est pas commencée.

Il n'existe pas sur les diverses parties du corps, et notamment sur la face et sur le cou, de plaies, d'érosions, d'ecchymoses, ni d'autres marques extérieures de violences.

Ouverture du cadavre. — Les cavités de la bouche et du pharynx ne renferment pas de corps étrangers.

Le larynx et la trachée contiennent une petite quantité d'écume.

Il n'existe pas de traces de violences dans les parties profondes du cou.

Les poumons sont volumineux et congestionnés ; ils présentent une douzaine de fines ecchymoses sous-pleurales. — Plongés dans l'eau avec le cœur et le thymus, ils surnagent ; isolés, ils surnagent également, ainsi que chacun de leurs fragments ; en comprimant ces fragments au-dessous de l'eau, on en fait sortir une foule de vésicules gazeuses extrêmement fines qui viennent se réunir en groupes à la surface du liquide. — Le parenchyme pulmonaire contient une quantité abondante de sang et d'écume ; cette écume occupe aussi les ramifications bronchiques.

Le cœur ne présente pas d'ecchymoses sous-péricardiques ; ses cavités contiennent du sang liquide.

L'estomac renferme du mucus non mélangé de gaz. Il n'existe pas de gaz dans l'intestin grêle. Le gros intestin est rempli de méconium.

Le foie est volumineux et congestionné.

La rate, les reins et les autres viscères abdominaux ne présentent pas d'altérations pathologiques.

Au-dessous du cuir chevelu, il existe du côté droit du crâne, un abondant épanchement de sang en grande partie coagulé.

L'os pariétal de ce côté est fracturé, divisé en cinq fragments, dont deux complètement détachés et enfoncés vers la cavité crânienne. L'os pariétal gauche est également fracturé ; mais cette fracture consiste en un trait unique, qui part de la bosse pariétale pour gagner la suture sagittale.

Après avoir enlevé les os du crâne, on constate qu'il existe un épanchement de sang sanguin dans la cavité crânienne formant un caillot lamellaire de 1 à 2 millimètres d'épaisseur qui recouvre presque toute la face supérieure de l'hémisphère cérébral droit ; au niveau de la fracture, ce caillot est plus épais, irrégulier et englobe en partie les fragments osseux.

Le cerveau est resté intact.

Il existe dans le cartilage de l'extrémité inférieure du fémur un point osseux de 4 millimètres de diamètre.

Le maxillaire inférieur contient de chaque côté quatre alvéoles dentaires complètement cloisonnées.

Conclusions. — 1° Le cadavre est celui d'un enfant nouveau-né du sexe masculin, parvenu au terme normal de la gestation.

2° Cet enfant a respiré.

3° Il a succombé à des fractures du crâne produites par un coup ou un choc violents.

XVII. — *Question d'identité*

— PERSONNEL —

« Nous, juge d'instruction.....

« Attendu que le squelette dont les ossements sont annexés à la présente commission rogatoire a été mis à découvert dans la matinée du 8 avril.

« Qu'il importe de constater s'il est un squelette de femme et de spécifier les signes distinctifs, de dire autant que possible la taille et l'âge de la personne à laquelle appartiennent ces ossements, à quelle époque peut remonter l'enfouissement ; — si à la mâchoire supérieure existent, comme l'a dit un témoin qui a reconnu à ce signe la femme S., trois dents gâtées d'un côté, deux de l'autre; si à la mâchoire inférieure, au fond de la bouche, deux dents manquent de chaque côté ; — de dire si la mâchoire inférieure, par sa conformation, devait être en avant de la mâchoire supérieure; — si le trou existant au temporal droit qui gisait contre terre, peut avoir une cause accidentelle, ou s'il n'est pas plutôt la conséquence d'un coup porté du vivant de la femme.

« Attendu que trois échantillons de terre ont été saisis, l'un provenant du tas où les ossements charriés ont été trouvés, l'autre provenant de la fouille faite pendant les travaux ; le troisième recueilli à l'endroit exact où gisait la tête du squelette ; — qu'il importe de vérifier si la terre provenant du sol dans lequel a été enfoui le cadavre, et prise à l'endroit où a été recueilli le crâne, contient, eu égard au terrain calcaire, une quantité de chaux normale ou supérieure, auquel cas l'on serait autorisé à admettre que le cadavre a été recouvert de chaux ; — si d'autre part l'aspect des ossements dénote qu'une couche de chaux a été jetée sur le cadavre, ou s'ils ont l'aspect que doivent avoir des ossements ayant séjourné environ trois ans à 15 ou 18 centimètres sous terre, dans un terrain calcaire dont la composition sera déterminée par l'examen préalable ci-dessus... »

Serment préalablement prêté, avons procédé aux opérations pour lesquelles nous étions commis.

A. Examen du squelette. — Le squelette soumis à notre examen est presque complet. Il manque seulement une vertèbre dorsale, trois côtes, tous les os des mains et des pieds, sauf deux métacarpiens et cinq métatarsiens.

Le tibia droit est fracturé au niveau de l'union du tiers inférieur avec son tiers moyen ; le cubitus est également fracturé un peu au-dessous de sa partie moyenne. Ces fractures ne présentent pas de traces d'épanchement sanguin ; au contraire la surface de section est d'un blanc pur, exempt de souillures, et qui contraste avec la teinte jaunâtre de la surface des os ; leurs bords sont très irréguliers, mais très nets et très aigus. Ces caractères indiquent que les fractures ont été produites récemment, probablement au moment où le squelette a été découvert. — Cinq des côtes sont également fracturées, complètement ou incomplètement.

Sur le crâne on remarque, au niveau de l'os temporal droit, un trou dont la description sera donnée plus loin. — Sur l'os coxal droit, il existe, près de l'articulation avec le sacrum, un trou de forme carrée, mesurant 2 centim. de côté ; ce trou a été produit par un coup porté de dedans en dehors, car la substance osseuse n'a pas été complètement détachée, et se trouve reportée sur la face externe de l'os. Il n'existe pas de traces d'épanchement sanguin à ce niveau.

Les autres os sont intacts ; aucun d'eux ne présente de cal, de déformations, ni d'autres traces de lésions. Tous ces os sont détachés les uns des autres et complètement indépendants ; ils sont complètement dépourvus de parties molles : muscles, tendons, ligaments, périoste et cartilages. — Sur le crâne, il existe en plusieurs points des cheveux coupés très court (environ 1 centim.) mais sans qu'il reste de vestiges du cuir chevelu. On trouve aussi dans quelques-uns des paquets où sont enveloppés les divers os, des morceaux d'*adipocire* ou *gras de cadavre*, matière qui résulte de la transformation des parties molles de l'organisme par un mode particulier. Cette transformation est ici complète, et il est impossible de reconnaître aucun des tissus qui entrent dans la composition du corps humain, les plus gros de ces morceaux d'adipocire ont environ le volume du poing; ils sont complètement détachés des os.

Avec quelques-uns des morceaux de gras de cadavre, on trouve un fragment d'étoffe de drap (appelé, paraît-il, satin de laine); ce fragment a la forme d'une sorte de patte de vêtement, et porte trois boutonnières. On y rencontre aussi des morceaux d'une toile blanche très grossière.

Enfin, on trouve un paquet de cheveux très fins, de couleur châtain foncé, disposées en mèches de longueurs variables, mais dont les plus longues ne dépassent pas 10 centimètres. Ces cheveux sont devenus très friables et se cassent à la moindre traction. Ils sont mélangés de quelques brins de paille, plusieurs sont encore attachés par un cordon noir, en lacet de coton.

Les diverses constatations faites sur le squelette vont être exposées successivement dans l'ordre où elles pourront servir d'éléments de réponse aux questions posées par M. le juge d'instruction.

Première question. — Le squelette provient-il d'une femme?

De tous les signes qui peuvent permettre de reconnaître si un squelette provient d'un homme ou d'une femme, le plus caractéristique, celui qui possède à lui seul une valeur presque absolue, est tiré de la conformation du bassin.

Le bassin est la cavité qui se trouve à la partie inférieure du tronc, et qui est fermée par la réunion de quatre os : le sacrum et le coccyx en arrière, des deux os coxaux sur les côtés. Les deux figures ci-contre (calquées sur celles qui se trouvent dans le *Traité d'anatomie* de M. Sappey), montrent la différence de conformation du bassin dans les deux sexes. — Chez la femme, le bassin est dans son ensemble, plus large et moins haut; le sacrum est plus large et plus recourbé, les os coxaux sont plus larges et plus aplatis, l'espace compris entre les branches du pubis est plus considérable, l'arcade sous-pubienne plus ouverte, les trous sous-pubiens sont plus grands et se rapprochent de la forme triangulaire, au lieu d'être ovalaires comme chez l'homme; les angles latéraux du détroit supérieur sont plus arrondis et plus écartés, ce qui donne à ce détroit une forme plus elliptique.

Or, sur le squelette soumis à notre examen, bien que les os qui composent le bassin soient disjoints, et qu'on ne puisse les réunir assez exactement pour mesurer les dimensions d'ensemble, tous les caractères qui viennent d'être énumérés se présentent avec une grande netteté; ils s'imposent avec évidence quand on compare ce bassin avec celui d'un squelette d'homme.

A côté de cette différence essentielle, il est plusieurs autres signes distinctifs entre le squelette de l'homme et celui de la femme, caractères qui, réunis, présentent une grande valeur. Le squelette soumis à notre examen offre tous ces signes indiquant une origine féminine ; ce sont : la gracilité des divers os, ceux des membres surtout, le peu de relief des saillies osseuses donnant attache aux muscles et aux tendons, la longueur relativement peu considérable de ces mêmes os, qui ont cependant atteint leur complet développement (ainsi que cela sera établi plus loin). Le crâne offre aussi une conformation féminine; nous indiquons seulement les indices les plus caractéristiques : le très petit développement de la glabelle (saillie osseuse qui se trouve sur le front au-dessus de la racine du nez), le minceur de l'arcade sourcilière, le peu de saillie de la ligne courbe occipitale supérieure. Signalons enfin comme un dernier indice la petitesse des dents.

Deuxième question. — Taille de la personne dont provient le squelette.

Cette question peut sembler au premier abord facile à résoudre, puisque l'on possède presque tous les os du squelette. Il n'en est rien cependant parce que ces os sont complètement détachés les uns des autres, et qu'il est impossible de les rétablir dans leurs rapports normaux, en tenant compte des courbures de la colonne vertébrale, en adaptant exactement les os du bassin, etc. ; parce qu'il y a, sur le vivant, des parties molles interposées entre les os : cartilages, disques intervertébraux, qui font défaut ici. Néanmoins, malgré ces causes d'erreur, la reconstitution du squelette peut fournir au point de vue de la taille une donnée approximative, ne s'écartant pas beaucoup de la vérité. — D'autre part, il existe un rapport calculé depuis longtemps et variant en général dans d'assez faibles limites, entre la taille d'un individu et la longueur des divers os des membres ; il est par conséquent possible de conclure de la longueur des os du squelette examiné à la taille de la personne dont il provient. — Les résultats obtenus par ces deux procédés se contrôlent réciproquement.

a) Pour reconstituer le squelette, nous avons appliqué les vertèbres les unes sur les autres, en suivant autant que possible leur ordre de succession naturel, afin de reproduire les courbures normales du rachis ; cet ordre nous a été indiqué, pour celles des vertèbres qui ne possèdent pas de caractères propres, par l'exactitude avec laquelle la juxtaposition se faisait. Deux aides ont été chargés de maintenir les vertèbres ainsi rangées, pendant que nous avons mesuré la distance s'étendant en ligne droite de la première à la dernière d'entre elles. Cette distance est de 43 centimètres. Nous avons ensuite adapté à l'extrémité inférieure de la colonne vertébrale le sacrum et les deux os coxaux que nous avons fait maintenir par un troisième aide. Les os des membres ont été enfin ajoutés.

La longueur s'étendant de l'extrémité supérieure de la 1re vertèbre cervicale à la pointe de la malléole interne est de. 1m,240

Il faut ajouter à ce chiffre :

Pour la hauteur du crâne, mesurée verticalement depuis les condyles de l'occipital jusqu'au vertex. 0m,145

A REPORTER. 1m,385

Report. . . . . . $1^m,385$

Pour une vertèbre dorsale qui manque, et dont le corps, ainsi qu'on s'en est assuré en mesurant les vertèbres analogues, à une hauteur de. . . . . $0^m,020$

Pour la longueur qui s'étend du sommet de la malléole interne à l'extrémité inférieure du talon, longueur qui, mesurée sur divers sujets, a été de $0^m,06$. . . . . $0^m,060$

Enfin pour l'épaisseur des disques intervertébraux, des cartilages interarticulaires, du cuir chevelu. . . . . . $0^m,050$

Total. . . . . $1^m,515$

b) Les os des membres présentent les longueurs suivantes :

Membre inférieur. .	fémur.	$0^m,40$
	tibia.	$0^m,32$
	péroné.	$0^m,315$
Membre supérieur. .	humérus.	$0^m,28$
	radius.	$0^m,20$
	cubitus.	$0^m,215$

A l'aide de ces données numériques, consultons le tableau dressé par Orfila, auquel nous empruntons seulement les lignes qui trouvent leur application dans le cas actuel.

TABLEAU DES MESURES PRISES SUR DES SQUELETTES

TAILLE DU VERTEX A LA PLANTE DES PIEDS	FÉMUR	TIBIA	PÉRONÉ	HUMÉRUS	CUBITUS	RADIUS
mètre	centim.	centim.	centim.	centim.	centim.	centim.
1,43	38	31	30	27	22	19
1,45	40	32	31	29	22	20
1,47	38	32	31	26	21	19
1.49	38	32	31	29	21	20
1,54	40	33	32	29	24	21

Nous voyons qu'un fémur de $0^m,40$ correspond à un squelette dont la taille est tantôt de $1^m,54$, tantôt de $1^m,45$; soit en moyenne (bien que la moyenne soit ici tout à fait arbitraire). . . . . . . $1^m,495$

A un tibia de $0^m,32$ correspondent les tailles de $1^m,45$, $1^m,47$, $1^m,49$; moyenne . . . . $1^m,470$

Il ne figure pas dans le tableau d'humérus de $0^m,28$; celui de $0^m,27$ correspond à $1^m,43$; ceux de $0^m,29$ à $1^m,45$, $1^m,49$ $1^m,54$ (moyenne $1^m,49$) ; celui de $0^m,28$ correspondrait donc approximativement à. . . . . $1^m,485$

A un radius de $0^m,20$ correspondent les tailles de $1^m,45$ et $1^m,49$; moyenne. . . . . $1^m,470$

A un cubitus de $0^m,22$ les tailles de $1^m,43$, $1^m,45$, $1^m,49$ (moyenne $1^m,456$) ; à celui de $0^m,21$, $1^m,47$; un cubitus de 21 1/2 correspondrait donc approximativement à. . . . . $1^m,463$

MOYENNE GÉNÉRALE. . . . . . $1^m,476$

Ce calcul par moyenne n'offre, il est vrai, rien de rigoureux, et sa valeur peut être contestée, bien qu'il soit nécessaire pour tirer un chiffre unique de ceux qui sont exprimés dans le tableau. Mais la deuxième ligne de ce tableau fournit un résultat moins équivoque ; on y trouve pour les divers os des membres des longueurs égales ou presque égales à celles des os du squelette soumis à notre examen ; la taille correspondante est de $1^m,45$.

En ajoutant $0^m,05$ pour les parties molles, on arrive à conclure que la personne dont le squelette a été trouvé dans la cour du sieur G. avait une taille de $1^m,50$ à $1^m,51$. — Ce résultat concorde avec celui obtenu par le premier procédé.

Troisième question. — Age de la personne dont provient le squelette.

Les os qui composent ce squelette ont tous atteint leur complet développement ; c'est ce que montre la soudure de leurs épiphyses. On désigne sous le nom d'épiphyses les extrémités terminales des os, particulièrement des os longs ; ces extrémités sont d'abord reliées au reste de l'os par une couche intermédiaire de cartilage qui augmente graduellement d'épaisseur, en même temps qu'elle s'ossifie. Quand cette ossification est terminée, on dit que l'épiphyse est soudée, et dès lors la longueur de l'os ne peut plus augmenter. Or, ces soudures se font à des âges différents pour chaque os ; celles qui sont achevées le plus tardivement sont en général celle de l'épiphyse inférieure du fémur à 20 ans, et celle de l'extrémité interne de la clavicule à 25 ans. Comme sur le squelette soumis à notre examen la soudure des épiphyses des os est complète, il en résulte que la personne dont il provient était âgée au moins de 22 à 25 ans. L'examen de la dentition confirme cette conclusion : les 32 dents sont en effet sorties, et l'on sait que les dernières grosses molaires ou dents de sagesse ne font leur apparition que de 20 à 30 ans.

D'autre part, on peut dire que le squelette ne provient pas d'une personne parvenue à la vieillesse, car les sutures des os du crâne ne sont pas ossifiées ; ces mêmes os ne sont pas amincis ; celles des dents qui ne sont pas cariées ne présentent pas d'usure de la couronne. Ces caractères se rencontrent au contraire presque constamment chez les personnes parvenues à un age très avancé. — Mais là se bornent les inductions qu'il est permis de tirer de l'état des divers os et l'on ne saurait déterminer à quelle période de l'âge adulte était arrivée la personne dont le squelette est soumis à notre examen.

Quatrième question. — A quelle époque peut remonter l'enfouissement.

Le squelette est totalement dépouillé de parties molles ; les cartilages et le périoste des os, les ligaments ont complètement disparu. La décomposition est donc terminée, et le squelette parvenu à un état dans lequel il peut persister presque indéfiniment sans modifications notables, et tel qu'on l'aurait probablement trouvé si la découverte en avait été faite cinq ou dix ans plus tard. Il s'agit donc seulement de déterminer quel est au minimum le laps de temps nécessaire pour qu'un corps « enfoui dans un terrain calcaire, à 15 ou 18 centimètres du sol » arrive à un état de décomposition complète. Il est malheureusement impossible de répondre avec précision à cette question parce que les lois suivant lesquelles se fait la putréfaction sont encore presque complètement inconnues et paraissent d'ailleurs n'avoir rien de fixe. — En faisant appel à nos souvenirs personnels, l'exemple de la décomposition la plus hâtive que nous ayons observé nous a été fourni par un jeune homme exhumé un an après la mort, et qui avait été enterré dans un mince cercueil en bois de sapin (au cimetière de Saint-Denis) ; les parties molles avaient presque complètement disparu, mais il restait cependant quelques vestiges des ligaments et du périoste. — Nous croyons en conséquence que la durée minima du séjour sous la terre, nécessaire pour que la décomposition soit aussi complètement terminée qu'elle l'est sur le squelette soumis à notre examen, est de dix-huit mois environ.

Cinquième question. — État de la dentition.

Nous avons dit que les dents ont toutes (32) subi leur évolution, qu'elles sont de petites dimensions, et ne présentent pas d'usure du bord libre de la couronne. Plusieurs sont cariées, surtout à la mâchoire supérieure, en ne tenant compte que de celles dont la carie est très avancée, et qui sont réduites en chicots, l'état de la dentition est conforme à la description faite par le témoin. On peut en juger par les détails suivants :

Mâchoire supérieure. — Côté droit. Les deux dernières grosses molaires sont entières et ont dû paraître intactes pendant la vie ; elles sont cependant en partie cariées et présentent plusieurs petits trous sur les parties latérales de la couronne. La première grosse molaire est à l'état de chicot ; la deuxième petite molaire est cariée et creusée d'un large trou ; la première petite molaire est à l'état de chicot. La canine manque, mais il est probable qu'elle est tombée après la mort ; car l'alvéole ne contient pas de fragments de racine, elle est complètement vide, et n'est pas en partie obturée par une formation osseuse. La même observation s'applique aux deux incisives qui manquent également.

Côté gauche. La 3e grosse molaire manque, la 2e est réduite à l'état de chicot ; la 1re est intacte. La 2e petite molaire manque complètement, la 1re est à l'état de chicot. La canine est également à l'état de chicot. La 2e incisive est partiellement cariée et présente un trou à sa partie interne ; la 1re incisive est également cariée et présente un trou à sa partie externe. Ces deux dents étaient tombées pendant le transport du squelette ; elles ont été trouvées dans le morceau de papier qui enveloppait le crâne.

En ne tenant compte que des dents réduites à l'état de chicot, il y a bien à cette mâchoire, comme l'a déclaré le témoin, trois dents gâtées d'un côté, deux de l'autre.

Mâchoire inférieure. — Côté droit. Dernière grosse molaire en partie cariée, les deux premières grosses molaires à l'etat de chicots. Les deux petites molaires, la canine et les incisives sont intactes.

Côté gauche. La 3e grosse molaire est conservée entièrement, mais est cependant un peu cariée, et présente un petit trou à la partie externe et supérieure de la couronne. Les deux premières grosses molaires sont à l'état de chicots. Les petites molaires, la canine et les incisives sont intactes.

Il faut noter en outre que la dernière grosse molaire de chaque côté est fortement déviée en dedans.

Il y a donc bien, comme l'a déclaré le témoin, deux dents qui manquent de chaque côté de la mâchoire inférieure, au fond de la bouche.

Sixième question. — La mâchoire inférieure devait-elle être en avant de la mâchoire supérieure?

La mâchoire inférieure présente une conformation normale; l'angle que forment ses branches montantes avec le corps de l'os se rapproche de l'angle droit, et est d'environ 115 à 120° comme chez la plupart des personnes adultes. En adaptant les condyles de la mâchoire dans les cavités glénoïdes des os temporaux c'est-à-dire en plaçant la mâchoire dans la position qu'elle occupait sur la personnne dont provient le squelette, on voit que les arcades dentaires se correspondent presque exactement, mais que cependant l'arcade dentaire supérieure dépasse légèrement l'inférieure, comme cela est du reste la règle. — Le corps du maxillaire présente aussi sa forme habituelle, et le menton ne fait pas de saillie en avant.

Septième question. — Le trou existant au temporal droit peut-il avoir une cause accidentelle, ou est-il plutôt la conséquence d'un coup porté du vivant de la femme?

Le trou situé sur le temporal droit, à 50 centimètres du sommet de l'apophyse mastoïde, et à 12 millimètres de la suture temporo-pariétale, offre la forme d'un ovale dont le grand axe dirigé en haut et en avant, mesure 11 millimètres et le petit axe 9 millimètres. Les bords ne sont pas réguliers, ils sont légèrement renversés en dedans, et à leur niveau l'os est divisé en lamelles et en quelque sorte feuilleté; ces lamelles sont d'une coloration blanche qui contraste avec la teinte jaune du reste de l'os, leurs arêtes sont très nettes et non émoussées. Ces caractères semblent bien indiquer que le trou a été fait récemment. Nous avons cherché toutefois s'il existait en ce point quelques vestiges d'un épanchement sanguin ancien, comme on pourrait en trouver s'il s'agissait d'une blessure faite pendant la vie. Or, la face externe du crâne est recouverte en divers points, et notamment au niveau du temporal, d'une mince couche formée par de courts fragments de cheveux agglutinés au milieu d'une substance d'un brun noirâtre;

mais en grattant cette substance, on constate qu'au dessous l'os a conservé sa coloration gris blanchâtre ou gris jaunâtre, et ne présente pas de traces d'imbibition sanguine ; en examinant la substance enlevée, on s'aperçoit qu'elle contient un grand nombre de larves d'insectes desséchées, qui contribuent à lui donner sa couleur. Nous avons déjà mentionné que les bords mêmes du trou sont d'un blanc pur sans nulle trace de coloration sanguine. Rien par conséquent ne peut démontrer que ce trou résulte d'une blessure faite pendant la vie.

Huitième question. — L'aspect des ossements dénote-t-il qu'une couche de chaux a été jetée sur le cadavre, ou ont-ils l'aspect que doivent avoir des ossements ayant séjourné environ trois ans, à 15 ou 18 centimètres sous terre, dans un terrain calcaire ?

Nous avons dit que les divers os étaient complètement dépouillés de parties molles ; ils présentent sur toute l'étendue de leur surface une teinte jaunâtre ou légèrement grisâtre qui est analogue à celle des ossements ayant séjourné longtemps sous terre. Nous avons mentionné plus haut qu'il existait sur le crâne, mélangés à des cheveux, des débris de vers ; cette circonstance indique qu'en ce point au moins, le cadavre n'était pas recouvert de chaux. Quant au reste du corps, on ne saurait reconnaître d'après le seul aspect des ossements, s'il a été recouvert de chaux, car les os n'ont pu se trouver directement en contact avec cette substance, et quand les parties molles ont été complètement détruites, la chaux, si elle avait été mise sur le cadavre, aurait sans doute perdu à ce moment une grande partie de ses propriétés.

B. Analyse chimique des échantillons de terre. — (Cette analyse, pratiquée par M. Lhote, n'a donné que des résultats négatifs.)

Conclusions. — 1. Le squelette soumis à notre examen est celui d'une femme.

2. La taille de cette femme était d'environ 1m,50 à 1m,52.

3. Cette femme avait dépassé l'âge de 22 à 25 ans ; elle n'était pas arrivée à la vieillesse.

4. L'enfouissement du corps dont provient le squelette remonte probablement au moins à dix-huit mois ; il peut dater de beaucoup plus longtemps, car le squelete était parvenu à un état où il se maintient de longues années sans subir de modifications notables.

5. L'état de la dentition de la femme dont provient le squelette est conforme à la description qui a été faite par un témoin : il existe à la mâchoire supérieure trois dents gâtées d'un côté, deux de l'autre ; et à la mâchoire inférieure, au fond de la bouche, deux dents manquent de chaque côté.

6. La conformation de la mâchoire inférieure n'indique pas qu'elle devait être en avant de la mâchoire supérieure.

7. Rien ne démontre que le trou qui existe au niveau du temporal droit soit la conséquence d'un coup porté du vivant de la femme. Il est plus probable que ce trou résulte d'une cause accidentelle, et qu'il a été produit récemment.

8. L'aspect des ossements ne dénote pas qu'une couche de chaux ait été jetée sur le cadavre; il est analogue à celui des ossements ayant séjourné longtemps sous terre. Il faut remarquer toutefois que de la chaux aurait pu être jetée sur le cadavre, et n'arriver au contact des os qu'après avoir perdu une partie de ses propriétés [1].

XVIII. — *Détermination de l'époque de la naissance et de la mort d'un nouveau-né, faite à l'aide de la présence des acares et des chenilles d'aglosses dans un cadavre momifié.*

— MM. BROUARDEL et MÉGNIN —

Nous fûmes commis, le 15 janvier 1878, à l'effet de procéder à l'autopsie d'un cadavre d'enfant nouveau-né trouvé dans un terrain vague de la rue Rochebrune.

Le cadavre était entouré de quelques linges imbibés par l'humidité et pourris dans les points qui étaient en contact avec la terre.

Voici quel fut le résultat de notre examen :

Le cadavre est celui d'un enfant nouveau né du sexe féminin, il mesure 48 centimètres de longueur et pèse 520 grammes, la sixième partie du poids normal. Il est absolument desséché, sonne comme du carton. Il est transformé en une véritable momie. Il est recouvert par un linge à torchon qui a contracté avec la peau des adhérences tellement intimes qu'il est impossible de l'en séparer.

Le cordon ne porte pas de ligature, il mesure 25 centimètres et adhère à l'ombilic.

Les os sont intacts, il n'y a pas de fracture, notamment des os du crâne. Les viscères desséchés ne forment plus qu'une masse uniforme dans laquelle on ne distingue plus les points où cesse le parenchyme pulmonaire, le cœur, le foie, etc. Tous les tissus, notamment les muscles, sont transformés en gras de cadavre.

Le crâne est vide, le cerveau a disparu, on ne trouve plus sur la tente du cervelet qu'une masse de pulvérin de quelques grammes.

Il est impossible de reconnaître actuellement l'existence de lésions qui n'auraient atteint que les parties molles et de savoir si l'enfant a respiré.

Les condyles du fémur ont leurs points d'ossification bien développés.

Ce cadavre est donc celui d'un nouveau-né arrivé au terme de la vie intra-utérine.

Sur la peau et dans la cavité du crâne fourmillent une quantité d'acares que l'on distingue nettement à la loupe et des larves d'insectes.

[1] L'inculpé avait d'abord prétendu que le squelette était celui d'un soldat prussien tué pendant la guerre. — Au cours de l'instruction, l'inculpé s'est suicidé.

L'état de dessication de cette petite momie ne permet pas de croire qu'elle ait séjourné longtemps dans le terrain vague où on l'a trouvé exposée à l'humidité de l'air. Il est certain que le cadavre a dû d'abord être conservé dans un lieu sec, dans une armoire, une malle, ou derrière un lieu chauffé tel qu'une cheminée, et que c'est dans ces derniers jours seulement qu'il a été déplacé et déposé dans le terrain situé rue Rochebrune.

Il restait à savoir si on pourrait utiliser les lois du développement des insectes que l'on trouvait sur le corps de ce nouveau-né pour déterminer approximativement le moment de sa naissance, ainsi que le Dr Bergeret y était parvenu en 1850 [1]. Nous nous sommes adressé à M. Perrier, professeur au Muséum d'histoire naturelle, et à M. B. Megnin, vétérinaire de l'armée, qui ont mis avec la plus grande complaisance leurs connaissances spéciales à notre disposition.

Voici les notes qu'ils ont bien voulu nous remettre :

Note par M. Perrier. — L'enfant est entouré d'un tissu végétal assez grossier, absolument adhérent aux téguments.

2° Ce tissu n'est pas suffisant pour l'avoir mis à l'abri des larves de mouches qui auraient pu pondre à sa surface.

3° Ces larves auraient certainement dévoré les tissus de l'enfant s'il avait été abandonné sur le sol immédiatement après la mort.

L'enfant a donc été enfoui assez profondément ou desséché avant d'avoir été abandonné. Cette dernière hypothèse est la plus probable vu l'état de conservation du cadavre.

4° Les animaux qui se trouvent actuellement dans les tissus sont :

A. — Des *acares* (à faire déterminer par M. Megnin). Mais on en trouve dans tous les endroits humides et riches en matières organiques.

B. — Des *chenilles d'aglosses*, papillons voisins des teignes et se nourrissant de matières grasses.

De cette dernière circonstance on peut inférer que le cadavre est relativement récent (de l'été dernier probablement).

5° On ne trouve pas de dermestes qui n'auraient pas manqué d'attaquer un cadavre plus ancien et débarrassé de matières grasses (comme les pelletiers par exemple).

Note sur la formation et la durée de la colonie acarienne qui existe sur une momie d'enfant, par P. Megnin. — La momie d'enfant en question est couverte d'une couche de pulvérin brunâtre qui est exclusivement composée de dépouilles d'acariens et de leurs fèces. Cette couche est plus ou moins épaisse, suivant les régions, mais on peut dire qu'elle a en moyenne 2 millimètres d'épaisseur. A la surface du corps je n'ai plus trouvé d'acariens vivants, mais dans l'intérieur du crâne il y a encore une colonie nombreuse, grouillante et pleine

[1] Bergeret. *Ann. d'hyg. publ. et de méd. lég.*, 2e série, t. IV, 1855.

d'activité au milieu d'un pulvérin bien plus abondant qu'à la surface du corps. Tous ces acariens appartiennent à une seule espèce : le *tyroglyphus longior*, de Gervais, qui vit absolument des acides gras et des savons ammoniacaux qui se forment à la surface des matières animales en état de décomposition sèche, comme les préparations anatomiques dites naturelles, la croûte des fromages secs, gruyère et autres, etc.

Pour calculer le nombre de ces acariens et par suite déduire, connaissant la loi de leur développement, le temps qu'il leur a fallu pour former des colonies de ce chiffre, j'estime à 3,000, chiffre rond, d'après un calcul approximatif, le nombre de centimètres carrés que présente le développement de la peau de l'enfant momifié, y compris la surface interne de la cavité crânienne : or, je compte par millimètre cube au moins 4 tyroglyphes, ou leur dépouille, ou leurs œufs, ce qui me donne par centimètre carré, sur 2 millimètres d'épaisseur, 800 acariens. Ce chiffre de 800 × 3,000 cc. = 2,400,000, c'est-à-dire pour toute la surface du corps et l'intérieur du crâne 2,400,000 tyroglyphes morts ou vivants, morts surtout.

La colonie a eu pour origine quelques nymphes hypopiales apportées par des diptères, des coléoptères ou des myriapodes ; c'est toujours ainsi que se forment les colonies de ce groupe d'acariens ; et cela prouve que la momie, au moment où elle a été envahie par les acariens, était accessible aux insectes venant de l'extérieur.

On sait, par les observations directes faites par Fumouze sur ce même tyroglyphe longior, et par celles que j'ai faites moi-même sur des espèces voisines, entre autres sur le *tyroglyphus mycophagus* qu'une femelle de ces acariens est apte à pondre dix à quinze jours après sa naissance, et qu'elle pond une quinzaine d'œufs parmi lesquels deux tiers donnent des femelles et un tiers des mâles ; on peut donc établir le tableau suivant :

1re génération	après 15 jours	10 femelles.	5 males.
2e —	— 30 —	100 —	50 —
3e —	— 45 —	1.000 —	500 —
4e —	— 60 —	10.000 —	5.000 —
5e —	— 75 —	100.000 —	50.000 —
6e —	— 90 —	1.000.000 —	500.000 —

(C'est à peu près la même proportion que suivent les sarcoptes.)

Ainsi, après trois mois il est né, d'un seul couple, dans la colonie, 1,500,000 individus. Si nous comparons le chiffre de 2,400,000 obtenu plus haut, nous verrons qu'il a mis à se former environ cinq mois, et c'est un grand minimun, attendu que la colonie ne pullule plus à la surface du corps depuis un temps indéterminé, et que dans l'intérieur du crâne, où elle a trouvé une provision de gras de cadavre plus abondante qu'ailleurs, elle est encore en pleine activité et a formé une couche de pulvérin bien plus épaisse que celle qui a servi de base à mon calcul.

Le moment où la momie d'enfant a été exposée à l'air est donc éloigné du moment actuel de cinq mois au moins; j'ajouterai, toujours approximativement, de sept à huit mois au plus.

Ainsi, de l'avis de MM. Perrier et Megnin, il s'est écoulé cinq à six mois environ depuis que ce cadavre de nouveau-né a été abandonné à l'air, et qu'il a pu être envahi par les chenilles d'aglosses et les tyroglyphes. Mais il est possible, si l'endroit où il s'est desséché était absolument clos, sans communication avec l'extérieur, que le temps écoulé depuis la naissance ait été plus prolongé et que l'invasion par les acares datant de six mois se soit faite sur un cadavre déjà ancien.

Conclusions — 1° Ce cadavre est celui d'un enfant nouveau-né du sexe féminin, arrivé à la fin du neuvième mois de la vie intra-utérine.

2° Il n'est plus possible de constater si ce nouveau-né a subi des violences qui n'auraient atteint que les parties molles.

3° Il est également impossible de dire si l'enfant a respiré.

4° La colonie d'acariens et les chenilles d'aglosses trouvées sur le cadavre prouvent que le moment de l'exposition à l'air de la momie date de six à huit mois, mais la date de la naissance ne peut être précisée.

XIX. — *Examen de taches de sang*

— MM. BROUARDEL et VULPIAN —

Un homme avait été tué dans son lit à coups de marteau, le crâne avait été fracturé, des gouttelettes de sang très fines avaient jailli sur les murs. La chemise en laine de son jardinier présentait de nombreuses taches de sang, ponctuées, occupant la face externe, quelques-unes la face interne.

Pour déterminer la nature et la valeur de ces taches nous avons pris les précautions suivantes :

Craignant que des frottements ultérieurs ne fassent tomber les écailles sanguines, dont quelques unes étaient à peine maintenues par les poils de la laine, voulant garder l'indication exacte des taches que nous enlevions pour les soumettre à l'analyse, nous avons sur une chemise blanche reproduit avec l'encre noire la disposition que chacune de ces taches occupait sur la face externe de la chemise de l'inculpé. Nous avons marqué au crayon rouge les points que les taches occupaient à la face interne. Autant que possible nous avons donné à ces marques la forme de la tache correspondante.

De plus nous avons pris sur un garçon d'hôtel, auprès duquel l'un de nous avait été appelé, une chemise de toile de couleur blanche sur laquelle se voyaient des empreintes sanguines assez analogues à celles notées sur la chemise de P... Ces taches résultaient dans ce cas manifestement de piqûres de puces.

Enfin nous avons projeté des gouttelettes de sang humain sur une flanelle et nous avons procédé aux recherches en comparant les caractères des taches de la chemise blanche et de la flanelle.

Nous avons également comparé du sang desséché que nous avions recueilli le 17 mars autour du cadavre de la veuve Joubert, assassinée rue Fontaine.

Nous avons joint au scellé les chemises et la flanelle qui nous ont servi d'objets de comparaison.

Après avoir décrit la répartition des taches sur la chemise de l'inculpé nous avons procédé aux recherches suivantes, nous donnons copie de notre rapport et de ses conclusions.

Nous croyons pouvoir dire dès maintenant que les taches de sang faites par les puces présentent, à l'œil nu et à la loupe, la plus grande analogie avec celles que nous avons décrites plus haut, tant par leur forme que par l'imprévu de leur distribution sur la chemise.

Nous détachons chaque tache avec des ciseaux très propres et nous la plaçons dans la cupule d'une lame de verre également propre au contact de quelques gouttes d'un liquide désigné par M. Bourgogne, son inventeur, sous la rubrique : *Liquide 4a, dilatateur du sang*. Nous avons fait un essai préliminaire sur du sang desséché depuis plusieurs mois.

Après une macération prolongée de douze à vingt-quatre heures et même trente-six pour quelques taches, nous avons trouvé les taches augmentées de volume et ramollies.

Avec les extrémités effilées de deux agitateurs, fraîchement étirés, nous avons détaché quelques parcelles colorées de ces diverses taches et les avons déposées sur des lames de verre très propres; nous avons ensuite successivement procédé aux recherches suivantes :

1° Examen micro-spectroscopique;

2° Formation de cristaux d'hémine;

3° Détermination et mensuration des éléments visibles au microscope.

1° *Examen micro-spectroscopique.* — Après avoir recouvert d'une lamelle propre une des préparations précédentes et légèrement pressé la surface de la lamelle, nous l'avons portée sous le champ du micro-spectroscope.

Nous avons alors nettement vu les deux raies caractéristiques de l'hémoglobine oxygénée et leur disparition sous l'influence du sulfhydrate d'ammoniaque, agent réducteur introduit sous la lamelle, pour former une bande unique de réduction, connue sous le nom de bande de Stokes et caractéristique différentielle de l'hémoglobine et des autres matières colorantes.

2° *Formation des cristaux d'hémine.* — Prenant une seconde préparation, nous y avons ajouté une goutte d'eau distillée très pure pour dissoudre la matière colorante. Ce premier résultat obtenu, et après avoir ajouté un atome de chlorure de sodium pur, nous avons chauffé légèrement la préparation au-dessus de la flamme d'une lampe à alcool. Avant évaporation complète, nous avons ajouté une ou deux gouttes d'acide acétique cristallisable et nous avons soumis de nouveau à une évaporation très ménagée au-dessus de la flamme de la lampe à alcool.

Après évaporation et disparition complète de l'odeur de l'acide acétique, nous avons examiné au microscope avec un grossissement de 500 diamètres et nous avons alors nettement vu de nombreux cristaux d'hémine.

3° *Détermination et mensuration des éléments visibles au microscope.* — Prenant quelques parcelles d'une troisième préparation, nous les avons dissociées et placées avec une goutte du liquide de M. Bourgogne au centre d'une cellule hématimétrique de Hayem, que nous avons recouverte d'une lamelle très propre.

Après un repos de quelques minutes, nous avons examiné cette préparation avec un grossissement de 500 diamètres et nous avons alors assez nettement vu un certain nombre de corpuscules, légèrement colorés, de forme à peu près circulaire, un peu déchiquetés sur les bords, rappelant presque complètement la forme et l'aspect des globules du sang.

Nous avons ensuite soumis, à l'aide d'un oculaire quadrillé quelques-uns de ces éléments à la mensuration. Nous leur avons trouvé presque constamment un diamètre de 0m,005 de millimètre.

Mous avons aussi observé dans presque toutes nos préparations, à côté des éléments d'aspect globulaire, un certain nombre de petits corpuscules noirâtres sans forme précise, et dont les contours sont délimités par une foule de petits points noirs très fins, analogues à ceux que nous avons rencontrés dans l'examen des taches de sang provenant manifestement de piqûres de puces.

Nous n'avons rien observé de semblable dans nos autres expériences comparatives.

Nous avons répété sur plusieurs taches ces divers procédés de recherche et toutes nous ont donné des résultats analogues.

Conclusions. — 1° Les taches indiquées sur la chemise de l'inculpé sont des taches de sang.

Cette conclusion est justifiée par les résultats de l'examen spectroscopique : présence dans le spectre des deux raies de l'hémoglobine oxygénée, disparition de ces raies sous l'influence du sulfhydrate d'ammoniaque et apparition d'une bande unique, dite de Stokes, caractéristique différencielle des autres matières colorantes ; par la formation des cristaux d'hémine sous l'influence de l'acide acétique.

2° La forme et les dimensions des globules sanguins permettent d'affirmer que ces taches ont été faites par du sang de mammifère. Les différences trouvées par la mensuration entre ces globules et ceux du sang humain peuvent s'expliquer par l'ancienneté et la dessiccation des taches.

3° La présence dans un grand nombre de ces taches de petits corpuscules noirâtres, analogues à ceux constatés dans les traces laissées par les puces sur la chemise de toile blanche, doivent faire conclure que le plus grand nombre de ces taches, sinon toutes, ont été faites par des puces.

4° Dans l'aisselle droite et au poignet droit nous avons noté des taches étalées et diffuses ; ces caractères qui les distinguent des autres précédemment signalées peuvent être attribuées à ce qu'elles ont été mouillées soit par l'eau, soit par la sueur.

XX. — *Examen de cheveux et de taches de sang*

— M. MALASSEZ —

Je soussigné, Louis-Charles Malassez, docteur en médecine, directeur adjoint du laboratoire d'histologie au Collège de France, commis, par une ordonnance de M. Jules Jaudin, juge d'instruction au Tribunal de première instance du département de la Seine, à l'effet de procéder à l'examen d'un linge, et de me prononcer sur la question de savoir :

1° Quelle est la nature des taches dont il est maculé ; — si ce sont des taches du sang ou de matière provenant de la décomposition d'un cadavre :

2° S'il y a trace de cheveux qui soient adhérents à cette pièce de linge ;

3° En cas d'affirmation, si ces cheveux sont ceux d'un enfant nouveau-né.

Ayant prêté serment, certifie avoir fait les examens microscopiques suivants :

A. Examen des taches. — Le linge présente deux espèces de taches :

1° A la périphérie du linge, des petites taches verdâtres ;

2° Au centre, une large tache brunâtre.

La couleur verdâtre des petites taches pouvait faire supposer qu'elles étaient dues à du méconium, mais les examens microscopiques et micro-chimiques n'ont rien révélé qui puisse confirmer ou infirmer cette hypothèse.

La grande tache centrale brunâtre, ressemblant à certaines taches de sang altéré, la présence des globules sanguins, celle de la matière colorante du sang, ont été recherchées.

1° *Recherche des globules sanguins.* — Des fragments de serviette étant détrempés dans du sérum artificiel (solution de sulfate de soude à 5 p. 100), on peut en détacher des fragments d'une matière brunâtre que l'on dissout dans le même sérum.

Examinées au microscope, on trouve çà et là, au milieu d'éléments divers : globules de graisse, débris d'insectes et de végétaux, poussières et granulations diverses de nature indéterminée, des globules rouges de sang.

Ils sont, en général, réunis par petits groupes ; ils appartiennent au type circulaire, mais ils sont, pour la plupart, plus ou moins déformés ;

beaucoup ont la forme de cuvette, quelques-uns sont sphériques. Les plus petits ont 4 μ (quatre millièmes de millimètre), les plus grands 5 μ (cinq millièmes de millimètres) ; la moyenne de 13 mensurations a donné 4 μ, 5. Ils sont très peu colorés.

2° *Recherche de la matière colorante.* — D'autres fragments de serviette sont lavés à l'eau distillée : ils donnent une solution brunâtre louche ; filtrée, la solution devient transparente. Examinée au microspectroscope, sous des épaisseurs diverses, elle ne donne aucune des raies d'absorption qui caractérisent la matière colorante du sang.

La solution évaporée lentement laisse une matière brune. Cette matière mêlée avec un peu de chlorure de soude et d'acide acétique, puis chauffée jusqu'à ébullition, ne donne pas, après refroidissement, de cristaux de chlorhydrate d'hématine.

Conclusions. — 1° *Sur l'existence du sang.* — Les globules du sang trouvés dans la recherche n° 1 ont, malgré les altérations qu'ils ont subies, des formes si caractéristiques, que leur présence suffit à elle seule pour affirmer avec certitude l'existence du sang sur le linge examiné

Les résultats négatifs obtenus dans la recherche de la matière colorante du sang (recherche n° 2) ne sont pas contradictoires, comme on pourrait le supposer au premier abord. En effet, pour obtenir des résultats positifs dans ce genre de recherches, il faut que la matière colorante existe en certaine quantité. Or, dans le cas actuel, il peut se faire, ou qu'il y ait eu peu de sang répandu, ou que le sang répandu en certaine quantité se soit altéré, les globules perdant leur hémoglobine, l'hémoglobine se détruisant.

La première de ces deux hypothèses est peu vraisemblable en raison de l'étendue de la tache et des points divers où l'on a pu y retrouver des globules ; la seconde, au contraire, est confirmée par ce fait que la tache se trouve sur un linge saisi dans un champ, qu'elle a dû, par conséquent, être exposée à toutes les intempéries de l'atmosphère, lesquelles altèrent le sang. Il est même étonnant que dans de telles conditions des globules rouges aient pu se conserver aussi bien.

2° *Sur la quantité du sang répandu* — Le petit nombre de globules sanguins retrouvés sur la serviette, l'absence ou la faible quantité de matière colorante du sang, prouvent qu'actuellement il existe peu de sang sur la serviette. Mais, ainsi que je viens de le dire, il a dû en exister une quantité beaucoup plus considérable à un moment donné. Toutefois, il est impossible de dire, même approximativement, quelle a été cette quantité.

2° *bis. Sur l'époque à laquelle le sang a été répandu.* — L'altération du sang ne dépendant pas uniquement du temps écoulé, mais surtout des divers agents atmosphériques ou autres, auxquels il a été soumis, il a été impossible de dire à quelle époque il a été répandu.

3° *Sur la nature du sang.* — La forme circulaire des globules trouvés sur le linge, l'absence de noyaux, montrent que ce ne sont pas des globules d'oiseaux, de poissons ou de reptiles, ou de batraciens, mais bien des globules de mammifères; quant aux dimensions de ces globules, il est bien évident qu'elles ne sont plus ce qu'elles étaient quand ces globules étaient vivants : une sphère aplatie constitue un disque dont le diamètre est plus grand que celui de la sphère d'où il procède ; de même pour les globules, lorsque de discoïdes (ce qui est leur forme normale) ils deviennent sphériques, leur diamètre diminue. Nos globules sanguins, qui tous se rapprochent plus ou moins de la forme sphérique, ont donc des diamètres plus petits que ceux qu'ils avaient lorsqu'ils étaient vivants et discoïdes. Or, en tenant compte de cette diminution de diamètre, ainsi que de la dessiccation, on voit qu'ils se rapprochent des globules humains adultes et de ceux de plusieurs de nos animaux domestiques (lapin, chien, par exemple).

Les globules sanguins des nouveau-nés diffèrent peu de ceux des adultes, mais ceux des jeunes fœtus sont notablement plus volumineux. Aussi, pour que les globules trouvés sur le linge puissent être considérés comme des globules de fœtus, il faudrait supposer une diminution très considérable, sur la possibilité de laquelle nous n'avons aucun renseignement.

En résumé :

1° Il existe du sang sur le linge au niveau de la grande tache centrale brunâtre ; il est très altéré ;

2° Ce sang est actuellement en petite quantité. Il est probable qu'il y en a eu une plus grande quantité de répandue, mais on ne saurait la déterminer ;

3° C'est du sang de mammifère. Il est impossible de dire si c'est du sang d'homme ou de l'un de nos animaux domestiques. Il est possible que ce soit du sang de femme ou de nouveau-né, il est douteux que ce soit du sang de fœtus.

B. Examen des poils ou des cheveux. — Plusieurs touffes des poils ou cheveux adhérentes au linge ont été humectées puis montées dans de la glycérine et examinées au microscope.

Tous, ou presque tous, sont munis de leur racine et se terminent en pointe très effilée. Aucun d'eux n'a de moelle, mesurés au micromètre, ils ont dans leur plus grande largeur de 20 à 32 μ (millièmes de millimètre). La moyenne de 30 mensurations a été de 24 μ 9; il en a été trouvé un qui n'avait pas 12 μ et un autre qui mesurait 40 μ.

La matière lamelleuse blanc jaunâtre, à reflets brillants, qui englobe la racine de la plupart de ces poils ou cheveux, est constituée par des amas de cellules épithéliales pavimenteuses cornées, au milieu desquelles on distingue une assez grande quantité de globules graisseux, puis des poussières et des granulations diverses.

Conclusions. — 1° Le peu de longueur de ces poils ou cheveux, leur finesse, l'absence de moelle prouvent que ce sont des cheveux ou poils follets, ce ne sont ni des poils d'animaux, ni des cheveux ou poils humains adultes.

Les poils d'animaux ont d'une façon générale des formes différentes, des dimensions plus considérables, et possèdent une moelle souvent très caractéristique. Les cheveux et poils humains adultes sont plus longs et pourvus de moelle.

2° Leur terminaison en pointe effilée et très régulière indique qu'ils n'ont été ni usés, ni brisés, ni coupés ; qu'ils sont par conséquent de développement récent et doivent appartenir à un fœtus ou à un nouveau-né, ce que confirme également la présence de ces amas de cellules épidermiques et de matières grasses qui englobent beaucoup d'entre eux. Ce ne sont pas des cheveux ou poils follets d'adultes. Les cheveux follets des chauves ont presque toujours leur extrémité bien fendillée ou en balai ; on en trouve parmi eux un certain nombre qui ont de la moelle et sont beaucoup plus volumineux. Les poils follets des femmes et des adolescents ont rarement la pointe effilée, étant obtus, comme usés, et parfois ils possèdent de la moelle.

3° Les dimensions dépassent notablement celle des poils follets que l'on rencontre sur le corps des fœtus ou des nouveau-nés ; il faut en conclure que ce sont des cheveux de fœtus ou de nouveau-né.

Du reste, leur abondance à une région assez limitée de la serviette, leur réunion en touffes doivent faire penser qu'ils proviennent des régions où ils sont nombreux, comme c'est le cas pour le cuir chevelu.

4° Pour essayer de déterminer l'âge du fœtus ou du nouveau né auquel ces cheveux appartenaient, on peut, jusqu'à un certain point, comparer leurs dimensions à celles des cheveux provenant de fœtus ou de nouveau-nés d'âges différents.

Les cheveux de cinq nouveau-nés, âgés de un à vingt jours, et ceux de quatre fœtus ayant de sept à neuf mois ont présenté des épaisseurs semblables. Les plus petits cheveux avaient 20 μ, 5 (millièmes de millimètre) ; les plus gros 48 μ ; les diverses moyennes ont varié entre 28 μ et 37 μ.

D'autre part, les cheveux d'un fœtus de cinq mois ont donné 20 μ, comme minimum d'épaisseur 28 μ comme maximum, 24 comme moyenne, et ceux d'un fœtus de trois mois avaient, les plus petits 16 μ, les plus gros 20 μ ; en moyenne 18 μ.

Les cheveux recueillis sur le linge sont donc plus gros que ceux d'un fœtus de trois à cinq mois, plus petits que ceux de fœtus viables ou de nouveau-nés. Ils proviendraient, d'après cela, d'un fœtus âgé de cinq à sept mois.

Toutefois, comme les comparaisons ci-dessus exposées ne portent que sur un nombre de faits relativement peu nombreux, comme les différences constatées ne sont pas très considérables, comme enfin l'accroissement des cheveux peut présenter de très grands retards (on voit des enfants nés à terme qui sont presque chauves), la conclusion présente ne peut être présentée qu'avec la plus grande réserve.

En résumé :

Les poils ou cheveux trouvés sur le linge sont des cheveux de fœtus ou de nouveau-né.

Il est probable qu'ils proviennent d'un fœtus de cinq à sept mois, mais il est impossible d'affirmer avec certitude qu'ils n'appartenaient pas à un fœtus viable ou à un nouveau-né.

Les examens microscopiques, ci-dessus mentionnés, permettent donc les réponses suivantes aux questions posées par l'instruction.

1° Les taches qui maculent le linge saisi sont en partie, sinon complètement, des taches de sang ;

2° Il existe des cheveux adhérents au linge ;

3° Ces cheveux proviennent d'un fœtus ou d'un nouveau-né, plutôt d'un fœtus de cinq à sept mois que d'un fœtus viable ou nouveau-né, mais il est impossible de se prononcer avec certitude sur ce dernier point.

XXI. — *Examen des aliments trouvés chez la veuve G. et des matières recueillies dans son estomac*

— M. PENNETIER, de Rouen —

Nous soussigné, Georges Pennetier, docteur en médecine, demeurant à Rouen, etc., etc., chargé de déterminer la nature des aliments trouvés chez la veuve G. et des matières recueillies dans son estomac, avons reçu deux flacons et nous sommes transporté dans notre laboratoire du Muséum d'histoire naturelle, où nous avons procédé aux recherches et aux observations microscopiques nécessaires.

Examen du contenu du flacon n° 2. — Les aliments trouvés chez la veuve G., et contenus dans le flacon n° 2, consistent dans un mélange d'une notable quantité d'oseille avec une très faible proportion de viande et un fragment de salsifis, provenant de la partie du collet.

L'examen microscopique de ces matières, dont il est d'ailleurs facile de constater la nature à l'œil nu, ne laisse aucun doute à cet égard.

Examen du contenu du flacon n° 1. — L'observation à l'œil nu des matières recueillies dans l'estomac et contenues dans le flacon n° 1, permet d'y soupçonner la présence d'une très grande quantité d'oseille, de quelques fragments de salsifis, provenant de la partie inférieure du collet et d'une notable quantité d'un fruit pulpeux, tel que la pomme ou la poire.

Une vingtaine de préparations microscopiques, faites dans le but de contrôler ce premier aperçu et de le compléter, s'il y avait lieu, a fourni les résultats suivants (ces préparations ont été conservées et mises à la disposition de la justice) :

L'examen d'un fragment d'épicarpe, attenant à la partie calicinale du fruit, et que son aspect plus ou moins fortement coloré indique manifestement avoir été cuit devant le feu, permet de reconnaître la présence de petites cellules rectangulaires, granuleuses, incolores ou plus ou moins colorées en jaune, jaune rouge et rouge brun, accolées les unes aux autres sans solution de continuité et mesurant de 0mm,0195 à

0mm,0224 dans leur grand diamètre et de 0mm,0096 à 0mm,0192 dans leur petit diamètre (voir les préparations 2, 5, 10 et 12 *bis*).

Les deux dernières ont été prises dans la partie calicinale *et la préparation* 12 *bis contient plusieurs agglomérations de cellules pierreuses dont les parois épaisses sont creusées de canalicules dirigés de la cavité centrale vers la surface.*

Les neuf préparations étiquetées no 1, proviennent de la partie pulpeuse située à la face inférieure du fragment d'épicarpe sus-décrit. Elles permettent de reconnaître :

1o La présence de cellules polyédriques accolées mais facilement isolables, à parois extrêmement minces, et dont les arêtes sont plus ou moins accidentées et en rapport avec la compression réciproque des cellules des espaces polygonaux. Ces cellules, dont le grand diamètre est de 0mm,096 à 0mm,176 et le petit diamètre de 0mm,08 à 0mm,144, présentent toutes un certain nombre de replis et contiennent des granulations jaunes plus ou moins foncées, agglomérées par places.

2o Des faisceaux vasculaires.

3o Des tubes cloisonnés provenant du mycélium de champignons microscopiques et dus probablement à un commencement de pourriture du fruit.

4o De nombreux grains d'amidon de blé intacts, ou légèrement altérés ou gonflés, colorables en bleu par l'iode et reconnaissables à leur forme circulaire ou lenticulaire, ainsi qu'au diamètre des plus gros, mesurant de 0mm,04 à 0mm,05.

Un fragment végétal isolé, d'aspect charnu et du volume d'une petite noisette, a été trouvé composé de cellules absolument semblables à celles des préparations précédentes, mais d'un diamètre plus considérable et à granulations non colorées ; provenant, par conséquent. d'une partie du mésocarpe plus profondément située et n'ayant pas subi l'action directe du feu. Ces cellules, dont les dimensions atteignent jusqu'à 0mm,368 sur 0mm,256, sont les unes arrondies, les autres plus ou moins allongées, d'autres enfin, rectangulaires et rétrécies en forme d'onglet, à l'une de leurs extrémités suivant le mode de compression réciproque qu'elles ont éprouvé. Ces cellules parenchymateuses sont accompagnées de nombreux granules d'amidon de blé (voir les deux préparations no 3).

La préparation no 8, faite avec un fragment de nature évidemment végétale, aplati et d'aspect corné, est composée de longues fibres à cloisons très rapprochées et d'un diamètre de 0mm,0096. Ces fibres, qui sont disposées en plusieurs couches superposées, sont parallèles entre elles dans la même couche et s'entrecroisent avec celles des couches sous-jacentes.

Elles correspondent manifestement à l'endocarpe du fruit dont nous avons ainsi retrouvé les différentes parties constituantes, épicarpe, mésocarpe et endocarpe.

L'examen d'un débris végétal, rappelant un morceau de salsifis et formé d'une couche filandreuse, formée de faisceaux isolubles, à laquelle adhère un petit fragment pulpeux a montré les éléments anatomiques suivants : faisceaux vasculaires, dans lesquels dominent les vaisseaux rayés (partie filandreuse), cellules polyédriques, contiguës, arêtes peu tranchées, remplies de granulations également disséminées et mesurant de 0mm,0528 à 0mm,11, dans leur grand diamètre et de 0mm,0573 à 0mm,066 dans leur petit (partie pulpeuse). Ces cellules sont accompagnées de granules d'amidon de blé (voir les préparations).

Les débris de feuilles que contenait également, bien qu'en minime partie, l'estomac de la veuve G., sont composés de faisceaux, de trachées déroulables, circulant au milieu de cellules d'un vert jaunâtre.

Un grand nombre de grains d'amidon de blé, se rencontre encore dans cette préparation (voir la préparation no 6, et la comparer à celle no 10, faite avec de l'oseille cuite pour servir de terme de comparaison).

Enfin, au nombre des matières alimentaires sus-désignées, se trouve un fragment d'épiderme végétal, à l'une des faces duquel adhère une mince couche pulpeuse et qui paraît brûlé en certains points. A l'observation microscopique, la partie superficielle apparaît composée de cellules polyédriques, dont les parois épaisses, sont formées de plusieurs couches superposées. Ces parois ont une épaisseur variant de 0mm,013 à 0mm,016 et circonscrivent des mailles de 0mm,03 à 0mm,04. La partie pulpeuse est formée de grandes cellules, les unes arrondies et les autres polyédriques, à surface totalement recouverte de marbrures. Ces cellules dont les dimensions varient dans les limites suivantes : grand diamètre de 0mm,8 à 0mm,16 ; petit diamètre, de 0mm,048 à 0mm,096, sont colorables en bleu par l'iode mais ne contiennent aucun grain de fécule distinct. Ces caractères physiques, microscopiques et microchimiques sont ceux que présente la pomme de terre cuite sous la cendre. Au milieu de la préparation qui a été conservée et qui porte les numéros 7 et 7 *bis*, on remarque, comme dans les précédentes, des grains intacts d'amidon de blé.

Conclusions. — L'examen de la portion d'aliments recueillis dans l'estomac de la veuve G. et renfermée dans le flacon no 1 y fait donc reconnaître :

1o Une notable proportion de pomme cuite. L'extrême rareté, des cellules pierreuses qui n'ont été rencontrées que dans une seule préparation correspondant à la partie calicinale, ne permet pas de confondre les cellules parenchymateuses sus-décrites avec celles de la poire qui présentent cependant avec elles une grande analogie. Les cellules pierreuses qui, par leur accumulation, forment les grains durs des poires, ne sont pas localisées à la partie calicinale mais disséminées dans la pulpe.

2o De la pomme de terre, cuite également devant le feu, ce que prouvent les parties carbonisées de la surface.

3o De l'amidon de blé, non cuit et presque inaltéré.

4o De l'oseille, en très faible quantité.

5o Du salsifis en très faible proportion.

De là, je conclus :

1° Que la femme G. a dû manger à une heure assez éloignée de sa mort, les aliments contenus dans le flacon n° 2. Ces derniers sont, en effet, en grande partie digérés : la viande totalement dissoute par le suc gastrique fait défaut ; or, il résulte des expériences de M. Beaumont (de Pittsburgh) que les viandes bouillies, sont digérées en quatre heures, l'oseille ne se retrouve qu'en minime proportion et le fragment de salsifis qui a résisté au travail de la digestion, est surtout composé des parties de la racine les plus réfractaires.

2° Que l'ingestion de la pomme de terre, de la pomme et de l'amidon de blé, doit correspondre à un moment beaucoup plus rapproché de la mort. Les cellules de pomme de terre et de pomme n'offrent, en effet, ainsi que leur contenu, aucune différence avec les mêmes parties de la pomme de terre et de la pomme cuites, pour servir de terme de comparaison (voir préparation n° 22) et les granules d'amidon de blé sont encore presque tous intacts.

3° Que la femme G. n'a certainement pas fait usage à son dernier repas, des aliments recueillis chez elle et contenus dans le flacon n° 2.

En foi de quoi, nous avons signé le présent rapport que nous déclarons fait en honneur et conscience.

XXII. — *Meurtre commis par un épileptique Responsabilité atténuée*

— M. MOTET[1] —

J'ai été chargé au mois de janvier, par M. le conseiller Sevestre président de la session d'assises de Seine-et-Oise, d'un examen médico-légal : c'est une affaire d'assassinat ; l'accusé est un épileptique. J'avais à déterminer s'il était ou s'il n'était pas responsable du crime qu'il avait commis.

Le 30 juillet 1876, un terrassier nommé Levêque était, à huit heures du soir, couché sur le revers d'un fossé dans un terrain militaire au voisinage du fort de Demont, près de Montmorency. Cet homme n'était pas dans un état d'ivresse complète, il était seulement un peu excité par la boisson. Un sapeur du génie qui se trouvait avec quelques camarades l'aperçut, se dirigea vers lui et l'invita à sortir du terrain militaire. Levêque s'y refusa ; le sapeur l'alla prendre par le bras et, sans éprouver grande résistance, il le conduisit jusqu'à la route. Levêque lui dit alors : « Si tu étais seul, je t'éventrerais. » Le garde du génie ne prit pas garde à cette menace et s'éloigna. Levêque prit sur la route une pierre qu'il allait lui jeter, lorsque plusieurs passants, parmi lesquels se trouvait un charretier nommé Cébel, s'interposèrent ; l'accusé

[1] *Annales d'hyg. publ. et de méd. lég.*, 1877.

s'en prit alors à Cébel et voulut le maltraiter. Cébel, de petite taille, peu vigoureux, n'eut pu lui résister, lorsqu'un autre charretier nommé Maucourant, qui le connaissait, prit sa défense ; une lutte s'engagea Levêque fut battu. Maucourant, qui n'était pas d'humeur batailleuse, et auquel il suffisait d'avoir donné une leçon à Levêque, s'éloigna. Mais l'accusé le suivit en l'injuriant. Maucourant voulant éviter une nouvelle querelle lui dit : « Tu as ton compte, laisse-moi tranquille », et il revint sur ses pas pour rentrer à l'auberge où il demeurait. Levêque le suivit et, voulant le forcer à se battre encore, il l'atteignit et lui porta un coup à l'épaule. Une seconde rixe s'engage, Levêque a le dessous encore, et alors, furieux, il tire son couteau de sa poche et en porte un coup en pleine poitrine à Maucourant, dont la mort fut presque instantanée.

Qu'est-ce que Levêque? — C'est un homme de quarante-deux ans, vigoureusement constitué. Il est originaire de Saint-Junien, dans la Haute-Vienne ; il a laissé dans son pays les plus mauvais souvenirs. Il a été poursuivi pour violences exercées sur des membres de sa famille, à l'occasion d'affaires d'intérêt. Epileptique, il n'a pas été placé dans un asile d'aliénés, l'autorite administrative, après examen médical, ne l'ayant pas considéré comme aliéné. En 1872 il arrive à Paris, au mois d'août. Le jour même de son arrivée, il est pris d'un accès de fureur, il brise tout dans la maison d'un parent qui lui avait donné asile. Il est envoyé à l'infirmerie spéciale du dépôt de la préfecture de police, et il entre à Sainte-Anne d'abord, à Bicêtre ensuite. Les certificats attestent l'épilepsie vertigineuse, avec impulsions violentes. Au mois de novembre, n'ayant pas eu d'attaques depuis longtemps, il est rendu à la liberté.

Nous le retrouvons de nouveau au Dépôt dans les premiers jours de janvier 1873. M. le professeur Lasègue l'examine et le déclare « épileptique à accès rares ; alcoolisme léger ; son placement n'est pas motivé par l'état actuel ». En effet, Levêque reprend ses occupations accoutumées, gagne sa vie, ne fait pas parler de lui pendant une période de trois ans et demi. De son propre aveu, il a des habitudes d'intempérance ; mais, cependant, il ne dépasse pas ordinairement l'ébriété, il ne boit que du vin, pas d'absinthe, très peu d'eau-de-vie. Il convient que le jour du crime, il avait, dans une promenade avec un camarade, bu un peu plus que de coutume. Il a conservé le souvenir de son altercation avec le sapeur du génie, des deux rixes qui l'ont suivie, il prétend seulement qu'au moment où il a frappé avec son couteau, il ne savait plus ce qu'il faisait.

La difficulté était tout entière dans la détermination précise de l'état mental de Levêque au moment du crime. Je me trouvais en présence de deux affirmations médicales contradictoires M. le docteur Bibart, médecin de la prison de Pontoise, qui avait vu l'accusé au moment même de son arrestation, qui l'avait suivi avec le plus grand soin, sans nier l'épilepsie, déclarait que Levêque lui avait toujours paru jouir de ses facultés intellectuelles. Il reconnaissait en lui une nature brutale, violente; mais, n'ayant jamais vu d'attaque d'épilepsie chez lui, n'ayant jamais été prévenu, malgré les ordres formels qu'il avait donnés, que Levêque se trouvât à la prison dans un état de trouble délirant, il concluait à la responsabilité de l'accusé.

D'un autre côté, M. le docteur Font-Réaux, de Saint-Junien, ancien interne de l'hospice de Bicêtre, ayant appris le crime commis par Levêque, avait écrit à M. le juge d'instruction de Pontoise, que, pour lui, l'accusé était absolument irresponsable, qu'il ne fallait voir dans l'assassinat du 30 juillet que l'acte inconscient d'un épileptique.

Ma situation était donc doublement délicate. J'avais à me prononcer entre deux médecins parfaitement honorables, parfaitement convaincus.

Je trouvai à la prison de Versailles un surveillant très intelligent qui, jour par jour, me nota très exactement l'état de Levêque; et, servi par les circonstances, je pus assister à l'une des attaques d'épilepsie de l'accusé.

Je m'entretenais avec lui, il me racontait d'une manière très nette, très précise, ce qu'il avait fait dans la journée du dimanche 30 juillet, lorsque tout à coup, il me dit : « Mon mal va me prendre », et il se dirigea vers son lit; il eut encore le temps de s'asseoir et de me répondre qu'il sentait sa douleur aux testicules, et que « ça montait »; il eut alors, sans projection en arrière, quelques secousses convulsives dans le bras droit, dans les muscles de la face du même côté; cela dura une minute à peine, il n'y eut pas de respiration stertoreuse, pas d'émission involontaire des urines, seulement une émission de gaz intestinaux : la face devint pâle, les pupilles largement dilatées étaient insensibles à la lumière d'une lampe. Levêque resta hébété pendant un quart d'heure environ, et, moins de vingt minutes après le début de l'attaque, il était si complètement revenu à lui, qu'il pouvait répondre à toutes mes questions sans plus d'embarras ni plus d'incertitude qu'il n'en montrait au commencement de ma visite.

Devant le jury, appelé à discuter l'opinion que j'avais émise dans mon rapport écrit, j'ai affirmé l'épilepsie chez Levêque, mais je n'ai pas pu reconnaître son influence directe dans le crime commis par lui. J'ai insisté sur les faits suivants : absence d'instantanéité, luttes successives, conservation du souvenir des faits; j'ai montré qu'il n'y avait pas là l'impulsion aveugle de l'épileptique qui frappe devant lui, au hasard, sans provocation, et s'acharne souvent sur sa victime inconnue de lui. Dans l'espèce, il n'y avait pas eu de soudaineté dans l'attaque : la fureur homicide n'avait pas éclaté tout à coup, elle avait été lentement préparée ; et le fait, après une première lutte où il avait été terrassé, d'en provoquer une seconde, en suivant Maucourant, en l'injuriant, ce que ne font pas les épileptiques qui frappent sans proférer un mot, nous permit d'affirmer que Levêque n'était pas, au moment du crime, dans un état de mal épileptique.

Une appréciation ainsi formulée eût été trop sévère et inexacte : il était de mon devoir de faire comprendre au jury que l'épilepsie imprime au caractère de ceux qu'elle atteint des modifications dont il faut tenir compte. J'ai montré Levêque, excité par la boisson, gagné par la colère, cédant à la brutalité, à la violence de son caractère d'épileptique, et j'ai formulé les conclusions suivantes :

1° Levêque n'était pas sous le coup d'accidents épileptiques au moment où il a commis le crime dont il est accusé.

2° Il peut être considéré comme responsable de ce crime.

3° L'existence de l'épilepsie étant démontrée, certaine, chez lui, il y a lieu de tenir compte, dans l'appréciation du degré de responsabilité qui lui incombe, des conditions d'infirmité morale créées par la maladie, des troubles du caractère qui en sont la conséquence.

Ces conclusions ont été acceptées par la Cour et par le jury : Levêque, pour lequel la question de meurtre et de préméditation a été écartée, a été condamné à cinq ans de réclusion.

XXIII. — *Hystérique. Persécutions envers un ecclésiastique*

— MM. BLANCHE, VOISIN, MOTET[1] —

Nous, soussignés, E. Blanche, membre de l'Académie de médecine, A. Voisin, médecin de la Salpêtrière, A. Motet, médecin de la maison d'éducation correctionnelle, commis le 12 avril 1883, par une ordonnance de M. le Juge d'instruction près le Tribunal de première instance du département de la Seine, à l'effet de constater l'état mental de la nommée X..., inculpée d'outrages à un ministre du culte et de rébellion ; après avoir prêté serment, pris connaissance du dossier judiciaire, recueilli tous les renseignements de nature à nous éclairer, visité à plusieurs reprises Mlle X..., avons, en notre honneur et conscience, consigné dans le présent rapport les résultats de notre examen.

Depuis plusieurs années, Mlle X... poursuit de ses obsessions M. l'abbé Z..., avec une tenacité que rien n'a lassée, elle s'attache à ses pas. Partout, dans l'église, dans la rue, à la porte du presbytère, le prêtre la trouve ; il ne peut échapper soit à ses appels passionnés, soit à ses injures ; il a sollicité à différentes reprises l'intervention de l'autorité administrative pour faire cesser une persécution sans trêve. Trois fois, Mlle X... a été arrêtée et conduite à l'infirmerie spéciale du Dépôt de la Préfecture de police, nous dirons plus tard comment son état mental y fut apprécié. Aujourd'hui nous sommes appelés à déterminer si Mlle X... doit être, ou ne pas être, considérée comme une aliénée irresponsable de ses actes.

[1] *Annales d'hyg. publ. et de méd. lég.*, 1883.

Les examens de ce genre présentent de sérieuses difficultés; placée dans des conditions toutes nouvelles où les manifestations habituelles n'ont aucune occasion de se produire en l'absence des excitations accoutumées, l'inculpée est différente d'elle-même. Restreindre l'examen à une simple constatation d'état serait s'exposer à rester incomplet; il est du devoir strict de reprendre tout le passé ; d'étudier la vie tout entière, et de rechercher si, dans les antécédents de Mlle X... il existe des faits pathologiques qui expliquent et pourraient excuser les actes qui lui sont reprochés.

Les renseignements nous ont été fournis par le père de l'inculpée.

Mlle X... appartient à une bonne famille de l'Anjou. Son père et sa mère sont vivants et bien portants. Indemne de toute prédisposition héréditaire à la folie, elle n'a eu, dans l'enfance, aucune maladie grave ; elle a toujours été intelligente, active; elle est restée près de ses parents jusqu'à l'âge de dix ans, et fut alors placée dans un couvent, à Angers. Elle y fit son éducation, sans que rien eut éveillé l'attention d'une manière particulière. Elle eut bien quelques scrupules religieux, mais ils n'ont jamais dépassé la mesure de ce qu'on observe si souvent chez les jeunes filles, et nous ne croyons pas qu'il y ait lieu d'attacher une grande importance à la crainte exagérée de ne pas être suffisamment préparée pour la communion. Nous rangeons de même, parmi les préoccupations puériles, la crainte, chez une jeune fille vigoureuse, de prendre trop d'embonpoint, et, comme conséquence, les excentricités d'un régime où le vinaigre entrait pour une large part.

A dix-sept ans, Mlle X... rentra dans sa famille. Son développement physique avait été régulier, normal. La menstruation s'était établie sans troubles; il n'y eut, à aucune époque, d'accidents hystériformes ; la seule maladie dont elle ait souffert, fut une fièvre typhoïde à l'âge de 22 ans ; elle dura six semaines environ, sous une forme bénigne ; en dehors d'un délire fébrile, il n'y eut pas d'accidents cérébraux ; après la convalescence; il ne resta aucune trace de la maladie.

Au moral, Mlle X... était une personne d'un caractère entier, absolu ; elle avait une tenacité rare, et dût-elle attendre six mois ce qu'elle avait demandé à ses parents, elle se résignait en apparence, mais elle revenait cent fois à la charge, lassait par son inflexible obstination, et obtenait ce qu'elle voulait. Plutôt froide qu'exaltée, elle restait peu communicative ; elle n'en sentait pas moins vivement, et l'on se souvient de l'énergie avec laquelle elle prenait le parti de l'une de ses amies, mariée, compromise par ses relations avec un prêtre, obligée de tout sacrifier, et dont elle trouvait la conduite admirable.

En 1877, la famille X... vint habiter Paris ; c'est à la même époque qu'eut lieu un voyage de Mlle X... à Bagnières-de-Bigorre. Elle y rencontra l'abbé Z..., paraît-il, et les relations commencées là, seraient devenues, prétend-elle, plus intimes à Paris. Nous ne suivrons pas Mlle X... dans les détails qu'elle donne avec une certaine complaisance. Il n'est pas une de ses affirmations qui ne soit démentie par M. l'abbé Z... que nous avons voulu entendre. Nous n'avons à retenir que les poursuites dont M. l'abbé Z... se plaint, qu'il déclare scandaleuses, que relèvent de nombreux rapports de police, et dont nous avons à déterminer le caractère.

Il est avéré que Mlle X..., depuis plus de deux ans, n'a pas cessé de poursuivre M. l'abbé Z... Dès le matin, elle est à l'église, elle assiste à la messe, elle fait sentinelle à la porte du confessionnal, elle sort en même temps que le prêtre; au courant de toutes ses habitudes, elle l'attend, elle le guette, et tout le monde dans le quartier a fini par la connaître; les passants l'injurient, les enfants lui jettent des pierres, elle paraît n'en avoir pas plus souci que des rigueurs du temps, que de l'intervention des sergents de ville. Pourquoi s'est-elle ainsi attachée à l'abbé Z.., depuis l'année 1881, surtout? Elle prétend qu'elle a été abandonnée par lui, que s'il ne l'aime plus, elle l'aime toujours; elle ne nie pas qu'elle soit devenue pour lui une gêne, un obstacle, mais elle a son amour pour excuse; tout ce qu'elle fait a été fait par d'autres femmes; elle n'admet pas qu'on puisse suspecter l'intégrité de sa raison; pour elle, vouloir la faire passer pour folle n'est qu'un moyen habile d'épargner à l'abbé Z... les ennuis de débats publics, d'étouffer une affaire dans laquelle il a tout à perdre.

Mlle X... développe, il faut le dire, ce thème avec une incontestable habileté. Elle a, d'ailleurs, un point d'appui des plus solides. Un jour que, poussé à bout, l'abbé Z... l'avait fait expulser de l'église en l'appelant « prostituée », Mlle X... n'hésita pas à déposer une plainte; elle cita le prêtre devant la police correctionnelle, et l'abbé Z... fut condamné le 1er mars 1881, à 16 francs d'amende. Cette condamnation obtenue par Mlle X... a eu, sur sa conduite ultérieure, une influence décisive. Tout ce que nous avons entendu de sa bouche, tout ce que nous savons d'elle, nous donne la conviction qu'elle cherche l'occasion de traduire de nouveau l'abbé Z... en justice. Il y a d'elle un mot significatif : le jour où elle fut arrêtée au jardin des Tuileries par un agent qui l'avait suivie depuis l'église, elle lui dit : « Vous n'avez pas le droit de m'arrêter, je n'ai rien fait de mal », et, en effet, elle s'était bornée à suivre l'abbé Z... et à venir s'asseoir à ses côtés. Ce qu'elle voulait alors, ce qu'elle a toujours voulu, c'est provoquer une violence dont elle put tirer parti.

Toutes les fois qu'elle a été arrêtée, son attitude a changé; à l'entendre c'est elle qui est la victime, et sans reproduire les accusations vagues, les idées de machinations perfides, que détaillent avec prolixité les aliénés persécutés devenus persécuteurs à leur tour, elle s'exprime nettement, raconte ses griefs; elle apparaît intelligente, en pleine possession d'elle-même, et dans un état mental qui ne permet pas de la placer d'office dans un asile.

Le 1er septembre 1881, M. le Dr Legrand du Saulle signait le certificat suivant : Hystérie, exaltation intellectuelle; passion amoureuse pour M. l'abbé Z... État actuel de calme et de lucidité, nul délire, attitude inoffensive. Retour ici au premier jour, n'est point aliénée en ce moment. »

Le 29 juillet 1882, nous la retrouvons de nouveau à l'infirmerie spéciale du Dépôt de la Préfecture de police. M. le Dr Charpentier l'examine et déclare qu'elle est atteinte : « De délire de persécutions ; se dit être en butte aux machinations de l'abbé Z... ; arrêtée au moment où elle voulait l'aborder. Attitude hautaine, réponses brèves, réticences, excitabilité, incohérence dans ses explications. Excentricités antérieures. Cette femme est dans un état mental qui exige son placement dans un asile d'aliénés. »

Elle fut envoyée d'office à l'asile Sainte-Anne.

M. le Dr Magnan, qui la reçoit dans son service, déclare le 31 juillet : « Qu'elle paraît atteinte de délire de persécutions, et doit être soumise à un plus long examen. »

Or, sur les réclamations de Mlle X..., qui ne veut pas qu'on la considère comme aliénée, intervient par ordre de M. le Préfet de police, M. le Dr Blachez, inspecteur des établissements d'aliénés ; nous relevons les passages suivants de son rapport (7 août 1882) : « Mlle X... reconnaît qu'elle poursuit M. l'abbé Z... dans l'espoir de le ramener à elle. Sa conversation ne dénote aucun trouble mental bien caractérisé. C'est une fille hystérique, sensuelle, ayant peut-être, à un très léger degré, des idées de persécutions, mais elle est intelligente.

Dans ces conditions, nous avons obtenu d'elle l'engagement qu'elle cesserait ses poursuites..... Rien ne fait supposer qu'il puisse y avoir danger à la mettre immédiatement en liberté. »

Et Mlle X... sortait de l'asile, avec toutes les apparences d'une victoire ; plus aigrie encore contre le prêtre auquel elle devait son internement, de si courte durée qu'il ait été.

Aussi, ne tarda-t-elle pas à reprendre ses habitudes ; si bien que le 13 septembre 1882, elle était, sur la réquisition de l'abbé Z..., arrêtée de nouveau.

Soumise à l'examen de M. Legrand du Saulle, son état mental est ainsi caractérisé (14 septembre 1882) : « Hystérique, exaltée, excentrique. — Poursuit de ses obsessions amoureuses et maladives M. l'abbé Z... Persécutrice. — Destinée à passer un jour de l'amour à la haine, et peut-être, de la haine à l'assassinat. — Responsable aujourd'hui de ses actes. — Recommencera ses extravagances érotiques au premier jour. — Non aliénée à ce moment. »

Et Mlle X... fut remise en liberté. Le 17 avril, conduite de Saint-Lazare au dépôt, elle y fut encore l'objet de l'examen de M. le docteur Legrand du Saulle qui dit d'elle : « Je ne note aujourd'hui rien de particulier dans son état mental. La demoiselle X... n'a pas pu être conservée à Sainte-Anne lorsque M. le docteur Charpentier l'y a renvoyée, elle ne pourrait pas davantage y séjourner en ce moment. »

Nous avons tenu à reproduire tous ces documents, ils ont pour nous une réelle importance. Les renseignements qui nous sont fournis par la famille sur ces quatre dernières années, n'en ont pas une moindre.

Les parents de Mlle X... ont tenu pendant quelque temps un hôtel meublé. Lorsqu'ils s'y installèrent, leur fille ne les avait jamais quittés ;

elle était d'habitudes très régulières, ne sortait jamais seule. Lorsqu'elle eut fait la connaissance de l'abbé Z..., alors vicaire à la paroisse de... elle changea complètement. Elle disparaissait pendant des heures, inventant des prétextes à ses absences du matin et du soir. On ne tarda pas à reconnaître le motif, et de sévères remontrances lui furent adressées par sa mère.

Elles ne furent pas écoutées ; quand les difficultés vinrent, M. et Mme X... désespérant de vaincre les résistances de leur fille, résolurent de changer de quartier, et prirent un appartement dans un quartier éloigné. Mlle X... refusa de les suivre et loua une chambre meublée. Désormais indépendante, échappant à toute contrainte, elle vécut, comme on sait, à peu près exclusivement occupée à poursuivre l'abbé Z... Sa profession de courtière en fonds de commerce ne lui prenait que peu de temps chaque jour ; sa famille subvenait en partie à ses besoins, très réduits d'ailleurs, elle n'entretenait plus avec elle que de rares relations ; c'est à peine si elles devenaient plus actives au moment des arrestations de Mlle X...

Tout ce qu'il était possible de faire pour ramener Mlle X... à la vie de famille a été tenté, sans succès. Tout est venu se briser devant l'indomptable ténacité de son caractère ; son père nous dit d'elle : « Je sais qu'elle n'est pas folle, mais elle ne cédera jamais, elle est assez tenace pour croire que cet homme lui reviendra, quant à nous, nous n'y pouvons plus rien. Sa mère et moi nous sommes très malheureux de tout ce qui se passe, et nous ne comprenons pas qu'avec un tempérament froid comme le sien, elle se conduise comme elle le fait. Quand il ne s'agit pas de cet homme elle est très intelligente, elle sait bien ce qu'elle veut et ce qu'elle dit, et tout ce qu'elle fait, elle le fait bien. Sa conduite à son hôtel n'a jamais donné lieu à aucune observation, elle ne reçoit personne de suspect. »

Dans nos longues conversations avec Mlle X... nous n'avons jamais trouvé trace de délire. Précise dans toutes ses réponses, présentant les faits de la manière la plus favorable pour elle, mettant au compte d'une passion violente tout ce qu'il y a d'étrange dans sa conduite, reconnaissant elle même qu'on a le droit de se montrer jusqu'à un certain point sévère vis-à vis d'elle, mais disant aussi que son malheur mérite un peu d'indulgence, elle s'indigne de ce qu'on ait pu la considérer comme folle ; nos visites multipliées l'irritent : elle n'admet pas que nous puissions hésiter à déclarer qu'elle n'est après tout qu'une femme comme il y en a beaucoup d'autres, malheureuse et s'obstinant à ressaisir une affection perdue. Mais cette dernière épreuve l'a guérie, dit-elle ; le dégoût et le mépris ont succédé à l'amour.

Ce langage n'est pas celui de l'aliéné érotomane perdu dans la contemplation de l'objet du délire. Les actes de Mlle X... ne répondent pas non plus à cette forme d'aliénation mentale. Ils ont une brutalité, une violence, qui les rapprocheraient beaucoup plus des actes des nymphomanes, mais ils en diffèrent absolument par le caractère exclusif des poursuites de Mlle X... Ce n'est pas un homme, ce sont tous les hommes que poursuivent, qu'attaquent les nymphomanes. Le délire des érotomanes a quelque chose de mystique, celui des nymphomanes est essentiellement actif, agressif même : dans le premier, l'imagination troublée fait seule tous les frais ; dans le second, le sens génital violemment surexcité cherche la satisfaction d'un appétit morbide, et ne choisit pas.

Mlle X... ne nous apparaît sous aucun de ces deux aspects.

Est-ce une aliénée primitivement atteinte d'un délire de persécutions, et devenue persécutrice par le fait de l'évolution de son délire?

Nous ne le pensons pas.

En effet, nous ne trouvons pas de trace dans le passé de Mlle X... de conceptions délirantes, de persécutions. Qu'on reprenne tous ses récits, toutes ses aventures, et l'on arrivera, d'emblée, à la persécution organisée par elle, et non pas subie par elle. Quand elle s'est servie d'un mot qu'on retrouve souvent dans la bouche des persécutés, « la machination de l'abbé Z... » elle a immédiatement expliqué ce qu'elle entendait par là ; ce sont les arrestations, l'expulsion de l'Eglise, les menaces qui lui ont été faites par un jeune homme se disant agent de police secrète ; il n'y a là rien d'inventé, ce sont des faits certains. Et si loin qu'on pousse l'examen, jamais on n'arrive à l'une de ces affirmations vagues qui sont le fond même du délire de persécution.

« Il existe, dit Trélat dans son livre de la folie lucide, des aliénés lucides et ayant conscience de tout ce qu'ils font, qui ne sont occupés qu'à préparer et à commettre de mauvaises actions..... qui prennent irrésistiblement un vif plaisir à organiser des intrigues, à brouiller et à diviser ceux qui les entourent. On ne saurait croire jusqu'où peut aller l'habileté de ces aliénés à ourdir leurs complots, à prévoir les incidents, à prévoir les causes qui pourraient s'opposer à la réussite de leurs projets, etc... » Mlle X... appartient-elle à ce type de fous lucides que Trélat a désignés sous le titre de « Méchants »? Il lui manque l'hérédite morbide. Cette forme de désordre mental n'est jamais primitive ; de plus, elle présente dans la succession des actes de perversité, une morbidité que nous ne trouvons pas dans les faits soumis à notre appréciation. On pourrait presque dire qu'il est sans exemple que les aliénés de ce genre suivent pendant des années une même idée ; ils procèdent par accès, avec les alternatives de dépression et d'excitation qui caractérisent le désarroi intellectuel et moral des aliénés héréditaires.

Nous avons établi ce que n'était pas Mlle X... au point de vue d'un trouble mental, et ce procédé de diagnostic par exclusion nous permet de rester sur un terrain médical, sans qu'il soit besoin de rechercher si les allégations sont vraies ou fausses. Il nous faut maintenant conclure.

Etant donné le caractère de Mlle X..., si elle s'est juré à elle-même qu'elle posséderait l'abbé Z..., ou qu'elle le perdrait de réputation, elle est femme à le faire, à ne reculer devant rien. Sur ce point nous sommes de l'avis de sa mère qui reste convaincue que dans la conduite de sa fille, il y a une large part à faire à la méchanceté. Non pas à la méchanceté pathologique, mais à un parti pris, à un calcul; entrée dans cette voie, Mlle X... a apporté dans l'exécution de ses desseins la tenacité, l'obstination qui sont le fond même de son caractère. En cela, elle est à la fois une femme passionnée, et d'une intelligence singulière. Mais ni la passion, ni la singularité ne constituent la folie. Nous savons bien qu'il n'est pas sans danger de vivre dans l'état de surexcitation continue où vit Mlle X.., mais nous sommes certains qu'aujourd'hui, elle a, nette, précise, la conscience de la valeur morale de ses actes, et qu'elle pourrait, si elle le voulait, ne pas les commettre. Elle n'obéit pas à des impulsions qu'elle est capable de maîtriser. Il n'y a pas chez elle d'obsession pathologique. Nous ne faisons pas difficulté de reconnaître que son intelligence n'est pas une intelligence normale, qu'il ne faudrait pas un choc bien violent pour l'ébranler; mais telle que nous le montre l'examen prolongé auquel nous l'avons soumise, Mlle X... reste, pour nous, responsable de ses actes.

XXIV. — *Hystérique. Supposition d'enfant*

— MM. MOTET et VIBERT —

Mme X... est une jeune femme de 29 ans, mariée, dont l'existence paraît avoir été assez singulière, depuis plusieurs années surtout. Elle habite N... où son mari est directeur d'un journal important. La situation pourrait être excellente, si l'humeur vagabonde de Mme X... ne multipliait pas les dépenses au delà des ressources ; aux voyages succèdent les voyages; ils prennent quelquefois le caractère de véritables expéditions, et ils n'aboutissent à rien. Entrepris, dit Mme X .. pour cause de santé, ils ne correspondent en réalité à rien d'utile et ne sont que l'une des manifestations d'un caractère aussi mobile que léger.

Mme X... est d'ailleurs, à n'en pas douter, une hystérique, elle en présente les spasmes, les dyspnées, les convulsions. Pour ces dernières même, un doute s'est élevé d'abord dans notre esprit; nous avons dû nous demander s'il ne s'agissait pas d'hystéro-épilepsie; la dernière attaque, observée à la prison de Saint-Lazare, a été suivie d'une émission involontaire des urines, dont Mme X... n'a pas gardé souvenir. On nous disait aussi qu'il y avait eu du sang dans la bouche ; questionnée sur ce fait Mme X... nous a dit que toutes les fois qu'elle avait ses « grandes crises », elle vomissait du sang, en petite quantité, il est vrai. Très précise sur les symptômes précurseurs de l'attaque, conservant le plus souvent conscience de ce qui se passe autour d'elle, reprenant assez vite connaissance, n'ayant jamais ni stertor, ni mousse sanguine aux lèvres, Mme X... nous paraît être seulement une hystérique. Nous n'avons pas trouvé chez elle de points anesthésiques ; il existerait plutôt des névralgies de la face, des régions pariétales et des nerfs intercostaux.

Prédisposée aux troubles nerveux par des conditions d'hérédité paternelle, Mme X..., atteinte déjà dans son caractère, l'est aussi dans son intelligence, et l'examen auquel nous l'avons soumise nous la montre sujette par accès à des exagérations sentimentales qui touchent de près au délire. — Mal réglée, ayant des suppressions d'époque qui durent trois mois, quatre mois et plus, elle se croit enceinte et sa conviction s'établit sur le développement progressif du ventre ; puis arrive une hémorrhagie plus ou moins abondante, et tout rentre dans l'ordre. Mais pendant toute cette période se manifeste un ardent désir d'être mère ; cette préoccupation devient exclusive ; l'enfant est l'objectif vers lequel tendent toutes les opérations, il n'y a plus rien en dehors, et une fois engagée dans cette voie, les mensonges, les supercheries s'accumulent. Mme X... trompe tout le monde, l'on attend une délivrance qu'elle annonce, et pour laquelle elle va jusqu'à faire ostensiblement des préparatifs. Puis comme si elle prévoyait la ruine à brève échéance de cet échafaudage peu solide, elle disparaît, fait un voyage de quelques semaines, et revient après une perte qu'elle sait très bien ne pas avoir été une fausse couche.

Cette manie de puerpéralité n'a pas été éteinte par la semi-adoption d'un enfant pris à l'assistance publique, à N. Le mari s'est volontiers prêté à cette combinaison qui paraissait devoir calmer les appétits maternels de sa femme. Pendant quelques temps il a pu croire qu'il y avait réussi ; mais l'enfant a grandi, et comme c'est le tout petit enfant qui attire Mme X..., un jour elle s'est trouvée compromise par la présence dans son lit, dans sa chambre, d'un petit abandonné sur la venue duquel elle n'a pas pu ou pas voulu nous donner d'explications catégoriques. La justice serait intervenue, mais n'aurait pas poursuivi, en raison de l'état de Mme X..., paraît-il.

Aujourd'hui les faits sont un peu plus compliqués. mais ils sont évidemment sous la dépendance des mêmes dispositions d'esprit, et l'interprétation des actes antérieurs leur est de tous points applicable. Mme X... est venue à Paris, amenée par son mari, pour être traitée d'une conjonctivite granuleuse chronique. Au moment de son départ de N., elle avait annoncé qu'elle était grosse, et sans que sa grossesse s'annonçât par d'autres signes que la suppression des règles si fréquente chez elle, elle avait pris soin de se faire examiner par un médecin qui aurait affirmé, dit-elle, qu'elle était certainement enceinte.

A Paris, Mme X... fut placée dans la maison spéciale de M. le docteur Meyer. Avait-elle déjà un plan arrêté? Nous pouvons le supposer. La surveillance dont elle était l'objet dans la maison ne lui permettait pas de simuler aisément une grossesse ; elle prétexta l'ennui, l'insuffisance du régime alimentaire, et peu de temps après le départ de son mari, elle sortit de la maison du docteur Meyer, et s'en alla dans un hôtel meublé. Puis, suivant toujours son idée d'avoir un enfant qu'elle présenterait comme le sien, qui lui permettrait de dire à son mari qu'elle n'était pas « incapable d'avoir un bébé », on la trouve rôdant aux abords de la Maternité, liant conversation avec deux femmes qui se présentaient pour y faire leurs couches, et proposant à l'une d'elles de la prendre comme nourrice de l'enfant qu'elle attendait, disait-elle. Cela serait d'autant plus facile que la fille G. annonçait qu'elle ne voulait pas élever son enfant. Ici les contradictions abondent, et nous renonçons à découvrir la vérité du récit de Mme X.., qui à chaque instant, nous donne une version différente. Ce qui est certain, c'est qu'elle a nourri, logé, soigné, la fille G. . dont elle a payé l'accouchement, chez elle, à une sage-femme qu'elle a très habilement trompée. Mais l'habileté dans ces conditions n'est preuve de raison, pas plus que la maladresse ne serait preuve de folie. Les actes des hystériques ont cela de particulier qu'ils peuvent être calculés, combinés, exécutés même avec une suite qui semblerait exclure un trouble dans les idées, et qui n'est, à bien prendre, que la préoccupation d'une idée exclusive, devant laquelle disparaissent les notions les plus élémentaires de ce qui est juste et bien, et de ce qui ne l'est pas. Ce n'est que par une observation prolongée que l'on arrive à reconnaître le désarroi de ces imaginations profondément troublées et à donner leur véritable valeur à des actes qui au premier abord, paraissent délictueux ou criminels.

A la prison de Saint-Lazare, Mme X. a été attentivement surveillée ; nous savons comment elle s'y est comportée dans les premiers jours, et les renseignements qui nous ont été fournis sont du plus haut intérêt. Tout d'abord elle s'est montrée difficile, exigente, se plaignant de tout le monde, accusant les religieuses, les filles de service, et ses codétenues, de la maltraiter, de l'injurier. Elle a prétendu qu'elle manquait de soins, elle a demandé son transfèrement dans une maison de santé. Dans ses conversations avec l'infirmière qu'on aurait plus spécialement préposée à sa garde, elle parlait de ses enfants, disant qu'elle en avait perdu trois, qu'il lui en restait un seul, qu'elle appelait son petit Charles. La nuit son sommeil était très agité, elle prononçait le nom de son mari, de ses enfants, et toutes les personnes qui l'approchaient étaient unanimes à la considérer comme une femme très exaltée, et dont « la tête était malade ». Puis, nous avons vu cette surexcitation se calmer, et Mme X. devenir en même temps d'un caractère plus facile et d'une intelligence plus correcte. Elle a rectifié sans effort tout ce qu'il y avait d'exagéré dans ses allégations, et sans nous donner d'explications nouvelles sur ses rapports avec la fille G., elle nous a affirmé qu'elle n'avait jamais pensé à recueillir l'enfant de cette fille que parce qu'elle croyait à un abandon certain, elle n'a pas pensé qu'elle agissait mal en donnant son livret de famille pour la naissance de l'enfant, et qu'elle supposait que son mari serait enchanté d'être père. Une fois sur cette voie, il nous a été facile d'obtenir des confidences de Mme X. La vue d'un enfant la met hors d'elle-même; plus il est petit, plus elle se sent invinciblement attirée. Elle éprouve en le tenant une sensation indéfinissable, elle le presse sur elle, et l'emporterait, si elle le pouvait. Elle aime toujours beaucoup, dit-elle, son petit Charles, mais elle l'aimait mieux quand il était plus petit. Il ne lui est pas plus possible de définir ce sentiment que d'expliquer sa conduite à différentes périodes de sa vie.

Notre observation prolongée, aidée de la connaissance des antécédents, nous permet aujourd'hui de dire que Mme X. est une hystérique dont l'intelligence et les sentiments sont aussi peu en équilibre que le système nerveux. Elle procède par accès : les voyages, les fugues, les appétits de maternité correspondent à de véritables crises, et des actes déraisonnables apparaissent toujours à ces périodes de trouble. Dans les accalmies la raison paraît plus saine, mais ce ne sont que des apparences ; un examen attentif révèle de profondes lacunes. — Nous avons à l'une de nos visites trouvé Mme X. beaucoup mieux, nous avons vu apprécier la différence entre son attitude passée et son état présent ; nous n'avons pu méconnaître sa légèreté de caractère, son indifférence pour sa situation, le peu de conscience de ce qu'elle doit à son mari et à elle-même. Elle reçoit de N. des lettres, de l'argent, et n'a pas un mot de reconnaissance ; elle se propose de demander encore, sans souci des sacrifices qu'on s'impose pour elle et des tourments qu'elle a causés. Ce qui la préoccupe c'est le moyen de dégager ses bijoux qu'elle a mis au Mont-de-Piété sans que son mari le sache. C'est moins par défaut d'affection qu'elle agit ainsi que par indifférence ; c'est en raison d'un trouble, que nous croyons irrémédiable, dans son caractère, dans son intelligence.

Si ces défectuosités se doublaient de la méchanceté, de la perversité si communes chez les hystériques, Mme X. serait une femme des plus dangereuses, et nous réclamerions son internement dans un asile d'aliénés. Elle n'est qu'une malade, non pas inoffensive, mais qu'une surveillance attentive peut encore maintenir.

Nous la considérons comme irresponsable de l'acte pour lequel elle est poursuivie, qu'elle a accompli sans conscience de sa valeur morale, sans qu'il lui fût possible de trouver en elle-même un appoint suffisant de résistance à des sollicitations tout instinctives. Mais cette part faite à un trouble mental qui n'est pas douteux, il reste un devoir à remplir vis-à-vis d'elle et vis-à-vis de la société dont elle compromet l'ordre et la sécurité ; c'est de soustraire Mme X. par une surveillance continue et sévère à des entraînements qui se reproduiront tôt ou tard, et auxquels elle est incapable de résister.

XXV. — *Sur un cas d'abus d'inhalations d'éther*

— M. LEGRAND DU SAULLE —

Je soussigné, Henri Legrand du Saulle, médecin de l'hospice de la Salpêtrière, invité à donner mon avis sur l'état mental de M. Paul***, rentier, âgé de 29 ans, retenu en ce moment à la maison nationale de Charenton, déclare émettre, en mon honneur et conscience, l'opinion clinique et médico-légale qui suit :

M. Paul*** est d'une taille exceptionnellement grande. Il est mal proportionné et a un aspect général presque difforme. Il est peu intelligent, mais a pu cependant être reçu bachelier ès lettres.

Agé de dix-neuf ans, au moment de la guerre, il s'est fait ambulancier, puis un peu plus tard séminariste. Il a ensuite quitté l'habit ecclésiastique et a commencé son droit. Après avoir dépensé 30.000 fr. en objets religieux et en achats divers, une instance en dation de conseil judiciaire fut dirigée contre lui, par son père, qui s'appuya alors non seulement sur des dépenses exagérées, mais encore sur la faiblesse de caractère de l'ex-étudiant.

En octobre 1874, M. Paul *** entra dans la voie des violences. « Il a maltraité sa mère et fait des menaces. » Son père, se vit, à ce moment, dans la douloureuse nécessité de réclamer l'intervention de M. le Préfet de police, M. le Dr Vidal, médecin de l'hôpital Saint-Louis, fit (25 octobre 1874) un certificat concluant à « une monomanie impulsive avec tendance irrésistible à s'enivrer », et il représenta le malade comme pouvant être dangereux. M. Paul *** fut alors conduit à l'établissement d'aliénés d'Ivry. M. le Dr Luys, médecin de la Salpêtrière, constata qu'il était atteint d'excitation maniaque (27 novembre 1874), et, quelques jours après, M. le Dr Béhier, médecin de l'Hôtel-Dieu, attesta que l'intelligence du pensionnaire d'Ivry était au-dessous de la moyenne et qu'il avait de la violence maniaque (5 décembre 1874).

Placé ensuite à la maison de santé de Suresnes et confié aux soins de MM. les Drs Lolliot, Magnan et Bouchereau, ce dernier médecin, à la date du 29 mai 1875, portait sur le malade le jugement que voici : « Accès de délire avec désordre dans les idées et les actions, et impulsions violentes. Il est dangereux pour lui-même et pour les autres. »

Après une série d'aventures et d'évasions, je fus maintes fois consulté par Mme ***, sa mère, et je conseillai un embarquement de trois années consécutives à bord d'un bâtiment marchand, *sans aucune possibilité de se rendre à terre*. L'un de mes élèves, le Dr Chevallier, M. Ozanne, employé de mon service à Bicêtre, Mme ***, et la surveillante d'une maison de santé, accompagnèrent le voyageur à Bordeaux. Au dernier moment, il exigea et obtint un piano à bord, etc. Quelques mois après,

[1] *Annales d'hyg. publ. et de méd. lég.*, 1882.

à Valparaiso, M. Paul ***, trouva le moyen de prendre place sur un navire en partance pour la France et il finit par arriver à Paris, sans s'être enivré par l'éther, pendant dix mois.

Les espérances de guérison et de bonne conduite s'évanouirent bien vite.

Les ivresses par les inhalations d'éther sulfurique se renouvelèrent à chaque instant. Mme *** lança une circulaire aux pharmaciens de Paris et les supplia de ne point délivrer d'éther à son fils, qu'elle priva alors complétement d'argent. Le jeune homme sortait, prenait un fiacre, se faisait descendre devant la première pharmacie venue, demandait de l'éther, empruntait 5 francs à son cocher, remontait en voiture, se grisait, ne payait point le cocher, était arrêté, violentait parfois le cocher et des gardiens de la paix, puis était écroué au Dépôt de la préfecture de police. Que de fois cette même mise en scène ne s'est-elle pas renouvelée !

Dans l'exaspération de sa douleur, Mme *** porta sur son fils le 7 juin 1876, le jugement que voici : « Mon fils Paul est un fou. Il se conduit comme un misérable, une franche canaille. »

Au mois de juillet 1876, au moment où le tribunal civil de la Seine lui nommait un conseil judiciaire, M. Paul *** entrait à la maison de santé de Vanves et M. le Dr Falret le déclarait atteint de « dipsomanie périodique ». A la même époque, M. le Dr Georges Bergeron le considérait comme pouvant commettre des actes de violence, et M. le Dr Lasègue comme ayant des habitudes vicieuses, un caractère bizarre et une excitation provoquée par l'usage d'inhalations éthérées.

A la suite de blessures faites volontairement à un agent, M. Paul *** fut envoyé à Mazas. Je fus chargé par M. le juge d'instruction Bresselle, de constater judiciairement l'état mental du prévenu. Au bout d'un mois, sur les conclusions de mon rapport médico-légal, M. Paul ***, déclaré irresponsable, quittait Mazas et se rendait à Amélie-les-Bains, auprès de son frère mourant.

Après une assez longue période de calme, de lucidité, de raison et d'habitudes presque correctes, M. Paul *** perdit sa mère et ne tarda pas alors à retomber dans tous ses excès et dans tous ses écarts. En septembre 1880, il s'est fait écrouer cinq fois au Dépôt de la préfecture de police en moins de quinze jours. Il a même encouru deux condamnations correctionnelles par défaut. C'est à la suite de ces rechutes successives, qu'il a été placé dans la maison de santé de M. le Dr Goujon, puis à la maison de Charenton, dans le service de M. le Dr Christian.

Ce malheureux jeune homme, aux aspirations jadis aristocratiques, s'est déclassé, dégradé et abruti, sous l'influence de sa passion funeste. Il est susceptible de présenter encore les intervalles lucides les plus satisfaisants, mais il éprouve une véritable lésion du sens moral et est certainement incapable de diriger sa personne et d'administrer raisonnablement ses simples revenus. Comme beaucoup d'hommes à niveau intellectuel bas ou diminué, il pousse inconsciemment la vanité, le mensonge et l'orgueil jusqu'aux limites morbides les plus reculées.

Devenu malveillant, vicieux et pervers, il invente à l'occasion les bruits les plus calomnieux et fait entendre les plus insultantes paroles contre tous les dépositaires des pouvoirs publics.

En résumé, M. Paul *** est un malade. Il est aussi irresponsable, en matière criminelle, qu'incapable au point de vue civil. Il tombe donc sous l'application de l'art. 489 et doit être interdit.

XXVI. — *Imbécile incendiaire*

— MM. LASÈGUE et TARDIEU[1] —

Le prévenu Rolland, est évidemment d'une intelligence au-dessous de la moyenne. Envoyé à l'école, il n'a pas réussi à apprendre à lire et à écrire, son instruction morale et religieuse n'a pas été plus complète. Il prétend être un excellent ouvrier plâtrier et gagne à la tâche plus que ses compagnons dans un travail qui demande moins d'intelligence que de force physique. C'est un caractère sombre, sournois, enclin à mal faire, indépendamment de toute autre satisfaction que celle de nuire. Sa physionomie répond à ce type moral; vivant au jour le jour, il se livrait à de fréquents excès de boisson, acceptant sans la rechercher la compagnie de ses camarades, et n'ayant donné lieu à aucun titre à ce jugement de tous qui a bien sa valeur et qui signale un individu étrange comme ayant l'esprit dérangé.

Non seulement il avoue les incendies dont il est l'auteur, mais il les énumère avec une sorte d'orgueil, précisant les dates, rétablissant les incidents quand on les omet, insistant pour qu'on n'oublie pas un seul des désastres qu'il a causés, cette véracité vaniteuse domine dans ses récits qu'il détaille, qu'il prolonge au gré de l'interlocuteur, sans se lasser de l'interrogatoire. Son sens moral est profondément abaissé, il est aisé de se convaincre que son prétendu repentir n'est qu'une formule et, tout en s'accusant, il trouve encore le moyen de flatter son amour-propre. Il sait qu'il est coupable et qu'il doit être puni, d'avance il est résigné à subir sa peine et il la supportera plutôt encore avec courage qu'avec résignation. Qu'on fasse de lui ce qu'on voudra, il est prêt à tout, la vie lui est indifférente; d'ailleurs il n'est pas seul et, parmi les coupables, d'autres sont responsables de l'idée dont il n'a été que l'instrument. Si on ne l'avait poussé, il n'aurait jamais songé à mal faire. Pourquoi l'a-t on mis en demeure d'incendier.

La pensée si simple qu'en supposant que d'autres lui eussent donné de mauvais conseils, il devait résister, ne se présente pas à son esprit; lorsque l'on insiste, il passe outre et paraît à peine comprendre. Il revient sans être détourné, à cet argument habituel aux imbéciles incendiaires qui prétendent avoir été conseillés Pourquoi me l'a-t-on dit, ce n'est pas ma faute.

[1] Tardieu. *Étude médico-légale sur la Folie.* Paris, J.-B. Baillière.

Le thème de Rolland est un de ceux qu'on connaît pour les avoir vus souvent reproduits dans des circonstances analogues. Deux de ses camarades l'ont aidé, un de ses patrons l'a sollicité. Seulement, plus intelligent que beaucoup d'autres incendiaires, il est plus explicite; au lieu d'accuser des voyageurs, des passants qui avaient disparu, il nomme ses complices, il désigne l'instigateur. Il invente détail sur détail pour que rien ne manque à la preuve. Les propres termes dont s'est servi son ancien patron, le nombre des mèches qui lui ont été remises, le lieu où cette livraison avait eu lieu, les prétendus témoins qui ont dû s'apercevoir de quelques-unes des menées, le mystère dont on entourait les préparatifs, la somme d'argent payée et partagée avec ses associés, tout est spécifié par lui sans rien omettre. Chaque fois qu'on lui signale une lacune, il la remplit, mais de telle sorte qu'on assiste, en s'en rendant aisément compte, à ses efforts d'invention. Incapable de saisir les objections, il ne comprend que les contradictions les plus grossières et quand on les lui rend palpables, il se borne à déclarer qu'il ne peut pas dire autrement puisque ça c'est passé comme ça.

Rolland n'a d'ailleurs jamais été malade, à son dire. Il ne suppose pas un instant qu'on puisse le supposer aliéné, il tient à honneur d'avoir agi avec discernement et ne consentirait pas à se disculper en admettant qu'il avait perdu la tête; on sait par l'enquête et par ses propres aveux qu'il se livre depuis longtemps à la boisson, mais il ne présente aucun des signes faciles à constater d'une intoxication alcoolique. On ne pourrait davantage admettre que les actes qu'il a commis aient eu lieu sous l'influence d'une excitation toxique passagère dont on retrouverait tout au moins des indices.

En dehors de ce qui concerne la prévention, Rolland cause peu, mais s'exprime en termes convenables. Sur aucun point, quelques occasions qu'on lui fournisse, il ne déraisonne; sa conduite dans la prison est régulière, il se livre à un travail du genre de ceux qu'on propose aux détenus qui n'ont pas de profession dont ils trouvent l'emploi. Il n'a été pris à son égard aucune des mesures exceptionnelles que commandent, dans un milieu sévèrement discipliné, les écarts d'intelligence ou de caractère.

En résumé Rolland est un homme d'une infériorité intellectuelle manifeste; la mesure de cette infériorité qui ne tient ni à l'absence d'instruction ni aux conditions ou aux habitudes de son existence est aussi la mesure de la responsabilité qu'il convient d'attribuer au prévenu. Non seulement il est faible d'esprit, mais il est sous l'empire de mauvais instincts qui l'ont entraîné à des violences, à des rixes en même temps qu'à la pensée de l'incendie; intellectuellement le niveau n'est pas tellement abaissé qu'il ne puisse avoir une notion morale du bien et du mal. Il n'est pas à la hauteur de l'esprit, il comprend la lettre de la loi morale et tout en restant étranger aux expressions du repentir vrai, il s'exprime comme s'il en avait la notion.

Rolland n'ayant allumé qu'un incendie sous la pression de la colère ou de la vengeance par un coup de tête qu'un certain degré d'ivresse aurait encouragé, a trop de raison pour avoir droit à l'indulgence. Mais Rolland ayant commis le même crime dix fois, sans passion pressante, sans autre satisfaction que celle d'obéir à un instinct, détruisant, pour détruire, la propriété de gens avec lesquels il n'avait pas de relations, succombant à la tentation d'incendier une grange en passant par un village éloigné, sournois et patient dans ses préparatifs, Rolland non pas semblable, mais identique aux incendiaires demi-imbéciles ne saurait être rangé sans réserve dans la catégorie des criminels absolument responsables.

Lorsque le désordre de l'intelligence s'exprime sous la forme d'un état pathologique défini et que la maladie a imprimé son cachet à tout l'individu, c'est une grande et dangereuse hardiesse que de vouloir assigner des limites à la responsabilité. L'aliéné n'est pas un malade seulement quand il délire, pas plus que le poitrinaire n'est un malade seulement quand il tousse ; même dans les heures de répit apparent il ne récupère pas, bien s'en faut, la gouverne de sa volonté

Il n'en est plus ainsi des affaiblissements intellectuels qui passent par des degrés insensibles de la raison suffisante à l'idiotie confirmée. Là on est autorisé à admettre des degrés et ce n'est pas aller contre l'expérience que d'attribuer une part plus ou moins grande de responsabilité suivant la proportion d'abaissement intellectuel et moral. Tout en reconnaissant de nouveau combien ce jugement délicat à poser est plus délicat encore à formuler, nous nous croyons autorisés à conclure :

1° Que les actes commis par Rolland rentrent si exactement par l'ensemble et par le détail dans un type pathologique scientifiquement constitué, qu'il est impossible de n'y pas voir la trace d'une impulsion maladive ;

2° Que le sieur Rolland est faible d'intelligence à un degré appréciable sans qu'il puisse être considéré comme un imbécile entièrement dépourvu de la conscience de ses actes ;

3° Que son état mental n'est pas tel qu'il implique un défaut absolu de résistance à de mauvais instincts, et qu'il justifie, quant à présent, le placement dans un asile d'aliénés.

4° Qu'il y a lieu, par conséquent, en déclarant qu'il reste une part de discernement, à atténuer la responsabilité sans l'annuler.

XXVII. — *Folie lypémaniaque avec hallucinations. Idées de suicide et meurtre commis sous l'influence du délire.*

— MM. CHEVANCE et ALEPE (de Wassy)[1] —

Jeune homme de vingt-deux ans, taille moyenne, forte constitution, tempérament bilieux. Rien de particulier dans la conformation de sa

[1] Emprunté à l'*Étude médico-légale sur la folie*, par Tardieu.

tête. Yeux grands, noirs, brillants; regard dur, oblique, méfiant; cheveux noirs; sourcils fortement arqués; pas de barbe; lèvres grosses; teint jaunâtre; physionomie sévère, comme hébétée, lorsque nous l'avons vu le lendemain du crime. Nous ne le connaissions pas avant cet acte.

Il n'y a chez lui aucun antécédent établissant un état de folie. Trois mois avant le crime, il eut une pneumonie simple, sans accidents cérébraux, sans d'autres maladies. Une de ses sœurs est morte à l'âge de ving-cinq ans, sans avoir jamais parlé, ni marché. Ce jeune homme appartient à une famille honnête, dans le sein de laquelle il avait puisé de bons principes de moralité. Élevé à l'école du village, il se fit remarquer par son intelligence, la douceur de son caractère, son assiduité à l'étude. Sa première communion faite, il travailla, avec son père, en qualité de petit fondeur dans un fourneau de fonte. Ses patrons, lui reconnaissant une intelligence plus qu'ordinaire pour un ouvrier, l'employèrent comme commis subalterne. Sa bonne conduite, la douceur de son caractère, son aptitude à remplir ses fonctions lui valurent d'être choisi pour remplir un poste plus élevé dans sa partie. Il fut placé à la tête d'un fourneau et chargé seul de la surveillance des ouvriers, et de la tenue des écritures. Cette usine est située à 30 kilomètres environ de celle où il avait passé son enfance, où il était devenu amoureux d'une jeune personne qu'il devait épouser. Il partit à regret, et à peine avait-il passé quelques jours dans sa nouvelle usine, au milieu d'un monde et d'un pays pour lui jusqu'alors inconnus, qu'il demanda à retourner dans son ancienne usine. Cependant il était content, ainsi qu'il l'écrivait à son père, d'avoir été admis, comme pensionnaire, par les époux Lepron. Ce Lepron était un vieil employé de l'usine où Desbares (c'est le nom de l'assassin) venait d'être placé. Lepron habitait une petite maison, dans la cour de l'usine; auprès d'elle étaient plusieurs maisons d'ouvriers, toutes habitées. A 300 mètres en avant de cette usine, et à l'entrée du parc donnant sur une vaste prairie serpentée par une petite rivière, est un pavillon habité par un nommé Legrand, autre vieil employé du fourneau, et aujourd'hui exclusivement régisseur du domaine du lieu. Ces deux anciens employés aidaient de leurs conseils et de leur expérience le jeune Desbares très peu au courant de ses nouvelles fonctions.

La charge paraît avoir été trop lourde à cet employé; il se plaignit, même à ses maîtres, d'avoir accepté ce poste, et il aurait voulu conserver son premier emploi. Il y avait à peine cinq ou six jours qu'il était à Charmes, qu'il aurait voulu en être parti. Le neuvième jour même il monta et descendit plusieurs fois de voiture pour retourner à Cultrat, d'où il sortait, mais, indécis, il rebroussa chemin et revint à son poste. Deux jours avant, il avait été consulter le médecin de la localité, pour un malaise abdominal, de l'inappétence, et pour quelque chose d'indéfinissable par tout le corps. — Il fut purgé seulement. — Sa propriétaire, madame Lepron, qui n'avait eu pendant les quelques jours qu'il passa chez elle aucun reproche à lui faire, nous dit que les deux ou trois nuits qui ont précédé le crime, Desbares ne dormait plus, qu'une fois il passa toute la nuit assis dans son fauteuil, qu'il voulut même se tuer avec des pistolets; qu'une autre nuit, il allait et venait, chaque instant, de sa chambre dans la cour de l'usine.

Enfin, le dixième jour de son arrivée, il se leva à son heure habituelle, fit vers sept heures un modeste déjeuner avec son propriétaire Lepron, puis ils allèrent ensemble au bureau de l'usine. Ce bureau est situé en face la maison Lepron, dont il est séparé par la cour qui est d'une largeur de cent mètres, et où du monde va et vient presque continuellement.

Entre huit heures et huit heures un quart, on vit Desbares sortir à pas lents du bureau et se dirigeant du côté de la maison Legrand, dans la prairie. Celui-ci l'ayant aperçu sautant l'herbe en tout sens sur le bord de l'eau (3 juillet), l'appela et le blâma du peu de respect qu'il portait à la propriété d'autrui. Ces messieurs revinrent ensemble à l'usine. Ils entrèrent chez Lepron, et ils furent étonnés tous deux, mais sans doute d'une manière bien différente, de voir Lepron couché, et le médecin près de lui. Voici ce qui était arrivé :

Une personne en entrant dans le bureau y trouva Lepron couché de tout son long sur le dos, en face de son bureau, et à côté d'un immense poêle en fonte, à angles. Comme cet homme, âgé de cinquante-cinq ans, était sujet aux éblouissements, chacun pensa qu'il était tombé à la renverse, que la partie postérieure de la tête avait frappé contre le poêle, avait produit une plaie contuse à la région occipitale, et une commotion cérébrale avec perte de connaissance et résolution des membres. Quand les soins eurent été donnés à ce malheureux par le médecin, Legrand se retira et Desbares avec lui.

Dix minutes après environ, celui-ci rentre seul chez Lepron. Il n'y avait plus que deux personnes : la femme du blessé et la dame Legrand. Celle-ci, voyant Desbares pâle, hagard, comme hébété, ayant quelques gouttes de sang sur la partie antérieure et moyenne de son pantalon, lui dit : « Ah ! mon ami, comme vous êtes pâle. Qu'avez-vous donc? — Rien, répondit sourdement Desbares; je me suis écorché, voilà tout. — Tenez, ajouta cette dame, buvez ce verre d'eau sucrée, préparé pour Lepron, cela vous remettra ; » et invita Desbares de prendre le verre et de boire.

Alors madame Legrand sort, demande où est son mari; on lui dit qu'il est entré dans le parc par la petite porte attenante à l'usine. Madame Legrand suit ce chemin et elle trouve, à cent cinquante mètres de la maison Lepron, son mari gisant immobile, à plat ventre, dans une mare de sang.

Elle revient sur ses pas, pousse des sanglots, et crie à l'assassin. Pendant ce temps, madame Lepron, restée momentanément seule avec son mari sans connaissance et Desbares, appelait au secours. Desbares venait de donner un violent coup de couperet à Lepron, à la partie antérieure du front. Il avait le bras levé pour en donner un second, quand madame Lepron s'interposant entre l'assassin et la victime l'empêcha de frapper.

Aux cris de douleur poussés en même temps et dans le même lieu par ces deux femmes, les voisins accourent. Desbares profite du trouble général pour s'esquiver, et va pour se noyer dans le bief de l'usine, situé à peu de distance du lieu de cette horrible scène. On se précipite sur ses pas, on le retire de l'eau dans un moment de surexcitation ; il n'avait pas encore perdu connaissance, on le garrotte, et on le livre à la justice.

Lepron et Legrand ont été tués : le premier en recevant un coup du talon d'une masse en fer, à l'occiput, et un coup de couperet au front ; le deuxième en recevant un coup de talon d'un merlin (instrument qui sert à fendre le bois, qui s'est fatalement trouvé sous la main de l'assassin) qui a fracturé consécutivement l'occiput, et un deuxième coup de tranchant au front.

Dans ses premiers interrogatoires, l'assassin a reconnu être l'auteur de ce double crime.

A notre première visite, qui eut lieu le surlendemain, l'impression que nous fit la figure de cet homme fut pénible. Ses yeux noirs, secs, son regard rude, méfiant, sa physionomie triste, son teint hépatique, tout nous faisait de lui un objet de répulsion.

En lui demandant ce qui l'avait poussé à commettre son double forfait, il nous dit froidement, après avoir été excité à plusieurs reprises, que c'était pour se venger de Legrand et Lepron, parce qu'ils voulaient le desservir auprès de ses patrons et lui faire perdre sa place.

Voulant savoir ce qu'il y avait de fondé dans cette assertion, nous lui avons demandé sur quoi il basait son opinion ; il nous dit qu'elle était tout à fait en désaccord avec les procédés que ces employés avaient toujours eu pour lui depuis dix jours qu'il était avec eux. Il se contenta de nous répondre : *on me l'a dit ; des femmes me l'ont dit*, sans ajouter aucun autre détail. Il ne nous a pas été possible, malgré une minutieuse enquête à ce sujet, de faire confirmer, par témoins, la vérité de cette assertion. Sur notre demande, cet homme nous montre une plaie simple, récente, non sanglante, sans traces notables d'inflammation, aux lèvres nettement coupées et déjà adhérentes de 0,02 de longueur, oblique, dirigée de haut en bas, de dehors en dedans, située à la partie antérieure gauche de l'abdomen à 0,03 centimètres de l'ombilic. Cette plaie n'a divisé que la peau et le tissu cellulaire cutané ; elle n'a donné lieu à aucun accident. Des témoins affirment que Desbares s'est fait cette plaie quelques instants avant de commettre ses crimes, dans l'intention, non avouée, mais presque certaine, de se donner la mort.

Transféré dans les prisons de Wally et avant de répondre au juge instructeur, il désira avoir un prêtre ; ce qui lui fut accordé. Pendant les premières semaines de sa détention, il répondit difficilement, mais justement, aux questions du juge. Son air hébété, inquiet, son isolement au milieu de ses codétenus, firent croire à une folie simulée ; c'est pour éclairer la question qu'il fut soumis à notre observation.

C'est cinq semaines après le crime que nous avons commencé à le visiter ; nos visites ont eu lieu à différentes heures du jour et de la nuit, toujours sans être attendues ; et elles ont eu lieu pendant cinq semaines, tantôt séparément, tantôt collectivement, et nous avons constamment observé ce qui suit :

Physionomie empreinte d'hébétude, de stupeur. Appétit insatiable. Jamais Desbares ne demande quoi que ce soit. Il mange seul, en cachette, salement ; il prend sa soupe avec ses mains ; il creuse profondement son pain avec ses doigts. Il n'a pas de choix pour ses aliments. Il dort très peu, sommeil très léger : il s'accroupit au travers et au pied de son lit, plutôt que de s'étendre de toute sa longueur. Il se couche tout habillé, il ne veut jamais changer de linge ; il faut pour cela employer la force. Il se promène. Tantôt il marche la tête baissée, en marmottant des mots entrecoupés, paraissant rouler dans le même cercle étroit d'idées ; ainsi il se demande où il est, il suit le gardien et veut sortir avec lui ; quelquefois il se désole de se sentir enchaîné. Dans la cour ou dans les corridors, il cherche de préférence les endroits isolés ; il s'assied, va et vient, se grattant la tête ou d'autres partie du corps, de manière à s'écorcher. Il a le regard oblique, inquiet, méfiant.

Il est très distrait. Il est difficile de fixer son attention. Quand on lui parle, ou bien il détourne la tête, ou il va et vient en tous sens, portant ses regards tantôt sur celui qui lui parle, tantôt sur les personnes qui causent à part.

Dans les premiers temps de sa détention, il a pu raconter au gardien, à plusieurs reprises, quelques détails du drame pour lequel il est détenu. Quant à nous, nous n'avons jamais pu obtenir de lui une réponse convenable, franche, bien intelligible. Il ne parle à personne. Dans ses rapports avec ses chefs, avec nous, avec les autres détenus, il n'a jusque alors commis aucun acte de méchanceté ; cependant depuis quelques jours il devient irritable ; il vocifère, il ne craint plus le gardien. Il n'obéit à personne ; il suffit qu'on lui commande une chose ou une autre pour qu'il ne la fasse pas ; aussi faut-il, selon le besoin, le porter, soit dans son cachot, soit dans le préau.

Interrogé sur les causes de sa détention, sur sa profession, sur sa famille, sur sa vie, son âge, il nous regarde d'un air hébété, en disant presque toujours, à voix basse, ces mots : mon bon monsieur, faites-moi donc sortir. Plusieurs fois nous lui avons accentué toutes les phases de son énorme forfait, et lui avons dit qu'en refusant de répondre à nos questions, il mettait ses jours en danger ; il ne répondait rien ; ses traits restaient impassibles ; il paraissait ne pas comprendre ce dont il s'agissait.

Mis en rapports, sans s'y attendre, deux fois avec son père, qui s'est jeté à son cou en versant d'abondantes larmes, il l'a regardé avec indifférence, ne lui a pas dit un seul mot ; ses yeux sont restés secs, les traits de sa face immobiles. Même impassibillité, même insensibilité quelques jours plus tard, en présence de la jeune fille qu'il aimait naguère et qu'il désirait épouser. La sensibilité générale est conservée.

1° *Conclusions.* — Lors de la perpétration du double crime, Desbares ne jouissait pas de sa liberté morale ;

2° Il était en proie à un accès presque subit de monomanie, suicide et homicide, avec hallucination de l'ouïe ;

3° A cette forme de la folie, a succédé la lypémanie dépressive, et aujourd'hui le malade tend à devenir dément.

XXVIII. — *Paralysie générale à évolution rapide. Accusation de viol.*

— MM. A. FOVILLE et DELABOST [1] —

De l'ensemble de renseignements que nous avons pu nous procurer, il résulte que P... est âgé de 37 ans, qu'il n'a reçu aucune instruction, qu'il a toujours été ouvrier de fabrique, soit à Louviers, soit à Elbœuf, qu'il appartient à une famille d'artisans honnêtes ; qu'il a toujours mené une vie probe et laborieuse ; qu'après avoir été marié, il est resté veuf en 1871, avec deux jeunes filles dont une seule survit, qu'il était très bien vu de ses patrons et de ses camarades ; qu'il n'a jamais été poursuivi et n'a jamais subi de condamnation.

Le fait dont il est accusé, et qui consiste à avoir cherché à violer une petite fille qu'il avait attirée dans un jardin, sous prétexte d'y cueillir des haricots, est donc en désaccord complet avec sa vie antérieure et forme un contraste frappant avec toutes ses habitudes, qui avaient été jusque là honnêtes et réservées. P..., du reste, se défend d'avoir commis un pareil acte ; dans les interrogatoires que lui ont fait subir M. le commissaire de police d'Elbœuf et M. le juge d'instruction, il a protesté de son innocence, déclarant qu'il n'avait jamais eu aucune intention malhonnête à l'égard de l'enfant en question et qu'il ne se rappelait pas avoir commis sur elle aucun acte indécent.

Nous avons examiné P... à la Conciergerie, pour la première fois, le 6 août. Il s'est présenté à nous avec l'aspect, d'une personne raisonnable ; à toutes les questions que nous lui avons adressées, il a répondu d'une manière calme et lucide, comprenant parfaitement tout ce que nous voulions lui dire, apportant lui-même toute la clarté désirable dans ses réponses et nous donnant des détails précis sur les principales circonstances.

Il reconnaît qu'il lui arrivait parfois de boire, mais il affirme qu'il ne commettait jamais d'excès proprement dits ; seulement, dit-il, il a la tête très légère, et une dose de liquide qui serait insignifiante pour la

[1] *Ann. d'hyg. publ. et de méd. lég.*, 2e série, t. XLVII.

plupart des ouvriers, ses camarades, suffit pour le troubler tout à fait. Nous l'interrogeons sur le fait incriminé; il nous répond qu'il ne l'a pas commis, ou que, du moins, il n'en a aucune conscience ; s'il a fait quelque chose de ce genre, il n'en a conservé aucun souvenir ; il affirme à plusieurs reprises qu'il ne peut fournir aucun éclaircissement, aucun renseignement d'aucun genre sur ce fait, ni sur la manière dont il aurait agi à l'égard d'autres enfants dans la même aprés-midi.

En résumé, pendant toute cette visite, P... s'est montré sensé et raisonnable ; rien dans son attitude ni dans ses propos n'indique chez lui l'existences d'un trouble intellectuel.

Les jours suivants, P... a été placé à l'infirmerie de la prison Bonne-Nouvelle et soumis à une surveillance continue ; nous l'y avons revu à plusieurs reprises et interrogé avec soin, notamment le 30 août et le 1er septembre. Il nous a toujours paru aussi lucide que la première fois, et nous avons appris que sa manière d'être, pendant cette période, n'avait jamais été celle d'un aliéné.

Nous pouvons donc conclure des différents examens auxquels nous noms sommes livrés à l'égard de P..., depuis le 6 août jusqu'à ce jour, qu'il est actuellement en possession de son intelligence et qu'il ne donne aucun signe de folie.

Mais notre appréciation ne doit pas se borner à l'état mental actuel de l'inculpé ; nous sommes également chargés de *reconnaître s'il doit être jugé responsable des actes qui lui sont imputés.*

Ici, nous ne pouvons pas nous en rapporter à notre observation personnelle, puisque nous n'avons pas vu le sujet à cette époque, et c'est seulement d'après les témoignages recueillis que nous devons juger la question qui nous est soumise.

Ces témoignages s'accordent, unanimement, a montrer que dans la période de temps qui a précédé et suivi immédiatement l'arrestation de P..., son état intellectuel était bien différent de celui que nous avons été personnellement à même de constater.

P... a été écroué le 28 juillet à la prison de Bonne-Nouvelle, et dès le 31, le directeur de cet établissement écrivait à M. le juge d'instruction : « P... se conduit dans la prison de manière à donner à penser qu'il est aliéné. » Nous avons interrogé, avec soin, plusieurs des gardiens de la prison, pour savoir quels avaient été, au juste, les actes déraisonnables commis par P... Nous avons appris qu'en arrivant à la prison, il paraissait ne pas jouir de son bon sens ; qu'il était très excité ; qu'il ne pouvait rester en place ni garder le silence ; que pendant les premières nuits il n'avait fait que parler seul, chanter, se promener, et en un mot troubler profondément l'ordre du dortoir.

Cette manière d'être lui attira des observations ; loin d'en tenir compte, il n'y répondit que par des grossièretés et se mit en état complet de rébellion. Il fut enfermé dans une cellule à part, et là, il continua à crier et à chanter, surtout pendant la nuit. Un matin, le gardien le trouva les membres entortillés avec des bandes qu'il avait faites en déchirant sa couverture. Le gardien chef de la prison, qui a eu connaissance de tous ces faits, y vit une preuve que P... avait l'esprit dérangé. Ce trouble dans les actes ne l'empêchait pas de répondre d'une manière lucide quand son attention était fixée par une interrogation précise et par un ensemble de circonstances propres à le frapper. C'est ainsi que, transféré de la prison Bonne-Nouvelle au Palais de justice pour comparaître devant M. le juge d'instruction, il répond à l'interrogatoire que lui fait subir ce magistrat, sans manifester rien d'insolite dans sa manière d'être, mais en descendant du cabinet de M le juge d'instruction, il se querelle de nouveau avec les gardiens de la conciergerie, refuse de leur obéir, les provoque en se posant en face d'eux dans l'attitude du boxeur, et se comporte d'une manière qui, là aussi, fait considérer qu'il a l'esprit dérangé.

Les troubles intellectuels ainsi constatés par différentes personnes chez P..., dans les jours qui ont suivi immédiatement son arrestation, faisaient suite à une série de troubles analogues ou encore plus graves que sa famille, ses camarades et son patron observaient chez lui depuis plusieurs semaines et qui ont été constatés, à Elbœuf, par M. le docteur Rident et par M. le commissaire central.

Deux des sœurs de P..., que nous avons pu interroger, nous ont fourni à cet égard des renseignements d'une grande précision.

P..., avons-nous déjà dit, a perdu sa femme en 1871. Jusque là il avait été parfaitement raisonnable et jamais son intelligence n'avait paru troublée ; mais à la suite de cette perte, il devint bizarre et inquiet, se plaignant de ne pouvoir dormir et paraissant tout autre que d'ordinaire ; aussi sa famille craignait-elle qu'il ne devint fou ; au bout de cinq ou six semaines cependant, P... commença à mieux dormir, et peu à peu il revint à son état normal.

Sa santé resta bonne jusqu'il y a quatre ou cinq mois ; il était rentré demeurer chez sa mère qui prenait soin de lui et de son enfant ; il vivait d'une manière régulière et parfaitement raisonnable.

Au printemps de 1876, sans cause connue de sa famille, il comcommença à se plaindre ; il ne mangeait plus, éprouvait de grands maux de tête, ne dormait pas ; sa mère qui couchait au-dessous de lui, l'entendait marcher une grande partie de la nuit ; quand il sommeillait il était assailli de cauchemars ; puis il commença à s'occuper de l'avenir avec une confiance exagérée ; il allait devenir riche et parlait, comme d'une chose toute naturelle, de faire des dépenses bien audessus de sa situation.

En même temps sa famille apprenait qu'à l'atelier sa conduite était bizarre et toute différente de ce qu'elle était d'habitude ; il travaillait encore, mais d'une manière décousue ; au lieu d'être comme d'ordinaire, jovial et bon camarade, il se montrait insociable, querelleur ; il disait des grossièretés aux autres ouvriers, les frappait même, puis, un instant après, il allait les embrasser et commettait d'autres extravagances.

Bientôt, il annonça à tous ceux qu'il connaissait, avec les manifes tations de la plus grande joie, qu'il allait se remarier ; il quitta la maison de sa mère pour aller vivre avec sa future épouse, et en effet, les bans furent publiés.

A partir de ce moment, l'état de trouble et d'exaltation de P... augmente sensiblement ; il annonce son mariage à tout le monde comme un événement excessivement heureux ; il ne parle que de la position brillante qu'il va avoir, et tient surtout à faire une noce magnifique. Il va trouver non seulement ses parents et ses amis, mais même des personnes qu'il connaît à peine et leur demande à toutes, à titre de service, de vouloir bien être de la noce et de lui servir de témoin. On a, paraît-il, compté deux cent vingt personnes auxquelles il aurait ainsi demandé de lui servir de témoins pour son mariage.

Son état de trouble intellectuel était tel, que son patron, qui le connaissait depuis vingt ans et qui lui portait beaucoup d'intérêt, avait dû, malgré son désir de le garder, reconnaître l'impossibilité de lui laisser continuer son travail.

L'extrait suivant d'une lettre de ce patron montre à quel point P... était malade.

A partir de ce moment, dit M. D..., j'avais donné des ordres pour pourvoir à son remplacement définitif, afin qu'il pût se faire soigner.

Comme c'était un vieux serviteur et qu'il était généralement aimé, tout le monde mettait de la bonne volonté pour le faire revenir à lui : remontrances, sermons, il écoutait tout avec patience et promettait de travailler sans gesticuler, mais au bout de cinq minutes, il recommençait.

Je vais vous citer un fait :

Le dernier jour, il quitte l'atelier quelques instants, se rend dans un jardin avoisinant l'établissement, et là se met à cueillir des haricots qu'il met dans son parapluie qu'il tient fermé à la main. Il rentre ensuite, fait écrire par un de ses camarades une lettre qu'il adresse à ma femme pour lui offrir ses haricots. Pour moi, qui le connais depuis sa jeunesse, je puis vous certifier que dans les derniers temps il ne jouissait pas de toutes ses facultés, je pourrais vous citer nombre de faits plus ou moins excentriques.

C'est précisément dans l'après-midi du jour où P... avait quitté son travail pour aller cueillir, dans un jardin où il n'avait aucun droit d'entrer, des haricots qu'il offrait à sa patronne dans un parapluie fermé, qu'eut lieu le fait incriminé. Dans la même après-midi, P... eut, nous ont dit ses sœurs, avec la femme même qui le dénonça un peu plus tard, une discussion qui ne reposait sur aucun motif valable et pendant laquelle il paraissait avoir perdu la tête.

La tentative de viol qui, nous l'avons fait remarquer dès le début de ce rapport, était tellement en désaccord avec les habitudes normales de P... et avec l'honnêteté de sa vie antérieure, a donc été commise pendant une période évidente de dérangement intellectuel qui se manifestait surtout par le délire des actes, et précisément dans la journée où ce délire a été le plus manifeste. Il serait donc bien difficile de ne pas la considérer comme résultant de l'état maladif de la raison de P..., au même titre que les autres actes extravagants commis par lui dans cette journée.

Le lendemain, P... est arrêté, et M. le docteur Rident constate qu'il est encore sous le coup d'une légère excitation cérébrale. M. le commissaire central fait, de son côté, un rapport où il déclare que P... n'est pas un mauvais sujet, mais qu'il passe pour avoir peu de tête ; il relata plusieurs des faits que nous avons précédemment cités et insiste sur cette remarque importante qu'alors même que P... tient une conduite déraisonnable, il peut faire des réponses dans lesquelles on ne voit rien de contraire au bon sens, autrement dit que le dérangement intellectuel se manifeste, chez lui, moins par le délire des propos que par celui des actes.

Pour se rendre complètement compte de la maladie de P..., il serait utile de déterminer nettement sous quelle influence elle s'est produite. Les causes paraissent en avoir été multiples.

D'une part, il n'est pas douteux que P... ne bût beaucoup trop. M. le commissaire de police constate que d'habitude il s'enivrait de temps en temps, mais que, dans les derniers temps, il buvait presque constamment, sans cependant se mettre dans un état d'ivresse manifeste. M. le docteur Rident déclare que les mains de P... offrent un tremblement alcoolique évident, et qu'il le considère comme menacé de *delirium tremens*. P.., sans nier qu'il n'eût bu dernièrement plus que d'ordinaire, fait remarquer qu'il supporte très difficilement la boisson, et ses sœurs disent qu'à leur connaissance il ne boit guère que du cidre.

D'un autre côté, nous avons appris, également par les sœurs de P... que leur père est mort, il y a huit ans, par suite d'une affection cérébrale qui a duré deux ans et qui avait presque entièrement aboli la mémoire et la raison ; en outre, un frère de leur mère est mort aliéné à l'asile de Quatre-Mares en 1861.

Enfin, P... a ressenti un grand chagrin quand il a perdu sa femme et qu'il est resté seul avec deux jeunes enfants à élever : il a éprouvé, à cette époque, un trouble de l'intelligence, qui n'a pas eu une longue durée, mais à la suite duquel on a trouvé que sa tête restait plus légère qu'auparavant. On peut donc invoquer comme causes de son état maladif, à la fois les fâcheuses prédispositions héréditaires qu'il tient tant du côté de son père que du côté de sa mère, les chagrins domestiques qu'il a éprouvés et les excès de boisson.

Mais il est très difficile de déterminer rigoureusement la part respective de ces différentes influences ; ce qui est probable, c'est qu'elles ont combiné leur action, et dans ce cas comme dans beaucoup d'autres, au lieu de dire que P.. a perdu la raison parce qu'il a beaucoup bu, il serait sans doute plus exact de dire qu'il s'est mis à boire plus que d'habitude parce qu'il commençait a être malade.

En résumé, P... a vécu jusqu'à trente-sept ans d'une manière rangée ; il appartient à une famille honorable; son père et son oncle maternels sont morts par suites d'affections cérébrales ayant entraîné la perte de la raison, et il présente, par conséquent, de fâcheuses prédispositions aux affections mentales ; il a éprouvé de grands chagrins domestiques, et depuis cette époque il passe pour avoir la tête légère.

Depuis trois ou quatre mois, P... est atteint un dérangement intellectuel manifeste, caractérisé par le délire des actes plus encore que par celui des paroles. C'est au moment où ce délire est le plus intense que P... est arrêté sous l'inculpation d'une tentative de viol; pendant les premiers jours qui suivent son arrestation, sa conduite continue à être tout à fait extravagante, contraire à la fois au bon sens et à ses intérêts les plus évidents; puis il se calme, redevient tranquille et lucide, et paraît rentré dans la régularité habituelle de sa manière d'être.

Il nous paraît impossible de séparer l'acte incriminé de ceux qui l'ont précédé et qui l'ont suivi, alors surtout qu'il est, par lui-même, en complet désaccord avec les habitudes antérieures de P... ; nous devons donc en conclure que l'acte incriminé a été commis par P... sous l'influence de son délire, sans qu'il en eût conscience et sans qu'il puisse en être déclaré responsable.

Conclusions. — Au moment où l'acte incriminé a été commis, P... était depuis un certain temps dans un état de dérangement intellectuel manifeste; c'est sous l'influence de ce délire qu'il a agi; il est très vraisemblable qu'il n'a pas eu conscience de ce qu'il faisait; il ne doit pas en être considéré comme responsable.

P... est actuellement revenu à son état normal, pendant lequel, tout en ayant l'intelligence un peu faible, il est conscient et responsable de ses actes.

Les conclusions de notre rapport étaient formelles. P... était aliéné quand il avait commis l'acte incriminé; P... ne présentait, au moment où nous écrivons, aucun signe actuel d'aliénation mentale.

Quelles devaient être les conséquences légales de ces déclarations? Il paraissait également impossible de faire passer P... devant la cour d'assises pour un fait commis pendant une période de délire, et de demander son placement dans un asile d'aliénés, puisque rien n'indiquait qu'il fût actuellement atteint de folie. Sans doute, on pouvait se demander si sa mise en liberté ne serait pas suivie, tôt ou tard, de nouveaux désordres, surtout dans le cas trop vraisemblable où il se remettrait à boire; mais ces appréhensions, quoique légitimes ne pouvaient pas autoriser à elles seules la séquestration préventive de P..., dans un asile, ni justifier son maintien dans une maison d'arrêt.

Une ordonnance de non-lieu fut donc rendue en faveur de P..., qui fut mis en liberté le 17 septembre.

Quels que pussent être les suites d'une pareille mesure, elle était la seule applicable en pareil cas, et nous ne voyons pas quelle autre marche aurait pu être adoptée.

Au point de vue médical, nous avions une autre question à nous poser. Quelle avait été la nature du trouble intellectuel présenté par P. . pendant la période délirante qu'il avait traversée?

L'exitation maniaque présentée par P... depuis le printemps de 1876 jusqu'à la fin de juillet, avait pour caractères principaux un certain degré de délire des actes, et des idées exagérées relatives à ses ressources, à son bonheur, à l'avenir, à la confiance illimitée en lui-même. Ces derniers symptômes constituaient une forme encore modeste, mais cependant bien reconnaissable, de ce qu'on désigne en pathologie mentale sous le nom de « délire des grandeurs », forme qui peut elle-même être désignée par la dénomination de « optimisme généralisé ».

Ces symptômes, considérés isolément, pouvaient être attribués soit à un commencement de paralysie générale, soit simplement à l'alcoolisme. Ce dernier, en effet, suffit souvent à produire un certain degré de délire des grandeurs.

La cessation assez prompte et progressive du désordre intellectuel, à la suite de l'arrestation de P..., pouvaient être considérée comme favorable au diagnostic d'alcoolisme simple ; et elle se serait alors expliquée tout naturellement par la privation de l'agent toxique.

Mais il n'était pas irrationnel non plus de l'attribuer à une de ces rémissions qui sont si fréquentes dans l'évolution de la paralysie générale, surtout à une époque rapprochée de son début, rémission qui aurait été, elle aussi, favorisée par la régularité forcée de la conduite, l'écartement de toutes les causes extérieures d'exicitation et la privation d'alcool.

La connaissance des antécédents du malade était-elle de nature à fixer sur la nature de son affection? Outre les prédispositions héréditaires, doublement défavorables, on signalait chez P..., en 1871, à la suite de la mort de sa première femme, une période de plusieurs semaines de dépression et d'insomnie pendant laquelle sa famille avait craint qu'il ne devint fou. Puis l'explosion des troubles récents, après cinq années de bonne santé, avait été marquée par des plaintes, de l'inappétence, de l'insomnie et de grands maux de tête. Ces circonstances étaient de nature à faire pencher la balance vers le diagnostic de paralysie générale. En effet, rien n'est plus fréquent que d'observer, parmi les signes avant-coureurs de cette maladie, des périodes plus ou moins nettes de dépression mélancolique avec céphalalgie. Mais il n'y avait encore là qu'un élément de présomptions et non un motif de certitude. Nous ne disons rien des troubles de la motilité, qui jouent d'ordinaire un rôle si important dans le diagnostic de la paralysie générale, d'abord, parce que P... n'ayant pas été soumis à notre observation pendant sa période délirante, nous n'avions pu constater chez lui aucun symptôme musculaire, ensuite, parce qu'alors même que les personnes qui nous avaient fourni des renseignements sur son compte auraient pu nous dire s'il avait eu la parole un peu embarrassée, cet embarras aurait pu s'expliquer aussi bien par l'alcoolisme simple que par le début de la paralysie générale.

En résumé, notre diagnostic rétrospectif restait indécis entre ces deux hypothèses; tout au plus, la nature de certains accidents précurseurs paraissait-elle rendre la paralysie générale plus vraisemblable.

Cette question n'avait du reste d'intérêt qu'au point de vue purement médical. Nous nous étions volontairement abstenus de la traiter dans notre rapport, car elle n'avait aucune valeur légale. Dans l'un et l'autre cas, nos conclusions comme experts et les décisions de la justice devaient être les mêmes.

D'ailleurs notre incertitude ne fut pas de longue durée. P..., avons-nous dit, avait été, à la suite du dépôt de notre rapport, l'objet d'une ordonnance de non lieu, et, le 17 septembre, il était mis en liberté. Il rentra à Elbœuf avec toutes les apparences du calme et de la lucidité; mais, au bout de très peu de jours, il recommença à se montrer déraisonnable, querelleur, ambitieux.

Ses bans de mariage, on se le rappelle, avaient été publiés avant son arrestation; une fois remis en liberté, il donne suite à ce projet et le mariage est célébré le 30 septembre 1876. Il est à supposer qu'à ce moment l'état de trouble intellectuel de P... n'était pas encore redevenu manifeste, sans quoi le mariage n'aurait pas pu être célébré. Mais le jour même, ou tout au plus le lendemain, peut-être sous l'influence de la noce, le délire éclate de la manière la plus violente. Absence complète de sommeil, incohérence dans les propos, violence dans les actes; P... menace ceux qui l'approchent de leur brûler la cervelle et demande ses pistolets; tantôt, il se plaint qu'on le vole, tantôt, il dit qu'il va être très riche et n'aura plus besoin de travailler. La nouvelle mariée cherche d'abord à soigner P... chez elle; mais elle reconnaît que cela est impossible, et le 4 octobre, cinq jours après son mariage et dix-huit jours après sa sortie de prison, il est sequestré d'office à l'asile de Quatre-Mares comme aliéné dangereux.

Au moment de son entrée à l'asile, le delire est général, avec prédominance d'idées de puissance et de richesse. Il est très excité, ne peut rester en repos, cause et agit sans cesse, dit qu'il est d'une force à laquelle rien ne résiste, qu'il a les attributs de la divinité; il veut briser les portes, les fenêtres; par moments, quoiqu'il parle avec beaucoup de volubilité, on constate un peu de gêne dans la prononciation.

Les jours suivants, la nature du délire et l'embarras plus net de la parole confirment le diagnostic de paralysie générale.

L'affection marcha rapidement sans que P... ait jamais recouvré de lucidité; l'agitation est continuelle; les troubles de la motilité s'accentuent; les idées de richesse et de grandeurs sont de plus en plus incohérentes; il y a, au bout de quelques semaines, apparition des symptômes intermittents de paralysie de la vessie.

A la fin de novembre, P... est arrivé à un degré très avancé de marasme paralytique; il reste alité, dort mal, ne parle qu'avec beaucoup d'embarras, dit qu'il possède cent milliards ; a de la peine à avaler ; on est souvent obligé de le sonder.

Décès le 18 décembre, après avoir présenté pendant les derniers jours des symptômes d'engouement pulmonaire.

L'autopsie confirme le diagnostic en montrant sur les lobes frontaux des deux hémisphères cérébraux, mais surtout à gauche, des adhérences des méninges à la substance grise corticale; en plusieurs endroits, ces adhérences sont tellement intimes qu'on ne peut enlever la pie-mère sans entraîner de larges lambeaux de pulpe cérébrale.

FIN

TABLE DES MATIÈRES

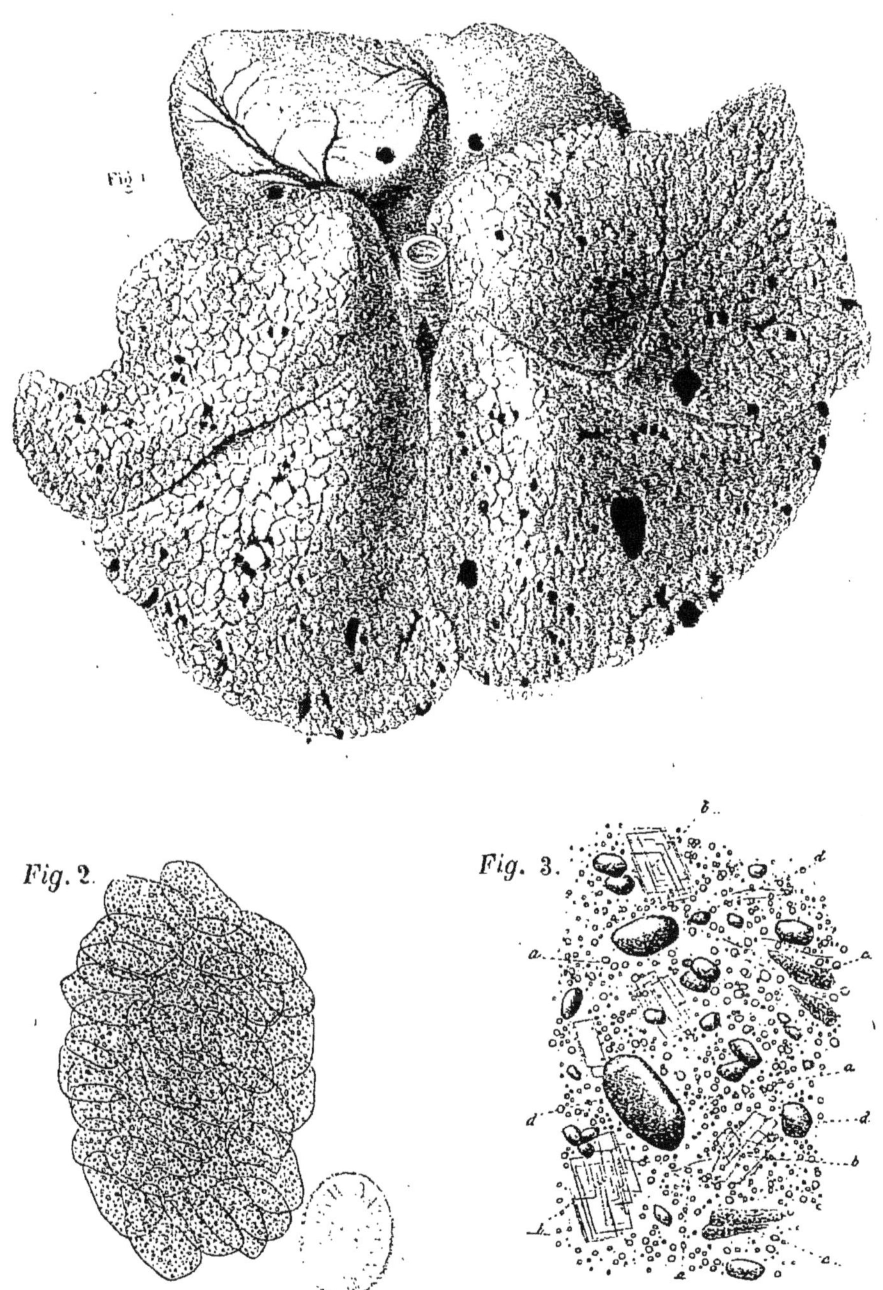

J.-B. Baillière et fils. Imp. Crété.

Fig. 1. — Poumons et organes intrathoraciques d'un enfant nouveau-né, né à terme, ayant vécu et respiré, mort victime d'un infanticide par suffocation.
Fig. 2. — Tache de méconium recueillie sur un linge.
Fig. 3. — Tache d'enduit fœtal (Tardieu).

TABLE DES MATIÈRES

DEUXIÈME SECTION

TROISIÈME SECTION

QUATRIÈME SECTION

APPENDICE

RAPPORT MÉDICO-LÉGAUX

FIN DE LA TABLE DES MATIÈRES

TABLE ALPHABÉTIQUE

FIN DE LA TABLE ALPHABÉTIQUE

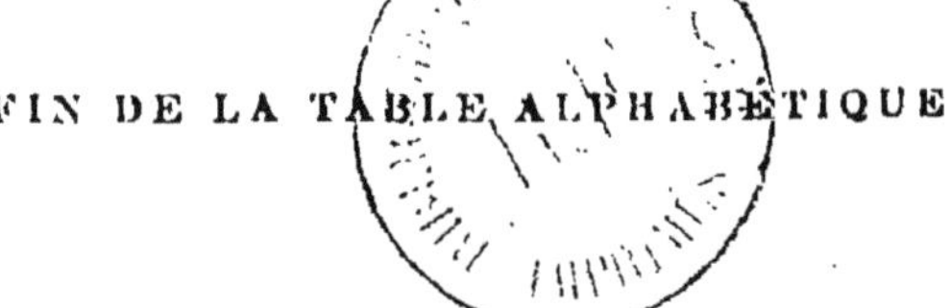

LYON. — IMPRIMERIE PITRAT AINÉ, RUE GENTIL, 4

M. P. BROUARDEL

DES CAUSES D'ERREURS DANS LES EXPERTISES RELATIVES AUX ATTENTATS AUX MŒURS. 1884, in-8, 60 pages. . . . . . 1 fr. 50

ORGANISATION DU SERVICE DES AUTOPSIES A LA MORGUE. 1879, in-8, 32 pages. . . . . 1 fr.

INSTALLATION D'APPAREILS FRIGORIFIQUES A LA MORGUE. Paris, 1880 in-8, 16 pages. . . . . 50 c.

M. AMBROISE TARDIEU

ÉTUDE MÉDICO-LÉGALE SUR LES ATTENTATS AUX MŒURS, 7e *édition*. Paris, 1878, 1 vol. in-8 de VIII-296 pages et 5 planches. . . . . 5 fr.

ÉTUDE MÉDICO-LÉGALE SUR L'AVORTEMENT, suivie d'une note sur l'obligation de déclarer à l'état civil les fœtus morts-nés, et d'observations et recherches pour servir à l'histoire médico-légale des grossesses fausses et simulées. 4e *édit.* Paris. 1881, 1 vol. in-8 de 290 pages.. . . . 4 fr.

ÉTUDE MÉDICO-LÉGALE SUR LES BLESSURES, comprenant les blessures en général et les blessures par imprudence, les coups et l'homicide involontaires. Paris, 1879, 1 vol. in-8 de 474 pages. . . . . 6 fr.

ÉTUDE MÉDICO-LÉGALE ET CLINIQUE SUR L'EMPOISONNEMENT (avec la collaboration de M. Z. ROUSSIN pour la partie de l'expertise médico-légale relative à la recherche chimique des poisons), 2e *édit.* Paris, 1875, 1 vol. in-8 de XXI-1236 pages, avec 3 planches et 53 figures. . . 14 fr.

ÉTUDE MÉDICO-LÉGALE SUR LA FOLIE, 2e *édit.* Paris 1880, 1 vol. in-8 de XXII-610 pages, avec 15 facsimilés d'écriture d'aliénés. . . . . . 7 fr.

QUESTION MÉDICO-LÉGALE DE L'IDENTITÉ, dans ses rapports avec les vices de conformation des organes sexuels, contenant les souvenirs et impressions d'un individu dont le sexe avait été méconnu, 2e *édit.* 1874, 1 vol. in-8 de 176 pages. . . . . 3 fr.

ÉTUDE MÉDICO-LÉGALE SUR L'INFANTICIDE, 3e *édit.* Paris, 1879. 1 vol. in-8 de 372 pages, avec 3 planches coloriées. . . . . 6 fr.

ÉTUDE MÉDICO-LÉGALE SUR LES MALADIES ACCIDENTELLEMENT OU INVOLONTAIREMENT PRODUITES, par imprudence, négligence ou transmission contagieuse, comprenant l'histoire médico-légale de la syphilis et de ses divers modes de transmission. Paris, 1879, 1 vol. in-8 de 288 pages. 4 fr.

ÉTUDE MÉDICO-LÉGALE SUR LA PENDAISON, LA STRANGULATION ET LA SUFFOCATION, 2e *éd.* Paris, 1879, 1 vol. in-8 de 364 pages, avec planches. 5 fr.

RELATION MÉDICO-LÉGALE DE L'AFFAIRE ARMAND (de Montpellier), simulation de tentative d'homicide (commotion cérébrale et strangulation), 1861, in-8, 80 pages. . . . . 2 fr.

Année 1885. — SOCQUET, Infanticide. — BROUARDEL, La protection de l'enfance. — LICHTENSTEIN, MOITESSIER et A. JAUMES, Application de l'entomologie à la médecine légale. — CARREAU, Assassinat, strangulation. — La médecine légale en Chine.— PATENKO, Asphyxie de cause mécanique.—BROUARDEL, Des moyens de préserver l'Europe contre les maladies exotiques. — BOUDET, Responsabilité des médecins traitants relativement aux missions qui peuvent leur être confiées par leurs clients aux approches de la mort. — GRANGE, Des accidents produits par l'électricité. — MASSON, De l'origine du sang en médecine légale.—VIBERT, Homicide par imprudence. — BROUARDEL, Rapports des médecins des Compagnies d'assurances et des médecins traitants. — LAFARGUE, Deux cas de mort criminelle. Pendaison pour simuler un suicide. — FRÉDET, Cas de mort par asphyxie. — SECHEYRON, De l'empoisonnement par le chlorure de zinc. — VIBERT et OGIER, De la présence de l'albumine dans les cadavres. — BROUARDEL et POUCHET, Empoisonnement par l'arsenic. — BROUARDEL et BRUNIQUEL, Assainissement de la ville de Toulon. — P. GARNIER, Du pseudo-hermaphrodisme comme impédiment médico-légal à la déclaration du sexe dans l'acte de naissance. — etc. etc.

TRAITÉ DE JURISPRUDENCE MÉDICALE ET PHARMACEUTIQUE comprenant : La législation; l'état civil et les questions qui s'y rattachent; les dispositions à titre gratuit; la responsabilité médicale; le secret professionnel; les expertises, les honoraires des médecins et les créances des pharmaciens; l'exercice illégal de la médecine; les contraventions aux lois sur la pharmacie; les rentes viagères; les assurances sur la vie; la police sanitaire; les ventes de clientèle médicale; l'inaptitude au service militaire; les eaux minérales et thermales, etc., par F. DUBRAC, président du tribunal civil de Barbezieux. Un volume in-8 de 800 pages. . . . . 12 fr.

Le medecin et le pharmacien ont besoin d'être éclairés d'une manière précise sur les devoirs que leur profession leur impose et sur les droits qu'elle confère. Ces droits et ces devoirs, qui paraissent si simples au premier abord, sont consacrés par des lois nombreuses disséminées dans nos Codes, et dont l'application a donné lieu à d'interminables discussions. L'auteur a donc pensé être utile aux jeunes praticiens en leur offrant un livre où ils pourraient trouver la solution de toutes les difficultés qui concernent leur profession.

L'auteur n'a pas dû se borner à enregistrer purement et simplement les décisions de la justice sur toutes les difficultés qui intéressent la médecine et la pharmacie ; il a discuté ces décisions quand elles lui ont paru peu conformes aux principes de la loi et de l'équité.

L'auteur examine en détail tout ce qui a rapport à l'exercice illégal de la médecine et de la pharmacie. Cette dernière partie surtout a attiré son attention, parce qu'elle semble avoir été jusqu'ici négligée. Plusieurs questions, comme celles qui se rapportent aux remèdes secrets et aux substances vénéneuses, méritaient une étude particulière.

www.ingramcontent.com/pod-product-compliance
Ingram Content Group UK Ltd.
Pitfield, Milton Keynes, MK11 3LW, UK
UKHW020147250726
13967UKWH00002B/909